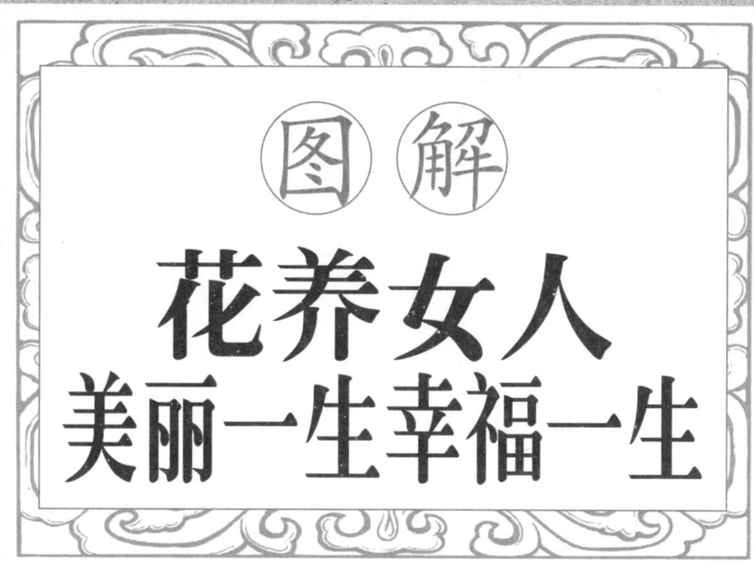

图解 花养女人 美丽一生幸福一生

吴林玲　编著

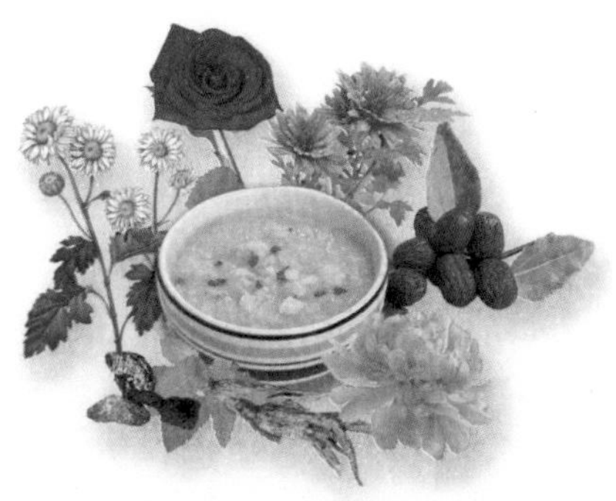

天津出版传媒集团
天津科学技术出版社

图书在版编目（CIP）数据

图解花养女人：美丽一生幸福一生 / 吴林玲编著
. -- 天津：天津科学技术出版社，2017.6
ISBN 978-7-5576-2537-5

Ⅰ. ①图… Ⅱ. ①吴… Ⅲ. ①花卉—养生（中医）—图解 Ⅳ. ① R212-64

中国版本图书馆 CIP 数据核字（2017）第 056168 号

策划编辑：刘丽燕 张 萍
责任编辑：王朝闻
责任印制：兰 毅

天津出版传媒集团
天津科学技术出版社 出版

出版人：蔡 颢
天津市西康路 35 号 邮编 300051
电话（022）23332490
网址：www.tjkjcbs.com.cn
新华书店经销
北京鑫海达印刷有限公司印刷

开本 720 × 1 020 1/16 印张 29 字数 600 000
2017 年 6 月第 1 版第 1 次印刷
定价：39.80 元

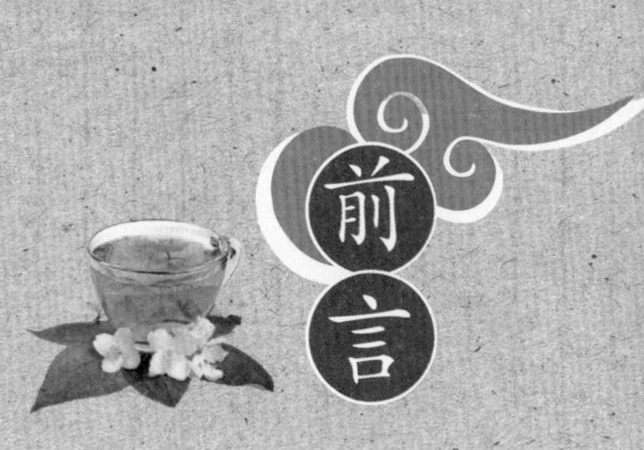

前言

花与女人有着不解之缘：花是草木之葩，女人是上天落入凡间的精灵，二者都是天地灵秀之所钟、美的化身。在中医养生文化里，花与女人有着千丝万缕的联系，花对于女人而言，不仅可以愉悦身心，还可以祛病疗疾、养生延年、美容养颜。《神农本草经》谓菊花“利气血、驻颜色、轻身、耐老”，称桃花“令人好颜色”；《本草纲目》中记载玫瑰有“和血、调经”之功；《罗氏会药医镜》中说荷花能“黑头发，驻颜色”。

花凝草木之精华，集天地之秀气，滋养女人，呵护女人，令女人容颜娇美如花。在古代便盛行以花养颜的诸多秘方，女人巧用百花，或吮花露，或饮花茶，或喝花粥，或搽花粉，或浴花水，以此调养身体，使气血通畅，从而达到美容养颜、青春永驻的目的。一代女皇武则天每天早晨必饮玫瑰花露，睡觉前将脸及全身敷上玫瑰花瓣，在她年过六十时，看上去仍旧面若桃花、肤如凝脂；四大美女之一的杨贵妃，将玫瑰泡在水中沐浴，使得自己容颜常驻、光彩照人；唐代的太平公主用桃花研粉调乌鸡血敷脸，“令面脱白如雪，身光洁蕴香”；清代的香妃每日用茉莉花研粉冲粥、茶服用，体生异香，引来蝴蝶随身飞舞；慈禧太后用新鲜玫瑰花液制成胭脂涂抹，吃菊花延龄膏，70岁时仍皮肤细腻、风韵犹存。如此可见，百花的美容魔力令人震惊，古代女子的驻颜美容之术也堪称绝学。

女人如花，花护女人，花既能美容颜，亦可以养身体。在百花的滋养下，女人可从内而外地调养身体，祛病保健康。以花疗疾的原理主要是根据花的色、香、味不同，产生不同的“气”和“性”，通过这些“气”“性”发挥作用，从而获得祛病的功效。古代的女人调经养血，治疗各类妇科、产科疾病，花药功不可没。古代的医家早就将花药疗效运用于治疗各类女性疾病，汉代张仲景有“红蓝花酒方”，单用红蓝花一味，可治妇女腹中血气刺痛。入药的鲜花品类繁多，诸如月季花、玫瑰花、茉莉花、桃花、红花、荷花、桂花等皆可入药，这些花药既秉承了生发、疏导的药质本性，又散发着馥郁芬芳的花朵气息，舒经通络、濡养气血、滋阴美颜的功效尤其显著，自古以来就被当作女性要药。

以花养生也由来已久，早在春秋战国时期，人们便认识到鲜花的养生功效，长江中下游及江淮楚地之人有食花之俗。屈原《离骚》中“朝饮木兰之坠露兮，夕餐秋菊之落英”即是明证。《群芳谱》更说：“凡杞菊诸品，为蔬、为粥、为脯，即可充用……”古往今来鲜花入馔的美味佳肴品种繁多，有百花糕、芍药花粥、蓬糕、月季蒲黄酒、月季花粉汤、菊花枸杞煲排骨等，单一种桂花便有桂花茶、桂花糕、桂花酒、桂花糖、桂花蜜等多种食法。这些花酒、花粥、花膳根据花的特性，有着不同的养生功效。选对了适合自身体质的养生花，将鲜花加入日常的膳食，对女人非常有益，可以平衡阴阳、舒经通络、濡养气血，身体健康状况也将会大为改观。

“花中自有驻颜术，花中自有健身药，花中自有养生经”，对于现代女性而言，最有效、最安全的养生养颜法应求助于自然。古代美女用百花滋养容颜和呵护健康不是传说，而是中国传承了上千年的中医美容养生绝学。古代医学典籍中记载了大量天然的绿色养颜养生秘方，这些秘方也许更适合你的体质，是值得挖掘的养生养颜智慧宝库。

本书以国医经典著作为基础，挖掘了《本草纲目》《神农本草经》等诸多本草学巨著中的花草养生精髓，汇集古今花卉食疗专著中的花疗花膳方，收录古今医家以花疗疾、以花养生的绝学，参考各类著作中记载的古代后妃养颜养生秘方以及当代名媛、女性的养颜秘籍，以现代解读方式阐述了中医花卉养生的基本理论和具体方法，遴选出20余种于女性有益的花卉，分别对各类花卉的性味、归经、功能、主治、花疗方、花膳方，各类花卉与9大体质的搭配，各类花卉与常见蔬果的搭配和现代的花香精油进行了详细介绍。需要注意的是，并非所有的花都可以使用，吃花也要注意，防止误食。另外，世间没有万能之药，花药也是如此，因为每个人的体质不同，所以使用花草药膳时最好先咨询一下专业人士。

花为女人而生，花养女人，滋润女人娇美容颜，每个女人都可以如花般美丽芬芳，风情万种；花养女人，呵护女人身心健康，祛病养生，延年益寿，每个女人都可以拥有花一样的美丽，花一样的年华，美丽一生，幸福一生。

目录

第一章 花养女人，一门幸福哲学

第二章 春暖花开，在阳光里怒放

第三章　炎炎夏日，掀起魅力季风

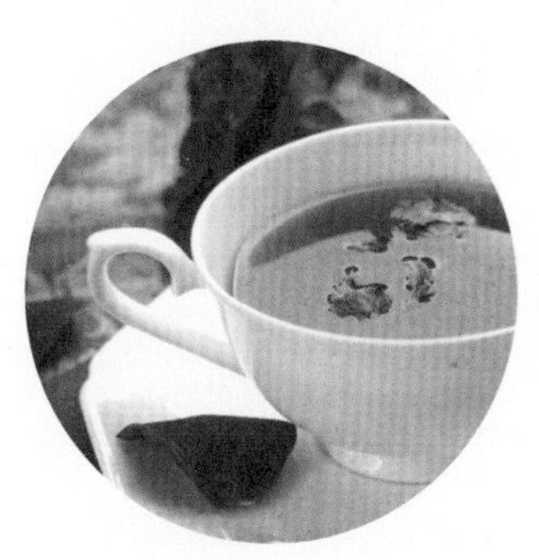
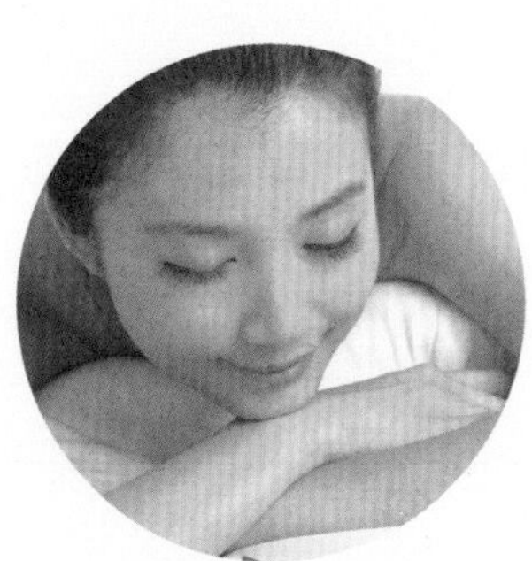
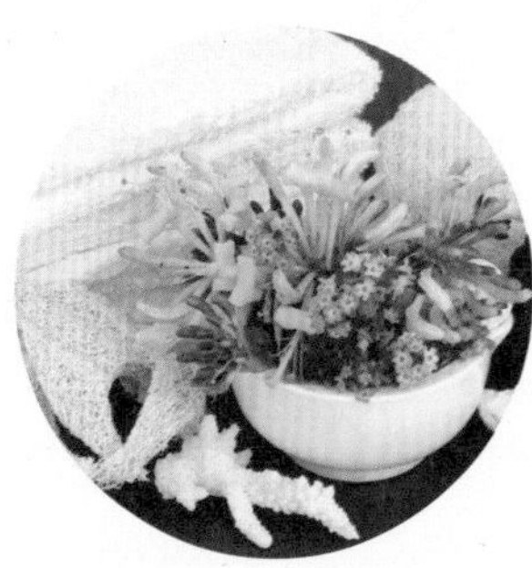

第五章 花色生香，寒冬变暖春

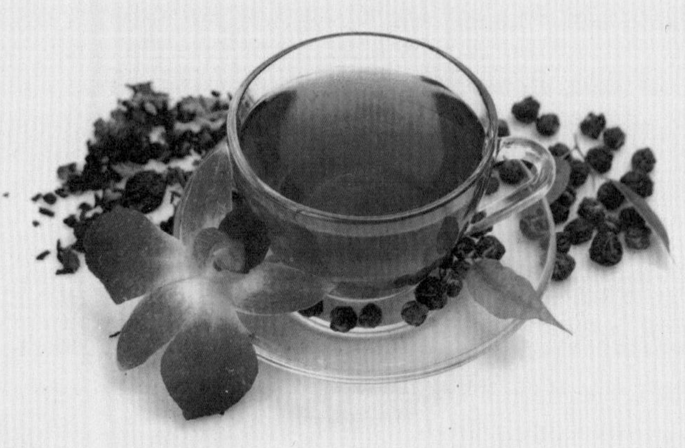

第八章 防皱抗衰：美女如花，永不凋谢

第九章 瘦身塑体：享“瘦”花草，婀娜纤女

第十章 辨清体质，选对花草良药好养生

第十二章 花草精油：女人的诗意芳香

第十三章 相宜花草瓜果，滋养女人好搭档

第十四章 流传千年的花养女人经

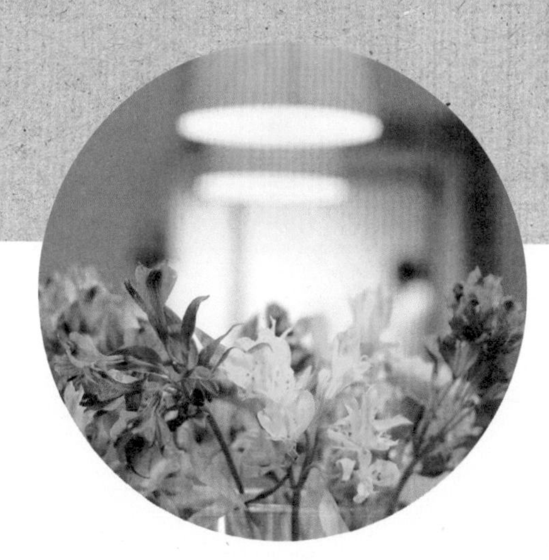

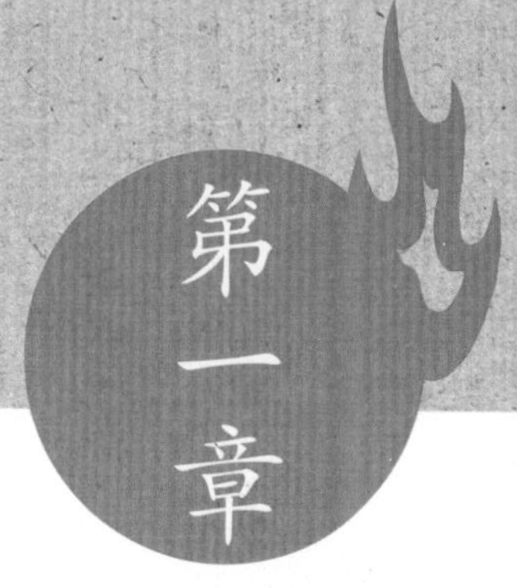

花养女人，一门幸福哲学

●女人如花，花护女人，花凝草木之精华，集天地之灵秀，滋养女人，呵护女人，令女人容颜娇美如花。女人以花护养、养生，古已有之，诸多秘方一直沿用至今，女人巧用百花，或吮花露，或饮花茶，或喝花粥……无论昨日还是今时，花都与女人的美丽密不可分。

花养女人，内外兼修的艺术

❶ 爱上花草，做个花香女人

人类最健康的饮料是茶，而女人最经典的饮品是花，古人有“上品饮茶，极品饮花”的说法，现代更有“男人品茶，女人饮花”的流行时尚。

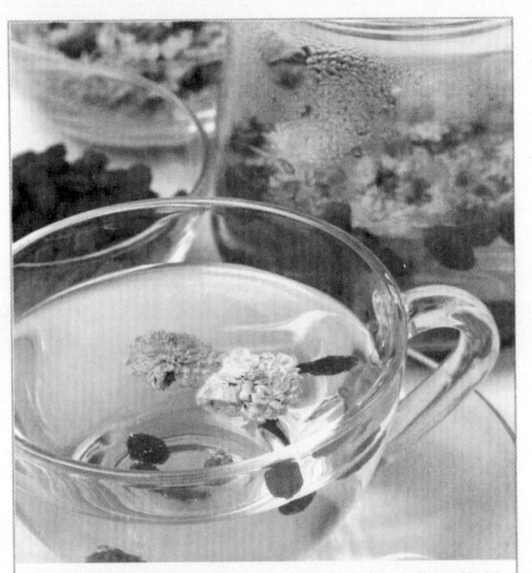

◎人类最健康的饮料是茶，而女人最经典的饮品是花，古人有“上品饮茶，极品饮花”的说法。

女性朋友热衷于喝花草茶的主要原因，是因为花草茶具有独特的美容护肤作用。营养学专家认为，常喝鲜花茶，可调节神经，促进新陈代谢，提高机体免疫力，其中许多鲜花可有效地淡化脸上的斑点，抑制脸上的暗疮，延缓皮肤衰老。

花草美容保健的历史很悠久，中国第一本药草志《神农草本经》记载了三百多种药物，其中收录了大量具有美容和保健作用的花卉品种。辽金时代的萧太后，经常冲泡金莲花饮用，因而皮肤白皙，中年以后依然青春靓丽。清朝宫廷饮用花卉茶非常盛行，尤其推崇采自塞外坝上的金莲花。康熙皇帝御笔题词“金莲映日”以表赞赏之情，并列为宫廷贡品。乾隆皇帝在《御制热河志》中封金莲花为“花中第一品”。

16世纪时，花草茶逐渐成为欧洲国家王室贵族的贡品。时至今日，花草茶已被世界各地人民广泛接受。浅金色的菩提子花茶、紫色的锦葵茶、绛红色的洛神花茶、蓝紫色的薰衣草茶、绿色的蒲公英茶……花草茶的缤纷色彩足以带给人赏心悦目的视觉享受。与此同时，花草茶中也含有丰富的营养成分，对人体健康具有广泛的功效。

花草茶主要以植物的根、茎、叶或花皮等直接或经烘焙后冲泡而成。一般来说，花草茶都含有丰富的维生素C、维生素B_2、叶酸、铁、钙等成分，具有缓和身心、松弛神经的功效。例如，薰衣草茶有助放松心情、舒畅缓和情绪，对失眠亦有帮助。柠檬草可以帮助消化，桂花养声润肺，玫瑰花去脂，瘦身则有茉莉花、金银花、洛神花等。

纯天然的花草茶完全不含咖啡因和人工添加剂，即使天天饮用，长期下来，也不会对身体造成负担，因此有“天然的健康饮品”的美誉。花草茶是追求高品质生活的女性朋友作为日常养身、养颜、养神、养心的天然饮品。

❷ 花草食材让“灰姑娘”魔法变身

聪慧的女人，就是懂得爱护自己的女人，不仅要让自己的生活有品质、有情调，还要懂得投资，投资青春、投资美丽。会保养的女人，你看不出她的年龄，看不出她心理或者身体上的创伤。她的经历被遮掩在身后，通体呈现的是无懈可击的美丽。这样的女人总让人有更深入了解的欲望。其实，她就跟你我一样，品食着五谷杂粮，却能呈现出不食人间烟火的气质，原因就是她擅长保养。就像灰姑娘会用魔法变身，她也有这样的魔法。

变美的魔法有很多，比如被称为“罐子里的希望工程”的化妆品。但化妆品只能收一时之效，做不到从身体内部的调理，就像灰姑娘过了12点要被打回原形一样。

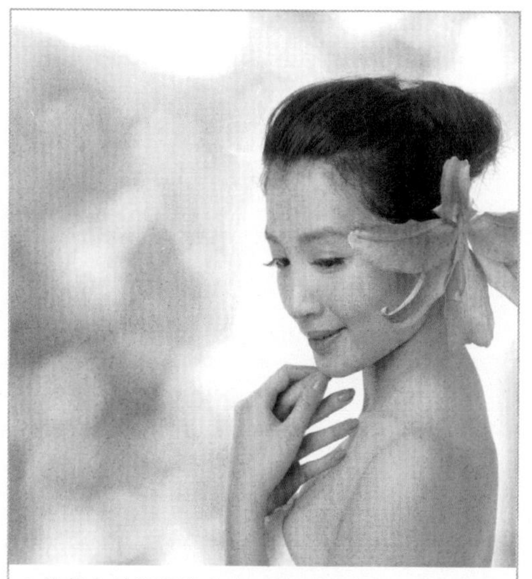
◎花草食材就是让人真正美丽的法宝，是女人的美容魔法。

因此，女人要真正美丽，还要靠内养，从身体的最深处带来的转化才能维持长久。花草食材就是让人真正美丽的法宝，这才是女人的美容魔法，比灰姑娘的变身魔法更胜一筹。

花草美容具有三大特点：

第一，花草美容没有毒副作用。我们经常可以看到有些化妆品上标有“如有不适请停止使用”“过敏者慎用”等字样。一般而言，化妆品中含有大量的化学成分，容易引起不良反应。而通过花草来美容，或吃或抹，既不会像美容品那样导致皮肤过敏，又简便易学、廉价实用。

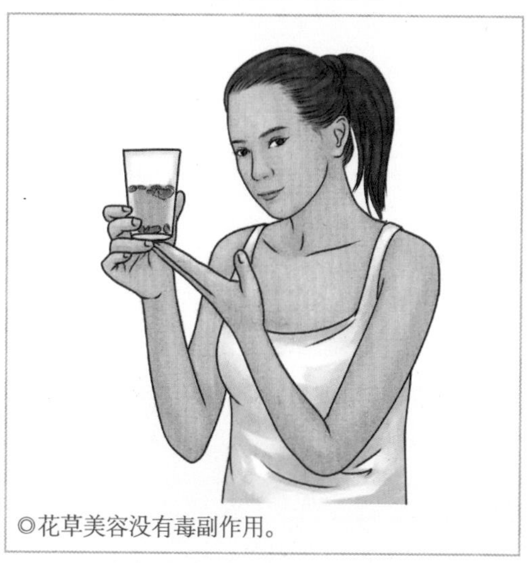
◎花草美容没有毒副作用。

第二，花草是从根本上来达到美容效果的，化妆品则治标不治本。花草是通过调节人体内的阴阳平衡、安抚脏腑、保养气血等达到美容效果的。一个人只有从花草中摄取足够的营养，才能使脏腑顺安、气血旺盛，皮肤也才会光滑柔嫩，富有弹性，色泽红润。就如同鲜花需要阳光、空

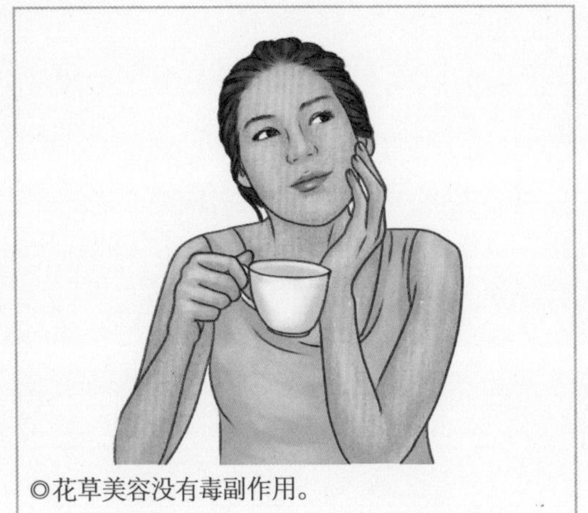
◎花草美容没有毒副作用。

气、水和肥沃的土壤一样，善于给自己补充营养的女人才能有活力，才能真正由内而外地美丽。

第三，花草美容可以受益一生。通过花草来美容虽不能立竿见影，但从长远来看它可以让人受益一生。每个人都不能拒绝衰老，衰老只是或早或晚的事情，花草则可以让衰老来得更晚一些。化妆品就不一样了，它能帮得了我们一时，却帮不了我们一辈子。

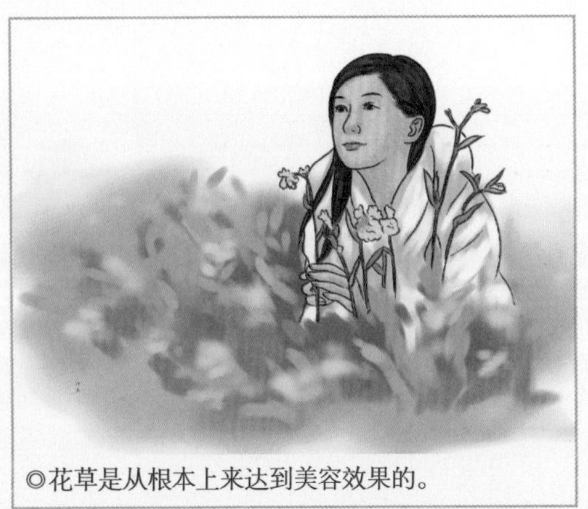
◎花草是从根本上来达到美容效果的。

花草美容，是一种既经济又有效的美容魔法，聪明的你定能体会这其中的奥秘。那就挑拣你身边的花草食材，来一场彻底的魔法变身吧。

③ 居室花香，清新身边气息

花香疗法，顾名思义，就是利用花香来治疗和预防疾病的一种自然疗法。花香疗法是祖国医学的一个组成部分，我们的祖先很早就利用花香疗法来防治疾病。祖国医学中的香佩疗法和药枕疗法都兼有花香疗法。与花草直接做成中药不同，花香疗法主要通过植物挥发在空中的气味，作用于人的心理和生理，从而达到治疗的效果。在10～15平方米的房间里，摆放10～30盆数量不等的菊花，闻上一周的香气后，失眠症状便会大大改善。此外，玫瑰、薰衣草、茉莉、百里香、鸢尾花、香荚玉等十几种常见花卉的香味对失眠者也都有帮助。

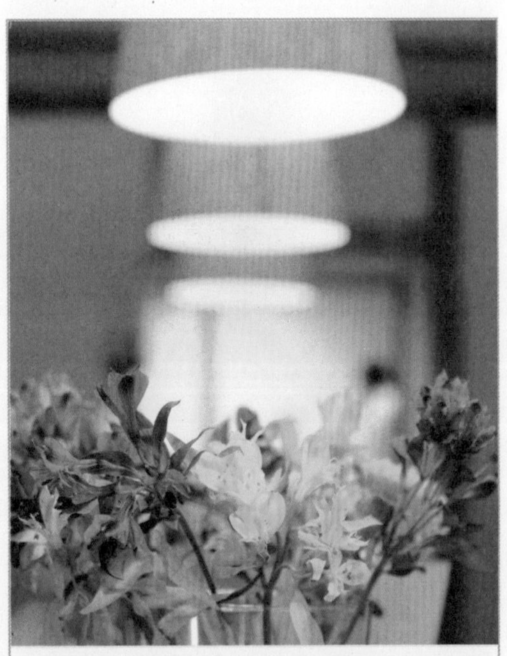
◎花香疗法的原理是：通过植物挥发在空中的气味作用于人的身心，从而达到治疗的效果。

高血压病人可将具有芳香降压作用的药物装入瓶袋，放置于能嗅及的地方，可起到一定的降压作用。

花香令人沉醉，不同的花香还可对不同疾病发挥疗效。例如，丁香花含有丁香油酚，其香气可以减轻牙疼者的疼痛；桂花有解郁、避秽之香，有助于治疗狂躁型精神病；天竺葵花对人体有镇静、安眠、平喘的功效；薰衣草的香气，是失眠症患者的“良药”，可以改善抑郁症状和歇斯底里症，祛除紧张，平肝息火，抑制挑衅冲动。而且现代科学证实，有些花香分子颗粒有杀菌效能，可净化空气。

在欧美，利用花香的园艺疗法已得到较广泛的运用。特别是对老年人、残疾人等抑郁高发人群，医生常用薄荷、薰衣草等花的香气来舒缓他们的情绪。除了闻花香，赏花、种花时的愉悦心情也有助于病人的康复。在欧美，私人开的花香诊所很受欢迎，很多医院也会放一些花草，以帮助病人更快地恢复。

花草美容三大特点

- 简便易学，完全无毒副作用
- 花草养颜治标又治本
- 花草养颜使女人一生受益

由此可见，“花香”的魅力确实不凡，在紧张的工作、学习之余，不妨多去花园里走走，那沁人心脾的花香会让你的烦恼和忧愁顷刻间烟消云散。置身于花的世界里，你既可以尽情欣赏花的色、香、神、韵，感受鲜花的清幽和高雅，体味生活的愉悦和温馨，又能在幽幽花香中享受其独特的保健作用，如此一举多得的事情何乐而不为呢？

国色天香的花草秘方

❶ 武则天：神仙玉女粉，与岁月抗争

唐代女皇武则天，是中国历史上第一个女皇，而且是一个活了81岁的长寿漂亮女皇。武则天在80岁高龄时仍然齿发不衰，丰肌艳态，保持着青春般的容貌，不显衰老。《新唐书》上说她“虽春秋高，善自涂泽，虽左右不悟其衰”。

那么武则天是怎样演绎容颜不老神话的呢？

武则天是非常讲究本草保养的人，益母草就是她日常保养中常用的一种。《本草纲目》云：“益母草行血养血，行血而不伤新血，养血而不滞淤血，诚为血家之圣药也。”唐代官府组织编写的药典《新修本草》收录了武则天的美容秘方。其方法是五月初五采益母草全草，不能带土。晒干后捣成细粉过筛，然后加面粉和水，调好后，捏成如鸡蛋大的药团，再晒干。用黄泥做一个炉子，四旁开窍，上下放木炭，药团放中间。大火烧一顿饭时间后，

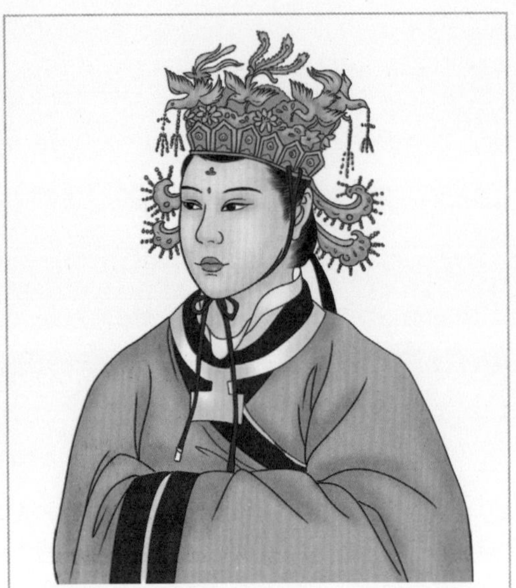
◎武则天非常讲究用本草保养，年过六十时依旧面若桃花、肤如凝脂。

改用文火再烧一昼夜，取出凉透，细研，过筛，放入干燥的瓷皿中。用时加十分之一的滑石粉、百分之一的胭脂，调匀，研细，沐浴或洗面、洗手时，用药末擦洗。此方又名“神仙玉女粉”。

武则天的美丽长寿，还得益于她的美容饮食养生之道。在日常饮食中，武则天常食用那些富含蛋白质和微量元素的食物，如肉皮、蹄筋、水产品等。武则天还喜欢品食玫瑰花酱、桂花酱等。她曾令宫女采集百花，和入米粉制成“百花糕”，作为宫中的御膳糕点。她也因此得以容颜美丽、青春常驻。

在注重饮食美容的同时，武则天还注重从环境中汲取“营养”。御花园里种满花草，常年花开不断。在处理朝政之余，武则天常去那里赏花观景，这样可使心情放松，新陈代谢更加协调。在她的宫殿里有香薰炉，炉内点着天然中草药，散发的芳香气息可缓解精神压力，从而达到养身美容的功效。

很多爱美的美眉说，美丽是娇贵的尤物，容颜是建立在物质基础上的结果，我们这些平民女子哪能消费得起？此言差矣，如果你也能像武则天一样多吃养颜美容的食物，平时注意和花花草草“亲密接触”，即使不用高级化妆品、奢侈美容药，也可以修炼成令人羡慕的美女，不信可以试试。

工作压力催人老，生活艰辛使人憔悴，但是武则天在唐代政坛上活跃了50多年依然容光焕发，究其原因，除了食物本草外，保持良好心态也是关键因素。作为现代女性，作为不能因为生活和工作压力而压抑自己年轻的浪漫情怀，要不断提醒自己，时刻让自己保持一个良好的心态，唯有如此，我们才能像一尾灵动的美人鱼，永远年轻而不觉疲惫。

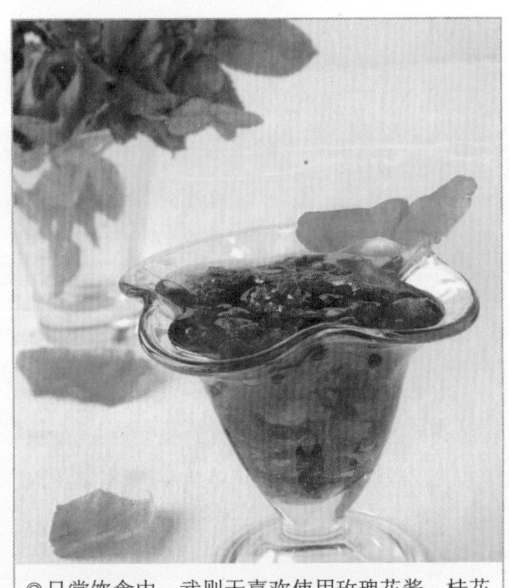
◎日常饮食中，武则天喜欢使用玫瑰花酱、桂花酱等花草美食，从而达到美容养颜的效果。

② 杨玉环：杨太真红玉膏，天然养颜术

古代四大美女皆有闭月羞花之貌、沉鱼落雁之容，被形容得有如天人，她们如一颗颗耀眼的明珠，璀璨闪烁。唐朝贵妃杨玉环在四大美女中独树一帜，白居易诗中“回眸一笑百媚生，六宫粉黛无颜色”说的就是她。

杨贵妃之所以冰肌玉骨、貌美如花，除了因为她天生丽质之外，与她善于运用各种养颜术不无关系。

养颜术一：吃荔枝

杨贵妃爱吃荔枝，人人皆知。杜牧有诗说：“长安回望绣成堆，山顶千门次第开。一骑红尘妃子笑，无人知是荔枝来。”《本草纲目》记载：“常食荔枝可补脑健身，治瘰疬、疔肿，开胃益脾。”荔枝为南方热带水果之一，内含丰富营养，性甘平无毒。久吃荔枝，益心脾、养肝血，益人颜色。

养颜术二：摒弃含有化学成分的化妆品，崇尚自然的美容之道

唐代美容物，以铅、汞为主要原料，长期使用会慢性中毒，使脸部留下褐斑，皮肤老化。杨玉环不愿受铅、汞危害，崇尚自然的养颜方法。当中最为出名的莫过

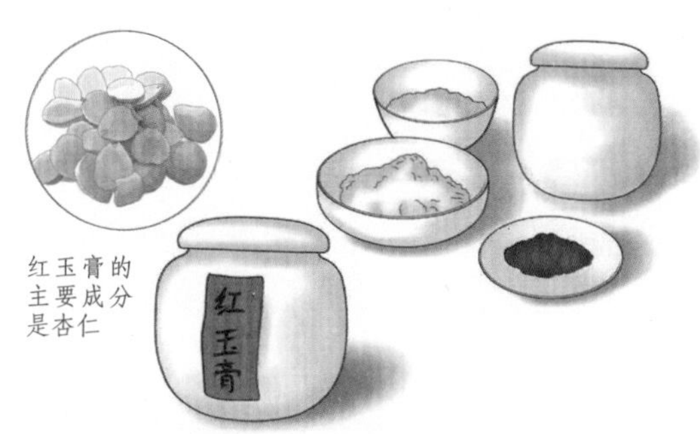

红玉膏的主要成分是杏仁

于以她的名字命名的“杨太真红玉膏”，而红玉膏的主要成分是杏仁。

养颜术三：食用花卉

食用花卉可令皮肤滋润营养、细腻光滑、保持弹性。《本草纲目》中记载了大量花卉美容保健的方法。如白菊花“令头不白，染髭发令黑，益颜色”，茉莉花“蒸油取液，作面脂头泽，长发润燥、香肌”。杨贵妃就经常食用玫瑰花、牡丹花、洛神花、菊花等。

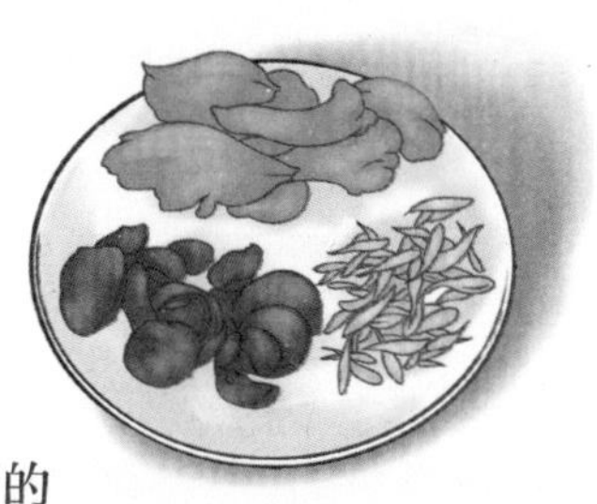

玫瑰芳香甘美，茉莉淡雅清香，在花草美容中的地位非常高，有理气、清肝的功效，还可以强壮心脏、抗衰老、延年益寿，让人身心健康。这两种花在古代就被用来作为香料，它们的味道能够让人情绪稳定、心情安定、精神舒畅，能够增强我们应对复杂环境的能力，可治疗月经失调。将玫瑰和茉莉混合泡茶，能够增强身体排毒去秽的能力，实现全身排毒。

养颜术四：温泉沐浴和拍打之功

在著名的宫廷秘方《鲁府禁方》中，记载着一则“杨太真红玉膏”，“太真”

即是唐明皇的贵妃杨玉环。《旧唐书》称她“姿色绝代”，《长恨歌》中说她“冶其容，敏其问，婉娈万态，以中上意”。杨贵妃的迷人，在于她善于保养，红玉膏就是她所用的“增色”秘方之一。该方以杏仁为主药，制作时将杏仁去皮，取滑石、轻粉各等份，研末，入龙脑、麝香少许，以鸡蛋清调匀，早晚洗面后敷之，据说有“令面红润悦泽，旬日后色如红玉”的功效。

“红玉膏”能使杨贵妃容颜不老，而“香汤”（也就是温泉）则是杨贵妃冰肌玉骨的美容秘术。杨贵妃用温泉沐浴时，喜欢加入牛奶，保持全身肌肤柔嫩。此外，她还常把桑叶、荨麻等浸入水中，它们能镇静神经，促进肌肤再生，使皮肤滑腻光洁。在沐浴时，杨贵妃施行拍打之功，用手轻拍全身，尤其是面部皮肤，使周身穴位受到刺激，促进血液循环，以达到强化肌肤机能的美容效果。

除此之外，杨贵妃还坚持使用贵妃润肤膏涂抹面部。这款润肤膏是用杏仁、滑石各等份研成细末，蒸过后加入冰片、白芷少许，用鸡蛋清调匀而成的。每日洗脸后将此膏涂于面部，2小时后洗净即可。此膏气味芳香，除有驻颜美容作用外，还可治疗多种面部皮肤病。另外，杨贵妃还经常食用鲜杏，这使得她肌肤细嫩饱满、晶莹润泽，从而深受唐明皇喜爱。

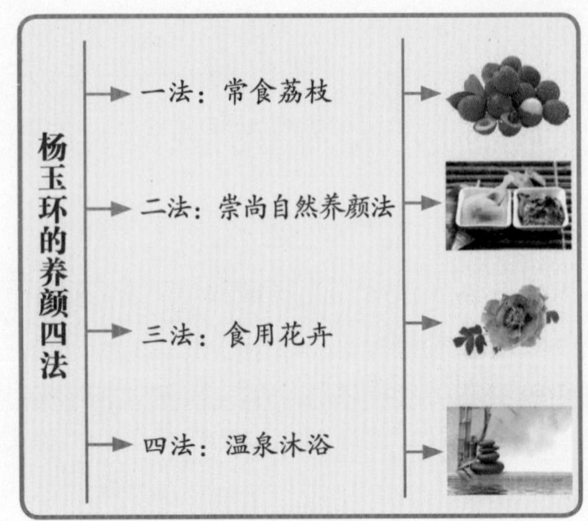

杨贵妃的自然美颜术让女人们受益匪浅，她的天然美容法永远值得我们借鉴和学习。

③ 慈禧太后：藿香散，发自然芬芳

据说慈禧太后每天都要花上好几个时辰来打扮自己，她也常说：“一个女人没有心肠打扮自己，那她还活个什么劲儿。”在她的寝宫里，最最心爱的就是梳妆台上的化妆品和盛有珠宝首饰的提匣。多年来，她一直使用着嫩肤、润肤、增白、防皱等系列的化妆品进行美容化妆，其中主要有宫粉、胭脂、沤子方、玉容散、藿香散等。

（1）宫粉

主要由米粉、益母草粉、珍珠粉加香料制成，原产于江南苏杭扬州等地。清宫早在乾隆年间有江南织造代为购买，到慈禧时仍在使用。白天化妆一般略施薄

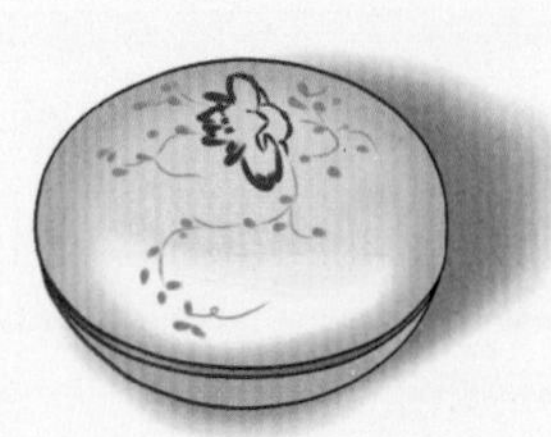

粉；晚上入睡前，要用大量的宫粉涂于脸部、脖子、前胸、手臂，使皮肤与粉融为一体。长时间使用这个方子，可以使皮肤变得白嫩细腻。

（2）胭脂

清宫内后妃们所用的胭脂，是用新鲜的玫瑰花瓣制成的。每年五月北京的妙峰山就是一片玫瑰花的海洋。这些玫瑰花专门进贡清宫，是提炼玫瑰做胭脂的上好材料。清宫挑选有经验的老太监监督制作胭脂，有时慈禧也会去验看。

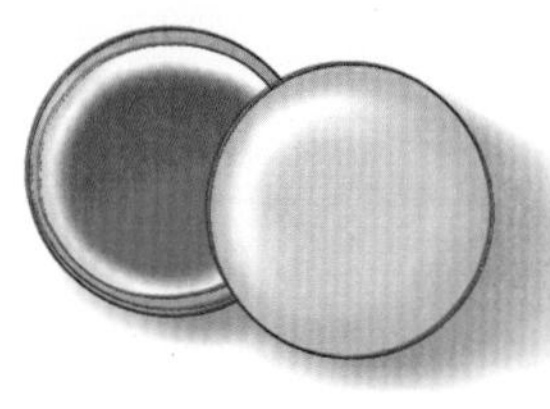

（3）沤子方

沤子方由八味中药研成粗渣，与三斤烧酒一同煮透，去渣留汁兑上白糖、蜂蜜、冰片粉、朱砂面搅匀，装入瓷瓶，用来涂抹脸颊，有嫩面、滋润肌肤的作用。

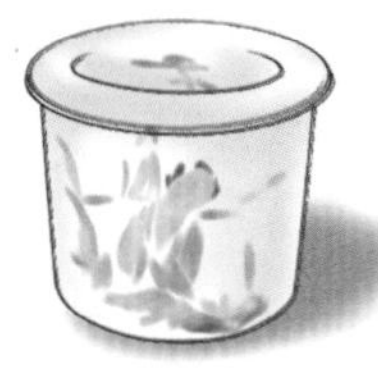

（4）玉容散

据说慈禧晚年面部有黑色的大小斑点，御医们为她精心配制了由十几味中药材合成的玉容散，从而使她的肌肤焕发光泽并改善黑色素沉积。

玉容散具体做法如下：取白蔹、白芷、细辛、白蒺藜、白术、甘松、白僵蚕、白芨、白莲心、白茯苓、白附子、薏苡仁各50克，檀香、防风各15克，白丁香30克，珍珠粉依喜好适量，薄荷10克。将所有材料研磨混匀。

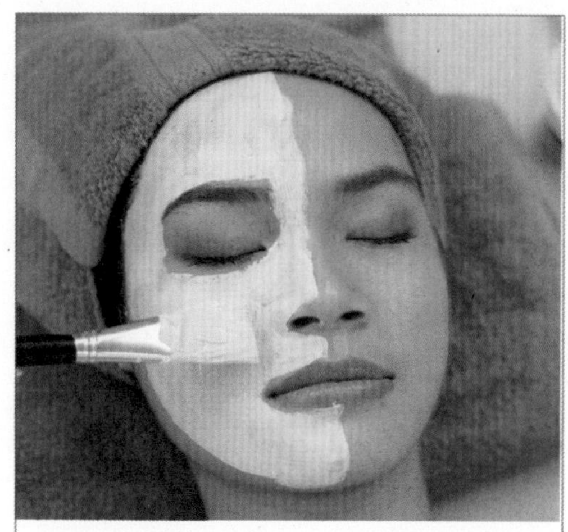

◎用中药调成的面膜敷脸，可以使肌肤保持美白，据说慈禧太后晚年常用此法美肤。

然后调和蛋清或清水，敷脸。此方可镇静、美白肌肤。

（5）藿香散

藿香散由七味名贵香料为主药，具有通行经络、走气入血、无孔不入的特点，可以把体内和体表的垢浊祛除。中医认为，藿香叶可以祛除面部的黑色素沉积，香白芷、祛风药可以使肌肤焕发光彩，丁香又可以美白，糯米可以补中益气、养护皮肤，檀香也是行气药物，可以防治面部色斑的产生，再配以牛皮煎熬制成的广明胶来滋润皮肤增加皮肤弹性。这七味药材合成在一起就具有了化湿、避秽、理气、去黑增白、滋润并且使肌肤散发香气的作用。

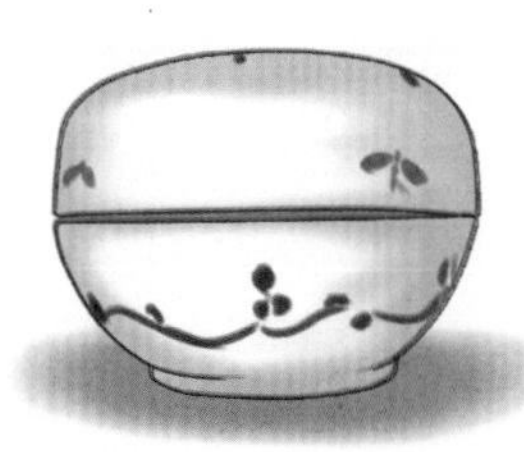

4 宋美龄：容颜保养离不开花草

我们知道一般女性年过四十，皮肤开始变黑，嗓门变粗，腰围增加，肚子凸起。然而，宋美龄活到106岁仍然身材适中，肌肤柔软润泽，青春焕发，光彩照人。

宋美龄为什么在进入暮年之后，面庞上竟然没有老年斑，身材相貌依旧呢？

说到这里，很多人想到的是她的清肠排毒之法。毋庸置疑，这是一方面，但最主要的还是饮食。下面就让我们一起来看看。

宋美龄多年来始终喜食素食，蔬菜沙拉每餐必用。《本草纲目》中记载了很多可以养颜的瓜果蔬菜，比如豌豆能令面部光泽，黑芝麻可以明目、乌发、养颜等等。另外，研究饮食的专家也证实，常年喜食蔬菜的女人，她们的血液中所积存的三酰甘油要比一般人多得多。正是由于蔬菜之中没有过多的胆固醇，血液清洁，才促成了“老年寿斑”的减少，即便进入暮年晚景，老年寿斑在宋美龄的脸面上也没有显现。

宋美龄每天三餐之后苹果是不可少的，每次饭后均食一个。后来随着年龄的增长，她每天所用的数量逐渐减少，不过吃苹果的习惯是自始至终的。

宋美龄还有一个饮食习惯，就是每天都会喝一碗燕麦粥。即使是晚年在纽约蝗虫谷孔氏大宅生活的时候，她仍然保持着每天早晨喝燕麦粥的习惯。一位在她身边担任侍从的卫士曾经这样描写：“她一般仍然在上午11点左右起床，洗漱后约12点来到饭厅。她的早点很简单，就是一杯柠檬水、一碗燕麦粥和一杯热咖啡……”

燕麦被人称为“第六大营养素”，它属于可溶性较强的膳食纤维，对习惯性便秘有很好的疗效。

此外，宋美龄还和红葡萄酒有不解之缘。据称，宋美龄喜欢红葡萄酒的原因，主要是因为它可以美容。红葡萄酒的主要原料是红葡萄，其表皮有一种名叫逆转醇的物质，它对人的主要益处就在于抗衰老。

瓜果蔬菜也好，燕麦葡萄酒也罢，总之，宋美龄的绝世容颜绝对和食物本草有关。

对现代人来说，在紧张的工作之余养些花草，不仅能调节生活，放松心情，还有助于调节人体生理功能，稳定情绪，有益于身心健康。所以，我们可以根据自己的偏好、年龄、身体状况进行选择，比如：用于调节情绪、开心解郁的花草有桃花、月季、石榴、桂花、郁金香等；用于散寒、使人兴奋的花木有茉莉花、丁香、牡丹、月季、石榴等；用于镇静安神的花木有合欢花、玫瑰、菊花、莲花、水仙、兰花等；用于清热、宁静的花木有迎春花、荷花、水仙、木槿、兰花等；用于杀菌消炎，预防流感、气管炎、咽喉炎等的花木有桂花、玫瑰、茉莉、米兰、栀子花等。

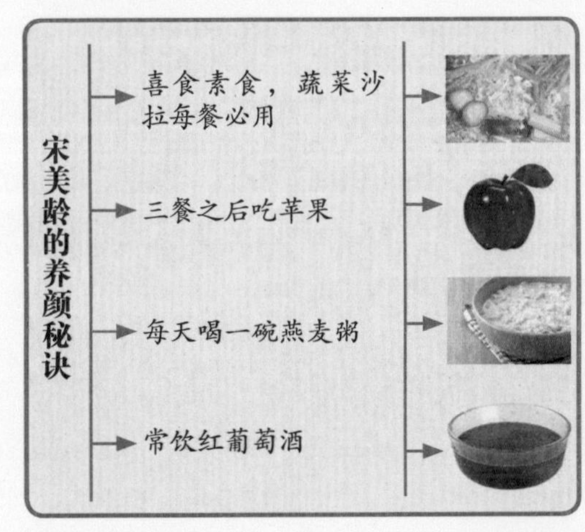

花语心事，女人幸福新时尚

❶ 刘嘉玲：花草瓜果给你自然芬芳

连续三年被评为香港“十大杰出衣着人士”的影视红星刘嘉玲，不仅衣着高雅，打扮得体，而且在抗衰美容上也有独到之处：“从18岁起，为了维持美丽煞费苦心，我甚至从未体验过饱的感觉。关于美丽，我把心态看作最重要的武器，尤其是女性，对自己要有自信……保养也同样重要。”

与梁朝伟的结婚照上，年逾四十的刘嘉玲依旧肌肤清透、红润动人。那么，她究竟是怎样保养的呢?

“蔬菜瓜果美容方便极了，你只需要一个巨型水果盘，各式水果，一把水果刀，一个搅拌器就可以了。”原来，让刘嘉玲保持年轻、光润肌肤的秘密就来自最普通的蔬菜瓜果。当今世界，中外美容方法层出不穷，刘嘉玲偏爱的却是蔬菜瓜果美容。这些天然的材料，含有大自然中不凋的芬芳和温馨，美容护肤的效果特别好。

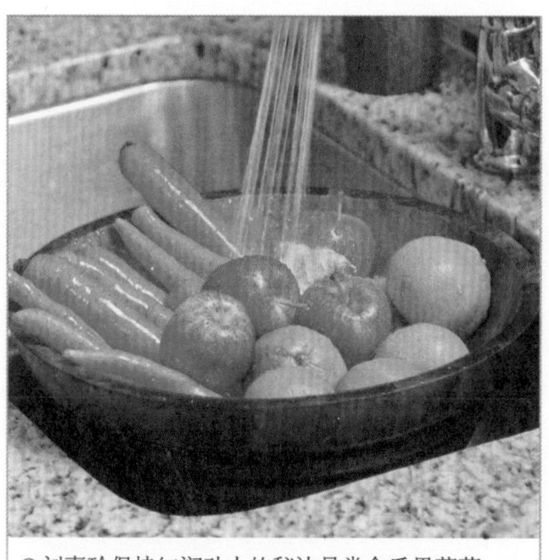
◎刘嘉玲保持红润动人的秘诀是常食瓜果蔬菜。

刘嘉玲的蔬菜瓜果美容法简单易学，材料来源都是常见的蔬菜瓜果。选择合适的材料用搅拌器或者榨汁机调和，然后敷在皮肤上，就是自然无副作用的面膜。

刘嘉玲非常注重饮食保养，刘嘉玲说每餐勿吃过饱，八成饱是最好的养生之道。同时，在休息前4小时切勿进食。因为人的食物消化过程需要4小时。此外，尽量不吃油炸食物，多喝水，多做运动，保证充足的睡眠。

由于长期在外拍戏，旅途奔波，皮肤容易变得干燥，因此刘嘉玲喜欢在家里做面膜，每周敷1～2次补水面膜，对肌肤做深层的修护。平常不工作的时候，刘嘉玲都不会上妆。

女人要在不知不觉的岁月累积中学会让年龄成为秘密，让光阴难以在皮肤上刻下寒来暑往的痕迹，这样即使走过花季，也会绵延着常开不败的“花期”。其实，采用天然的本草美容方并坚持下去，你也会像刘嘉玲一样，让年龄成为秘密!

❷ 陈慧琳：本草是最好的美容师

陈慧琳，香港歌影广告三栖红星，她

的名气已经红遍大江南北。不仅如此，陈慧琳还拥有性感身材、高贵气质，肌质更是无可挑剔。在保养方面，陈慧琳有自己的独特方法。陈慧琳说：“我一直都没有刻意做保养，因为我觉得一个人的肤质是天生的，不过，我很重视每天的基本护理，从不偷懒。在饮食方面，有人说女人一定要进补，可是我不喜欢吃补品，很怕闻到中药的味道。只有燕窝会多吃一些，听说吃燕窝可以养颜美容。”

她还发现了许多美容方法，大家可能觉得这些方法不可思议，其实许多都很有效。下面就让我们一起来分享她的美容心得吧！

（1）青瓜、柠檬、西瓜敷脸法

青瓜，也就是黄瓜，和柠檬一样都具有美容作用。将它们切片敷脸，可以消除疲劳，令脸上的斑点变淡。另外，西瓜片可以用来洗脸。将手指插入瓜皮，左右旋转，可消除指甲边缝的秽物，更有滋润手指的功效。

（2）米醋、淘米水洗头法

陈慧琳坚持用淘米水来冲洗头发，这样可以使头发充分吸收营养，更加柔顺亮泽；在水里加一点儿醋也有很好的效果。

（3）冰冻汤匙、冰茶叶

睡醒后有时会眼皮浮肿，有几个方法可以去眼皮浮肿。将铁汤匙在冰箱中放置一夜，睡醒后便将冰冻汤匙放在眼部，就能即时醒神，眼肿全消。也可以用冰茶叶包敷在脸上，同样有去疲劳、消眼肿的功效，同时冰还可以收缩毛孔。

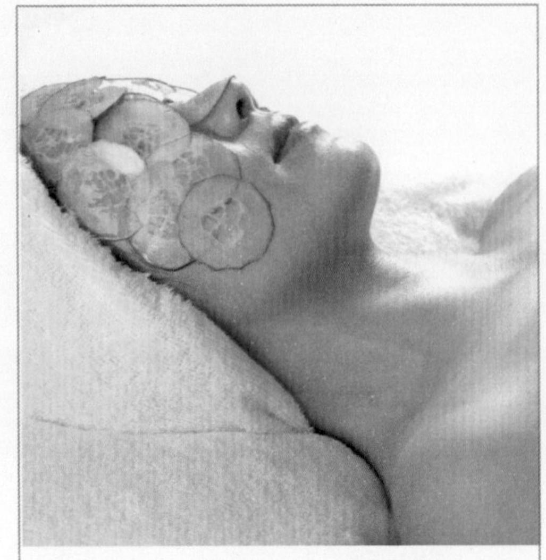

◎将黄瓜切片后敷在脸上，可有效去除斑点，美白肌肤。

陈慧琳的美容方法好用、不贵又天然，你也可以试试，让自己也变得跟她一样靓吧！

女人如花，花是美人影。花能美化环境、净化空气，为人类创造美好舒适的生活条件和环境。同时，人们还可以通过赏花、闻香、食花来收到养生保健、防治疾病和美容养颜的功效。所以，平时我们一定要注意多和花花草草“亲密接触”，这样就可以使自己的肌肤由内而外自然散发淡淡幽香，给自己平添一份独特的魅力。

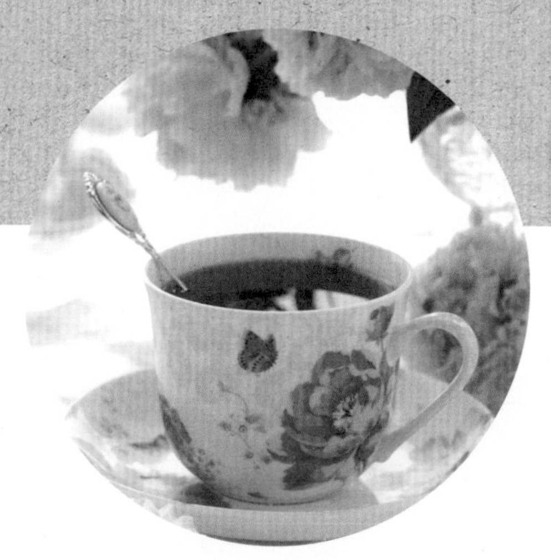

第二章

春暖花开，在阳光里怒放

●“粉白黛黑，施芳泽只”“面若桃花，气若幽兰”“清水出芙蓉，天然去雕饰”……女人们这些浑然天成的美丽只能源于自然，只能靠最天然的花草来成就。春天，是万物复苏的季节，也是百花盛开的季节，采撷应季花朵，吸收蕴藏于花朵间的神奇美颜功效，以古法调制养颜品，让你的颜面与季节一起复苏。

桃花：活血悦肤的靓颜佳品

❶ 桃花：女人美容养颜的佳品

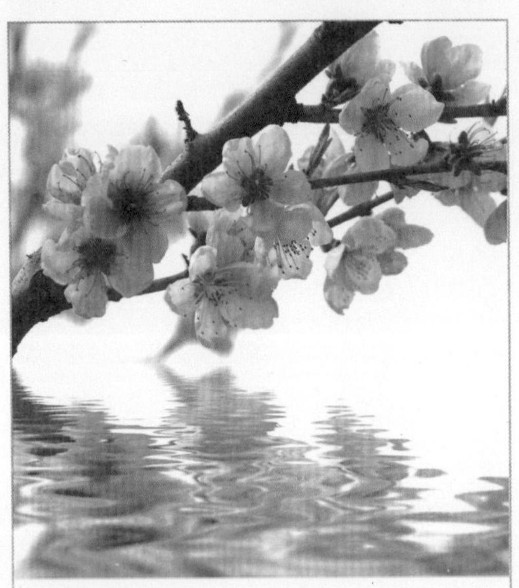

【性味】味苦，性平。
【归经】入心经、肺经、大肠经。
【功效】泻下通便，利水消肿。
【主治】水肿、腹水、便秘、经闭等症。

春天，正是桃花盛开的季节，常言说："桃红柳绿又见春。"唐代周朴也有诗云："桃花春色暖先开，明媚谁人不看来。"作为中国的传统名花，桃花的娇媚与艳丽，深得人们钟情。最早的《诗经》中"桃之夭夭，灼灼其华"就已经赞美了桃花的娇艳。而《本草纲目》中又记载说："服三树桃花尽，面色红润悦泽如桃花。"可见，桃花不仅让人赏心悦目，更是女人美容养颜的佳品。

关于桃花美容有一个神奇的传说，相传炎帝（神农氏）为解世人的疾病之苦，跋山涉水，遍尝百草，经常要穿行在荒野之中，有时一天要尝70多种有毒的草药。有一天，他来到桃花洞神龙谷一带（湖南安仁，今炎帝陵附近），惊见当地村女个个美若天仙。仔细询问之下，得知当地女子喜欢用山中的鲜桃花、茶树油等草药炮制药液，并浸泡于山泉水中，用于洁面、沐浴。天长日久，这一带的村女人人皆是肤如凝脂、面若桃花。炎帝十分惊异于桃花的美容功效，于是，独往桃花洞中，认真比对南北桃花的区别和功效，终于研制出了养颜妙方。用了炎帝的方子，女子不仅容貌美艳，而且肤疗药效也同样神奇，当地村女纷纷使用，感觉比以前自己用的方法美容效果更好，于是，有史记载说，浸用桃花一百日，夫妻相见不相识！

这个传说虽然夸大了桃花美容养颜的作用，但至少说明，利用桃花美容古已有之。现存最早的药学专著《神农本草经》里谈到，桃花具有"令人好颜色"的功效。

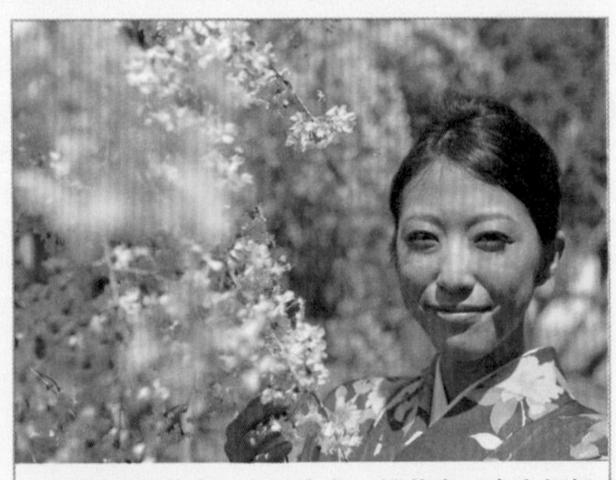

◎利用桃花美容，古已有之，桃花有"令人好颜色"的功效。

桃花的美容作用，主要是源于花中含有丰富的山柰酚、香豆精、三叶豆苷和维生素等物质，这些物质能疏通脉络、改善血液循环、增加皮肤营养和氧供给，使人体衰老的脂褐质素加快排泄，防止黑色素在皮肤内慢性沉积，迅速恢复和活化肌肤细胞。不过，《本草纲目》中又告诫人们："桃花，性走泄下降，利大肠甚快……若久服即耗人阴血，损元气。"所以通过服食桃花美容的人，还要根据自身的身体状况选择。

姹紫嫣红的桃花，是美容佳品。《古今秘苑》载："三月三日收桃花，七月七日收鸡血，二味和沫面，至三日脱下，则颜色光华。"

（1）用阴干的桃花粉末和蜂蜜调匀涂敷脸部，然后洗净，如此坚持，可使面部红润、有光泽且充满生气。另外，在做其他面膜时，适量添加一点儿桃花粉，也可增强面膜的美容功效。

（2）取桃花粉、白芷粉各适量，调匀后敷于面部，对黄褐斑、黑斑、面色晦暗等面部色素性疾病有较好效果。

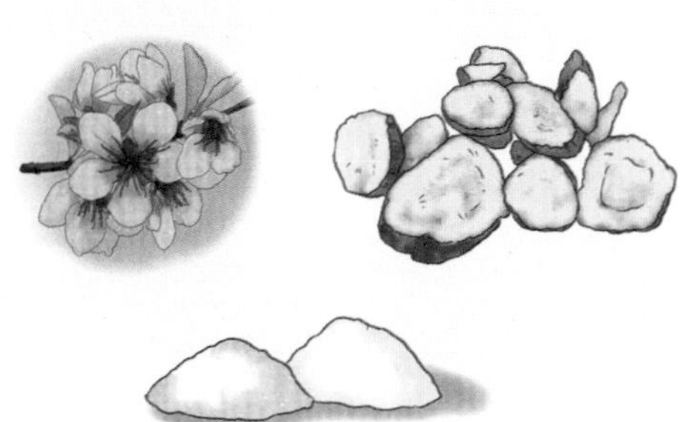

（3）沐浴时，在浴缸中撒入50克桃花粉，可以起到香身美体的功效。

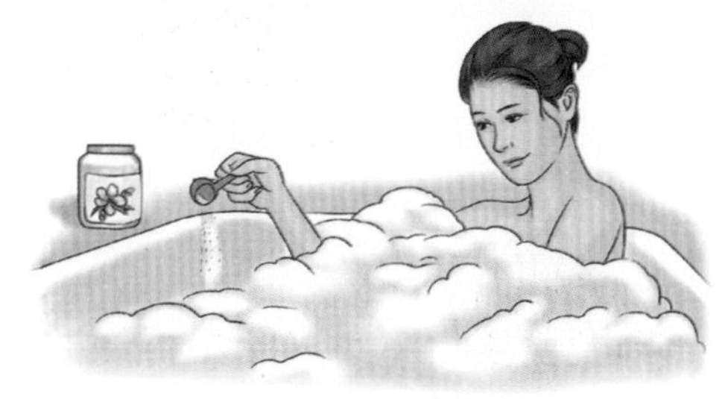

（4）桃花丸。取初开桃花，烘干研磨过筛，炼蜜为丸，早晚各服6克。此丸对肝郁气滞、血行不畅所致面色黯黑或见粉刺、痤疮、蝴蝶斑者均有良效；还可用于痛经及偏头痛的治疗。

❷ 桃红四物汤：活血养颜第一汤

许多女人心中都有个疑问:在没有名牌化妆品的年代，古代美女如何能维持白里透红、水嫩细滑的肌肤呢？其实，真正美丽的脸庞，不是靠彩妆烘托出的，而是由内而外焕发出健康、红润的肤色。因此，不妨尝试做一道桃红四物汤，也让自己变成个"面若桃花"的美人儿吧。

在做桃红四物汤之前，我们先认识一下"四物汤"。"四物汤"被中医界称为"妇科养血第一方"，由当归、川芎、熟地、白芍四味药组成。熟地含有甘露醇、维生素A等成分，与当归配伍后，可使当归的主要成分阿魏酸含量增加，使当归补血活血疗效增强，能治疗女性脸色苍白、

四物汤中的四味中药

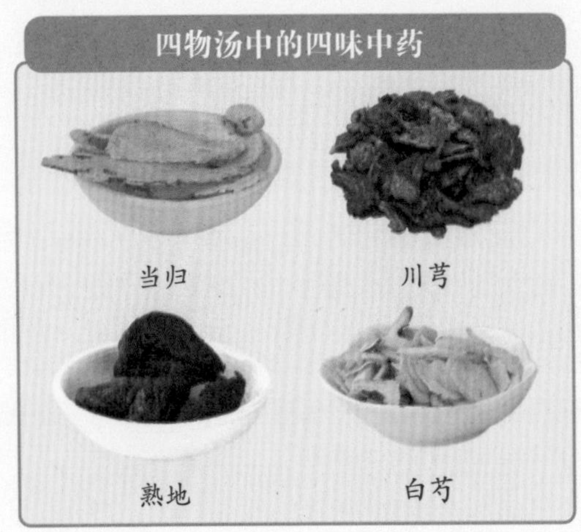

头晕目眩、月经不调、量少或闭经等症。

“四物汤”最早记载于晚唐蔺道人著的《仙授理伤续断秘方》，朱丹溪又对此进行了改进，变成了桃红四物汤，后专门用来治疗妇科血症。关于桃红四物汤，还有一个这样的故事：

1321年，元代名医朱丹溪出游路过桃花坞，见当地女子个个面若桃花、白里透红，经过一番调查之后，发现当地的女子都爱喝一种汤，即自制的桃红汤。他研究桃红汤的成分，发现里面有桃仁，还有红花，桃仁能健身心、养容颜，红花更能祛暗黄、美白肌肤。朱丹溪由此创立了一个经典美容养颜妙方，叫作“桃红四物汤”。

桃红四物汤是在四物汤的基础上加上桃仁和红花研制而成，专治血虚、血瘀导致的月经过多，还能对付先兆流产、习惯性流产，尤其对美容养颜有特别的功效。若想让自己肤如凝脂、冰肌玉骨，根本不用科技、不用医疗，只要学习古代女子，多喝桃红四物汤。下面就是桃红四物汤的具体做法：

取熟地15克，当归15克，白芍10克，川芎8克，桃仁9克，红花6克。以水煎服。此汤有养血活血的功效。主治血虚兼血瘀证。妇女经期超前，血多有块，色紫稠黏，腹痛等。

桃红四物汤以祛瘀为核心，辅以养血、行气。方中以强劲的破血之品桃仁、红花为主，力主活血化瘀；以甘温之熟地、当归滋阴补肝、养血调经；芍药养血和营，以增补血之力；川芎活血行气、调畅气血，以助活血之功。使瘀血祛、新血生、气机畅，化瘀生新是该方的显著特点。

美女们是不是坐不住了呢？赶紧去熬桃红四物汤吧。多一些时间留给自己，多喝一点儿桃红四物汤，我们也能像元代桃花坞的美女们一样，面若桃花、白里透红。

桃红四物汤主要是补血活血的，只有气血郁滞才会长痘痘，气血通畅就不会长痘痘，所以喝桃红四物汤不用担心长痘痘。

❸ 桃花三株，细腰身

经考证，古代女子瘦身减肥有一妙方，即饮用瘦身桃花水：以川桃花10克泡水，经常饮用。此方不但能减肥，而且能使脸色白里透红。川桃花是四川产的一种桃花，很多药房均有售卖。

这种方法也被中医所证实为有效。《千金药方》里记载：“桃花三株，空腹饮用，细腰身”。《名医别录》载：“桃花味苦、平、主除水气、利大小便，下三虫。”这均说明桃花有安全减肥的作用。

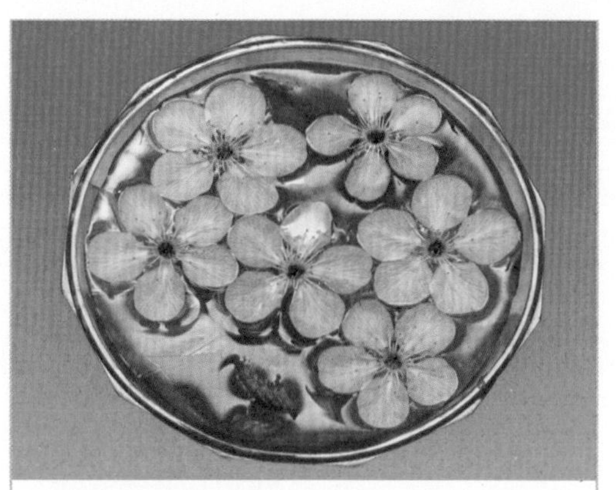
◎经常饮用瘦身桃花水，不但能减肥，而且能使脸色白里透红。

桃花之所以能减肥，是因为它具有荡涤痰浊、使之从大便而出的功效。李时珍《本草纲目》认为桃花“走泄下降，利大肠甚快，用以治气实人病水饮肿满、积带大小倒闭塞者，则有功无害”。可见桃花有去水消胖、减肥的作用。另外，打算减肥的女性朋友可以在桃花中添加蜂蜜等一起冲泡服用，效果更佳。

新鲜的桃花非常不容易保存，所以一般是将桃花摘下阴干。阳春三月，桃花盛开，此时采摘下桃花瓣，阴干后，装入干净的容器中，以备时用。

需要注意的是，桃花为浚下破血之药，孕妇及月经量过多者，不宜服用桃花美容方。

此外，常用的桃花瘦身方还有以下几个：

桃杏花露水：取桃花、杏花若干，矿泉水适量。将桃花、杏花洗净，浸泡于适量矿泉水中，一周后除去花瓣滤汁即成。将汁倒入瓶中储存，以备使用。每晚倒出适量的液体，加温后用消毒纱布蘸汁洗脸。

桃花茶：取桃花20克，蜂蜜适量。将桃花放于壶中，用开水泡洗一遍；倒入沸水，在茶壶内闷约5分钟；加入蜂蜜，调匀。代茶饮。此方可活血、养颜。有助祛除脸上雀斑、黄褐斑。

桃花瓜仁玉颜散：取桃花5克，冬瓜仁5克，白杨皮2.5克。将桃花、冬瓜仁（去壳）、白杨皮入壶，沸水冲泡，盖闷5分钟。代茶饮。此方可利水消炎、祛风活血、悦泽面容、祛除黑斑。适用于面部多黑斑者。常食可使面如白玉。此方也可外用：将阴干的桃花和冬瓜仁各等份，共研细末，用适量蜂蜜拌匀，每晚临睡前涂黑痣和雀斑，次日晨洗去。

④ 一碗红糖桃花粥，粉润脸颊色泽

清代孔尚任的《桃花扇·寄扇》有这样的唱词：“三月三刘郎到了，携手儿下妆楼，桃花粥吃个饱。”桃花粥原是唐代汉族“寒食节”的食物，唐代冯贽在《云

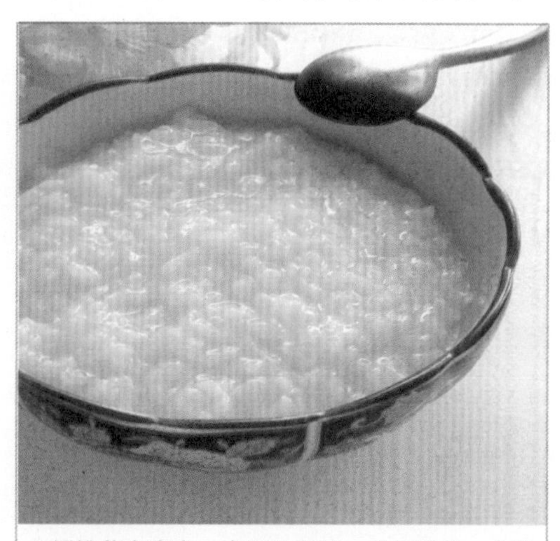
◎用桃花煮粥食，有活血润肤、益气通乳、丰肌美容之功。

仙杂记》中记载："洛阳人家，寒食装万花舆，煮桃花粥。"桃花粥的原料极其普通，桃花、粳米、蜂蜜、红糖，后者都是寻常可见的食材，但桃花却是只在这个时节才有，错过了便得再待来年，所以要喝桃花粥还需赶上时节。

桃花粥并不是一款普通的粥，有着活血润肤、益气通乳、丰肌美容的功效。那么桃花粥如何制作呢？

桃花粥：取鲜桃花4克，粳米100克。将粳米煮稀粥后；桃花去蕊，扯瓣，放入粥中，稍煮即成。日服1碗，分数次服用，通便即停。此方能利水消肿，适用于治疗肠胃燥热、便秘等症。

桃花如果与红糖一起熬粥，对面色晦暗有很好的疗效。因为，中医面色晦暗多与气滞血瘀，肝、肾不足或是脾胃失调，气血不足密切相关。

另据《神农本草经》记载，桃花能悦人面色，具有理气活血化瘀的功用。现代药理研究发现，桃花中含有山柰、香豆精等有机化合物，这些物质能疏通经络，扩张末梢毛细血管，改善血液循环，增加皮肤营养和氧供给，滋润皮肤。桃花中还含有多种维生素和微量元素，这些物质能防止黑色素在皮肤内慢性沉积，有效地清除皮肤上有碍美观的黄褐斑、雀斑、黑斑，对防治皮肤干燥、粗糙及皱纹均有益。

5 桃花美酒，让你透出桃花般的红润

桃花不仅可以泡花茶，煮花粥，而且可以泡酒。据《国经本草》记载：采新鲜桃花，浸酒，每日喝一些，可使容颜红润，艳美如桃花。

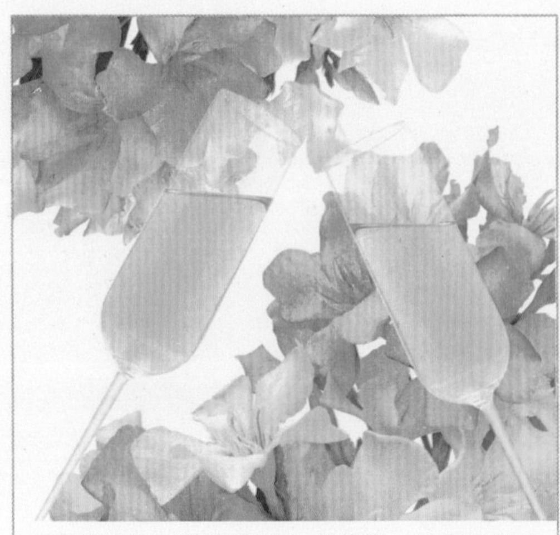

◎桃花不仅可以泡花茶、煮花粥，还可以用来泡酒。

一般来说，月经不调的女士非常容易在颜面上留下痕迹，有些在月经前更加明显，其实这都是气滞血瘀造成的。那么，如何解决这个问题呢？

中医认为，脾胃虚弱、饮食不节、睡眠不足、肝肾阴虚等导致的气血不调是面部皮肤问题出现的根本原因。其中特别是长期性的脾胃功能失调导致的体内气血不足，最易使面部皮肤失去滋养，鼻梁两侧、两颊和前额就会出现深褐色成片斑块，这就是我们常说的黄褐斑。桃花酒能行气活血，气流了，血动了，脸上的斑斑点点自然就不见了。

桃花酒在很多的医典美容秘方里都有记载，这种酒可以疏肝解郁、行气活血，不仅可以消除黄褐斑，对那些因为肝气郁结而导致的脾气急躁、面色萎黄等情况，也有很好的疗效。我国最大的方剂典籍《普济方》在介绍桃花酒的制法与功用时

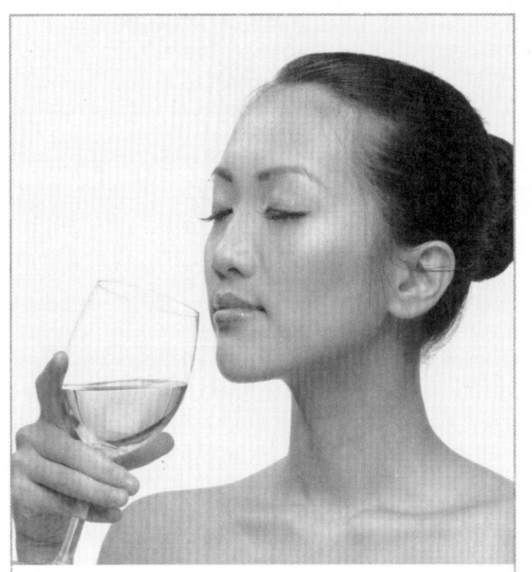

◎女人每日喝一些桃花酒，可使容颜红润，美艳如桃花。

说：三月三采新鲜桃花，以上等白酒浸泡，49日后服。久服，可除病益颜。其具体做法如下：

取桃花200克，白芷30克，白酒1000克。采集含苞初放的桃花放入瓶内，加白芷，用酒浸泡30天左右饮用。以口服。每次服15毫升，日服2次，或临睡前服20毫升。此方能活血润肤、益颜色。

在饮酒的同时，倒少许药酒于手掌之中，双手对擦，待手心发热后，来回擦面部。本方能去脸部黧黑斑，治疗面色晦暗、黑斑或产后面黯等症。此法安全可靠，制作简单，一般在使用 40～60天后奏效，色斑消失，面色变得红润而有光泽。

另外，有的女士在怀孕期间，气血运行相对紊乱，所以长出黄褐斑。孩子生下来后，气血恢复正常，黄褐斑可能会有一些改善，但仅靠人体自然的调节能力，已经是积重难返了。而长期服用桃花酒，则可以帮助行气活血，对解决这些烦恼有着奇特的效果。

在喝桃花酒的同时，敲打后背的腧穴和胸腹部的天突、中脘和关元穴，祛斑的效果会更好。因为背腧穴可以振奋阳气，排毒祛湿，温经通络，疏肝解郁，促进代谢；而天突、中脘、关元穴能激发经气，疏通脏腑经络，使各经脉的气血运行通畅。

如果身体内的气血畅通了，经脉打通了，气血充足到一定的程度，在头面部的循环更加通畅了之后，面部的黄气、色斑就会自然消失。

6 蟠桃：养颜悦色，补益强身

无论是蟠桃，还是水蜜桃，同样是肉甜汁多，含丰富铁质和蛋白质，能增加人体血红蛋白数量，而且糖分和热量都很高，极富营养价值，是众多水果中滋补性较强的品种，尤其适合体虚病弱者以及老人儿童食用。古人相传常吃桃子能“益颜色”，主要原因就在于它能补血养人，很有强身健体的作用。

鲜桃还有护肤功效，过去宫廷中有用桃花煮水沐浴、饮用的秘方，也有用桃子榨汁加淘米水洗脸，以润泽肌肤之说。

每年五月到八月是水蜜桃成熟的高峰期，果实成熟分为三个阶段。硬熟期：果皮淡绿、毛茸长，果肉紧硬，缺乏风味略带苦涩，不适合生食。适熟期：果皮白绿，并出现黄白或乳白色，见光的一面，带有红晕或红色斑点，果脆多汁，甜度增高，此时食用鲜脆爽口风味最佳。软熟

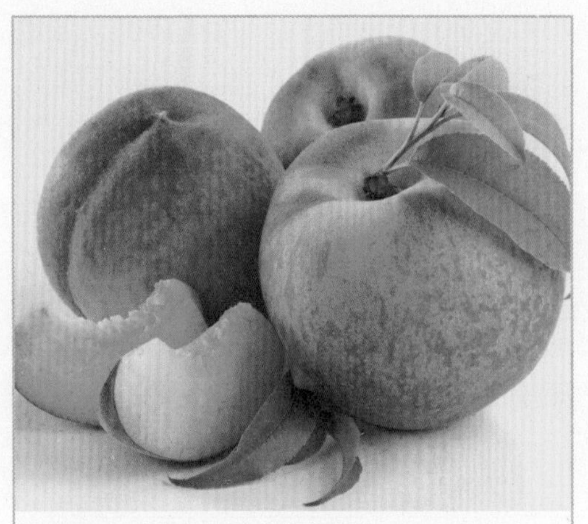
◎鲜桃肉甜汁多，极富营养价值，古人相传常吃桃子能“益颜色”。

期：果皮绿素渐失，果肉果皮变软，色呈乳白或红晕，甜度最高，水蜜桃此时食用最软糯香甜。

水蜜桃营养丰富，但含较多糖分、脂肪和蛋白质，因此也不宜过量多食。若吃太多会令人内热过盛，也会导致胃胀胸闷，而且容易使血糖增高，甚至导致肥胖。

想利用蜜桃来养颜美肤，可常食以下药膳：

蜜桃灵芝樱桃羹：取水蜜桃2个，灵芝10克，银耳20克，冰糖250克，樱桃20粒，鸡蛋1个。将灵芝洗净，切成薄片，加清水用小火慢煮，取汁两次，滤净杂质。银耳入温热水中泡胀，沥干水分。樱桃去核，蜜桃去皮核切成片。用清水400克将冰糖煮化，将事先搅散的鸡蛋的蛋清倒入冰糖汁中拌匀，加入灵芝汁、银耳、樱桃、蜜桃片，用湿棉纸封住碗口，上笼蒸约2小时即成。本方可补血，增强免疫功能，滋养肝肾，补益肺胃，健脑养颜。适于久病体衰，神经衰弱，心悸头晕，失眠，慢性肝炎，胃病，肺燥干咳以及癌症等患者食用。

7 桃树治病五件宝，祛病除灾显神通

古有民谚云：“桃树治病五件宝，仁花叶胶与碧桃。”此言不虚，桃花不仅美丽可观，而且全身皆可入药，它的仁、花、叶、胶与碧桃干，具有活血化瘀、通腹泻下、杀虫解毒、降脂化痰、收敛止汗等五大功效。

桃子的贡献，除了桃肉能养血美颜，桃核中的桃仁还有活血化瘀、平喘止咳的作用。中医有一条药方，名为五仁汤，此方能润肠通便，清热去燥，活血化瘀，成分正是桃仁、火麻仁、郁李仁、柏子仁和杏仁，对于大便燥结、肝热血瘀和贫血闭经之人特别有帮助。

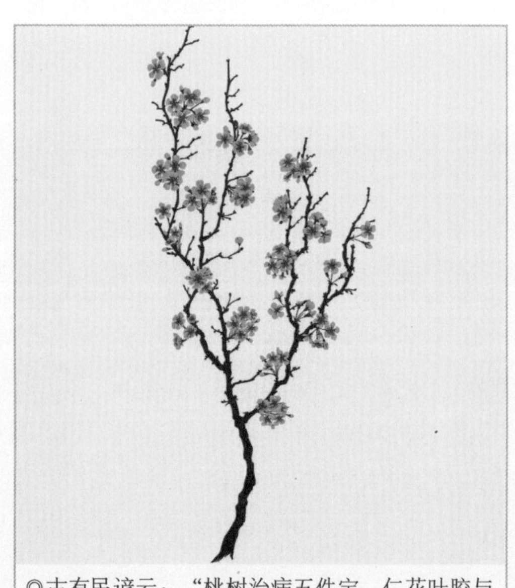
◎古有民谚云：“桃树治病五件宝，仁花叶胶与碧桃。”

唐代高瞻有诗云：“天上碧桃和露种，日边红杏倚云栽。”《西游记》中更有王母娘娘的“蟠桃会”，这也从侧面说明了桃子延年益寿的功效。而远古珍贵的五果枣、李、杏、栗、桃中，唯有桃列于益寿之品。

而在中医典籍中，桃子作为药用，食疗和药物著作均有记载。《随息居饮食谱》认为，桃子能“补心，活血，生津涤热”。《滇南本草》认为，它有“通月经，润大肠，消心下积”的功效。《饮食治疗指南》介绍，生食桃子，可治夏日口渴、便秘、痛经。《药用果品》中就有生吃桃子，有益于高血压患者的记载：可用鲜桃3个，加冰糖30克，隔水炖烂后去核食用，可作为虚劳咳喘的辅助治疗；用碧桃干30克，炒至外表开始变焦，立即加水，再放入大枣30克，煎水服用，每晚一次，可治遗精、自汗、盗汗。

而桃核中的桃仁是一种十分重要的中药。早在汉朝时期，就已载入我国第一部药物经典《神农本草经》。汉代医圣张仲景的不少名方，常常使用桃仁，如桃仁承气汤、大黄牡丹皮汤。唐代药王孙思邈的千金苇茎汤，桃仁也是方中的重要药物。桃仁20克，去皮尖，研成末，米汤或酒送服，对冠心病有很好疗效。桃仁10～15克，捣烂如泥，加水研汁去渣，与100克大米共煮粥食用，每日1剂，10剂为1个疗程，对高血压有益。桃仁最主要的作用还是活血化瘀。跌打损伤，局部青紫肿痛，可用桃仁、红花、山甲珠、酒大黄各10克煎水，分三次服。

桃叶味苦平，具有清热解毒、杀虫止痒的功效、可用于痔疮、湿疹、阴道滴虫等症。鲜桃叶120克，煎汤，冲洗患部及阴道，可治外阴瘙痒。

桃树流出的树胶又是一味妙药，既能强壮滋补，又能调节血糖水平，更是一宝。《唐本草》记载说：“味甘苦，平，无毒。”《本草纲目》中记载：“桃茂盛时，以刀割树皮，久则胶溢出，采收，以桑灰汤浸过曝干用。”《本经逢原》也说：“桃树上胶，最通津液，能治血淋，石淋。痘疮黑陷，必胜膏用之。”采取后可水浸，洗去杂质，晒干以备用。桃胶30克，烊服，对糖尿病有疗效。

桃木在我国民间文化中有极其重要的位置，传说夸父追日，临死前将神木抛出化成了一片桃林。我国最早的春联都是用桃木板做的，又称桃符，几千年来，桃木

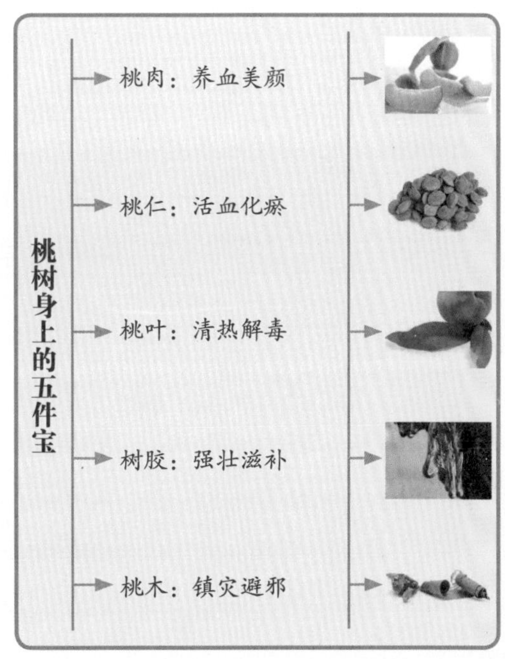

就有镇灾避邪之说，被称为神木。以桃木做饰物佩戴胸前，对健忘有很好的疗效；桃叶做成枕头也有此功效。

8 桃花灵验小妙方

香体：常饮用桃花瓣泡的茶或常服用桃花瓣做的蜜丸，身体会散发出春桃的香味。

白发：桃仁放在清水中浸泡3昼夜，取出去皮去尖；白糖放入炒锅中用小火化开，倒入桃仁，混合后冷却，日食2次，每次3～5粒，连续2月。

痛经：取春晨初开桃花，烘干研末过筛，炼蜜丸，早晚各服6克。

血滞经闭：取桃仁、红花各15克，丹参25克，牛膝20克，水煎服。

产后恶露不尽：取桃仁8克，红花10克，丹参、益母草各20克，川芎5克，赤芍15克，水煎服。

闭经：桃花25克，放入250毫升白酒中，密闭浸泡1周后饮用，每取10毫升，加适量温开水饮服。鲜桃叶适量，捣烂，酒煎服。桃仁1.5克，捣烂如泥，加水研后去渣，与100克粳米共煮粥，空腹食用，每日1剂，分2次；适用于气滞血瘀型闭经。

阴道滴虫：桃仁适量捣烂，纱布包裹，塞进阴道，每日换1次，连续数日。鲜桃叶适量，水煎，洗涤外阴，以带线棉球蘸药渣塞入阴道，每日换2～3次，连用5～10日。

急性乳腺炎：鲜桃树皮60克，加水1碗（400毫升），煎至半碗（200毫升）时，冲入打散的鸡蛋1个煮熟，让患者1次服下。

子宫脱垂：桃仁适量炒香，捣成膏状，敷患处。

产后阴肿：桃仁适量焙黄，研成末，水调涂敷阴部。

子宫肌瘤：桃树根150克，切段，猪肉150克切块，加水炖至肉烂，用盐调味，吃肉喝汤，每日睡前服1剂。

久痢不愈：鲜桃花10～20朵，沸水冲泡代茶饮，或水煎服。

跌打损伤：取桃仁、柴胡、红花各15克，丹参25克，天花粉5克，水煎服。

痔疮：桃叶适量，煎水熏洗。

烫火伤：鲜嫩桃叶捣烂，敷患处。

鼻内生疮：鲜嫩桃叶捣烂塞鼻。

雀斑：白桃花适量煎汤代茶饮，并用桃花揉搓面部。

睑腺炎：洁布包桃仁适量捣烂，取汁涂搽患处。

眼肿：桃枝青皮（去掉外层皮）适量研成末，以醋调和涂肿处。桃叶15克，捣烂，用蛋清调敷患处。

眼睑红肿、面癣：鲜桃叶适量，捣烂取汁搽患处。

风湿性关节炎：鲜桃叶适量，用手稍揉，浸入白酒3日后，于每晚睡前用其蘸温酒洗痛处。

风热头痛：桃枝叶适量，盐少许，捣烂，敷太阳穴。

痈疽：桃花15克，研成细末，浸入醋中，24小时后取汁涂敷患处。

痔疮：桃叶适量，煎汤熏洗。桃根煎

水洗。

切伤：将桃叶适量放入开水中，浸4～5分钟，取出捣烂，同少量白面调和，趁热敷于伤口，5～10分钟即止痛。干桃叶适量研成细末，撒敷于伤口，即刻止血，伤口也愈合快。

头癣：取未成熟的桃子干果1个，与黑大豆30克共研为细末，加入适量猪油调成膏状，将头洗净后涂膏，日涂2次，连续数日，能杀虫、止痒、除癣。桃花阴干，与桑葚各等份，研为末，以猪油调和，洗净疮痂，涂于患处。

手癣：桃叶洗净沥干水分，捣烂敷患处，用纱布包扎，每日换药1次。

痱子：桃树叶和紫苏叶泡水洗浴。

水肿、腹水：鲜桃花15克，水煎服，每日早晚各1次，连服数日。

脚气：桃花阴干，捣为散，每服3克，清酒送下。

疟疾：以桃花为末，用温开水送服，每服3克。

脓疱疮：桃花研为细末，饭后温开水调服，每次3克，一日3次。

便秘：鲜桃花30克（或干桃花10克），水煎服；干桃花研末，用温开水送服，每日3次，每次3克；日食鲜桃3至4个，连续数日。

治大便秘结：取桃仁15克，火麻仁25克，郁李仁20克，水煎服。

疮疡溃烂：桃花适量研成末，用猪油调和，涂敷患处。兼治口角开裂及口角炎。

疮疖肿痛：鲜桃叶适量捣烂，敷患处。兼治足癣、手癣甲癣、湿疹、烫伤和蜘蛛咬伤。

猩红热：桃树枝适量加盐捣烂，绞汁，含在口中慢漱。

皮肤瘙痒症、痱子：桃树叶适量，煎汤洗痒处，亦可煎浓汁涂搽患处。

足癣：白桃花适量，焙干研成末，每次1～3克，蜜水冲服，每晚1次。

汗疹：鲜桃叶适量揉出汁，涂于局部。

荨麻疹：桃叶适量晒干，白酒浸泡后，以其叶搽患处。

口舌生疮：桃枝适量煎水含漱。

喉痹（咽炎）：桃树皮30克，以水煎后服用。

白喉：桃仁20克，水煎，每日3次，饭后服。

风火牙痛：用针挑着桃仁，在灯火上烧，吹灭，速按在痛牙上咬住。

慢性化脓性中耳炎：熟桃仁适量捣烂，纱布包裹，塞入耳内，每日换3次。

鼻内生疮：桃叶嫩心适量，搓绒后塞入鼻内；兼治鼻息肉。以布包桃仁末塞鼻内。

慢性鼻炎：鲜桃叶适量，用手搓烂，取汁滴鼻，每日 2次。

萎缩性鼻炎：桃树尖叶1～2个，搓成球状，塞入鼻内10～20分钟，至分泌出清鼻涕，不能忍受时弃去，每日4次。

鼻腔癌：桃叶嫩心适量，杵烂塞之，经常更换。

黄疸：桃根30克，水煎服，每日1剂。桃根1把切细，加水400毫升，煎至200毫升，待温空腹顿服。桃树叶煎浓汁，每次服180毫升。此方能保护肝肾。

二便不通：桃树叶适量捣烂、绞汁服。白桃花适量焙干研成末，每次2～3克，蜂蜜水冲服，以大小便水泻为度。兼治水肿、腹水。

慢性结肠炎：鲜桃叶100克，加水300毫升，煎至100毫升，每次服50毫升，每日2次，连服10日为1个疗程。

小腹痛：桃仁、白糖各9克，共研成末，温开水冲服。削去外皮的桃树根50克，切片，水煎服。对血滞腹痛尤有效。

急性胃痛：桃仁15克，捣烂，白开水冲服。桃仁50克去皮捣碎，同180克粳米熬粥服食。兼治腹痛、胃痉挛。

肾结石：桃胶适量制成枣大的丸，春夏饭前凉开水服，秋冬温开水服，每日服1丸。桃胶50克，放碗中加水，在锅内蒸熟加糖调味，常食。

肝硬化腹水：白桃花适量焙干研成末，每次服1～2克，每日3次。

胸闷腹胀：桃仁7枚，去皮尖，研成细末，白开水冲服。

淋巴结核：摘取冬天枝上的桃树叶适量，在米醋中泡透，贴敷患处。

小便不利：白桃花适量焙干，研成末，每次1～2克，加蜂蜜适量，温开水送服，或水煎服。兼治脚气水肿、大便干结、阴茎肿痛。桃花适量阴干，加入等量茶叶，沸水冲服。适用于慢性肾炎所致小便不利。

乳糜尿：桃胶10～15克，冰糖适量，隔水炖服。

水肿：桃花30克，水煎服，每日1剂。桃花适量，研成末，每次6克，每日3次，空腹米汤送服。

腰痛：桃树根20～30克，水煎服。

血吸虫病之腹水：桃花3～6克，每日水煎服。

疟疾：鲜桃叶60克，水煎服。桃花10克，研成细末，黄酒1盅（25毫升），于发作前服用。桃花适量研为末，以酒送服1克。桃叶适量捣烂，敷手腕脉搏处。

蛔虫：鲜桃叶50片，捣烂，沸水浸泡，去渣服。

丝虫：桃胶10克，加冰糖适量，隔水炖服。

心绞痛：桃叶60～90克，煎汤内服。

膀胱炎引起的尿血：桃叶适量水煎，随时服用。常饮浓汁，能治愈。

骨髓炎：毛桃根白皮（去掉外层皮的根皮）适量，加红糖少许，捣烂外敷局部。

半身不遂：桃仁适量去皮和胚，放酒中浸7日，再晒干研成末，以蜜调丸如梧桐子大，每次服15丸，每日2次。120克木耳泡发，与120克桃仁一同捣烂如泥，调120克蜂蜜，蒸熟，分4日食完。孕妇忌服。适用于四肢麻痹。将适量去皮的桃仁浸泡1个月，捞出晒干，研成末，以蜜调丸如绿豆粒大，每次50粒，每日3次，用酒送服。

狗咬伤：先用盐水消毒伤口，然后在伤口上敷适量捣烂如泥的鲜桃树叶。桃白皮30克，水煎服，对狂犬咬伤有效。

瘟疫：用桃根适量煎浓汁，滴入鼻孔，1次滴少许汁，出入病家亦不传染。

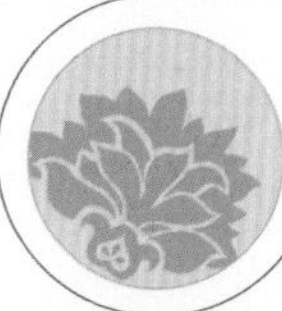

桃花美容养颜方，补血悦色的上品

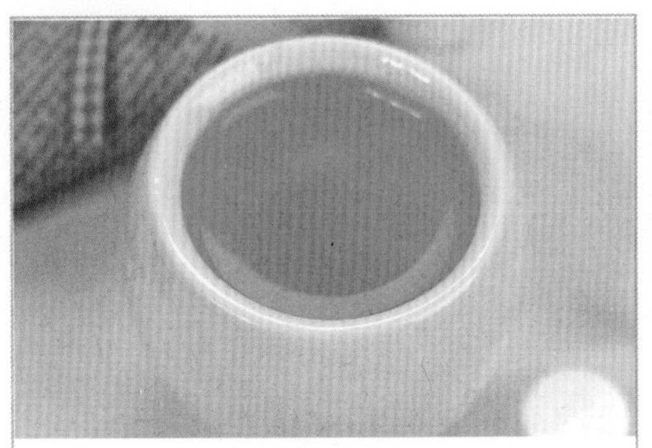

桃花香面膜

功效 这款面膜含天然祛痘分成，能清洁毛孔油垢，排出肌肤毒素，有效祛痘。

材料 干桃花、干杏花各10克，白酒5克，研磨钵，面膜碗，面膜棒，面膜纸

做法 ①干杏花、干桃花磨粉，置于面膜碗中。②继续加入白酒，用面膜棒搅拌均匀。③在调好的面膜中浸入面膜纸，泡开即成。

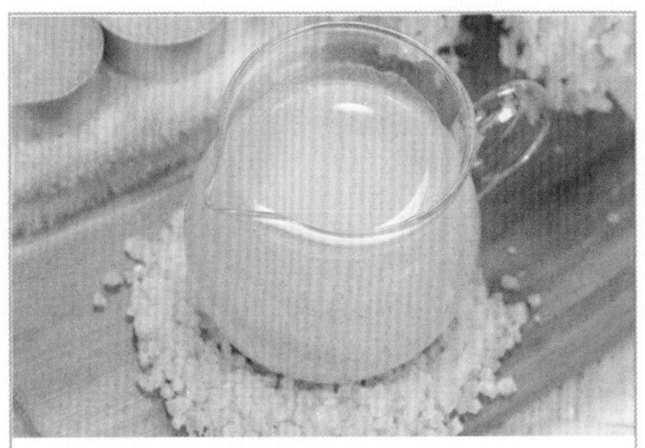

桃花糙米面膜

功效 这款面膜含天然祛痘成分，能深层清洁肌肤，排出毛孔中的油垢，有效祛痘。

材料 大米50克，干桃花20克，锅，面膜碗，面膜纸

做法 ①干桃花、大米洗净，加水煮沸，凉凉。②倒入面膜碗中，浸入面膜纸，泡开即成。

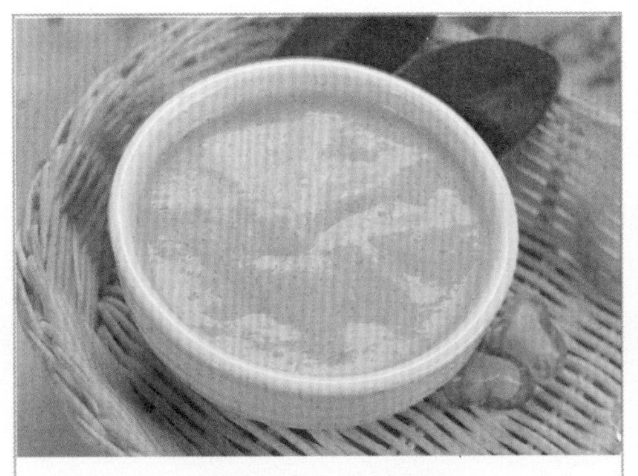

桃花冬瓜面膜

功效 这款面膜能促进肌肤新陈代谢，令肌肤变得红润光滑、娇艳如春之桃花。

材料 冬瓜子、桃花各100克，白丁香粉、蜂蜜各10克，搅拌器，面膜碗，面膜棒

做法 ①将桃花与冬瓜子一起捣烂如泥。②将白丁香研成粉末，与蜂蜜调入桃花瓜子泥中即成。

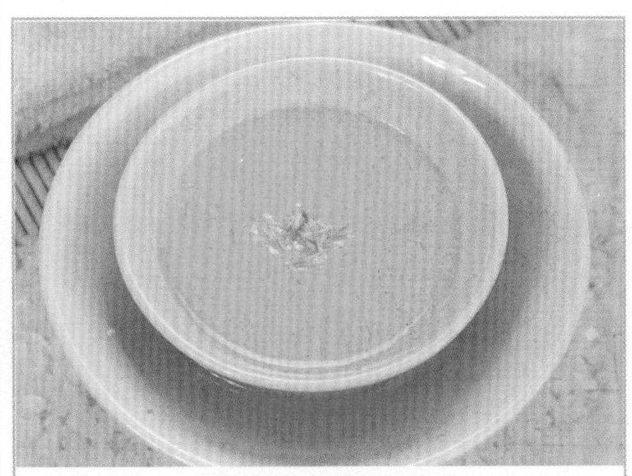

桃花蜂蜜面膜

功效 这款面膜含有天然的活肤亮肌成分，能活化肌肤，锁住水分。

材料 干桃花、冬瓜仁粉各10克，蜂蜜5克，纯净水适量，研磨钵，面膜碗，面膜棒

做法 ①干桃花磨粉，置于面膜碗中，加入冬瓜仁粉和适量纯净水。②加入蜂蜜，用面膜棒搅拌均匀即成。

蜜桃美容养颜方，润泽肌肤的佳品

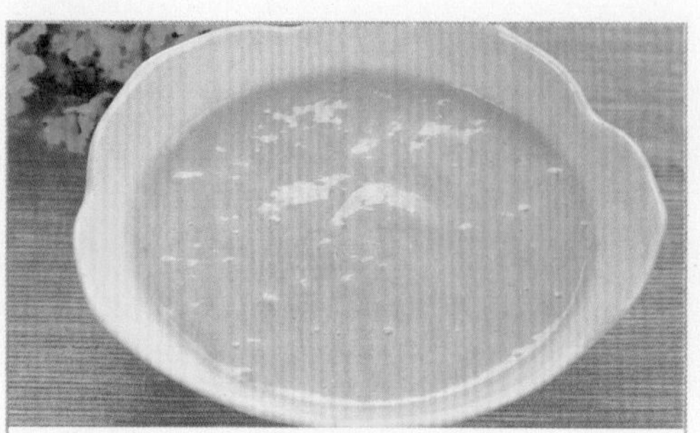

蜜桃燕麦面膜

功效 这款面膜含有燕麦油、B族维生素、蛋白质等营养素，能在肌肤表面形成一层保护膜，从而延缓肌肤老化。

材料 水蜜桃1个，燕麦粉60克，纯净水适量，榨汁机，面膜碗，面膜棒

做法 ①将水蜜桃洗净，去皮、去核，入榨汁机榨汁待用。②将水蜜桃汁、燕麦粉倒入面膜碗中。③加入适量纯净水，用面膜棒搅拌调匀即成。

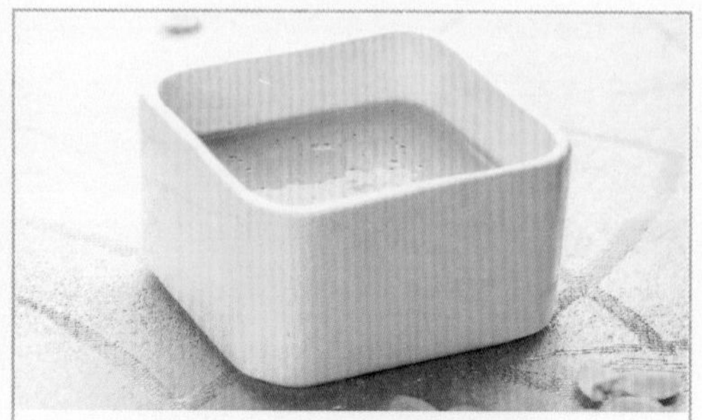

杏仁桃子蜂蜜面膜

功效 这款面膜含大量B族维生素，能促进血液循环，紧致肌肤，且能使面部肤色红润。

材料 桃子20克，杏仁10克，蜂蜜5克，鸡蛋1个，搅拌器，面膜碗，面膜棒

做法 ①桃子、杏仁分别切片，入搅拌器搅拌成泥，加入蜂蜜。②加入鸡蛋，用面膜棒一起搅拌均匀。

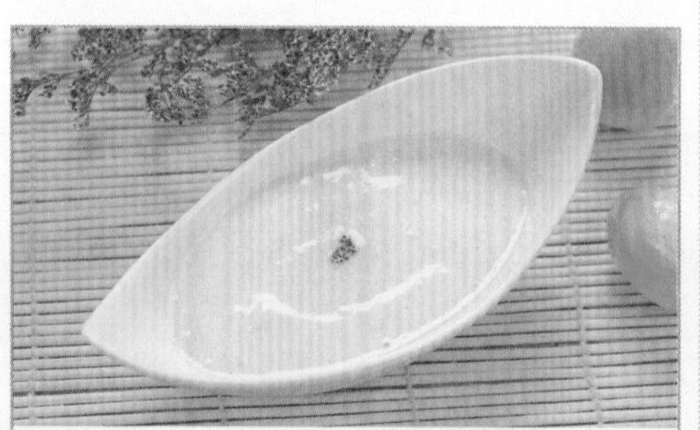

木瓜桃子面膜

功效 这款面膜能软化肌肤死皮，并能促进肌肤新陈代谢，有效净化肌肤、亮白肌肤。

材料 木瓜50克，水蜜桃半个，面粉40克，榨汁机，面膜碗，面膜棒

做法 ①将木瓜、桃子分别洗净，去皮，去籽，放入榨汁机榨汁。②将果汁、面粉一同倒入面膜碗中。③用面膜棒充分搅拌，调和成糊状即成。

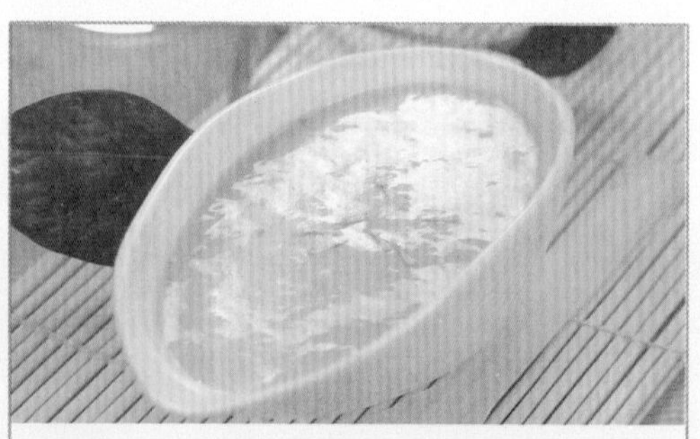

桃子葡萄面膜

功效 这款面膜具有极佳的补水、滋养、白皙肌肤的美容功效，能够补充肌肤所需的水分，深层滋养肌肤，令肌肤更加润泽。

材料 桃子、葡萄各30克，面粉10克，榨汁机，面膜碗，面膜棒

做法 ①桃子和葡萄分别洗净，榨汁，置于面膜碗中。②在面膜碗中加入面粉，用面膜棒搅拌均匀即成。

月季花，疏肝调经的“长春花”

❶ 月季，药食兼优的疏肝调经佳品

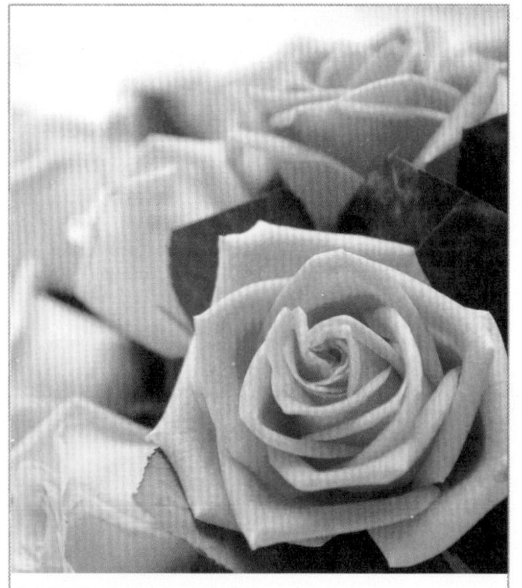

【别名】月月红、月月花。
【性味】味甘，性温。
【归经】入肝经。
【功效】活血调经，消肿解毒。
【主治】月经不调、痛经等症。

宋代诗人杨万里有诗云：“只道花无十日红，此花无日不春风。”赞美的是月季花四季盛开、春风得意的情韵。实际上，月季花不仅是花期绵长、芬芳色艳的观赏花卉，更是一味妇科良药。中医认为，月季味甘、性温，入肝经，有活血调经、消肿解毒之功效。由于月季花的祛淤、行气、止痛作用明显，故常被用于治疗月经不调、痛经等病症。

月季原产我国，历史悠久，在1500年前就已经很风行。宋代大文学家苏东坡有诗赞曰：“花落花开无间断，春去春来不相关。牡丹最贵唯春晓，芍药虽繁只夏初。唯有此花开不厌，一年长占四时春。”从明代开始，就“处处人家多栽插之”，也许正是这普通，更显出她的天然美艳，故不知迷倒多少人，以致宋代诗人陈景沂在《全芳备祖》中感叹：“天下风流月季花！”这果真是一个新颖别致的品评，并得到后世文人的赞同。清代学者孙星衍也不由地在《月季花》中感慨：“已共寒梅留晚节，也随桃李斗浓葩。才人相见都相赏，天下风流是此花。”

正因为月季这般顽强之生命力，它的花、根、叶均可用药，其性温，味甘，有活血调经、解毒消肿之作用。其花可畅血、行气、止痛，可治肝郁气滞、经脉阻

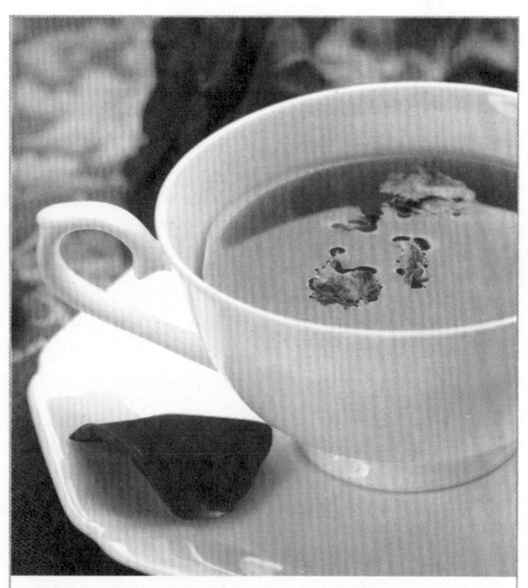

◎常用月季花瓣泡水当茶饮，可帮助女性活血美容，使女性青春长驻。

滞所引起的月经不调、经期痉挛性腹痛等症。其根可活痛经、赤白带下、遗精；其叶主要功用为活血消肿。中国的中医真不得了，将生命力顽强之花，用于调解、治疗最影响人之生命力的疾病。

有人对月季这样赞道："种数之多，色相之富，足与菊花并驾，尝谓菊花乃花之名士，月季为花中之美人。名士多傲，故但见赏于一时，美人工媚，故得遨荣于四季，因而人之好月季，更盛于菊。"

女性常用月季花瓣泡水当茶饮，或加入其他健美茶中冲饮，还可活血美容，使人青春长驻。以下推荐两款月季花茶方：

月季花茶：取鲜月季花20克。用沸水冲泡。代茶饮，早、中、晚各饮1杯。月季花性温味甘，具有活血功能。适用于妇女月经不调、经期腹痛，并可防治血液黏度增高后引发的缺血性疾病。

月季花佛手茶：取月季花6克，佛手6克。煎水代茶饮。此方有疏肝解郁，行气活血的功效。适用于女性生理不顺以及情绪不舒者。

❷ 月季花，调理月经好帮手

月季花不仅是花期绵长、芬芳色艳的观赏花卉，而且是一味妇科良药。中医认为，月季味甘、性温，入肝经，有活血调经、消肿解毒之功效。由于月季花的祛淤、行气、止痛作用明显，故常被用于治疗月经不调、痛经等病症。

妇女出现闭经或月经稀薄、色淡而量少、小腹痛，兼有精神不畅和大便燥结等，或在月经期出现上述症状，用胜春汤治疗效果好。而且其汤味香甜，无难咽之苦。

胜春汤的具体做法如下：取月季花10克、当归10克、丹参10克、白芍10克，红糖适量。将上述药物清水煎服。每次月经前3～5天服3剂，每次加鸡蛋一个同煮。此汤可调经、理气、活血。

被痛经困扰的女性还可使用月季花汤：

取月季花35朵，黄酒10克，冰糖适量。将月季花洗净，加水150克，文火煎至100克，去渣，加冰糖及黄酒适量。每日1次，温服。此方可行气活血。适用于气滞血瘀、闭经、痛经诸症。不过血热、血虚者忌用。

此外，月季花与代代花合用，更是治疗气血不和引起月经病的良方。用月季花、代代花各15克，煎水服。月季花重活血，代代花偏于行气。二药为伍，一气一血，气血双调，其调经活血、行气止痛之功甚好。主治妇女肝气不舒、气血失调、经脉淤阻不畅，以致月经不调、胸腹疼痛、食欲不振甚或恶心、呕吐等症。

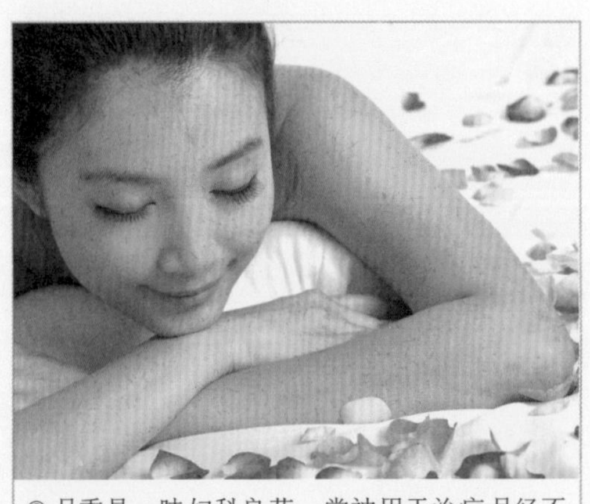

◎月季是一味妇科良药，常被用于治疗月经不调、痛经等症。

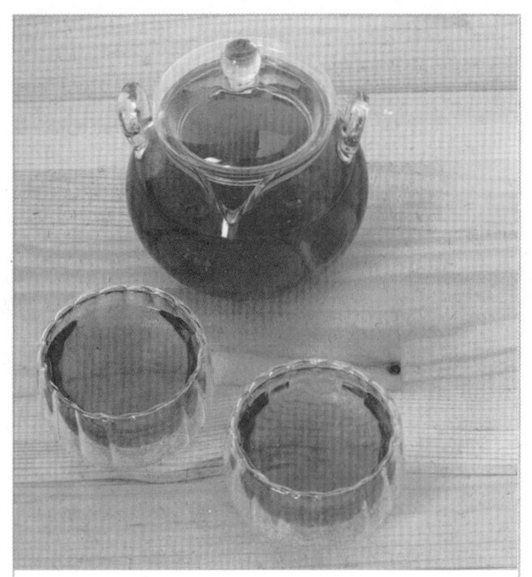

◎月季花汤可行气活血，适用于气滞血瘀、闭经、痛经诸症。

对妇科常见病，民间用月季花单方、验方也很有效。比如：鲜月季花20克开水泡服，可治月经不调或经来腹痛；月季根30克，鸡冠花、益母草各15克，煎水煮蛋吃，能治痛经；月经过多、白带多，用月季花（或根）15克水煎服或炖猪肉食；月季花10克、大枣12克同煎，汤成后加适量蜂蜜服用，此方又香又甜，不像是药，却对经期潮热很有效。

❸ 月季花珍馐，疏肝养肝的佳品

现代社会中，肝病已经成为多发病，成为威胁人们健康的无形杀手。月季花入肝经，能活血调经，主治肝郁不舒、血瘀血滞所致的月经不调、胸腹胀痛、烦闷呕恶等症。

酥炸月季花：麦面粉400克，鸡蛋200克，牛奶200克，月季花100克，发酵粉2

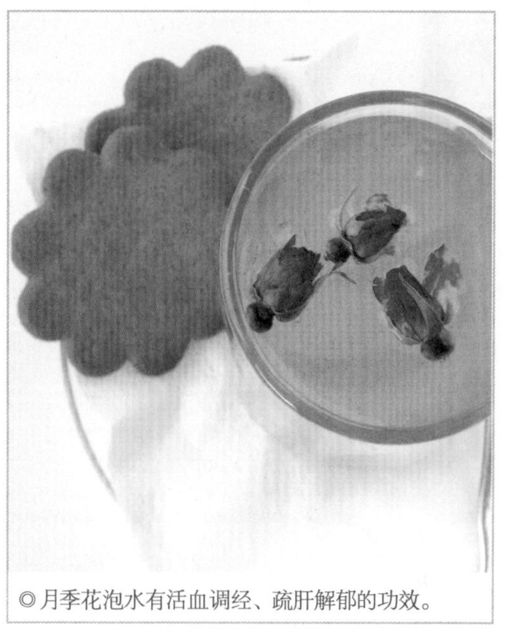

◎月季花泡水有活血调经、疏肝解郁的功效。

克，白砂糖、盐、色拉油适量。在鸡蛋清、蛋黄中加入糖、牛奶，搅匀后抖入面粉、油、盐及发酵粉，轻搅成面浆；蛋白用筷子搅打至起泡后对入面浆。花瓣加糖渍半小时，和入面浆。汤勺舀面浆于五成热的油中炸酥。作早晚餐或点心食。此酥有疏肝解郁、活血调经的功效，适用于血瘀之经期延长。

❹ 二花桔荚茶，巧治梅核气

因情志不畅，肝气郁结，循经上逆，结于咽喉或乘脾犯胃，运化失司，津液不得输布，凝结成痰，痰气结于咽喉会引起梅核气。梅核气症见咽喉内有异物感，如梅核堵塞，吞之不下，吐之不出，但不碍饮食。可以用玫瑰花瓣（干品）6～10克，放茶盅内，冲入沸水，加盖闷片刻，代茶饮。也可以饮用由月季花、玫瑰花、绿茶、桔梗等组成的二花桔荚茶，此外，

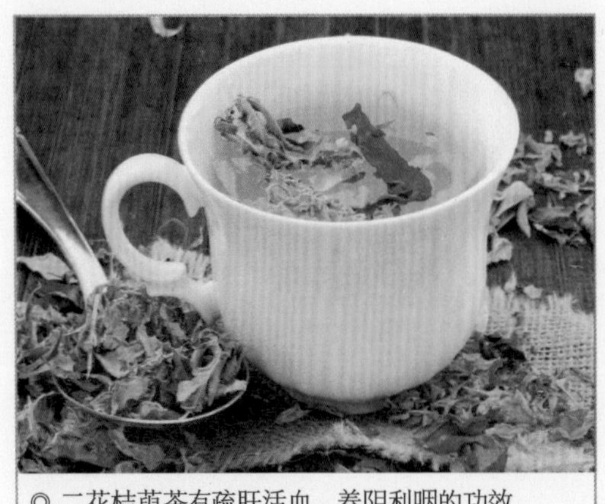
◎ 二花桔萸茶有疏肝活血、养阴利咽的功效。

合欢花蒸猪肝、葱煮柚皮也对梅核气有良好治疗效果。

二花桔萸茶：取月季花3克，玫瑰花3克，绿茶3克，桔梗6克，山萸肉6克。将月季花、玫瑰花、绿茶、桔梗和山萸肉一起研成粗末，沸水冲泡10分钟。每日1剂，不拘时冲泡饮服。此方可疏肝活血、养阴利咽。适用于气郁血滞、咽喉郁阻型梅核气。

5 月季佳肴，防治血黏度偏高

危及中老年人生命的疾病莫过于心肌缺血、脑缺血、脑血管堵塞、心肌梗死等顽症，这些病症都与人体中血液黏度增高有关。此类疾病最容易在夏季发生，特别是7～8月是该病的高发季节，一直延续到初秋。

月季花性温味甘，具有活血，尤其是畅血、行血功能，能避免血液滞凝成块所造成的血管栓塞现象，从而使中老年人转危为安。夏季防止血黏度增高最简便且行之有效的方法是食用月季花肴馔。

以下推荐几道有食疗功效的月季花佳肴：

月季果酱：取鲜月季花1000克，柠檬3个，白糖2000克。将月季花扯瓣入锅，加白糖1000克和水，烧开后用小火煮至花瓣软，再加入另一半白糖，熬至糖溶化后离火冷却。柠檬取汁，加入月季花糖酱，拌匀，装入已消毒的玻璃瓶中密封贮藏待用。此酱可做各种甜食的佐料。可活血，防治血黏度偏高。

月季花冰糖饮：取鲜月季花10克，冰糖25克。将月季花淋洗后摘瓣，撕成条块置于锅内。放入冰糖，加足量水，盖上盖煮沸。煨炖20分钟即成。可于温热时，连花带汤分3次服用。此方可治肺虚咳嗽咯血，并可防治血黏度偏高。

月季花酱：取鲜月季花1000克，白糖500克。将月季花扯瓣，加水煮至花瓣软后捣烂，再煮一会儿滤渣。花汁加入白糖，煮至白糖完全溶化后离火冷却，倒入玻璃瓶中，密封贮藏待用。此酱可做各种甜食的佐料。能活血，防治血黏度偏高。

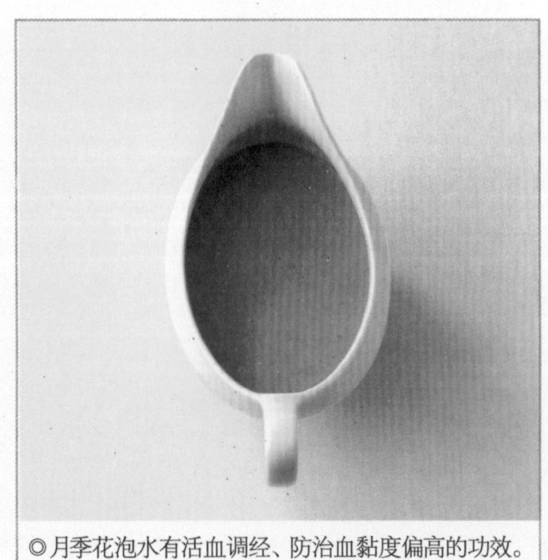
◎月季花泡水有活血调经、防治血黏度偏高的功效。

❻ 活血消肿，花中数月季

李时珍在《本草纲目》记载说：“月季花处处人家多栽插之，气味甘温，无毒。主治活血、消肿、解毒。”由此可见，月季对跌打损伤有着良好的疗效。有歌为证：“月季甘温归肝经，活血调经消肿痛，肝郁血滞经不调，胸腹胀痛瘰疣瘘。”怪不得古人赞誉其说：“活血消肿，花中数月季。”

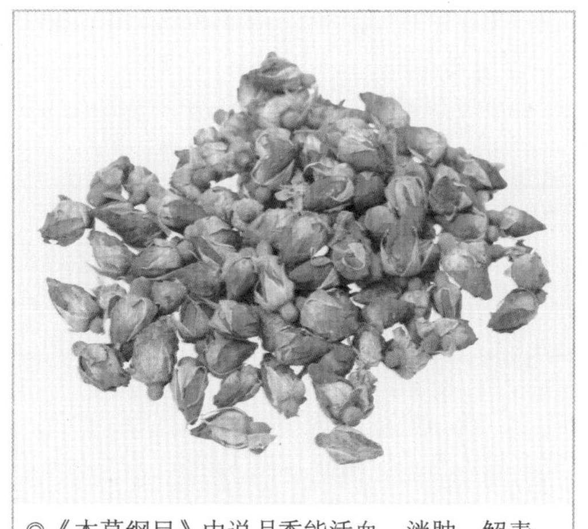

◎《本草纲目》中说月季能活血、消肿、解毒，对跌打损伤有奇效。

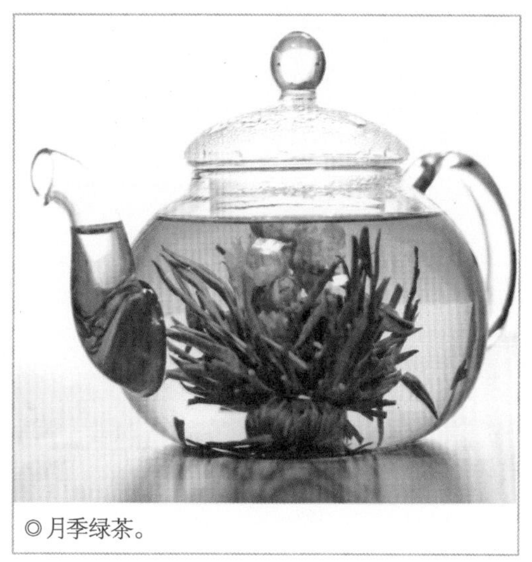

◎月季绿茶。

月季有活血消肿的功效，桂圆具有养血安神的功效。二者结合对消肿解毒更是有奇效。

月季桂圆粥：取月季花10克，桂圆肉50克，蜂蜜、西米各100克。将月季花摘瓣切碎；桂圆肉切成小丁；西米用水浸泡30分钟后捞起。锅中加适量清水煮沸，放入西米、桂圆肉丁煮粥。粥稠时调入月季花、蜂蜜即成。此方可每日食1碗，分数次服用。此粥有活血补血，消肿解毒。适

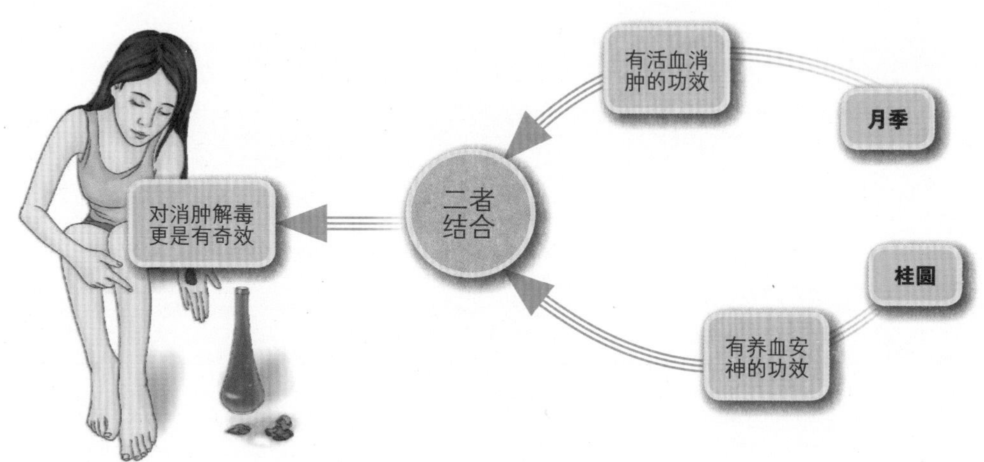

用于治疗肺虚咳嗽、月经不调、跌打损伤等症。

月季绿茶：取月季花10克，绿茶10克。加水煎汁。每日1剂饮服。此方可消肿解毒，适用于皮肤瘙痒等。

7 月季花灵验小妙方

高血压：鲜月季花20克，野菊花10克，水煎服；取月季花10～15克，用开水冲泡，当茶频饮。

肺虚咳嗽、咯血：月季花10克，冰糖20克，加水炖服。

肝郁不舒：鲜月季花瓣15～20克，用沸水冲泡，加入红糖少许服用。

月经不调、痛经：鲜月季花15克，开水冲泡代茶饮，连服1周；月季花、益母草各9克，水煎服。

白带过多：月季花根3～5克，水煎服；月季花根15克，加瘦猪肉100克共炖，食肉喝汤，每日1次，连服1周。

赤白带下：取月季花根10～15克，水煎服。

月经不调、瘀血闭经：月季花、凌霄花各10克，益母草、丹参各15克，红花5克，水煎服。

产后阴挺：取月季花15～30克，炖红酒服。

遗精早泄：月季花根、金樱子各20克，枸杞10克，加冰糖炖服；月季花根30克、杜仲20克、枸杞10克、羊肉1000克，炖服。

痢疾：干月季花30～50克，水煎取液代茶饮；红、白月季花3～4朵，水煎加冰糖，空腹服用，日服2次。

筋骨疼痛、脚膝肿痛、跌打损伤：干月季花研末，每次3克，用黄酒调服；或者鲜月季花嫩叶适量，捣烂敷于患处。

骨折：月季花瓣，阴干为末，每服1～3克，好酒调服。

烫火伤：干月季花研为细末，调麻油或花生油，涂抹患处。

瘰疬未溃：鲜月季花根10～15克，与芫花、沉香入鲫鱼腹内，水酒煮熟，去药食鱼。

痈疮肿毒：鲜月季花捣烂，敷于患处；鲜月季花适量，加白矾少许，共捣烂敷于患处。

治皮肤肿毒：取鲜月季花适量，加入白矾少许，捣敷患处。

金银花：清热解毒“凌冬不凋”

1 夏季良药金银花

“有藤名鸳鸯，天生非人种。金花间银蕊，翠蔓自成簇。”金银花是忍冬科常绿缠绕藤本忍冬的花蕾。《唐本草注》说：“忍冬花初开白色，经一二日则色黄，故名金银花。”《本草纲目》中也说：“花初开者，蕊瓣俱色白，经二三日，则色变黄。新旧相参，黄白相映，故呼金银花，气甚芬芳。”可见名之“金银

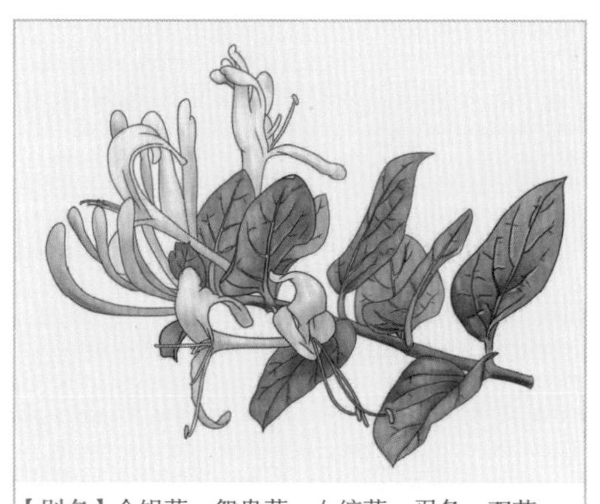

【别名】金银藤、鸳鸯藤、左缠藤、忍冬、双花。
【性味】味甘，性寒。
【归经】入肺经、心经、胃经。
【功效】清热解毒，疏散风热。
【提示】脾胃虚寒及气虚疮疡脓清者忌服。

花”者，状其颜色外观；而“忍冬花”之名，《本草经集注》说，乃其“藤生，凌冬不凋，故名忍冬”，状其品质，似乎能深入花的灵魂。金银花清香飘逸，沁人心脾，不仅是人们喜爱的观赏植物，也是一种常用中药。

金银花为忍冬科植物忍冬、红腺忍冬、山银花或毛花柱忍冬的干燥花蕾或带初开的花，《名医别录》把它列为上品。据有关文献记载，金银花在我国已有2200多年栽植史。早在秦汉时期的中药学专著《神农本草经》中，就载有忍冬，称其“凌冬不凋”；金代诗人段克诗曰：“有藤鹭鸶藤，天生非人有，金花间银蕊，苍翠自成簇。”金银花的采集颇有讲究，须在晴天清晨露水刚干时摘取，并及时晾晒或阴干，这样药效才佳。

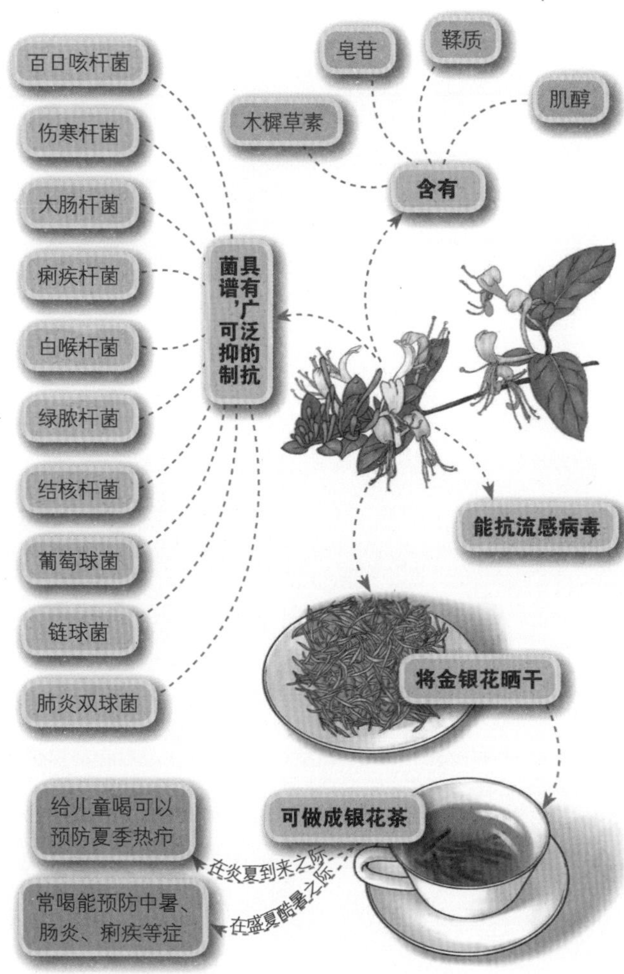

中医认为，金银花性寒、味甘、气平，入肺、心、胃三经，有清热解毒、疏散风热之功，《本草纲目》中说：“金银花，善于化毒，故治痈疽、肿毒、疮癣……”因此，金银花常用于治疗温病发热、风热感冒、热毒血痢、痈疡等症。

在炎夏到来之际，给儿童喝几次金银花茶，可以预防夏季热疖的发生；在盛夏酷暑之际，喝金银花茶又能预防中暑、肠炎、痢疾等症。

据药物化学分析，金银花含有木樨草素、肌醇、皂苷、鞣质等。

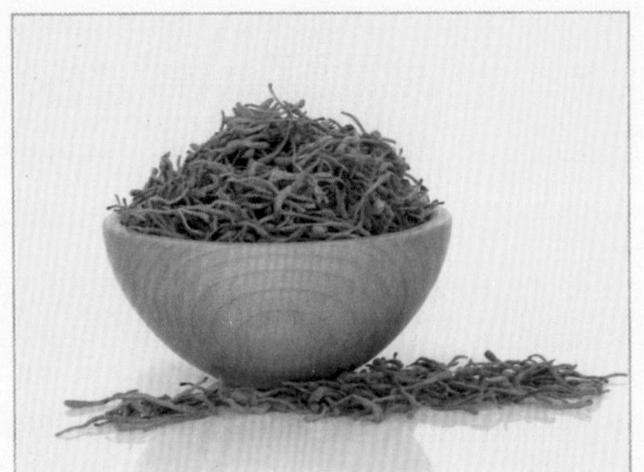
◎中医认为，金银花性寒、味甘、气平，有清热解毒、疏散风热之功效。

药理实验表明，金银花具有广泛的抗菌谱，对痢疾杆菌、伤寒杆菌、大肠杆菌、百日咳杆菌、白喉杆菌、绿脓杆菌、结核杆菌、葡萄球菌、链球菌、肺炎双球菌等，均具有抑制作用，还有抗流感病毒的作用。临床上也多用它治疗上述病原微生物引起的感染。

此外，金银花还能促进淋巴细胞的转化，而淋巴细胞转化率可反映细胞免疫功能，即提高机体免疫力。金银花还能增强白细胞的吞噬功能，从另一个角度来提高免疫功能。金银花还能促进肾上腺皮质激素的释放，对急性炎症有明显的抑制作用。

❷ 清热解毒，就用金银花

金银花因“禀赋冬季凛冽之寒气而成”，所以“清热解毒之功尤甚”。金银花泡水，是夏季常见的凉茶，具微苦回甜之味。因其性甘寒气芳香，甘寒清热而不伤胃，芳香透达又可祛邪，自古被誉为清热解毒的良药。据《植物名实图考》记载：“吴中暑月，以花入茶饮之，茶肆以新贩到金银花为贵。”

金银花茶：取金银花（或鲜品）5～10枚。先以水冲净，再加沸水浸泡15～30分钟，即可成一杯清香淡雅的金银花茶。此茶可清热去火，春夏之日日饮一杯，能防治内热外感。

不过，因金银花性寒不宜长饮。阳虚体弱之人须慎用。

双花饮：取金银花30克，菊花15克，山楂10克，蜂蜜250克。将金银花、菊花、山楂放入铝锅内，加清水适量烧沸，熬煮 30分钟左右，起锅滗出汤汁。蜂蜜下干净锅内，加热保持微沸2～3分钟，将蜂蜜缓缓倒入熬成的双花汤汁内，慢慢地顺着一个方向搅拌均匀，蜂蜜全融化后过滤去渣，冷却后加香精少许即成。代茶饮。此茶清热解毒，开胃健脾，夏日佳饮。

金菊茶：取金银花、菊花各15克，红糖20克。将金银花、菊花放入茶杯中，加入红糖，再倒入开水，浸泡15分钟左右即可。代茶频饮。此茶清热解毒，流风解表，辛凉透邪，化瘀养血。适用于外感风热所致的产后发烧。

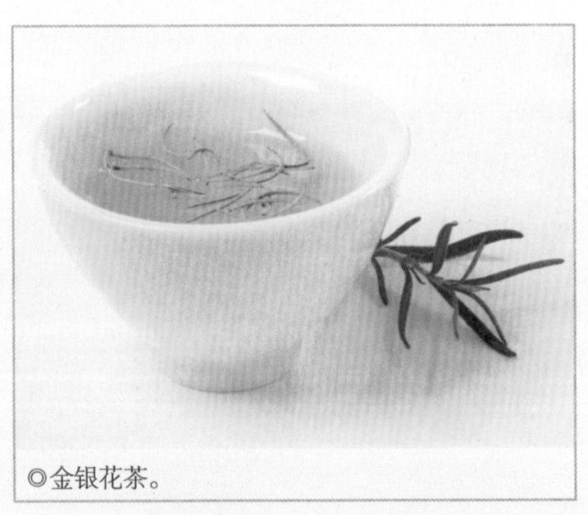
◎金银花茶。

③ 金银野菊玫瑰浴，湿疹痘痘无踪影

春季是百病丛生的季节，一不留神病毒就会“爬”上身，很多女性就深受其害。去年春天，小林嘴唇下长了一块带状的“小疮”，开始她以为是热气引起的青春痘，用祛痘药膏涂了几天却一点儿也不见效，不得已才到医院皮肤科就诊。医生说她长的是疱疹，这是一种由病毒引起的常见皮肤病。

是啊，天气一暖和，什么害虫都出来了。人要是被咬，皮肤会变得敏感，容易发红、长痘痘。所以春天的时候一定要给皮肤来个大扫除，以驱邪气。

现在，给大家推荐一个简单实用又省钱的好方法，就是去超市买点儿金银花、野菊花、玫瑰花，根据《本草纲目》中记载，“金银花，善于化毒，故治痈疽、肿毒、疮癣”；野菊花“破血疏肝，解疔散毒”；玫瑰花“和血，行血，理气”。把它们混在一起煮一锅汤，放在冰箱里，每次洗澡时用一点儿，这样湿疹、痱子、痘痘就无影无踪了。

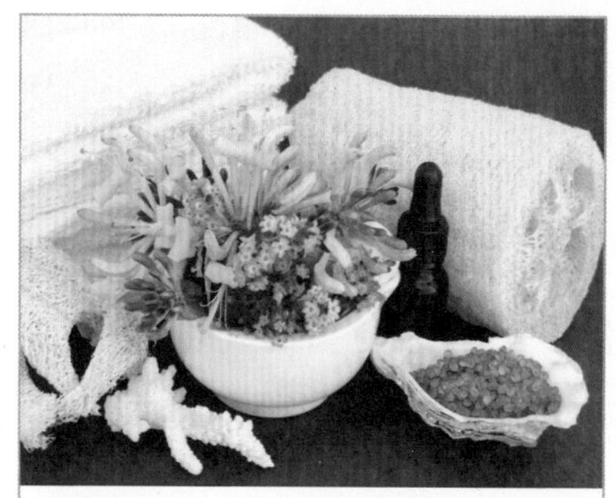

◎春季用金银花、野菊等煮汤泡澡可以帮助祛除身体上的邪气。

除此之外，大家还要注意的是春天皮肤代谢加快，皮屑、皮癣等常在这时候“崭露头角”。如果你每次洗澡时使用40℃左右的温水缓慢浴洗，并且轻轻揉搓周身肌肤，效果会大不一样。40℃的水会使你全身放松，最大限度地消除疲劳，恢复体力，而且，揉搓皮肤能使周身血流畅通，使肌肤清爽亮泽。还可在浴缸中加入一些精油，例如：天竺葵、迷迭香、杜松、柠檬草，此外使用海盐按摩肌肤也很不错。

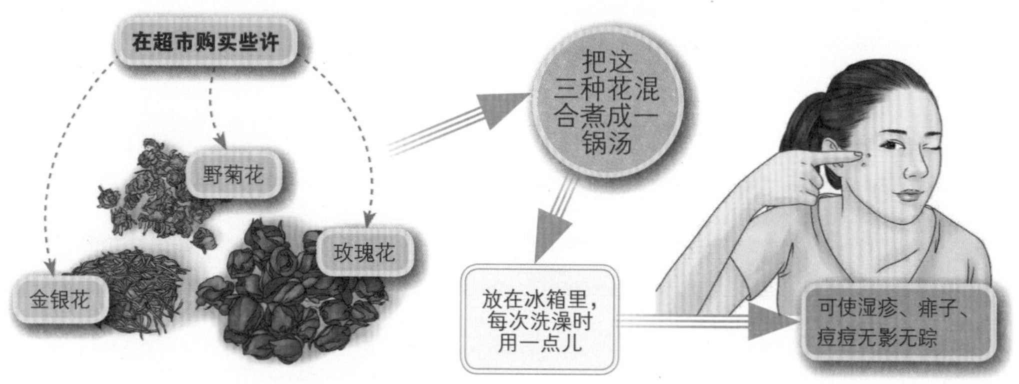

④ 忍冬藤酒：治体热发毒之症

金银花的枝藤忍冬藤，呈长圆柱形，多分枝，常缠绕成束，直径1.5～6毫米。表面棕红色至暗棕色，有的灰绿色，光滑或被茸毛；外皮易剥落。枝上多节，节间长6～9厘米，有残叶及叶痕。质脆，易折断，断面黄白色，中空。无臭，老枝味微苦，嫩枝味淡。具有清热解毒、疏风通络的疗效。

忍冬藤有清热解毒、祛风散热之功，可用于温病发热。治外感风热，或温病初起，发热口渴，与连翘、荆芥、薄荷等同用，以解表清热。

若是体热发毒疮，也可用忍冬藤做忍冬酒治疗。《本草纲目》载有“忍冬酒”制法，“用忍冬藤生取一把，以叶入砂盆研烂，入生饼子酒少许，稀稠得所，涂于四围，中留一口泄气。其藤只用五两，木槌槌损，不可犯铁，大甘草节生用一两，同入沙瓶内，以水二碗，文武火慢煎至一碗，入无灰好酒一大碗，再煎十数沸，去滓分为三服，一日一夜吃尽。”可以说，对于一切疮疡肿毒、红肿热痛，忍冬藤最为常用。甘草生用，性凉，有解毒清热之功。用忍冬藤鲜品同生甘草酒煮内服，并捣烂外敷，有清热解毒之功效，在《外科精要》中也记载有忍冬藤酒。

忍冬藤酒：取忍冬藤150克，生甘草30克，上等白酒200毫升。将忍冬藤、甘草加水2000毫升，浓煎1小时，再加入白酒，煎煮数沸，过滤去渣，装瓶备用。每日3次，每次30～50毫升，或随量饮服。

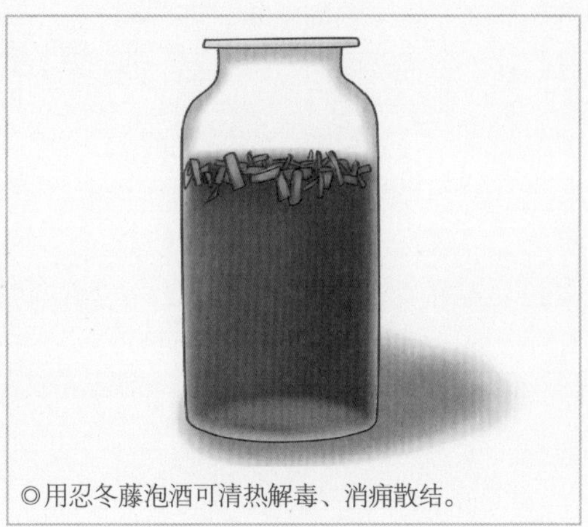

◎用忍冬藤泡酒可清热解毒、消痈散结。

此酒可清热解毒、消痈散结。适用于热毒疮痈。若以忍冬藤酒同补益气血之黄芪、当归等同用，能扶正祛邪，托毒外出，使未成脓者内消，已成脓者即溃。

神效托里散：取忍冬草（去梗）250克，黄芪（去芦）250克，当归60克，甘草400克。将上述药材研为细末。每服10克，酒1盏半，煎至1盏，若病在上食后服，病在下食前服。少顷再进第2服，留渣外敷，未成脓者内消，已成脓者即溃。此方可扶正祛邪，适用于痈疽发背、肠痈、奶痈、无名肿毒、焮作疼痛、憎寒壮热，伤寒等症。

忍冬酒：取忍冬藤2000克，鸡血藤70克，路路通70克，川牛膝90克，延胡索50克，木瓜50克，当归50克，红花50克，丹参80克，桃仁35克，黄芪80克，白术90克，枳壳25克。将上述中药制成粗末，加白酒10升，密闭浸泡30日，滤去上清液，药渣压榨后，合并滤液，加甜菊苷调味，静置7日，滤过即得。适量饮服。此方可解毒化瘀，祛风除湿，舒筋通络，可治疗风湿性关节炎、类风湿关节炎、肩周炎、骨质增生、软组织损伤等。

5 金银花灵验小妙方

感冒：金银花适量，沸水冲泡，代茶饮。兼治肠道传染病、预防中暑。金银花、绿豆各10克，每日1剂，水煎，分2次服。

祛暑明目：金银花或叶适量，与茶一同沏泡饮。

扁桃体炎：金银花50克，焙干，研成末，加入白糖90克，混匀，分3次温开水冲服，连服2～3日，兼治咽喉炎。金银花与绿茶各6克，沸水冲饮。金银花连茎带叶适量，捣汁300毫升，煎至 240毫升服。

咳嗽：金银花50克，水煎成600毫升药液，凉后去渣，加入蜂蜜搅匀饮，随时服用。兼治老人便秘、咽炎、暑疖、小儿疱疹和痱子。

荨麻疹：取鲜金银花30克（干品用20克），水煎服，并洗。日服，洗3次。

痢疾：取金银花20克，煎汤，红痢用白蜜水调服，白痢用红砂糖调服。金银花炭（烧存性）15克，蜂蜜调服。

内外痈疽：取金银花50克，甘草10克，水煎服。

初期急性乳腺炎：取金银花24克，蒲公英15克，连翘、陈皮各9克，青皮、生甘草各6克，每日1剂，水煎服。

腮腺炎：取金银花30克，连翘15克，板蓝根15克，水煎服。外用鲜花捣烂，敷患处。

外感发热咳嗽：取金银花30克，连翘、薄荷各20克，水煎服。

鼻窦炎：金银花9克，研成末，取少量吹入鼻中，每日数次。兼治鼻息肉。

白带增多：金银花8克，豆浆150毫升，加适量开水再煮沸。每日服1次，可连服。

风湿痛、关节痛：金银花藤15～30克，水煎服，每日 1剂，每日 3次。

肿瘤：金银花20～30克，水煎服。

蘑菇中毒：鲜金银花嫩茎叶适量，洗净后嚼细咽下。

毒蕈中毒：取鲜金银花嫩茎叶适量，用冷开水洗净，嚼细服下。

痈疽疖肿：金银花60克或藤100克，水煎服，并局部洗涤。金银花藤浸酒常服，治久疮成漏。金银花50克水煎，加蜂蜜服之。嫩金银花茎叶7～10克，水煎服。治恶疮、解菌毒。

刀伤：鲜金银花叶适量捣烂，敷患处。兼治丹毒。

外科化脓性炎症：金银花30克煎成浓汁，每次150～200毫升，加粳米400克，兑水共煮为粥，每日早晚各服1次。兼治热毒初起、疮疡、咽喉肿痛、风寒感冒、呼吸道感染、眼科急性炎症，并能预防中暑。

小儿湿疹：金银花藤适量，煎水洗澡，每日睡前1次，连洗3日。

小儿痱毒：取金银花或茎、叶，煎水熏洗。

麻疹：金银花15～30克（鲜品30～50克），水煎取汁，与冰糖适量，同加入30～50克粳米煮熟的粥里，再煮1～2沸即成，每日 1剂，分2～3次服。

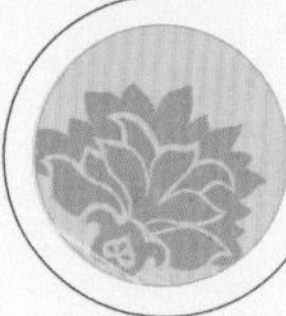

金银花药膳，保肝利胆的佳肴

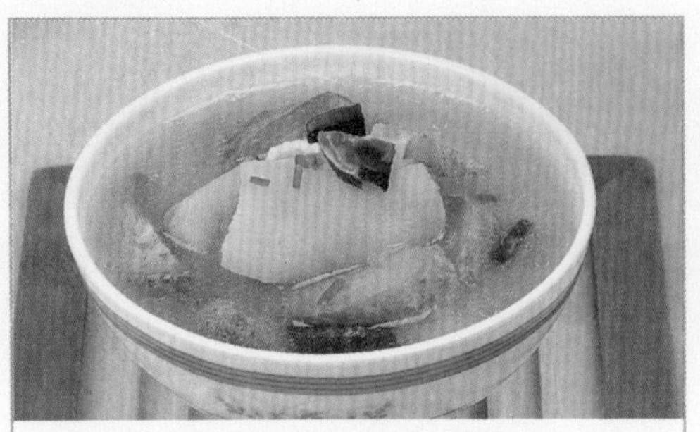

金银花茅根猪蹄汤

功效 凉血止血、清热利尿。

材料 金银花、桔梗、白芷、茅根各10克，灵芝8克，猪蹄1只，黄瓜35克，盐6克

做法 ①猪蹄切块、汆水；黄瓜去皮、子洗净，切滚刀块备用；灵芝洗净，备用。②将金银花、桔梗、白芷、茅根洗净装入纱布袋，扎紧。③汤锅上火倒入水，下入猪蹄、药袋，调入盐、灵芝烧开，煲至快熟时，下入黄瓜，捞起药袋丢弃即可。

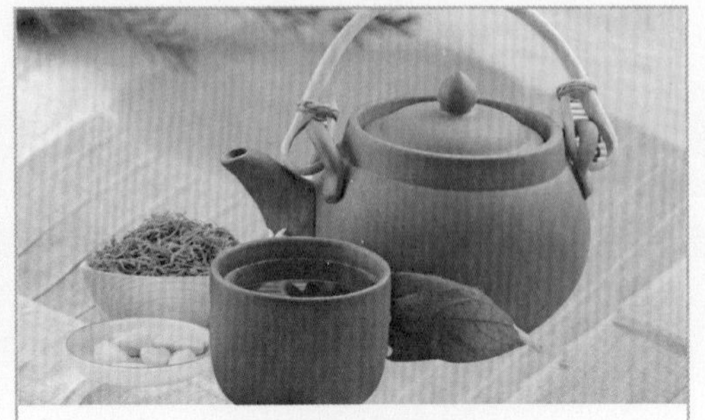

大蒜金银花茶

功效 清热解毒、消炎杀菌、止泻止痢，可辅助治疗急性细菌性痢疾、急性肠炎，同时还能预防流行性腮腺炎、脑膜炎。

材料 金银花9克，甘草3克，大蒜15克，白糖适量

做法 ①将大蒜去皮，洗净捣烂。②与洗净的金银花、甘草一起加水煮沸。③最后调入白糖即可。

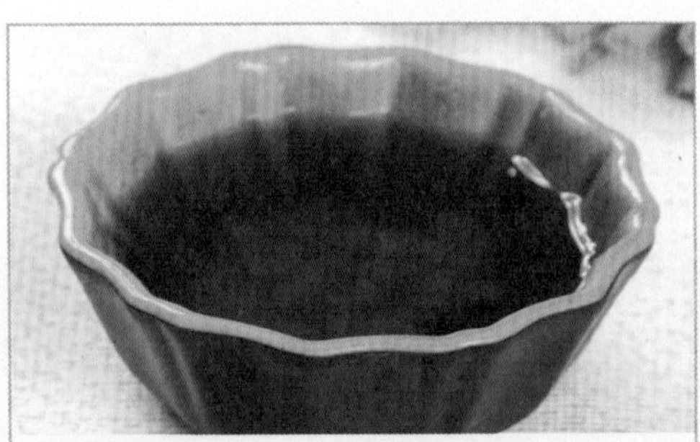

金银花黄绿豆汤

功效 清热凉血、透疹消肿，可辅助治疗热毒引起的荨麻疹。

材料 金银花10克，冰糖10克，黄豆30克，绿豆160克，水1升

做法 ①将黄豆、绿豆洗净、泡发，入锅中加水1000毫升左右，开大火煮至水沸，再转小火续煮至豆熟透。②再将金银花洗净，下入汤中煮5分钟。③然后将水面上浮起的金银花、豆皮撇去，最后加冰糖调匀即成。

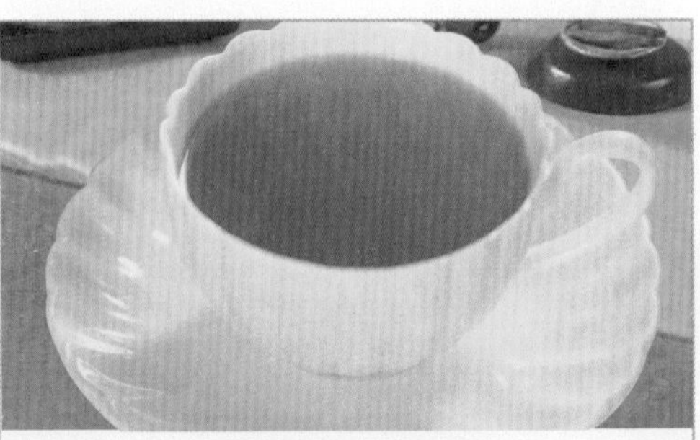

金银花连翘饮

功效 本品具有清热解毒的功效，适合热毒型牛皮癣患者服用。

材料 金银花20克，玄参、连翘各10克，蜂蜜适量

做法 ①将金银花、玄参、连翘洗净，放入砂锅内，加适量水。②置旺火上烧沸，5分钟后取茶液一次，再加水煎熬一次，取汁。③将两次茶液合并，稍冷却，加蜂蜜搅匀即可。

金银花美容养颜方，排毒养颜的佳品

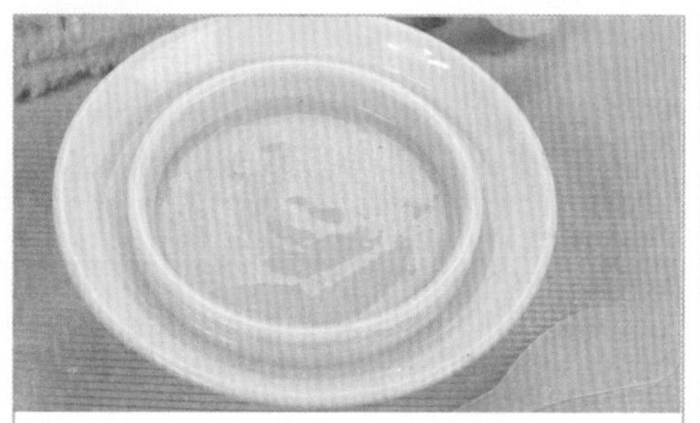

金银花祛痘面膜

功效 这款面膜能深层滋润肌肤，为肌肤提供美白因子，赶走黑色素和细纹，有效祛痘。

材料 土豆50克，面粉、金银花各15克，锅，纱布，捣蒜器，面膜碗，面膜棒

做法 ①土豆煮熟捣成泥状。②金银花用开水泡开，滤水。③在面膜碗中加入土豆泥、花水、面粉，用面膜棒搅拌均匀即成。

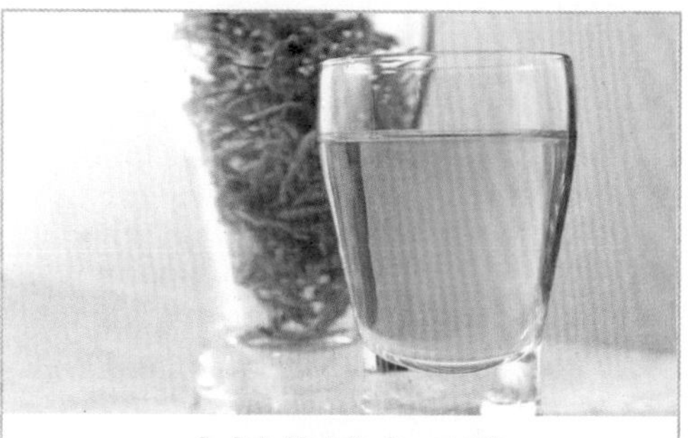

金银花消炎面膜

功效 金银花含绿原酸，能抗菌消炎、杀灭病毒。还含有皂苷、肌醇、挥发油及黄酮等，可治疗青春痘、面疱、扁平疣等。

材料 干金银花15克，茶树精油1滴，砂锅，纱布，面膜碗，面膜棒，面膜纸

做法 ①金银花洗净，放入砂锅，加适量水煎煮20分钟，以净纱布滤取药汁，放凉备用。②将药汁倒入面膜碗中，滴入茶树精油，用面膜棒调匀，放入面膜纸泡开即成。

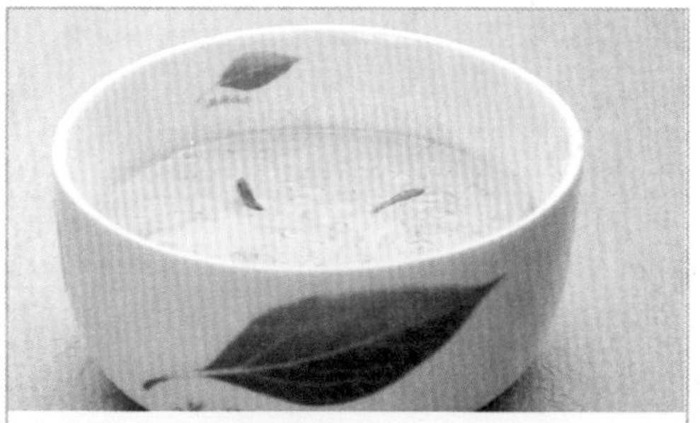

金银花橘子土豆面膜

功效 金银花能激活细胞的酶，保持表皮细胞的生理活性和促进细胞的代谢，以达到全面营养肌肤、瞬间美白皮肤的效果。

材料 土豆50克，橘子30克，金银花10克，水果刀，搅拌器，面膜碗，面膜棒

做法 ①将土豆去皮，切块，橘子去皮，金银花洗净，一同倒入搅拌器中打成泥。②将打好的泥倒入面膜碗中，加入适量纯净水，用面膜棒搅拌均匀，即成。

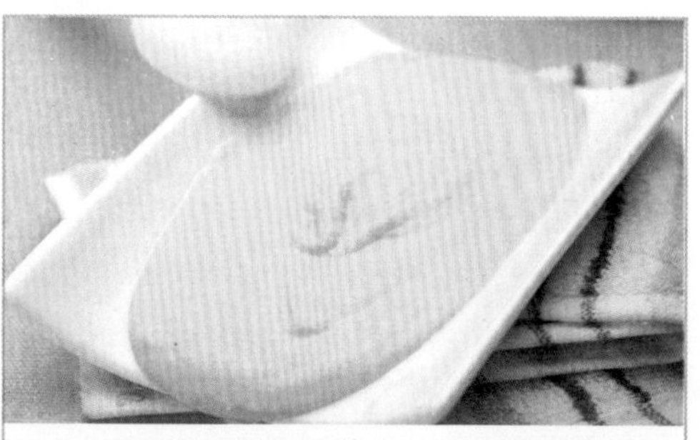

金银花菠萝通心粉面膜

功效 淡化色斑，使皮肤润泽。

材料 菠萝肉50克，通心粉末、金银花各10克，水果刀，搅拌器，面膜棒，面膜碗

做法 ①将菠萝肉放入搅拌器中，打成泥。②将金银花用开水冲泡，静置10分钟，取汁备用。③将通心粉末倒入面膜碗中，倒入菠萝泥、金银花汁，用面膜棒搅拌均匀即成。

玫瑰花：养血调经的“花中皇后”

❶ 玫瑰美容，祛皱又除斑

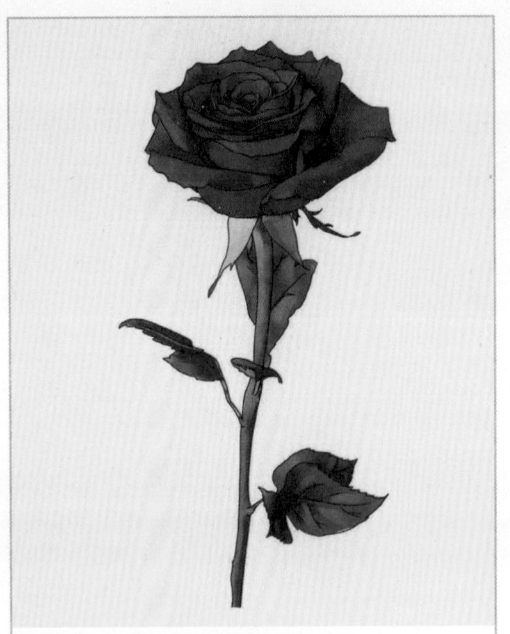

【别名】徘徊花、刺玫花、笔头花。
【性味】味甘、微苦，性温。
【归经】入肝经、脾经、胃经。
【功效】疏肝解郁，理气调中，行瘀活血。
【主治】乳房胀痛、月经不调、赤白带下、胁肋等。

玫瑰花名字的由来，《说文》中有“玫，石之美者，瑰，珠圆好者”；司马相如的《子虚赋》也有“其石则赤玉玫瑰”的说法。因其香味芬芳，袅袅不绝，玫瑰还得名“徘徊花”；又因每插新枝而老木易枯，若将新枝它移，则两者皆茂，故又称“离娘草”。玫瑰不仅展现出一种隐藏于坚韧中的绝代风华，更是一味养血调经的良药。

玫瑰花蕾制成干花，每次用5～7朵，配上嫩尖的绿茶一小撮，加红枣三颗（要去核），每日开水冲茶喝，可以去心火，保持精力充沛，增加你的活力，长期饮用，还能让你容颜白里透红，永远保持青春美丽。

玫瑰花含丰富的维生素A、维生素C、B族维生素、维生素E、维生素K，以及单宁酸，能改善内分泌失调，对消除疲劳和伤口愈合也有帮助。调气血，调理女性生理问题，促进血液循环，美容，调经，利尿，缓和肠胃神经，防皱纹，防冻伤，养颜美容。身体疲劳酸痛时，取些来按摩也相当合适。

玫瑰美容茶，是新一代美容茶，它对雀斑有明显的消除作用，同时还有养颜、消炎、润喉的特点。取4～5朵玫瑰花蕾放入杯中，花浮于水面，其汤色清淡，香气高雅，是美容、保健的理想饮品。

用作美容的玫瑰，应是玫瑰初放时的花朵。玫瑰的芬芳来自它所含的约万分之三的挥发性成分，它丰富鲜艳的色彩来自所含的红色素、黄色素和β－胡萝卜素等天然色素。此外，尚含槲皮苷、脂肪油、有机酸等有益美容的物质。在每年的5～6月期间，当玫瑰花即将开时，分批摘取它的鲜嫩花蕾，再经严格的消毒、灭菌、风干，几乎完全保留了玫瑰花的色、香、味。将特殊加工过的花蕾3～5克，用沸水冲泡5分钟，可加糖或蜂蜜，或掺进自己喜欢的任何一种茶叶中一起冲泡，芳香怡人，有理气和血、疏肝解郁、降脂减肥、润肤养颜等作用。特别对妇女经痛、月经不调有神奇的功效。

玫瑰花蕾可提取玫瑰油，果实富含维生素可做天然饮料及食品。用科学方法加工而成的玫瑰花干，具有颜色鲜艳、味香等特点，可制成玫瑰酒、玫瑰露、玫瑰酱，具有清热消火、美容养颜的奇特功效，实为待客馈赠之佳品。

此外，用玫瑰养颜美容，还可以用以下几个方法：

玫瑰西红柿饮：取鲜玫瑰花、西红柿（去皮和子）、黄瓜。将玫瑰花、黄瓜、西红柿搅碎取汁过滤后，加入柠檬汁、蜂蜜。可随时饮用。此方可促进皮肤代谢，使沉着的色素淡化，从而使肌肤细腻白嫩。

玫瑰花奶茶：取干玫瑰花2克，玫瑰蜜15克，奶精粉3匙，冰糖10克。选用沸腾开水冲泡干玫瑰花，闷约4分钟；加入玫瑰蜜、奶精、冰糖，搅拌至冰糖溶化即成。代茶饮。此方可消除疲劳，美容洁肤。

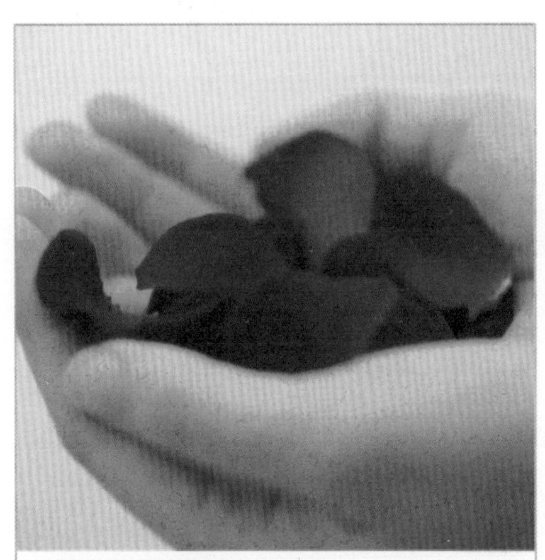

◎玫瑰不仅芳香美丽，寓意浪漫，更是女性美容养颜不可多得的佳品。

玫瑰豆沙粽：取玫瑰花瓣、蜂蜜、豆沙馅、糯米各适量。将玫瑰花瓣与糯米一起浸泡在水中6小时后，沥干；然后与以蜂蜜炒过的新鲜玫瑰花瓣末混合，加强糯米玫瑰味，最后包入豆沙馅，煮成粽子。可当点心食用。此方有消肿、利尿、抗皱的功效。

❷ 玫瑰水面膜：做面膜前先让肌肤“喝”点儿水

有的女性习惯在洁面之后做面膜，以为干净的皮肤更容易吸收营养物质。不过，如果人的皮肤很干燥，甚至已经出现了细小皱纹，那么即使刚刚洗完脸，也会因为角质层的阻隔而影响皮肤对水分的吸收。所以，皮肤比较干燥的人应该在敷面膜前先去角质。这就像需要先松土再浇水，水分更易被植物吸收一样，轻拍一层柔肤水，或者用《本草纲目》里的天然花草食材自制去角质化妆品，软化了角质层，更利于面部肌肤进一步吸收营养。

这里就为你提供一款自制玫瑰水面膜，方法如下：

干玫瑰花3大匙，蒸馏水半杯，面膜纸一张，保鲜膜一张。

蒸馏水煮沸后冲泡玫瑰花，5～15分钟后，将面膜纸用冷却的玫瑰水浸湿后敷在脸上，再贴上一层保鲜膜加强效果。15分钟后取下保鲜膜和面膜纸，用清水洗净脸部即可。

玫瑰水不但能滋润皮肤，还能有效延缓肌肤衰老，抑制皱纹产生。

做面膜不仅在家里，在上班时，也是

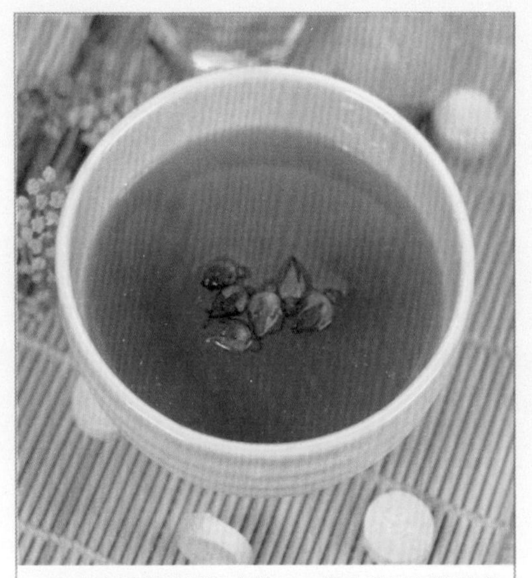
◎玫瑰水不但能滋润皮肤，还能有效延缓肌肤衰老，可抑制皱纹产生。

可以的。现在就介绍一个简单易行的小妙招：将新鲜的玫瑰花洗净，加少量的水煮45分钟，放温后滴入少许蜂蜜或精油，搅匀即可。上班时带上一小瓶，再准备几片干净的面膜纸。觉得皮肤干燥时就将自制的化妆水倒少许在面膜纸上，轻轻敷于脸上15分钟，立刻就能感觉脸颊水嫩嫩的。需注意的是，摘下面膜纸后要轻轻拍打面部，直至残留的水分完全吸收。

现在，市场上的面膜大多是带有精华液的面膜，做完后直接揭下即可，这省去了水洗的麻烦，但同时也带来了新的问题：面膜贴完后不清洗，使用面膜后不做其他护理。一些人在面膜拿下来之后还是会觉得脸有点儿黏。这种情况下，你可以轻轻拍一拍，干了之后再马上洗掉。皮肤比较油的年轻女性可以不做按摩，直接拍按就行；如果你的年龄已经过了30岁，或者你的皮肤比较干燥、有皱纹，那么就要按摩。另外，你可以再使用一点儿滋润型的晚霜，这样可以把美容液都锁在肌肤里面。

李时珍说："水为万化之源，水去则营竭。"水对人体是十分重要的，如果饮水不足，就会招致很多疾病。

换季的时候，本来润润的皮肤变得干干涩涩，还会有紧绷的感觉，更糟的是脸上还有脱皮的现象，不但化妆时粉没办法上得均匀，妆也总是浮浮的，最怕的是小细纹利用这个"大好机会"悄悄跑出来。尤其是那些整日坐在干燥办公室里的"工作丑女"们，更是苦恼异常。其实，这是季节在提醒你：该好好护肤了！秋天，肌肤的锁水能力大大下降。所以，保湿是最重要的功课。

对秋季护肤来说，多喝水无疑是最好、

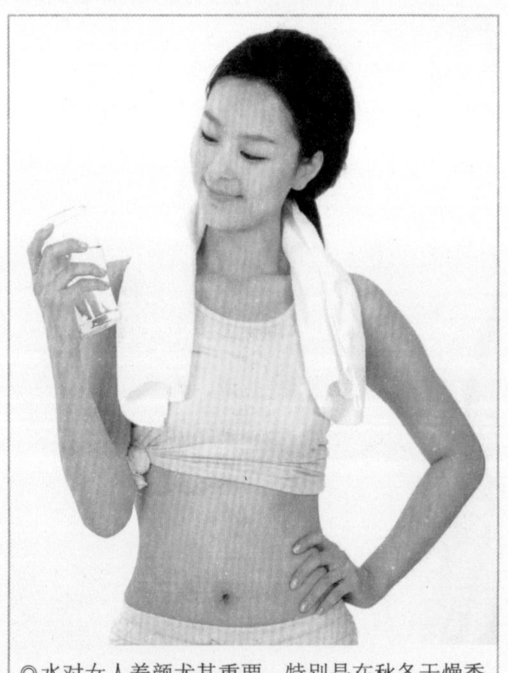
◎水对女人养颜尤其重要，特别是在秋冬干燥季节，喝水是最简单的养颜方法。

最简单的方法，不但可以加速新陈代谢的速度，把多余的废物通通排出体外，还能让肌肤随时保持润泽及弹性。所以，从现在起，早上一起床，就先喝上一杯水吧。让它帮你唤醒肌肤。

为了避免身体里的水分在无声无息的空调下流失，建议你在办公室里放一个小鱼缸，维持房里的湿度，让空调带走鱼缸里的水，而不是你脸上的水。当然你也可以在桌边放盆小植物，让它充当空气过滤器，这会让你感觉空气更清新。盆里的水分也有助于减弱空调杀手的威力。一整天待在空调房里的女性更要注意。

加强一下这些保湿功课，让我们的肌肤远离干燥，水水嫩嫩过秋天。

拯救干燥的肌肤，下班后的功课也相当重要。睡前一定要用热毛巾敷一下肌肤，帮助肌肤的毛孔张开，5分钟之后，在干燥的地方涂上保湿面膜，15分钟以后再洗去面膜。接下来，涂上一层薄薄的保湿精华液，由于精华液是成分浓缩的精华，护肤效果可以直达细胞底部，最后涂上保湿面霜来促进精华素的吸收。一觉醒来的时候，肌肤便会感受到难得的滋润。

3 玫瑰花茶，让你神清气爽

玫瑰芳香甘美，让人神清气爽，可以活血化瘀，对肝脏和脾脏都有好处。还可美颜护肤、对肝及胃有调理作用，重要的是它还可消除疲劳。玫瑰花喝多了，有利于气血运行，还可以让自己的脸色同花瓣一样变得红润起来。

取玫瑰花15克泡水，气虚者可加入大枣3～5枚，肾虚者可加入枸杞子15克。根据个人的口味，调入冰糖或蜂蜜，以减少玫瑰花的涩味，加强功效。

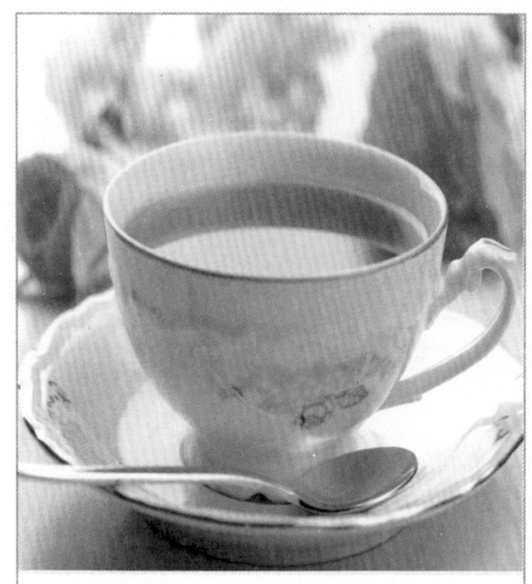
◎玫瑰芳香甘美，常用玫瑰泡茶喝，有利于气血运行，让脸色红润起来。

需要注意的是，玫瑰花最好不要与茶叶泡在一起喝，因为茶叶中有大量鞣酸，会影响玫瑰花疏肝解郁的功效。此外，由于玫瑰花活血散瘀的作用比较强，月经量过多的人在经期最好不要饮用。下面就为你介绍几款清新爽口的玫瑰花茶。

玫瑰花茶（一）：取干玫瑰花10朵，白糖适量。用沸水冲泡，按需要加适量白糖。代茶饮。此方可理气解疏，利尿、利胆，治疗肝胃气痛、经期腹痛等症。晚上饮茶常令人难以入眠，而用玫瑰花代茶饮则不会造成失眠。

玫瑰花茶（二）：取干玫瑰花 2 克，龙眼蜜30克，玫瑰蜜15克，玫瑰红酒14毫升。将干玫瑰花置入茶壶内，冲入沸腾的开水中，盖闷约4分钟后，加入龙眼蜜、玫瑰蜜和玫瑰红酒于茶壶内，充分搅拌至均匀即成。代茶饮。此方可调血气，消除疲劳。

玫瑰花茶（三）：取干玫瑰花 2 克，甘草3片，白冬瓜糖20克，丁香3粒，柳橙皮适量，冰糖10克。先将白冬瓜糖切块与玫瑰花、甘草及丁香同时加入茶壶内，冲入沸腾开水，盖闷约4分钟后，加入冰糖、柳橙皮切丝；搅拌至冰糖溶化即成。代茶饮。此方可治内分泌失调，调血气，消除疲劳。

玫瑰花茶（四）：取干玫瑰花2克，柠檬汁14毫升，枸杞5颗，柠檬皮适量，冰糖15克。先将干玫瑰花、枸杞置入茶壶内，冲入开水，盖闷约4分钟后，加入柠檬汁、冰糖、柠檬皮切丝、搅拌至冰糖溶化即成。代茶饮。此方可明目，消除疲劳。

玫瑰花茶（五）：取玫瑰花、蚕豆花、绿茶各5克。沸水冲泡。此方可代茶饮，可治头痛。

4 玫瑰美食，养心又安神

中医认为，玫瑰花味甘微苦、性温，最明显的功效就是理气解郁、活血散瘀和调经止痛。玫瑰花被誉为“女人之花”，不无道理。此外，玫瑰花的药性非常温和，能够温养人的心肝血脉，舒发体内郁气，起到镇静、安抚、抗抑郁的功效。将玫瑰花糖渍，制成玫瑰花蜜食，或做成玫瑰花馅，经常食用，对抑郁症有良好功效。

玫瑰枣仁心：取猪心1个，枣仁20克，玫瑰花10克。先将猪心去脂膜，洗净。枣仁略炒与玫瑰花共研末，灌入猪心中。将灌药的猪心盛碗中，隔水蒸或上笼屉蒸至熟透。食用时去心内药末，切片，拌调料服。可养心血，宁心神。适用于心血不足所致的心悸怔忡、失眠健忘等症。

另外玫瑰还可以做成一种美食，那就是香味浓郁的玫瑰饼。《清稗类钞》中记载说：“玫瑰花可做馅，去玫瑰花橐蕊，并白色者。取纯紫花瓣捣成膏，以白梅水浸少时。研细，细布绞去汁，加白糖，再研极细，瓷器收贮，最香甜。”据史料载，每当康熙来承德避暑或去围场打猎时，都把此饼作为专供食品享用，至今玫瑰饼仍是北京著名的京式四季糕点之一。那么这款玫瑰花饼如何做呢？

摘取鲜玫瑰花，摘瓣、去蒂，用清水

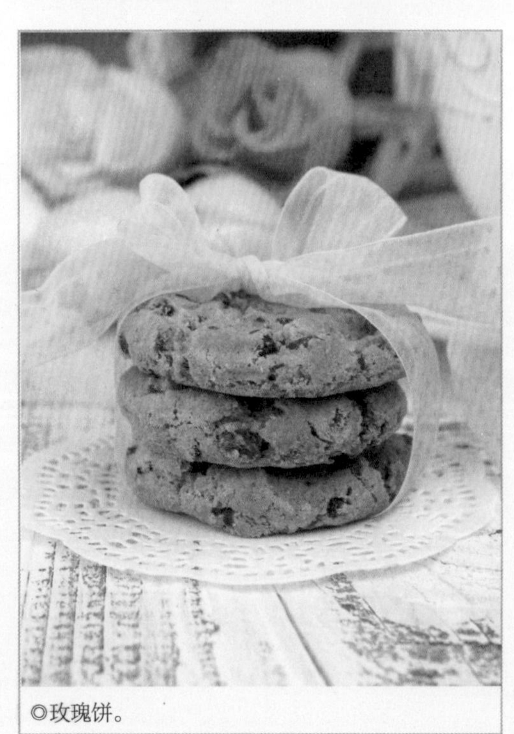

◎玫瑰饼。

洗净后，通过腌制，与炒熟的蜜糖拌在一起，做成玫瑰馅儿，再用富强粉合成的面团，与发酵后的面团，分层折叠后做皮，将馅儿包好，按扁，成圆饼形，再经过烘炉烤制，玫瑰饼就做成了。

5 玫瑰，月经不调的良药

《本草纲目拾遗》记载玫瑰花能“和血行血，理气。治风痹、噤口痢、乳痈、肿毒初起、肝胃气痛”。月经病一般都是由气血失调引发。一般表现为月经量过多或过少、经期紊乱、行经腹痛等。玫瑰花入肝经，能疏肝理气，和血散瘀。玫瑰花配妇科要药当归，则调经功效倍增。可用玫瑰花3～6克单味水煎服用，或用当归、玫瑰花等量，水煎服之。

玫瑰调经方（一）：取玫瑰花100克，冰糖50克，白酒1000克。先将玫瑰花与冰糖一同浸于白酒中，封瓶密贮10天即成。每次可饮用20克，一日可饮2次。此酒酒香味甘，疏肝通经，缓解疼痛。

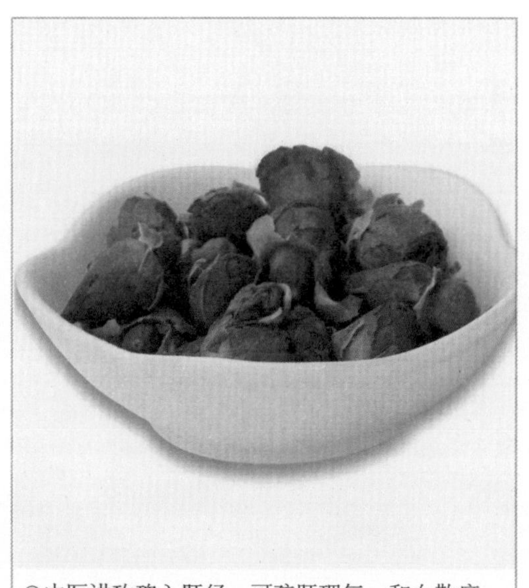

◎中医讲玫瑰入肝经，可疏肝理气、和血散瘀，对于有月经病的女性身体尤其有益。

玫瑰调经方（二）：取干玫瑰花、干月季花各9克，红茶3克。将干玫瑰花、干月季花、红茶一起研粗末，沸水冲泡，闷10分钟即成。可不拘时温服，连服数日，妇女以在行经前几日服用为宜。此方能治血调经，理气止痛。适用于治疗气滞血瘀所致的痛经、量少、腹胀痛、经色暗或夹块或闭经等症。

玫瑰调经方（三）：取鲜玫瑰花300克，红糖500克。将玫瑰花扯瓣，放入砂锅，加清水适量，用小火煎取浓汁，去渣。待玫瑰花浓缩后，加入红糖，用小火熬成稠膏即成。可随时食用。此方对胸胁内伤、月经不调、经前腹痛者常食有效。

玫瑰调经方（四）：取玫瑰花50克（或干品30克），粳米60克。先将玫瑰花扯瓣入锅，加适量清水煮沸3～5分钟后，将花瓣取出；然后粳米与花汁同煮成粥。可适量加糖，宜热服。此方可治血、舒郁。适用于脾虚肝郁型的胃、十二指肠溃疡及抑郁易怒、口苦多梦等症，有和血调经作用。在月经期服食，对有经行腹痛、经血色紫有块者更为适宜。

玫瑰调经方（五）：取玫瑰花5克，樱花50克，西米50克，白砂糖100克。先将西米用水浸泡30分钟；锅中倒入适量水煮沸，加入樱花、西米、白砂糖一起煮粥；最后加入玫瑰花即成。每日1碗，温热服用。此方可调中益气，祛风除湿。适用于体质虚弱、风湿痹痛等症。

6 玫瑰花灵验小妙方

口臭：玫瑰花5克，用温开水冲泡，冷后取液漱口；取鲜玫瑰花两三朵在口中含嚼，每日不超过5克；刷牙后用棉签蘸玫瑰花露搽齿。

白发、头屑多：将玫瑰花入茶油中浸数日，常搽头发。

口腔溃烂：鲜玫瑰花5朵，开水冲泡代茶饮或含漱。

牙痛：玫瑰花含咬在痛牙处。

咳嗽咯血：玫瑰花12克，冬虫夏草10克，三七粉3克，水煎服。鲜玫瑰花30克，捣烂如泥，加冷开水1盅（25毫升），绞取浓汁，放冰糖炖服。

消化不良：玫瑰花、扁豆花各8克，共研细末，密闭贮藏，每日取1～2匙加入粳米粥中食用。玫瑰花10朵，开水冲服，每日2次，饭前服用。

肝郁胁痛：玫瑰花9克，佛手花12克，水煎加糖调服；干玫瑰花研末，温开水送服，每次服1克。

月经不调：玫瑰花、月季花各5～10克，益母草、丹参各10～15克，水煎服。玫瑰花5克，桂花3克，黄酒50毫升，玫瑰花、桂花放入黄酒中，隔水炖沸，趁温饮用。玫瑰花10朵，加适量红糖，沸水冲服。玫瑰花12朵，黄酒适量，浸泡7日后饮服。治月经量少、紫黑、有块，小腹胀痛。玫瑰花或根3～9克，水煎，加黄酒、红糖饮服，每日 1次，饭前服。玫瑰花3～6朵，水煎服，每日1剂。治气虚所致痛经、赶前错后。

功能性子宫出血：玫瑰花12克，红糖15克，用沸水冲泡服用。

月经过多：取玫瑰根9克，鸡冠花9克，水煎去渣取汁，加入红糖，早晚各服一次。

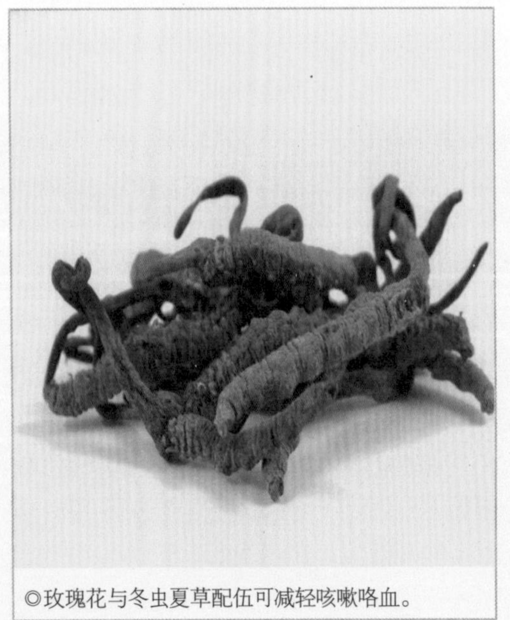

◎玫瑰花与冬虫夏草配伍可减轻咳嗽咯血。

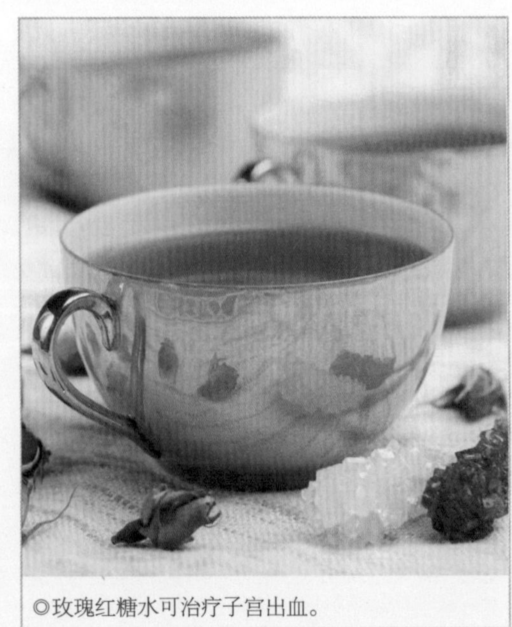

◎玫瑰红糖水可治疗子宫出血。

乳痛：玫瑰花7朵，母丁香7粒，加黄酒，兑水煎煮至沸，温后取汁饮。

乳腺增生：玫瑰花10朵，开水冲泡代茶频饮。

肝郁血瘀所致痛经、月经赶前错后、胁肋乳房胀痛、经行量少、心烦易怒：玫瑰花瓣15克，与已煮熟去壳的鸡蛋2个，再煮 10～15分钟，去花瓣，加入冰糖，食蛋喝汤，每日1剂。

噤口痢：玫瑰花10～15克，加水适量，煎煮至沸，待温后即可服用。或用阴干的玫瑰花2～6克，以水煎服。

风湿疼痛：玫瑰花15克，红花10克，当归10克，浸入白酒250毫升中7日，随量饮。

胃寒痛：玫瑰花90克研成细末，加红糖250克和鲜生姜汁20克拌匀，温开水送服，日服3次，每次10克。

肺病咳嗽吐血：鲜玫瑰花捣汁炖冰糖服。

恶心呕吐：鲜玫瑰花瓣10克，用沸水冲泡代茶饮。

失眠：玫瑰花12克，合欢花10克，放在锅中加清水浸泡10分钟，煮沸，放至温热，晚饭前饮用。

肿毒初起：玫瑰花去心蒂，焙干研末3克，黄酒调服，日服3次，每次3克。

赤白痢疾：将玫瑰花去蒂，焙燥研成细末，用黄酒送服，每日2～3次，每次服3克。

跌打损伤：玫瑰根15克，用黄酒或水煎，每日分2次服。

软组织扭伤：玫瑰花适量捣烂敷患处，数日即愈。

肝胃气痛：玫瑰花适量研成细末，每次15克，白开水冲服。兼治双胁疼痛。鲜玫瑰花适量阴干代茶饮。玫瑰花25克，水煎服，每日2次。将350克玫瑰花浸入1 500毫升白酒中，加冰糖20克，放于凉处，1个月后，每次饮1～2盅（25～50毫升），每日 3次。玫瑰花5克，沸水冲泡，代茶饮，每日3次。玫瑰花6克，黄酒30～50毫升，同放碗内，蒸10分钟，趁热温服，每日1～2剂。兼治胁痛。

慢性、急性风湿痛：取玫瑰花5～10克，红花、当归各5克，水煎去渣取汁，用热黄酒冲服。

癫痫：玫瑰花150克，阴干研成末，每次服3克，每日2次。

慢性胃炎：干玫瑰花6～12克，沸水冲泡代茶饮，每日1剂。

心脏病：玫瑰花根，水煎，同煮几个鸡蛋，饮汤食蛋。

呕血：玫瑰花200朵，去心蒂，加水2碗（800毫升），煎至1碗（400毫升）时，去渣，加白糖250克，分6次空腹服。

胃及十二指肠溃疡：每次用玫瑰花瓣6～10克，沸水冲泡代茶饮。

肝气郁结头痛：玫瑰花5～10朵，沸水冲泡代茶饮。

跌打损伤、呕血：玫瑰花45克研成末，与120克红糖和匀，每次服9克，每日3次。

胃痛、肝痛、乳腺癌：玫瑰花适量研成末，沸水冲服，每次1～1.5克。

玫瑰药膳，芳香又养人的滋补品

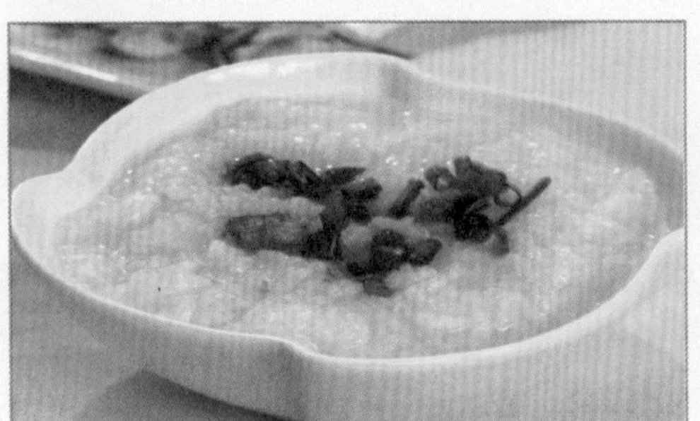

樱桃玫瑰粥

功效 排毒瘦身。

材料 大米80克，干玫瑰花、樱桃各适量，白糖3克，葱8克

做法 ①大米泡发洗净；干玫瑰花冲洗干净；樱桃洗净，切丁；葱洗净切成葱花。②锅置火上，倒入清水，放入大米，以大火煮开。③加入玫瑰花、樱桃煮至浓稠状，调入白糖拌匀，撒上葱花即可。

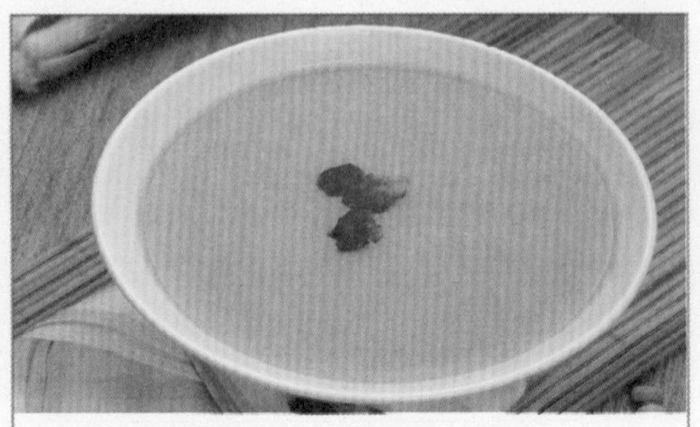

玫瑰花油菜黑豆浆

功效 疏肝解郁、活血化瘀。

材料 黄豆50克，黑豆25克，油菜20克，玫瑰花5克

做法 ①黄豆、黑豆浸泡10～12个小时，洗净；玫瑰花洗净浮尘，泡开，切碎；油菜择洗干净，切碎。②将上述材料放入豆浆机中，添适量水搅打成豆浆，烧沸后滤出豆浆即可。

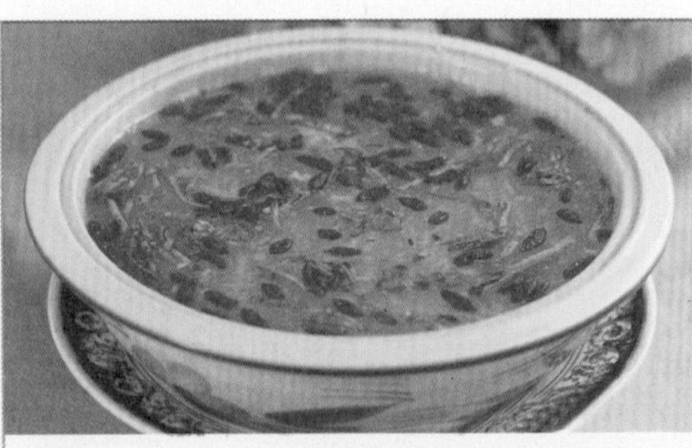

玫瑰枸杞羹

功效 活血消斑、瘦身美白、祛瘀明目。

材料 玫瑰花瓣20克，枸杞10克，醪糟1瓶，玫瑰露酒50毫升，杏脯、葡萄干、白糖各10克，淀粉20克，醋少许

做法 ①玫瑰花瓣洗净切丝；枸杞泡发洗净。②水烧开，入白糖、醋、醪糟、枸杞、杏脯、葡萄干，倒入玫瑰露酒，煮开后转小火。③用淀粉勾芡，搅匀，撒上玫瑰花丝即成。

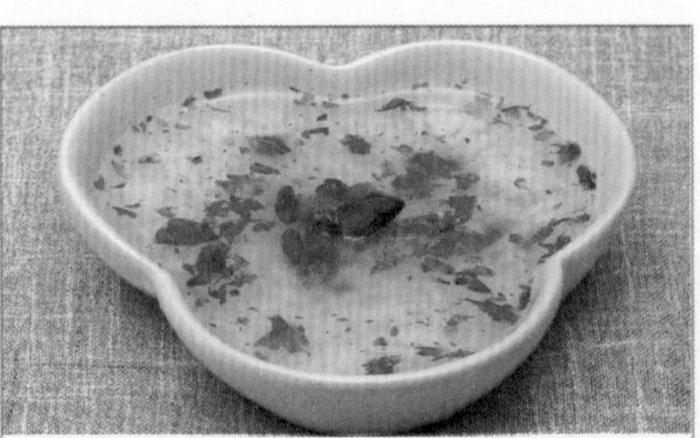

玫瑰养颜羹

功效 此羹有解郁散瘀、活血养颜的功效。

材料 醪糟100克、枸杞3克、玫瑰花1克、白糖15克

做法 ①将玫瑰花洗净，备用。②锅中倒入约800毫升的清水，用大火烧开；放入洗好的枸杞；再倒入醪糟，用汤勺搅拌匀。③煮开后，用小火再煮2分钟至汤汁浓稠。④加入白糖，用汤勺充分拌匀，再煮约2分钟使其完全溶化即可。⑤最后，撒入玫瑰花瓣即可。

玫瑰美容养颜方，细致肌肤的上品

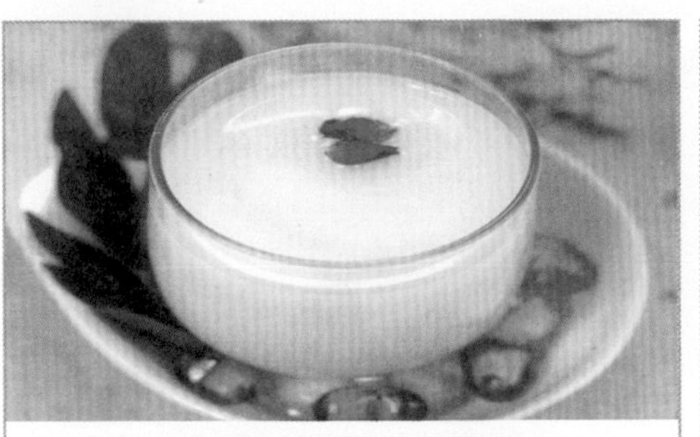

玫瑰檀香抗压面膜

功效 这款面膜能温和护理肌肤，可以增加肌肤的含水量，并可加强肌肤的屏障功能，让肌肤得到最佳的舒缓与镇静功效。

材料 玫瑰精油、檀香精油、薰衣草精油、天竺葵精油各1滴，鲜牛奶150克，面膜碗，面膜棒

做法 ①将玫瑰精油、檀香精油、薰衣草精油、天竺葵精油滴入面膜碗中。②慢慢倒入新鲜牛奶，用面膜棒适度搅拌即成。

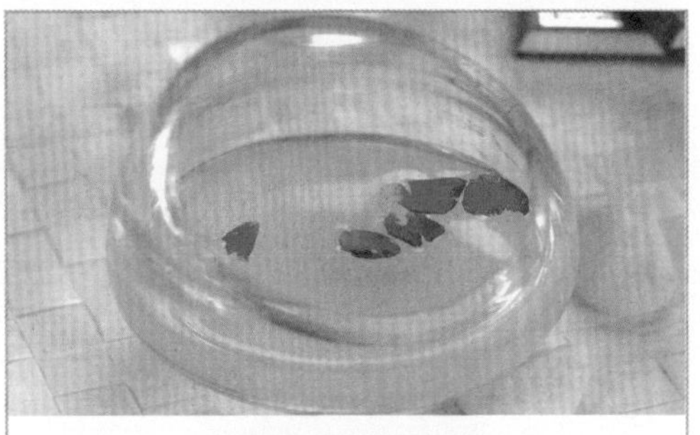

甘菊玫瑰面膜

功效 这款面膜能迅速补充肌肤所需的水分，改善皮肤干燥粗糙的状况，抵抗敏感因子，恢复皮肤健康状态。

材料 干洋甘菊花10克，玫瑰精油、天竺葵油各1滴，橄榄油适量，面膜碗，面膜棒

做法 ①用开水冲泡干洋甘菊花，放置15分钟后，滤出花汁。②将洋甘菊花汁倒在面膜碗中，加入玫瑰精油、天竺葵油和橄榄油。③用面膜棒搅拌两下即成。

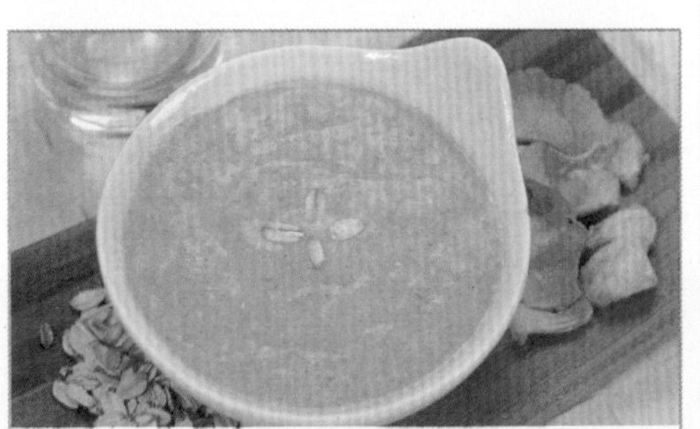

玫瑰橙花燕麦面膜

功效 这款面膜能抑制酪氨酸酶的活性，防止紫外线损害，令肌肤持久年轻。

材料 玫瑰精油、橙花精油各1滴，甘油10克，燕麦粉60克 ，面膜碗，面膜棒

做法 ①将玫瑰精油、橙花精油、甘油、燕麦粉一同倒入面膜碗中。②用面膜棒充分搅拌，调和均匀即成。

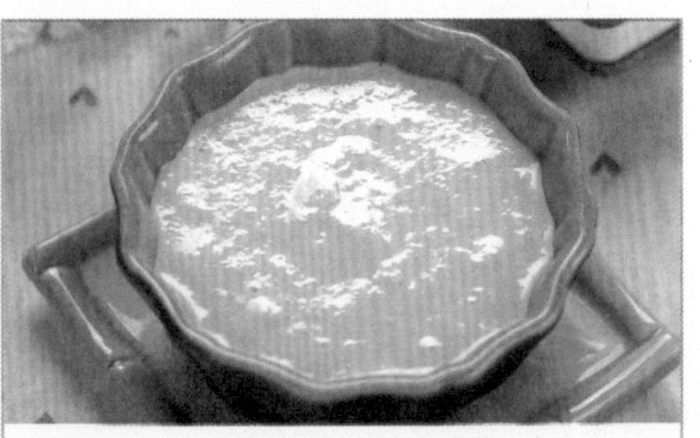

苹果玫瑰面膜

功效 这款面膜富含维生素C、果酸，能畅通毛孔，防止自由基对细胞的伤害。

材料 苹果、猕猴桃、鸡蛋各1个，玫瑰油3克，燕麦粉30克，搅拌器，面膜碗，面膜棒

做法 ①苹果、猕猴桃分别洗净，去皮，搅拌成泥。②鸡蛋磕开，滤取蛋黄，加入果泥、玫瑰油、燕麦粉，调匀即成。

牡丹：养血和肝，国色天香放奇葩

❶ 牡丹，活血调经悦颜色

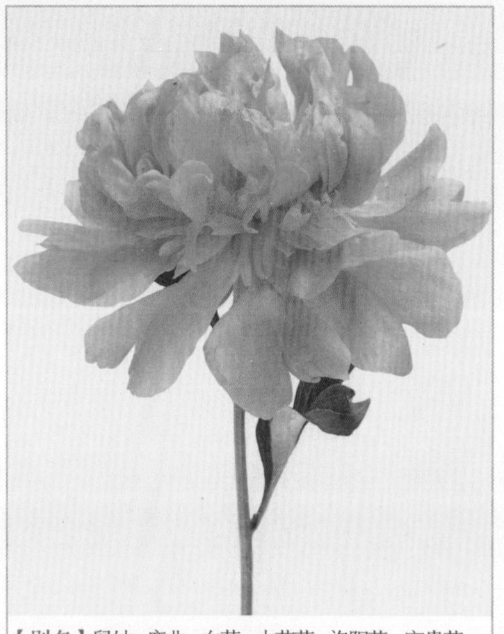

【别名】鼠姑、鹿韭、白茸、木芍药、洛阳花、富贵花。
【性味】味微苦、淡，性平。
【归经】入肝经、脾经。
【功效】清热凉血，活血止瘀。
【主治】妇女月经不调、经行腹痛、闭经诸症。

牡丹花因其“国色”“天香”，素有“花王”之称。唐朝诗人刘禹锡有诗称赞说：“庭前芍药妖无格，池上芙蕖净少情。唯有牡丹真国色，花开时节动京城。”牡丹有养血和肝、散郁祛瘀的功能，适用于面部黄褐斑、皮肤衰老、常饮可使气血充沛、容颜红润、精神饱满。能减轻生理疼痛、降低血压，对改善贫血及养颜美容有助益。

牡丹性宜凉爽，畏炎热，喜燥忌湿。牡丹花性平而入肝、脾二经，能调理气机，疏利肝经，运脾化湿而益气血生化之源，因此能平调妇女经血而止经期腹痛。牡丹花粥、花茶是活血调经最好的办法，下面介绍几款：

牡丹红花粥：取干牡丹花6克，红花6克，粳米适量。将干牡丹花、红花、粳米加水熬粥。可温热食用。此方能活血调经，适用于月经不调等症。

牡丹花粥：取鲜牡丹花20克（或干牡丹花6克），粳米50克，白糖适量。先将粳米煮粥，煮至六成熟时加入牡丹花继续煮，粥熟后加入白糖即成。日服一次。此方养血调经，治疗妇女月经不调、行经腹痛，也适宜老人、久病体弱、大便秘结者食用。

此外，牡丹花适合单泡，还适宜搭配

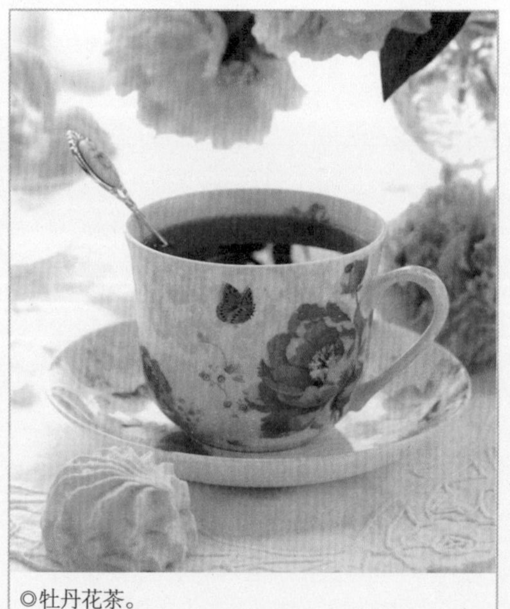

◎牡丹花茶。

绿茶。取牡丹花3克、茶叶2克、白糖适量、沸水冲泡。

牡丹花茶（一）：取鲜牡丹花1朵（需清明、谷雨时节，牡丹花刚开或初开时采摘的花朵）。先将牡丹花扯瓣，切丝，沸水冲泡。可代茶饮。此方可美容养颜。用于妇女月经不调，行经不畅。

牡丹花茶（二）：取干牡丹花1匙，干玫瑰花3朵，葡萄干1匙，龙眼蜜30克，柳橙皮适量。先将牡丹花、玫瑰花和葡萄干用沸腾开水冲泡，并闷约4分钟后，加入龙眼蜜、柳橙皮切丝，搅拌至均匀即成。可代茶饮。此方可镇痛、清血，并治虚汗、月经不调。

❷ 八物肾气丸：补肾坚齿又驻颜

牡丹花雍容华贵、国色天香，《红楼梦》中“寿怡红群芳开夜宴”一回中更描述牡丹为“艳冠群芳”。唐代诗人皮日休更是在《牡丹》一诗中说：“落尽残红始吐芳，佳名唤作百花王。竞夸天下无双艳，独立人间第一香。”牡丹因其自身“天下无双艳”，也就拥有了美容养颜的功效。

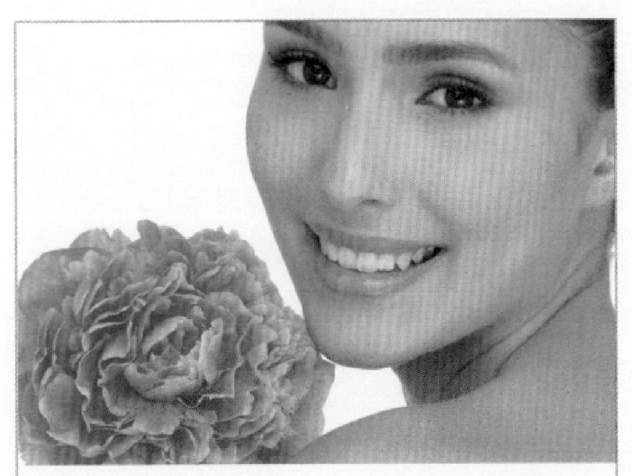

◎牡丹“天下无双艳”，拥有无与伦比的美容功效，古人常用它来炼丸，食之可益女人容颜。

以下几个就是古人常用的美容养颜偏方：

八物肾气丸：取牡丹皮、白茯苓、泽泻各150克，山药、山茱萸肉各200克，桂皮、五味子各100克，熟地黄250克。将上述药材共研为末，制成桐子大的蜜丸。用温开水送服，日服30丸，此方可补肾，坚齿又驻颜。

八味丸：取牡丹皮、白茯苓、泽泻各150克、熟干地黄400克，山茱萸、山药各200克，附子（炮，去皮脐）、肉桂（去粗皮）各100克。将上述药物均研为末，炼蜜丸如梧桐大。每服15～25丸，温酒下，空腹，食前，日2次。此丸久服能壮元阳、益精髓，活血驻颜，强志壮身。

八仙丸：取泽泻、牡丹、附子（炮，去皮脐）各150克，茯苓（去粗皮）、官桂各100克，生干地黄（洗千杵）400克，山茱萸、干薯蓣（微炒，炙），各200克。将上药除官桂外焙干，为末，炼蜜丸，如桐子大。每日空心，温酒或盐汤下30丸。此方可用于壮筋骨、益颜容、固精髓。

❸ 丹皮，和血解热多功效

牡丹根皮中医称为“丹皮”，是名贵药材。《本草纲目》载：“牡丹皮和血生血，凉血，治血中伏火，除烦热。”丹皮性味辛苦，凉。入心、肝、肾三经，有散瘀血、清血、和血、清热、止痛、通经之功能。还有降血压、抗菌消炎之作用，久服可益身延寿。在治疗急性荨麻疹、肝

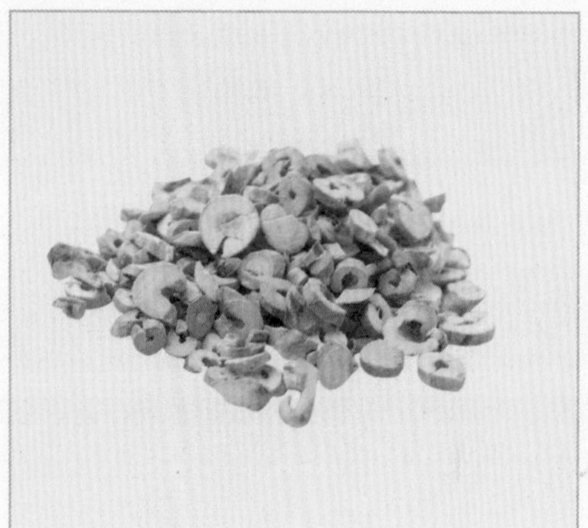
◎丹皮是名贵药材，有散瘀血、清血、和血、清热、止痛、通经之功效。

炎、流行性乙型脑炎、神经衰弱、不孕、乳房硬块、冠心病、白血病等的药方中，均少不了丹皮。以下推荐两个古代医典中记载的丹皮养生方剂：

将军散：此方出自《本草汇言》，其做法如下：取牡丹皮、大黄、贝母、白芷、甘草各等份。共为细末。用酒调服6克，空腹服。此方主治悬痈生于会阴。

大黄牡丹皮汤：此方出自《金匮要略》，其具体做法如下：取大黄、牡丹皮、芒硝、桃仁、冬瓜子各10克。煮汤服，此方可泻热破瘀、散结消肿，主治肠痈初起，湿热瘀滞者，症见右下腹痛，拒按，甚者局部有痞块，或喜屈右足，牵引则痛剧，或时时发热，汗出恶寒，舌苔薄腻而黄，脉滑。

此方中，大黄、牡丹皮具有抗菌消炎、镇痛解热功效。芒硝、大黄以改善局部血流，能促进代谢物的排泄，还能泻下。冬瓜子则利尿解热。桃仁能够扩张血管。

④ 国色天香，牡丹佳肴

“谷雨三朝赏牡丹”。谷雨前后，牡丹怒放，不仅能令人大饱眼福，也能使人一饱牡丹花馔的口福。牡丹作为“花中之王”，不仅是一种名贵的观赏花卉，同样是美味佳肴。我国食用牡丹花的历史悠久。据记载，牡丹花的食用始于宋代。明代《二如亭群芳谱》即有记载：“煎牡丹花，煎法与玉兰同，可食，可蜜饯”，“花瓣择，洗净，拖面、麻油煮食，至美。”清代《养小录》中的《餐芳谱》，亦介绍了牡丹花配制食馔的方法。

下面介绍几款牡丹花膳食制作：

牡丹花银耳汤：取牡丹花2朵，银耳30克，清汤、精盐、味精、料酒、白胡椒面各适量。先将白牡丹花瓣洗净；把银耳放入盆内用开水浸泡膨胀，择洗干净，控干备用。将清汤倒入净锅内，加入精盐、料酒、味精、白胡椒面，烧沸撇去浮沫。然后把银耳放入碗内，倒入调好的清汤，上笼蒸至银耳发软入味时，取出撒上鲜白牡丹花瓣即可。食用汤清味美，清淡爽

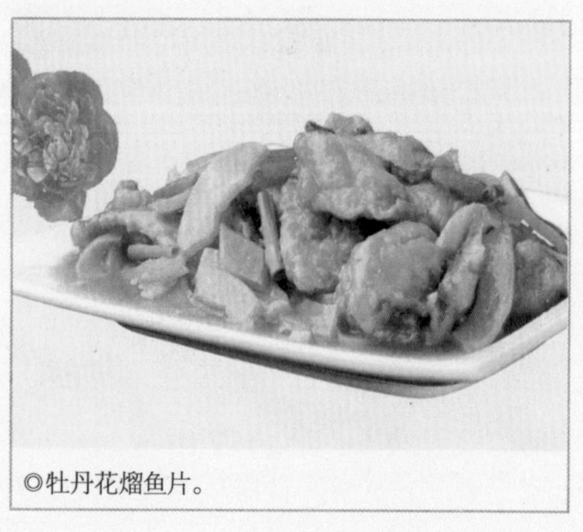
◎牡丹花熘鱼片。

口。此方可清肺热，益脾胃，滋阴，生津，益气活血，润肠强心，健脑，补肾，解毒。

牡丹花熘鱼片：取鲜牡丹花4朵，鲜青鱼肉250克，笋肉100克，鸡汤、鸡蛋清、淀粉、精盐、料酒、猪油、白胡椒面、葱、姜各适量。先将牡丹花择洗干净，沥干，放入盘内；净青鱼肉用凉水泡1～2小时，捞出控干，切成长3厘米的段，切成薄片，放在碗内，加入精盐、料酒、味精、鸡蛋清，湿淀粉拌匀上浆。笋切成片备用。炒锅清洗净，放火上，下入猪油，六成热时将鱼片逐块放入锅内滑透，倒入漏勺内沥油。然后炒锅内底油加热，放入葱、姜，煸出香味，下入笋片煸炒熟，倒入鸡汤、味精、精盐、白胡椒面、料酒、水淀粉调成稀糊。待汁爆起时，将鱼片、牡丹花瓣倒入炒锅内，滑炒几下淋入鸡油。盛入盘内即可。此方可滋阴平肝，化湿逐水，活血散瘀、调经。

牡丹花里脊丝：取去芯牡丹花2朵，猪里脊肉250克。先将牡丹花洗净切丝；猪里脊肉切成3厘米长的细丝；用盐。味精、料酒、鸡汤、湿淀粉各少许兑成汁；炒勺烧热，放入猪油，烧至五成热时，加入里脊肉丝，炒散后烹入兑的汁；待汁收浓时，放入牡丹花丝，快速翻炒，盛入盘内即可。此方可活血养阴，益气润燥。适用于气血虚弱，病后体虚，干咳，营养不良等病症。

牡丹花爆鸡条：取牡丹花1朵，生鸡脯肉200克，香菜、姜、葱、蒜等调味品各适量。先将牡丹花洗净切成粗条；鸡脯肉去掉老皮和筋，用刀切成条，放在碗内，加入精盐、味精、料酒、鸡蛋清、湿淀粉，调匀上浆；香菜、葱、姜、蒜分别切成丝；另用一碗将精盐、味精、料酒、醋、胡椒粉、鸡汤、湿淀粉兑成芡汁；炒勺烧热，放入生油，烧至四成熟时，倒入鸡条用筷子拨散滑透，倒入漏勺内控出油；炒勺留少许油，将葱。姜炒出香味，倒入鸡条。香菜和兑好的芡汁，翻炒几下，盛入盘内，撒上牡丹花即成。此方可活血行经，益精补虚，适用于妇女月经不调，经行腹痛，气血虚弱，病后体虚等病症。

此方中，牡丹花与温中益气、补髓添精的鸡肉相配，具有活血、益精的功效。适合于治疗妇女月经不调、行经腹痛、气血虚弱、病后体虚等病证。

5 牡丹花灵验小妙方

轻身健步：牡丹花20克，用白酒250毫升浸泡7日，每日饮用适量。

香体：牡丹花50克，甘松、零香各5克，共研为末，加滑石粉少许扑身，或用纱布袋装，贮于衣兜，能长久留香。

月经不调：牡丹花6克，红花6克，水煎服。

行经腹痛血瘀：红色牡丹花、红花各6克，水煎服。月经过多者慎服。

闭经腹痛：红色牡丹花、月季花各30克，洗净晒干，用250毫升白酒浸泡密封1周后饮用，日饮2次，每次5毫升。

子宫肌瘤：牡丹皮、桂枝、桃仁、芍药各10克，茯苓15克，水煎服。

高血压：牡丹皮、野菊花各9克，忍冬藤、鸡血藤各1.8克，石决明30克，水煎服，每日1剂。牡丹皮30~40克，水煎成120~150毫升，每日1剂，分2~3次服用。

急性阑尾炎：牡丹皮9克，桃仁12克，冬瓜仁30克，大黄2克，芒硝1克，水煎服，每日1剂。

肺结核潮热：牡丹皮、知母、黄檗、生地各9克，水煎服。

肝郁血热，月经不调：牡丹皮、知母、黄檗、生地各9克，水煎服。

过敏性鼻炎：牡丹皮6克，水煎服，每晚服1剂，10天为一疗程。

急性荨麻疹：丹皮、赤芍、连翘、地肤子各15克，蝉衣7.5克，浮萍草5克。水煎服。孕妇及月经过多者慎服。

过敏性皮炎：牡丹皮6克，浮萍草5克，水煎服，每晚服1剂。

金疮内漏血不出：将牡丹皮研为末，每次服3克，用开水送服。

下部生疮：取牡丹煎汤，日服3次。

芍药：养血滋阴最奇效的“娇客”

❶ 花容绰约为花相

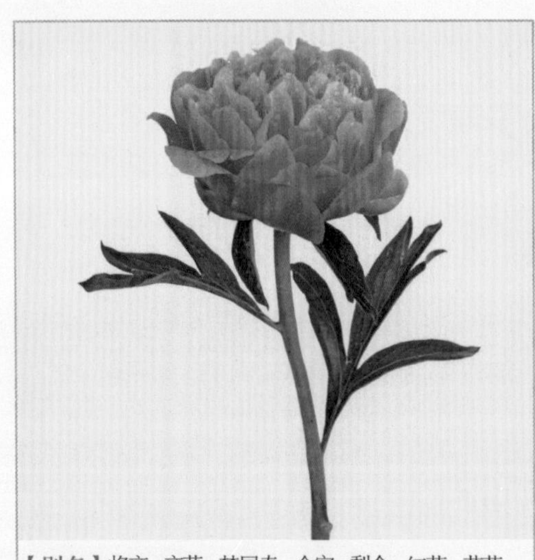

【别名】将离、离草、婪尾春、余容、犁食、红药、芍药。
【性味】微寒，味酸。
【归经】入肝经。
【功效】补血敛阴，柔肝止痛，养阴平肝。
【主治】泻痢腹痛、自汗、盗汗、湿疮发热、月经不调。

古人评花，牡丹第一，芍药第二，谓牡丹为花王，芍药为花相。芍药花，性味苦酸、凉，具有补血敛阴、柔肝止痛、养阴平肝的功效，可用于泻痢腹痛、自汗、盗汗、湿疮发热、月经不调等症，还有使容颜红润的功效。

芍药是中国栽培历史最悠久的传统名花之一，每年4~5月开花，色泽鲜艳绚丽多彩。宋郑樵《通志略》记载：“芍药著于三代之际，风雅所流咏也。”并说：“芍药犹绰约也，美好貌。此草花容绰约，故以为名。”

芍药因其花大色艳，妩媚多姿，故又称为“娇客”“余容”；古人以芍药赠送别离之人，以示惜别之情，故亦名“将离”“司离”；芍药花开于春末，故为春天最后一杯美酒，故有称“婪尾春”；因是草本花卉没有坚硬的茎秆，故还称“没骨花”等。

因为芍药开花较迟，故又称为“殿春”。北宋时，芍药备受珍爱，孔武仲

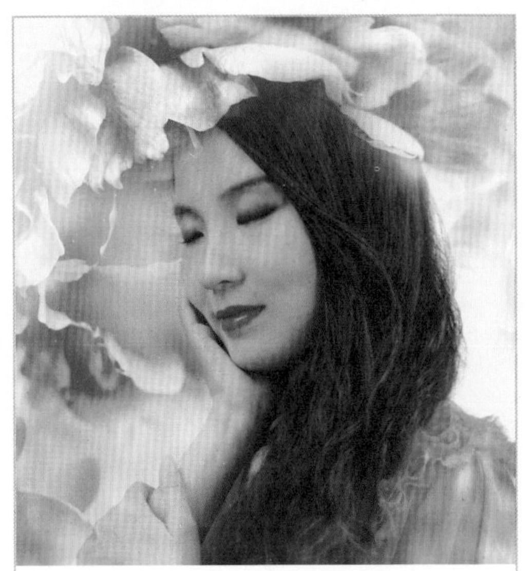
◎芍药因其花大色艳、妩媚多姿，故又称为“娇客”，其养颜美容功效也是出类拔萃的。

的《芍药谱序》记载说：“扬州芍药，名于天下，与洛阳牡丹，俱贵于时。”芍药与牡丹花期不同，有谚云：“谷雨三朝看牡丹，立夏三朝看芍药。”芍药是春天百花园中压台好花，每当春末夏初，红英将尽，芍药正含苞待放。苏轼诗云：“多谢花工怜寂寞，尚留芍药殿春风。”

芍药品种繁多，宋《芍药谱》载31种，明《群芳谱》载39种，《花镜》载88种，至清时扬州芍药达百余种。

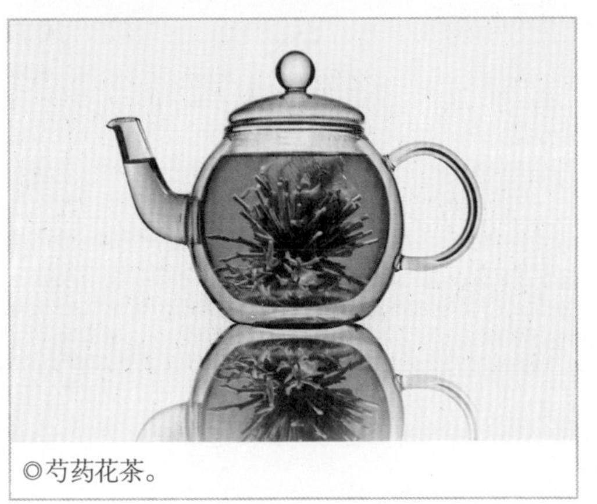
◎芍药花茶。

芍药花，性味苦酸、凉，具有补血敛阴、柔肝止痛、养阴平肝的功效，可用于泻痢腹痛、自汗、盗汗、湿疮发热、月经不调等症，此外芍药花可使容颜红润，改善面部黄褐斑和皮肤粗糙，经常使用可使气血充沛，精神饱满。芍药花也可食用，熬粥、做汤、泡茶均可，色香味俱佳。下面介绍几款芍药花茶、花酒、花粥：

芍药花茶：取芍药花1朵。将芍药花冲洗干净，放入茶杯中，用沸水浸泡，加盖闷5分钟。此方可代茶饮。此茶清淡芳香，可养血柔肝、敛阴收汗。

芍药酒：取赤白芍药15克，低度白酒

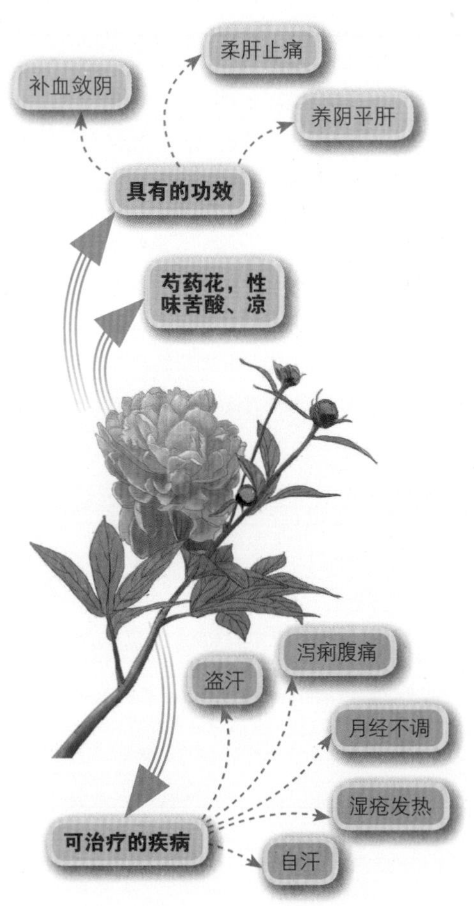

500克。先将赤白芍药研为末，放入白酒瓶内，浸泡7日即可饮用。每日2次，每次15克。此酒酒香味醇，可活血调经。

芍药花粥：取芍药花（色白阴干者）6克，粳米50克，白糖少许。先以米煮粥，稍微沸腾后，入芍药花再煮粥熟，加入白糖即成。空腹服食。此方可养血调经。治肝气不调、血气虚弱而见胁痛烦躁、经期腹痛等症。

❷ 滋阴古方多芍药

古方以白芍为主要药物的数以百计，如“桂枝汤”用芍药和肌表之荣卫；“黄芩汤”用芍药和腹中之荣气；“炙甘草汤”用芍药补血脉之阴液。下面具体列几款芍药古方：

当归芍药散：此方出自《金匮要略》，其具体做法如下：取当归9克，芍药18克，茯苓12克，白术12克，泽泻12克，川芎9克。将上述药物杵为散。每服6克，温酒送下，一日三次。此方能疏肝健脾，主治妇人妊娠、肝郁气滞、脾虚湿胜、腹中疠痛、妇女功能性水肿、慢性盆腔炎、功能性子宫出血、痛经、妊娠阑尾炎，以及慢性肾炎、肝硬化腹水、脾功能亢进等属脾虚肝郁者。本方重用芍药以敛肝止痛，白术、茯苓健脾益气，合泽泻淡渗利湿，佐当归、川芎调肝养血。诸药合用，共奏肝脾两调、补虚渗湿之功。凡是由湿瘀互结，血水同病，气血不调，肝脾不和，脾蕴湿困所导致的各类妇科疾病，都可选用此方加减化裁治之，而且效果显著。

桂枝芍药汤：出自《伤寒论》，其具体做法如下：取桂枝（去皮）9克，芍药9克，生姜9克，大枣（切）3枚，甘草6克。以水煎服。此方可解肌发表，调和营卫。主治头痛发热，汗出恶风，鼻鸣干呕，苔白不渴，脉浮缓或浮弱者。

黄芩汤：出自《竹林女科》，其具体做法如下：取黄芩6分，川归1钱，川芎8分，天花粉7分，知母（酒炒）7分，苍术7分，白芍7分。以水煎后温服。此方适用于妇人血气俱虚，经来如猪肝水，五心烦热，腰腹疼痛，面黄肌瘦，不思饮食。

逍遥散：出自《太平惠民和剂局方》，其具体做法如下：取柴胡15克，当归15克，白芍15克，白术15克，茯苓15克，生姜15克，薄荷6克，炙甘草6克。以汤剂煎服。酌定用量。此方能疏肝解郁，健脾和营。主治肝郁血虚，而致两胁作痛，寒热往来，头痛目眩，口燥咽干，神疲食少，月经不调，乳房作

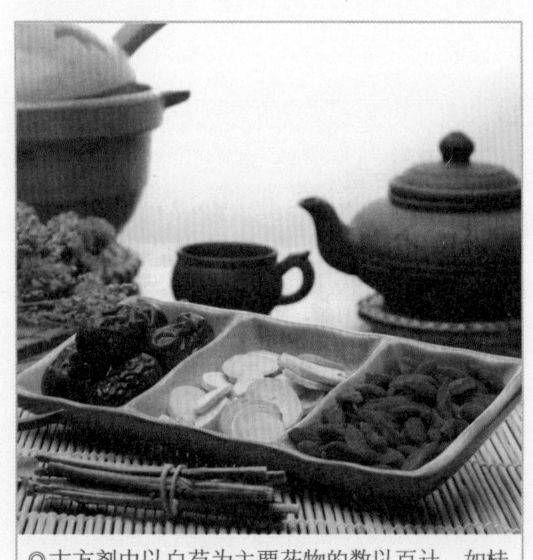

◎古方剂中以白芍为主要药物的数以百计，如桂枝汤、黄芩汤等。

胀，脉弦而虚者。本方既有柴胡疏肝解郁，又有当归、白芍养血柔肝。尤其当归之芳香可以行气，味甘可以缓急，更是肝郁血虚之要药。白术、茯苓健脾去湿，使运化有权，气血有源。炙甘草益气补中，缓肝之急，虽为佐使之品，却有襄赞之功。生姜烧过，温胃和中之力益专，薄荷少许，助柴胡疏肝郁而生之热。如此配伍既补肝体，又助肝用，气血兼顾，肝脾并治，立法全面，用药周到，故为调和肝脾之名方。

3 活血化瘀芍药饮

芍药被称为女科之花，芍药根也是著名的中药材。芍药根的主要化学成分是芍药苷，此外还含有牡丹酚、苯甲酸、挥发油、树脂、鞣质、糖类、淀粉、三萜类成分等。芍药苷对中枢神经有抑制作用，并有较好的解痉、镇痛、镇静、解热、抗惊厥、抗炎、抗溃疡、扩张冠状动脉及后肢血管、降血压等药理作用。

南北朝杰出的医学家陶弘景开始把它分为白芍、赤芍两种。芍药根药用有白芍、赤芍之分。一般认为，芍药野生品的根直接干燥就是赤芍，而栽培品的根去皮水煮后即为白芍。赤芍为清热凉血药，味苦、性微寒，归肝经。具有清热凉血，散瘀止痛的功效，主治热入营血，斑疹吐衄，跌打损伤，经闭症瘕，痈肿疮毒，目赤翳障等。白芍具有养血敛阴、柔肝止痛之功能，主治肝血亏虚，月经不调，肝脾不和，胸胁脘腹疼痛，四肢挛急，肝阳上亢，头痛眩晕等症。下面介绍一道白芍活血化瘀常用方剂：

柴胡芍药饮：取柴胡、白芍各20克，甘草、青皮各10克，枳实、香附子、川芎各15克，白糖30克。先将柴胡、白芍、枳实、甘草、香附子、川芎洗净切片，青皮同放瓦锅内，加水适量。置武火上烧沸，再用文火煎煮25分钟，过滤，去渣留汁液，加白糖搅匀即成。每日3次，每次150毫升。此方能活血化瘀、祛湿除痰，对肿癌患者尤佳。

4 芍药灵验小妙方

病毒性肝炎：芍药12克，甘草12克。水煎服，每日一剂，早晚分服。

头晕、头痛：白芍12克，当归15克，川芎10克。水煎，分3次温服，每日1剂。

胃痛、腹痛：白芍30克，甘草9克，水煎服。

痛经：白芍9克，干姜3克，红糖20克，水煎服。

肠炎、痢疾：白芍15克，马齿苋30克，木香6克，甘草6克。水煎服。

贫血：当归100克，白芍50克，丹参250克，共研为末，每次5克，日服3次。

便秘：白芍30克，生甘草20克，枳实15克。水煎服。

急性乳腺炎：赤芍30克，甘草6克，水煎服。

肝硬化等各种腹水症：生白芍100克、生山药100克、生甘草50克，每日1剂，水煎服。

鼻衄不止：赤芍20克，水煎服。

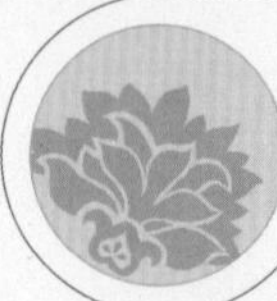

芍药药膳，敛阴养血的佳品

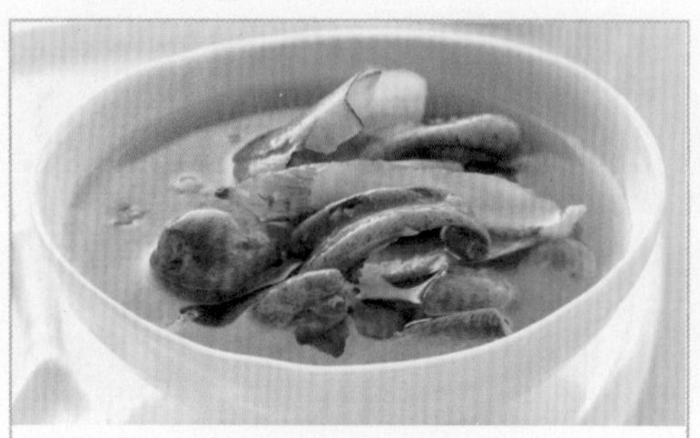

赤芍鳝鱼汤

功效 本品具有除湿气、解毒素、补气养血的功效。

材料 当归8克，土茯苓、赤芍各10克，鳝鱼、蘑菇各100克，盐5克，米酒10毫升

做法 ①将鳝鱼洗净，切小段；将当归、土茯苓、赤芍、蘑菇洗净，备用。②将当归、土茯苓、赤芍、蘑菇、鳝鱼放入锅中，以大火煮沸后转小火续煮20分钟。③加入盐、米酒即可。

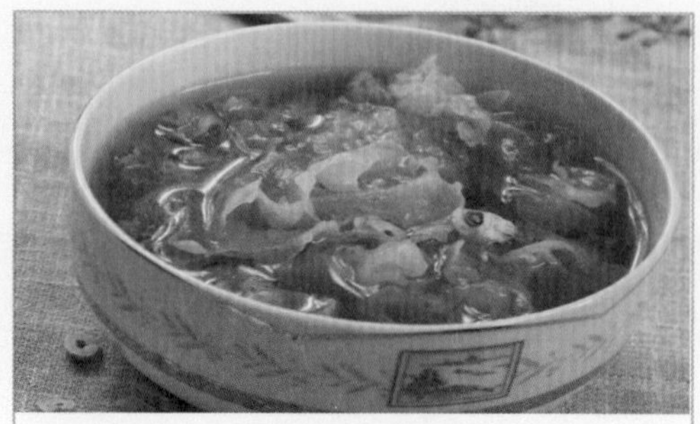

赤芍银耳饮

功效 滋阴润肺，养胃生津，清热泻肝火，明目。

材料 赤芍、柴胡、黄芩、知母、夏枯草、麦门冬各10克，牡丹皮8克，玄参8克，梨子1个，白糖120克，罐头银耳300克

做法 ①将所有的药材洗净，梨子洗净切块，备用。②锅中加入所有药材，加上适量的清水煎煮成药汁。③去渣取汁后加入梨、罐头银耳、白糖，煮至滚后即可。

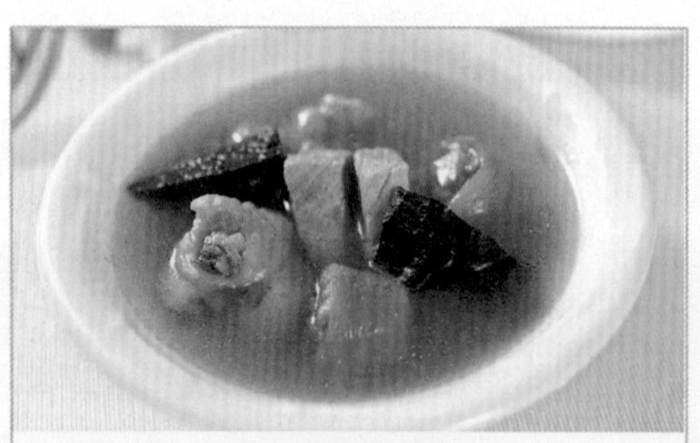

白芍猪尾汤

功效 行气活血、散寒止痛。

材料 白芍10克，吴茱萸10克，猪尾1条，猪瘦肉50克，鸡汤1000克，姜片、料酒、白糖、盐各适量

做法 ①将猪尾洗净砍成段；猪瘦肉洗净切成块。②锅中加水，下入猪尾段、猪肉焯去血水。③将鸡汤倒入锅内，煮沸后加入猪尾、生姜片、料酒、瘦肉、白芍、吴茱萸，炖熟后加入白糖、盐调味即可。

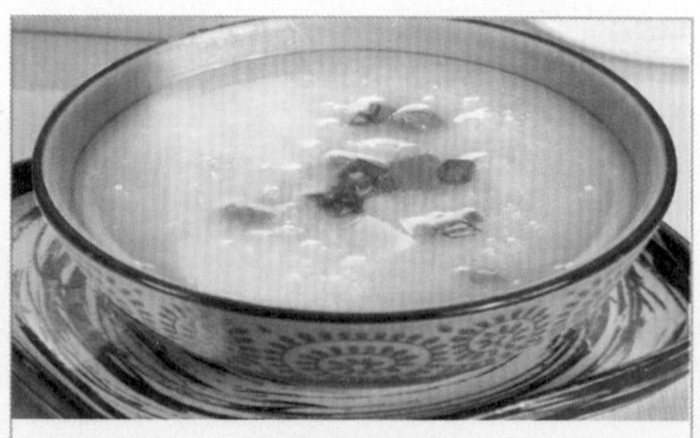

山药白芍羹

功效 补中益气、养血柔肝。

材料 山药30克，白芍15克，大米90克，胡萝卜15克，盐2克，味精1克，葱花少许

做法 ①山药洗净，切块；白芍洗净，备用；胡萝卜洗净，切丁；大米洗净，泡发半小时后捞出沥干水分。②锅内注水，放入大米，用旺火煮至米粒绽开，再放入白芍、胡萝卜、山药。③改用小火煮至浓稠时，加盐、味精调味，撒上葱花即可。

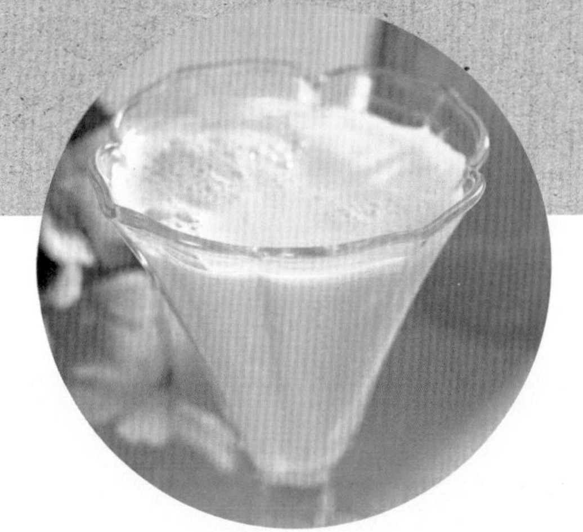

第三章

炎炎夏日，掀起魅力季风

●夏季酷热难挡，百花争艳，一方面酷暑带来各种肌肤困扰，另一方面，此时正是利用花草养颜护肤的最佳时机。夏季用花草美容养颜，喝花茶最合适不过，这些气味芬芳、口味清香的花草比那些护肤品、化妆品更安全有效，不仅可以对身体起到排毒纤体的作用，还可以给肌肤补充各类营养。

荷花：全身是宝的“花中君子”

❶ 小荷才露尖尖角，一身是宝

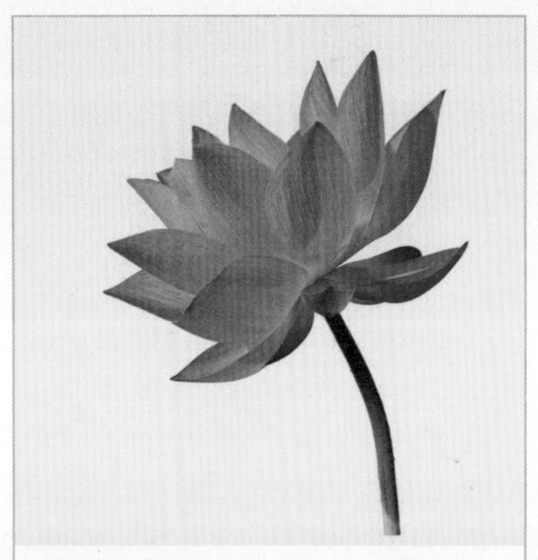

【别名】莲、芙蕖、水芙蓉、藕花、水华、水芸、菡萏。
【性味】性温，味苦、甘。
【归经】入心、肝经。
【功效】活血止血，祛湿消风。
【主治】暑热烦渴、暑湿泄泻、脾虚泄泻。

荷花是多年生宿根水生草本植物，花大而艳丽，味清香，有较高的经济价值，全身都是宝。中国栽培荷花至少有3000多年的历史。荷花从根到花，对人体都有益。莲藕做蔬菜，是美味的营养佳品；制成藕粉，老幼皆宜；莲子味美清香，还能制作葡萄糖、酒精；荷叶可做清凉饮料。

“小荷才露尖尖角，早有蜻蜓立上头”，古诗中随处可见咏荷的诗句。这种可供观赏的本草既入诗画，也是一味良药。《本草纲目》中记载：“牙齿疼痛。用荷叶蒂七个，加浓醋一碗，煎成半碗，去渣，熬成膏，时时擦牙，有效。”可见其具有清热祛火的疗效。

中医认为，荷叶味苦，性平，归肝、脾、胃经，有清热解暑、生发清阳、凉血止血的功用，鲜品、干品均可入药，常用于治疗暑热烦渴、暑湿泄泻、脾虚泄泻以及血热引起的各种出血症。而荷叶的祛火功能让它成为当之无愧的养心佳品。

荷叶入馔可制作出时令佳肴，如取鲜嫩碧绿的荷叶，用开水略烫后，用来包鸡、包肉，蒸后食用，清香可口，可增食欲。荷叶也常用来制作夏季解暑饮料，比如荷叶粥，取新鲜荷叶一张，洗净煎汤，再用荷叶汤与大米或绿豆共同煮成稀粥，可加少许冰糖，碧绿馨香、清爽可口、解

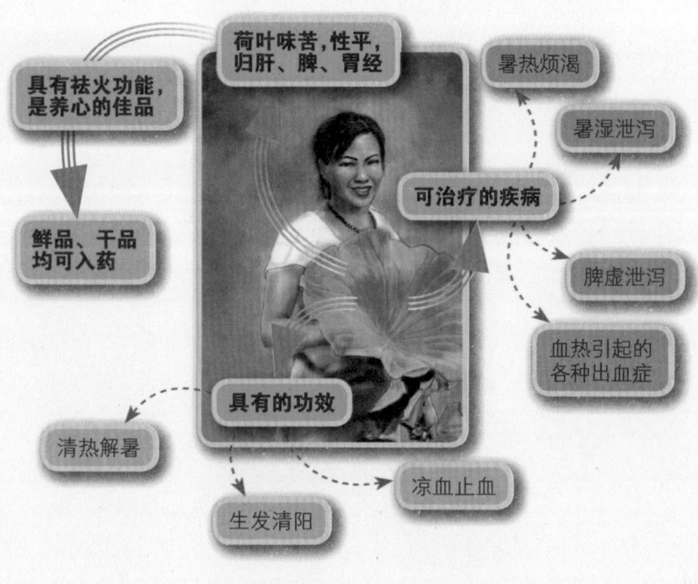

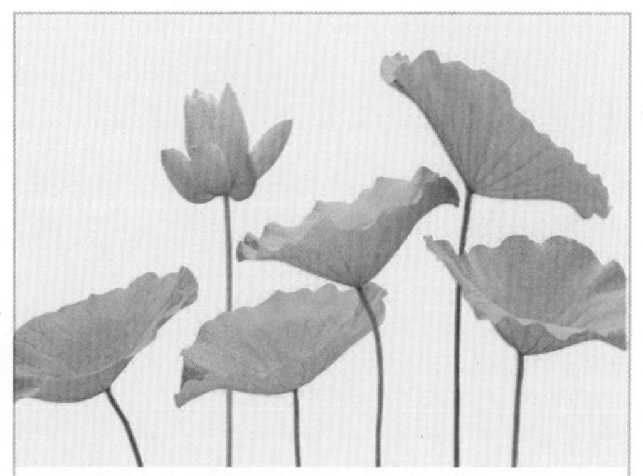
◎荷叶有清热解暑、生发清阳、凉血止血的功用，鲜品、干品均可入药。

暑生津。荷叶粥对暑热，头昏脑涨、胸闷烦渴、小便短赤等症有效。

荷叶具有降血压、降血脂、减肥的功效，因此，高血压、高血脂、肥胖症患者，除了经常喝点儿荷叶粥外，还可以每日单用荷叶9克或鲜荷叶30克左右，煎汤代茶饮，如果再放点儿山楂、决明子同饮，则有更好的减肥、降脂、降压之效。

取荷叶适量，洗净，加水煮半小时，冷却后用来洗澡，不仅可以防治痱子，而且具有润肤美容的作用。

荷全身都是宝。除了荷叶，果实莲子有补脾益肾、养心安神的作用，可煮粥食用；莲子具有清心安神的作用；藕具有清热生津、凉血散瘀的作用，藕粉是老人、幼儿、产妇的滋补食品，开胃健脾，容易消化；藕节具有止血消瘀的作用，常用于治疗呕血、咯血、衄血、崩漏等，可取鲜品30～60克，捣烂后用温开水或黄酒送服；莲蓬具有化瘀止血的作用，可用于治疗崩漏、尿血等出血症，取5～9克，煎服；莲须具有固肾涩精的作用，可用于治疗遗精、尿频等，3～5克代茶饮或煎服；荷梗具有通气宽胸、和胃安胎、通乳的作用，常用于妊娠呕吐、胎动不安、乳汁不通等，9～15克代茶饮或煎服。

❷ 荷花：活血化瘀驻容颜

我国最早的诗歌集《诗经》中就有关于荷花的描述：“山有扶苏，隰与荷花”“彼泽之陂，有蒲有荷”。关于荷花有个美丽的传说，相传王母娘娘身边的一个美貌侍女——玉姬，她看见人间男耕女织，十分羡慕，因此动了凡心，来到杭州的西子湖畔。西湖秀丽的风光使玉姬流连忘返，忘情地在湖中嬉戏。王母娘娘知道后用莲花宝座将玉姬打入湖中，并将她打入淤泥，永世不得再登南天。从此，天宫中少了一位美貌的侍女，而人间多了一种玉肌水灵的鲜花。

荷花能活血止血、去湿消风、清心凉血、解热解毒，用荷花泡茶，不仅可以让肌肤有光泽，还具有清热祛湿、活血止血的功效。女性若因血瘀而致月经量多、腹痛等，可饮用此茶进行调节，是女性护肤

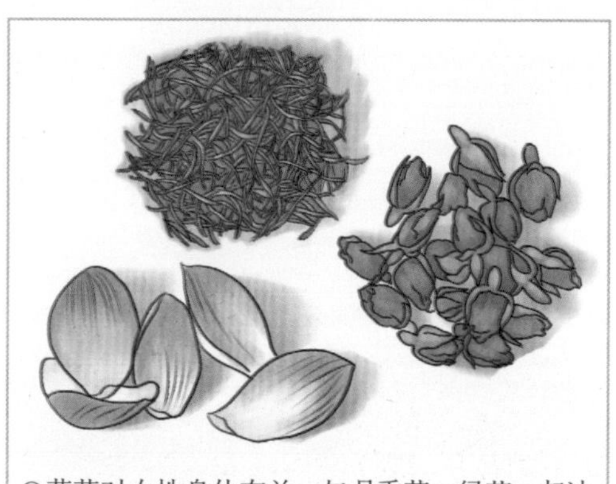
◎荷花对女性身体有益，与月季花、绿茶一起冲泡当茶饮，可以除色斑。

保养的极佳选择。

以下介绍几道对女性护肤有益的茶饮方：

荷月茶：取荷花10克，月季花5克，绿茶15克。以沸水冲泡。代茶饮。此茶可除色斑。

荷花荔枝茶：取荷花1朵，荔枝100克，白糖15克。先将荷花扯瓣，切成块。荔枝去壳和核。荷花、荔枝同入锅内加500毫升清水烧沸，煮3分钟，过滤去渣，加白糖即成。代茶饮。此茶止烦渴，美容颜。

荷花茶：取鲜荷花50克，白糖少许。将荷花加水煎汁。加糖调饮。此茶可祛风除湿，适用于治疗中暑烦闷等症。

荷金茶：取鲜荷花30克，金银花50克。将荷花、金银花加水煎煮3分钟。代茶饮。此茶可祛风除湿，适用于治疗中暑吐泻、烦热口渴。

荷花猕猴桃茶：取荷花1朵，猕猴桃100克，白糖15克。先将荷花扯瓣，切成块。猕猴桃去皮绞成汁。荷花放入锅内加水500毫升烧沸，煮3分钟，过滤去渣。猕猴桃汁液放入荷花汁中，加白糖即成。代茶饮。此茶可清热止渴、利尿通淋。

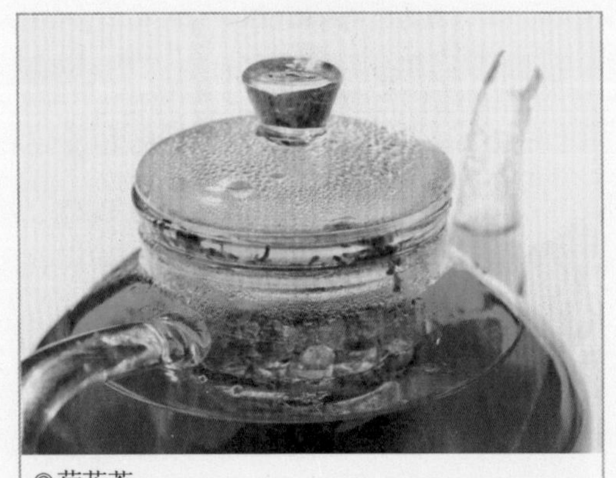
◎荷花茶。

荷花脐橙茶：取荷花1朵，脐橙1个，白糖10克。先将荷花扯瓣，切成块后，入锅加清水500毫升烧沸，煮3分钟，过滤去渣。橙子去皮，绞成汁，放入荷花液中，加白糖即成。代茶饮。此茶可生津止渴，和胃止痛。

荷花葡萄茶：取荷花1朵，葡萄100克，白糖10克。先将荷花扯瓣，切成块。葡萄去皮去核，绞成汁。荷花入锅加清水500毫升烧沸，煮3分钟过滤去渣。葡萄汁加入荷花液中，加白糖即成。代茶饮。此茶可补气血，利小便。

荷花水蜜桃茶：取荷花1朵，水蜜桃2个，白糖15克。先将荷花扯瓣，切成块。水蜜桃去皮和核，绞成汁。荷花放入锅内加清水500毫升烧沸，煮3分钟，过滤去渣。水蜜桃汁液放入荷花汁中，加白糖即成。代茶饮。此茶可生津润肠，活血消积。

荷花鸭梨茶：取荷花1朵，鸭梨100克，白糖15克。先将荷花扯瓣，切成块。鸭梨去皮和核。荷花、鸭梨同入锅内加500毫升清水烧沸，煮3分钟，过滤去渣，加白糖即成。代茶饮。此茶可清肝涤热，生津止咳。

3 荷叶饭，开胃健脾

荷叶为多年水生草本植物莲的叶片，其化学成分主要有荷叶碱、柠檬酸、苹果酸、葡萄糖酸、草酸琥珀酸及其他抗有丝分裂作用的碱性成分。药理研究发现，荷叶具有解热、抑菌、解痉作用。经过炮制后的荷叶味苦涩、微咸，性辛凉，具有清暑利湿、升阳发散、祛瘀止血等作用，对多种病症均有一定疗效。荷叶的浸剂和煎剂更可扩张血管、清热解暑，有降血压的作用。

荷叶茶还能明显降低血清中的三酰甘油和胆固醇含量，具有调节血脂的保健作用。

荷叶饭

【组成】荷叶、米饭、冬菇、香肠、咸肉、苋菜、精盐各适量。

【做法】米饭蒸熟摊开晾片刻。冬菇片、香肠、咸肉、苋菜切好，加精盐拌匀。米饭摊荷叶上，拌匀的菜包在饭里，再将荷叶卷好扎紧，放锅内蒸熟即成。

【用法】可做主食。

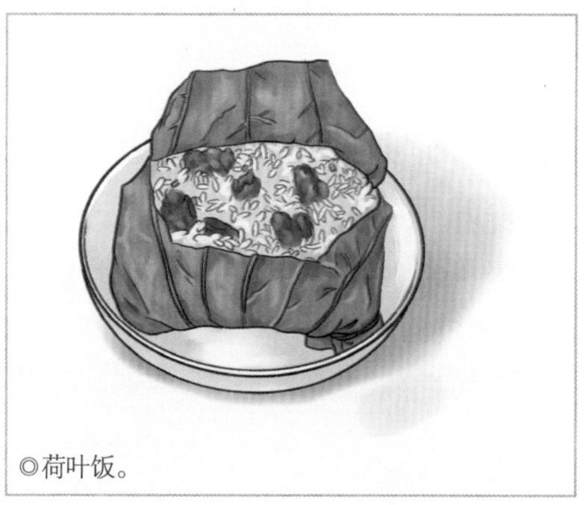

◎荷叶饭。

【功效】开胃补脾，清热解暑。

荷叶蒸乳鸽

【做法】乳鸽、鲜荷叶、黄酒、醋等。

【做法】将乳鸽拔净毛后，剖肚洗净，去头、脚及其内脏，用酱油、醋、黄酒浸过，取鲜荷叶1张包起上笼蒸熟。

【功效】滋肾生津、涤秽治烦，因高温引起的头晕乏力、心烦失眠、口鼻干燥以及体质羸弱者均可食用。

【用法】佐餐，经常食用。

荷叶冬菇粥

【组成】鲜荷叶1张，米、冬菇、虾米、干瑶柱各适量，精盐少许。

【做法】米加水煮滚，转为小火再煮15分钟。加入冬菇、虾米、干瑶柱，将荷叶平盖在粥上，盖好锅，慢火煮约5分钟即成。

【用法】清香可口，食用时加少许精盐。

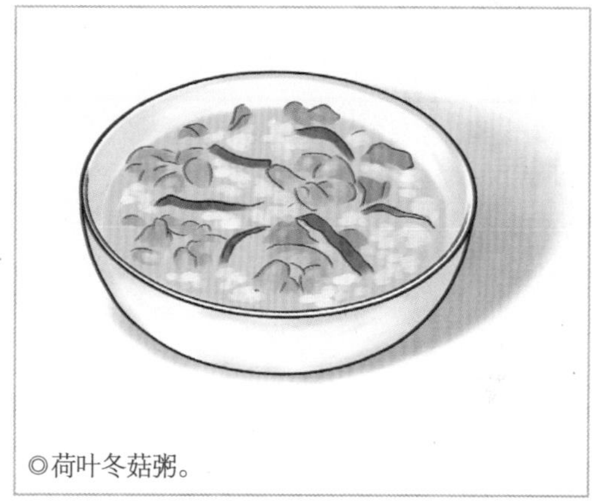

◎荷叶冬菇粥。

【功效】清凉解热。

荷叶粥

【组成】鲜荷叶1张，糯米20克，绿豆适量，白糖少许。

【做法】荷叶洗净，将表面的毛擦掉。糯米和绿豆熬成粥，以荷叶当锅盖盖在粥上焖5分钟，去掉荷叶，加白糖即成。

【用法】色泽淡绿，清香宜人，温时食用。

【功效】清热解暑。

❹ 莲子：滋阴补肾就属它

中国古代民间就有春天折梅赠远、秋天采莲怀人的传统。自古中国人就视莲子为珍贵食品，如今莲子仍然是高级滋补营养品。

《本草纲目》认为，莲子性平，味甘、涩，具有养心安神、健脾补肾、固精止遗、涩肠止泻的功效，可以治疗脾虚泄泻、肾亏遗精、妇女崩漏与白带过多、心肾不交之心悸失眠、虚烦消渴及尿血等症。现代研究证明，莲子除含有多种维生素、微量元素外，还含有荷叶碱、金丝草苷等物质，对治疗神经衰弱、慢性胃炎、消化不良、高血压等病症有效。而莲子粳米粥能健脾补肾，适用于脾虚食少、便溏、乏力、肾虚带下、尿频、遗精、心虚失眠、健忘、心悸等症。

可将嫩莲子泡水待其发胀后，在水中用刷子擦去表层，抽去莲心，冲洗干净后放入锅中，加清水煮烂熟，备用。然后将粳米淘洗干净，放入锅中加清水煮成薄粥，粥熟后掺入莲子，搅匀，趁热食用。

也可将莲子与燕窝做成燕窝莲子粥服用，具体做法如下：

将燕窝洗净，放入碗内，加适量水和莲子。待熬至黏稠状时，美味的燕窝莲子粥就做成了。燕窝莲子粥能治高血压、失眠等。如果觉得燕窝太贵的话，也可以用银耳代替。

《本草纲目》中说银耳可以益气强肾、轻身强志。银耳有润燥的作用，具有补脾开胃、益气清肠、安眠健胃、补脑、养阴清热、润燥之功，对阴虚火旺者而言是一种良好的补品。

以下介绍几道有滋补功效的莲子养生药膳：

莲子枸杞汤：取莲子肉15克，红枣15

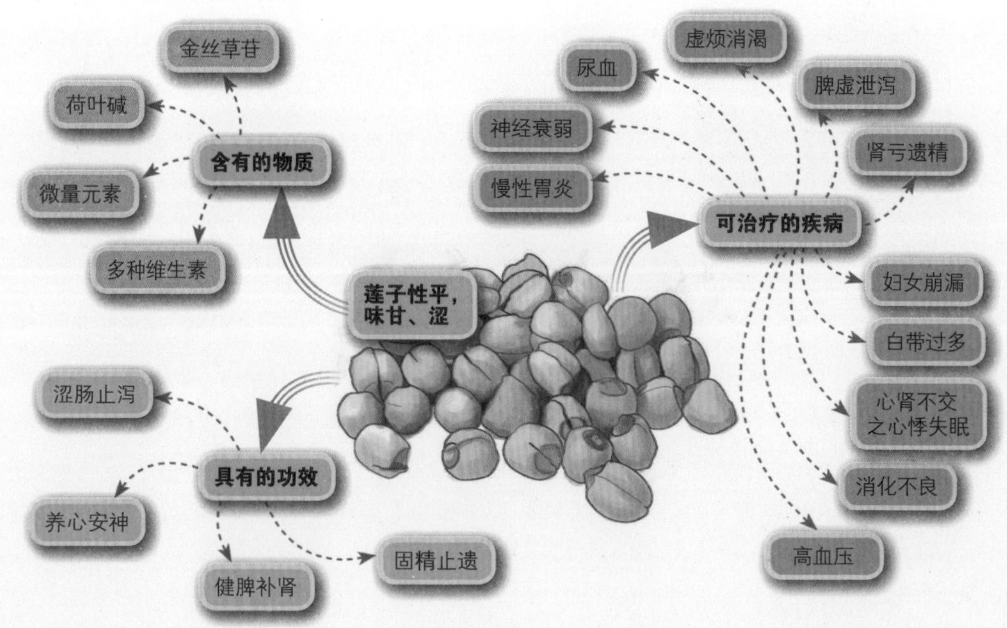

克，枸杞子30克，清水、红糖适量。先将莲子肉、红枣、枸杞子加清水适量，煮沸后用小火煮至熟酥即成。食用时加红糖调味，分2次食用。此方能补肾健脾，养肝明目，滋阴补血。

莲子百合汤：取莲子肉50克，百合干50克，银耳25克，冰糖适量。先将莲子肉、百合干、银耳洗净，加清水用旺火煮沸，改为小火煮熟至软即成。食用时加冰糖调味，分2次食用，早晚各1次。此方可清热滋阴，养心益肾，润肺健脾。

莲心茶：取莲子心3克，绿茶1克。以沸水冲泡。饭后代茶饮。此方可治疗高血压症。

莲子山药汤：取葡萄干1两，山药1两，莲子肉1两，清水、红糖各适量。先将山药去皮后洗净，切成块备用；将莲子肉、葡萄干分别洗净后置于砂锅中，加入适量清水煮至几沸后，然后加入山药块再煮至各物均熟，加入适量红糖调味即可。每日1剂，分2次服用，早、晚空腹温服，连续食用10天。本品具有补虚增力、健脾开胃、排毒强身之功效，适用于身体虚弱、倦怠乏力、面色萎黄者食用。

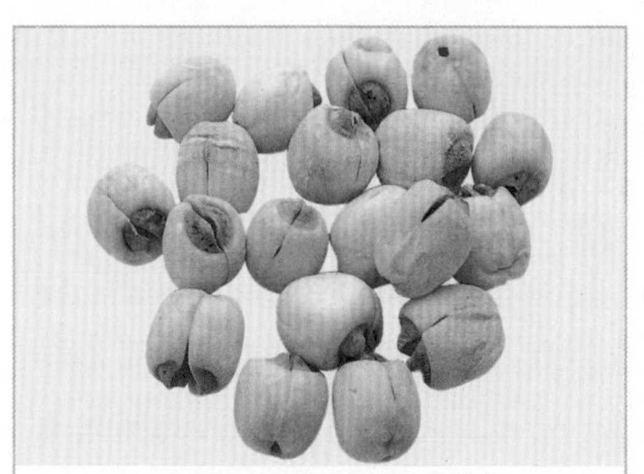
◎莲子性平，味甘、涩，有养心安神、健脾补肾、涩肠止泻的功效。

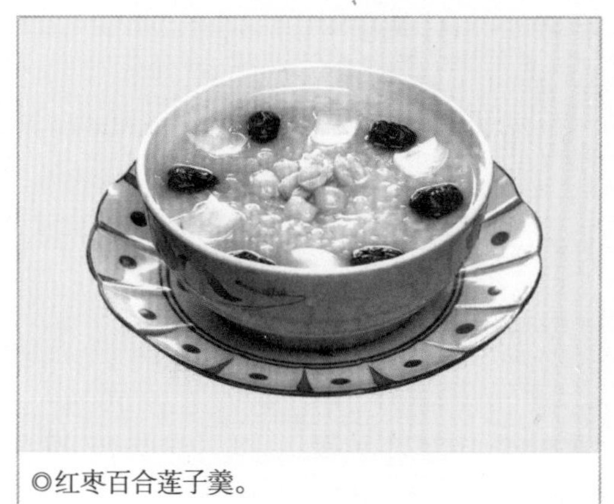
◎红枣百合莲子羹。

荔枝干炖莲子：取荔枝干20粒，莲子100克。先将荔枝干去壳和核，莲子去心，洗净后放在陶瓷罐内加水500克左右，上蒸笼用中火蒸熟服用。可1日食用2次，连服数天。此方中的荔枝干营养丰富，能补血滋脾；莲子的作用主要是补脾固涩，两者合用，配伍恰当，因此常用来治疗脾虚型月经过多。

莲子桂圆糯米粥：取糯米50克，莲子15克，桂圆30克。先将莲子洗净后去莲心，与桂圆、淘洗干净的糯米一同入锅，加入适量的水，用大火烧沸后转用小火熬煮成稀粥。可每天温热食用。此方可补心脾，益气血，调经止崩。适宜用于失血性贫血等症的辅助食疗。

桂圆薏仁莲子羹：取桂圆肉30克，薏苡仁5克，莲子10克，冰糖适量。先将莲子用水泡发，去皮和心，洗净，然后与洗净的桂圆肉、薏苡仁同放入砂锅中，加水适量，用大火煮沸后转用小火煎煮至莲子酥烂，加冰糖调味即成。可每天于睡前服用。此方能补心血，健脾胃。可用于营养不良、贫血、消瘦等症的辅助食疗。

⑤ 莲藕：补中养神，益气力

莲藕微甜而脆，可生食也可做菜，而且药用价值相当高，它的根根叶叶，花须果实，无不为宝，都可滋补入药。用莲藕制成粉，能消食止泻，开胃清热，滋补养性，预防内出血，是妇孺童妪、体弱多病者上好的流质食品和滋补佳珍，在清咸丰年间，就被钦定为御膳贡品了。

在《红楼梦》中有这样一段：贾母款待刘姥姥吃过正餐，丫鬟们来请用点心。贾母道："吃了两杯酒，倒也不饿。也罢，就拿了这里来，大家随便吃些吧。"丫鬟们听说，便去抬了两张几来，又端了两个小捧盒。揭开看时，每个盒内两样，一样是藕粉桂糖糕，一样是松瓤鹅油卷。

将藕粉混合面粉拌匀，其间加入鸡蛋清、白糖、蛋糕油等。在揉好的面团上撒上桂花瓣，上蒸锅蒸熟即可。取出时可根据喜好切成各色形状，装盘更美观。

贾府中的点心花色繁多，这里的藕粉桂糖糕是一道江南风味的精美糕点。它的

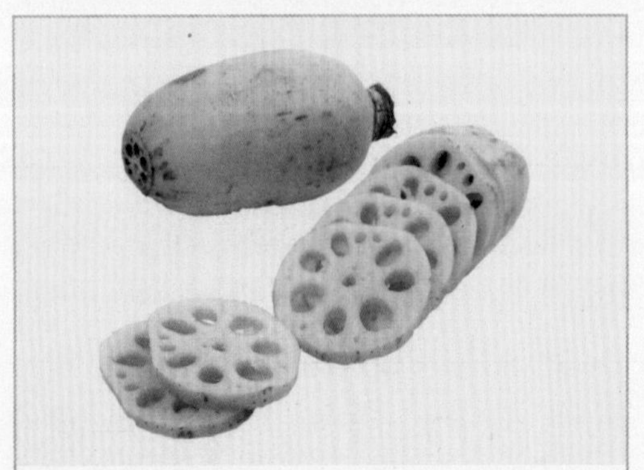

◎莲藕微甜而脆，可生食也可做菜，且药用价值相当高。

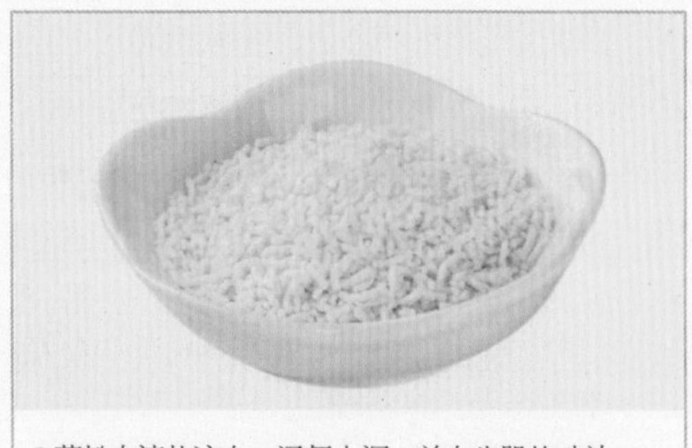

◎藕粉有清热凉血、通便止泻、益血生肌的功效。

主料之一藕粉，取自莲藕。以莲藕切片，将其用清水浸泡三日，然后捣水取汁后过滤，隔水拿出沉淀物晾干后就是藕粉。《日用本草》中说藕"清热除烦，凡呕血、吐血、瘀血、败血，一切血证者宜之"。传说中，南宋孝宗皇帝喜暴饮暴食，以至于胃肠出血，太医久治不愈。后来有人进献民间土方，以新鲜藕节捣汁用热酒送服。竟然有奇效，皇帝的病不几日就痊愈了。

过量的饮酒极其伤胃，很容易导致胃出血等症。胃出血病人一定要赶快就医，但在之后的养护上建议多食藕粉。为了调制胃口，也可以试试《红楼梦》中的这道点心，既满足了胃口，也能起到止血的疗效。

⑥ 三莲驻颜散，亭亭玉立好身材

《本草纲目》《随息居饮食谱》等古代药（食）学典籍认为，莲子及荷叶具有清心火、平肝火、泻脾火、降肺火以及清热养神、降压利尿、敛液止汗、止血固精等功效。"荷叶减肥，令人瘦劣"，中国自古以来就把荷叶奉为瘦身的良药。

以下介绍几道特别适用于女性朋友的

瘦身方：

荷叶茶：取荷叶、绿茶各10克。以沸水冲泡。代茶饮，每日1剂。此茶可帮助减肥。

陈皮荷叶茶：取陈皮500克，鲜荷叶100张，生苡仁、生山楂各1000克。先将夏日采集的新鲜荷叶洗净，切丝，晾干。将陈皮、山楂、苡仁三者研为细末，与荷叶混匀分成100袋。可每日1袋，开水冲泡代茶饮，连续100天。

洛神荷叶茶：取洛神花20克，荷叶半片，蜂蜜适量。先将洗净的荷叶沿脉络剪切成小块，与洛神花一起放入约50毫升的水锅中，熬煮15分钟。加入适量蜂蜜或冰糖调味，可避免酸涩的口感，但切忌过甜。此茶口感好，去除油腻、消除胀气。

山楂荷叶茶：取山楂25克，荷叶15克，红枣2～3颗。先将500毫升开水煮沸，放入所有材料、煮滚约5分钟后，即可去渣饮用。此茶降体脂、健脾、降血压、清心神，可以预防肥胖症、高血压、动脉硬化等疾病。此茶中山楂食用过多会对肠胃刺激，加入红枣让茶饮更平和好喝。

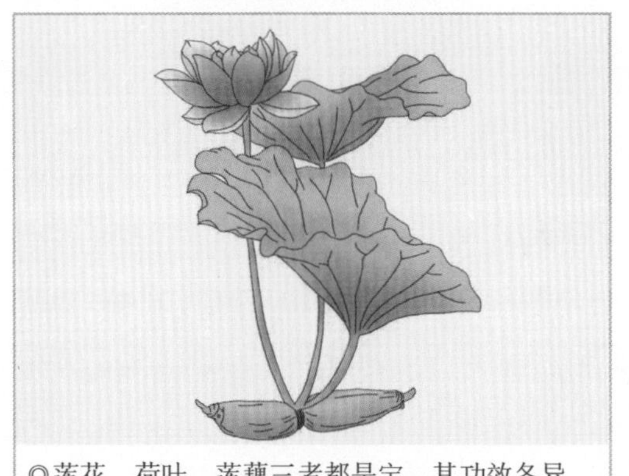
◎莲花、荷叶、莲藕三者都是宝，其功效各异，又可以合而用之，帮助女人成就美娇颜。

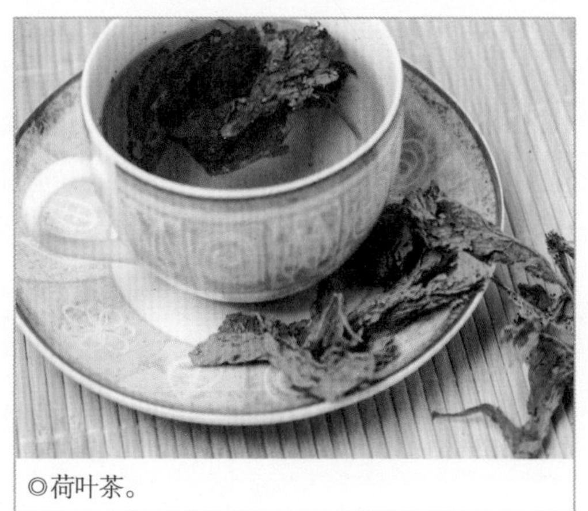
◎荷叶茶。

荷叶玫瑰茶：取荷叶3克、炒决明子6克、玫瑰花3朵。用开水冲泡。

桂花荷叶茶：取荷叶、绿茶各3克，桂花5克，冰糖适量。先于锅中加水煮沸后，加入所有茶材。煮约5分钟后即可熄火，滤渣后即可饮用。

三莲驻颜散：取莲花7份，莲藕8份，莲子9份。先将三莲阴干后研为末，过筛。按7∶8∶9的比例混合均匀，装瓷瓶备用。可每日食用2次，早晚空腹服食，每次1克，开水冲服或温酒送服。此方可驻颜轻身，永葆青春。适用于体型肥胖，容颜将衰者。

7 荷花灵验小妙方

润肤消皱：荷花210克，莲子70克，莲根240克，阴放半干时用砂锅蒸熟晒干，共研细末，制成蜜丸，用温开水送服，每次15克。

色斑：荷花研为细末，加甘油调匀，作面脂使用。

年老体衰：鲜藕煮熟，早晚各食1次，每次100克。

牙痛：取干荷叶重5克，水煎服，或将干荷叶研末，每次服6克。

盗汗：莲子（去心）7粒，黑枣7个，浮小麦30克，水煎服，连服3天。

防暑：取鲜藕250克，洗净切片，加入白糖适量，煎汤代茶饮；或用荷叶适量，煎汤代茶。

中暑吐泻、烦热口渴：鲜荷叶1张，冬瓜皮50克，洗净后加水1500毫升，煮沸30分钟，去渣后加入适量白糖和食盐饮用。荷叶、青蒿各9克，芦根30克，加水煎服；荷梗、香薷各9克，莲子心3克，水煎服；荷花（用花瓣）3克，水煎服。

手部粗糙皲裂：鲜藕节1个，洗净蒸熟，捣烂成泥敷患处，每日1次，持续5至7日，能润燥护肤。

高血压、心悸、失眠：莲子心2克，用开水冲泡，代茶频饮。

高血压：莲子心9克，远志6克，酸枣仁12克，水煎服，每日2次。

高血脂：鲜荷叶、冬瓜皮、老南瓜皮各30克，加入清水大火煎煮片刻，每日1剂，分2次服。

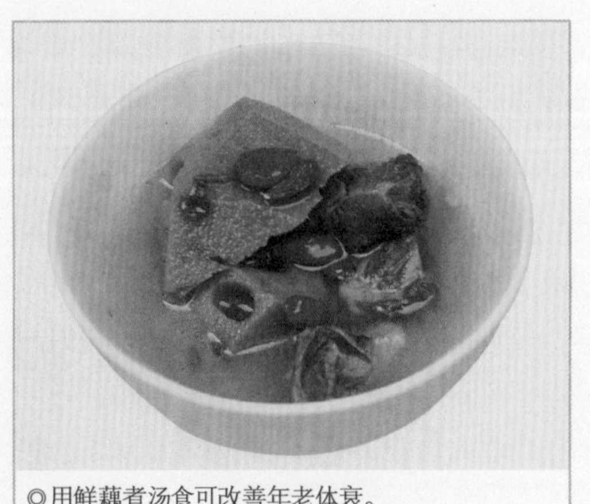

◎用鲜藕煮汤食可改善年老体衰。

乳汁不通畅：荷梗30克（鲜品），王不留行15克，水煎服，每日2次。

白带多：鲜藕300克、红鸡冠花3朵，水煎，用红糖调服，日服1剂。

崩漏：取藕节7个或莲蓬3个，切细水煎，调入红糖饮服。

产后出血：取新鲜藕汁，日服3服，每次服10～20毫升。

胎动不安：荷蒂7枚、南瓜蒂2枚，水煎服，每日2次。

肺结核咯血：鲜藕节、鲜白毛根各60克，水煎服；鲜藕250克洗净切片，加冰糖或白糖适量拌食；新鲜藕汁日服3次，每次20毫升。

胃出血：鲜藕汁、鲜萝卜汁各20～30毫升，调匀服下，每日2次，连服数天。

胃溃疡：干荷叶研细末，温开水送服，日服1次，每次服1克。

急性肠胃炎、支气管咯血：鲜嫩藕150克，捣烂取汁，分2次用开水冲服。

脾胃虚弱：莲子100克，猪肚1个，加水共炖，分数次食用。

心悸怔忡、脾虚便溏、妇女腰酸带多、体质虚弱：取莲子（去心）、芡实（去壳）各60克，鲜荷叶（1/4张）1片，糯米适量，一起入锅煮粥，加入白糖适量服用。

孕妇腰疼、习惯性流产：取莲子5～15克，与糯米煮粥食。常服更有效。

妊娠漏血：取鲜荷叶1～2张，水煎，加红糖调服，日服3次。

滑精梦遗：荷叶30克研细末，用糯米汤送服，日服2次，每次2克。莲子15克、莲心3克、山药30克，水煎，待温时加蜂蜜调食。

眼睛迎风流泪：荷花15克、红糖10克、梨1个切块共煮，喝汤食梨，日服1次。

酒糟鼻：鲜藕洗净榨汁，日涂2次，连续5～7日，可清热去湿，杀虫敛疮。

解酒、心烦不眠：睡莲根15～30克（鲜品30～60克），水煎服。

食蟹中毒：榨取生藕汁饮服。

热淋：取生藕汁、葡萄汁、荸荠汁各等份，加入蜂蜜适量，日服3次，每次服10～20毫升。

红白痢：将藕捣烂取汁，加入蜂蜜，隔水炖成膏服。

眼热赤痛：取莲藕、绿豆适量煮熟，连汤服之。

鼻出血：鲜藕汁，每次饮半杯，不止再饮。

肛裂、痔疮：将藕500克，僵蚕7个，红糖120克，水煎，连汤服下，连服7天。

麦芒及尘土异物入眼不出：取藕汁滴眼。

吐血、咯血、鼻出血：取干藕节30克（鲜品用90克），桑叶15克，白茅根10克，水煎，日服3次；取藕节5个，切碎，加入红糖，水煎服。

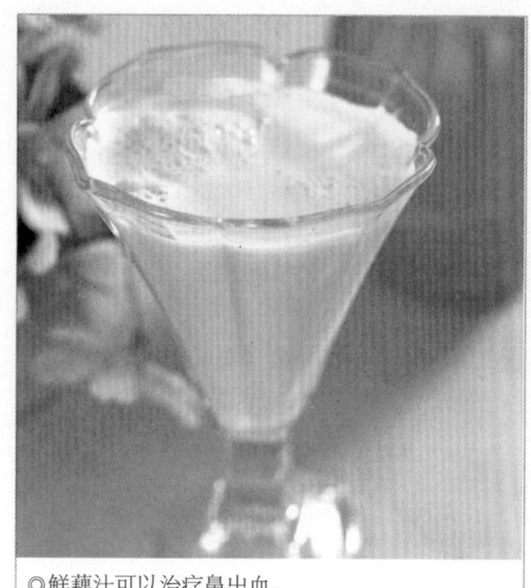

◎鲜藕汁可以治疗鼻出血。

大便下血：取藕节40克，白果30克，水煎服。

久泻久痢、肠风便血：荷梗或荷叶蒂30～60克，水煎，加入饴糖1～2匙调服。

漆过敏：用荷叶煎水熏洗。

久痢不止：将莲子（去心）焙黄研末，每次服3克，用米汤送下。

噤口痢（痢疾饮食不入）：取莲子30克，黄连12克，人参15克，水煎服。莲子、人参可连汤吃。

治疮疖痈肿：将鲜荷花揉碎，贴患处。

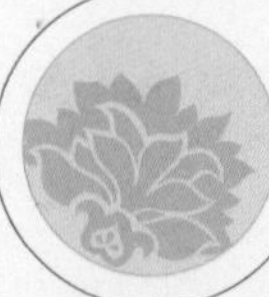

莲子滋补药膳，养心益肾的佳品

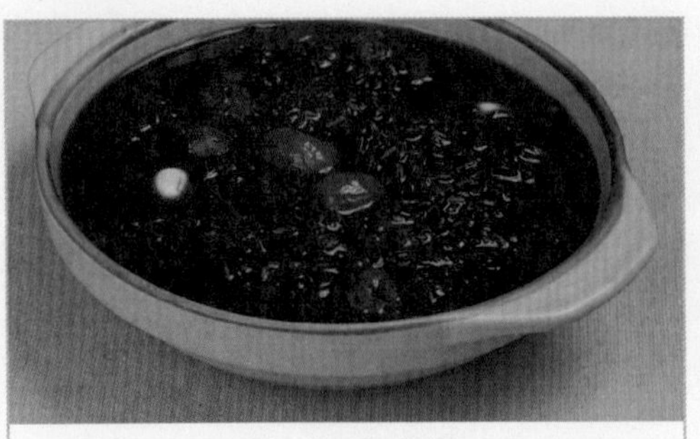

莲子紫米羹

功效 助阳固精、滋补肝肾、补血养血。

材料 韭菜子10克，龙眼肉40克，红枣5颗，紫米100克，莲子25克，白糖适量

做法 ①莲子去心；紫米以热水浸泡1小时。②红枣泡发，洗净；韭菜子洗净后备用。③砂锅洗净，倒入泡发的紫米，加4碗水，用中火煮滚后转小火，再放入莲子、红枣、龙眼肉、韭菜子，续煮40～50分钟，直至粥变黏稠，最后加入白糖调味即可。

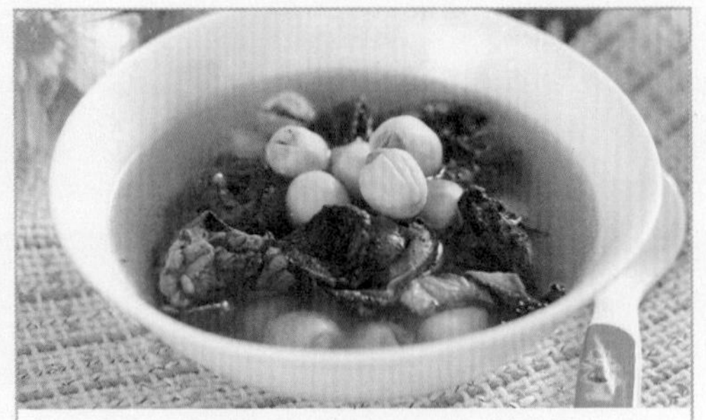

莲子茅根炖乌鸡

功效 清热利湿、消炎止带，可辅助治疗湿热型盆腔炎。

材料 萹蓄、土茯苓、茅根各15克，莲子50克，乌鸡肉200克

做法 ①将莲子、萹蓄、土茯苓、茅根洗净。②乌鸡肉洗净，切小块。③把全部用料一起放入炖盅内，加适量开水，炖盅加盖，文火隔水炖3小时，调味即可。

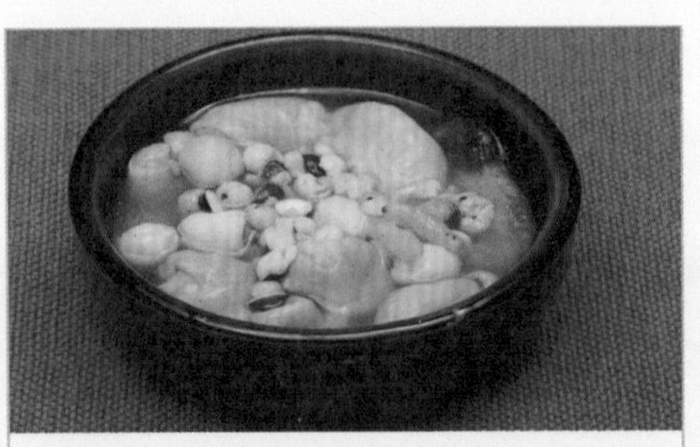

芡实莲子薏米汤

功效 养心益肾、补脾止泻。

材料 芡实100克，茯苓50克，淮山50克，薏米100克，猪小肠500克，干品莲子100克，盐2小匙，米酒30克

做法 ①将猪小肠入沸水中汆烫，捞出剪成小段。②将芡实、茯苓、淮山、莲子、薏米洗净，与小肠一起入锅，加水至盖过所有材料，煮沸后用小火炖约30分钟，快熟时加盐调味，淋上米酒即可。

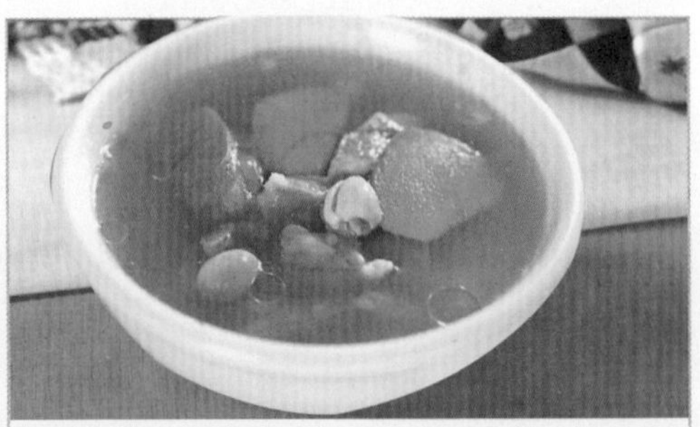

西红柿莲子瘦肉汤

功效 抗氧化、延缓衰老。

材料 莲子25克，白芷5克，猪瘦肉50克，西红柿200克，胡萝卜30克，盐8克，葱1根，油少许

做法 ①猪肉用盐腌渍半小时后切成块。②西红柿、胡萝卜切块；葱切花。③将猪瘦肉、胡萝卜、莲子、白芷放入清水锅内，大火煮沸后改小火煲20分钟，加入西红柿再煲5分钟，放入葱花、油、盐即可。

莲藕滋补药膳，清热泻火的美味

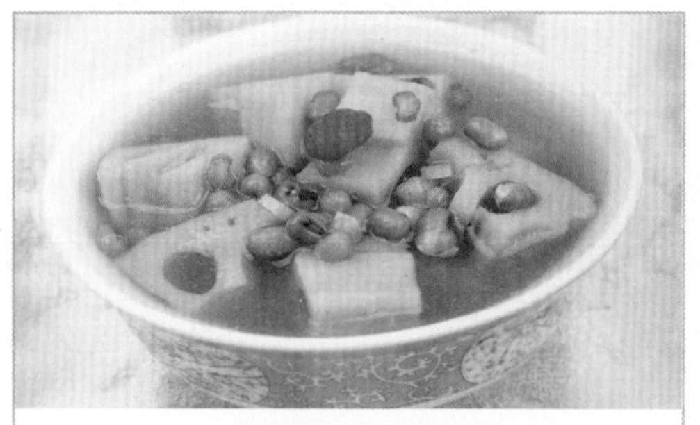

莲藕降火汤

功效 此汤具有清热凉血、益血生肌的功效，适合痤疮患者食用，可帮助消退粉刺、痘印。

材料 杏仁30克，莲藕150克，绿豆35克，盐2克

做法 ①将莲藕去皮洗净切块；绿豆淘洗净备用；杏仁洗净，备用。②净锅上火倒入水，下入莲藕、绿豆、杏仁煲至熟。③最后调入盐搅匀即可。

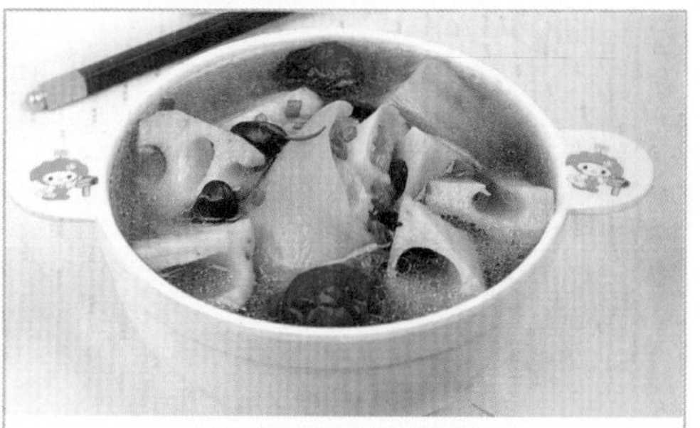

红枣莲藕猪蹄汤

功效 此汤具有补血、活血、通乳的功效，适合气血虚弱所致的缺乳症。

材料 红枣、当归各适量，莲藕、猪蹄各150克，黑豆、清汤适量，盐6克，姜片3克

做法 ①将莲藕洗净切成块；猪蹄洗净斩块。②黑豆、红枣洗净浸泡20分钟备用。③净锅上火倒入清汤，下入姜片、当归，调入盐烧开，下入猪蹄、莲藕、黑豆、红枣煲至熟即可。

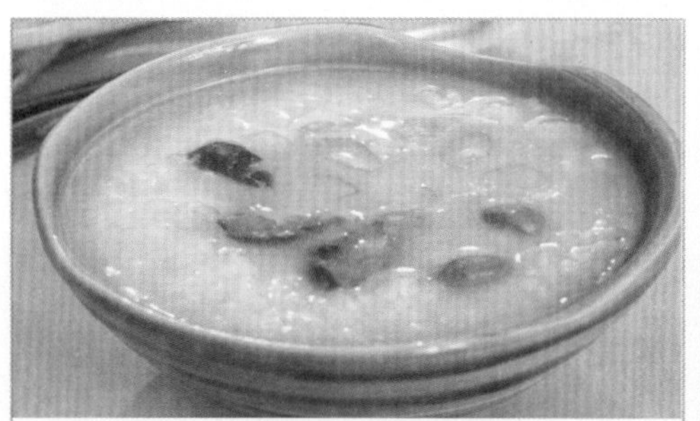

莲藕糯米甜粥

功效 益气补血。

材料 莲藕、花生、红枣各15克，糯米90克，白糖6克

做法 ①糯米泡发洗净；莲藕洗净，切片；花生洗净；红枣去核洗净。②锅置火上，注入清水，放入糯米、藕片、花生、红枣，用大火煮至米粒完全绽开。③改用小火煮至粥成，加入白糖调味即可。

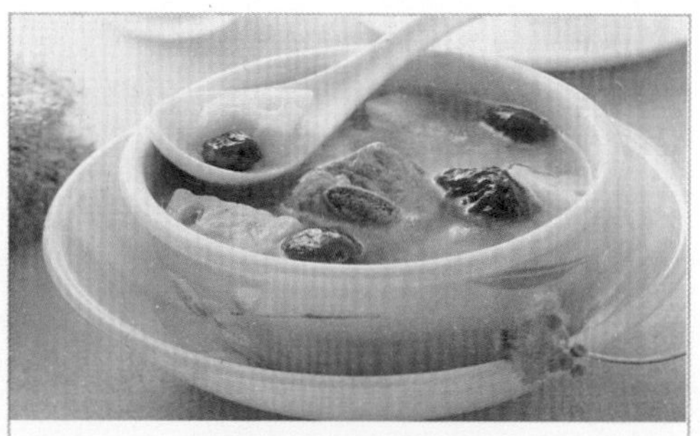

双枣莲藕炖排骨

功效 清热利湿。

材料 莲藕600克，排骨250克，红枣10颗，黑枣10颗，盐6克

做法 ①排骨洗净斩件，氽烫，去浮沫，捞起冲净。②莲藕削皮，洗净，切成块；红枣、黑枣洗净去核。③将所有材料盛入锅内，加适量水，煮沸后转小火炖煮约60分钟，加盐调味即可。

荷叶美容养颜方，养颜瘦脸效果佳

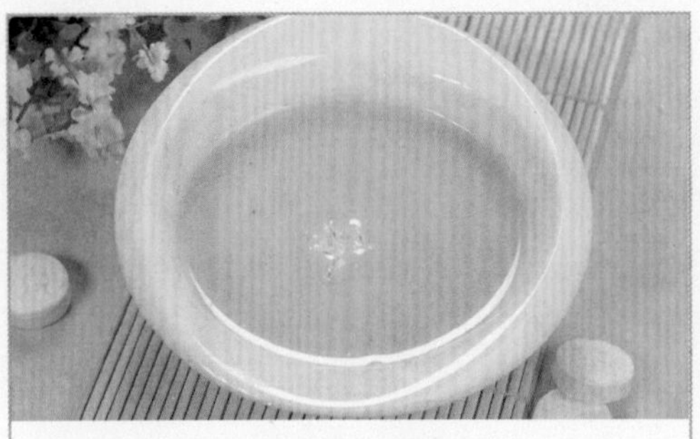

荷叶面膜

功效 这款面膜含有丰富的去水肿成分，能促进肌肤的水分代谢，消除肌肤浮肿。

材料 干荷叶5克，薏米粉10克，锅，面膜碗，面膜棒

做法 ①干荷叶放入锅中，煮水。②取荷叶水置于面膜碗中，加入薏米粉，用面膜棒搅拌均匀即成。

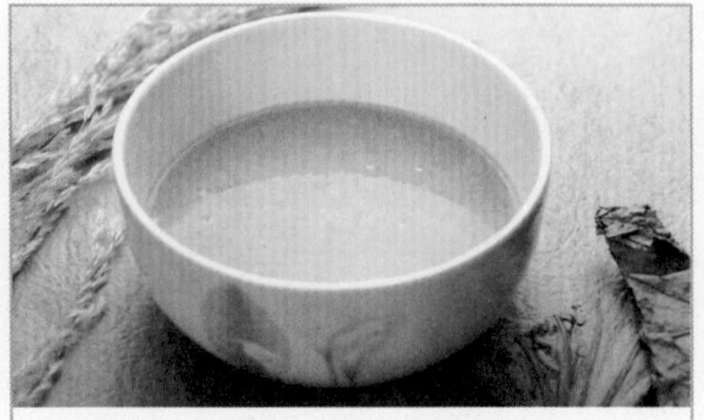

荷叶薏仁面膜

功效 消除脸部的水肿并且可以促进淋巴循环排毒。

材料 绿茶粉5克，薏米粉5克，荷叶5克，珍珠粉2克

做法 ①将荷叶和500毫升的水共同熬煮，将近要熬到大约剩100毫升时，滤出汤汁。②将珍珠粉、薏米粉和绿茶粉混合在一起，然后倒入荷叶汁，搅拌均匀即可。

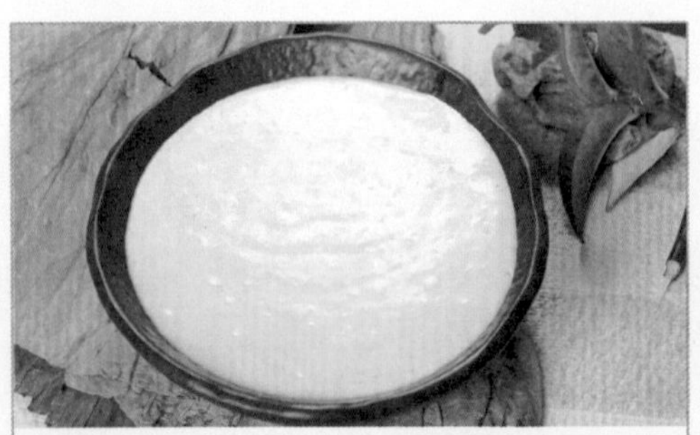

荷叶紧肤面膜

功效 有效去除面部多余脂肪，收敛肌肤毛孔，令面部变得紧致光滑。

材料 荷叶粉10克、面粉10克、矿泉水适量

做法 取以上材料，调成糊状，洁面后均匀地涂在脸上，20分钟后用清水洗净即可。

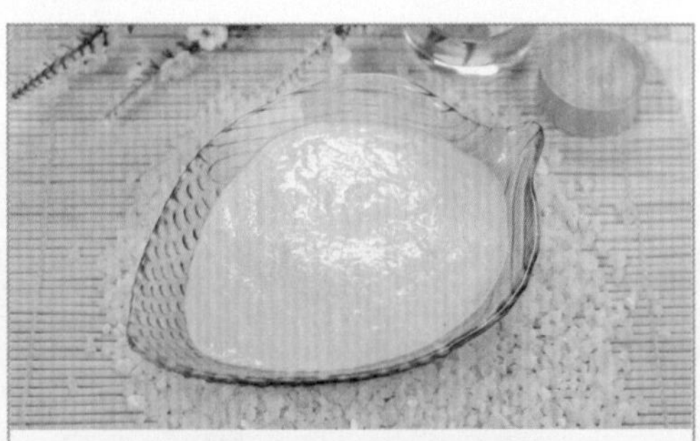

新鲜荷叶紧肤面膜

功效 紧致肌肤，改善脸部的臃肿。

材料 新鲜荷叶半张，面粉30克

做法 ①将新鲜荷叶放入榨汁机中榨汁。②将面粉加入荷叶汁中，搅拌均匀即可。③用温水清洗脸部，将面膜均匀涂在脸上，避开眼、唇周围。④从鼻翼两边向太阳穴方向轻轻按摩。⑤20分钟后，用温水洗净，每周1-2次。

百合花：宁心润肺“云裳仙子”

❶ 洁白娇艳，美容佳品

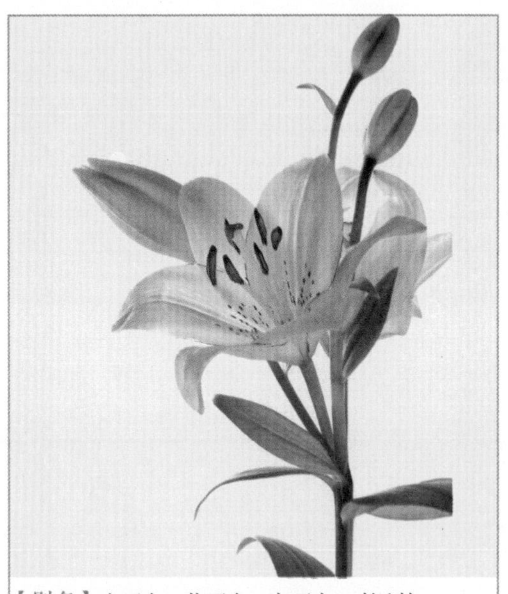

【别名】山百合、药百合、家百合、喇叭筒。
【性味】味甘微苦，性平。
【归经】入归肺、心经。
【功效】润肺止咳，清心安神，补中益气，清热利尿。

百合花有云裳仙子之称，而且象征着“百年好合”，因此向来深受人们的喜爱。不仅如此，百合还是上等滋补品，营养价值和药用价值都很高。具有润肺宁心，补脑健胃，抗衰老等功效。食百合可以清心、镇定、安神、治老年咳嗽哮喘、小便不畅、腹内寒热胀满病症。

中医认为，百合还能治疗肺痨久嗽，咯唾痰血，百合病，心悸怔忡，失眠多梦，烦躁不安，心痛，喉痹，胃阴不足之胃痛，二便不利，水肿，痈肿疮毒，脚气，产后出血，腹胀等症。

不过，风寒咳嗽、脾胃虚寒以及大便稀溏者不宜多食百合。

百合洁白娇艳，鲜品富含黏液质及维生素，对皮肤细胞新陈代谢有益，常食百合，有一定的美容养颜作用。隋炀帝杨广的妻子萧皇后天生丽质、明艳照人，被立为皇后的数年间，虽然隋炀帝宠爱宜华夫人，又广征天下美女，沉迷于声色犬马而冷落萧皇后，但是萧后并没因备受皇帝冷落而忧郁、气愤，甚至懒于梳妆打扮，相反，她一如既往地注意自己的起居饮食、妆容修饰。她还专门请御医给她制订了一份美容的食谱，在日常饮食中合理调配，使得自己更加年轻靓丽，肤如凝脂，后来诸多英雄为她倾倒。这份食谱中就有红枣百合粳米粥。

其具体做法如下：取红枣20颗，百合8克，粳米3克，冰糖、清水各适量。将粳米淘洗干净；百合用清水泡软；红枣洗净后拍开、去核。将粳米置于砂锅中，加入

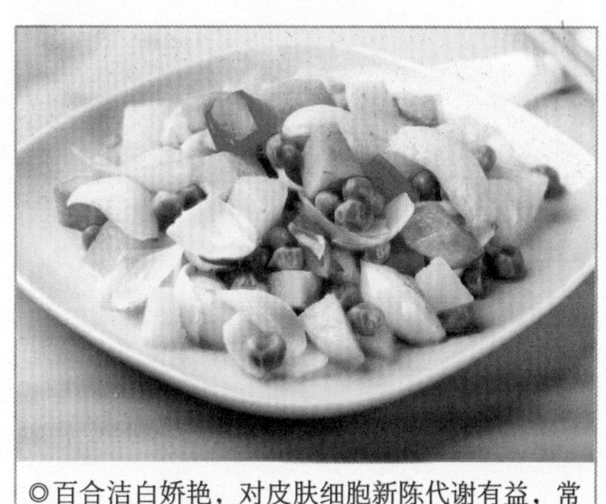

◎百合洁白娇艳，对皮肤细胞新陈代谢有益，常食百合，可美容养颜。

适量清水熬煮成粥，待煮至三四成熟时再加入百合和红枣熬煮至粥成，最后再加入适量冰糖略煮片刻，待冰糖溶化搅匀即可。每天早晨空腹食用，并且可以长期服用。本品具有生津养血、滋润心肺、美容养颜之功效，男女老少皆宜。现代医学研究证明它还特别适用于更年期妇女食用。

② 百合膳：温润女人如水娇颜

有些女性，特别是职业女性，常年待在空调环境下，皮肤很容易在不知不觉中失去水分，此时，如果注意保湿，补充肌肤的滋润度，可以达到镇静肌肤、防止发炎的作用。

《本草纲目》中有“百合具有泽肤祛斑之效用”，常在空调环境中工作的女性可以利用百合来保湿润肤。百合可以做成粥、汤或茶，配料可以根据自己的口味来选择，如百合红枣粥可以保湿补血，百合南瓜粥可以润肺补血等。

长期处于空调环境中的女性要保湿，除了依靠食物本草外，还得视个人肤质采取不同的保养方式。油性肌肤者在控油的同时，还要注意补水，平时使用清爽型的乳液即足够。混合性肌肤者，只要在脸颊等较干的部位重点涂抹即可。干性肌肤者就得整脸涂抹保湿乳液，以防止肌肤过于干燥，这一类肌肤可选择较滋润的、保湿效果较佳的乳液。

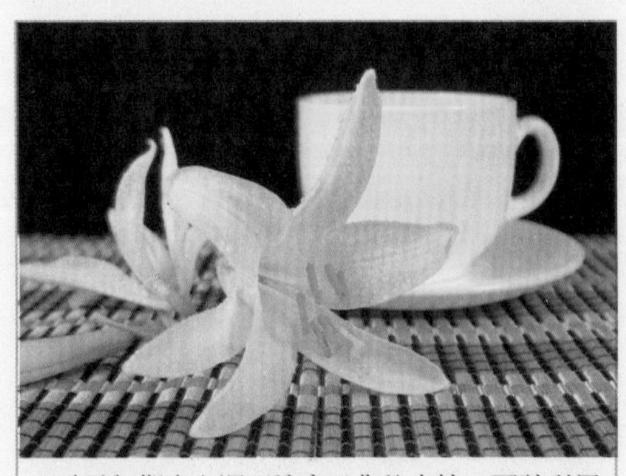

◎对于长期在空调环境中工作的女性，可以利用百合来保湿，煮汤、泡茶、做粥都可。

另外，夏天的时候，人体阳气外发，伏阴在内，气血运行旺盛，并且活跃于机体表面。空调的问世，让我们可以假装不问四季，但我们的身体仍然按时进入夏季，并且按照夏季的规则运行。所以，夏季要注意保护体内的阳气。不要因为贪凉而伤害了体内的阳气，尽量少吹空调，给自己准备一把扇子，太热的时候就扇一扇。

以下推荐几道常用的百合花膳供大家选择：

百合粥（一）：取百合30克，糯米50克，冰糖适量。将百合去皮洗净，掰成小块后，与糯米同入砂锅，加水400毫升，煮至米烂汤稠，加冰糖即成。分早晚餐温热服食，20天为一疗程。此粥可润肺调中，宁心安神。用于治疗肺燥咳嗽、痰中带血、热病后期余热未清、神志恍惚、心神不宁、慢性气管炎、肺气肿、肺结核、支气管扩张、癔症等。

百合粥（二）：取百合30克，糯米100克，红糖适量。将百合去皮洗净，掰成小块后，与糯米同煲粥，加红糖即成。温热时服食。此粥可补中益气，通二便。

百合绿豆汤：取百合150克，绿豆250克，白糖适量。先将百合干品掰成小块，绿豆洗净放入锅中加适量清水，用旺火烧开后用小火煮至半酥，加入百合同煮至熟

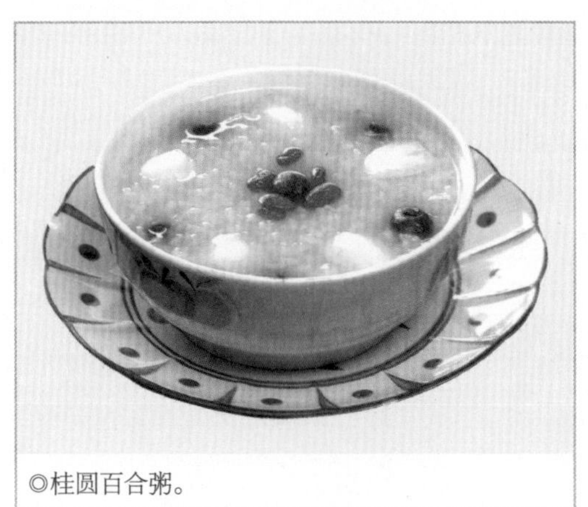
◎桂圆百合粥。

酥，加白糖即成。此粥是防暑佳品，可温热或冷饮。有清心、涤热的功效。

百合花茶：取百合花15克。将百合花洗净放入瓷杯，用沸水冲泡。此茶可代茶饮。此茶有清心安神、治眩晕的功效。

百合莲心羹：取百合100克，莲心3克，冰糖20克。先将百合掰瓣，入砂锅，加水适量，旺火煮沸，改用中火煨至百合酥烂。加莲子心，调入冰糖，改用小火煨煮10分钟即成。可分早、晚2次分服。此羹可治神经衰弱症。

枸杞百合羹：取枸杞子、百合各5钱，鸡蛋黄1个，冰糖适量。先将枸杞子、百合放入锅中，加水适量，同煮稠烂，然后加入搅碎的鸡蛋黄和冰糖，再煮沸片刻即可。可每日服食2次，可常用。此羹可补肝肾，安心神。适用于肾阴不足引起的心悸、失眠者。

百合八宝饭：取百合、红枣、赤豆各100克，黑米200克，薏米、天麻各 50克，桂圆肉25克，冰糖适量。先将百合、红枣、赤豆、黑米、薏米、天麻、桂圆肉各洗净，百合掰成小块，红枣去核，天麻切小块。一起放入锅中，加适量水，小火焖煮。饭熟，加冰糖即成。此饭可作主食。有养心安神、补血健脾的功效。适用于治疗食欲不振、消化不良、心悸失眠、各种贫血、健忘等症患者食用。

③ 百合灵验小妙方

神经衰弱、心烦失眠：百合15克、酸枣仁15克、远志9克，水煎服，每日1剂；百合花30克、蜂蜜50克，混匀，在锅中煮开，睡前服2食匙；百合花20克、黄酒50毫升，隔水炖沸，晚餐后服用；百合花、合欢花各等量，共研细末，晚餐后用黄酒送服，每次6克。

干咳无痰：百合30克，麦冬9克，桑叶12克，杏仁9克，蜜渍枇杷叶10克，加水同煮。

咽喉干痛、口唇干裂：百合、天冬、麦冬各250克，洗净加水小火煎煮2小时；过滤取汁，浓缩成膏，每100克清膏加入蜂蜜50克，早晚各用白开水调服15克。

肺热咳嗽：百合花30克、蜂蜜50克拌匀，隔水炖沸，分2次服用，连服1周。

肺燥咳嗽，痰中带血：百合、款冬花各等份，研细末，蜜丸，每次9克，日服3次。

肺结核咳嗽：百合15克、吉祥草30克、麦冬10克、冰糖30克，水煎服，每日1剂。

肺病吐血：新百合捣汁，和水饮之，亦可煮食。

肺结核咯血：百合24克，麦冬、玄参、芍药各9克，生地黄12克，熟地黄18克，当归、甘草、桔梗各4.5克，贝母6克，水煎服。

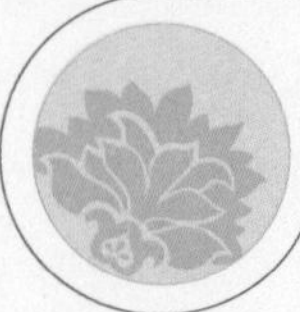

百合粥，让你做个舒服的睡美人

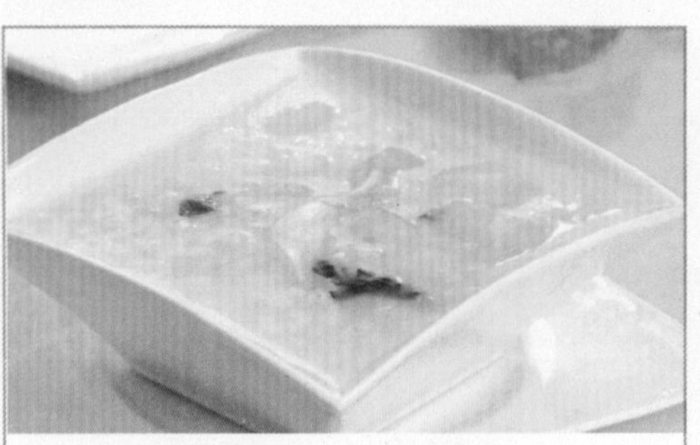

白萝卜百合咸粥

功效 开胃消食。

材料 白萝卜30克，百合15克，大米100克，盐3克，味精1克，葱少许

做法 ①百合洗净；白萝卜洗净，切块；葱洗净切成葱花；大米洗净。②锅置火上，注入清水，放入大米，用旺火煮至米粒绽开。③放入百合、白萝卜，改用文火煮至粥成，调入盐、味精入味，撒葱花即可食用。

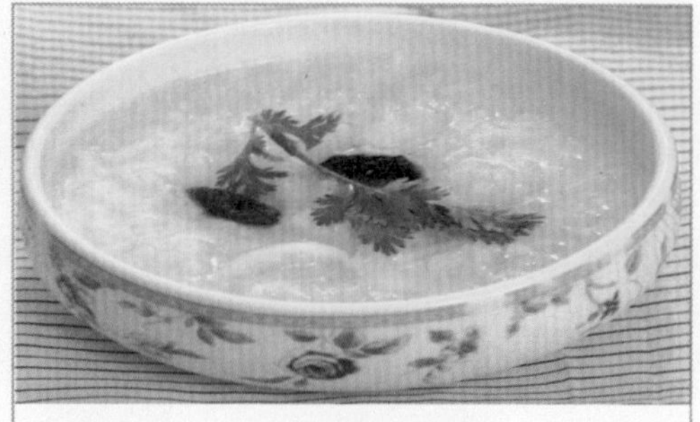

百合葡萄粥

功效 养心润肺。

材料 百合20克，葡萄干10克，大米100克，白糖6克

做法 ①大米泡发洗净；葡萄干、百合分别洗净。②锅置火上，注水后，放入大米，用旺火煮至米粒绽开。③放入葡萄干、百合，改用文火煮至粥浓稠时，加入白糖入味即可。

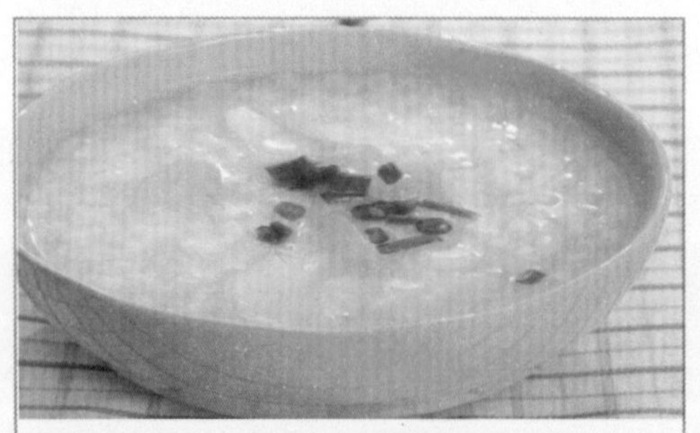

百合雪梨粥

功效 养心润肺。

材料 雪梨、百合各20克，糯米90克，冰糖20克，葱花少许

做法 ①雪梨去皮洗净，切片；百合泡发，洗净；糯米淘洗干净，泡发半小时。②锅置火上，注入清水，放入糯米，用大火煮至米粒绽开。③放入雪梨、百合，改用小火煮至粥成，放入冰糖熬至融化后，撒上葱花即可。

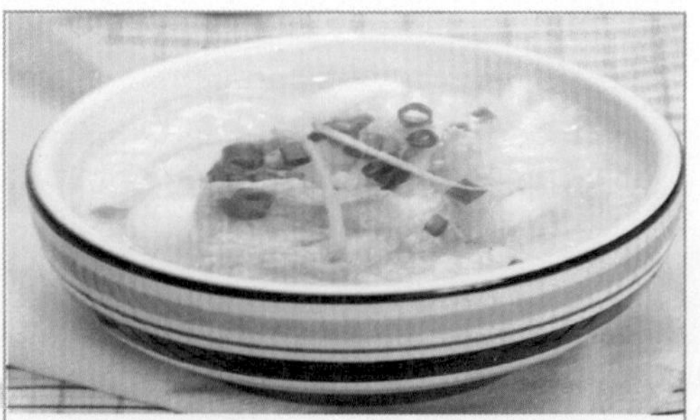

鲫鱼百合糯米粥

功效 养心润肺。

材料 糯米80克，鲫鱼50克，百合20克，盐3克，味精2克，料酒、姜丝、香油、葱花各适量

做法 ①糯米用清水浸泡；鲫鱼切片，用料酒腌渍去腥。②锅置火上，放入大米，加适量清水煮至五成熟。③放入鱼肉、姜丝、百合煮至粥将成，加盐、味精、香油调匀，撒上葱花便成。

百合药膳，润肺止咳的佳品

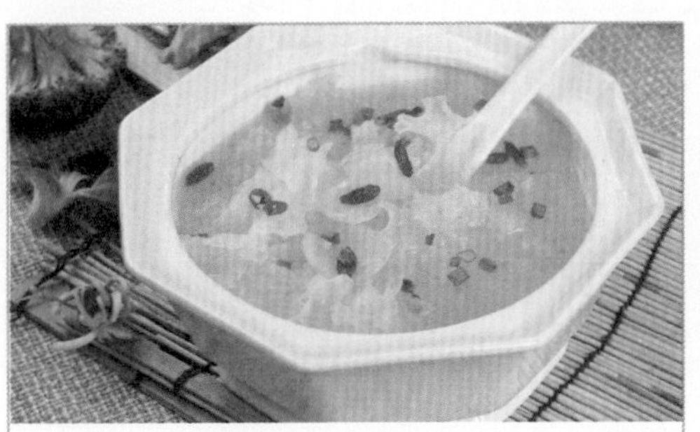

雪梨银耳百合汤

功效 润肺止咳、清心安神。

材料 银耳、百合各50克，枸杞适量，雪梨1个，冰糖适量

做法 ①雪梨洗净，去皮、去核，切小块备用。②银耳泡发半小时后，洗净撕成小朵；百合、枸杞洗净待用。③锅中倒入清水，放银耳，大火烧开，转小火将银耳炖烂，放入百合、枸杞、雪梨、冰糖，炖至梨熟即可。

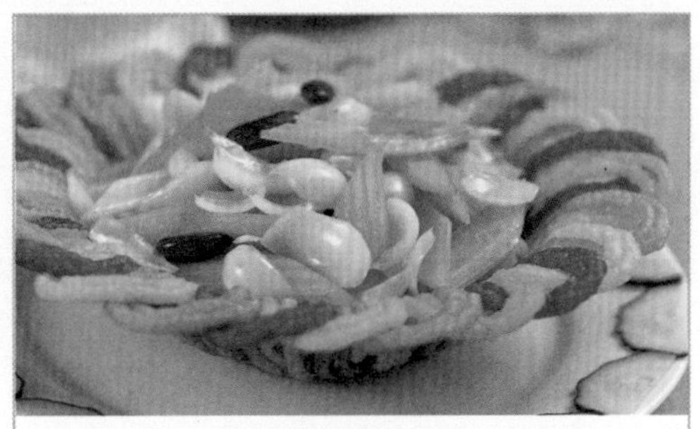

雀巢百合

功效 利水除湿、和血排脓、消肿解毒。

材料 百合250克，红豆100克，西芹250克，盐、味精、鸡精、淀粉、葱油、姜汁、淀粉各适量

做法 ①西芹洗净切小段。②将西芹、百合、红豆下入沸水中煮熟后，捞起沥干，然后将葱油、姜汁放入锅中烧热，再放入西芹、百合、红豆翻炒。③加入盐、味精、鸡精炒匀，用淀粉勾芡后装出即可。

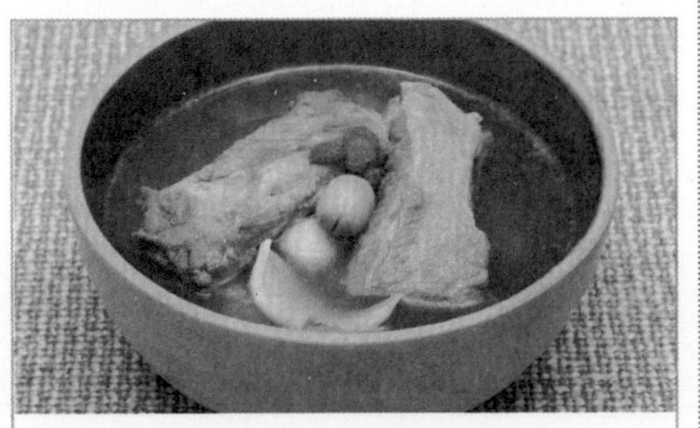

莲子百合排骨汤

功效 安定心神、舒缓神经、止咳化痰。

材料 莲子、百合各50克，枸杞少许，排骨500克，米酒、盐、味精各适量

做法 ①将排骨洗净，斩块，放入沸水中汆去血水，捞出备用。②将莲子和百合分别洗净，莲子去心，百合掰成瓣，备用；枸杞洗净，备用。③将莲子、百合、排骨一同放入锅中炖煮至排骨肉完全熟烂，起锅前加入米酒、盐、枸杞即可。

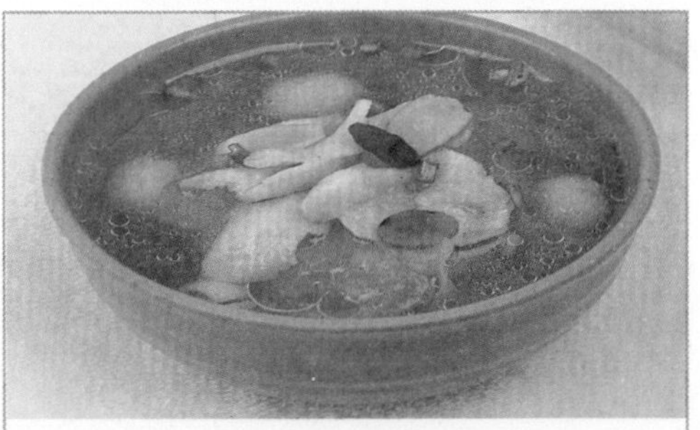

百合参汤

功效 此汤具有养阴润肺、滋阴补血、清热解毒、养心安神之功效。

材料 水发百合75克，水发莲子30克，沙参1个，冰糖适量

做法 ①将水发百合、水发莲子均洗净备用。②沙参用温水清洗备用。③净锅上火，倒入矿泉水，调入冰糖，下入沙参、水发莲子、水发百合煲至熟即可。

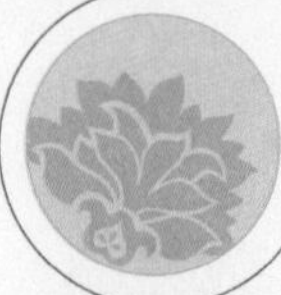

百合养颜美容方，润肤美白皱纹少

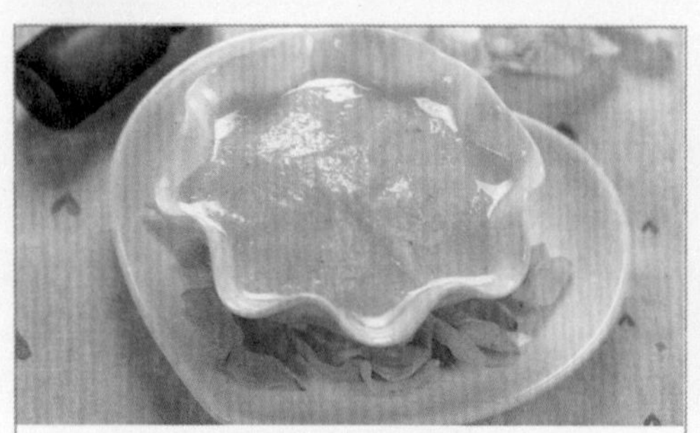

薏米百合面膜

功效 这款面膜富含胡萝卜素，能抑制肌肤黑色素的形成，改善肌肤暗沉、粗糙状况。

材料 薏米粉40克，百合粉10克，开水、纯净水各适量，面膜碗，面膜棒

做法 ①将薏米粉倒入碗中，加入适量开水，拌匀后凉凉。②将凉凉的薏米粉和百合粉一同倒入面膜碗。③加纯净水，用面膜棒搅拌调匀即成。

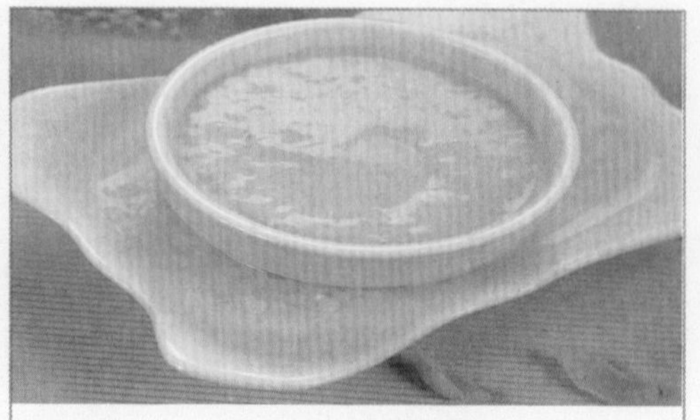

百合双豆面膜

功效 这款面膜富含维生素C、胡萝卜素、B族维生素，能清热解毒、凉血抗敏，不但可深层清洁肌肤，还能抑制痘痘。

材料 红豆粉、绿豆粉、百合粉、面粉各10克，纯净水适量，面膜碗，面膜棒

做法 在面膜碗中加入红豆粉、绿豆粉、百合粉、面粉和适量的纯净水，用面膜棒搅拌均匀即成。

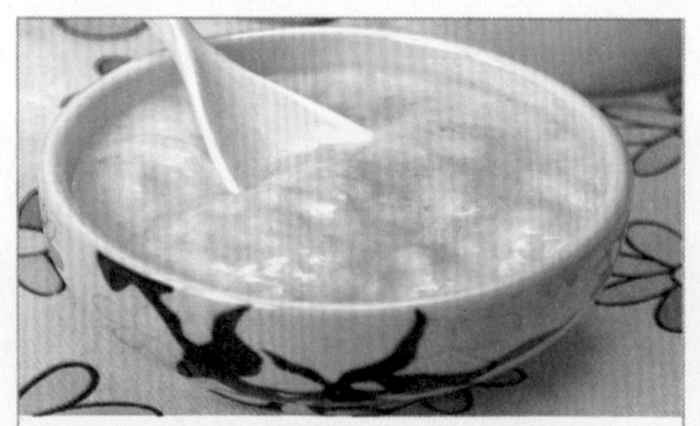

薏米百合蜂王浆面膜

功效 增强血管弹性。

材料 薏米、干百合、蜂王浆各10克，纯净水适量，锅，面膜碗，面膜棒

做法 ①薏米、干百合洗净后，沥干。②将薏米、干百合放入锅中，加入纯净水，用小火煮至稀稠，关火，倒入面膜碗中。③加入蜂王浆，用面膜棒搅拌均匀，冷却即成。

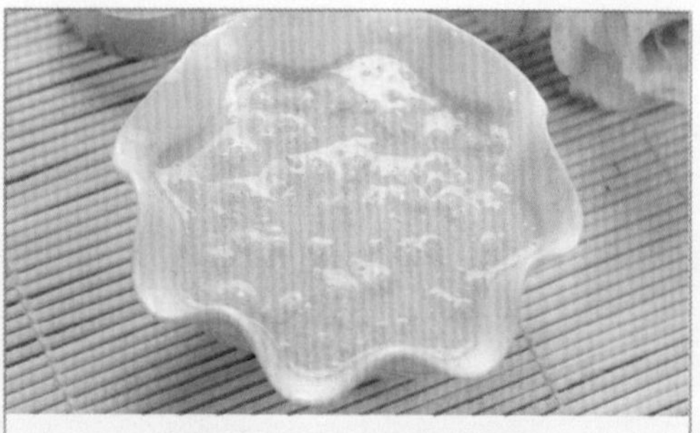

绿豆红豆百合面膜

功效 退黑色素，排毒润肤。

材料 绿豆、红豆、干百合各5克，蛋清1个，牛奶20毫升

做法 ①将绿豆、红豆、干百合研磨成粉状。②加入蛋清、牛奶，调成糊状即可。

茉莉花：理气开郁的花茶至尊

❶ 茉莉：香身润燥的驻香佳品

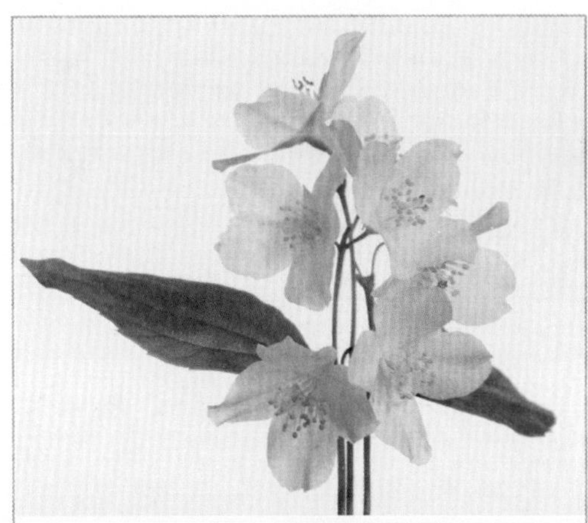

【性味】性温，味辛，无毒。
【功效】清肝明目、生津止渴、祛痰治痢。
【主治】目赤、疮疡、皮肤溃烂等症。
【提示】茉莉花辛香偏温，火热内盛、燥结便秘者慎食。

茉莉花，清香怡人，宋代诗人江奎的《茉莉》称赞说："他年我若修花使，列做人间第一香。"而茉莉花茶是将茶叶和茉莉鲜花进行拼和、窨制，使茶叶吸收花香而成的。常饮茉莉花茶，使人延年益寿、身心健康。

《本草纲目》中记载，茉莉花"能清虚火，去寒积，抗菌消炎"。所以皮肤易过敏的女性朋友们吃茉莉花粥是最适合不过了。常喝茉莉花粥，不但可以美容，还可以缓解痛经，因此经期也可以食用。

❷ 茉莉花膳，理气开郁、调理机能的佳品

茉莉花主要成分为苯甲醇及酯类、茉莉花素、芳樟醇、苯甲酸、芳樟醇酯等，性温，味辛甘，具有理气止痛、温中和胃、开郁辟秽、消肿解毒功效。现代药理研究表明，茉莉花还有强心、降压、抗菌、防辐射损伤、增强机体免疫力、调整体内荷尔蒙分泌、醒脑提神的功效。

常饮茉莉花茶，有清肝明目、生津止渴、祛痰治痢、通便利水、祛风解表、疗瘘、坚齿、益气力、降血压、强心、防龋防辐射损伤、抗癌、抗衰老之功效，使人延年益寿、身心健康。

常食茉莉花粥有清热解暑、化湿宽中的作用，能治暑热纳差、胃脘隐痛等症。对女性有痛经者更宜，经期也宜食用。

以下推荐几道常用的茉莉花药膳供大家选择：

茉莉花粥：取干茉莉花30克或鲜茉莉花60克，粳米50克。先将茉莉花去蒂洗净与粳米一同入锅，加适量清水煮粥。待粥将熟有浮油时离火，即成。可温热服用。

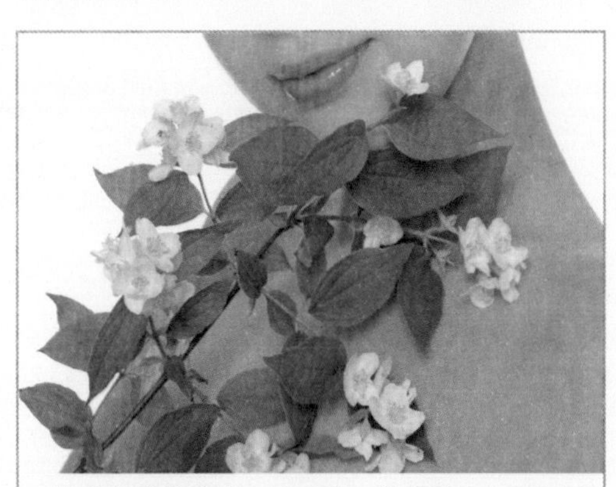

◎茉莉花能清虚火，去寒积，抗菌消炎，不仅可以美容，还能缓解痛经。

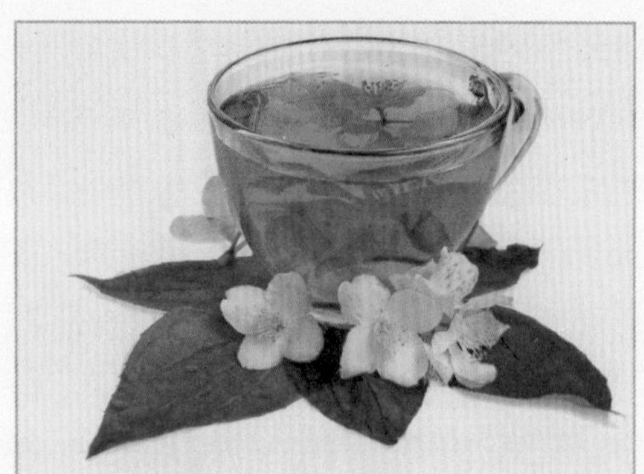
◎常饮茉莉花茶，可清肝明目、生津止渴，抗癌、抗衰老。

此方清热解暑、化湿宽中，适用于治疗暑热纳呆、胃脘隐痛等症。更适用于女性经期，特别对痛经者、月经不调者有缓解作用。

茉莉葡萄粥：取鲜茉莉花10朵，糯米100克，葡萄干10克。白糖适量。先将茉莉花去蒂与糯米、葡萄干一同入锅，加适量清水煮粥，待粥将熟有浮油时离火，即成。可温热服用。此粥能清热解表、清除秽气。

茉莉白槿花粥：取茉莉花、白槿花各5克，粳米50克，白糖适量。先将糯米淘洗净，加入茉莉花、白槿花和适量清水煮粥，待粥将熟有浮油时离火，即成。可温热服用。此方可治痢疾。

茉莉花饮：取茉莉花10朵。先用开水冲泡。可代茶饮用。可加糖调味。此茶能健脾。

茉莉花茶：取茉莉花6克，石菖蒲7克，绿茶10克。先将茉莉花、石菖蒲、绿茶用温开水洗净后烘干；一起研成细末，加水煎汁。可代茶饮。此茶能健脾安神，和胃理气。主治食欲不振、消化不良、脘腹胀痛。

茉莉豆蔻花茶：取茉莉花6克，豆蔻花6克，石菖蒲6克，厚朴花10克。先将茉莉花、豆蔻花、石菖蒲、厚朴花用温开水洗净后烘干；一起研成细末，加水煎汁。此方可代茶饮。此茶能理气解郁，适用于治疗腹痛泄泻等症。

茉莉龙眼蜜茶：取干茉莉花2克，柳丁汁15毫升，龙眼蜜30克，柑橘酒15毫升。先将茉莉花放入茶壶内，冲入沸水，闷4分钟，加入柳丁汁、龙眼蜜、柑橘酒，充分搅动均匀即成。可代茶饮。此茶能理气解郁，适用于治疗腹痛、慢性胃炎。

茉莉丁香茶：取干茉莉花2克，丁香5粒，柠檬汁10毫升，龙眼蜜30克，柠檬皮适量。先将茉莉花、丁香放入茶壶内，冲入沸水；闷4分钟，加入柠檬汁、龙眼蜜，充分搅拌至均匀；柠檬皮切成丝加入茶壶即成。可代茶饮。此茶能理气和胃，解郁。适用于治疗腹痛、慢性胃炎。

茉莉银耳汤：取茉莉花6朵，水发银耳50克，麻油、精盐、味精、素鲜汤、料酒、葱花、生姜末各适量。先将银耳撕成小块，用清水泡发；茉莉花拣去花蒂；将炒锅放在火上，锅热后，加麻油适量，炸香葱、生姜末，加素鲜汤、料酒、精盐、味精等；再加入洗好的银耳，烧开后撇去浮沫，撒上茉莉花，出锅即成。可佐餐使用。此方能理气、开郁、辟秽、和中，治下痢腹痛，结膜炎，疮痛。此菜鲜嫩适口，气味芳醇，滋阴补肾，清肺益气，疏肝解郁，理气止痛。

茉莉银耳粥：取茉莉花30克，银耳50克，冰糖30克。先将茉莉花去蒂；银耳用凉水浸泡，涨发后再洗净；二者一起放入砂锅或搪瓷锅，加水煮至银耳烂熟后，加冰糖，再煮2～5分钟即可。此粥可当滋补点心服用。有清热解表、补心益气的功效。对肺燥干咳、老年性支气管炎、冠心病、高血压等症有一定疗效。

茉莉玫瑰粥：取茉莉花5克，玫瑰花3朵，粳米30克，冰糖适量。先将茉莉花去蒂，玫瑰花扯瓣，粳米淘洗干净，加入茉莉花、玫瑰花、冰糖和适量清水煮粥，待粥将熟有浮油时离火，即成。可温热服用。此粥能疏肝解郁、理气止痛。适用于治疗肝气郁结引起的胸胁疼痛。

③ 茉莉花油，浪漫的芳香

茉莉花原产于伊朗和北印度，被称为“花中的国王”。通过脂吸法萃取的茉莉花精油，香气深沉持久，带有异国情调神秘浪漫的芳香，长久以来被当作春药，其

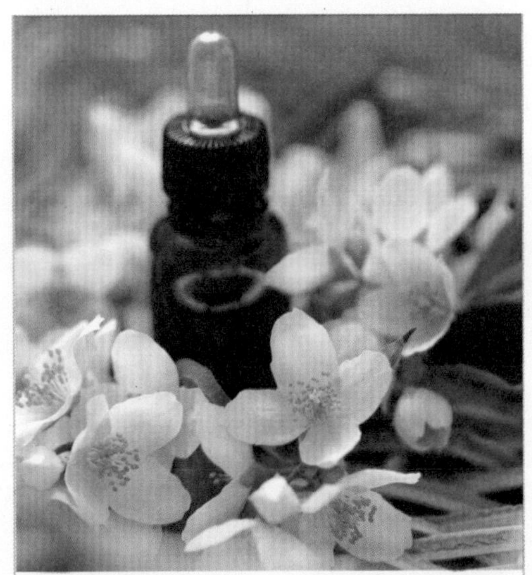

◎茉莉花油价格昂贵，是“芳香疗法”中最华贵的一颗宝石。

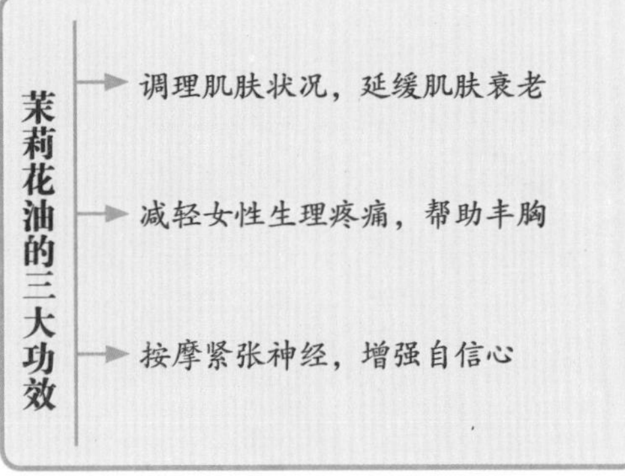

对男性的催情效果声誉卓著。不可否认，茉莉花可谓“芳香疗法”这顶皇冠中最高尚亦最为珍贵的一颗宝石，正如玫瑰诉说着爱，而茉莉则吟咏着浪漫。

茉莉花有300多种，主要有两种类型，常绿灌木和爬藤植物，花朵有白色和黄色，通常是管状白花结成圆锥花絮。它是制作香水重要的凝香剂，但生产过程非常麻烦，因茉莉花化学分子在夜间分泌特别旺盛，必须在夜间采摘花朵，让收集的花朵释放精油数日；萃取过程也非常繁复，先在橄榄油中浸泡数日，再以酒精萃取橄榄油，留下茉莉精油。因此，价格十分昂贵。

（1）茉莉花油的主要功效

①调理干燥及敏感肌肤，淡化妊娠纹与疤痕，增加皮肤弹性，延缓皮肤衰老效果显著。

②减轻女性痛经、舒缓子宫痉挛，改善经前综合征；温暖子宫卵巢，改善子宫血循不良所致的不孕与性冷感；在分娩时，能加强子宫收缩，加速分娩，尤其对平缓生产阵痛效果显著，在产后也可用来减轻产后忧郁症；用于乳房的按摩有美化

胸形及丰胸的作用。

③茉莉味道清香迷人，有助于安抚神经，使情绪获得抚慰，可增强自信心。

（2）适合与之搭配的精油

佛手柑、葡萄柚等柑橘属精油能使其气味更加清新。鼠尾草能加强茉莉的振欲效果。檀香能使其香味更加独特。乳香、薰衣草、天竺葵、杜松子也是它的好搭档。

（3）实用小妙方

①保养皮肤：茉莉精油3滴、乳香精油3滴、薰衣草精油2滴、荷荷芭油10毫升调制均匀，沐浴后水分未擦干时，涂抹全身，可延缓皮肤老化，改善皮肤松弛。

②助产黄金配方：茉莉精油3滴、薰衣草精油3滴、杜松子精油2滴、小麦胚芽油10毫升、甜杏仁油40毫升，产妇分娩时做腹部按摩，可加快分娩过程，减轻分娩痛苦。

③减少妊娠纹：茉莉精油3滴、乳香精油2滴、荷荷芭油5毫升，按摩腹部，每

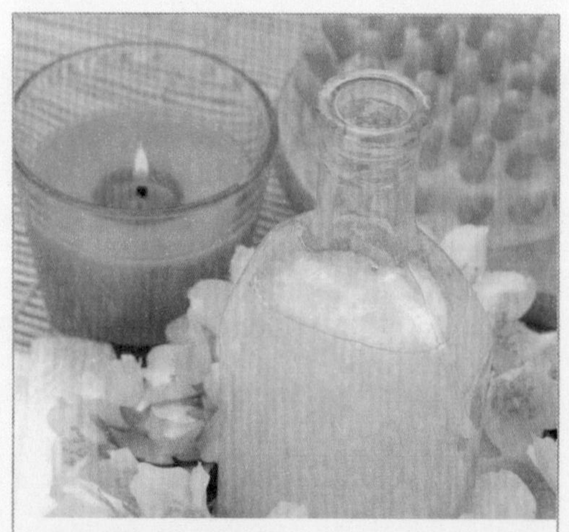

◎将茉莉花油与乳香调和，可以作为沐浴完的身体乳。

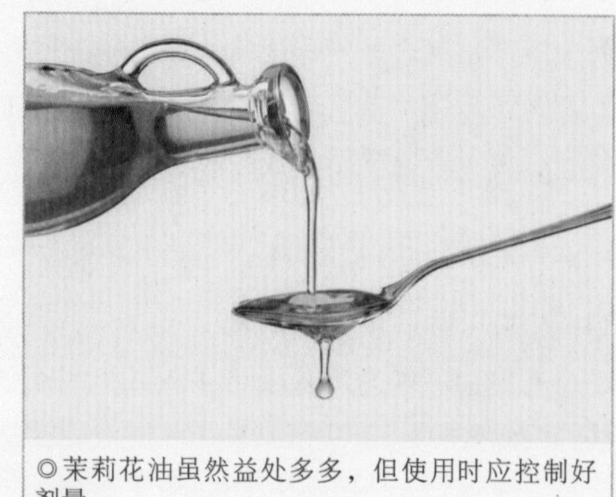

◎茉莉花油虽然益处多多，但使用时应控制好剂量。

天一次，能减少妊娠纹。

④滋润护发：茉莉精油1滴、檀香木精油2滴、天竺葵精油2滴、荷荷芭油20毫升调制均匀，洗发后按摩头发和头皮，能滋养秀发。

⑤改善心情：将茉莉精油3滴、甜橙精油3滴、檀香精油2滴混合均匀后滴入香薰灯中，阳性温暖的气息，能使人心情愉快，忘记烦恼。

（4）使用须知

①剂量太大会让人感到沉重，使用剂量必须非常小，如0.25%即足，否则会干扰注意力。

②妊娠期避免使用，只能在催生时协助分娩。

③高敏感肌肤避免使用。

④做日光浴时勿用。

4 茉莉花灵验小妙方

美容：蒸茉莉花取其液，蒸液做面脂。

香体：每日用5克茉莉花晒干研成的粉调粥服用，可使身体散发出清淡的茉莉花香味；茉莉花蒸油取液，做面膜、洗头

液，可润发香肌。

润肤香肌：常饮茉莉花露。

脱发：茉莉花、辛夷花、侧柏叶、木瓜各250克，用菜籽油浸泡半月，柏子仁500克榨压取油，将两种油混匀，涂患处，日涂2次。

汗臭：佩戴茉莉花数朵或将其放入衣袋，能除汗臭。

失眠：茉莉根3克，水煎服。茉莉根有毒，应在医生指导下服用，孕妇和小儿忌服。

消化不良、呕吐腹泻所致腹痛：茉莉花阴干，用开水冲泡，代茶饮。

感冒发热：茉莉花、绿茶各3克，藿香6克，水煎服。茉莉花干花或干叶3～6克，水煎服。

清热解毒：茉莉花10克，金银花10克，菊花5克，煎汤口服。

目赤肿痛：茉莉花6克，千里光10克，野菊花10克，水煎服并熏洗患眼；茉莉花少许，煎水熏洗，鲜品为佳。

头晕头痛：茉莉花15克，鲢鱼头1个，加水炖熟，食肉喝汤。

胸胁疼痛：茉莉花5克，白糖适量，煎汤口服。

胃气不和：茉莉花适量，泡茶饮。

食欲不振：茉莉花露20毫升，兑等量开水饮用，口服2次。

肝胃气痛：茉莉花5克，丁香花3克，黄酒50毫升，一起隔水炖服。

浅表型胃炎：茉莉花5克，蒲公英、麦芽各10克，水煎服。

痢疾：茉莉花10克，酒酿50～100克，隔水炖服。

跌打损伤：茉莉根洗净捣烂，加白酒适量敷患处。茉莉根、接骨木、洋金花、连钱草各适量，捣烂，酒炒，包于患处。茉莉根1克、川芎3克研为细末，黄酒冲服。

续筋接骨：茉莉根捣烂，用酒炒，包患处。

中耳炎：茉莉花适量，用芝麻香油浸泡一周后滴耳。

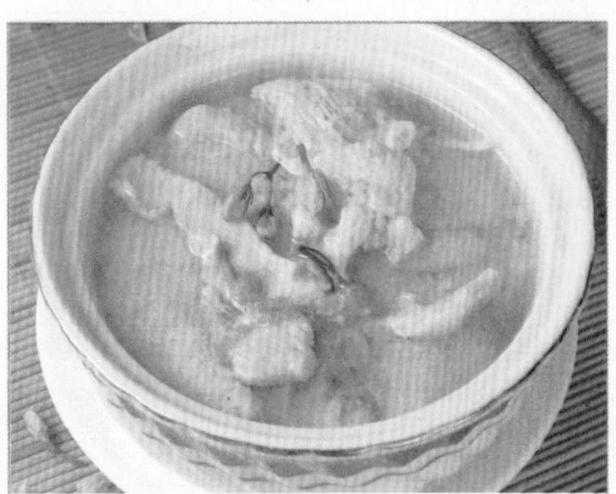

◎用茉莉花加鸡脯煲肉汤，有清热解毒、缓解感冒发热的功效。

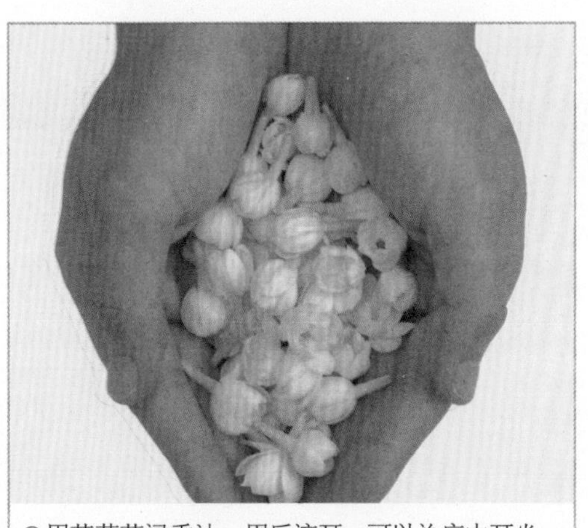

◎用茉莉花浸香油一周后滴耳，可以治疗中耳炎。

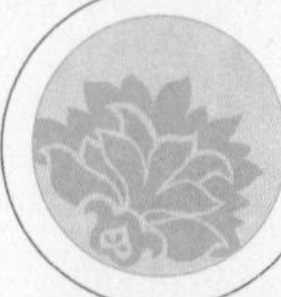

茉莉花美容养颜方，重塑娇艳面容

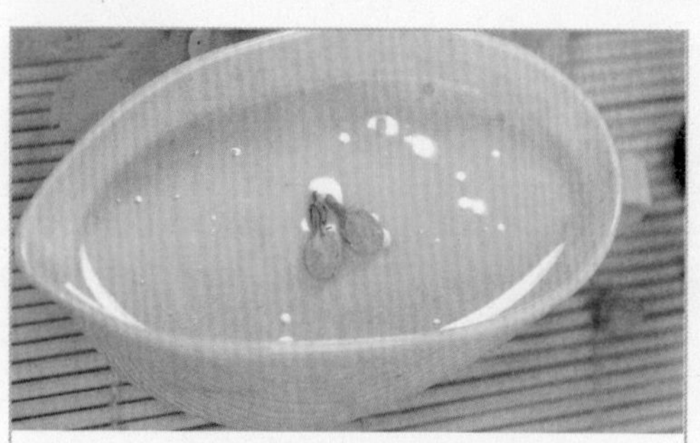

玫瑰橙花茉莉面膜

功效 这款面膜含有丰富的矿物质和蛋白质，可与皮肤的表层亲密地结合成一层保护膜，具有滋润肌肤、增强皮肤弹性的功效。

材料 玫瑰精油、橙花精油、茉莉精油各1滴，橄榄油10克，面膜碗，面膜棒

做法 ①将橄榄油倒入面膜碗中，滴入玫瑰精油、橙花精油和茉莉精油。②用面膜棒搅拌，调匀即成。

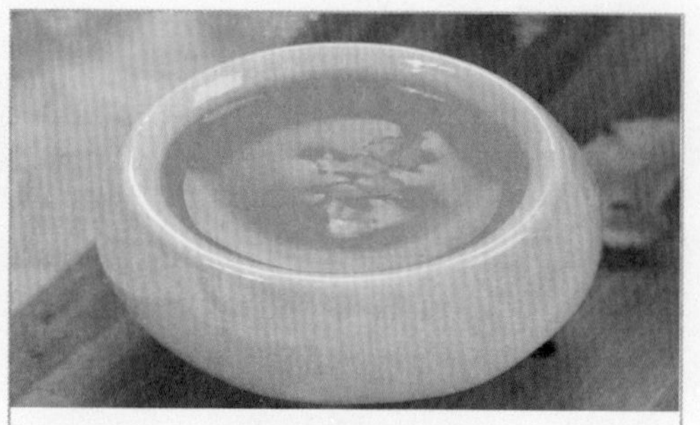

茉莉花面膜

功效 这款面膜含丰富的茉莉花素，能滋润肌肤，防止肌肤干燥。

材料 干茉莉花30克，薏米粉20克，锅，纱布，面膜碗，面膜棒

做法 ①茉莉花煮水，滤水，置于面膜碗中。②加入薏米粉，用面膜棒搅拌均匀即成。

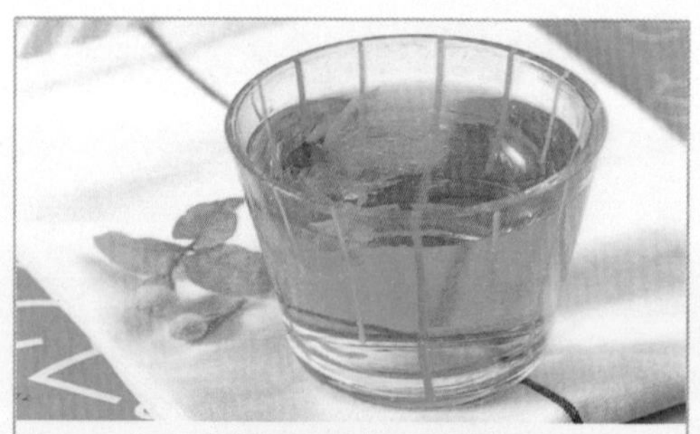

茉莉紫罗兰茶

功效 开胃消食

材料 干燥茉莉2小匙，干燥紫罗兰3～5朵，热开水适量

做法 ①将所有干燥花用热开水浸泡再冲净。②将做法1中的材料放入壶中，冲入热开水。③浸泡约3分钟即可饮用。可回冲2次，回冲时需浸泡5分钟。

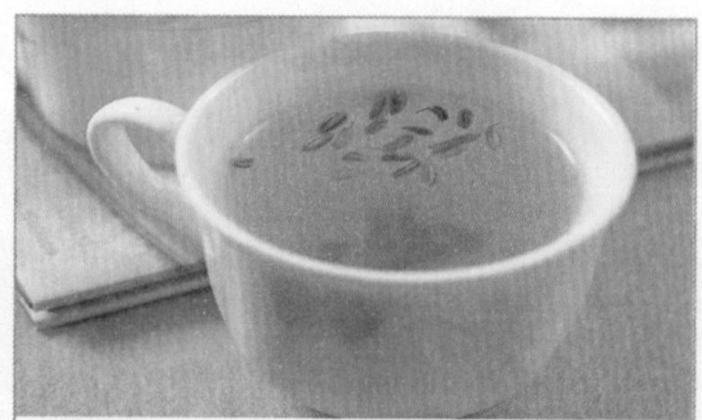

茉莉花香茶

功效 提神健脑

材料 新鲜马郁兰2枝，新鲜薰衣草2枝，新鲜柠檬香茅1枝，干燥茉莉花2小匙，热开水适量

做法 ①将所有新鲜香草洗净，用开水冲1遍，再将柠檬香茅剪小段状备用。②将所有材料放入壶中，冲入500～600毫升热开水，浸泡约3分钟即可饮用。

凤仙花：急性透骨，小桃红花形似凤

1 凤仙花，解除风湿疼痛

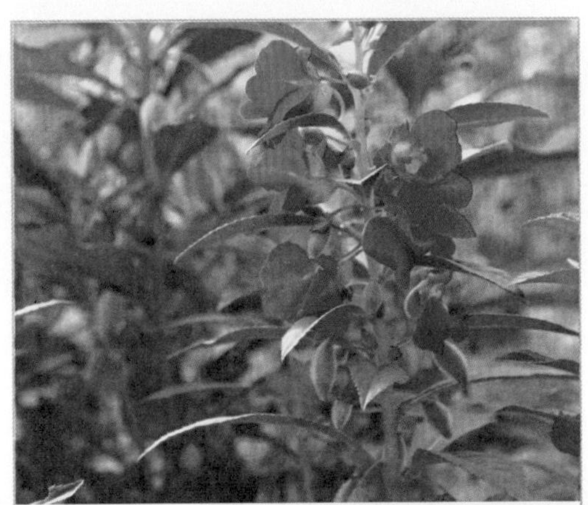

【别名】指甲花、染指甲花、金凤花、小桃红、透骨草。
【性味】味甘，性温，有小毒。
【功效】血通经，祛风止痛，外用解毒。
【主治】闭经、跌打损伤、瘀血肿痛、风湿性关节炎。

凤仙花种子茎均可入药，有活血化瘀、利尿解毒、通经透骨之功效。鲜草捣烂外敷，可治疮疖肿疼、毒虫咬伤。种子为解毒药，有通经、催产、祛痰、消积块的功效，孕妇忌服；全草捣汁，外用治跌打损伤，花瓣捣碎后加大蒜汁等黏稠物，可染指甲，染甲数次以后可以根治灰指甲。

凤仙花的茎可以入药，称为透骨草，辛温，辛能行散，温胜寒湿。入肝经，故能祛风除湿，《本草纲目》记载：透骨草“治筋骨一切风湿疼痛挛缩”。

若因风寒湿邪侵袭肢体经络而导致肢体疼痛，麻木，屈伸不利。可用鲜凤仙茎30克水煎和酒服用。

如果是风湿疼痛，卧床不起，明朝吴旻所辑录的《扶寿精方》记载了这样一服方子：凤仙花、柏子仁、朴硝、木瓜煎汤洗浴，每天2～3次。同时内服独活寄生汤。

《本草纲目》同时还记载凤仙花“蛇伤，擂酒服即解；又治腰胁引痛不可忍者，活血消积”。

凤仙花对女性的闭经、白带过多等病

食用禁忌
黄色凤仙花的草酸钙比较多，在煮过后会消失，但不建议生吃
不可多吃的疾病
肾结石
风湿症
关节炎
痛风
胃酸过多症
这些疾病患者，若要做药用也必须严格遵照医嘱
可治疗的疾病
闭经
白带过多
闭经腹痛
产后瘀血未尽

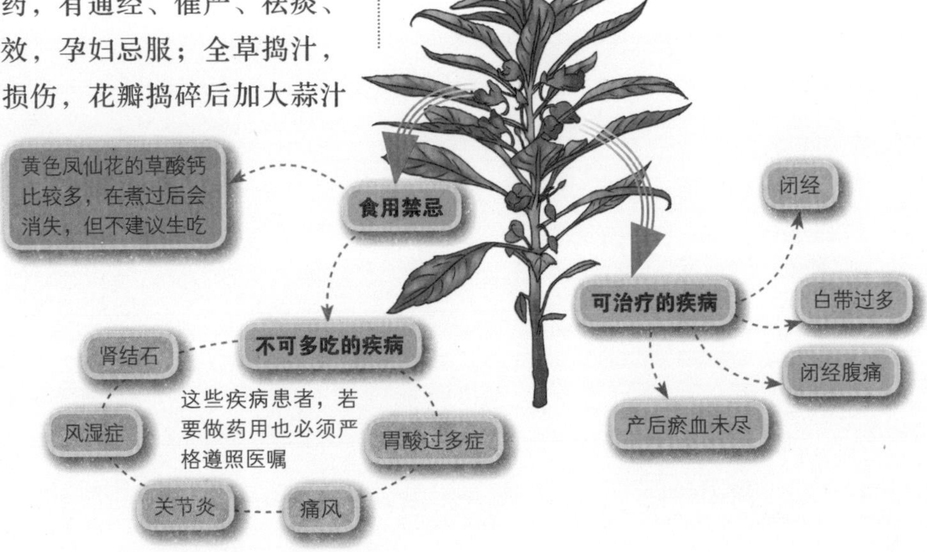

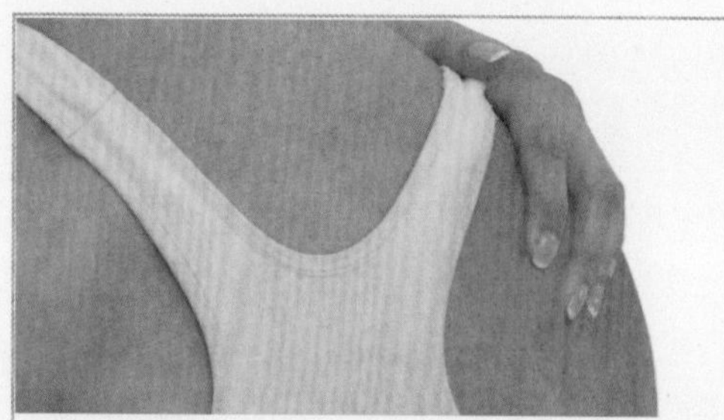

◎凤仙花又名透骨草，《本草纲目》记载：透骨草“治筋骨一切风湿疼痛挛缩”。

症也有很好疗效。治疗闭经腹痛，产后瘀血未尽：用凤仙花3～6克，水煎服。治疗月经不调：用白凤仙花5～10克，内服。治疗白带过多：凤仙花15克（或根30克），墨鱼30克，共炖服，每日1剂。治疗闭经：鲜凤仙花全草15克，水煎服。

黄色凤仙花的草酸钙比较多，虽然在煮过后会消失，但依然不建议生吃，尤其有风湿症、关节炎、痛风、胃酸过多症、肾结石等病人不可以多食此物，若要做药用也必须严格遵照医嘱。

② 金凤花开，染出时尚红棕发

如今染发已成为时尚。年轻人可以随心情改变头发的颜色，配合服饰和妆容，充分显示自己的个性。染发的频率高了，肯定有损头发，甚至身体的健康。而植物染发却可以让你免除这一担忧。

据记载，埃及艳后就是利用凤仙花来染头发的。著名的印度身体彩绘，也是用它来染色的。现在就用凤仙花为你染出时尚的红棕色头发。

③ 金凤花开，染得佳人指甲丹

凤仙花具有很强的抑制真菌的作用，同时它颜色艳丽，用它来染指甲既能治疗灰指甲、甲沟炎，又是纯天然、对指甲无任何伤害的染色方法。

用凤仙花染指甲在中国已有很长的历史。古代妇女以染红指甲为美。唐代李贺有诗《宫娃歌》曰：“蜡光高悬照纱空，花房夜捣红守宫。”说的是宫中有专门的花房，宫人连夜在烛光下捣花赶制染指甲的涂料。宫人捣凤仙，是为宫中妇女妆饰用的。元代杨维桢也有诗云：“夜捣守宫金凤蕊，十尖尽换红鸦嘴。”

南宋周密在《癸辛杂识》中详细介绍了凤仙花染指甲的方法：

“凤仙花红者，用叶捣碎，入明矾少许在内。先洗净指甲，然后以此敷甲上，

染发做法如下：

凤仙花粉、蜂蜜适量、鸡蛋1个、橄榄油

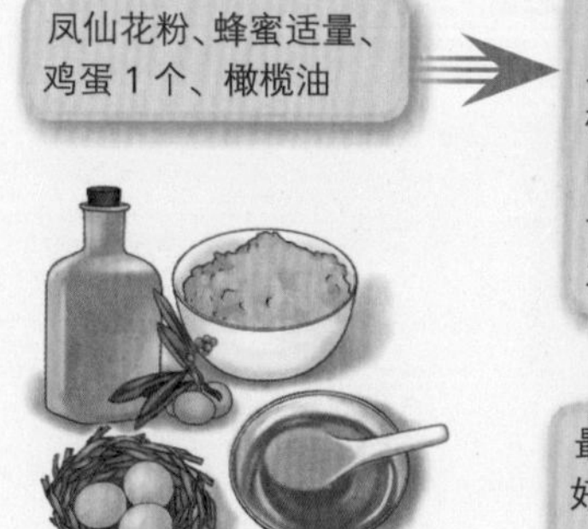

将热茶水（桑葚水更佳）与上述配料搅拌均匀，并加柠檬汁，然后用水湿润下干净的头发。短发用40克左右，长发用80克左右，根据头发的长度和厚度酌情增减

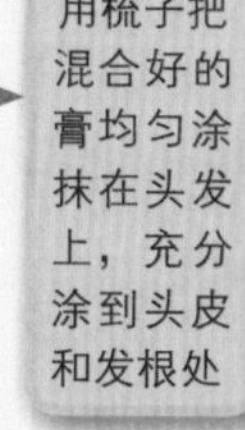

用梳子把混合好的膏均匀涂抹在头发上，充分涂到头皮和发根处

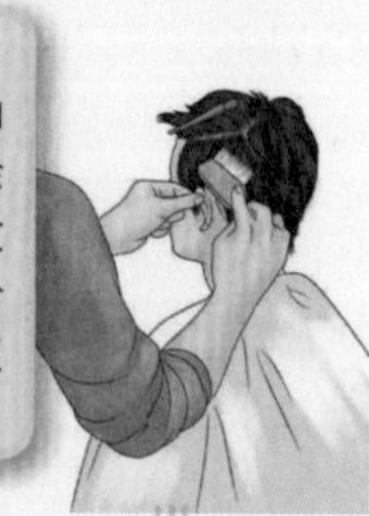

最后用塑料浴帽或塑料袋包好头发，外面最好裹上毛巾，4～6个小时以后用温水洗净

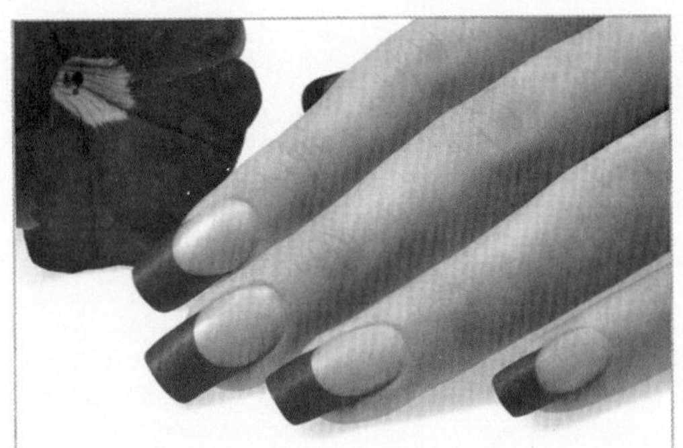
◎凤仙花颜色艳丽，用它来染色对指甲无任何伤害。

用片帛缠定，过夜。初染色淡，连染三五次，其色若胭脂，洗涤不去，可经旬。直至退甲，方渐去之。”

元代女词人陆绣卿有《醉花阴》词：“曲阑凤子花开后，捣入金盆瘦。银甲暂教除，染上春纤，一夜深红透。绛点轻濡笼翠袖，数颗相思豆。晓起试新妆，画到眉弯，红雨春山逗。”

要自制染甲膏可参考一下方法：取凤仙花瓣（大红色、紫红最佳），苘麻叶子（或其他宽大柔软坚韧叶子），线绳，明矾或盐（明矾对身体有害，不建议用）。先将花瓣放入适量食盐，捣烂后，放置半天；取适量敷于指甲盖，以盖住指甲盖为准；用叶子包住，并缠好。5个小时以后揭开。最好晚上包好，早上即可全染红。染好后，指甲的周围部分也会被染红，多洗几次手，3～5天即可恢复正常颜色。如一次效果不理想可再重复一次，捣好的花瓣可以放入冰箱保存，不影响下次使用。

4 凤仙花灵验小妙方

灰指甲：白凤仙花适量，捣烂，外敷患处。

骨折疼痛：干凤仙花3克，鲜品9克，泡酒，内服。

跌打损伤：凤仙花根适量，晒干研末，每次9～15克，水酒冲服，一日1剂。凤仙茎叶，捣汁，黄酒冲服。

乳痈初起：白凤仙花1棵，去根，水煎2茶杯，早晚空腹各饮1杯。

水肿：凤仙花根每次4～5个，炖猪肉吃。

百日咳、呕血、咯血：鲜凤仙花7～15朵，水煎服。

百日咳：凤仙花10朵，冰糖少许，炖食。

腰胁疼痛：凤仙花9克，晒干，研末，空腹服。

鹅掌风、灰指甲：鲜凤仙花数朵，外擦。

甲沟炎：鲜凤仙花或叶，加红糖少许，捣烂敷患处。

毒蛇咬伤：鲜凤仙全株150克，捣烂绞汁服，渣敷患处；或用凤仙花加酒捣汁服。

发背、痈肿：鲜凤仙花捣烂敷患处。鲜凤仙全株连根洗净，捣烂，加水煮汁2次。过滤，将二次滤汁合并再熬，浓缩成膏，涂纸上，贴患处，每日一换。

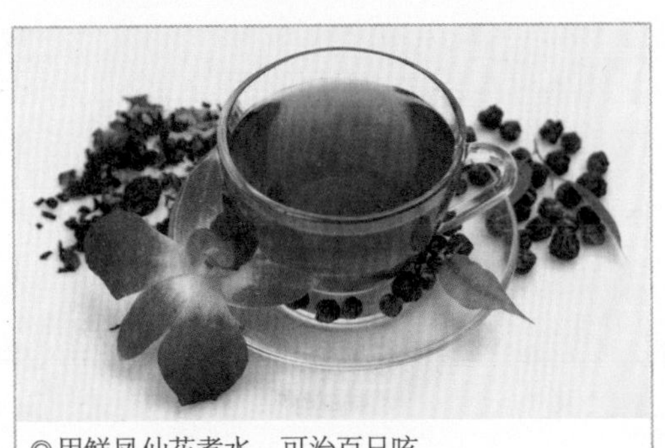
◎用鲜凤仙花煮水，可治百日咳。

鸡冠花：止血治带功称奇

❶ 鸡冠花，给女人贴心的呵护

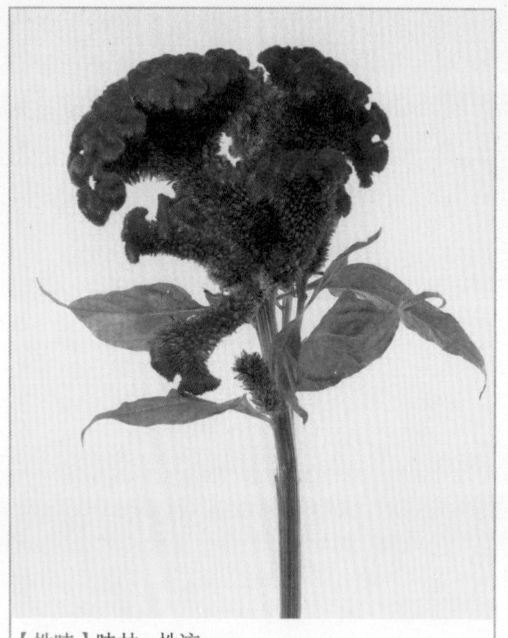

【性味】味甘，性凉。
【归经】入归肝、大肠经。
【功效】凉血止血，止带，止痢。

花序酷似鸡冠的鸡冠花，不但是夏秋季节一种妍丽可爱的常见花卉，还可制成良药和佳肴，且有良好的强身健体功效。鸡冠花以花和种子入药。

《本草纲目》中载：鸡冠花主治“痔漏下血，赤白上痢，崩中，赤白带下”。鸡冠花性凉，味甘涩，具有清热除湿、收敛涩肠、凉血止血、止泻止带之功效，适用于赤白痢疾、功能性子宫出血、痔漏下血、吐血、白带过多、崩漏、乳糜尿等病症。有上述病症的女性可以用鸡冠花泡茶来喝。

现代药理学研究表明，鸡冠花煎剂对治阴道毛滴虫有良好作用，虫体与药液接触5～10分钟后即趋消失。以下推荐几道鸡冠花养生茶方：

鸡冠花茶：取鸡冠花30克。加水煎汁。可代茶频饮。此茶有收涩止滞的功效。适用于治疗赤、白带下，对阴道滴虫有杀灭作用。

鸡冠花柏叶茶：取鸡冠花、侧柏叶各30克，血余炭15克。加水煎汁。可代茶饮。此茶有清热利湿、凉血止血的功效。用于治疗吐血、咯血等症。

鸡冠美人蕉花茶：取红鸡冠花、美人蕉花各15克。加水煎汁。以糖调服。此茶有解毒、收敛、止血的功效。适用于治疗崩漏等症。

鸡冠花益母草茶：取红、白鸡冠花各15克，益母草20克，红糖适量。加水煎汁。加糖调服，代茶饮。此茶有清热利湿、凉血止血、收敛涩肠的功效。适用于治疗月经不调等症。

山茶鸡冠花茶：取白鸡冠花30克，山茶花12克，白砂糖少许。加水煎汁。加糖调服，代茶饮。此茶有凉血、止血、散瘀的功效。适用于治疗白带过多。

❷ 鸡冠花，平衡营养的美味佳肴

现代科学研究发现：“鸡冠花和其花子可提供人体所特别需要的氨基酸。”一些儿童常因食物中缺少氨基酸而导致失明。鸡冠花子的蛋白质含量达73%，籽粒味道像榛子，可炒着吃。籽粒混合小麦制成面粉，是理想的食品。每天食用鸡冠花瓣，也有助于补充人体所需要的氨基酸。

作为一种美食，鸡冠花则营养全面，风味独特，堪称食苑中的一朵奇葩。形形色色的鸡冠花美食如花玉鸡、红油鸡冠花、鸡冠花蒸肉、鸡冠花豆糕、鸡冠花子糍粑等，各具特色，又都鲜美可口，令人回味。

以下推荐几道营养又美味的鸡冠花滋补美味供大家选择：

红油鸡冠花：取鸡冠花200克，葱、辣椒油、白砂糖、酱油、醋、味精各适量。先将鸡冠花去子、洗净、扯开，煮熟，放凉后切成薄片，用葱花拌匀装盘；辣椒油、白砂糖、酱油、醋和味精兑成红油汁，浇在鸡冠花上即成。可佐餐下酒。此菜有凉血止血、滋阴养血的功效。

燕窝冠花肺片汤：取高级燕窝18克，猪肺片300克，鸡冠花片60克，高级清汤、精盐、料酒、姜葱汁适量。先将高级燕窝加入清水上笼蒸制燕窝炖软，再将高级清汤、精盐、料酒、姜葱汁、蒸软的燕窝、焯水后的净猪肺片放入净锅内，置旺火上烧沸后，下净鸡冠花片烧沸、煮熟入味即可食用。可佐餐食。此汤有滋阴润燥，益脾胃，清肺热，止泻止咳的功效，可治咯血、吐血。

冠花黄颡鱼汤：取黄颡鱼750克，鸡冠花片100克，葱花20克，高汤、生姜片、胡椒粉、精盐、鸡精适量。先将净锅内放高汤烧沸，下初加工好的黄颡鱼煮沸，打净浮沫，放生姜片、胡椒粉、精盐，煮至入味，再放鸡精和净鸡冠花片，煮熟，撒葱花，即可食用。可佐餐。此汤可清湿热，防止血病，补脾胃，消水肿，利小便，防癌。

冠花蚌肉汤：取木耳片70克，净蚌肉200克，净鸡冠花片100克，香油10克，猪肉汤、胡椒粉、料酒、姜葱汁、精盐、鸡精适量。先在净锅内放猪肉汤、净水发木耳片、净蚌肉，烧沸后，打净浮沫，放上胡椒粉、料酒、姜葱汁煮至炖软时，再下精盐、净鸡冠花片、鸡精，煮至熟，起锅淋上香油，即可食用。此汤可佐餐食用，有凉血止血，清热解毒，清肝明目，滋阴润燥的功效。

冠花莲草肥肠汤：取肥肠节200克，鸡冠花150克，旱莲草汁水40克，葱段15克，生姜片10克，鲜汤、精盐适量。先将净锅内放鲜汤、焯水至断生的净肥肠节、葱段、生姜片、旱莲草汁水，煮至肥肠炖软时，下精盐、净鸡冠花，煮入味，即

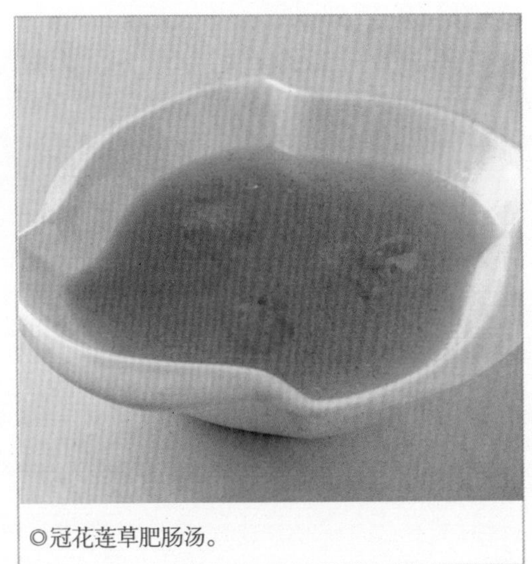
◎冠花莲草肥肠汤。

可。可佐餐食用。此汤可凉血止血，养阴补肝肾，解热毒。

③ 鸡冠花灵验小妙方

子宫出血：将鸡冠花晒干研末，每次服10～15克，用温开水或黄酒吞服。

月经过多：鸡冠花、丹皮各10克，水煎服。鸡冠花15克，万年青根10克，炙甘草5克，加水400毫升，煎10分钟，于温热时服用。

月经不调：鸡冠花、益母草各20克，淫羊藿5克，水煎服。

白带过多：白鸡冠花晒干研末，早晨空腹时用酒调服，每次9克；鸡冠花、木槿花各15克，开水冲泡代茶饮。

经血过多：将红鸡冠花晒干研末，每次服5～10克，空腹用酒送下。服用期忌鱼腥猪肉。

产后小腹痛：取鸡冠花8～15克，水煎服。

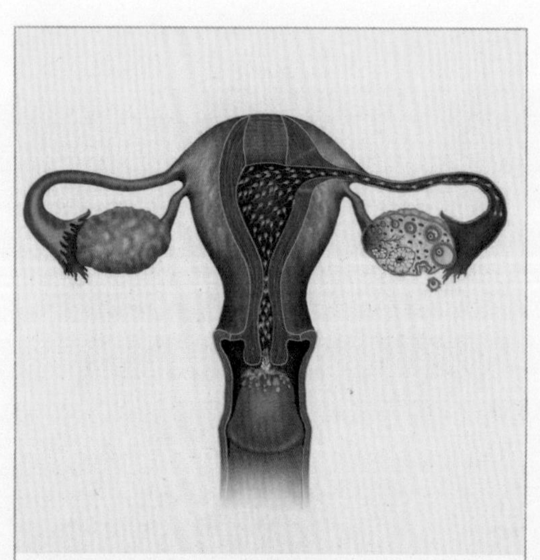

◎鸡冠花有清热除湿、收敛涩肠、凉血止血的功效，对各种女性生理疾病有奇效。

产后血痛：用白鸡冠花15克，加水煎煮，滤汁放白酒半盅，混匀后饮用，日服1～2次。

血淋：取鸡冠花30克，烧灰，用米汤送下。

荨麻疹：鸡冠花全草水煎，取汁内服外洗。

风疹：取鸡冠花、向日葵茎髓各10克，冰糖30克，隔水炖服。

脾虚厌食：鸡冠花种子10克，炒香研末，白开水冲服。

痢疾：鸡冠花9克，马齿苋30克，白头翁15克，水煎服。

痔疮出血：鸡冠花9～15克，水煎服。

额疽：鲜鸡冠花、一点红、红莲子草各适量，捣烂，用红糖调敷患处。

夜盲、目翳：鸡冠花种了15～20克，红枣7个，水煎服。

蜈蚣咬伤：鸡冠花全草捣烂敷患处。

便血、痔血、痢疾：取鸡冠花10～15克，水煎服。加入生槐米、生地榆同煎效果会更好。

细菌性痢疾：取鸡冠花10克，马齿苋30克，白头翁15克，水煎服。

治青光眼：用于鸡冠花、龙胆草、黄芩各9克，生地15克，菊花12克，水煎服。

吐血不止：将鸡冠花浸于醋中，煮7分钟，烘干研为末，每次服6克，用热酒送下。

吐血：用鸡冠花20克，加水适量，入白酒少许，煎煮三五沸，取汁饮用；红痢用红色花，白痢用白色花。

合欢花：解郁安神的爱情花

❶ 爱情的象征，云雨合欢

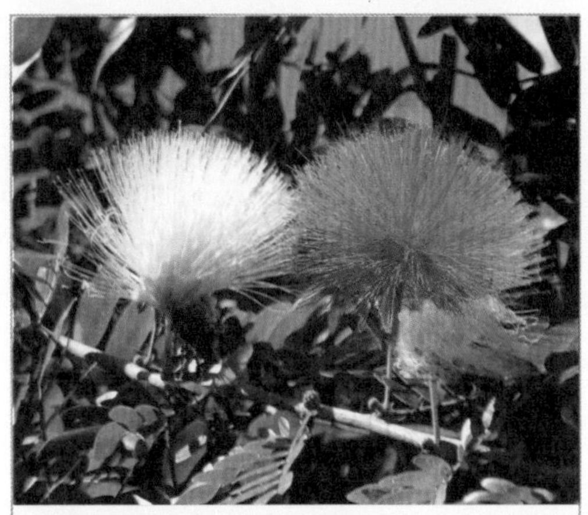

【别名】绒花树、苦情花、夜合花。
【性味】性平，味甘。
【功效】解郁安神。
【主治】心神不安、忧郁失眠。

七月，合欢花一树绿叶红花，翠碧摇曳，带来些许清凉意，走近她，她却欣欣然晕出绯红一片，有似含羞的少女绽开的红唇，又如腼腆少女羞出之红晕，真令人悦目心动，烦怒顿消。人赞曰：叶似含羞草，花如锦绣团。见之烦恼无，闻之沁心脾。对于其功效，又有歌曰：欢花甘平心肺脾，强心解郁安神宜。虚烦失眠健忘肿，精神郁闷劳损极。

相传虞舜南巡仓梧而死，其妃娥皇、女英遍寻湘江，终未寻见。二妃终日恸哭，泪尽滴血，血尽而死，逐为其神。后来，人们发现她们的精灵与虞舜的精灵“合二为一”，变成了合欢树。合欢树叶，昼开夜合，相亲相爱。自此，人们常以合欢表示忠贞不渝的爱情。

唐代诗人韦庄作诗曰：“虞舜南巡去不归，二妃相誓死江湄。空留万古得魂在，结作双葩合一枝。”千年万载，合欢繁衍，几多春秋，合欢花的美丽传说流传至今。

合欢花，“叶纤密，圆而绿，似槐而小，相对生”。夜间成对相合，如夫妻欢好之状，故叫合欢花。合欢呈粉红色，在宁静的夜晚，清香袭人。合欢花与枸杞搭配冲茶，能够协调夫妻之间的性生活，适用于治疗精神性阳痿和夫妻性生活不和谐。

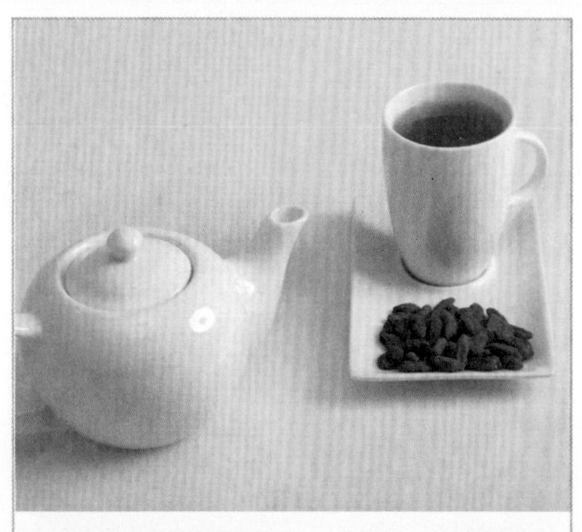

◎合欢花与枸杞搭配冲茶，适用于治疗精神性阳痿和夫妻性生活不和谐。

❷ 合欢花膳，让人欢乐无忧

合欢花含有合欢苷，鞣质。《神农本草经》说：“合欢，安五脏，和心志，令人欢乐无忧。”有较好的强身、镇静、安神、美容的作用，也是治疗神经衰弱的佳品。

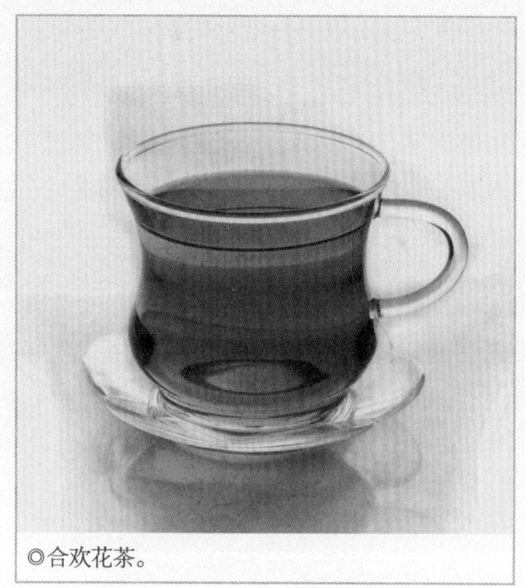
◎合欢花茶。

合欢花不仅可以用来泡粥，还可以用来泡茶，合欢花冲泡的合欢花茶，茶汁清香，解郁理气，活血安神。适用于治疗神经衰弱、胸闷不舒、眼疾等症。常饮可使身心愉快、头脑清醒。下面再介绍几款与合欢花搭配的其他花茶以及几道用合欢花为原料做出的粥膳：

合欢杞子茶：取合欢花10克，枸杞子10克，麦饭石20克。加水煎煮。代茶饮。此茶可舒解郁结，减轻疲劳。

合欢佛手茶：取合欢花、佛手花各3克。用沸水冲泡。代茶饮。此茶可理气舒郁。

合欢菩提茶：取合欢花、菩提花各3克。用沸水冲泡。临睡前饮。此茶可理气，解郁，活血，安神。适用于治疗失眠、多梦等症。

合欢龙眼茶：取合欢花6克，龙眼肉10粒。用沸水冲泡。代茶饮。此茶可疏肝，理气，安神，解郁。适用于治疗失眠健忘、面色无华等症。

合欢花粥：取合欢花2朵，粳米50克，冰糖适量。先将合欢花去梗在开水中稍焯，再放入冷水中浸泡半小时，捞出沥干；粳米淘洗净，与合欢花一起煮粥，加冰糖。每日1次，温热服用。此粥可安神美容，适用于女子心悸不寐，面色无华。

百合合欢花粥：取合欢花15克，百合30克，粳米50克。先将合欢花去梗在开水中稍焯，再放入冷水中浸泡半小时，水煎取汁。百合干品掰成小块；粳米淘洗净，加入百合用旺火煮粥，再加合欢花汁，用小火熬成粥稠即成。可在睡前服用。此粥可安神，治心烦失眠。

合欢花小米粥：取鲜合欢花50克（或干品30克），小米50克，红糖适量。先将合欢花去梗在开水中稍焯，再放入冷水中浸泡半小时，捞出沥干；小米淘洗净，与合欢花同入砂锅煲粥，加适量红糖，至米花粥稠即成。可于每晚空腹在睡前1小时温热顿服。此粥可调治烦躁、健忘失眠、跌打损伤、骨折肿痛等。

另外，合欢花50克，蜂蜜100克，白酒300毫升，混匀后密封7天，睡前服用10～50毫升，对心烦失眠有良好疗效。

③ 合欢桔梗茶，治疗咽炎有疗效

咽炎在中医又叫“梅核气”，其病因认为是与“肝气郁结”“痰湿内阻”有关。常因受凉，过度疲劳，烟酒过度等致全身及局部抵抗力下降，病原微生物乘虚而入而引发本病。营养不良，患慢性心、肾、关节疾病，生活及工作环境不佳，经常接触高温、粉尘、有害刺激气体等都很容易导致此病。合欢花有养心、解郁开胃、理气之功，合欢桔梗茶对咽炎有很好的疗效。

合欢桔梗茶的具体做法如下：取合欢花15克，桔梗、生甘草各10克。将合欢花、桔梗、生甘草拌匀，分3份，每次取1份放入瓷杯，沸水冲泡。代茶饮。此茶可治咽炎。

4 合欢皮，活血消肿

合欢皮味甘，性平，归心、肝经。有安神解郁、活血消肿的功效。主治愤怒忧郁，烦躁不眠，跌打骨折，血瘀肿痛，痈肿疮毒。合欢皮也是神经系统的强化调节剂，可用于因七情所伤而致的愤怒忧郁、虚烦不安、健忘失眠等症，能缓和急躁情绪，舒解抑郁，使神明畅达。它与夜交藤、柏子仁、郁金等养心安神药配伍应用，可以增强疗效。有名的中药安神药如安神糖浆、养血安神片、补心丸都有合欢皮的成分。

以下介绍几道合欢皮的调理佳品：

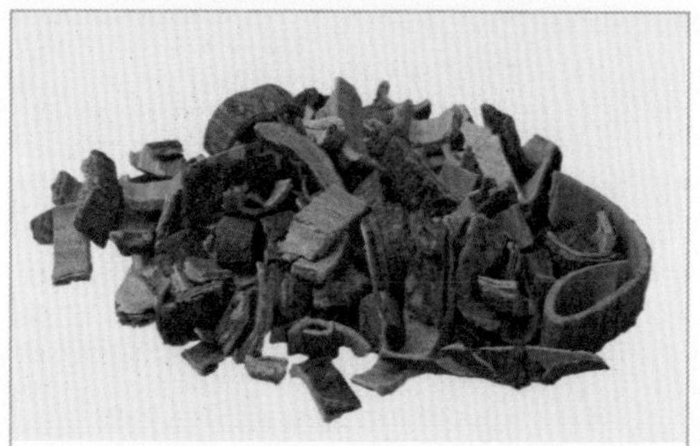

◎合欢皮味甘，性平，归心、肝经，有安神解郁、活血消肿的功效。

合欢皮茶：取合欢皮30克，冰糖15克。加水煎汁。代茶饮。此茶可治肺痈。

合欢白兰液：取合欢皮、香樟叶、白兰叶各等份。水煎取液洗患处。此方可治荨麻疹。

合欢白芥子：取合欢皮、白芥子各适量。共研细末，用黄酒调服。此方可治疮疖肿毒。

合欢花酒：取合欢花5朵，合欢皮30克，白酒500毫升，冰糖适量。先将合欢花去梗，与合欢皮同泡入酒，加冰糖，密封7天。可每次饮10毫升。此酒适用于跌打损伤，风湿骨痛。

5 合欢花灵验小妙方

心烦失眠：合欢树皮12克，柏子仁、白芍各9克，水煎服。

食欲不振：合欢花、山楂片各9克，水煎服。

乳腺炎：合欢花、甘草各20克，陈皮30克，黄花菜15克，水煎服。

跌打损伤：合欢皮研末，用黄酒冲服，每次6克。合欢皮120克，芥菜籽（炒）30克，共研细末，睡前用黄酒调服。

风火眼疾：合欢花20克，鸡肝100克，共蒸熟食用，每日1剂。

眼雾不明：合欢花、一朵云各适量，白酒浸泡7天，日饮少许。

慢性肝炎：合欢花、柴胡、白术、白芍各10克，薄荷、甘草各5克，水煎服。

肝硬化：合欢皮20克，桃仁10克，半枝莲15克，丹参20克，三棱10克，玉金10克，大腹皮5克做成药丸服用。

槐花：凉血润肺香浮天涯

① 又到槐花飘香时

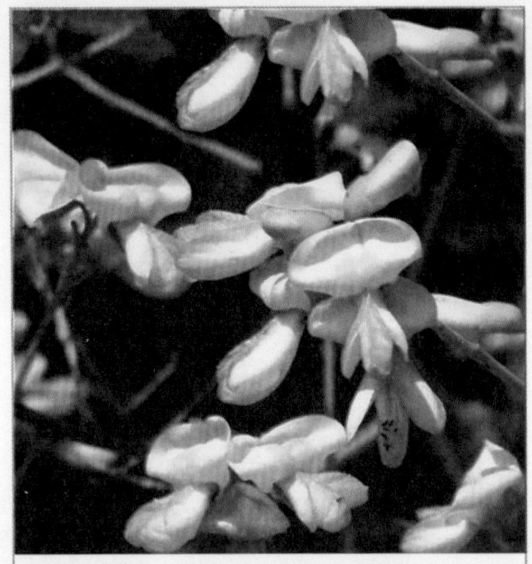

【别名】豆槐、细叶槐、护房树、金药树。
【性味】味苦，性微寒。
【归经】入肝、大肠经。
【功效】凉血止血，清肝泻火。
【主治】肠风便血、痔血、血痢、尿血、血淋、崩漏、吐血等。

“槐林五月漾琼花，郁郁芬芳醉万家，春水碧波飘落处，浮香一路到天涯。”槐为落叶乔木，各地普遍都有栽培，每到盛夏花期来临时，一串串洁白的槐花缀满树枝，空气中弥漫着淡淡的素雅的清香，沁人心脾，具有良好的观赏价值。槐花味道清香甘甜，富含维生素和多种矿物质，同时还具有清热解毒、凉血润肺、降血压、预防中风的功效。

槐树是我国最常见的树种之一，每年七八月份，黄白色的花朵成串地挂满树梢，远远望去颇为好看。夏季，人们常采摘其花蕾或初开放的花朵供食用或药用。

槐花的花蕾又叫槐米，在花未开放时连梗折下，除去枝梗杂质及时干燥；初开的槐花则可在树下铺布、席等，将花打落，收集晒干。槐米、槐花都作槐花用，只有特别强调时才将前者直称槐米。

《周礼·秋官》记载：周代宫廷外种有三棵槐树，三公朝见天子时，站在槐树下面。三公是指太师、太傅、太保，是周代三种最高官职的合称。后人因此用三槐比喻三公，成为三公宰辅官位的象征，槐树因此成为我国著名的文化树种。

中国古代文人也经常借槐花表达悲凉和愁思之情，“昔年住此何人在，满地槐花秋草生”“风舞槐花落御沟，终南山色入城秋”。不仅如此，盛开的槐花还常常牵动起人们对于故乡和童年生活的回忆，正如《槐花香》中唱道：“又是一年槐花飘香/勾起了童年纯真的向往/儿时的玩伴

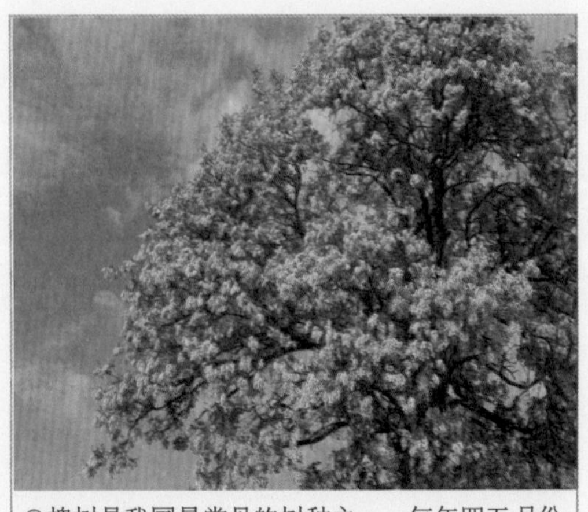

◎槐树是我国最常见的树种之一，每年四五月份开花。

杳无音信/让人不由得心伤/又是一年槐花飘香/心上的人儿不知在何方/在这个槐花飘香的季节/又想起那个温情的夜/故乡的槐花船/那是我的童年/童年的故事/又浮现在眼前/爱人的槐花船/香飘在心间/心间装满爱/比花还要甜。”

❷ 槐花饮，降压抗衰老

槐花具有清肝降火、养颜抗衰老的功效。《本草纲目》记载，槐花能够清热解毒、软化血管、改善心肌循环、降血压、降血脂，防治心脑血管出血等。所以，槐花是上好的保健美颜佳品。不论是泡茶还是做酒，适量小饮对身体十分有益，以下是几道槐花茶的做法：

槐花酒：取生槐花15克。用开水浸泡。代茶饮。可用于高血压症，预防脑血管意外，也可抗衰益寿。

槐菊龙胆茶：取槐花6克，菊花6克，绿茶6克，龙胆草10克。用沸水冲泡。代茶饮。此茶可治高血压、高血脂、眩晕，抗衰老。

槐菊花：取生槐花15克，白菊花15克，绿茶15克。将上述三原料以沸水浸泡，5分钟后饮用。代茶饮。此饮适用于高血压头痛、头胀、眩晕等症。

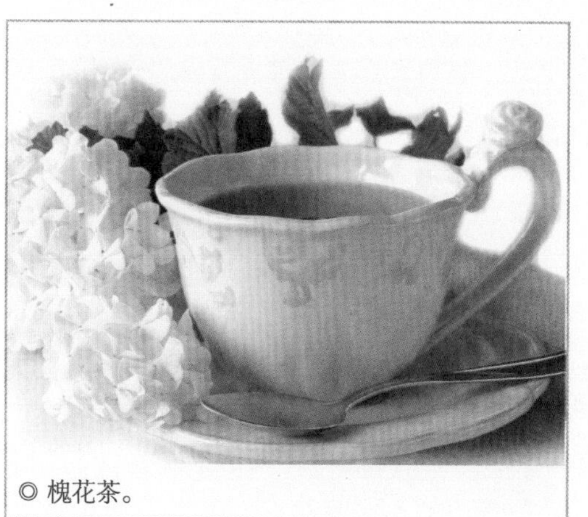
◎ 槐花茶。

❸ 大黄槐花蜜饮，抗癌止血

从古至今，槐花都是常用的止血良药，宋代的方勺在《迫宅篇》中记载了一则槐花止血之事：有一位书生，舌头突然出血不止，许多医生不知何病，束手无策，著名医家耿隅诊病后说，此病叫“舌衄”。于是让患者用槐花炒熟，研为细末，掺在舌上，果然不久即愈。

现代研究发现，槐花的花蕾、花朵其成分基本相同，主要含三萜皂苷、黄酮类、芸香苷、脂肪酸、鞣质等成分，芸香苷以花蕾中含量最多，花开放后逐渐减少。槐花所含芸香苷有维持血管抵抗力、降低毛细血管通透性、减轻脆性等作用；所含鞣质能缩短出凝血时间，以炒黄、炒炭者作用较强。

大黄槐花蜜饮具体做法如下：取生大黄4克，槐花30克，蜂蜜15克，绿茶2克。先将生大黄拣杂，洗净，晾干或晒干，

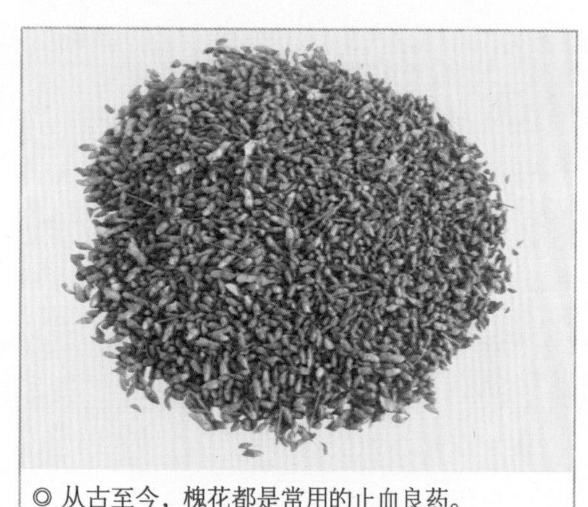
◎ 从古至今，槐花都是常用的止血良药。

切成片，放入砂锅，加水适量，煎煮5分钟，去渣，留汁，待用。锅中加槐花、茶叶，加清水适量，煮沸，倒入生大黄煎汁，离火，稍凉，趁温热时，调拌入蜂蜜即成。早晚2次分服。此方有清热凉血的功效。适用于大肠癌患者引起的便血、血色鲜红，以及癌症手术后便血等症。

4 两地槐花粥，清热固经

槐花有凉血止血降压的作用。用槐花50克、百草霜5克共为细末，每次服6～10克，一日2～3次，可治疗月经过多；槐花、牡蛎等份，槐花微炒，牡蛎煅烧后放凉，每次服6～10克，一日2～3次，可用于白带过多。

如果月经过多，经色深红或紫红，质地黏稠有块，腰腹胀痛，心烦口渴，尿黄，舌质红，苔黄，脉滑数，则可以用两地槐花粥。

两地槐花粥具体做法如下：取生地、地骨皮、槐花各30克，粳米30～60克。先将生地、地骨皮、槐花洗净煎水去渣取汁，与粳米共煮为粥。每日1次，可以连服3～5日。此方可清热固经。

5 槐花灵验小妙方

颈淋巴结核：取槐米2份，糯米1份，炒黄研末，每天清晨空腹服2匙（约10克）。服药期间禁止服糖。

血崩：陈槐花一两，百草霜半两。为末。每服三四钱，温酒调下；若昏愦不省人事，则烧红秤锤淬酒下。

白带不止：槐花（炒）、牡蛎（煅）等份。为末。每酒服三钱，取效。

大肠下血：槐花、荆芥穗等分。为末，酒服一钱匕。

暴热下血：生猪脏一条，洗净，控干，以炒槐花末填满扎定，米醋炒，锅内煮烂，擂，丸弹子大，日干。每服一丸，空心，当归煎酒化下。

诸痔出血：槐花二两，地榆、苍术各一两五钱，甘草一两。俱微炒，研为细末，每早晚各食前服二钱。气痔（因劳损中气而出血者）人参汤调服；酒痔（因酒积毒过多而出血者）陈皮、干葛汤调服；虫痔（因痒而内有虫动出血者）乌梅汤调服；脉痔（因劳动有伤，痔窍血出远射如线者）阿胶汤调服。

小便尿血：槐花（炒）、郁金（煨）各一两，为末。每服二钱，淡豉汤下。

血淋：槐花烧过，去火毒，杵为末。每服一钱，水酒送下。

衄血不止：槐花、乌贼鱼骨等份。半生半炒，为末，吹鼻。

吐血不止：槐花不拘多少。火烧存性，研细，入麝香少许。每服三钱巴，温糯米饮调下。

舌衄（舌出血不止）：槐花，晒干研末，敷舌上，或火炒，出火毒，为末敷。

赤白痢疾：槐花（微炒）三钱，白芍药（炒）二钱，枳壳（麸炒）一钱，甘草五分。水煎服。

疮疡：槐花二合，金银花五钱。酒二碗煎服之，取汗。

中风失音：炒槐花，于每日三更后仰卧嚼咽。

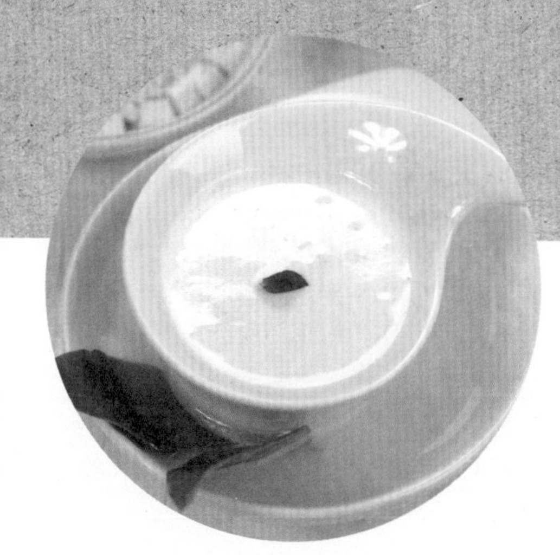

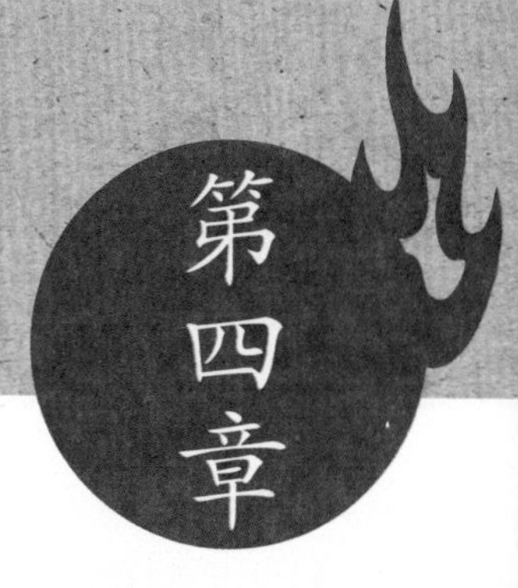

秋高气爽，滋阴润燥

●秋季干燥，肌肤水分流失较多，毒素易在身体沉积，此时正是进补花草药膳的好时机。以桂花为例，桂花不仅可以拿来做花草冲饮，更可以做成桂花茶、桂花糕、桂花酒、桂花糖、桂花蜜，可谓吃法多样，这些花草药膳佳饮各有着不同的养生功效，对女人而言，可起到平衡阴阳、濡养气血、调理健康的作用。

桂花：温胃散寒的“九里香”

❶ 芳香辟秽，呵气如兰

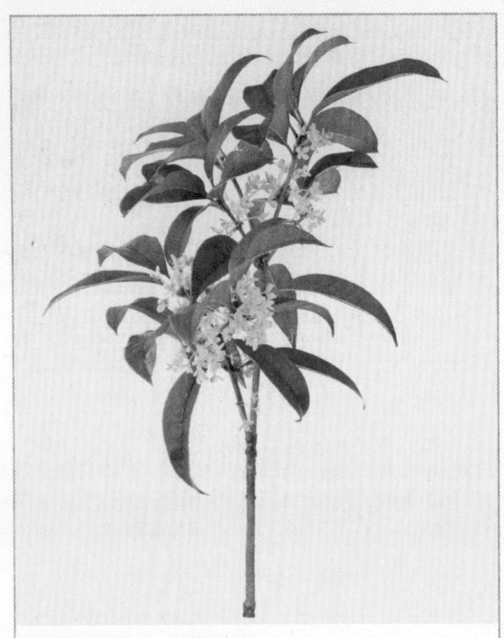

【别名】月桂、木樨。
【性味】味辛，性温。
【归经】入肺、大肠经。
【功效】生津辟浊，化痰理气。
【主治】食欲不振、痰饮咳喘、肠风血痢、经闭腹痛。
【提示】体质偏热、火热内盛者慎食。

“丹桂飘香，秋风送爽”，桂花幽香而不露、秀丽而不骄，堪称“秋天的花王”。桂花含有芳香物质，具有芳香和胃，生津辟浊，化痰理气之功。

“八月桂花遍地开，桂花开放幸福来”。每年中秋月明，天清露冷，桂花盛开，在空气中浸润着甜甜的桂花香味，冷露、月色、花香，激发情思，给人以无穷的遐想。

八月的桂花，中秋的明月，自古就是文人骚客吟咏的对象，宋代韩子苍诗：“月中有客曾分种，世上无花敢斗香。”李清照称桂花树“自是花中第一流”。

桂花也有清除口臭、爽口爽心的功效，如桂花直接泡茶饮，口中含嚼鲜桂花（一次6朵），或者刷牙后取桂花露适量漱口，以桂花子3克水煎漱口（一日3次）等，都是简便易行的日常除口臭方法。

这里推荐一款桂花红茶，其具体做法如下：取桂花3克，红茶1克，水150毫升。先将桂花加水150毫升煎汤，煮沸后加入红茶，沸开即止，取汁。此茶可代茶少量频饮，每日1剂，有芳香辟秽，解毒除臭的功效。适用于治疗口臭、牙痛等。

另外，清晨采摘半开的桂花适量，放入香油拌匀，密封，隔水蒸30分钟，取出

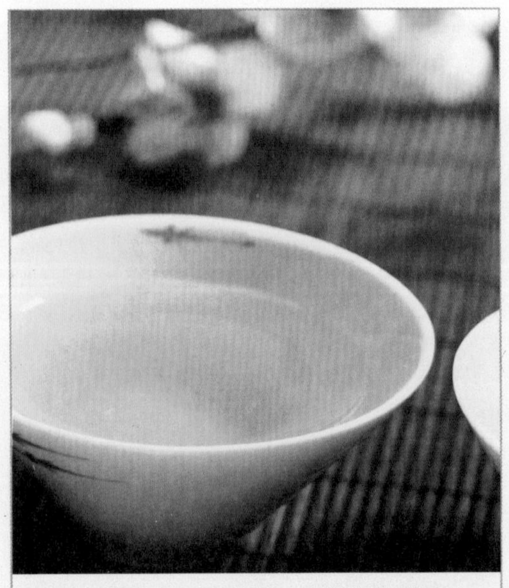

◎桂花能清除口臭、爽口爽心，直接泡茶饮即可。

在阴凉处放置10日，将花滗出后再放在罐中密封贮藏，每日取少许擦头发，能够起到香发润发的效果。也可以用桂花与麻油适量，蒸熟做发油。

❷ 桂花佳肴，健脾开胃

脾胃虚弱是因身体脾虚或饮食不节、情志因素、劳逸失调等原因引起脾的功能虚衰、不足的病证。因为脾对食物的消化和吸收起着十分重要的作用，因此几乎所有的胃肠道疾病都可出现或伴有脾虚证。而桂花就有健脾开胃的功效，以下介绍几款健脾开胃的桂花佳肴：

桂花糖糕：取桂花糖2匙，马蹄（荸荠）粉、水、白糖各适量。先将桂花糖、白糖及水同煮沸；清水将马蹄粉拌匀成糊状，倒入糖水内拌匀；拌成糊倒入刷油的模内，放入蒸笼蒸约半小时即成。热食或冻食均可，当点心。此糕有健脾开胃、宽胸化痰的功效。

桂花粥：取桂花3克，粳米50克。先将锅内加水600毫升，水沸后加米煮至熟，再放入桂花，小火煮10分钟即成。可温热服用。此粥可益胃、散瘀。适用于治疗胃痛嗳气等症。

桂花红枣羹：取桂花一钱，红枣半斤，白糖六钱。先将红枣洗净，用开水泡1个时辰，捞出，控干水。锅内添水，放白糖，烧开，撇去浮沫，红枣下锅，用中火煨熟烂，待水将烧干时，入桂花即可食用。随意食用。此羹可补脾和胃，适用于脾胃气虚、食纳欠佳者。

山药桂花汤：取桂花15克，鲜山药

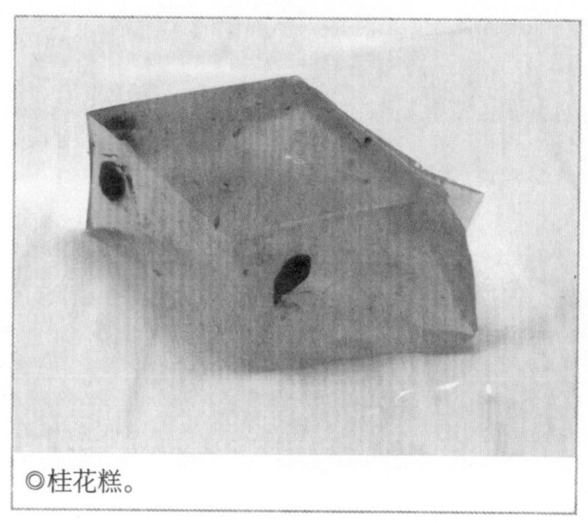

◎桂花糕。

500克，白糖150克。先将山药去皮、洗净，切成片。再将汤锅内放入清水，烧开后，放入桂花、白糖。然后将山药片放在锅内煮熟，加放熟猪油，起锅盛入汤碗内即成。此汤可补肾益气、健脾开胃。此汤用中药山药同桂花相烹而成，其味清香，富于营养，可补肾益气、健脾开胃，增进食欲，夏秋季食用最佳，有益健康。

蜜汁桂花苹果：取苹果200克、糯米100克、枸杞子20克、猪油（炼制）50克、糖桂花20克、白砂糖50克、淀粉（豌豆）10克。先将糯米淘洗干净，放入适量的水，蒸熟取出，加入猪油、桂花糖、枸杞和适量的白糖拌成馅；将苹果两头切平，挖去核，削去皮，洗一遍，把桂花糯米馅填入苹果内；蒸10分钟；取出后装入小盘内；同时锅内放入适量的水和白糖烧开溶化，用湿淀粉20克（淀粉10克加水10克）调稀勾芡，浇盖在苹果上即成。温热食用。此方可健脾养胃。

苹果中富含粗纤维，可促进肠胃蠕动，协助人体顺利排出废物。糯米含有维生素B_1、维生素B_2、蛋白质、脂肪、糖类、钙、磷、铁等，健脾养胃。

③ 桂花酒，化痰散瘀的“贵妃酒”

“问讯吴刚何所有？吴刚捧出桂花酒。”神话传说中有吴刚伐桂的故事。《酉阳杂俎》载：“旧言月中有桂，有蟾蜍。故异书言，月桂高五百丈，下有一人，常斫之，树创即合。人姓吴，名刚，西河人，学仙有过，谪令伐树。”

桂花酒自古就有，屈原《九歌·东皇太一》中就说：“蕙肴蒸兮兰藉，奠桂酒兮椒浆。”《汉书》中有“牲茧栗，粢盛香，尊桂酒，宾入乡”的诗句。宋代苏轼的《新酿桂酒》诗：“烂煮葵羹斟桂醑，风流可惜在蛮树。”这其中的桂醑，就是桂酒。古代还有以桂木制成的酒具——桂尊，唐代骆宾王有诗曰：“春朝桂尊尊百味，秋夜兰灯灯九微。”

关于桂花酒还有个美丽的传说。两英山下，住着一个卖山葡萄酒的寡妇，她为人豪爽善良，酿出的酒味醇甘美，人们尊敬她，称她仙酒娘子。一年冬天，天寒地冻，仙酒娘子收留了一个瘫痪的汉子，于是关于她的闲话很快传开，买酒的人越来越少，但仙酒娘子仍尽心尽力照顾那汉子。后来，那汉子不辞而别，仙酒娘子在寻找的路上，遇见一位跌倒在地的背柴老人，老人口里喊着“水，水”。仙酒娘子情急之下，咬破中指，把手指伸到老人嘴边，老人忽然不见了。一阵清风，天上飞来一个黄布袋，袋中贮满许许多多的小黄纸包，另有一张黄纸条，上面写着：“月

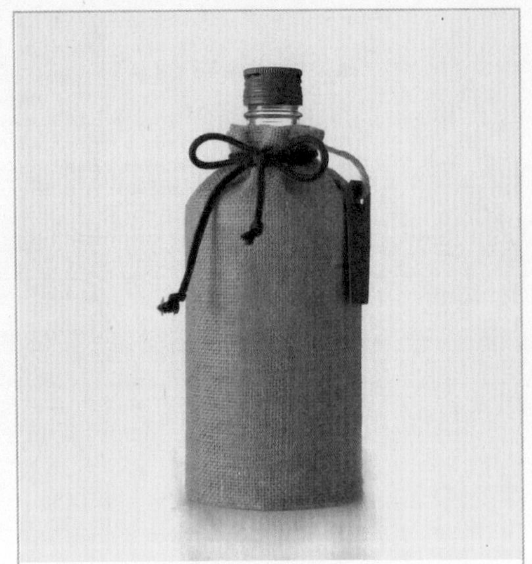

◎古人认为桂为百药之长，所以用桂花酿制的酒能达到“饮之寿千岁”的功效。

宫赐桂子，奖赏善人家。福高桂树碧，寿高满树花。采花酿桂酒，先送爹和妈。吴刚助善者，降灾奸诈猾。”原来这瘫汉子和担柴老人，都是吴刚变的。她的善行，感动了月宫里管理桂树的吴刚，才把桂子酒传向人间。

中医认为，桂花性温味辛，煎汤、泡茶或浸酒内服，可以化痰散瘀，对食欲不振、痰饮咳喘、肠风血痢、经闭腹痛有一定疗效。古人认为桂为百药之长，所以用桂花酿制的酒能达到“饮之寿千岁”的功效。该酒香甜醇厚，有开胃醒神、健脾补虚的功效，尤其适用于女性朋友饮用。

那么桂花酒如何制作呢？以下推荐几款常用的桂花酒做法：

桂花酒（一）：取桂花50克，白酒500克。先将桂花洗净除去杂质，放入酒坛中，倒入白酒，拌匀盖盖，封严，每隔2天搅拌一次，浸泡15天即成。可不拘时

饮用。此酒能化痰、散瘀。可治痰饮喘咳，肠风血痢，疝瘕，牙痛，口臭。

桂花酒（二）：取桂花、米酒、盐各适量。先用盐水彻底洗净桂花，沥干放入有盖酒瓶，加入米酒密封1个月左右，便可饮用。可随量饮。此酒可促进血液循环。

4 桂花灵验小妙方

咳嗽痰喘：桂花3克，半夏10克，白萝卜500克（切片），水煎，取液代茶饮；桂花4克，水煎服或浸酒、泡茶饮。

经闭腹痛：桂花30克，荔枝肉10克，水煎，加红糖、黄酒适量服用。

肾虚牙痛：桂树根（干品）6～10克，水煎服。桂花根皮贴牙龈痛处；桂花5克，泡茶饮。

麻疹：桂花叶30克，荸荠100克，加水适量，共煮，荸荠煮熟后，吃荸荠喝汤，每日2次。

荨麻疹：桂花9克，水煎，日服2次，连服数日。

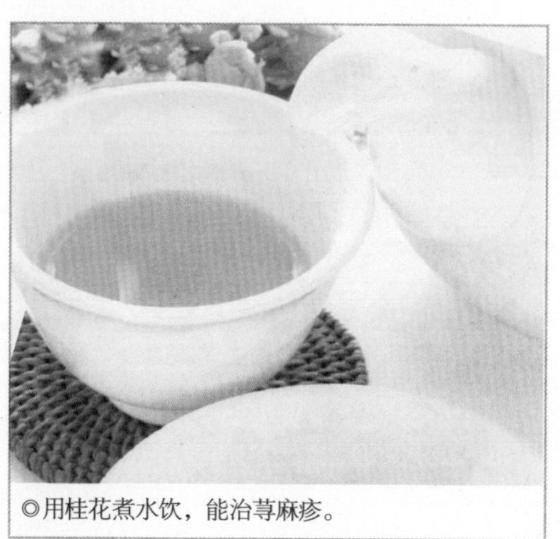
◎用桂花煮水饮，能治荨麻疹。

胃寒疼痛、嗳气饱闷：桂花子3克研末，玫瑰花3克，开水冲泡，每日2次温服。桂花60克，放入白酒500毫升中密闭浸泡1周，饭前炖热，温服，每次10毫升。桂花子6～12克，加适量红糖，1日3次冲服。

大便下血：桂花根60克，槐花9克，金银花12克，水煎服，每日1剂，分2次服用。桂花根60～90克，猪筒子骨4节，加水适量，炖服。

痢疾：桂花6克，蔷薇花15克，水煎15分钟，温时当茶饮。桂花3克，赤小豆15克，水煎服，每日1剂，治肠风血痢。

腹内冷病：桂花布裹蒸热熨之。桂花3克，煎服。

风湿筋骨痛、腰痛：桂树枝二叶或根，煎浓汁，趁温热敷患处，每日热敷2～3次。桂花根10～15克（鲜品30～50克）水煎服。

痫症：白桂花树根60克，浓煎后去渣，放入瘦猪肉120克，加盐适量，每日服2次。

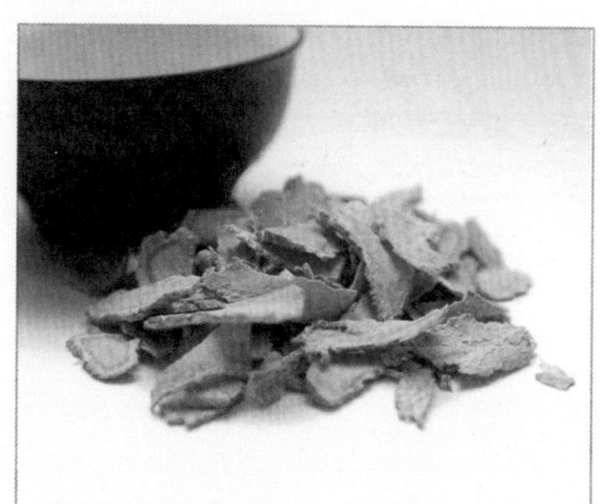
◎桂树根也是一味中药材，有治胃痛、牙痛、风湿麻木、筋骨疼痛的功效。

桂花养生药膳，健脾平肝的佳肴

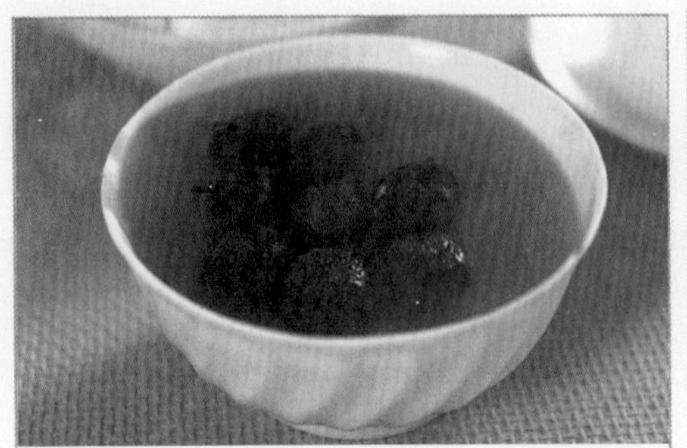

杨梅桂花汤

功效 本品有和胃生津、消食利肠的功效。

材料 杨梅100克，桂花50克，白糖少许

做法 ①将杨梅洗净。②锅中下水，倒入杨梅、桂花煮沸。③在锅中加少许白糖，盛出待凉即可。

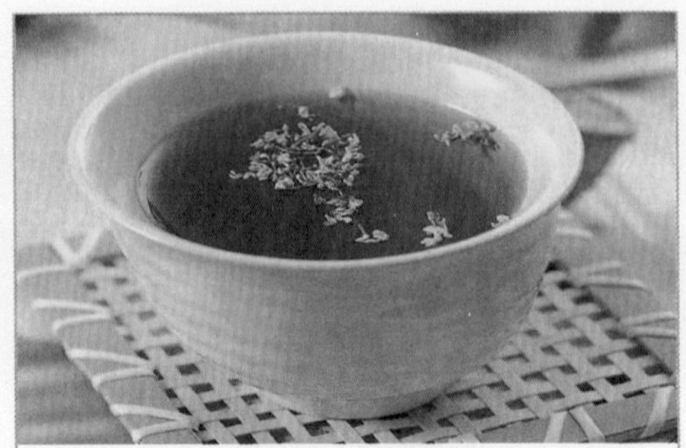

桂花普洱茶

功效 提神健脑、降压降脂。

材料 干燥桂花2小匙，普洱茶叶1小匙

做法 ①将干燥桂花及普洱茶叶先用热开水浸泡30秒，冲净。②将冲净的桂花和普洱茶叶放入壶中，冲入500毫升热开水。③浸泡约3分钟后即可饮用。

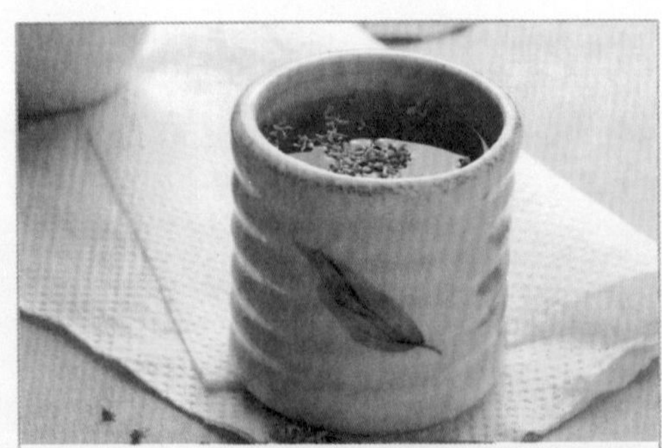

桂花减压茶

功效 本品具有疏肝解郁、降低血压、健胃消食的功效，适合经常心情烦闷、食后腹胀等症的高血压病患者食用。

材料 桂花10克，甘草少许，蜂蜜适量

做法 ①将桂花和甘草均洗净放入杯中。②冲入热开水加盖闷数分钟。③调入蜂蜜即可饮用。

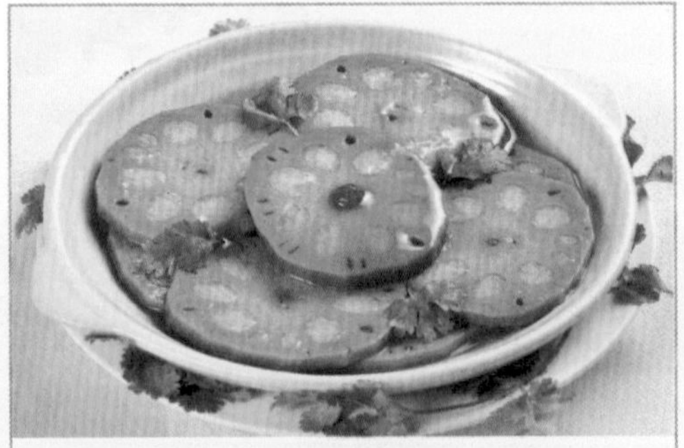

桂花甜藕

功效 补气养血。

材料 嫩莲藕100克，桂花、八角各10克，糯米50克，蜂蜜8克，冰糖10克

做法 ①糯米、桂花、八角分别洗净；莲藕去皮，洗净，灌入糯米。②高压锅内放入灌好的莲藕、桂花、八角、蜂蜜、冰糖。③加水煲1小时，凉凉，切片即可。

菊花：平肝明目的延寿名花

❶ 菊花入诗又入药

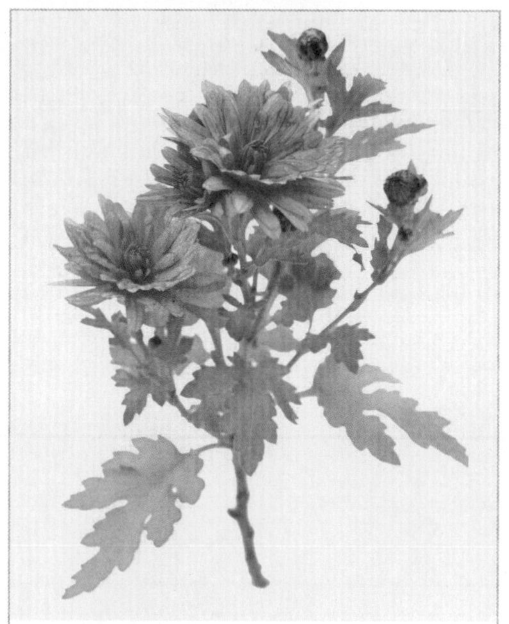

【性味】味辛、甘、苦；性微寒。
【归经】入归肺、肝经。
【功效】散风清热，清肝明目和解毒消炎。
【主治】目赤、咽喉肿疼、耳鸣、风热感冒、头痛等。
【提示】气虚胃寒、食少泄泻者慎服。

“朝饮木兰之坠露兮，夕餐秋菊之落英”“更待菊黄家酝熟，共君一醉一陶然”“待到重阳日，还来就菊花”……从屈原到杜甫，菊花可以吃，也可以酿酒来喝。

在《红楼梦》第三十七、三十八回中有这样的情节：

由探春发起，宝玉和众姐妹响应，于大观园内建起了诗社。他们先起了别号，次咏海棠，再咏菊花和螃蟹。其中，菊花诗的命题是宝钗和湘云拟就的。共有12个题目：起首是《忆菊》，忆之不得，故访，第二是《访菊》，访之既得，便种，第三是《种菊》，种既盛开， 故相对而赏，第四是《对菊》，相对而兴有余，故折来供瓶为玩，第五是《供菊》，既供而不吟，亦觉菊无彩色，第六便是《咏菊》，既入词章，不可不供笔墨，第七便是《画菊》，既为菊如是碌碌，究竟不知菊有何妙处，不禁有所问，第八便是《问

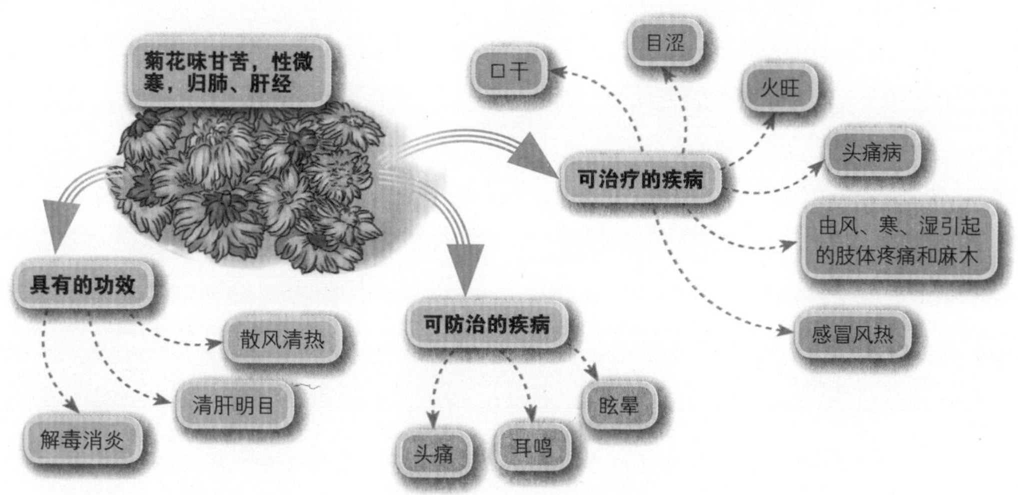

菊》，菊如解语，使人狂喜不禁，第九便是《簪菊》，如此人事虽尽，犹有菊之可咏者，《菊影》《菊梦》二首续在第十第十一，末卷便以《残菊》总收前题之盛。

这12首菊花诗，宝玉、宝钗、探春各写2首，黛玉、湘云各写3首。最后的评论是黛玉所做的咏菊、问菊、菊梦名列三甲，一举夺魁。

12首菊花诗既把菊花刻画得淋漓尽致，又在花事吟赏上反映了当时的都城社会习俗和有闲阶级的文化生活情趣。

菊花，又名贡菊花、甘菊花、杭菊花、黄菊花、白菊花，为菊科植物菊的头状花序。菊花是我国的著名花卉，已有三千多年的种植历史。人们对菊花如此喜爱，赏菊明志是一个原因，但更重要的是千百年来菊花对人体健康的医药作用。《本草纲目》中这样记载："菊苗可蔬，叶可啜，花可饵，根实可药。囊之可枕，酿之可饮，自本至末，罔不有功。宜乎前贤，比之君子。神农列为上品，隐士采入酒盅，骚人餐其落英。"

中医认为，菊花味甘苦，性微寒，归肺、肝经。有散风清热、清肝明目和解毒消炎等作用。对口干、火旺、目涩，或由风、寒、湿引起的肢体疼痛、麻木的疾病均有一定的疗效。主治感冒风热，头痛病等，对眩晕、头痛、耳鸣有防治作用。

菊花有野菊和家菊之分，其中家菊清肝明目，野菊祛毒散火，甘苦微寒，清热解毒，对眼睛劳损、头痛、高血压等均有一定效用。《本草纲目》中对菊花茶的药效也有详细的记载："性甘、微寒，具有

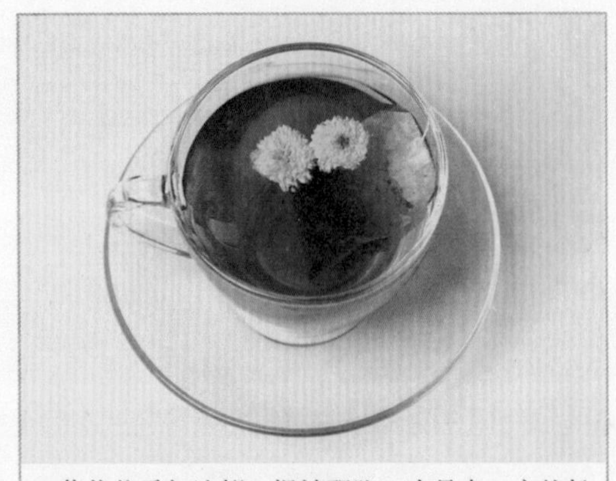

◎菊花茶香气浓郁，提神醒脑，也具有一定的松弛神经、舒缓头痛的功效。

散风热、平肝明目之功效。"《神农本草经》认为，白菊花茶能"主诸风头眩、肿痛、目欲脱、皮肤死肌、恶风湿痹，久服利气，轻身耐劳延年"。

现代医学也研究证实，菊花具有降血压、消除癌细胞、扩张冠状动脉和抑菌的作用，长期饮用能增加人体钙质、调节心肌功能、降低胆固醇，适合中老年人和预防流行性结膜炎时饮用。对肝火旺、用眼过度导致的双眼干涩也有较好的疗效。同时，菊花茶香气浓郁，提神醒脑，也具有一定的松弛神经、舒缓头痛的功效。

❷ 菊花酒，滋肝补肾的长寿酒

重阳节喝菊花酒是中国古时的传统习俗。菊花酒在古代被看作是重阳必饮、祛灾祈福的"吉祥酒"，而且由于菊花酒能疏风除热、养肝明目、消炎解毒，故具有较高的药用价值。李时珍在《本草纲目》中指出，菊花酒具有"治头风、明耳目、去瘘痺、治百病"的功效。"用甘菊花煎汁，同曲、米酿酒。或加地黄、当归、枸杞诸药亦佳。"

甘菊花辛、甘，能够疏散风寒、平肝明目。而将菊花制成酒，借酒的走窜之性，能够治头风，清头窍，而加入地黄、当归、枸杞子，还可以起到滋补肝肾的作用。

以下推荐几款菊花酒的做法：

菊花酒（一）：取菊花、生地黄、枸杞根各2500克，糯米35千克，酒曲适量。先将前3味加水50千克煮至减半，备用；糯米浸泡，沥干，蒸饭，待温，同酒曲（先压细），药汁同拌令匀，入瓮密封，候熟澄清备用。每次温服10毫升，日服3次。此酒能够壮筋骨、补精髓、清虚热。

菊花酒（二）：取甘菊花500克，生地黄300克，枸杞子、当归各100克，糯米3000克，酒曲适量。先将前4味，水煎2次，取浓汁2500毫升，备用；再取药汁500毫升将糯米浸湿，沥干，蒸饭，待凉后，与酒曲（压细）、药汁，拌匀，装入瓦坛中发酵，如常法酿酒，味甜后；去渣，即成。每次服20～30毫升，日服2次。此酒能滋阴养肝，聪耳明目。适用于头痛耳鸣、头晕目眩、疲劳多梦、手足震颤、痿痹等症。如仅用甘菊花泡于低度白酒中24小时后饮用，活血行气、防衰老、延年益寿。

菊花酒（三）：取菊花1500克，白酒2500毫升，白糖250克。将菊花洗净，晒干，浸入盛有白酒的坛内，加入白糖，密封15天左右即成。每次饮25～30毫升，每日1次。此酒具有活血通络、延年益寿的功效，适用于中老年人饮用。

太后泡酒方：取小茴香10克，鲜木瓜30克，桑寄生50克，石菖蒲1棵，九月菊1棵，烧酒500克。将以上材料混合在一起

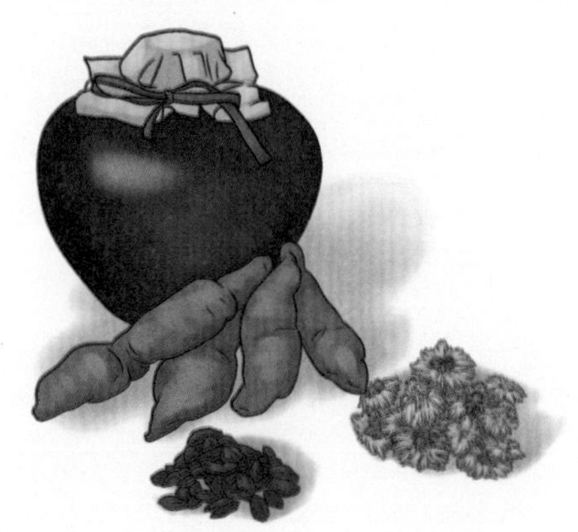

泡7日即可。每日晨起，于饭前饮用。此酒能够补肾清心，长饮会健肾健脾、化饮消食，有除烦舒心之功。

❸ 菊花灵验小妙方

减肥：菊花、橘皮各15克，用开水冲泡当茶饮，每日1剂；菊花15克，山楂50克，麦芽40克，决明子9克，加清水2碗共煎，煎至水减一半，分2次服，每日1剂。适用于高血脂肥胖。

神经衰弱、头痛目眩：菊花500克，川芎200克，丹皮、白芷各100克拌匀，装入布袋，作药枕，半年换药1次。

久患头风头痛、眩晕：杭菊花60克，枸杞子60克，绍兴酒适量，浸泡10～20天，去渣过滤，再加蜂蜜适量，每日早晚各饮1小杯。

滋阴明目：菊花、霜桑叶各30克，共以水熬透，去渣，再熬浓汁，少兑蜂蜜收膏，每服9克，白开水冲服。

头痛：菊花15克，薄荷5克，水煎，日服2次。

风热眼痛：菊花、白蒺藜各9克，防风4.5克，水煎服。菊花10克，夏枯草15

克，蒲公英30克，水煎服。

感冒热头痛：菊花、川芎各9克，石膏6克，共研细末，每次服用4.5克，用茶水调服。

冠心病：白菊花300克，加温水浸泡过夜，次日煎两次，每次半小时，待沉淀后，除去沉渣，再浓缩至500毫升，日服2次，每次25毫升，2个月为一个疗程。白菊花、参三七、党参、丹参，开水冲泡10分钟服；以心悸、胸闷为主者，重用白菊花、党参；以痛为主，重用丹参、参三七；血压偏高者，重菊花轻党参；痛症不显著去三七。

高血压、动脉硬化：菊花、金银花各24～30克，头晕明显者加桑叶12克；动脉硬化、血脂高者加山楂12～24克。以上药为一日量，可根据病情减。服2周后可将菊花和金银花各减至10克，分四份，一日服完，每次用开水冲泡10～15分钟后，当茶饮，每份药冲泡2次。

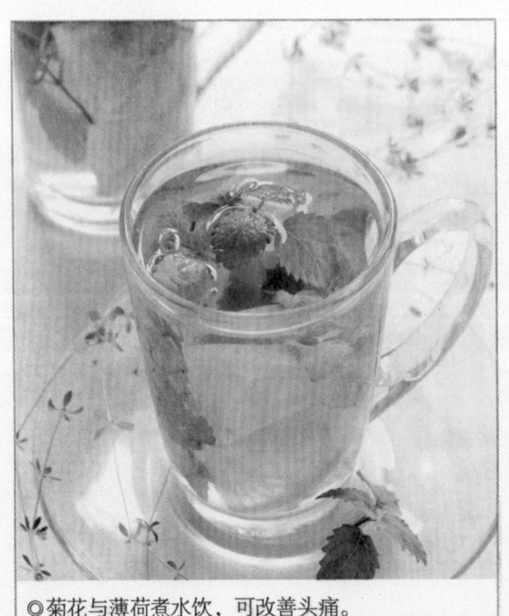
◎菊花与薄荷煮水饮，可改善头痛。

高血压、眼底出血：白菊花9克，槐花6克，草决明子10克，以水煎之，一日服2次。

肝肾虚、目暗不清：菊花9克，枸杞、地黄各15克，水煎服。

女性阴肿：甘菊苗捣烂煎汤，先熏蒸，后洗身。

白带：白菊花根、白木槿花根、白玉簪花根各6克，炖猪肉服。

迎风流泪：白菊花20克，丹皮15克，加2碗清水煎至只剩1碗汁，每日1剂，每剂分2次服用。

睑腺炎：白菊花9克，水煎，取汁作饮料；再煎1次，取汁洗患处，每日1剂，分2次饮用和洗患处。

眼球玻璃体混浊：将菊花60克、炒淮山药15克、枸杞子120克、熟地90克，均焙干，共研成末，用温开水送服，日服3次，每次9克，能补肝益肾，化浊明目。

白喉：鲜黄菊花根适量，捣汁一杯灌服，也可加冷开水服。

痱子：菊花全草或花，煎水洗。

解疔疮毒：取野菊花10～20克，水煎服；外用：将鲜品捣烂，敷患处。

治病后生翳：取白菊花、蝉蜕等份，研为散。每次服5～10克，加入蜜少许，水煎服。大人小儿皆宜。

皮肤病、化脓性炎症：取菊花适量，煎浓汁洗患处。

预防中暑、感冒：取茶叶10克，白菊花5克，一起放入杯内，用开水冲泡，当茶频饮。

❹ 菊花茶和粥，平胆明目

菊花为菊科多年生草本植物，《神农本草经》记载："菊花主诸风头眩、肿痛，目欲脱，泪出，皮肤死肌，恶风湿痹，利血气。"菊花味甘苦，性微寒，具有平胆明目的效果。

菊花阳桃茶

【组成】干菊花1匙，阳桃汁15毫升，甘草2片，龙眼蜜30克，柠檬1片。

【做法】菊花和甘草用沸开水冲泡，闷约4分钟，加入阳桃汁和龙眼蜜，充分搅匀即成。

【用法】饮用时加入柠檬汁。

【功效】明目，清热。

菊花黄芪甘草茶

【组成】菊花15克，黄芪20克，甘草20克。

【做法】黄芪和甘草切成薄片，与菊花一起放入茶壶，沸水冲沏。

【用法】代茶频饮。

【功效】清热解毒，平肝明目。适用于干咳喉痛、头晕目眩、虚弱自汗。甘草中所含的黄酮类化合物具有防癌抗癌作用。

奶菊茶

【组成】杭菊20朵，鲜奶1杯，白糖适量。

【做法】鲜奶加糖煮开，加入杭菊，再煮开后倒入碗内，盖上片刻，滤去菊花及渣。

【用法】可热饮，也可凉凉后放入冰箱作冷饮。

【功效】清热明目，适用于脑力工作者及用眼过度者。

菊香菠萝茶

【组成】干菊花1匙，葡萄干半匙，菠萝汁30毫升，冰糖10克。

【做法】菊花与葡萄干置入茶壶内，冲入沸开水，闷约4分钟，再加入菠萝汁和冰糖，用匙充分搅动至冰糖溶化即成。

【用法】冷热饮均可。

【功效】明目，清热。

菊花百合粥

【组成】菊花、百合花、米仁、白糖各适量。

【做法】菊花和百合花用矾水浸泡20分钟，清水洗净，扯瓣切成末。米仁入开水锅煮30分钟，加入菊花、百合花末，稍煮即成。

【用法】食时加白糖，温热服用。

【功效】平肝，明目。

菊花绿豆茶

【组成】白菊花9克，绿豆60克，桑白皮30克。

【做法】白菊花、绿豆、桑白皮一起加水煎煮。

【用法】代茶饮，日服2次。

【功效】清肺利尿，消肿。适用于小儿肾炎急性期。

粟米须菊花茶

【组成】杭菊20朵，鲜粟米须50克。

【做法】粟米须先加水煎煮，约10分钟加入杭菊，熄火闷5分钟。

【用法】代茶频饮。

【功效】清热明目，利尿消肿，降血压及血糖。

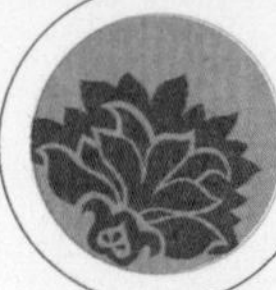

菊花茶和粥，平胆利血气

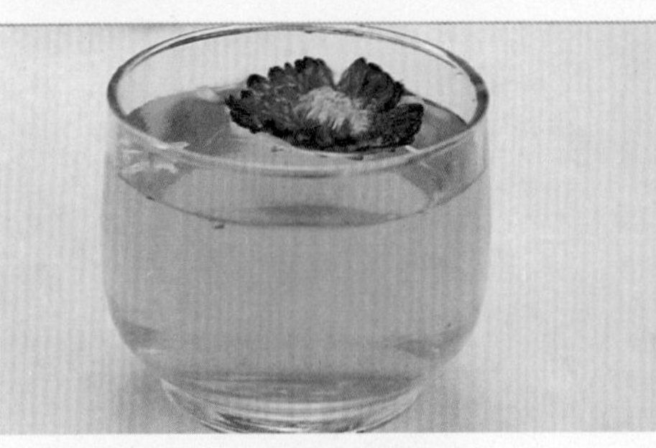

菊花蜜茶

功效 排毒瘦身。

材料 七彩菊、蜂蜜或者冰糖适量

做法 ①干燥的七彩菊洗干净。②放入开水中冲泡，闷约5分钟后加蜂蜜即可饮用。

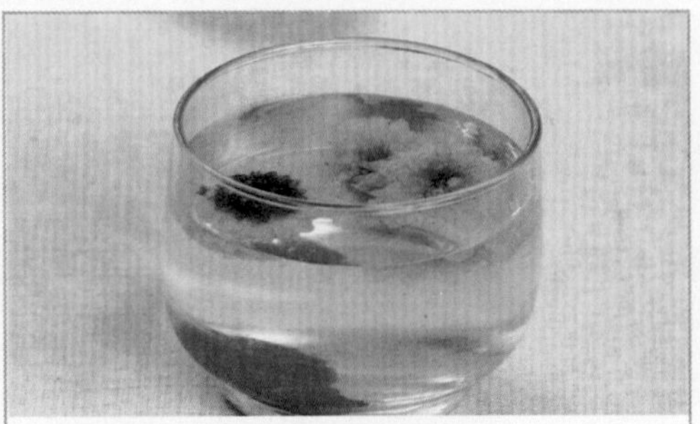

枸杞菊花茶

功效 清热泻火，滋阴明目。

材料 白菊花10克，枸杞子15克，桑叶10克，决明子8克

做法 ①将菊花、枸杞子、桑叶、决明子洗净备用。②将上述四味药材放入保温杯中，用沸水冲泡。③加盖闷10～15分钟即可，去渣代茶频饮。

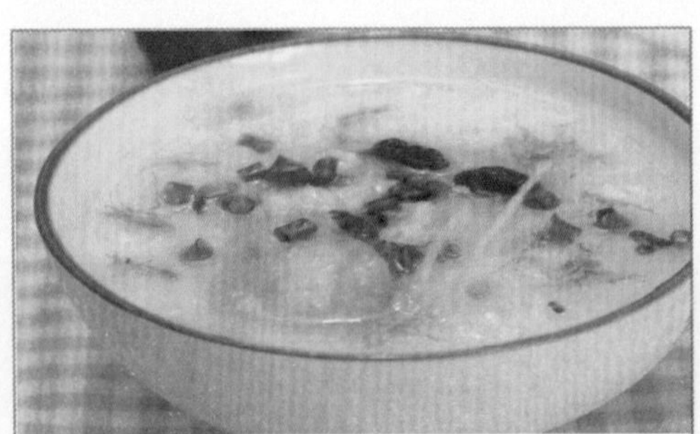

桂花鱼菊花粥

功效 养心润肺。

材料 大米100克，菊花瓣少许，桂花鱼50克，盐3克，味精2克，料酒、姜丝、麻油、葱花、枸杞各适量

做法 ①大米淘洗干净，放入清水中浸泡；桂花鱼收拾干净后切块，用料酒腌渍去腥；菊花瓣洗净。②锅置火上，放入大米，加适量清水煮至五成熟。③放入桂花鱼、枸杞、姜丝煮至粥将成，放入菊花瓣稍煮，加盐、味精、麻油调匀，撒葱花便可。

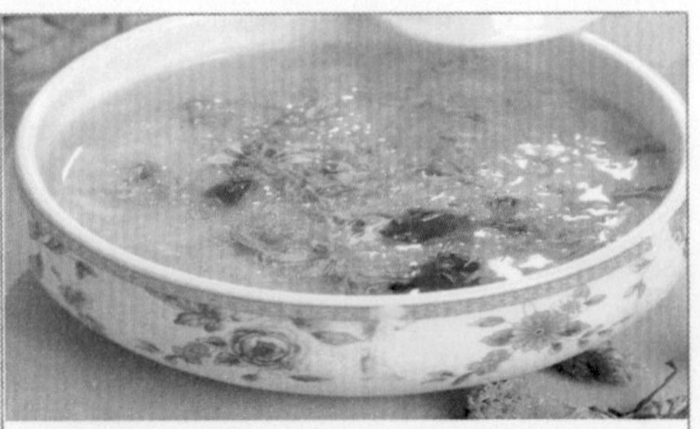

红枣红糖菊花粥

功效 养心润肺。

材料 大米100克，红枣30克，菊花瓣少许，红糖5克

做法 ①先将大米淘洗干净，用清水浸泡；菊花瓣洗净备用；红枣洗净，去核备用。②锅置火上，放入大米、红枣，加适量清水煮至九成熟。③最后放入菊花瓣煮至米粒开花，粥浓稠时，加红糖调匀便可。

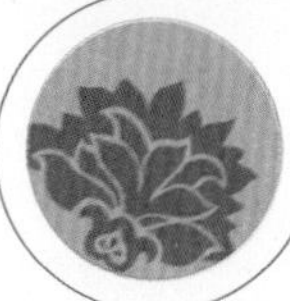

菊花佳肴，清热且明目

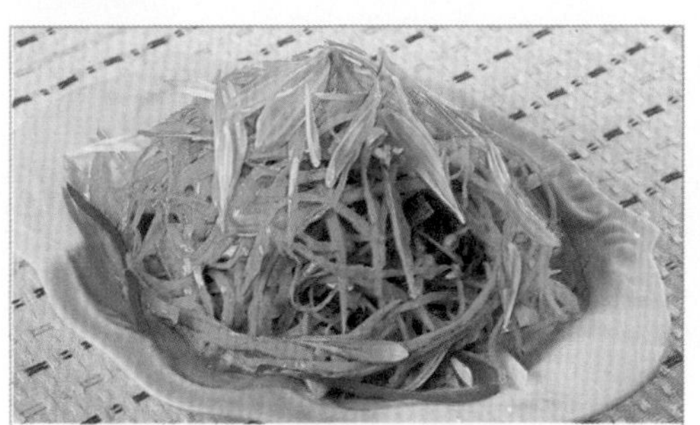

菊花瓣拌四季豆

功效 降低血脂。

材料 菊花瓣25克，四季豆250克，红椒5克，味精5克，盐3克，生抽、香油各10克

做法 ①菊花瓣洗净，入水中焯一下；四季豆去筋洗净，切丝，入开水中烫熟；红椒洗净切丝。②将盐、味精、生抽、香油调匀，淋在四季豆上，拌匀。③放上菊花瓣、红椒即可。

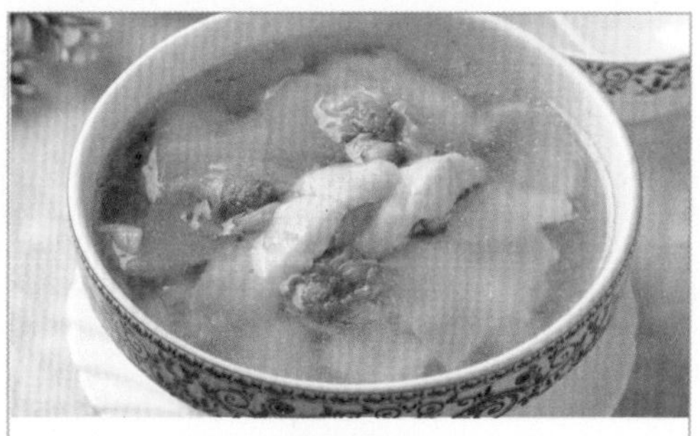

菊花鱼片

功效 清热养阴，明目益精。适用于阴虚内热所致的高血压、冠心病、头目眩晕、肢体麻木等症患者食用。

材料 菊花30克，鲜鱼肉150克，莴笋100克，调味品适量

做法 ①鱼肉洗净切片，莴笋削皮、切片，菊花择净。②锅中放植物油适量烧至七成热后，下鱼片、莴笋片翻炒至变色；加水没过鱼片，煲至将熟时下菊花及调味品即成。

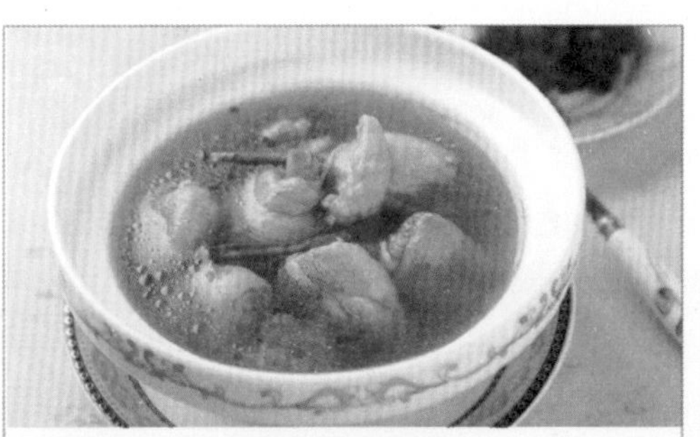

菊花焖鸡肉

功效 具有一定的松弛神经、舒缓头痛的功效。

材料 鸡肉块适量、菊花适量、蒜米适量、鸡精适量、盐适量

做法 ①菊花用沸水冲泡，备用。②鸡肉加入盐，鸡精粉腌制片刻。③烧热砂煲，烧热油，爆香蒜茸。④加入鸡块拌炒，加入菊花茶。⑤再放上几粒泡软的菊花。⑥闷大约20分钟，添加鸡精粉及盐试味道即可。

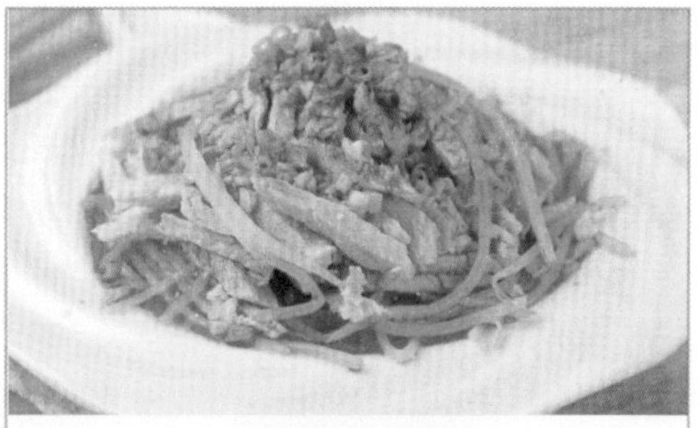

菊花炒鸡丝

功效 发散风热、解毒、消肿毒。

材料 鸡胸肉一块、菊花(适量)、盐、芝麻香油、蛋清、料酒少许、姜丝少许

做法 ①菊花洗净，分成小瓣放入淡盐水中浸泡三分钟，鸡胸肉洗净备用。②将鸡胸肉煮至六分熟捞出，撕成鸡丝放入碗中，加入备用调味料，腌渍入味。③锅里放油烧热，放入姜丝爆出香味，下入鸡丝快速翻炒，当鸡丝快熟时放入菊花瓣即可盛出。

菊花茶饮，治病又养颜

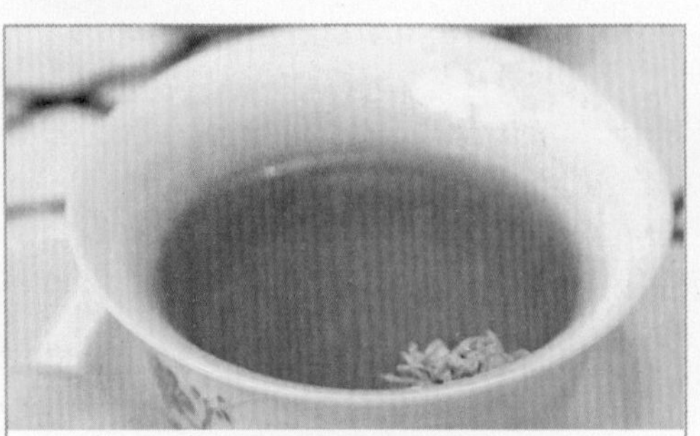

白菊花枸杞茶

功效 本品具有清肝明目、滋阴降火、提神健脑、降压降脂的功效，可用于眼睛干涩、肿痛、高血压、高血脂等症。

材料 枸杞10克，白菊花5克，蜂蜜适量

做法 ①将白菊花、枸杞洗净，放入砂锅内，加适量水。②置旺火上烧沸，5分钟后取茶液一次，再加水煎熬一次，同样取汁。③将两次茶液合并，稍冷却，加蜂蜜搅匀即可饮用。

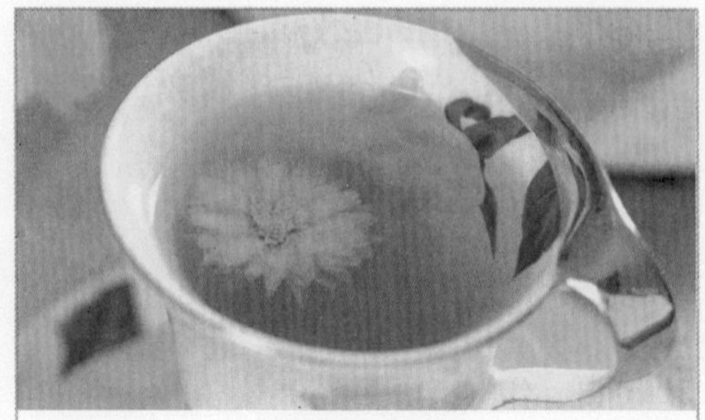

菊花决明饮

功效 本品具有清肝明目、清热排毒、润肠通便、降压降脂等功效，可用于肝火旺盛所致的目赤肿痛、便秘、高血压、高血脂、肥胖症等。

材料 菊花10克，决明子15克

做法 ①先将决明子洗净，打碎；菊花洗净。②将菊花和决明子一同放入锅中，煎水。③过滤，取汁饮用即可。

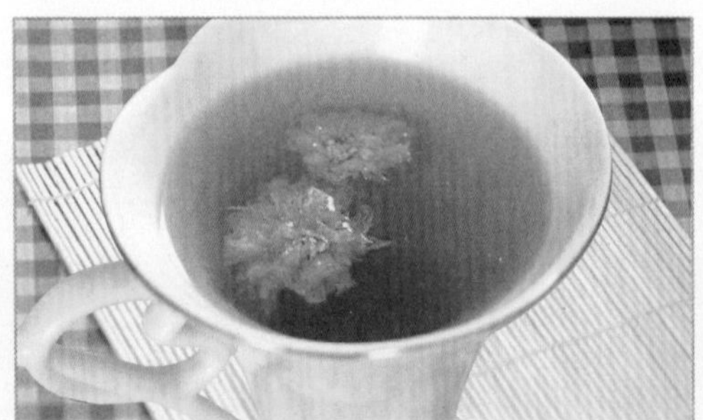

菊花山楂茶

功效 本品具有清肝明目、开胃消食、降压降脂的功效，可用于治疗高血压、高血脂、食少腹胀、目赤肿痛等症。

材料 菊花10克，生山楂20克，冰糖适量

做法 ①将菊花、生山楂分别洗净。②将菊花、生山楂放入砂锅内，以水煎10分钟。③滤出茶水，调入冰糖即可。

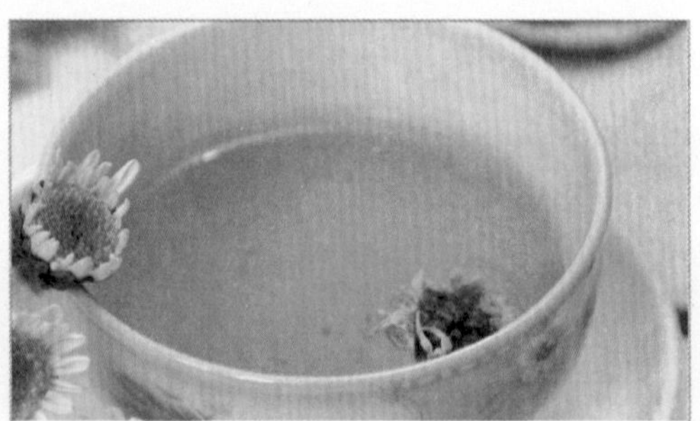

菊花北杏蜂蜜茶

功效 发散风热、解毒、养颜。

材料 菊花10克，北杏50克，热水600毫升，蜂蜜40克

做法 ①菊花先以清水洗过备用。②北杏以水煮20分钟，使其出味，加菊花再煮2分钟。③放入壶中，加入蜂蜜调匀即可饮用。

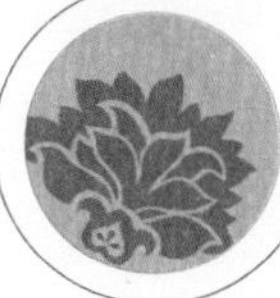

常饮菊花汤，清热疏风耐老

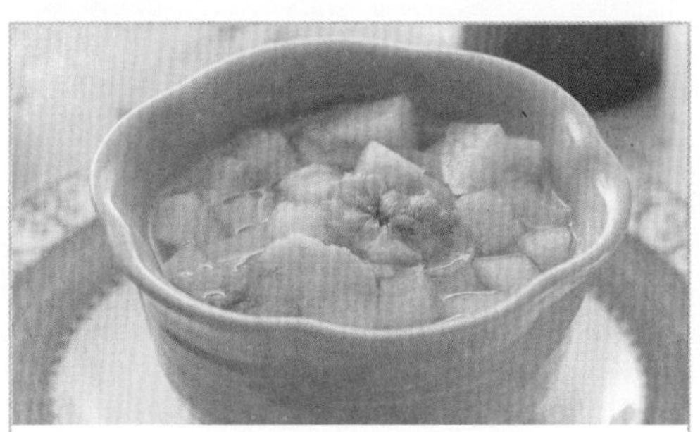

菊花桔梗雪梨汤

功效 开宣肺气、清热解毒、止咳祛痰的功效，可治感咳嗽、咽喉肿痛等病症。

材料 甘菊5朵，桔梗5克，雪梨1个，冰糖5克

做法 ①甘菊、桔梗加1200毫升水煮开，转小火继续煮10分钟，去渣留汁，加入冰糖搅匀后，盛出待凉。②雪梨洗净削皮，梨肉切丁备用。③将切丁的梨肉加入已凉的甘菊水即可。

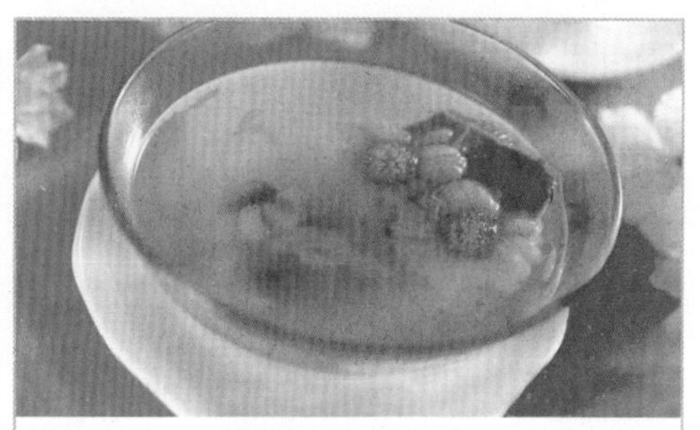

菊花土茯苓汤

功效 除湿解毒。

材料 野菊花、土茯苓各30克，冰糖10克

做法 ①将野菊花去渣洗净；土茯苓洗净，切成薄片备用。②砂锅内加适量水，放入土茯苓片，大火烧沸后改用小火煮10～15分钟。③加入冰糖、野菊花，再煮3分钟，去渣即成。

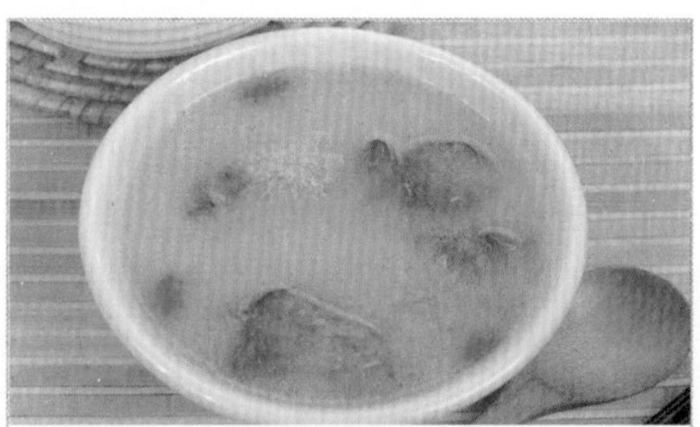

菊花鸡肝汤

功效 补血养颜。

材料 鸡肝200克，菊花50克，枸杞20克，盐3克，鸡精2克

做法 ①鸡肝洗净，切块，汆水；菊花洗净，浸泡；枸杞洗净，浸泡。②将鸡肝、菊花、枸杞放入炖盅。③放入清水锅中，隔水炖熟，加入盐和鸡精出锅即可。

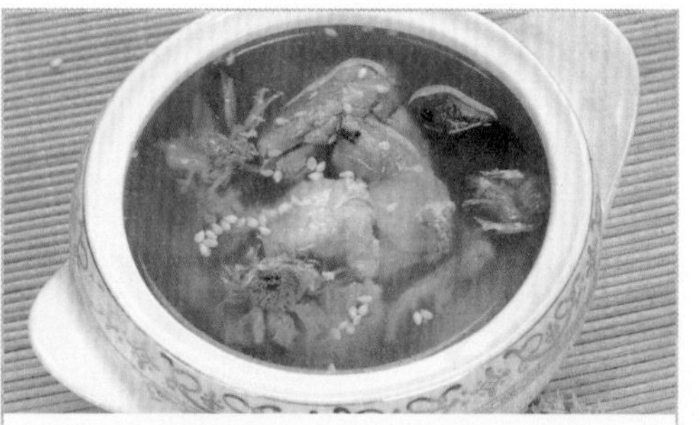

茯苓芝麻菊花猪瘦肉汤

功效 强身健体。

材料 猪瘦肉400克，茯苓20克，菊花、白芝麻各少许，盐5克，鸡精2克

做法 ①瘦肉洗净，切件，汆去血水；茯苓洗净，切片；菊花、白芝麻洗净。②将瘦肉放入煮锅中汆水，捞出备用。③将瘦肉、茯苓、菊花放入炖锅中，加入清水，炖2小时，调入盐和鸡精，撒上白芝麻关火，加盖闷一下即可。

石榴：养阴生津的“天浆”

❶ 晶莹剔透，可口宜人

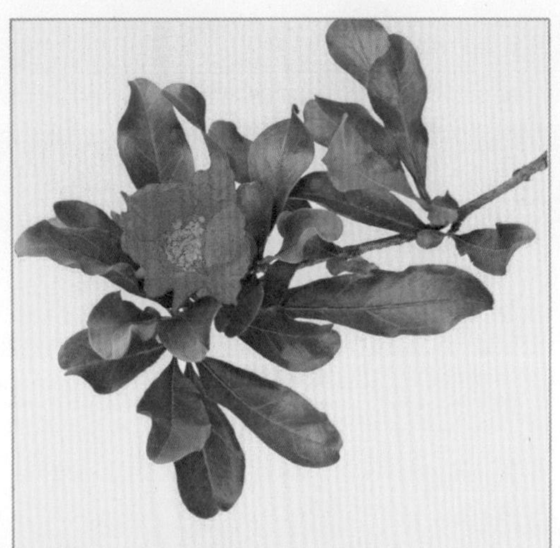

【别名】榴花。
【性味】性温，味酸、涩。
【归经】入脾，肾二经。
【功效】活血止血，祛瘀止痛。
【主治】鼻衄、中耳炎、创伤出血、月经不调、牙痛、吐血。

“雾壳作房珠作骨，水晶为粒玉为浆”，形象地描绘了石榴的晶莹剔透，可口宜人。西汉张骞出使西域从今伊朗传入，故名安石榴。石榴分果榴、花榴两种，果榴结果，果有酸甜之分，皆可入药；花榴以观赏为主，花常入药。石榴之功有“四止”，即止渴、止泻、止血、止带。

❷ 石榴子，止渴生津的“天浆”

鲜艳夺目的石榴红如玛瑙、白似水晶，十分惹人喜爱。晋人潘岳在《安石榴赋》中写道“榴者，天下之奇树，九州之名果”，“缤纷磊落，垂光耀质，滋味浸液，馨香流溢”。把石榴的色、香、味、形写得百媚千娇，令人垂涎欲滴。

石榴子自古就有天浆之誉，秋冬之交，石榴果实成熟，天地相应，秋燥之时，阴虚内热之体，口干烦渴，或热病之后伤阴，舌红绛少苔者，常以石榴取子饮汁，其味甘淳鲜美，止渴甚效。

石榴汁含有多种氨基酸和微量元素，有助消化、抗胃溃疡、软化血管、降血脂和血糖，降低胆固醇等多种功能。可防止冠心病、高血压，可达到健胃提神、增强食欲、益寿延年之功效，对饮酒过量者，

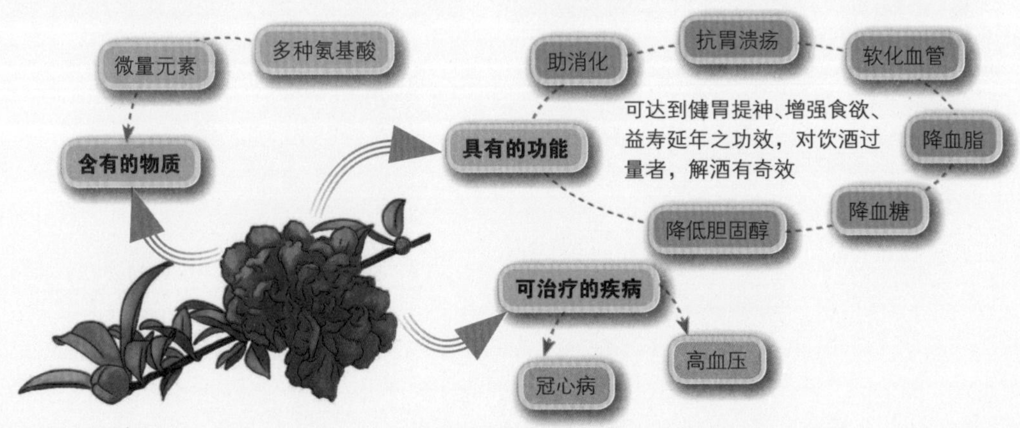

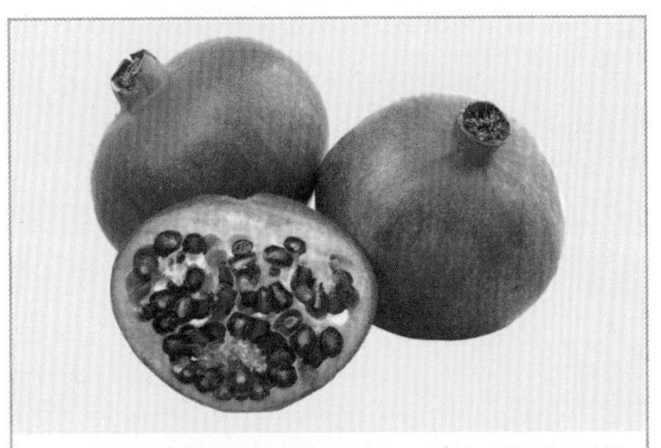

◎石榴子自古就有天浆之誉，常以石榴取子饮汁，其味甘淳鲜美，止渴甚效。

解酒有奇效。

石榴是治疗宿醉的最佳圣品，若饮酒过度，适时吃些石榴，可以帮助解除酒醉的痛苦。印度古医书中就有石榴治酩酊、泥醉、宿醉、头昏眼花等的记录，石榴汁中混合柠檬和糖类当成饮料喝下，能够迅速地使得泥醉症状获得高度的镇静效果。

民间用酸石榴一个，连其籽一齐嚼烂咽下，治疗胃口不开，消化不良。

将酸石榴连籽打碎，用开水浸泡过滤放冷，每日多次含漱，不仅可以治疗口臭及咽喉疼痛，而且对口舌生疮及口腔溃疡有很好疗效。

贫血是女性较多的疾病，患病的身体倦怠，易感寒冷，有心悸或呼吸困难出现。经常饮用石榴汁，贫血症状可以减轻。另外，不少女性有偏头痛的烦恼，原因可能是更年期障碍。实践证明，石榴可以预防偏头痛。

❸ 石榴皮，止血收敛有奇效

石榴的止血作用要归功于石榴的花、果实、根中所含的丹宁，以及与丹宁结合的鞣花酸的作用。石榴皮有止血作用，既可内服止肠风下血，亦可外用，止创伤出血。

《千金方》有载，用石榴皮炒后研末，每服 6 克。用于便前出血，即一般所指肠风下血，西医称之为直肠溃疡出血或痔血。常再配地榆炭10克、槐米10克，若痔疮出血则配大黄炭10克。外伤出血，如刀伤，用石榴皮研细外敷，止血效果很好，若平日制好备用，密闭保存，就成为一味刀伤药。

《本草纲目》尚记载，用石榴花揉塞鼻孔止出血。《海上集验方》用石灰配石榴花两者之比约3：1，捣末外敷，专治“金疮刀斧伤破血流”之患，为外出血之止血专药。中国民间疗法是将石榴花250克与石灰混合，做成粉末，用香油等调和，制成涂抹药使用，对于割伤、烧伤、烫伤都有效。

以下介绍两道石榴皮养生茶饮：

石榴皮茶：取石榴皮15克。先将石榴皮洗净，切片，加水煎汤。日服1剂，分2次

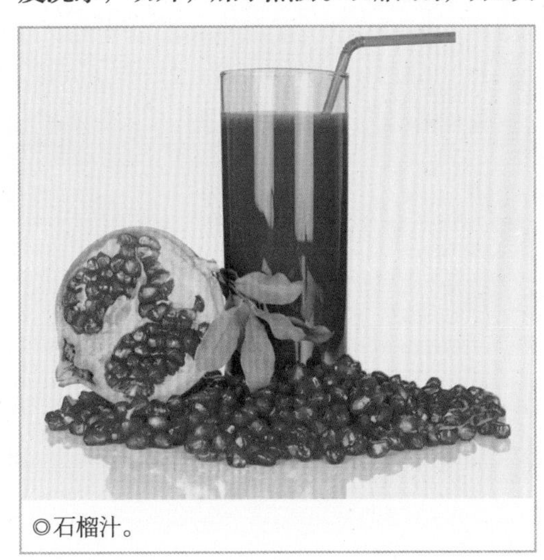

◎石榴汁。

服用。此茶可涩肠止痢，止血驱虫。适用于治疗痢疾日久难愈、大便有黏液或异色。

石榴花皮茶：取石榴花、皮各9克。先将石榴花、皮洗净，皮切片，加水煎汁。代茶饮。此茶有利水消肿、活血止血的功效。适用于治疗痢疾、泄泻。

❹ 石榴花，滋阴止带的佳品

《本草纲目》认为石榴有“止泻痢、下血、脱肛、崩中带下”之功，石榴花的功能以止带最佳。妇人带下，为妇科常见病，证见带下黄白，腰酸乏力，面色无华，月经涩少。

一般黄白带下用白石榴花，白带下用红石榴花，单味鲜的50克或7～10克，一次煎服，一般3～5次可见效；干品30克左右，或干品花7～10朵水服。

以下推荐几款石榴花养生药膳：

石榴花炖鸡块：取石榴花10克，鸡肉250克，腊肉30克，葱、姜、精盐、味精、米酒、清水各适量。先将石榴花去

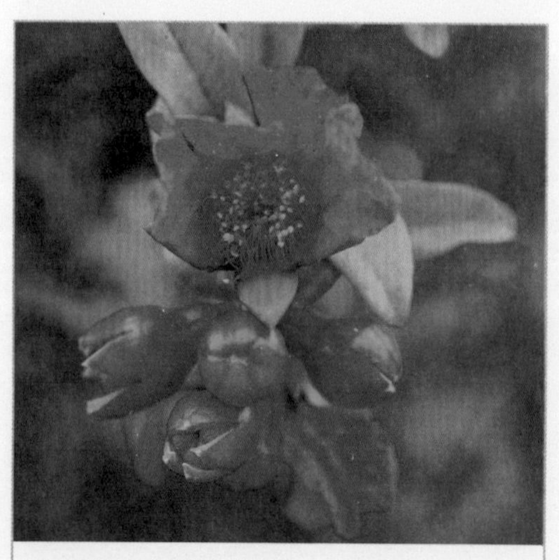

◎石榴花的功能以止带最佳，可速见效。

梗、蒂，洗净。鸡肉洗净，切块。腊肉切片。鸡肉入锅，加清水烧沸后去浮沫，加葱、姜、米酒，用小火烧至酥烂。加精盐，调入味精。最后加石榴花，略烧片刻即成。可佐餐。此方可补虚劳益精血，止血，消肿，调经。

桂圆石榴花：取石榴花10克，桂圆肉150克，食油50毫升，精盐、味精、清水各适量。先将石榴花去梗、蒂，洗净。桂圆去壳。炒锅放油加热后，下桂圆炒几下，加精盐、味精、清水烧热。放入石榴花略炒几下即成。可随意食用。此方可止血，消肿，调经，止带。

石榴花茶：取干石榴花瓣1小碟，冰糖适量。先用水烧开后放入石榴花瓣，煮3～5分钟。加入冰糖，搅匀即成。此茶可止血，消肿，调经。

❺ 石榴，让你更女人

现代研究表明，石榴中含有较多的女性激素。所谓女性激素，是包括促进卵巢、子宫、阴道等女性生殖器官发育的卵泡激素，以及决定怀孕功能的黄体激素两种，前者称为雌激素，后者叫作黄体酮，也称为孕酮。

石榴中含有雌甾酮，同时含有强力雌激素之一的雌甾二醇。吃一口石榴，也许其女性激素的增加量会使女性当天就展现出某种女性之美。

石榴中所含有的雌激素是能够保持女性功能的激素，但是随着年龄增长，卵巢机能衰退，分泌的雌激素量会减少。这是女性老化现象的第一步，随着雌激素分泌

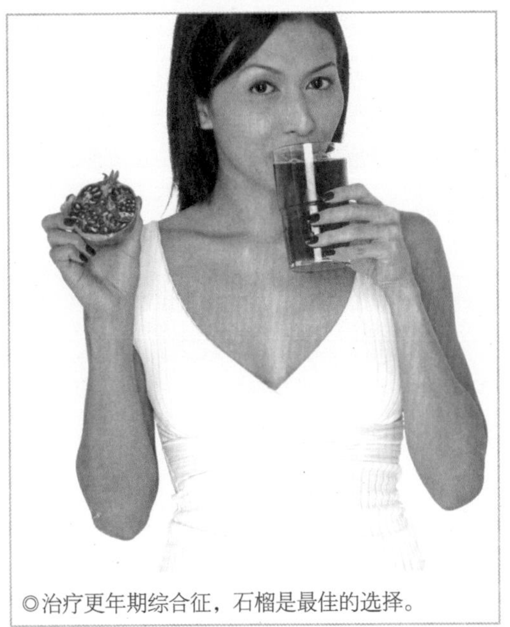
◎治疗更年期综合征，石榴是最佳的选择。

量减少，月经周期紊乱，便会引起更年期综合征。

女性更年期综合征的症状虽有不同，但女性都会经历，会出现失眠、焦躁、头痛等。治疗更年期综合征，石榴就是最佳的选择，因为石榴中所含的雌激素有助于帮女性平安地度过更年期。

现代女性身处职场，每天过着忙碌的生活，各种身体的、精神的压力，都会成为激素平衡失调的原因。含有雌激素的石榴可以调理生理不顺等女性特有的症状，古希腊、印度和中国，在遥远的古代就用石榴治疗生理不顺、子宫出血或白带等女性特有的症状。

石榴可以补充女性激素，从而增加女性的魅力。同时，石榴还有防止女性智能衰退的功能。红石榴中富含矿物质，并具有两大抗氧化成分——红石榴多酚和花青素，还含有亚麻油酸，维生素C、维生素B_6、维生素E和叶酸。红石榴中含有的钙、镁、锌等矿物质萃取精华，能迅速补充肌肤所失水份，令肤质更为明亮柔润。

另外，石榴叶、石榴花也有养颜美发之功。如鲜石榴叶煮水，用来洗头发，可使头发保持光亮、柔软、乌黑；以石榴叶、蜂蜜适量混合拌匀敷面部可除去面部各种斑点；石榴花适量阴干，何首乌15克焙干，二者各研成末后一起水煎，每日1剂，分2次服，可益肾气，治疗早生白发。

❻ 石榴灵验小妙方

口臭：石榴1个，剥皮取子，捣烂水煎，取汁含后吞咽，1日数次。

急慢性咽炎引起的咽干、咽痛：石榴果汁加乌梅汁小口频饮。

牙痛：石榴花适量，水煎代茶频饮。

咯血、呕血：鲜白石榴花24朵，冰糖15克，水炖服。

鼻窍出血：将石榴花塞入患处，叶也可以，堵塞鼻部出血之处。干石榴花研成细末，吹入鼻孔，每次0.3克。白石榴花200朵，炖猪蹄膀，待蹄膀烂熟后食肉喝汤，连吃两只，治鼻出血。

七窍出血：取石榴花（揉）塞之取效，叶也可。

耳内流脓：将石榴花放在瓦片上焙干，加入冰片少许，研细末，吹入耳内，吹3～4次即愈。

口舌生疮：每日食甜石榴2个，连食3～5日，或捣碎，开水浸泡，凉凉后每日含漱数次。

白带过多：石榴皮10克，乌贼骨20

克，泽泻10克，水煎服。

崩漏带下：石榴花、侧柏叶各9克，水煎服。石榴花5克，水煎，加黄酒少许服用。石榴花制成药液洗浴。取石榴皮5～15克，加明矾2克，水煎洗局部。仅赤白带下，可取石榴花水煎去渣，趁温洗阴道。

经血过多：取白石榴皮2～5克，莲蓬一个，水煎服。

痢疾：石榴果皮10～15克，水煎，加红糖适量，日服1剂，分两次服用；石榴花、石榴皮各9克，水煎服。

脱肛：石榴皮30克，明矾15克，水煎洗患处。石榴皮9克，红枣树皮（炒）10克，明矾3克，共研细末，每次便后先清洗肛门周围，然后敷患处。

痢疾、脱肛：取白石榴花12～20克，水煎，分3次饭前饮服。

久泻久痢脱肛：石榴皮、当归、阿胶各9克，黄檗、干姜各6克，黄连3克，甘草5克，煎服。

痔疮便血：石榴皮10克，侧柏叶15克，槐花20克，黄芩、栀子各15克，水煎，内服，外洗均可。

慢性结肠炎引起的腹泻：石榴皮10克，黄连10克，水煎服。

肠道寄生虫：石榴根皮9～12克，槟榔90克，水煎取汁加白糖服用。

火烫伤：干石榴皮适量，研为细末，用芝麻油调匀，涂患处，每日1次，或加冰片调敷。

外伤出血：石榴花研末，撒于伤口处。

口舌生疮、扁桃体炎：每日食甜石榴2个，连服3～5天。

肺痈：取白石榴花7朵，夏枯草8～10克，水煎服。

久泻久痢：取石榴果皮10～15克，水煎后加红糖适量，1日分2次饮服。

黄水疮：将石榴根烧存性，研成细末，用麻油调搽，或取石榴根煎水，冷洗。

疮疖肿毒：鲜石榴皮捣烂外敷。

风火赤眼：鲜嫩石榴叶30克，加水1碗，煎至剩半碗，取汁洗眼。

睑腺炎：石榴叶10克与绿豆30克，加水2碗，煎至1碗时滤汁，再煎，每日1剂，分2次服。

稻田皮炎：石榴皮150克，加水浓煎，洗患处，或煎成浓膏，下田前涂足部预防。

手癣、足癣：石榴皮100克，水煎，取液洗患处。

牛皮癣：鲜石榴皮蘸明矾末，涂擦患处，每日3次。

老年慢性支气管炎：每日食酸石榴适量，连服食数天。

老年人皮肤痒痛：石榴皮煎汤外洗。

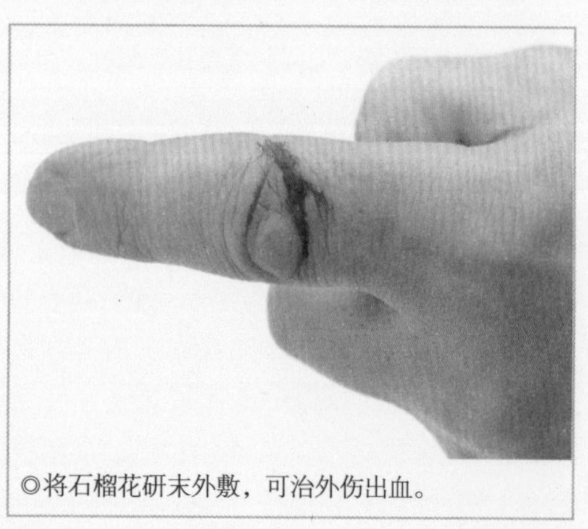

◎将石榴花研末外敷，可治外伤出血。

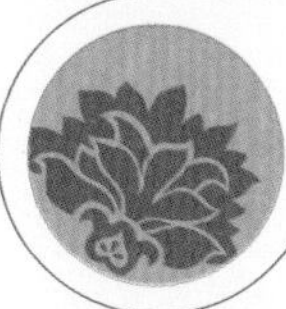

石榴美容养颜方，神奇美容果让你更美

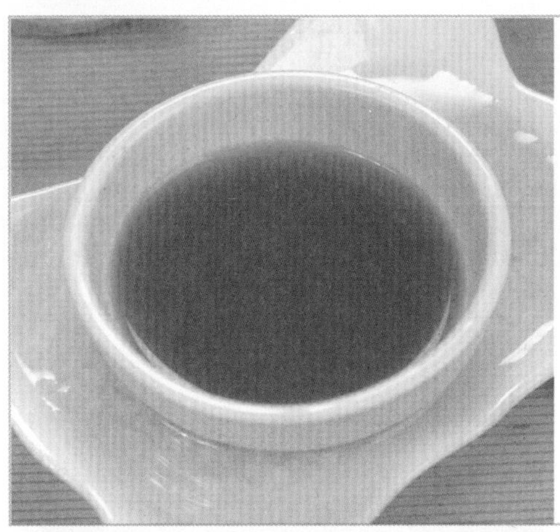

石榴汁面膜

功效 这款面膜富含亚麻油酸、石榴多酚和花青素等营养成分，能增加肌肤活力，美白肌肤，同时也为肌肤注入充足的水分。

材料 石榴100克，少量纯净水，榨汁机，面膜碗，面膜纸

做法 ①石榴洗净，去皮，榨汁，汁液置于面膜碗中，加适量纯净水，搅拌均匀。②在调好的面膜中浸入面膜纸，泡开即成。

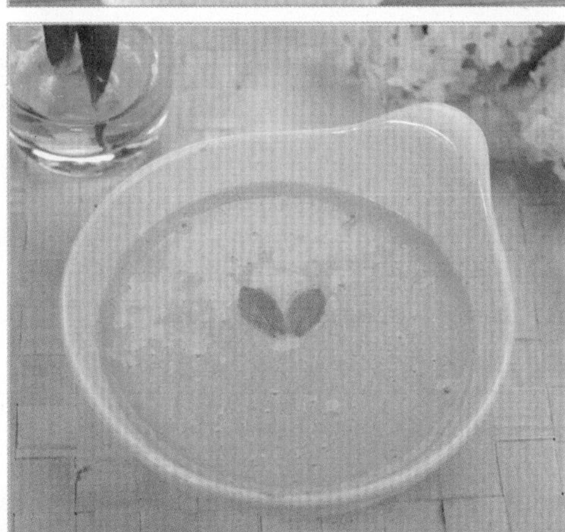

红石榴牛奶抗氧化面膜

功效 这款面膜具有优质的抗氧化能力，能帮助肌肤有效抵御氧自由基的伤害，阻止黑斑的形成，具有极佳的美白功效。

材料 石榴50克，牛奶、面粉各15克，榨汁机，面膜碗，面膜棒

做法 ①石榴洗净，去皮，榨汁，置于面膜碗中。②在面膜碗中加入牛奶、面粉，用面膜棒搅拌均匀即成。

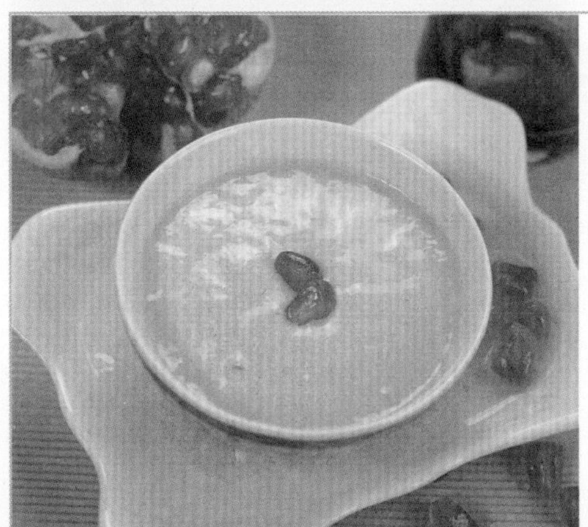

石榴蜂蜜面膜

功效 这款面膜含两大抗氧化成分—红石榴多酚和花青素，可令肤质明亮柔润。

材料 石榴50克，蜂蜜10克，面粉15克，纯净水适量，榨汁机，面膜碗，面膜棒

做法 ①石榴洗净，去皮，榨汁，置于面膜碗中。②在面膜碗中加入蜂蜜、面粉、适量纯净水，用面膜棒搅拌均匀即成。

兰花：养阴润肺吐芳香的“空谷佳人”

❶ 花中君子，全身都是宝

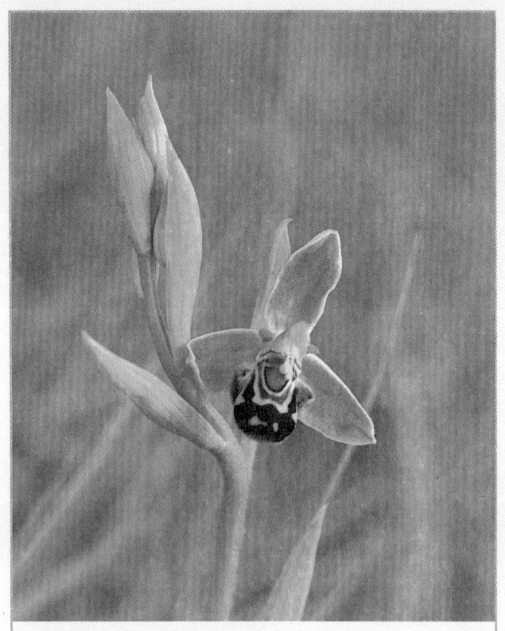

【性味】味辛，性平，无毒。
【归经】入肺、脾、肝经。
【功效】利生血调气，益气轻身不老。
【主治】痈肿、月经不调等症。

兰花以它特有的叶、花、香独具四清（气清、色清、神清、韵清），给人以极高洁、清雅的优美形象。古今名人对它评价极高，将它喻为花中君子。中国的传统兰花是姿态优美、芳香馥郁的珍贵花卉。兰花全草均可入药。其性平，味辛、甘、无毒。有养阴润肺，利水渗湿，清热解毒等功效。

兰的根、叶、花、果、种子均有一定的药用价值。根可治肺结核、肺脓肿及扭伤，也可接骨；建兰根煎汤服，据说为催生圣药。叶治百日咳，果能止呕吐，种子治目翳。

《本草纲目》：“兰草，气味辛、平、甘、无毒……其气清香、生津止渴，润肌肉，治消渴胆瘅……治消渴生津饮，用兰叶，盖本于此。”

蕙兰全草能治妇女病，春兰全草治神经衰弱、蛔虫和痔疮等病。建兰叶可治“虚人”肺气不足，兰花花梗可治恶癣。

在四川部分地区的农村称兰为“催生花”。据说妇女若遇难产，赶快搬一盆“催生花”进产房，孕妇闻到兰花香味，就会顺利分娩。

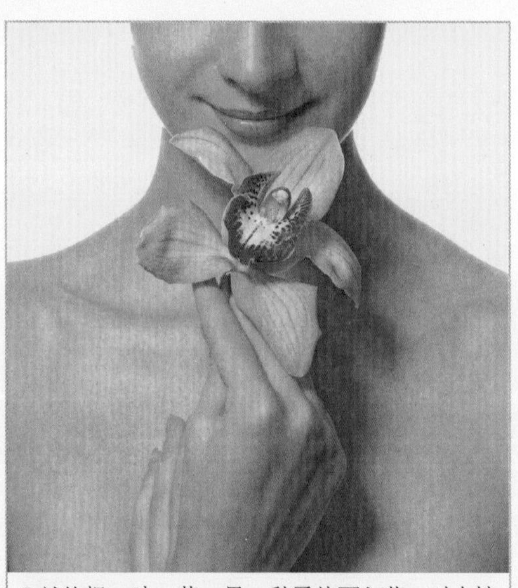

◎兰的根、叶、花、果、种子均可入药，对女性的各类顽疾有很好的疗效。

❷ 蜜渍兰花，养阴润肺

《本草纲目》中记载说：“兰草主治

生血，调气，养营，除胸中痰癖。”现代中医药研究也表明，兰花全草具有清热凉血，养阴润肺功效，临床常用于肺结核咯血、调治久嗽干咳不止之症。

采用兰花鲜根50~100克，捣烂榨汁或水煎服，每日2次，服用4~6天，对肺结核轻、中度咯血的患者有疗效。采用兰花蕊30~50朵，水煎，放冰糖，每日2次，服3~5天，对干咳不止有效。

此外，蜜渍兰花也有很好的止咳功效，蜜渍兰花的具体做法如下：取新鲜兰花50克，蜂蜜适量。采取新鲜兰花（各种品种均可，建兰秋采，春兰春采，夏兰夏采，寒兰冬采）洗净，晾干，与蜂蜜拌匀后贮入瓶中，放置2日即可食用。每日饮用此品数次，每次5克，嚼食或开水冲服，能起到滋阴清肺、化痰止咳的功效。

❸ 兰花药膳，顺气和血，利湿消肿

据《本草纲目拾遗》记载：“黄兰花者名蜜兰，可以止泻止白带，利水道，杀蛊毒，消痈肿，调月经，久服益气轻身不老，通神明。”

现代中医认为兰花根有顺气和血、利湿、消肿等功效。治疗泌尿系统感染、妇女白带过多之症。采用兰花根50克，茅根30克，冬瓜皮30克，水煎服，连服6~10天，治疗尿道感染。妇女白带过多采用兰花根50克，天门冬30克，百合30克，农家散养土鸡1只，共炖，服汤食肉，2~3天1次，连服2~3次。

以下推荐两款常用的兰花养生方：

兰花炖鸡：取兰花10朵，鸡腿2个，葱、姜、精盐、味精、料酒各适量。先将兰花去梗，摘瓣，洗净，沥干。鸡腿洗净，剁成块，在开水中焯一下，放入锅中加料酒、葱、姜、精盐和适量清水，炖至鸡烂熟，再加味精、兰花瓣，起锅即成。此道药膳清香适口，可佐餐食用，有滋肾益气，醒脾化湿之功。

白兰花粥：取白兰花10朵，红枣10枚，粳米100克，白糖50克。先就将白兰花去蒂，摘瓣，洗净，沥干。红枣去核与粳米一起熬粥。粥熟后加入白兰花和白糖，稍煮片刻即成。可温热时服，此粥有温中益气的功效，适用于老人及体弱者。

❹ 建兰花茶，远离神经衰弱

《本草纲目拾遗》中记载说：“素心建兰除宿气，解郁……蜜渍青兰花点茶饮，调和气血，宽中醒酒。”现代药理学研究表明，兰花的芳香成分——芳香油，使人心旷神怡，清除宿气，解郁消闷，提神醒脑。治头晕目眩，神经衰弱。以下几款建兰花茶饮对神经类疾病有不错疗效：

建兰花茶：取春兰花或建兰花10~20朵。先将兰花去花梗，摘瓣，洗净，沸水冲泡。代茶饮。此茶可治神经衰弱。

兰花合欢茶：取建兰花10克，合欢花5克，绿茶30克。将建兰花和合欢花、绿茶拌匀，沸水冲泡。代茶饮。此茶可除烦，治抑郁症。

米兰花茶：取米兰花、茶叶适量。用沸水冲泡。此茶可提神消倦。

兰蕊菊花饮：取兰花蕊30克，菊花15

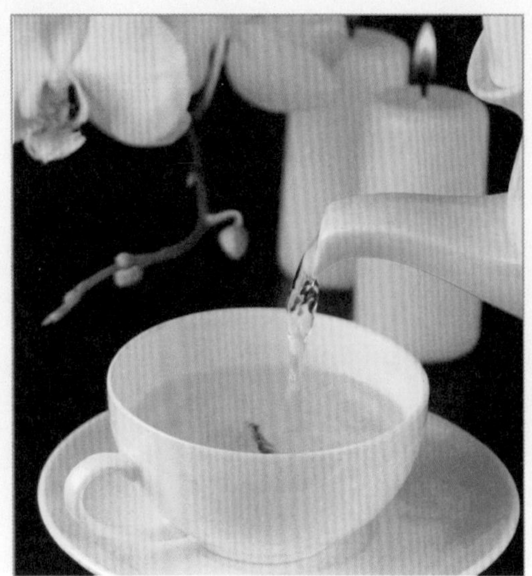
◎一杯兰花茶，提神醒脑、解郁消闷，令人心旷神怡。

克，麦冬15克，仙鹤草20克。以水煎服。日1剂。连服4～6天。此茶可治头晕目眩。

兰花美人饮：取兰花根50克，美人蕉头20克，徐长卿20克。以水煎服。每日1剂，连服10～15天。此饮可治神经衰弱。

5 兰花熏茶，香气迷人

兰花的香气清冽、醇正，用来熏茶，品质最高。据载："花可助茶，膏可代饮"。在福建省，乡人用建兰花朵蜜渍，然后饮用。也有："以盐梅干萃取汁名日梅油，用浸鲜花，以作香料"的记载。

在日本京都的东部有一家古老小店，几十年来都出售祖传的"兰花茶"。把产在京都北山上的春兰花朵采下来，用特别方法晒成半干，再用盐渍装在小土瓶里。用时取两朵放在茶杯内，冲上开水即可饮用。兰花泡水后，恢复原来形状，既美丽又有特别香气，喝时风味非凡。花朵同时也可以食用。

兰花可做汤。据载，花可点汤，临点汤时，先以热水瀹过，花色新，汤味鲜美。兰花可作菜肴，乃筵席上的著名川菜，清香扑鼻，缭绕席间，食之令人终生难忘。川菜中的名菜有"兰花肚丝""兰花肉丝"等，还有"兰花包子"也其味无穷。

另外，"兰叶禀金水之气而似有火，人知其花香之贵。而不知其叶有药方，盖其叶能散久积陈郁之气甚有力， 即今之载置右者"，治大便秘结，大小肠滞积，舌苔厚腻，咽干肺燥，口臭难闻，采用秋兰花20～30朵，兰叶50克，水煎后，待微温冲蜂蜜30克服，连服2～3次。用鲜兰根50～100克，洗净，捣烂敷患处，治疗跌打损伤，皮下出血，肌肉肿痛。

6 玉兰香饮，芳香玉体

玉兰花是名贵的观赏植物，其花朵大，花形俏丽，开放时溢发幽香。

玉兰花花瓣可供食用，肉质较厚，具特有清香，清代《花镜》谓："其（花）瓣择洗清洁，拖面麻油煎食极佳，或蜜浸亦可。" 玉兰花含有挥发油，其中主要为柠檬醛、丁香油酸等，还含有木兰花碱、生物碱、望春花素、癸酸、芦丁、油酸、维生素A等成分，具有一定的药用价值。

玉兰花性味辛、温，具有祛风散寒通窍、宣肺通鼻的功效。可用于头痛、血瘀型痛经、鼻塞、急慢性鼻窦炎、过敏性鼻炎等症。现代药理学研究表明，玉兰花对常见皮肤真菌有抑制作用。以下推荐几道玉兰花茶饮供读者选择：

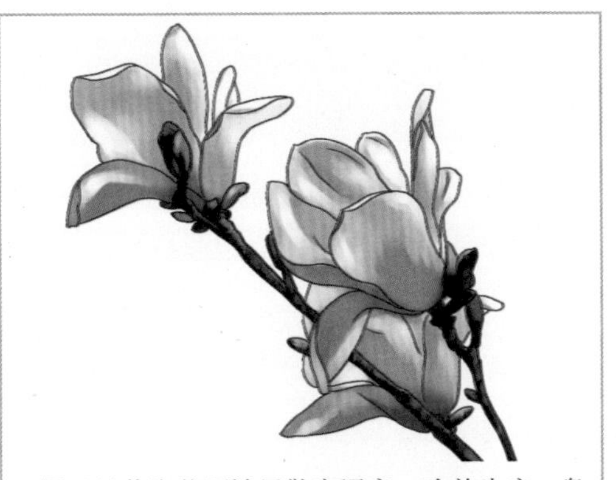

◎用玉兰花泡茶可祛风散寒通窍，改善头痛、鼻塞等症。

玉兰香饮：取玉兰花2朵，山楂片10片，蜂蜜5克。先将玉兰花摘瓣洗净，与山楂片一起用开水冲泡，加盖稍闷，加蜂蜜搅匀即成。早晚各饮1杯。此饮可益气化痰，改善体味。

玉兰花茶：取玉兰花10克，白糖适量。以沸水冲泡。代茶温饮。此茶可祛风散寒通窍，适用于治疗血瘀型痛经、高血压、血管痉挛头痛。

苏叶玉兰花茶：取玉兰花0.5克，苏叶5克。以沸水冲泡。代茶饮。此茶可治感冒头痛。

玉兰金菊花茶：取玉兰花、菊花、金银花各10克。以沸水冲泡。代茶频饮。可治感冒头痛。

❼ 兰花灵验小妙方

神经衰弱、阴虚：春兰或建兰15～20克，水煎服；或开水冲泡，代茶饮。花可用10～20朵。

润肤洁面：鲜紫玉兰花蕾30克，研细末，按1∶5的比例加入甘油和水，调匀搽面部。

狐臭：玉兰花30克，冰糖30克，水炖煮，饭后服用。

乌发：常用兰花浸油梳头，能使头发乌黑发亮。

夏季伤暑：佩兰9克，鲜荷叶15克，滑石18克，甘草3克，水煎服。

久咳不愈：干建兰叶50克与鹿含草15克，共研细末，沸水冲泡作茶饮。

百日咳：春兰根、千日红、十大功劳、吉祥草各10克，蔷薇根15克，水煎，日服1剂。建兰30克，瓜蒌、杏仁各10克，水煎加冰糖调服。

肺结核吐血：鲜兰花10克或兰花根30克，捣烂取汁，加冰糖炖服，日服2次。

急性胃肠炎：佩兰、藿香、半夏、黄芩各9克，陈皮6克，制川朴4.5克，水煎服。食积加麦芽15克；呕吐剧烈加姜竹菇9克，黄连3克；腹痛加木香6克。

尿血或小便涩痛：建兰根45克，葱白3～4根，加水共煎，加白糖服用。

痛经：米兰花、米兰叶、红花、玄胡各10克，水煎服。

闭经：米兰10克，黄酒50毫升，加水少许，锅中隔水炖沸，乘温饮用，于月经来潮前3天服用，连服5日，每日1次。

白带过多：蕙兰根、天门冬、百合各30克，炖鸡或猪肉，喝汤食肉。兰根、鸡冠花各30克，石榴皮10克，水煎，日服1剂。

青光眼：建兰花100克研为细末，加蜂蜜500克，用温开水冲服，每次50克。

跌打损伤：蕙兰根洗净，捣烂敷患处。

疮毒疔肿：鲜建兰叶适量，捣烂取汁擦患处，日擦数次。

萱草：忘忧安神，解人间万古愁

❶ 遍地黄花是金针

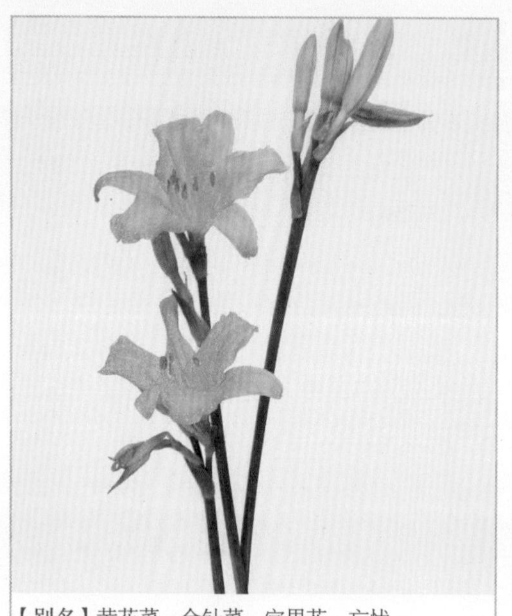

【别名】黄花菜、金针菜、宜男花、忘忧。
【性味】味甘，性凉。
【归经】入肝、肾经。
【功效】清热解毒，宽胸消食。
【主治】胸膈烦热、黄疸、小便赤涩。

作为家常菜的黄花菜竟然有如此文雅的名字——萱草，而且一直是文人雅士情感的寄托。“杜康能解闷，萱草能忘忧”，而且也有很好的药用价值，宋代著名文学家苏轼这样描写黄花菜：“莫道农家无宝玉，遍地黄花是金针。”《本草图说》中也说萱草“安五脏，补心志，明目”。

黄花菜是人们喜吃的一种传统蔬菜。因其花瓣肥厚，色泽金黄，香味浓郁，食之清香、鲜嫩，爽滑同木耳、草菇，营养价值高，被视作“席上珍品”。

黄花菜还是一味有效的中药。它的花、叶、根晒干后，均可入药用。

祖国医学认为，花有健胃、通乳、补血的功效，哺乳期妇女乳汁分泌不足者食之，可起到通乳下奶的作用；根有利尿、消肿的功效，可用于治疗水肿、小便不

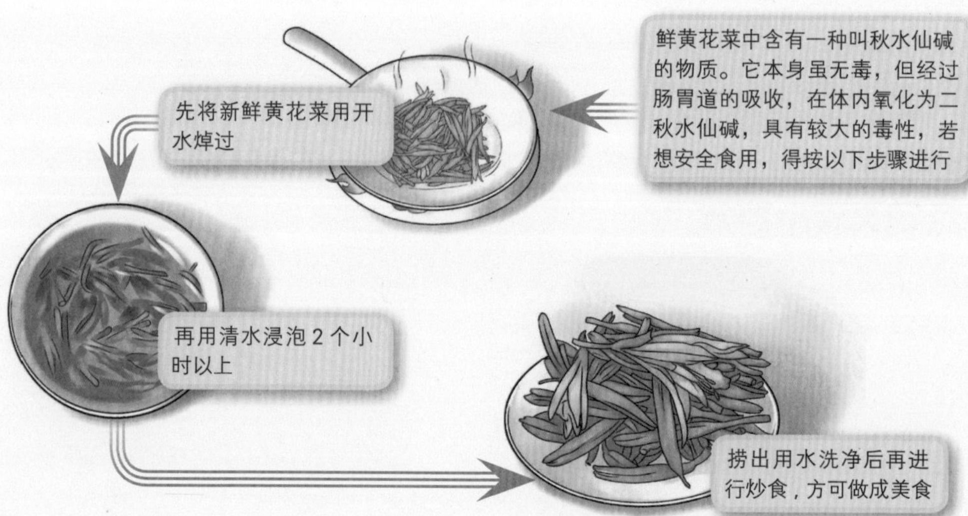

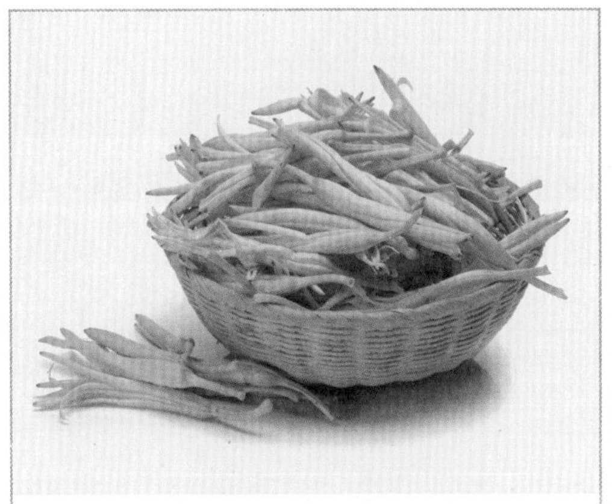

◎鲜黄花菜中含有毒素，因此食用时应先用开水焯熟。

利；叶有安神的作用，能治疗神经衰弱，心烦不眠，体虚水肿等症。习惯上，各种萱草的根入药不分，而作为食用只用黄花萱草的花蕾。

鲜黄花菜中含有一种秋水仙碱的物质，它本身虽无毒，但经过肠胃道的吸收，在体内氧化为二秋水仙碱，具有较大的毒性。

因此食用时，应先将鲜黄花菜用开水焯过，再用清水浸泡2个小时以上，捞出用水洗净后再进行炒食。

市场上的黄花菜良莠不齐，如何选购

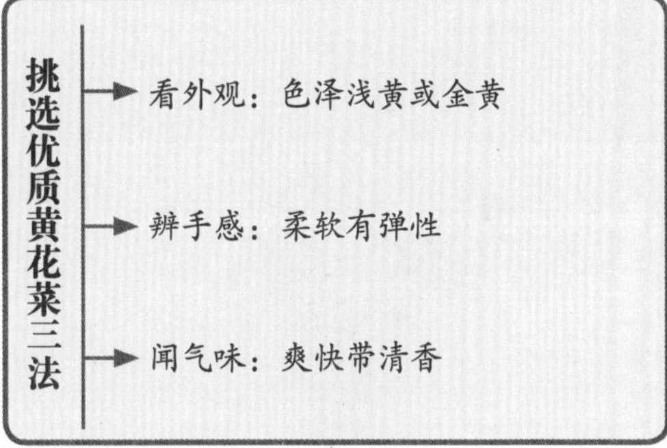

黄花菜呢？这里教你几招：

黄花菜又名金针菜，与名医华佗有关。相传华佗有6根大小不同的金针，当时江苏一带瘟疫流行，华佗闻讯赶来为群众解难。但是，没来几天就有人把他带去给曹操治病。临行前，华佗把他的6根金针留下来，只见他手一扬，同时飞出6道金光，金针落地之处长出了一大片6瓣的金黄色花朵。老百姓就用这种花的叶子煎汤，喝后便治好了瘟疫。后来人们为了纪念华佗，就把它称作金针菜了。

明代徐州有一道菜叫“养心鸭子”，即在鸭子肚内填装黄花菜和百合，以文火炖至软烂而烹制成的。金针菜炖鸡、金针豆腐瘦肉汤等菜品既味道鲜美，又治

2. 从气味上看
优质黄花菜：有爽快的清香气。劣质黄花菜：有硫黄味、霉味或烟味

1. 从外观上看 优质黄花菜：色泽浅黄或金黄，质地新鲜无杂物，条身紧长，均匀粗壮。劣质黄花菜：色深黄略红，条身长短不一。粗细不均，混有杂物

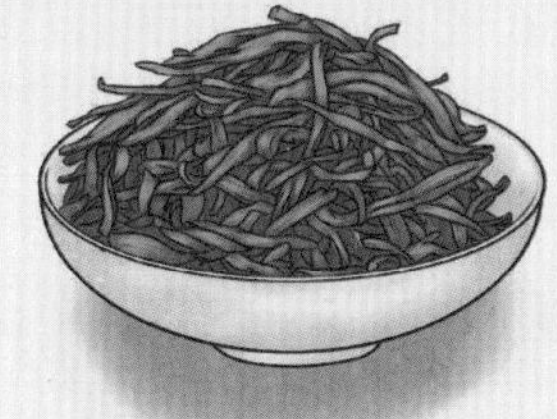

3. 从手感上看 优质黄花菜：抓一把捏成团以后，柔软有弹性，松手后每根又能很快舒展开。劣质黄花菜：硬且易断，弹性差，含水量大

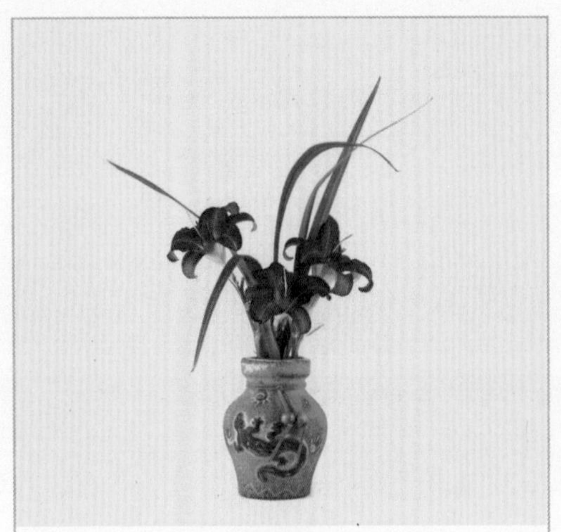
◎萱草人文价值很高，嵇康写“萱草忘忧”，故萱草又名忘忧草。

疗食欲不振、消化不良等，常吃可以强健身体。

黄花菜不仅可以食用，而且有很重要的人文价值。黄花菜学名为萱草，在我国有几千年栽培历史。嵇康在《养生论》说：“萱草忘忧。”《博物志》中也记载说：“萱草，食之令人好欢乐，忘忧思，故曰忘忧草。”

现在人们一般都把康乃馨作为母爱的象征，其实，在中国古代，也有一种母亲之花，它就是萱草花。

萱草又名谖草，早在《诗经》中有记载：“焉得谖草，言树之背。”朱熹注曰：“谖草，令人忘忧；背，北堂也。”古时候当游子要远行时，就会先在北堂种萱草，希望减轻母亲对孩子的思念，忘却烦忧。唐朝孟郊《游子诗》写道：“萱草生堂阶，游子行天涯。慈母倚堂门，不见萱草花。”

萱草翠叶萋萋，花朵秀丽，焕发出一种外柔内刚、端庄雅达的风采，令人感到亲切和蔼，赏心悦目。或许正因为此，古人把它比喻为慈母的音容。

❷ 萱草膳，健脑抗衰是第一

黄花菜的营养成分丰富，每100克干黄花菜中含蛋白质10.1克，脂肪1.6克，碳水化合物62.6克，比西红柿和大白菜高10倍。碳水化合物的含量和所含的热量与大米相似，维生素A的含量比胡萝卜高1.52～2倍。此外，粗纤维、磷、钙、铁及矿物质的含量也很丰富，黄花菜、木耳、香菇和玉兰片称为干菜的“四大金刚”，对人体健康颇有益处。

日本保健专家列举的八种健脑食物中，居首位者便是黄花菜。研究者认为：“黄花菜对预防老年人智力衰退，是一种良药。”

黄花菜作为家常佐菜，经常食用，对身体很有好处。《云南中草药》载黄花菜有“养血、补虚、通乳”的作用。经常食用亦可治疗贫血、乳汁分泌不畅等病症。

以下推荐几款常用的萱草药膳：

萱草合欢汤：取黄花菜30克，合欢花10克。用水煎半小时，加蜂蜜适量，一起煎2～5分钟即可。睡前饮用。此汤中黄花菜有除烦安神功效，合欢花有解郁安神功效。二者合用对虚烦不安、夜不能寐有很好疗效。

萱草合欢莲子汤：取萱草30克，合欢花10克，莲子10克，蜂蜜适量，红枣10枚。先将萱草洗净，与合欢花共入锅中，水煎去渣取汁；再入莲子、红枣炖熟，调

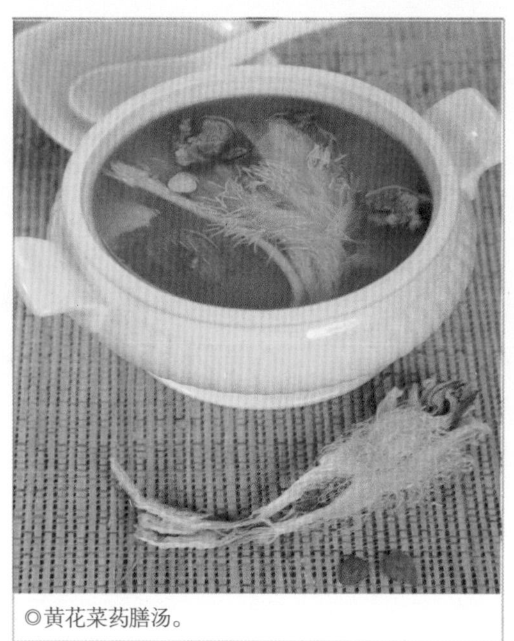
◎黄花菜药膳汤。

入蜂蜜即可。每日1剂，15日为1个疗程。此汤可解郁除烦，安神益智。适用于老年性痴呆。

三丝黄花菜：取干黄花菜50 克，水发香菇25 克，熟竹笋25 克，胡萝卜25 克。先将干黄花菜浸入温水中泡软，洗净沥干。水发香菇去杂洗净切成丝。冬笋、胡萝卜洗净切丝。炒锅放油，烧至七成热，投入黄花菜和冬笋、香菇、胡萝卜三丝煸炒几下，加入鲜汤、料酒、精盐、白糖、味精、煸炒至沸，用小火闷烧至黄花菜入味，改旺火用湿淀粉勾芡，淋上麻油即可。适用于肺热咳嗽痰多、湿热壅滞、水道不利的水肿、小便淋痛以及脾胃虚弱、体质不强、饮食不振等病症。此菜用清热利尿、解毒消肿的黄花菜，配以抗癌、降压、滋补强壮、清热化痰、理气的香菇、冬笋和补脾养胃、行气消食的胡萝卜烹制而成。

黄花粉丝：取干黄花菜100 克，干粉丝100 克。先将干黄花用温水泡2小时左右，再用清水洗净沥干，从中间切开放在盘内。干粉丝用开水泡2小时左右，再用凉水洗净沥干。烧热炒勺，注入素油，放入葱、姜炒出香味，注入鸡汤、盐、料酒、酱油、黄花、粉丝，烧开移至小火煨，到汤汁干时，投入青蒜末，淋入麻油即可。此菜可健胃、止血、安神、利尿。此菜是由黄花菜与淀粉制成的粉条相配而成，适用于消化不良、食欲不振、肺结核咯血、小便赤涩、尿血、内痔出血等病症。

黄花炒鸡蛋：黄花菜250克，鸡蛋5个。先将干黄花用温水泡2小时左右，再用清水洗净，沥干，从中间切开放在盘内。将鸡蛋打入碗内，加少许精盐、味精、料酒搅拌均匀。炒锅注入花生油烧热，把鸡蛋炒熟，倒入盘内。勺内留底油，烧热投入葱、姜丝、煸炒熟，倒入黄花菜、鸡蛋，加少许料酒、精盐、味精，翻炒均匀盛入盘内即可。此菜由黄花菜与滋阴润燥、清热利咽的鸡蛋相配而成，可为人体提供丰富的营养成分。适用于咽痛、目赤、虚劳吐血、热毒肿痛、痢疾、便血、小便赤涩、营养不良等病症。

❸ 食用黄花芹菜汤，经行不超前

正常女性的月经周期为28天左右，如果月经来潮周期总是提前7天以上，甚至1个月内两次来潮者，则称为“月经先

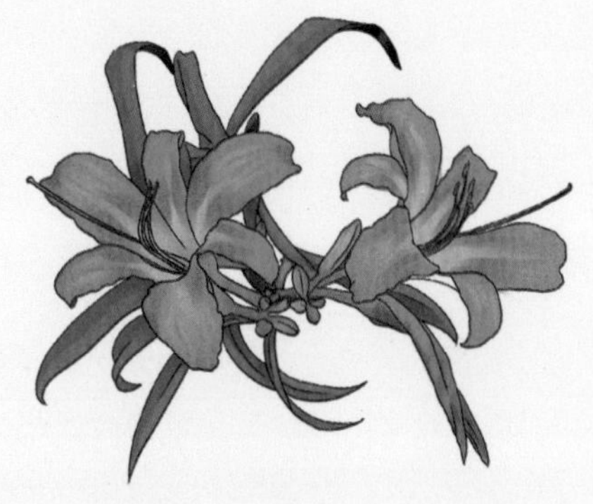

期”，亦称“月经提前”或“经早”。

月经提前的其中一个主要的原因就是情志抑郁或久病失血较多，这就容易血热。血得热则枉行，流速也加快，以致例假提前。《本草求真》中载“萱草味甘，而微凉，能去湿利水，除湿通淋，止渴消烦，开胸宽膈，令人平气和无忧郁”。黄花菜即具有理气解郁的功效，下面给你介绍一款食疗方案：

黄花芹菜汤：黄花菜15克，干芹菜30克。先将两种菜洗净，同入锅中，加水500克，小火煎至250克汤汁时即可。取汁饮服。此汤可于月经前每日服用1剂。可酌情用4～5日。此汤有清热凉血，养血补虚的功效。适用于血湿热，经行超前。对于妇科病，黄花菜与马齿苋搭配还可以消炎止痛，治疗阴道炎。马齿苋对痢疾杆菌、伤寒杆菌和大肠杆菌有较强的抑制作用，可用于各种炎症的辅助治疗，素有“天然抗生素”之称。

4 萱草灵验小妙方

咯血、呕血、鼻出血：取黄花菜、鲜藕节各50克，水煎服。

失眠：取黄花菜30～50克，水煎，加冰糖于睡前服。

痔疮出血：将黄花菜与丝瓜同炒食，可加油、盐等调味品。

眼睛红肿：取黄花菜、马齿苋各30克，水煎服。

痢疾：取黄花菜30克，玫瑰花瓣3克，水煎服。

小便疼痛：取黄花菜、茅草根各60克，水煎服。

产后乳汁不下：取黄花菜适量，炖猪蹄吃。

平日忧愁：取黄花菜熬汤，常饮之。

乳腺炎、腮腺炎：将鲜金针菜捣烂，外敷患处。

牙痛：取金针菜适量，煎水服。

大便下血：取黄花菜根3～9克，红枣30克，水煎服。

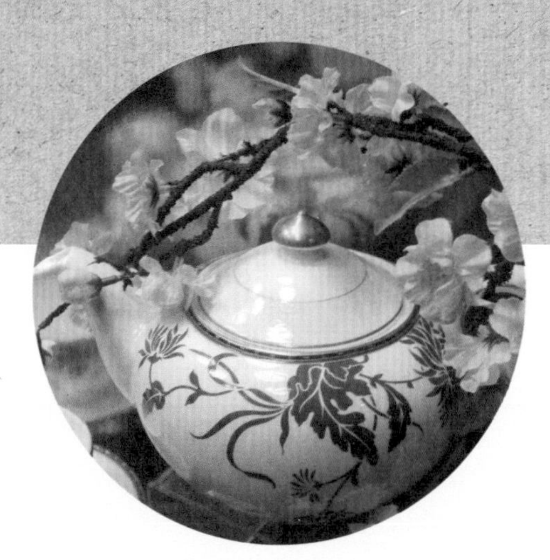

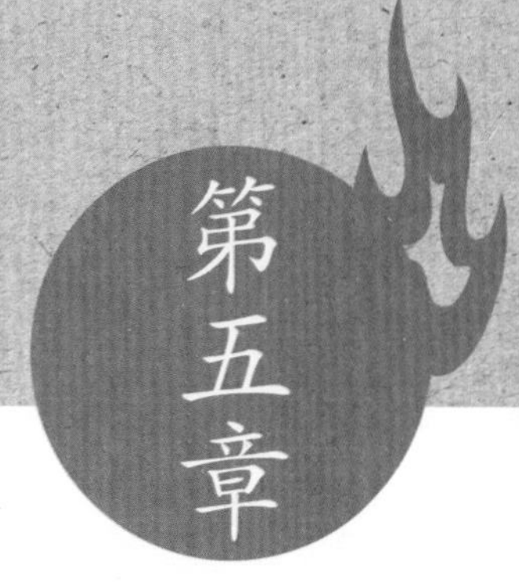

第五章

花色生香，寒冬变暖春

●冬季气候严寒，寒冷和干燥的环境让肌肤备受考验；此外，许多女人由于气血虚弱，容易手脚冰冷，所以养颜宜选用性平或是性温的花草。冬季宜用性温的花草来熬粥，或是将花草加入药膳中来进补，不仅可以让女人身体暖和起来，还可以滋养内在气血，让女人气血盈动、面色红润、娇颜绽放。

梅花：疏肝理气的花中君子

❶ 梅花，君子气节，开郁和中

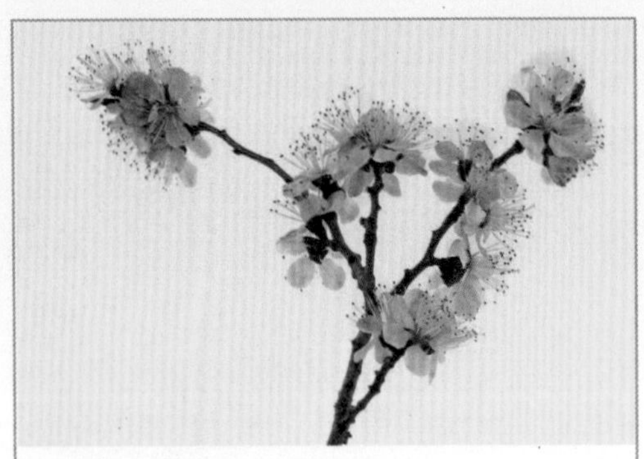

【性味】味微酸、涩，性平。
【归经】入肝、胃、肺经。
【功效】活血解毒，平肝和胃。
【主治】泻痢烦渴、梅核气、下血血崩。

位于花中四君子之首的梅花，同时也是二十四番花信之首，冰枝嫩绿，疏影清雅，花色美秀，幽香宜人，“万花敢向雪中出，一树独先天下春”，有花魁之美誉。《神农本草经》首先指出梅的药用价值：“梅实味酸平，主治下气，除热烦满，安心，止肢体痛，偏枯不仁，死肌，去青黑痣，蚀恶肉。”

❷ 梅子汤：补益阴精的佳品

众所周知，阳气是人生命的根本，耗损阳气就会折寿，与阳相对应的是阴。《黄帝内经》里有句名言：“善养生者，必奉于藏。”或者说“奉阴者寿”，所以女性在保养阳气的同时，也不要忘了补益阴精。

古代书中形容女性多用“阴柔”，如某某女子含蓄内敛、婀娜多姿，有着阴柔之美……在人体中，阴具体到形上主要是血，精，汗、泪、涎、涕、唾五液。血是生命之海，是脏腑的“饭”，人体一时一刻也离不开它；自古有“一滴精十滴血”之说，精液消耗过多就会肾亏折寿；五脏对应五液：心对应汗，肝对应泪，脾对应涎，肺对应涕，肾对应唾。所以，女性要想有阴柔之美，就要滋养身体里的这些阴液。

四物汤就是一款滋阴美容食疗方，它由当归、川芎、熟地、白芍四味药组成。《本草纲目》记载当归能治头痛，润肠胃筋骨皮肤，和血补血；川芎味辛性温，能活血行气，祛风止痛；熟地微温，补肾，适合血衰者食用；白芍益脾，调畅气血。在服用时可以将熟地20克、当归20克、白芍15克、川芎10克加水熬煮成汁服用。

另外，梅子味酸性平，具有生津止渴、涩肠止泻等诸多功能，《本草纲目》就曾指出梅有“明目、益气、不饥、安心神”的功效。想一想如果是在炎热的夏天，自制一锅酸梅汤放在冰箱里，渴了喝上一杯，那是何等的惬意。酸梅汤的做法很简单，先将酸梅、山楂和甘草加水煮半小时，然后加入冰糖，等煮好之后加入桂花酱即可。其中桂花可加可不加，如果觉得眼睛干涩，那么加入桂花之后可以明目疏肝。

酸梅汤具体做法如下：取干梅子适

量。用开水浸泡或熬煮。代茶饮。此汤有清咽化痰，润肺解渴的功效。可防治糖尿病，消脂减肥，冰镇后是上佳消暑解毒清凉饮料。

中医里说：“妇人以血为本，血属阴，易于亏欠，非善调摄者不能保全也。”女性从来月经那天开始，就面临着血液亏损、阴精耗减的问题。在生育时更是如此，俗话说“一个孩子三桶血”，孩子在母亲的腹中是完全依靠母亲的血液喂养大的，整个孕期就是一个耗血失阴的过程。所以，女性要把滋阴补血提上日程。

中医强调阴阳协调，认为一个人要是阴亏了，体内的津液自然就会干涸，没有了这些能源，人也就会枯萎，走向终结。所以女性朋友们一定要掌握阴不足的警讯，然后及时做出改变，以免疾病趁“虚”而入，容颜衰老。

身体出现阴虚时的症状主要有：迎风就流眼泪，喜欢吃味道浓的东西，下午17~19点发低烧，已是成年人了还总流口水，睡觉时总出汗，坐着时总是不自觉地抖腿，春天了手脚还是冰凉的，等等。

以下推荐几款杨梅饮品做法：

杨梅汁：取鲜杨梅60克。先将杨梅去核捣烂，加温开水250毫升调匀。此汤可饮服，每日2次，连服2个月。可消炎，利尿，适用于前列腺炎、小便涩痛等症。

杨梅汤：取杨梅20枚。以水煎。每日2次，喝汤食杨梅。此汤可消炎止泻，排毒清肠。适用于肠炎，痢疾，腹泻，呕吐等症。

杨梅露：取鲜杨梅500克，白糖80~100克。将杨梅洗净，加白糖捣烂装入瓷罐中，加盖，稍留空隙。7~10天后待其自然发酵，再用纱布绞汁过滤，即成约12度的杨梅露酒。然后倒入锅内煮沸，待冷装瓶，密封保存，时间越久越佳。此露夏季饮用最宜。可除烦去闷，预防中暑。可清热、益气、养颜、除湿、开窍。注意：杨梅露以预防中暑和解除轻度暑热为主，不适于暑热攻心、肝风内动等症。

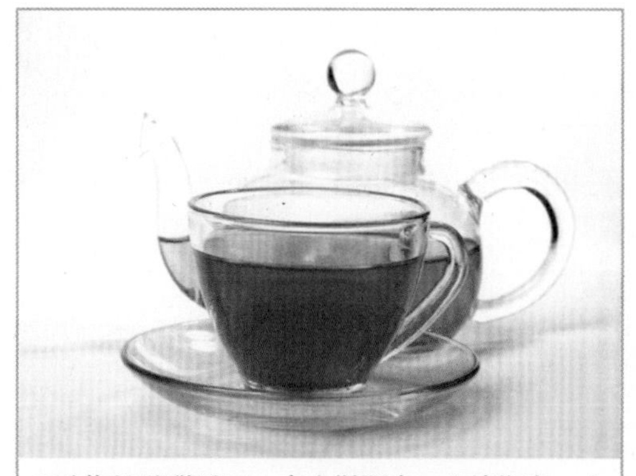

◎酸梅汤酸甜适口，有止渴调中、生津润喉、止咳祛痰的功效。

❸ 乌梅：排毒除燥佳品

水果都有一个规律：颜色越深，营养价值越高。即使是同一品种或同一水果的不同部位，由于颜色不同，维生素、色素及其他营养物质的含量也不同。

乌梅含有丰富的维生素B_2、钾、镁、锰、磷等微量元素。现代药理学研究认为，血液碱性者长寿，人要多食碱性食品。乌梅是碱性食品，因为它含有大量有机酸，经肠壁吸收后会很快转变成碱性物质。因此，乌梅是当之无愧的优秀抗衰老食品，经常食用能促使耳下腺分泌腮腺

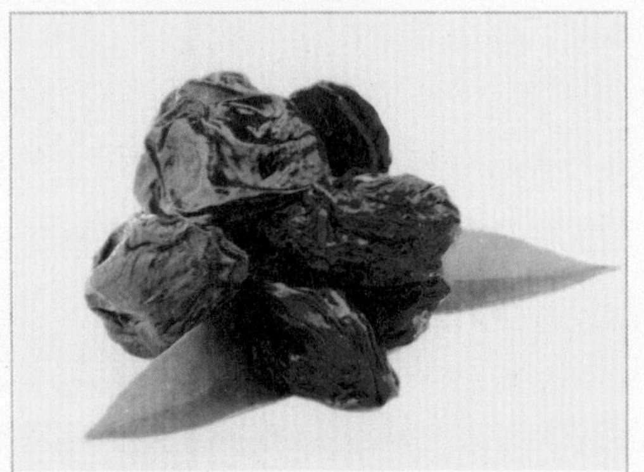

◎经常食用乌梅，能使女人面色红润、肌肤有光泽，延缓衰老。

素，使女人面色红润，肌肤有光泽，延缓衰老。此外，乌梅所含的有机酸还能杀死侵入胃肠道中的霉菌等病原菌，所以乌梅也是一种排毒食品。

朱丹溪在《丹溪手镜卷之中》有“乌梅酸缓，主劳热虚烦，收肺气喘急，治下利不止”，他旨在说明，乌梅能解除疲劳和烦躁，还能敛肺止咳，所以美女们不妨多吃一点儿。

美女们可以直接吃乌梅，也可以自制几种小饮品，大家快来学几招吧。

桂花乌梅汁：取一小把乌梅，少许桂花和白糖。将一小把乌梅加入水中，小火煮40分钟后，加入桂花、白糖，放凉后，便成为桂花乌梅汁。此汁气味芬芳，酸甜可口，烦躁时可多喝，还有生津祛火之功效。

乌梅红糖饮：取乌梅15克，红糖适量。先将乌梅、红糖加水2碗，煎至1碗，去渣，温服，不拘时。此饮可补血止血、美肤悦颜。适用于妇女月经过多或功能性子宫出血。

乌梅姜茶粥：取绿茶5克，生姜10克，乌梅肉30克，粳米50克，红糖适量。先将绿茶、生姜、乌梅肉加水适量煎煮，取汁去渣，再加粳米煮粥，粥将熟时调入红糖，即成。此粥可止渴生津，敛肺止咳，消肿解毒。

玫瑰乌梅茶：取乌梅2颗，玫瑰10朵。用沸水冲泡，3分钟后可以饮用。此茶可美容去脂。

乌梅粥：取乌梅15～20克，粳米100克，冰糖适量。先将乌梅煎取浓汁，去渣；粳米加入乌梅汁煮粥，熟时加少许冰糖即成。此粥可于温热时服食。有生津止渴，敛肺止咳，涩肠止泻的功效。

乌梅茶：取乌梅10克。先将乌梅放入杯中，沸水冲泡。代茶饮。此茶可敛肺涩肠，安蛔截疟，生津止渴。适用于治疗疟疾。

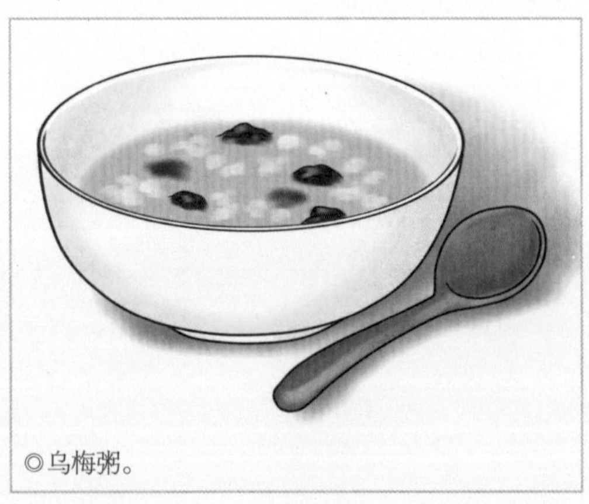

◎乌梅粥。

4 梅花粥与茶，理气开胃佳品

绿萼梅，又称白梅花，绿梅花。性苦，味微甘平。具有平肝和胃的功效，可用于胸胁胀痛，胃痛，消化不良，神经衰弱。日常生活中常用梅花做粥和泡茶，都能收到不错的营养功效，以下推荐几款：

梅花粥（一）：取梅花10朵，粳米50克，白糖100克。先将梅花去蒂，洗净，摘瓣；粳米加适量水，用旺火煮沸，再用小火熬成稀粥；然后加入白糖和梅花瓣，稍煮即成。每日1碗，早晚2次温热空腹服食，5天为一疗程。此粥可疏肝理气，健脾开胃。适用于治疗神经官能症、胸闷不舒、肝胃气滞等症。

梅花粥（二）：取绿萼梅3～5克，粳米30～60克。先煮粳米为粥，待粥将熟时加入绿萼梅，同煮二三沸即可。此粥以3～5日为一疗程，每日分2次，宜空腹温热食用。对烦躁、胸闷、心痛等症状有效。

梅花茶（一）：取绿萼梅花9克。梅花用水煎服。代茶饮，每日2次。此茶可治胸胁胀满、失眠。

梅花茶（二）：取白梅花3克。将梅花洗净，放入杯中，沸水冲泡。代茶饮。此茶可疏肝解郁，开胃生津，化痰利咽。适用于治疗神经官能症、慢性咽炎、食欲减退、肝胃气痛等。

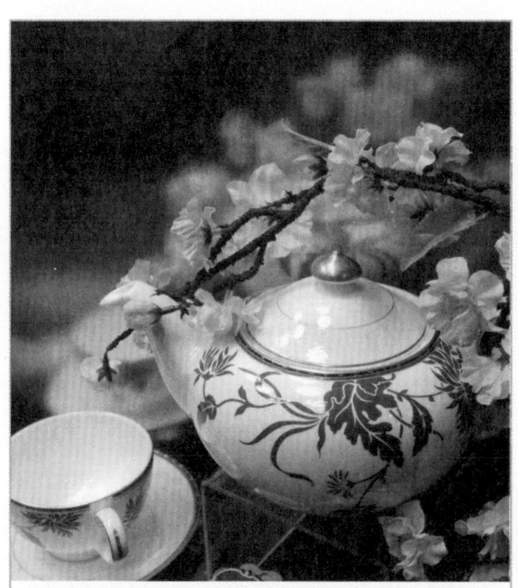

◎用梅花泡茶喝，可治暑热烦渴、胸胁胀满，还能改善失眠。

梅花茶（三）：取梅花、白糖适量，水煎代茶饮。此茶可治治暑热烦渴。

梅花蜜茶：取绿萼梅6朵，蜂蜜适量。用开水浸泡梅花，加适量蜂蜜代茶饮用。此茶可治暑热或因热伤胃阴引起的心烦口渴等症。

⑤ 蜡梅，解热生津

蜡梅是我国特有的珍贵花木，主要生长在我国中部地区，蜡梅的珍品有许多品种，“不经嫁接者，腊月开小花而香淡，名狗蝇梅；经嫁接而花疏，开时含口者名磬口梅；花密而香浓，色深黄如紫檀香者，名檀香梅，最佳。”

李时珍在《本草纲目》中说：“蜡梅花味甘、微苦、采花炸熟，水浸淘净，油盐调食。”既是味道颇佳的食品，又能“解热生津”。

以下推荐几道蜡梅茶饮与药膳：

蜡梅茶：取蜡梅花9克。用开水冲泡后代茶饮。此茶可治暑热心烦、扁桃体炎、久咳。

蜡梅扁豆花茶：取蜡梅花、扁豆花各10克，鲜荷叶15克。先将蜡梅花、扁豆花和荷叶一起加水煎汁后代茶饮。此茶可生津消暑，适用于治疗暑热口渴等症。

蜡梅荷叶茶：取蜡梅花10克，荷叶50克。将蜡梅花和荷叶加水煎汁代茶饮。此茶可治暑热心烦口渴、食欲不振。

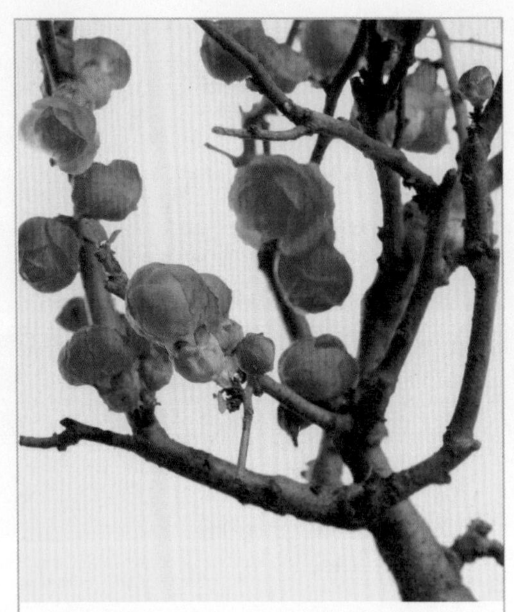
◎蜡梅花味甘、微苦，既是味道颇佳的食品，又能“解热生津”。

蜡梅金银花茶：取蜡梅花9克，金银花15克。用沸水冲泡后代茶饮。此茶可预防中暑。

蜡梅鱼头汤：取蜡梅花10朵，鱼头750克，各种调料适量，鸡清汤1000克。先将鱼头洗净后放入锅中炖，后加入调料，调好口味后再放入蜡梅花瓣，即可食用。

6 蜡梅灵验小妙方

咽喉炎、梅核气：青梅或白梅含于口中，取汁下咽。

口臭：采摘未成熟的梅花果实，用盐水渍泡后晒干，每日饭后含服。常含食乌梅脯。

润发香发：用瓷瓶或玻璃瓶装香油适量，随时采摘梅花、木香花、金银花、玫瑰花、蔷薇花、玉簪花各等份，放入油中浸泡，待极香时，滤出油，加入蜡油熬制成膏，擦头发，能使头发润泽，香气宜人，并有定型作用。

牙关紧闭：用乌梅肉擦之。

扁桃体炎、咽炎：蜡梅花6克，玄参、板蓝根各9克，水煎服，每日1剂。

咽中有异物感：蜡梅花、郁金各10克，柴胡6克，水煎服。

久咳：蜡梅花、款冬花各9克，研为细末，调入粳米粥中服用，每日1次。

肝胃气痛：蜡梅花6克，当归15克，香附10克，水煎服。蜡梅花或根9～15克，泡茶或水煎服。

血崩不止：取乌梅肉7枚，烧存性研末。用米汤送服，日服2次。

妇人怀孕3月习惯小产：取梅梗三五条，煎浓汤饮之，复饮龙眼汤。

烫伤：蜡梅花蕾10克，浸泡入芝麻油中15日，涂患处；蜡梅花以茶油或菜油浸后涂敷。

皮疹溃烂：蜡梅花用麻油浸泡，制成“蜡梅花油”，每日2次搽患处。

烧伤：鲜蜡梅花10克，捣烂取汁擦患处。

腰肌劳损、风湿性关节炎：蜡梅根15克（刮去外层薄皮）研末敷患处。

急性结膜炎：蜡梅花9克，菊花15克，水煎，加蜂蜜服用。

风湿痛：蜡梅花、石楠藤、兔耳风各9克，泡酒200毫升，每次服50毫升。

足生鸡眼：将乌梅肉捣烂外敷，用胶布固定，每天更换一次。

蛔虫上行，出于口鼻：取乌梅煎汤频饮，并含之，即安。

酸甜适口梅子饮，喝出美娇颜、棒身材

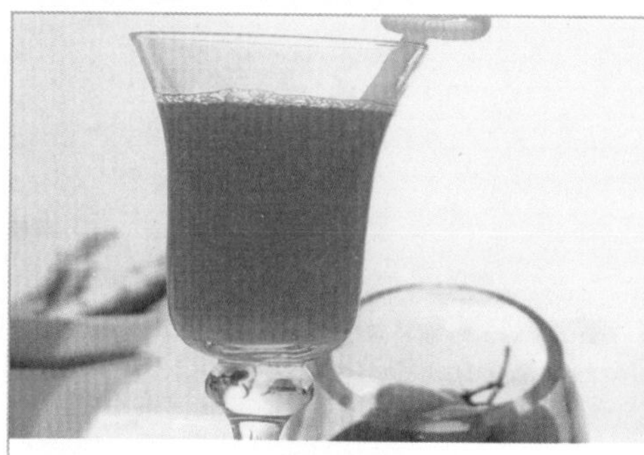

梅子汁

功效 开胃消食。

材料 梅子60克，盐少许

做法 ①将梅子洗净，取其肉放入榨汁机中，搅匀。②将少许盐与杨梅汁拌匀即可。

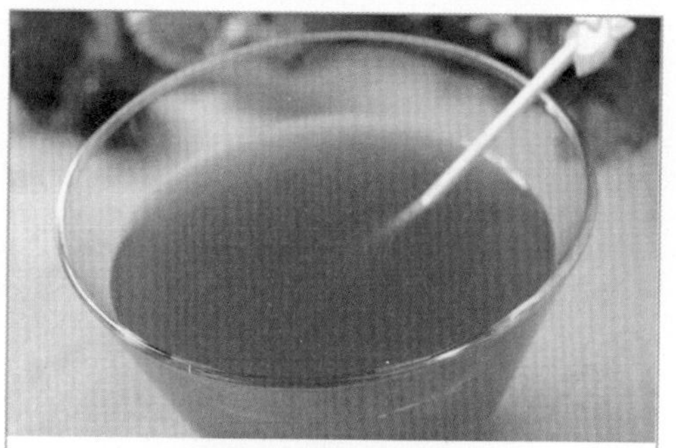

桑葚青梅阳桃汁

功效 降低血脂。

材料 桑葚80克，青梅40克，阳桃5克，凉开水、冰块各适量

做法 ①将桑葚洗净；青梅洗净，去皮；阳桃洗净后切块。②将所有原材料放入果汁机中搅打成汁，加入冰块即可。

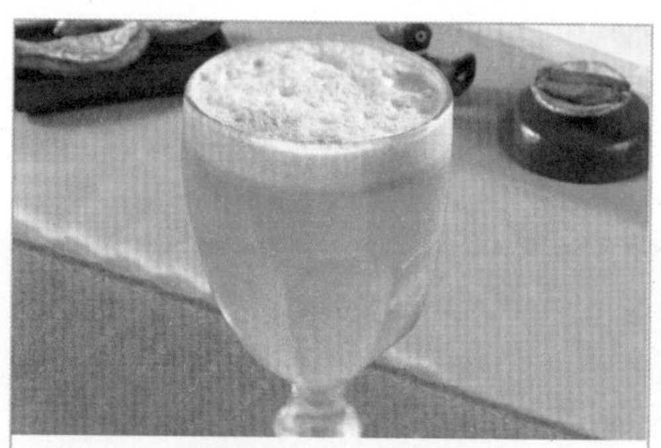

包菜苹果青梅汁

功效 防癌抗癌。

材料 包菜150克，苹果1个，柠檬1/2个，青梅50克，冰块适量

做法 ①将包菜充分洗净后，撕成小块；青梅洗净，对切；苹果洗净，切成小块；柠檬洗净，切片。②将准备好的材料放入榨汁机内榨成汁即可。

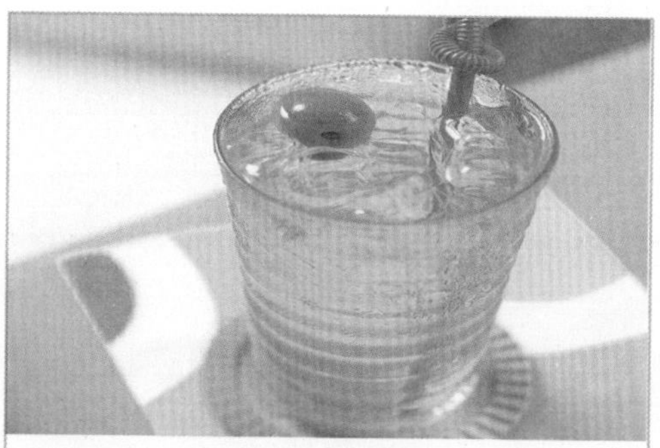

梅子绿茶

功效 增强免疫。

材料 香草叶6片，青梅2颗，绿茶1包，蜂蜜30毫升，冰块1杯

做法 ①将新鲜香草叶与青梅、绿茶包放入杯中，冲入热开水，浸泡1分钟，将茶包及香草叶取出。②将做法①的绿茶与蜂蜜、冰块拌均匀即可。

银杏：益寿延年的“东方圣者”

❶ 银杏，养生延年，食用不可过量

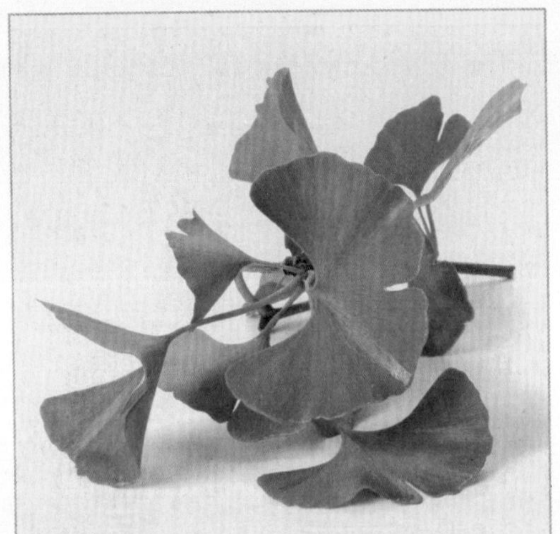

【别名】白果，公孙树，鸭脚树，蒲扇。
【性味】性平，味甘、苦、涩，有小毒。
【归经】入肺、肾经。
【功效】敛肺定喘，燥湿止带，消毒杀虫。
【主治】哮喘、咳嗽、白带、白浊、小便频数等症。

银杏是史前植物，有“活化石”之称，因其悠久的历史，而被称为“东方的圣者”“中国的国树”，不仅可以作为观赏树，而且其果、其叶都有很高的药用价值。银杏种子白果具有延缓衰老、润泽肌肤的功效。银杏叶也被用来作为治疗心脑血管病的中西药原料。

具有“植物活化石”“植物界的熊猫”“千岁寿星”众多美誉的银杏，在宋代初年，就成为向皇帝进贡的贡品，欧阳修的诗中就有“绛囊初入贡，银杏贵中州”的诗句，意思是说，用红色丝绸做成精致的袋子把银杏装好进贡皇上。如今日本人有每日食用白果的习惯，西方人在过圣诞节时，白果也成为必备的食品。白果为什么如此受人们欢迎呢？

明代李时珍曾说：“入肺经、益脾

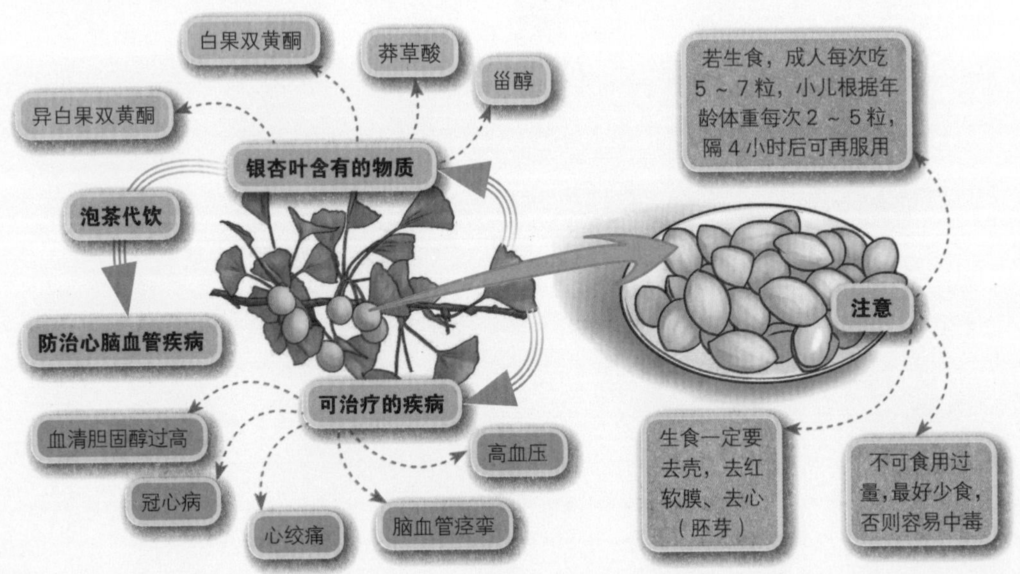

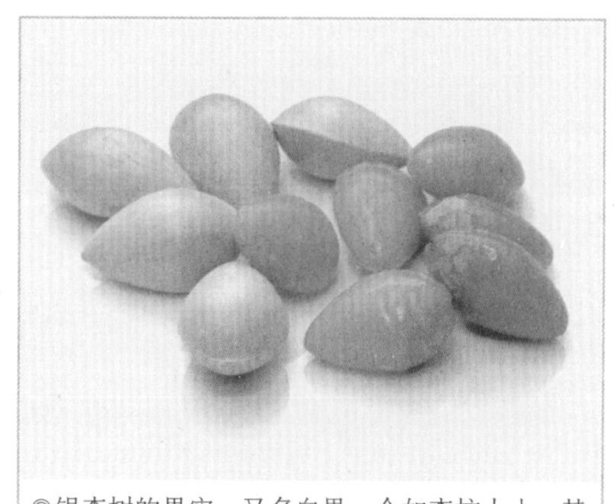
◎银杏树的果实，又名白果，个如杏核大小，其味甘、苦、涩，过食易引起腹泻。

气、定喘咳、缩小便。”现代医学研究也发现，白果中含有的白果酸、白果酚，有抑菌和杀菌作用，可用于治疗呼吸道感染性疾病。

银杏叶中含有莽草酸、白果双黄酮、异白果双黄酮、甾醇等，对治疗高血压及冠心病、心绞痛、脑血管痉挛、血清胆固醇过高等病症都有一定效果。民间常用银杏叶泡茶代饮，来防治心脑血管疾病。

但是，白果不可食用过量，最好少食，否则容易中毒。若生食，成人掌握在5～7粒，小儿根据年龄体重每次2～5粒，隔4小时后可再服用。生食一定去壳去红软膜、去心（胚芽）。若熟食，每次20～30粒为宜。银杏叶不能与茶叶和菊花一同泡茶喝。

❷ 银杏丰乳润肤汤，喝出窈窕曲线

银杏生长较慢，寿命极长，从栽种到结果要20多年，40年后才能大量结果，寿命达到千余岁，是树中的老寿星。银杏不仅仅具有药用价值，而且能够美白和抗皱。

银杏能够扩张血管，促进肌肤的微循环。有“自由基的清道夫”之称的黄酮类物质阻碍了色素的沉积，防止细胞氧化，有效美白肌肤，其中含有的氨基酸，更是能够合成胶原蛋白，使皮肤保持光泽和弹性，远离细纹，肌肤当然越来越年轻！

女性要想丰胸部，可常饮丰乳润肤汤。丰乳润肤汤具体做法如下：取猪肚1000克，芡实米30克，黄芪25克，银杏（鲜）60克，油皮30克，大葱10克，粗盐15克，醋8克。先将整个猪肚用粗盐及醋擦洗干净。银杏去心。猪肚、芡实米、黄芪、去心银杏一同放入砂锅内。加适量清汤，共煮沸半小时。再放入油皮，

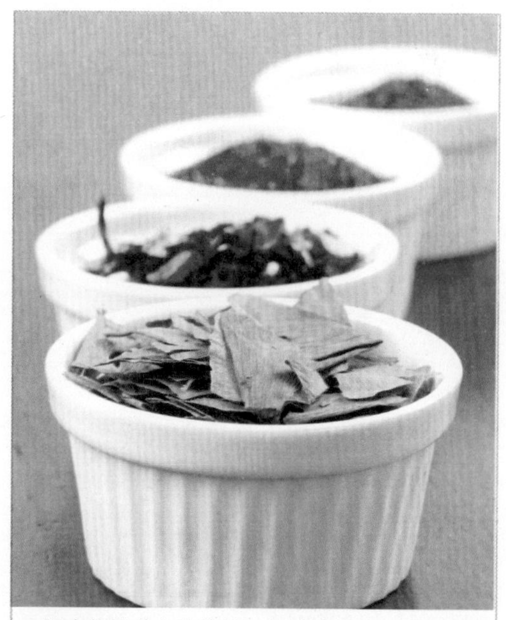
◎银杏能够美白和抗皱，与其他药材一同搭配煮汤，还可丰胸润肤。

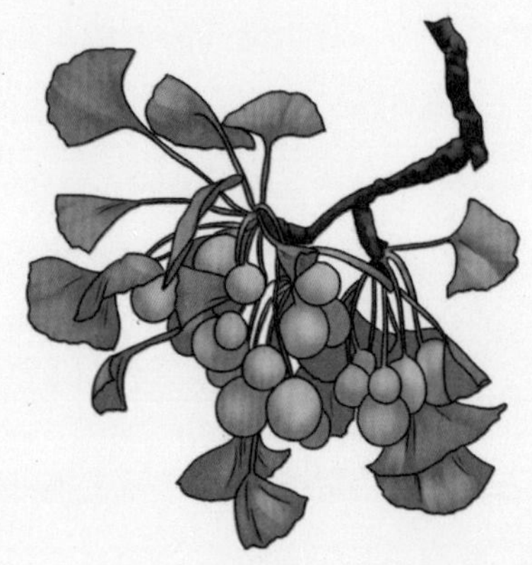

熬1～1.5小时，直至汤变成奶白色即可。此汤中猪肚含有蛋白质、脂肪、碳水化合物、维生素及钙、磷、铁等，具有补虚损、健脾胃的功效，银杏能够促进血液循环。这道菜具有补气血、清虚热，健乳润肤。可促使乳房发育健美，肤色白嫩。

菊花银杏美容羹

【组成】银杏果30克，白菊花4朵，雪梨4个，牛奶200毫升，蜜糖适量。

【做法】将去皮去心的银杏果、雪梨放入锅中，加清水适量，用大火烧沸后，改用文火煲至银杏果烂熟，加入菊花瓣和牛奶，煮沸，用蜜糖调匀即成。

【用法】温热服食。

【功效】洁肤养颜。

银杏白菜

大白菜含有丰富的维生素和矿物质，其中的粗纤维能够促进消化。油菜中含有丰富的钙、铁和维生素C，银杏能够促进微循环。所以美容瘦身效果显著。

【组成】大白菜300克，油菜20克，银杏（鲜）15克，盐5克，味精2克。

【做法】白菜心去根，顺长切条，叶相连。油菜择洗干净。锅中加水烧开，将白菜烫一下，捞出。取砂锅，放入白菜、油菜，加汤、银杏、精盐、味精，上火慢炖熟透即成。

【用法】佐餐。

【功效】美容瘦身。

白果冬瓜莲子汤

白果冬瓜汤能祛除体内积滞的水分与油脂，更含有能润泽皮肤的维生素，对于瘦身与维持身材均有功效。

【组成】冬瓜37.5克、莲子20克、银杏10颗、白糖1大匙。

【做法】冬瓜洗净，去皮，切块；莲子、银杏均洗净备用。所有材料放入锅中，加2杯水以大火煮开，改小火熬煮30～40分钟，再加入白糖煮匀即可。

【用法】佐餐。

【功效】润泽肌肤，瘦身。

❸ 白果粥，润肺止咳又养心

白果性味甘、苦、涩、平，有小毒，入肺、肾经，《本草纲目》言其“熟食温肺益气，定喘嗽，缩小便，止白浊；生食降痰，清毒杀虫”。有敛肺平喘、收涩止带之功，本品味甘苦涩，长于敛肺气，定喘嗽，止带下，对咳嗽痰多、带下不止、夜尿频多等甚效，故煮粥服食，脾肾双补，脾胃健运，痰湿自化，肾气归元，故喘嗽可止，白带可痊，水循常道，小便自利。

白果粥

【组成】白果5枚，大米100克。

【做法】将白果择净，去壳取仁，与

大米同放入锅中，加清水适量煮粥服食，每日1剂。

四仁鸡茸粥

【组成】甜杏仁3钱，白果3钱，胡桃仁6钱，花生仁6钱，沙参5钱，白米、鸡茸适量。

【做法】将所有材料磨成粉，与鸡茸、白米熬煮成粥。

【用法】将本品分为3份，每天清晨食用1份效果最好。

【功效】可以润肺补肾、养颜美容，还有止咳化痰的功效。

百合银杏叶粥

【组成】百合15克，银杏叶20克，薏米50克，粳米100克。

【做法】百合干品掰开，用水浸泡30分钟，银杏叶煮20分钟，然后二者与薏米、粳米一起煮1小时。

【用法】加蜂蜜，温热时服食。

【功效】敛肺益气，定喘止咳。适用于治疗咳嗽哮喘、心烦无力、支气管炎、肺癌。

4 冬瓜子煎白果，清毒杀虫好疗效

《本经逢源》中载白果有降痰、清毒、杀虫之功能，可治疗“疮疥疽瘤、乳痈溃烂、牙齿虫龋、小儿腹泻、赤白带下、慢性淋浊等症”。现代医学研究也发现白果有收缩膀胱括约肌的作用。对于小儿遗尿、气虚小便频数、带下白浊等病症，有辅助治疗的作用。

冬瓜子煎白果

【组成】白果（银杏）仁7枚，冬瓜子30克。

【做法】将上料加水两碗，煎成一碗。

【用法】温服。

【功效】可治阴道炎。

5 银杏灵验小妙方

齁喘：白果21枚（去壳砸碎，炒黄色），麻黄3钱，苏子2钱，甘草1钱，款冬花3钱，杏仁1.5钱（去皮尖），桑皮3钱（蜜炙），黄芩1.5钱（微炒），法制半夏3钱（如无，用甘草汤泡7次，去脐用）。用水450毫升，煎至300毫升，作2次服，每次服150毫升，不拘时。

赤白带下、下元虚惫：白果、莲肉、江米各5钱，为末，用乌骨鸡1只，去肠盛药煮烂，空心食之。

诸般肠风脏毒：生银杏49个。去壳膜，烂研，入百药煎末，丸如弹子大。每服3丸，空心细嚼米饮下。

牙齿虫露：生银杏，每食后嚼1个。

鼻面酒皶：银杏、酒酹糟。同嚼烂，夜涂旦洗。

头面癣疮：生白果仁切断，频擦取效。

下部疳疮：生白果，杵，涂之。

乳痈溃烂：银杏半斤。以4两研酒服之，以4两研敷之。

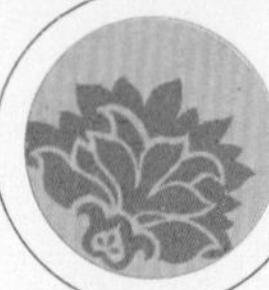

白果养生粥，润肺止咳又养心

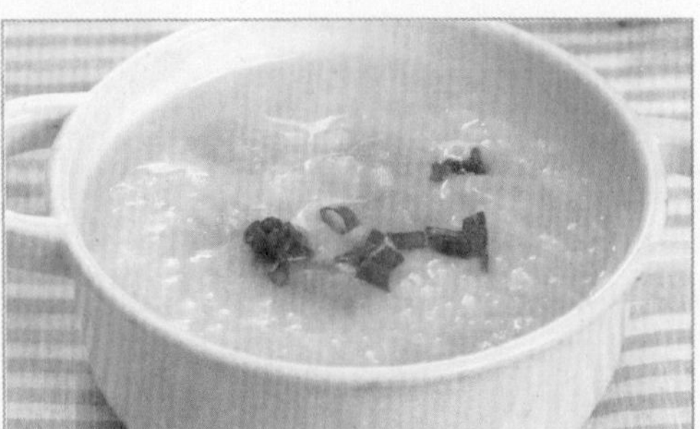

冬瓜白果姜粥

功效 降低血压。

材料 冬瓜25克，白果20克，姜末少许，大米100克，高汤半碗，盐2克，胡椒粉3克，葱少许

做法 ①冬瓜去皮洗净，切块；切葱花。②锅置火上，注入水后，放入大米、白果，用旺火煮至米粒开花。③再放入冬瓜、姜末，倒入高汤，改用文火煮至粥成，调入盐、胡椒粉，撒上葱花即可。

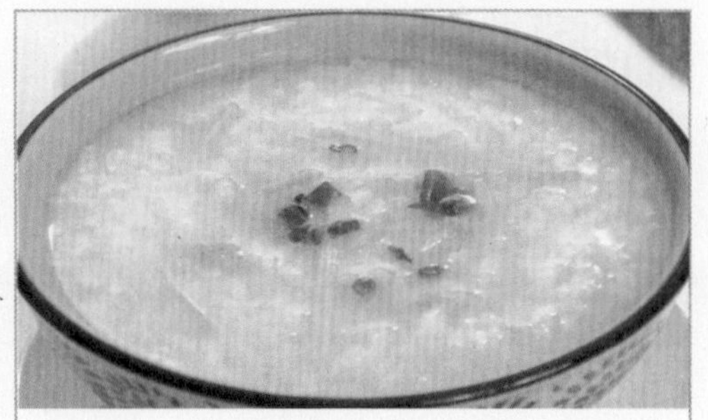

白果腐皮大米粥

功效 养心润肺。

材料 白果、豆腐皮各适量，大米110克，盐2克，味精1克，葱少许

做法 ①白果去壳、去皮，洗净；豆腐皮洗净，切丝；大米泡发洗净；葱洗净切成葱花。②锅置火上，倒入清水后，放入大米用旺火煮至米粒完全绽开。③再放入白果、豆腐皮，改用小火煮至粥浓稠时，加入盐、味精入味，撒上葱花即可。

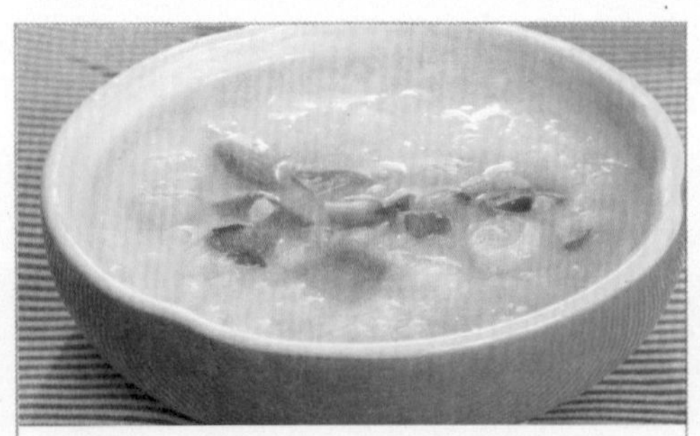

扁豆白果糯米粥

功效 增强免疫力。

材料 扁豆、白果各20克，糯米100克，盐2克，葱少许

做法 ①糯米泡发洗净；扁豆择去头、尾老筋，洗净切段；白果去壳、皮、心，洗净；葱洗净切成葱花。②锅置火上，注入清水，放入糯米，用旺火煮至米粒完全开花。③放入扁豆、白果，改用文火煮至粥成，加入盐调味，撒上葱花即可。

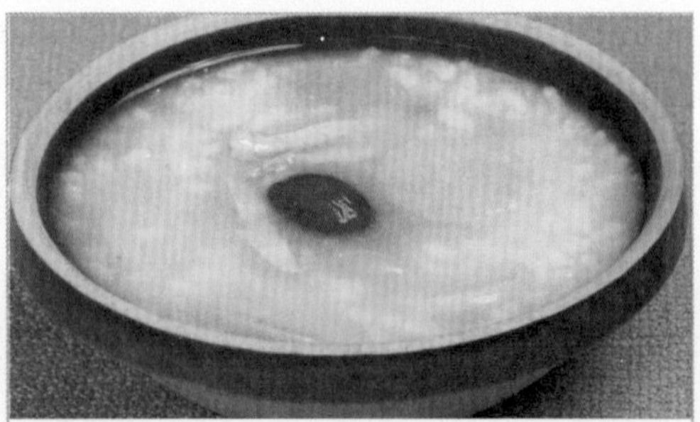

山药白果瘦肉粥

功效 补脾养胃、生津益肺。

材料 白果10克，红枣4颗，瘦肉30克，山药500克，米50克，葱10克，姜8克，盐1克，鸡精2克

做法 ①山药切片；瘦肉洗净，剁蓉；姜切丝；葱切花。②砂锅中注水烧开，放入米煮成粥。③往粥里放入白果、山药煮5分钟后，加入红枣、瘦肉、姜丝煮烂，撒上葱花及香菜，再加盐和鸡精拌匀即可。

滋补怡人白果汤，杀菌清毒好疗效

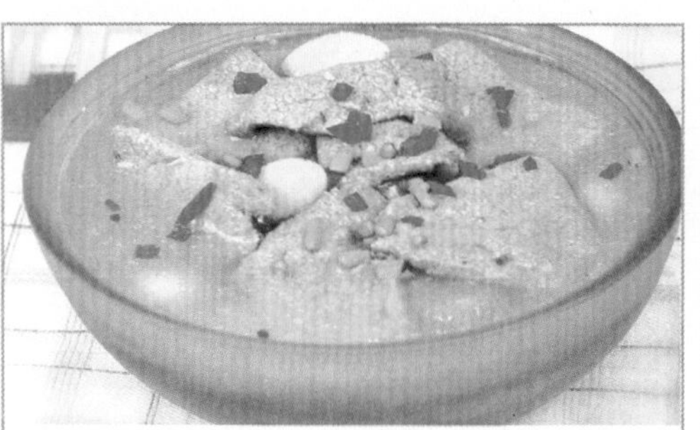

白果玉竹猪肝汤

功效 保肝护肾、敛肺气、定喘嗽。

材料 白果100克，玉竹10克，猪肝200克，味精、盐、香油、高汤各适量

做法 ①将猪肝洗净切片；白果、玉竹分别洗净备用。②净锅上火倒入高汤，下入猪肝、白果、玉竹，调入盐、味精烧沸。③淋入香油即可装盘食用。

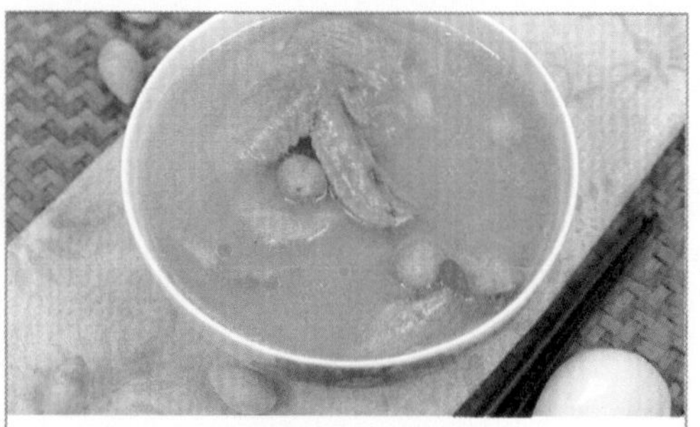

鸡肉白果汤

功效 健脾祛湿、收敛止带。

材料 鸡肉400克，白果20克，生姜、枸杞各15克，盐5克，鸡精3克

做法 ①鸡肉洗净，汆水，切块；白果洗净；生姜洗净，切片；枸杞洗净，浸泡。②锅中注水烧沸，放入鸡肉、枸杞、白果、生姜慢炖2.5小时。③待白果酥软后，加入盐和鸡精调味，出锅装入炖盅即可。

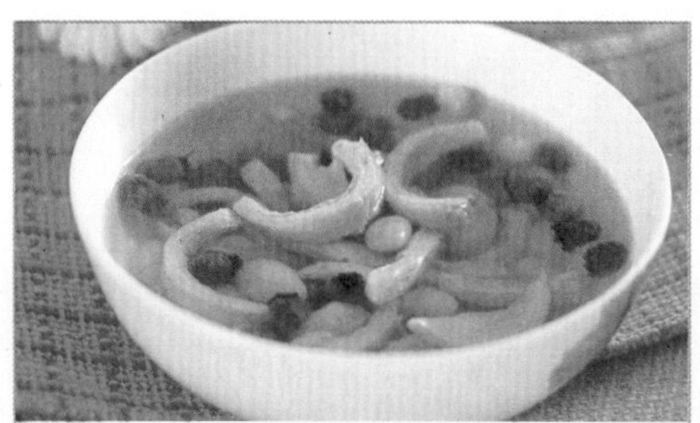

白果煲猪小肚

功效 此汤具有补肝肾、缩小便的功效。

材料 白果5枚，覆盆子10克，猪小肚100克，盐适量

做法 ①猪小肚洗净，切丝；白果洗净炒熟，去壳；覆盆子洗净备用。②将猪小肚、白果、覆盆子一起放入沙锅，加适量水，煮沸后改文火炖煮1小时。③以盐调味即可。

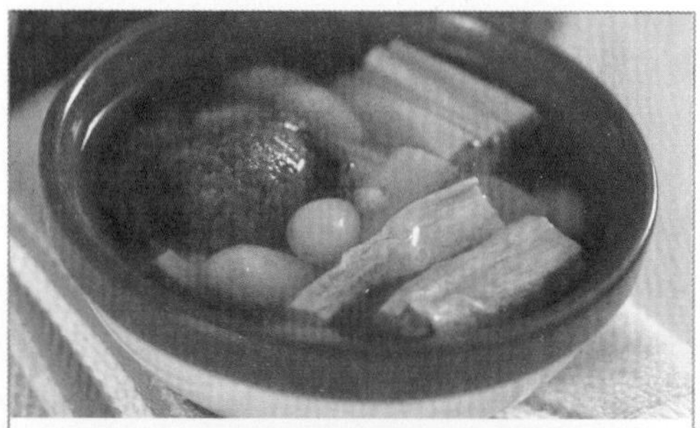

白果枝竹薏米汤

功效 清热化痰、润肺止咳、理气排脓。

材料 薏米、枝竹各100克，白果15克，陈皮10克，黑枣5枚，盐适量

做法 ①白果去壳取肉去外膜，洗净；薏米和陈皮润透洗净。②枝竹浸软洗净，切短段；黑枣洗净。③适量水烧开后放入白果肉、陈皮、薏米和黑枣，待水再滚起，改中火继续煲2小时，放入枝竹并以少许盐调味，再煲30分钟左右即可。

芦荟：药食兼优的“家庭药箱”

❶ 湿润美容的“天然美容师”

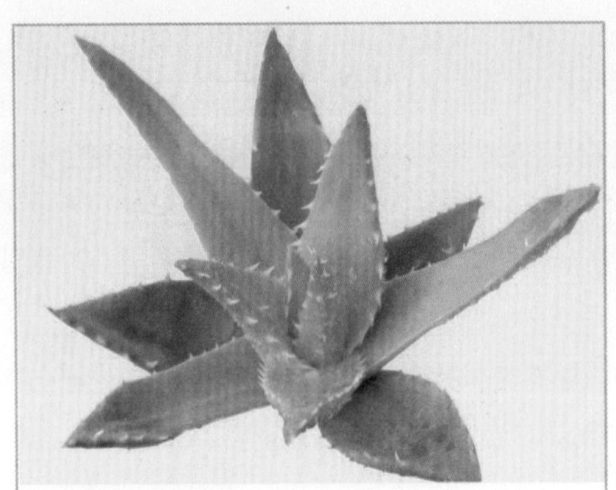

【性味】味苦，性寒。
【归经】入肝、胃、大肠经。
【功效】清热凉肝，泻下通便，消疳杀虫。
【主治】头痛、目赤肿痛、烦热惊风、热结便秘等症。
【提示】孕妇忌服。

芦荟是集食用、药用、美容、观赏于一身的保健花草新星。芦荟蕴含75种元素，与人体细胞所需物质几乎完全吻合。在西方国家，化妆品中因标有含芦荟成分而身价倍增，于是把它誉为“天然美容师”。它有着明显的食疗和医疗效果，对于慢性病、疑难病常常有不可思议的功效，被人们称为“神奇植物”“家庭药箱”。

芦荟多糖和维生素对人体的皮肤有良好的营养、滋润、增白作用。经过较长时间日晒后，取新鲜芦荟，刮出中间的芦荟物质敷在肌肤上，可起到镇定和美白的作用。芦荟对青春少女最烦恼的粉刺有很好的效果。

用鲜叶汁早晚涂于面部15～20分钟，坚持下去，会使面部皮肤光滑、白嫩、柔软，还有治疗蝴蝶斑、雀斑、老年斑的功效。

芦荟大黄素等属蒽醌苷物质，这类物质能使头发柔软而有光泽、轻松舒爽，且具有去头屑的作用。取芦荟汁，加少许水即可涂于面部美容，洗头后抹到头上可以止痒，防止白发、脱发，并保持头发乌黑发亮，秃顶者还可生出新发。

芦荟中的天然蒽醌苷或蒽的衍生物，

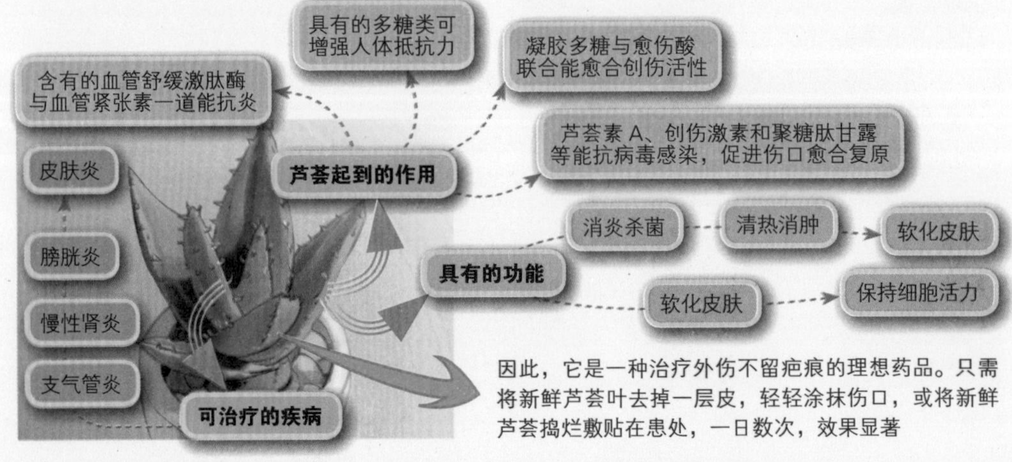

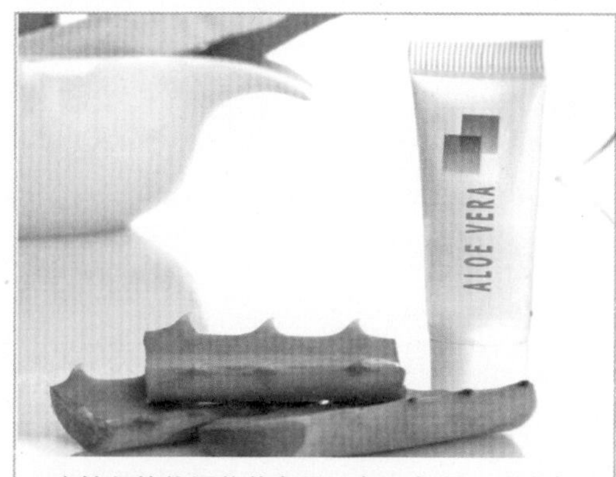

◎女性坚持使用芦荟产品，久而久之，肌肤会得到前所未有的改善，犹如得到新生。

能吸收紫外线，防止皮肤红、褐斑产生。而且芦荟具有防止脚、口、腋等体臭的作用。很早以前，人们就用芦荟来消除体臭。非洲刚果人打猎时，在身上抹上芦荟汁，以免被动物闻到体臭。

以下推荐一款特效芦荟润肌膏：

芦荟润肌膏：取荟叶250克，黄瓜1条，鸡蛋1个，面粉和砂糖适量。先芦荟叶片、黄瓜洗净分别弄碎，用纱布取汁；将鸡蛋打到碗内，再放入1小匙芦荟汁，3小匙黄瓜汁，2小匙砂糖并充分搅拌混合；加入5小匙左右的面粉或燕麦粉，调成膏状即可。将润肤膏均匀敷在整个脸上，然后，眼、嘴闭合，使面部肌肉保持不动，40～50分钟后，用温水洗脸。每周坚持1～2次。

❷ 红绿营养汁，健胃解毒抗衰老

芦荟性味苦寒，具有清热凉肝、消食通便、健胃解毒的功效。芦荟富含烟酸、维生素B_6等，是苦味的健胃轻泻剂，有抗炎、修复胃黏膜和止痛的作用，有利于胃炎、胃溃疡的治疗，能促进溃面愈合。服用适量芦荟，能强化胃功能，增强体质。日常养胃可常用红绿营养汁，其具体做法如下：

取食用芦荟100克，胡萝卜100克，青瓜100克，蜂蜜适量。先将芦荟洗净切成小块，放进榨汁机中搅拌，加适量蜂蜜即可。可每天1次，常服有益。此汁能健胃通便，美容抗衰老。

芦荟中的异柠檬酸钙等具有强心、促进血液循环、软化硬化动脉、降低胆固醇含量、扩张毛细血管的作用，使血液循环畅通，减少胆固醇值，减轻心脏负担，使血压保持正常，清除血液中的“毒素”。健康人的体液呈弱碱性，过度劳累或生活紧张等原因会使体液变成酸性，易感染病毒，常用库拉索芦荟会使体液保持碱性，维持健康、不患感冒。

芦荟中的黏液，以多糖类为核心成分，黏液类物质是防止细胞老化和治疗慢性过敏的重要成分。黏液素存在于人体的肌肉和胃肠黏膜等处，让组织富有弹性，

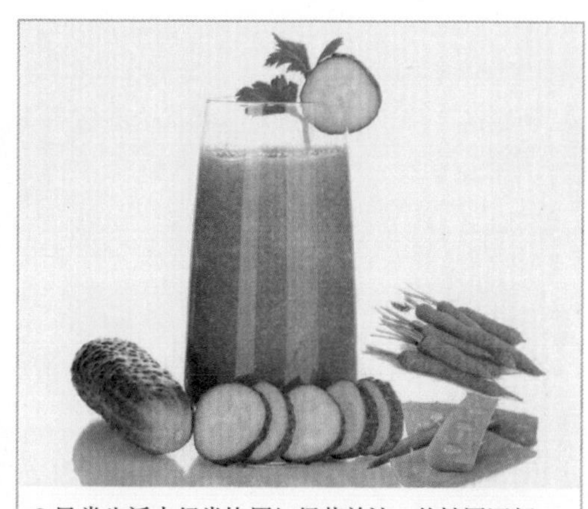
◎日常生活中经常饮用红绿营养汁，能健胃通便，美容抗衰老。

如果黏液素不足，肌肉和黏膜就会丧失了弹性而僵硬老化。黏液素构成人体的细胞，如果黏液素不足，细胞就会逐渐衰弱，失去防御病菌、病毒的能力。

芦荟汁液具有很好的消毒、防腐作用。夏天皮肤上涂上芦荟汁，可以免遭蚊子叮咬。哥伦比亚人常给小孩脚上抹上芦荟汁，以防止虫害。

手指肿痛、牙痛而难以忍受时，在患部贴上芦荟生叶，能消除疼痛，内服加外用芦荟，也有镇痛效果。芦荟还能预防和治疗宿醉、晕车、晕船等。

③ 芦荟，神奇的“家庭保护神”

芦荟中的“芦”字意为“黑”，而“荟”是聚集的意思。芦荟叶子切口滴落的汁液呈黄褐色，遇空气氧化就变成了黑色，又凝为一体，所以称作“芦荟”。

对于烧、烫伤，芦荟也能有很好的抗感染、助愈合的功效。它本身还富含铬元素，具有胰岛素样的作用，能调节体内的血糖代谢，是糖尿病人的理想食物和药物。每天吃日本木立芦荟1～2块叶片，对糖尿病患者有明显的辅助疗效。

芦荟多糖的免疫复活作用可提高机体的抗病能力。各种慢性病如高血压、痛风、哮喘、癌症等，在治疗过程中配合使用芦荟可增强疗效，加速机体的康复。每天吃日本木立芦荟1～2块叶片，5～7天后，对降血压效果明显。

芦荟中含有的血管舒缓激肽酶与血管紧张素一道能起抗炎作用。尤其是芦荟的多糖类可增强人体对疾病的抵抗力，治愈皮肤炎、慢性肾炎、膀胱炎、支气管炎等慢性病症。芦荟素A、创伤激素和聚糖肽甘露等具有抗病毒感染，促进伤口愈合复原的作用，有消炎杀菌、清热消肿、软化皮肤、保持细胞活力的功能，凝胶多糖与愈伤酸联合还具有愈合创伤活性的作用，因此，它是一种治疗外伤不留疤痕的理想药品。只需将新鲜芦荟叶去掉一层皮，轻轻涂抹伤口，或将新鲜芦荟捣烂敷贴在患处，一日数次，效果显著。

芦荟因其苦寒清热，具有抑制过度的免疫反应、增强吞噬细胞吞噬功能的作用，故能清除体内代谢废物。

④ 芦荟灵验小妙方

湿癣：将芦荟液汁烘干，研末，敷患处。

白浊：取芦荟花5～10克，茅草根20～30克，水煎服。

咳嗽痰血：取芦荟鲜叶10～25克，去外皮，用水泡去黏汁，水煎服。

烧烫伤：取鲜芦荟叶捣烂取汁，涂患处。

去瘀散毒：将芦荟叶和盐捣烂，敷于疮上即可。

月内婴儿眼不开：取芦荟花水煎熏洗。

咯血、呕血、尿血：取芦荟花5～10克，水煎服。可加白糖适量调味。

甲沟炎：取鲜芦荟叶捣烂，取汁涂患处，或将鲜芦荟叶焙软，剖开，套于患指。

急性肠炎，腹泻：取2块日本木立芦荟叶茎片，洗净，咬服。

鲜甜芦荟汁，清肝解毒的佳品

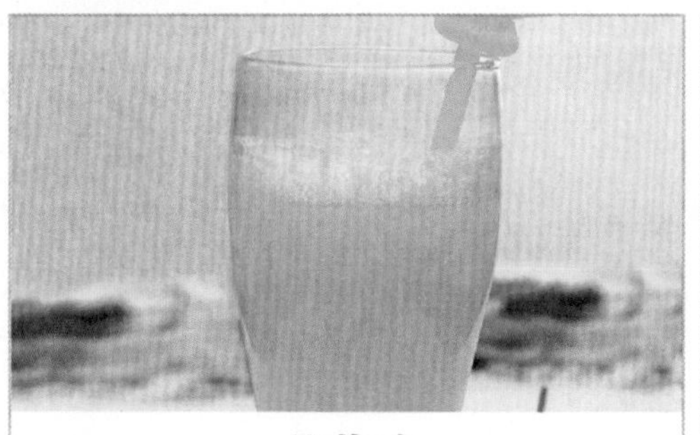

芦荟汁

功效 降低血糖。

材料 鲜芦荟200克，凉开水适量

做法 ①将芦荟洗净，去外皮及刺。②将芦荟和水放入榨汁机中榨成汁即可。

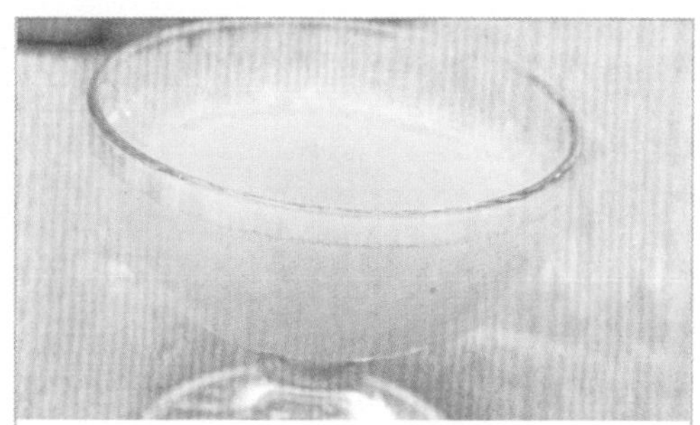

芦荟龙眼露

功效 降低血糖。

材料 龙眼80克，芦荟100克，凉开水300毫升

做法 ①龙眼洗净，去壳，取肉；芦荟洗净，去皮。②将龙眼肉放入碗中，加沸水闷软。③将以上材料一起放入榨汁机中，加入凉开水，快速搅拌即可。

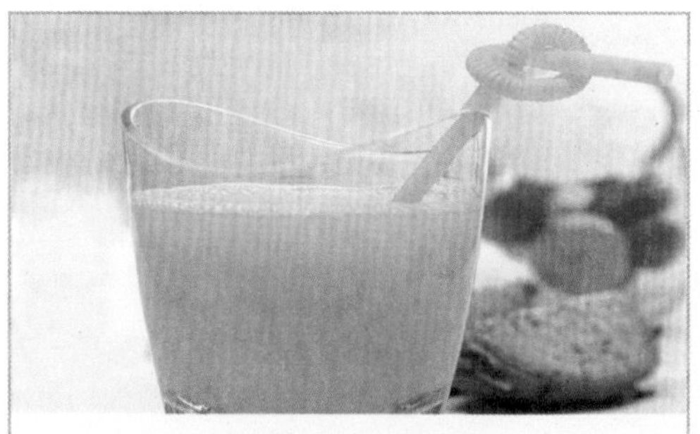

芦荟牛奶果汁

功效 排毒瘦身。

材料 芦荟10克，香蕉1/4个，水蜜桃50克，牛奶200毫升，凉开水300毫升，蜂蜜少许

做法 ①芦荟洗净后取果肉；香蕉去皮、切段；水蜜桃去皮、去核。②将所有材料一起放入榨汁机中，加入凉开水榨汁，最后加入牛奶、蜂蜜即可。

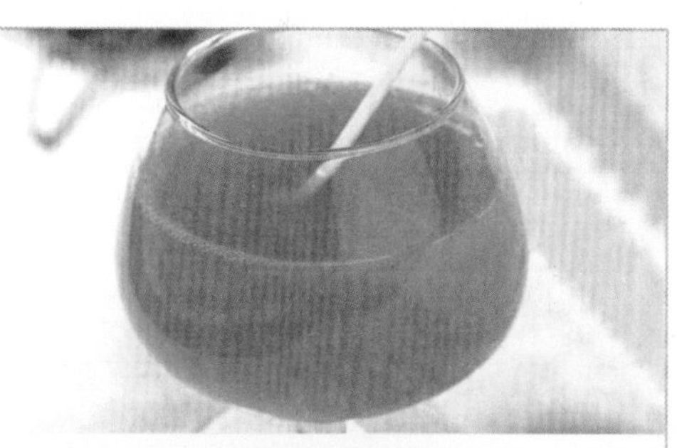

芦荟果汁

功效 降低血糖。

材料 芦荟120克，油菜80克，柠檬1个，胡萝卜70克

做法 ①将芦荟洗净，削皮；油菜洗净；柠檬洗净，切成片；胡萝卜洗净，切成小块。②将所有材料放入榨汁机榨汁即可。

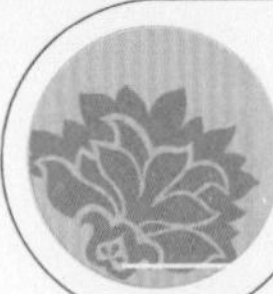

芦荟养颜美容方，修复肌肤的绝佳帮手

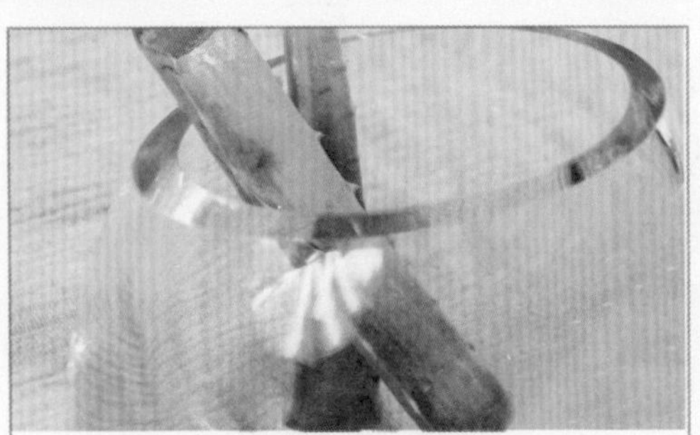

芦荟排毒面膜

功效 这款面膜含氧化氢酶、维生素A、B族维生素、半胱氨酸以及大量矿物质，能消除超氧化物自由基，从而祛痘排毒，令肌肤光洁亮丽。

材料 新鲜芦荟叶2片，水果刀，透气胶布

做法 ①将芦荟叶去皮，取果肉，切成小块。②将果肉用纱布包裹即成。

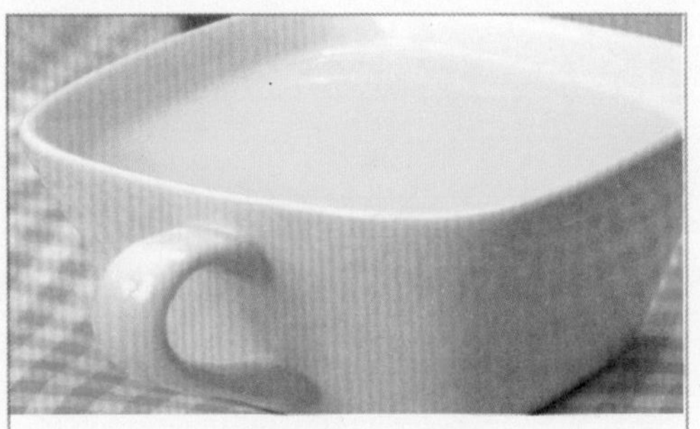

芦荟蛋白面膜

功效 芦荟可消炎镇定；蛋白可清热解毒，所含蛋白质可促进皮肤生长；蜂蜜所含的维生素、果糖能杀菌、加速伤口愈合。

材料 芦荟叶1片，鸡蛋1个，蜂蜜1匙，搅拌机，面膜碗，面膜棒

做法 ①将芦荟切小块与蛋白一起放入搅拌机中打成泥。②将打好的泥倒入面膜碗中，加入蜂蜜，用面膜棒调匀即成。

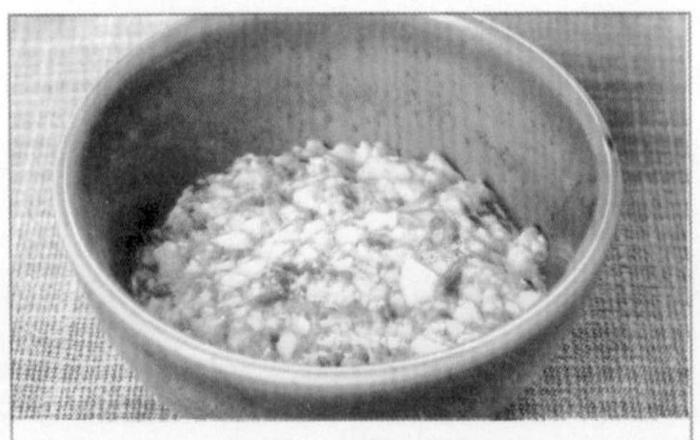

芦荟豆腐面膜

功效 芦荟含有丰富的天然维生素，可滋养肌肤、消除多余油脂，并有效抑制痘痘的产生。

材料 芦荟叶1片，豆腐 40克，蜂蜜1匙，榨汁机，面膜碗，面膜棒

做法 ①芦荟洗净，去皮，放入榨汁机中榨取汁液。②将芦荟汁、豆腐、蜂蜜一同放入面膜碗中。③用面膜棒充分搅拌均匀即成。

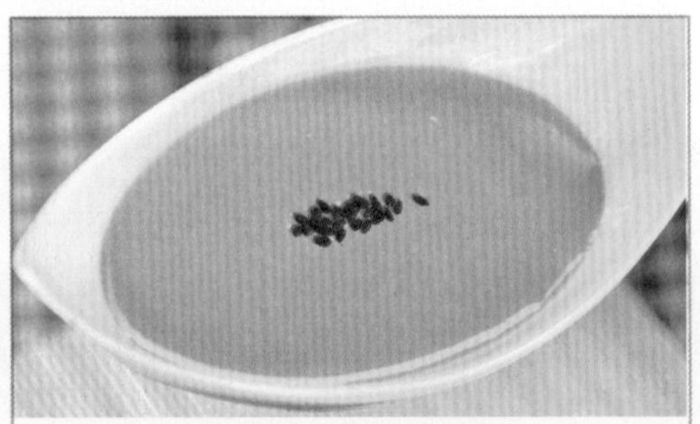

芦荟黑芝麻面膜

功效 这款面膜富含维生素E与芦荟凝胶等成分，能促进肌肤细胞更新，中和细胞内游离基的沉淀，有效延缓细胞衰老。

材料 黑芝麻粉50克，芦荟叶2片，蜂蜜适量，捣蒜器，面膜碗，面膜棒

做法 ①将芦荟洗净，去皮，切块，放入捣蒜器打成胶质。②将黑芝麻粉、芦荟胶、蜂蜜一同倒入面膜碗中。③用面膜棒充分搅拌，调成稀薄适中的糊状即成。

仙人掌：散瘀消肿防辐射的高手

❶ 沙漠之王，药用佳品

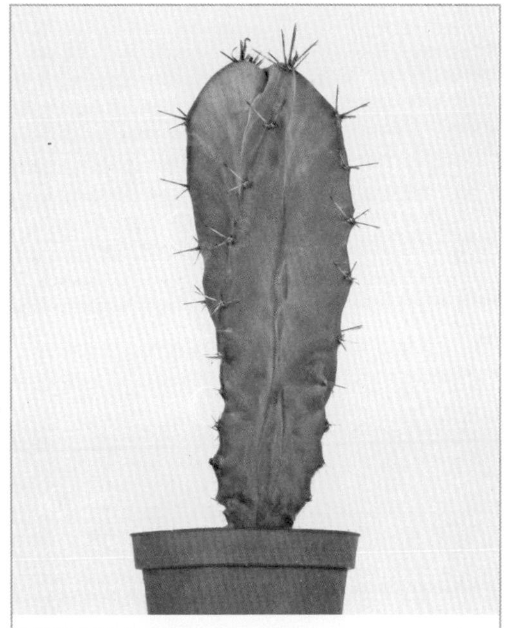

【性味】味苦，性凉，有小毒。
【归经】入心、肺、胃经。
【功效】清热解毒，消肿，健胃止痛。
【主治】心胃气痛、痞块、痢疾、痔血、咳嗽、喉痛等症。
【提示】仙人掌汁入目，会使人失明。

食用仙人掌是已知的含有维生素B_2和可溶性纤维最高的蔬菜之一，含有人体必需的8种氨基酸和多种微量元素以及抱壁莲、角蒂仙、玉芙蓉等珍贵成分，不仅对人体有清热解毒、健胃补脾、清咽润肺、养颜护肤等诸多作用，还对肝癌、糖尿病、支气管炎等病症有明显治疗作用。

❷ 仙人掌粥，补血通乳

仙人掌在我国作为药用首载于我国清代赵学敏所著的《本草纲目拾遗》。据该书记载，仙人掌味淡性寒，功能行气活血，清热解毒，消肿止痛，健脾止泻，安神利尿。仙人掌是一种亦食亦药的植物，做粥、做汤、做菜均可，对人体补益效果不错。

以下介绍几道有补血通乳功效的仙人掌粥：

仙人掌花生通草粥：取花生米50克，通草8克，仙人掌100克，王不留行15克，粳米100克。先将通草、王不留行入锅放清水熬煎30分钟左右，去渣留汁。将花生米捣烂，与大米及药汁共煮粥，待八成糊时放入仙人掌丁，再煮约10分钟至粥糊稠。食用时可加适量红糖。每日1次，连服7天。此粥可健脾开胃、行气活血、补血通乳。对产后气血两虚、食欲欠佳、乳汁不足、便秘者尤其适用。

仙人掌桂参粥：取仙人掌50克，人参3～5克（或党参15～30克），桂枝6克，

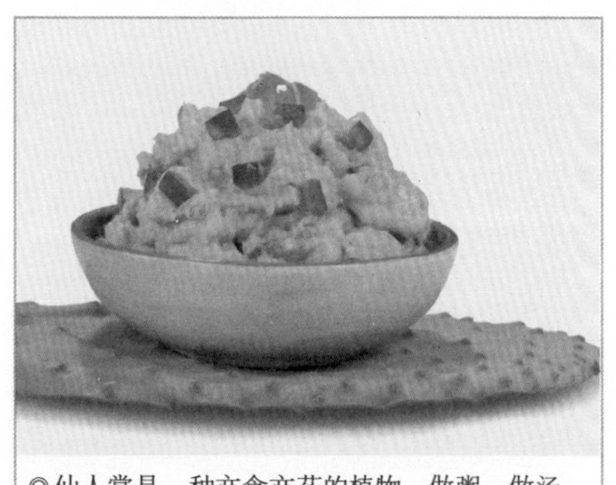

◎仙人掌是一种亦食亦药的植物，做粥、做汤、做菜均可。

红枣10枚，粳米100克，蜂蜜适量。先将人参或党参、桂枝、红枣加水同煎，沸后改小火煎成浓汁，分2份，分别与仙人掌、粳米煮粥。食用时可调入蜂蜜。每日1剂，分2次温服。可连用数剂。此粥有补益心肾、温阳利水的功效。适用于久病体虚、心阴不足、损及肾阳所致的风湿性心脏病患者。

❸ 仙人掌膳，降脂又瘦身

仙人掌可以说是大众化的减肥绿色食品，无毒副作用，不受任何条件限制，可以适用于每一位肥胖患者及高血压患者。

仙人掌含多种对人体有益的物质，特别是丙醇二酸对脂肪的生长有抑制作用，鸡肉含不饱和脂肪酸，常食此菜，可以收到较好的瘦身效果。

仙人掌具有良好的抗氧化作用，消除自由基延缓衰老。经研究表明仙人掌含有18种氨基酸，人体所需的氨基酸几乎都在其中，此外还含有维生素A和维生素E。仙人掌的提取物对改善肤质有奇效，世界著名的化妆品公司雅诗兰黛就将仙人掌用到了他们的产品中去。

以下推荐几道有降脂瘦身功效的仙人掌美食：

凤丝仙人掌：鸡肉50克，仙人掌150克，韭黄10克，生姜5克，色拉油8克，盐4克，味精2克，白糖1克，湿生粉适量，熟鸡油1克。先将鸡肉切成丝，仙人掌切丝洗净，韭黄切段洗净，生姜去皮切丝；在鸡肉丝中加少许盐、味精，用湿生粉腌好，烧锅下少许油，滑炒至八成熟时倒出；另烧锅下油，放入姜丝、仙人掌、韭黄，用中火炒至快熟时，倒入鸡丝，调入盐、味精、白糖炒透入味，然后用湿生粉勾芡，淋入熟鸡油即成。此菜所有原料都比较嫩，因此在炒时翻动的次数不宜过多，以免炒烂。

凉拌仙人掌：取仙人掌250克，精盐、酱油、味精各适量。先将仙人掌洗净，去外皮、瘤和刺毛，切成小块。用精盐、酱油、味精与仙人掌调匀即成。可酌量食用。此菜有降血糖，降血脂的功效。

仙人掌鲜榨汁：取仙人掌400克，冷开水（冰镇更佳）100克，菠萝、白糖各适量。先将仙人掌洗净，去外皮、瘤和刺毛，切成小块，放入绞汁机中，加入冷开水、1/4块菠萝和少许白糖，一起搅匀，纱布过滤，入杯即成。可酌量饮用。此汁有开胃消食，降血糖，降血脂，降胆固醇的功效。

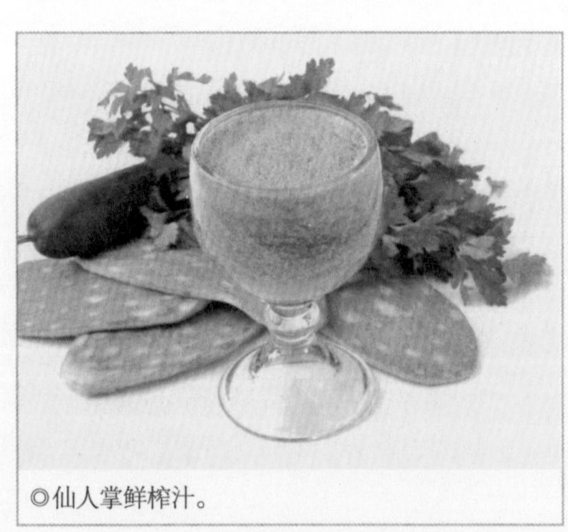

◎仙人掌鲜榨汁。

仙人掌银耳山楂羹：取仙人掌100克，银耳50克，山楂50克，冰糖适量。先将仙人掌去皮后切成小丁，银耳挑去杂质浸泡洗净后用常法熬炖。山楂洗净切片，在银耳将酥烂时，与仙人掌丁和冰糖一同放入，至汁糊成羹。此羹可滋阴补胃，润肺生津，又强心、养血脉、降血脂、降血压。对高血压、高血脂、冠心病患者均有食疗作用。

仙人掌黄花瘦肉汤：取花菜30克，黄精15克，瘦猪肉片50克，仙人掌100克。先将黄花菜用清水浸泡过后，捞出洗净放入锅内，加清水500毫升；将黄精洗净切段放入锅内，先用旺火煮沸，后改用小火炖煮10分钟左右，再放入猪瘦肉片，慢火煮熟后，再放入仙人掌丁、盐、味精、姜、葱、花椒搅匀慢火煮10分钟后即成。此汤可滋阴润燥、益气健脾。适用于治疗肝脾肺肾虚所致的干咳无痰、肺痨咯血、喉干嘶哑、腰膝酸软、倦怠乏力以及形体消瘦、食欲不振等症。

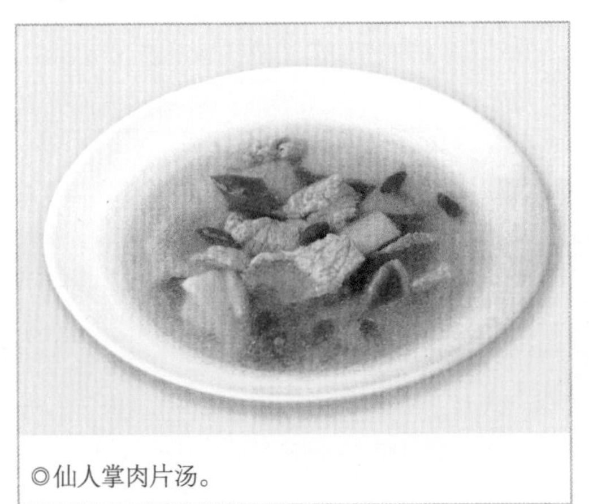
◎仙人掌肉片汤。

仙人掌莲实美容羹：取仙人掌100克，莲子30克，芡实30克，薏苡仁50克，桂圆肉10克，蜂蜜适量。先将莲子、芡实、薏苡仁用清水浸泡30分钟，再与桂圆肉一起放入锅内，加适量水，先用旺火烧沸，然后改用文火煮至烂熟，再加入切成小丁的仙人掌煮10分钟左右。食用时加蜂蜜调味。此方具有滋补养颜、健脾养胃、行气活血之功效。对于气血不足、胃纳不佳、脾胃虚弱者具有食疗作用。此羹是较理想的美容药膳，经常食用有消除皱纹、白嫩肌肤的功效。

仙人掌骨头汤：取猪肉骨头500克，仙人掌200克，盐8克，味精5克，黄酒5毫升，葱段3克，姜末3克，糖5克。将骨头砸碎按1份骨头5份水的比例（中间不要加冷水）放入锅内后先用旺火烧沸，撇去浮沫，然后以小火煨炖两小时左右。仙人掌去皮后切成2厘米见方的丁，在骨头汤炖酥烂后放入。加入黄酒、糖、盐、味精及葱姜，再煮沸后炖10分钟左右即成。此方益精填髓，行气活血，滋补养颜。对老年体虚、骨质疏松、未老先衰者均有滋补作用，对哺乳妇女及正在生长发育期的青少年也均有益。

④ 仙人掌为电脑族撑开“美丽防护伞”

经常面对电脑，现在发现脸颊起了很多黄褐色的小斑点，而且皮肤也变差了，干的部位很干，油的部位又很油，毛孔也变大了。由于长时间盯着电脑，眼睛容易疲劳，眼袋和黑眼圈越来越明显，皱纹也出来了。但工作又离不开电脑，该怎么解决这些问题呢？

《本草纲目》记载：“仙人掌味淡性寒，行气活血、清热解毒、消肿止痛、健脾止泻、安神利尿，可以内外服用，治疗多种疾病。”经常坐在电脑前的女性，可以买一盆仙人掌放在办公桌上，能有效对抗辐射。

❺ 仙人掌灵验小妙方

腮腺炎、乳腺炎、疮疖痈肿、蛇咬伤：将鲜仙人掌去刺、捣烂，外敷患处。

心胃气痛、急性菌痢：取鲜仙人掌30～60克，水煎服。

痔疮泻血：将仙人掌与甘草浸泡酒内，酌情少饮。

支气管哮喘：取仙人掌（去外皮和刺）20～50克（干品10～20克），水煎，加入蜂蜜服用，每日1次。

脚心生疮：取仙人掌全草适量，麦面适量，共捣烂，敷于患处。

湿疹、黄水疮：将仙人掌烘干研粉，外敷患处。

秃疮：将仙人掌烘干研为末，用香油调涂。

火伤：将仙人掌去外皮和刺，捣烂敷伤处。

治久患胃痛：仙人掌根50至100克，配猪肚炖服。

治胃痛：仙人掌研末，每次5克，开水吞服；或用仙人掌一两，切细，和牛肉100克一起炒食。

治痞块腹痛：鲜仙人掌150克，去外面刺针，切细，炖肉服。外仍用仙人掌捣烂，和甜酒炒热，包患处。

治急性菌痢：鲜仙人掌50至100克，水煎服。

治肠痔泻血：仙人掌与甘草浸酒服。

治支气管哮喘：仙人掌茎，去皮和棘刺，蘸蜂蜜适量熬服。每日一次，每次服药为本人手掌之1/2大小。症状消失即可停止用药。

治心悸失眠：仙人掌100克，捣绒取汁，冲白糖开水服。

治透掌疔（即脚掌心生疔）：仙人掌鲜全草适量，麦粉适量，共捣敷患处。

治湿疹，黄水疮：仙人掌茎适量。烘干研粉，外敷患处。

治透掌疔（即脚掌心生疔）：仙人掌鲜全草适量，麦粉适量，共捣敷患处。

治腮腺炎，乳腺炎，疮疖痈肿：仙人掌鲜品去刺，捣烂外敷。

治湿疹，黄水疮：仙人掌茎适量。烘干研粉，外敷患处。

治久患胃痛：仙人掌根50至100克，配猪肚炖服。

治胃痛：仙人掌研末，每次5克，开水吞服；或用仙人掌一两，切细，和牛肉100克一起炒食。

治痞块腹痛：鲜仙人掌150克，去外面刺针，切细，炖肉服。外仍用仙人掌捣烂，和甜酒炒热，包患处。

治急性菌痢：鲜仙人掌50至100克，水煎服。

治肠痔泻血：仙人掌与甘草浸酒服。

治支气管哮喘：仙人掌茎，去皮和棘刺，蘸蜂蜜适量熬服。每日一次，每次服药为本人手掌之1/2大小。症状消失即可停止用药。

治心悸失眠：仙人掌100克，捣绒取汁，冲白糖开水服。

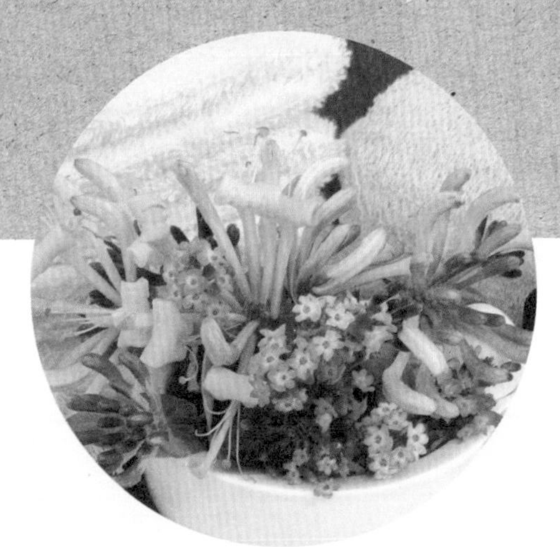

第六章

花花草草，美容养颜

●女人爱花，花养女人，花既能美容颜，还可以纤体、排毒、乌发、调养身体。从头到脚，女人每一寸身体部位的养护，都可以让花草来帮忙，在百花的滋养下，女人不仅可以调理内部身体，还可以滋养外部容颜，只要方法得当，女人就能让自己容颜常驻，娇艳如花。

乌发美发：花润青丝，柔顺清爽

❶ 气血充足，“发动”才会“心动”

“发动”，才会“心动”。一头亮丽润泽的秀发，不仅会给他人带来美的享受，同时也能展现自己的独特风貌。为此，女性朋友们，平时要花点儿心思养护头发，让颜面更光鲜靓丽。

中医认为“气血同源”“气能生血”“血为气之母”，气血对肌肤、毛发具有润泽的作用。明代医学家王肯堂在其书《证治准绳》中说：“血盛则荣于发，则须发美；若气血虚弱，经脉虚竭，不能荣发，故须发脱落。”《医学入门》中有说：“血盛则发润，血衰则发衰，血热则发黄，血败则发白矣。”

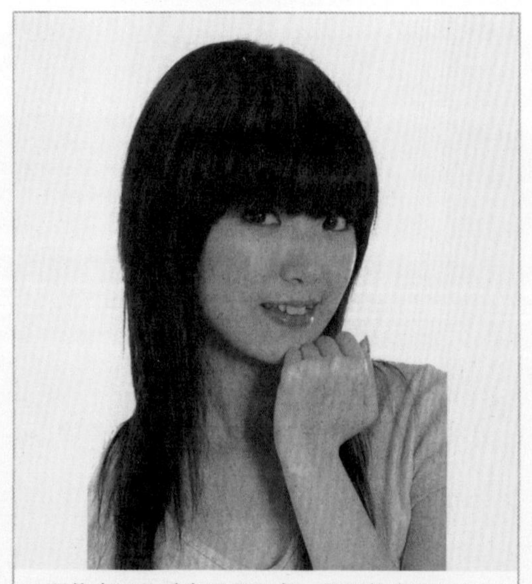

◎要使自己的秀发又黑又亮，就要使自己的气血充足起来。

以上都说明，人体毛发的枯荣是由于气血盛衰而决定的：头发属于少阴、阳明；耳前的鬓毛属于手、足少阳；眼上的眉毛属于手、足阳明。如果气血盛，则毛发长得又快又好；如果气多血少，则虽然黑但长得慢；如果气少血多，则长得又少又差；如果气和血都少，则毛发不生；如果气和血都过盛，毛发就会黄而赤；如果气血皆衰，头发就会发白并脱落。

可见，要使自己的秀发又黑又亮，就要使自己的气血充实起来，这是保持秀发魅力的根本办法。

李时珍认为，毛发的生长速度跟气血有关，气血旺盛则毛发长得又快又好，否则会干枯无光泽，长得也会很慢。肝主生发，藏血，头发的生长速度归根到底是由肝气决定的。如果你的头发长得比较快，说明你的肝气充足，这类人一般显得很聪明，反应很敏捷，而且还是能够运筹帷幄的人。反之，头发长得非常慢，则说明肝气不足，常见的症状还有手脚冰凉、脸色苍白等。所以头发长得慢的女性要注意养肝补血。下面推荐一款补肝养颜粥——菜花粥。

菜花含有多种维生素、胡萝卜素及钙、磷、铁等矿物质，对增强肝脏解毒能力、促进生长发育、细嫩肌肤有一定的功能。做粥时，取鲜菜花50克（干品10克）、粳米50～100克、红糖适量，加水500克，文火煮粥，待粥稠时，加入菜油，以表面见油为度，早晚服用。

中国人自古以来就以乌发为美，拥有一头乌黑发亮的头发不仅看上去非常漂亮，而且也是健康与否的重要标志，要想拥有一头乌黑秀美的头发就请关注自己的气血！平时适当吃些益肾、养血、生发的食物，如芝麻、核桃仁、桂圆肉、花生、大枣等，对防治脱发大有裨益。另外，每天必须摄入一定量的主食和水果蔬菜。因为主食摄入不足，容易导致气血亏虚、肾气不足，直接导致头发稀疏。每个健康成年人每日粮食的摄入量以400克左右为宜，最低不少于300克。最后还要减轻精神压力，因为压力会造成内分泌失调，使皮脂腺分泌增加而导致脱发。相信只要坚持做到以上几点，让自己的气血充盈起来，就可以防止头发衰老，拥有健康秀美的头发不再是难事。

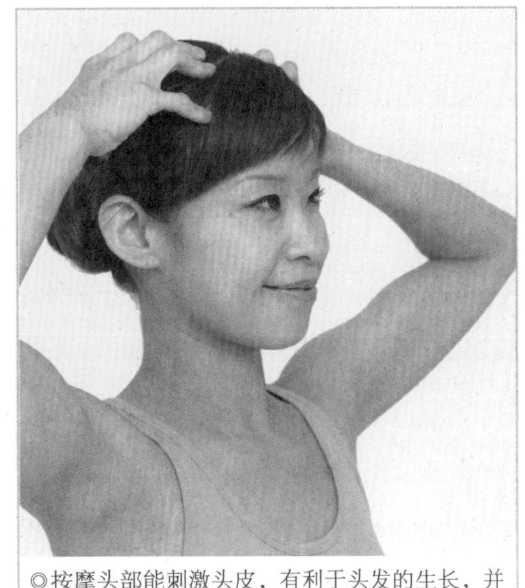

◎按摩头部能刺激头皮，有利于头发的生长，并能防治脱发。

此外，头皮上有很多经络、穴位和神经末梢，按摩头皮有利于头发的生长，防止头发变白、脱落。所以，你可以在每日的早晚，用双手手指按摩头皮，从额骨攒竹穴位起按摩，经神庭穴位、前顶穴位到后脑的脑户穴位，手指各按摩数十次，直至皮肤感到微微发热、发麻为止。

其实，“梳发”也是按摩：将手掌互搓36下令掌心发热，然后由前额开始扫上去，经后脑扫回颈部。早晚各做10次。

有着“孔雀公主”美称的中国著名舞蹈家刀美兰，曾经以一头飘逸的秀发，为

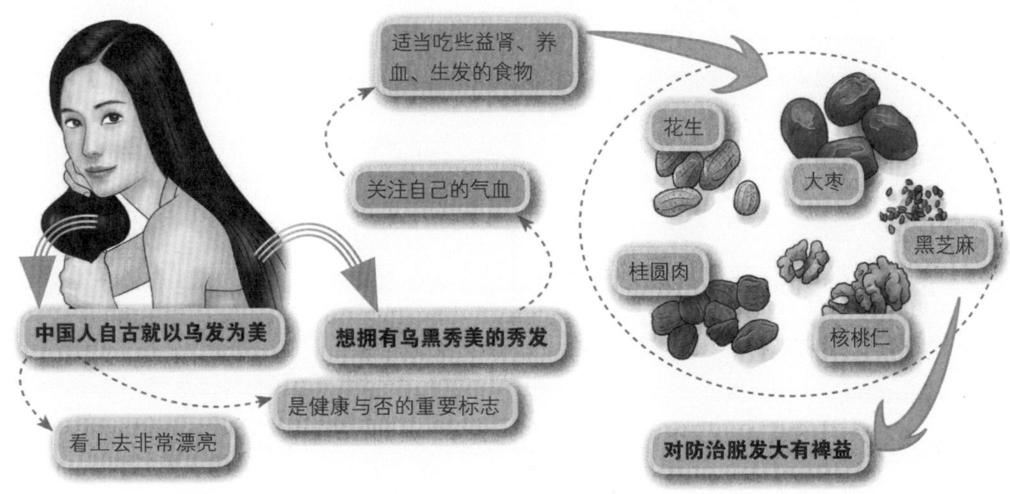

她那婀娜的舞姿平添了无穷的魅力，征服了无数人的心。在她60多岁时，她的舞姿依旧那么美，风韵不减当年，就连秀发也依然如初，而且发质柔韧，甚至找不到一根白发。当被问到她美发的秘诀时，她说："我习惯用清凉油和牛角刮痧，清凉油有温通经脉、活血解毒的作用。牛角能滋阴凉血，用牛角梳子梳头能有效去头屑，防止脱发。"从她的话中我们发现，她拥有一头乌黑的长发与她的气血有很大的关系。

❷ 花草洗出飘逸秀发

拥有一头漂亮的头发无疑会为健康飘逸的你锦上添花。然而如今市场上洗发、护发用品可谓琳琅满目，让人眼花缭乱。其实在花草里面就有许多洗发、护发的经典验方、效方，以下就介绍几个方法：

菊黄散：菊花100克，蔓荆子、侧柏叶、川芎、桑白皮、细辛、旱莲草各50克，水煎去滓后洗发，可乌发固齿，并防治头发脱落以及阴虚风热所致的头屑过多等。

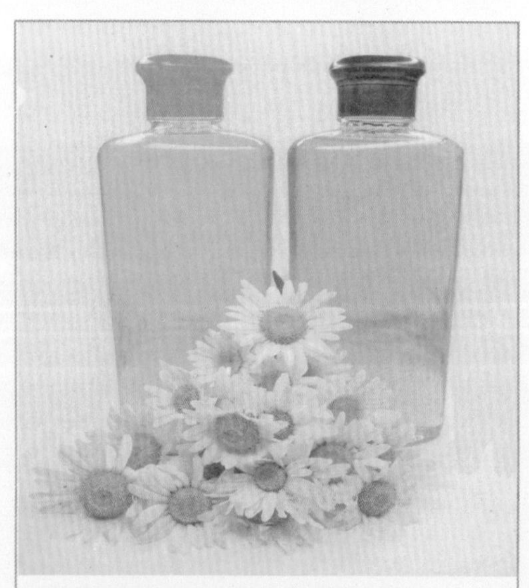

◎花草里面有许多洗发、护发的经典验方、效方，可以为我们护发、养发所用。

柏叶散：侧柏叶200克，何首乌、地骨皮、白芷各100克，生姜10片，水煎去滓，用此药液洗头，能生发养发。

桑麻方：桑叶、大麻叶各等份，加水煎煮，取汁浴发，经常使用可促进头发生长。

银花薄荷方：天麻、白芷、防风各7.5克，桑叶、羌活、银花各5克，薄荷4克，加水煎煮，取药汁浴发，可用于头发干枯而没有光泽且时有头痛眩晕者。

灵柏方：威灵仙、侧柏叶各15克，皂角25克，黄檗10克，黑丑5克，加水适量煎煮，取药液洗发，可洁发、固发，并使头发易于梳理。

茶水：用洗发液洗过头发后再用茶水冲洗，可以去除多余的垢腻，使头发乌黑柔软、光泽亮丽。

鸡子方：取适量鸡蛋清涂抹于头皮上，稍做按摩，近干时用清水洗净，常用此法洗头，不仅能去屑除垢，还能润发养发。

此外，为头部做保健也可以起到润发养发的方法：坚持头部保健刮痧，可以直接改善头部的微循环，使新陈代谢旺盛，头皮细胞活化，头部气血充盈畅达。发根得到充足的氧气和各种营养成分的补充，则毛发生长率加快、毛干粗壮、发根坚固、发质柔软而有光泽，并能减少脱发和头皮屑，促进白发转黑。

方法：每天刮拭全头2～3次。

侧头部：刮板竖放在头维至下鬓角处，从前向后下方刮至耳后发际处。

前后头部：以百会穴为界，将头顶部分为前后两部分。先由顶至前额发际处，从左至右依次刮拭，再由顶至后颈发际处，从左至右依次刮拭。

加强手法：将以上部位用刮板角部依次重复刮拭，以加强效果。

配合膀胱经和胃经、脾经有关腧穴的刮拭，可增强脏腑功能，以助化生精血，润泽毛发。

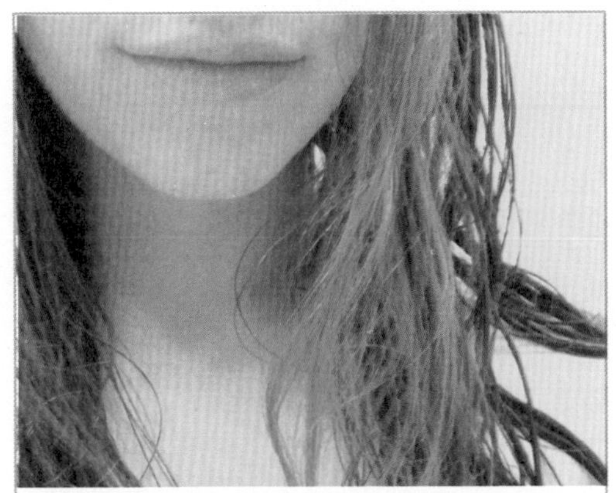

◎头发干枯发黄不仅看上去不健康，而且会让形象大大减分，要下大力气拯救。

背部：膀胱经——双侧肺俞、肾俞。

下肢：胃经——双侧足三里。

脾经：双侧血海。

❸ 拯救枯黄头发，还你靓丽黑发

如果你已好好保养你的头发，却仍然发现头发干枯发黄不够健康，就要从根本做起，多摄取含铜元素、氨基酸及维生素A、维生素C、维生素E等这类食物，有助于干枯发黄的头发得到重生变得光彩照人。

头发枯黄主要有以下几种类型：

营养不良性黄发：主要是高度营养不良引起的，应注意调配饮食，改善机体的营养状态。大豆、花生、核桃、黑芝麻中除含有大量的动物蛋白和植物蛋白外，还含有构成头发主要成分的胱氨酸及半胱氨酸，是养发护发的最佳食品。

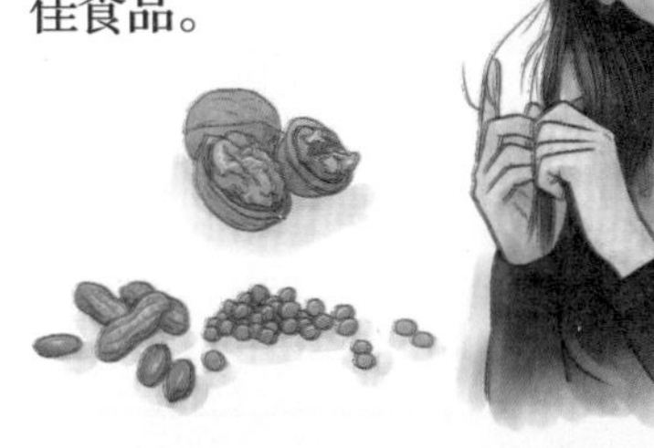

酸性体质黄发：与血液中酸性毒素增多，也与过度劳累及过食甜食、脂肪有关。应多食海带、鱼、鲜奶、豆类、蘑菇等。此外，多食用新鲜蔬菜、水果，如芹菜、油菜、菠菜、小白菜、柑橘等有利于中和体内酸性毒素，改善发黄状态。

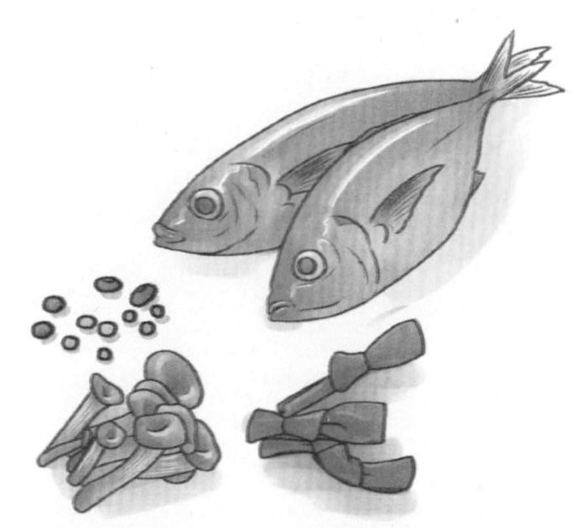

缺铜性黄发：在头发生成黑色素过程中缺乏一种重要的含有铜的“酪氨酸酶”。体内铜缺乏会影响这种酶的活

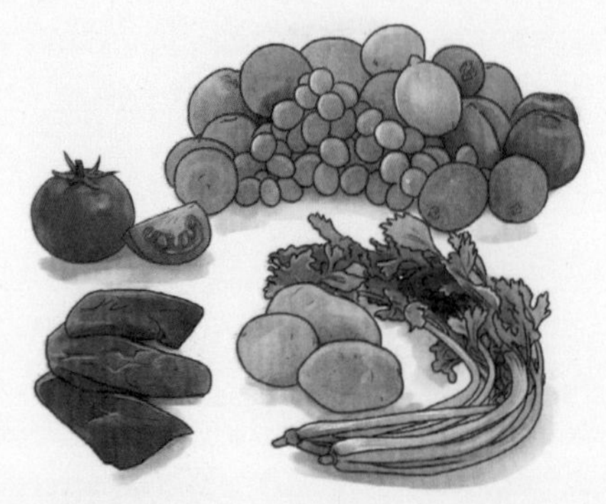

性，使头发变黄。含铜元素丰富的食物有动物肝脏、西红柿、土豆、芹菜、水果等。

辐射性黄发：长期受射线辐射，如从事电脑、雷达以及放射线等工作而出现头发发黄，应注意补充富含维生素A的食物，如猪肝、蛋黄、奶类、胡萝卜等；多吃能抗辐射的食品，如紫菜、高蛋白食品以及多饮绿茶。

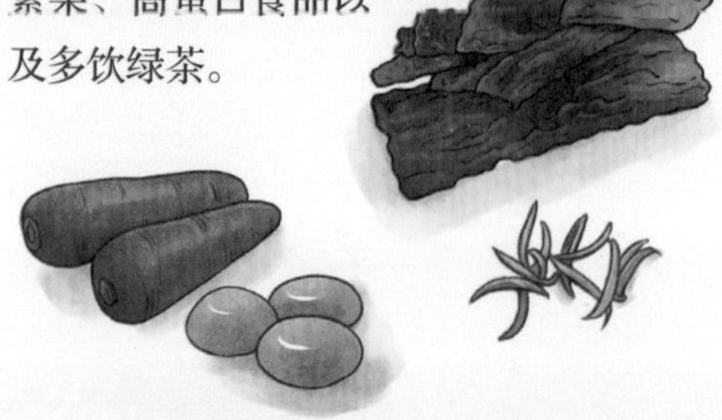

功能性黄发：主要原因是精神创伤、劳累、季节性内分泌失调、药物和化学物品刺激等导致机体内黑色素原和黑色素细胞生成障碍。此种黄发要多食海鱼、黑芝麻、苜蓿菜等。苜蓿中的有效成分能复制黑色素细胞，有再生黑色素的功能；黑芝麻能生化黑色素原；海鱼中的烟酸可扩张毛细血管，增强微循环，使气血畅达，消除黑色素生成障碍，使头发祛黄健美。

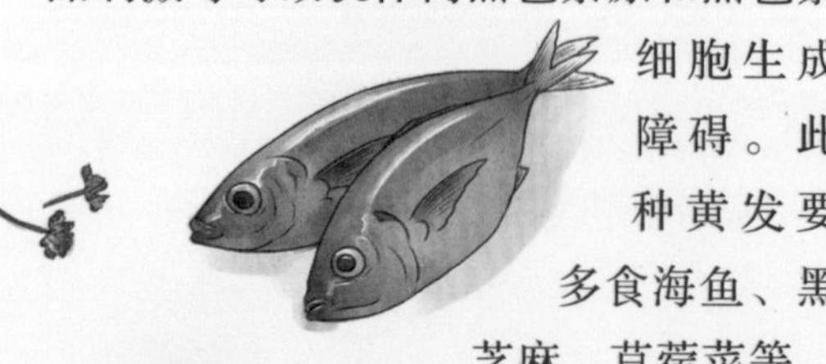

病原性黄发：因患有某些疾病，如缺铁性贫血和大病初愈时，都能使头发由黑变黄。此种情况应多吃黑豆、核桃仁、小茴香等。黑豆中含有黑色素生成物，有促生黑色素的作用。小茴香中的茴香醚有助于将黑色素原转变为黑色素细胞，从而使头发变黑亮泽。

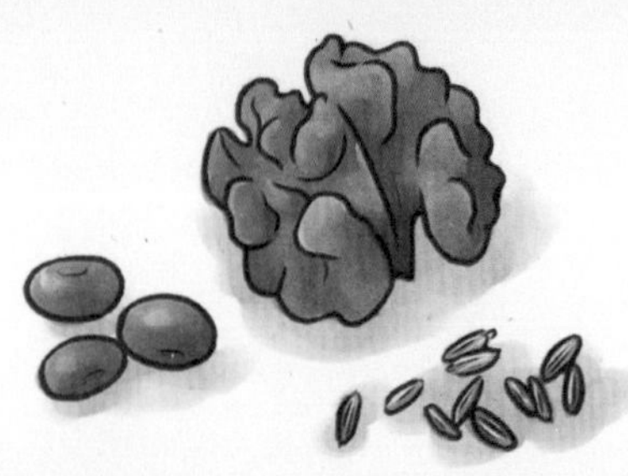

下面给你介绍几款拯救枯黄头发的花草良方：

核桃菊花乌发丸：取核桃仁、黑芝麻、枸杞子、五味子、杭菊花各4两，蜂蜜适量。先将核桃仁、黑芝麻、枸杞子、五味子、杭菊花一同研成粉末，并混合均匀。用适量的蜂蜜将混合粉末和成团，并按2钱1丸制成药丸即可。每次服1丸，温开水送下，每日服3次。可常服。本品具有乌黑须发之功效，适用于头发枯黄、早白者食用。

发菜枸杞鸡肝汤：发菜、鸡肝各2两，枸杞5钱，鲜菜心1两，精盐、水淀粉、清汤各适量。先将发菜、枸杞、鸡肝分别洗净。鸡肝切成片，盛于碗内，加精

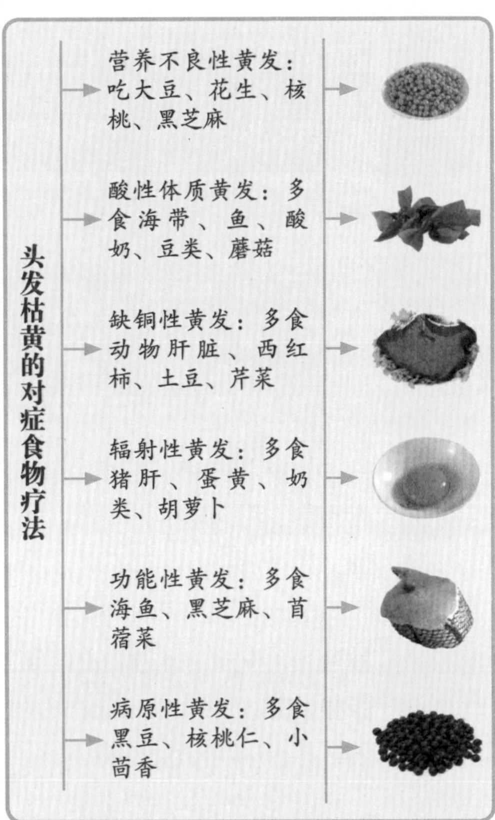

盐、水淀粉搅拌均匀；发菜用沸水发胀；鲜菜心洗净后，沥干水。净锅置旺火上，加清汤、发菜烧开，下枸杞、精盐、胡椒粉、鲜菜心、鸡肝片氽熟透，盛入汤盆内即可食用。每天食1次，可佐餐。本品可补血、明目、乌发，适用于血虚所致的头发黄色者。

酥蜜粥：粳米100克，酥油20～30克，蜂蜜15克。先将粳米加水煮粥，沸后加入酥油、蜂蜜，文火煮成粥即可。温热服食。本品可乌黑须发。适用于头发枯黄、皮肤粗糙者。

此外，洗头过勤或常用碱性肥皂洗头，尤其是使用过多祛油脂强的洗发剂，容易破坏具有保护头发作用的皮脂。同时碱性洗发剂对头皮上皮细胞有较强的刺激作用，导致头发变黄。

偏碱环境能令头发茁壮成长，但糖分会令头发处于酸性环境，以致变枯黄，所以应减少吃甜食。

4 花草巧治掉发，魅力重现

美丽的秀发给女人以自信，然而焦虑的心情往往会导致斑秃。斑秃俗称“鬼剃头”，是一种骤然发生的局限性斑片状的脱发性毛发病。其病变处头皮正常，无炎症及自觉症状。该病与免疫力失调、压力突然加大有一定关系，病与气血双虚、肝肾不足、血瘀毛窍有关。发为血之余，气虚则血难生，毛根得不到需要的营养，所以发落成片。

职业女性由于工作压力太大，很容易发生斑秃，这会给爱美的女性朋友很大的打击。这里介绍几款治疗斑秃的花草药膳：

黑豆核桃桑葚粥：取红枣5颗，核桃仁、桑葚子各10克，黑大豆30克，粳米50克。将以上各味分别洗净后一同置于锅

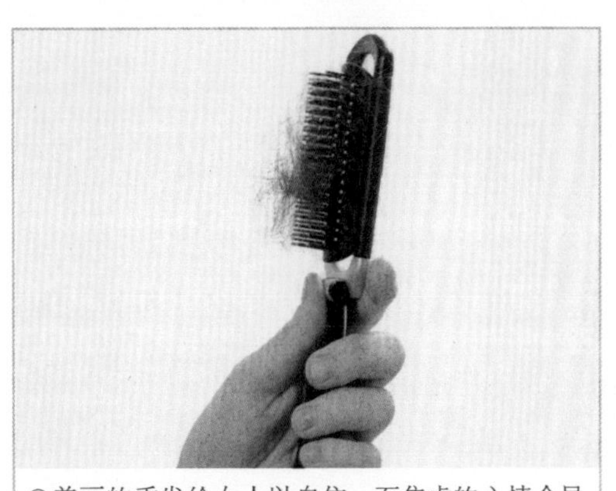
◎美丽的秀发给女人以自信，而焦虑的心情会导致脱发甚至斑秃。

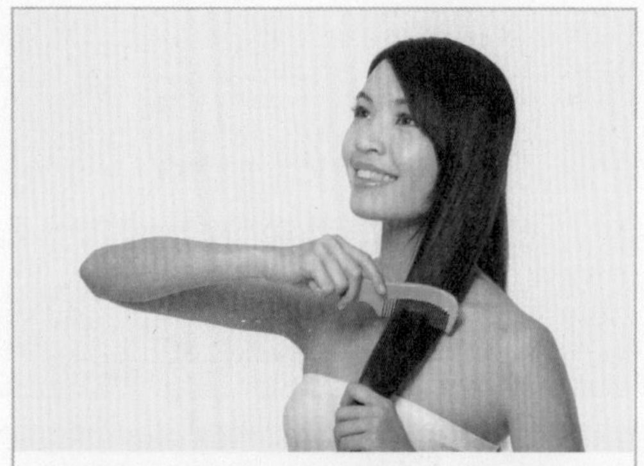
◎经常梳头能加强对头面的摩擦，疏通血脉，改善头部血液循环，使头发得到滋养，乌黑光润。

中，加入适量清水熬煮至米熟粥成即可。本品适于肾亏血虚所致的斑秃患者食用。吃粥，每日1剂。可连续食用。

马齿苋韭菜包子：取马齿苋、韭菜各150克，面粉、葱、姜、猪油、酱油、盐适量，鸡蛋2个。先将马齿苋、韭菜分开洗净，阴干2小时，切成碎末。鸡蛋搅打匀后炒熟弄碎，与马齿苋、韭菜拌在一起，加上精盐、酱油、猪油、味精、葱、姜末为馅，和面制成包子，放在蒸笼里蒸熟食用。正餐主食。本品适用于斑秃。

柿饼杞子丸：取干柿饼适量，枸杞子适量。将上二味同研成粉末，制成绿豆大小的丸子，煮沸即成。饮汤食丸子。本品适用于斑秃。

食用花草药膳的同时，最重要的是保持心理的平衡。“心病还须心药治”，在日常生活中尽量保持情绪的稳定，忌焦躁、忧虑；同时应保证充足的睡眠，忌疲劳过度。另外，斑秃患者头皮最忌强碱性洗发剂，所以洗头时尽量少用强碱性的洗发水。洗发水中的强碱性物质对毛囊有极大的损害作用，将加速毛囊的萎缩。

⑤ 常梳头，荣发固发、防病延年

宋代大文学家苏东坡一度头发脱落严重，后来他接受一位名医劝告，早晚坚持梳头，不久即愈，对于梳头促进睡眠他有深切体会，说：“梳头百余下，散发卧，熟寝至天明。”

南宋大诗人陆游，每日晨起坚持梳头，在白发上梳了再梳，终于梳出胎发茸茸的黑发，便吟道：“觉来忽见天窗白，短发潇潇起自梳。”

明朝养生学家冷谦，一生注重养生，所著《修龄要旨》一书，提出“十六宜”，第一就是“发宜常梳”。明代学者焦竑在《焦氏类林》中写道：冬至子夜时，梳头千二百次，以赞阳气，经岁五脏流通，为“神仙梳头法”。

清朝慈禧太后，每日叫太监梳头，年过七旬，仍青丝满头。

《风病诸侯》记载说：“栉头理发，欲得过多，通流血脉，散风湿，数易栉，更番用之。”现代研究也表明，头是五官

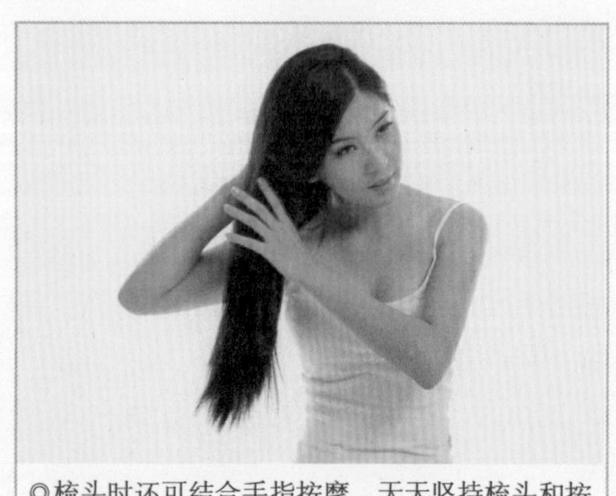
◎梳头时还可结合手指按摩，天天坚持梳头和按摩可防病健身。

和中枢神经所在，经常梳头能加强对头面的摩擦，疏通血脉，改善头部血液循环，使头发得到滋养，乌黑光润，牢固发根，防止脱发；能聪耳明目，缓解头痛，预防感冒；可促进大脑和脑神经的血液供应，有助于降低血压，预防脑出血等疾病的发生；能健脑提神，解除疲劳，防止大脑老化，延缓脑衰老。

正确的梳头方法是：由前向后，再由后向前；由左向右，再由右向左。如此循环往复，梳头数十次或数百次后，再把头发整理、梳至平整光滑为止。所用头梳宜取木质如桃木或用牛角等天然材料制成，梳齿宜圆滑。梳头时间一般取早晚各5分钟，其余闲暇时间亦可，切忌在饱食后梳理，以免影响脾胃的消化功能。

梳头时还可结合手指按摩，即双手十指自然分开，用指腹或指端从额前发际向后发际做环状揉动，然后再由两侧向头顶按摩，用力要均匀一致，如此反复数十次，以头皮有微热感为度。

梳头和按摩，虽说是举手之劳，人人皆可为之，但贵在坚持。只要天天坚持，就可以获得防病健身、延年益寿之效。

6 花草让你“发”生魅力

女性拥有一头乌黑光泽的秀发，会让人羡慕不已，乌黑的秀发展现的是女性的阴柔之美，一旦变少，真是情何以堪？然而在生活中，却有越来越多的女性深受脱发、白发等问题的困扰。这是什么原因呢？原来这与人的气血不足有关。

黑芝麻是最好的护发食材，《本草纲目》中说：“古以胡麻为仙药……以胡麻同米做饭，为仙家食品焉尔。”胡麻，就是黑芝麻，具有保健护发功效，“服百日能除一切痼疾。一年身面光泽不饥，二年白发返黑，三年齿落更出”。常食黑芝麻，滋润肌肤又乌发。下面就介绍几款与黑芝麻组合的乌发润发粥饮佳肴：

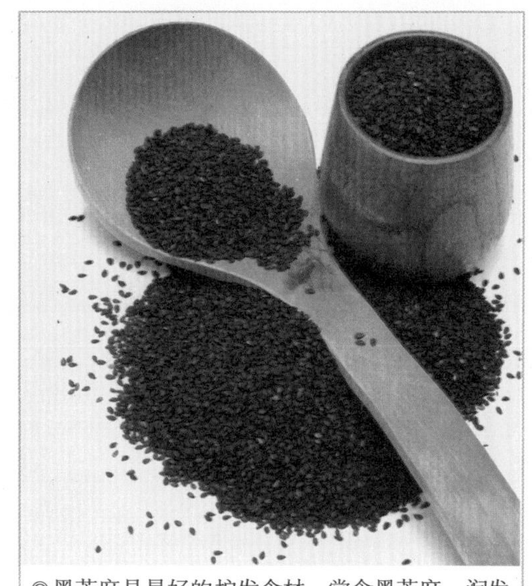

◎黑芝麻是最好的护发食材，常食黑芝麻，润发又养发。

黑芝麻枸杞粥：取黑芝麻30克，粳米100克，枸杞10克。先将黑芝麻、枸杞、粳米分别洗净后一同置于锅中，加入适量清水熬煮成粥即可。喝粥，可常食用。本品具有补肝肾、益气血功效。适用于头发早白、脱发及阴虚燥热便秘者。

黑芝麻玫瑰粥：取黑芝麻150克，山药20克，玫瑰糖10克，鲜牛奶250克，冰糖50克，粳米50～100克。先将山药切碎，黑芝麻炒焦，粳米浸泡2小时，捞出沥水。3种原料均放入盆中。然后放奶，加水搅匀，磨碎，滤出细茸待用。冰糖入锅，加

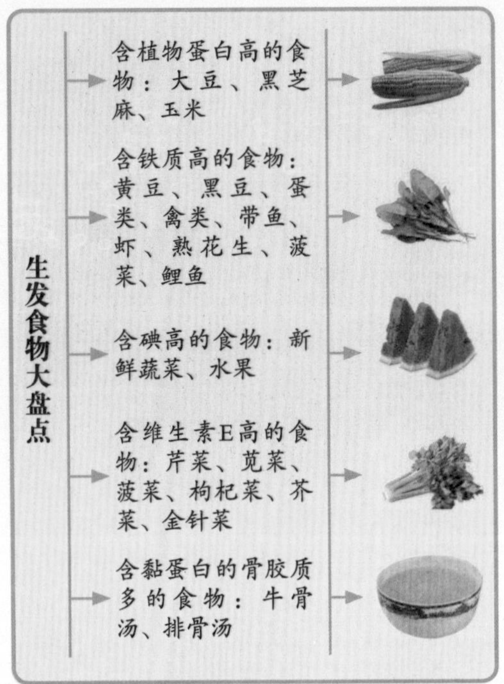

水烧开时慢慢倒入芝麻水，加进玫瑰糖，搅拌成糊，加热煮熟成粥。每日服2次。本品可乌发润发，适用于须发早白。

乌发芝麻粥：取黑芝麻、黑豆各10克，黑米100克。将上述食材煮成粥。温热食用。本品可乌发润肠。适用于须发早白、肠燥便秘等症。

黑芝麻羊骨粥：取羊骨、羊肉适量，黑芝麻、核桃仁、黑豆各5克，粳米100克。先将黑芝麻、核桃仁、黑豆研成细末，羊骨、肉加水煮汤，取汤1/3煮粥，兑入药末，粥将熟时，可调入调料。本品可乌发润发。适用于白发。

芝麻扁豆粥：取黑芝麻10克，扁豆50克，核桃仁5克，白糖适量，猪油50克，粳米50～100克。先将扁豆沸水煮半小时，捞出留豆去皮，黑芝麻炒焦研细，同核桃仁一起与粳米煮粥，待粥将熟时加入白糖适量，再煮片刻即可。本品可乌发润发。

除了以上的花草食疗方法，用小尖辣椒20克切细，烧酒50毫升，浸泡10天，取汁涂擦脱发处，每日数次，对脱发也有良好效果。黑豆、醋等量，将黑豆放入醋中浸泡，用文火煮至糊状，每取此膏涂发，能使白发变黑。

脱发的饮食疗法就是通过在饮食中补充有益于头发生长和健康的食物，从而促进头发生长、防止或改善脱发的产生。

饮食中注意选择有益于生发的食物，宜补充植物蛋白，多食大豆、黑芝麻、玉米等食品；宜补充铁质，多食黄豆、黑豆、蛋类、禽类、带鱼、虾、熟花生、菠菜、鲤鱼、香蕉、胡萝卜、马铃薯等；宜食含碘高的食物；宜多食碱性物质，如新鲜蔬菜、水果；宜多食维生素E丰富的食物，如芹菜、苋菜、菠菜、枸杞菜、芥菜、金针菜、黑芝麻等；宜多吃含黏蛋白的骨胶质多的食物，如牛骨汤、排骨汤等。

饮食中忌烟、酒及辛辣刺激食物，如葱、蒜、韭菜、姜、花椒、辣椒、桂皮等；忌油腻、燥热食物（肥肉、油炸食品）；忌过食糖和脂肪丰富的食物，如肝类、肉类、洋葱等酸性食物。

7 何首乌桑寄生汤，令头发乌黑

何首乌性微温，味苦甘涩，有补肝益气、养血祛风、健美延年的功效。何首乌做粥，常吃有助于乌黑头发，加速头发生

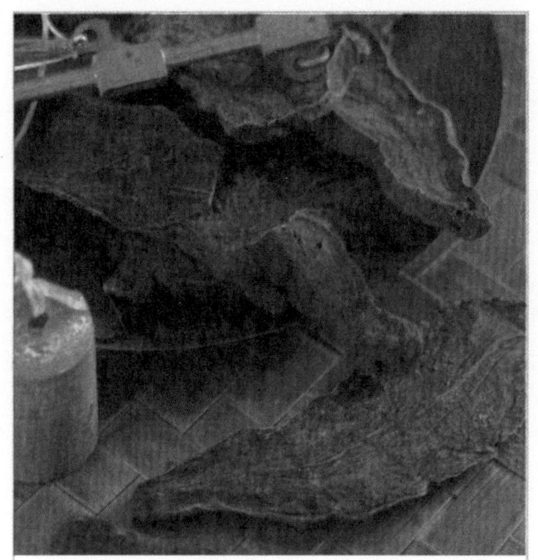

◎何首乌有补肝益气、养血祛风、健美延年的功效，常食有助于乌黑头发。

长，让头发更滋润更垂顺。《开宝本草》中称其能“益血气，黑须发，悦颜色，久服长筋骨，益精髓，延年不老”。首乌与其他花草搭配，美容乌发两相宜。

桑寄生性平，味苦、甘，有补肝肾、强筋骨、祛风湿、安胎元的功效。鸡蛋富含维生素、矿物质和蛋白质等多种营养物质，具有健脑益智、保护肝脏、预防癌症、延缓衰老、补肺养血、滋阴润燥、防治动脉硬化等功效。

因此首乌桑寄生鸡蛋汤有养血乌发、壮筋骨的功效，适用于血虚引起的头晕眼花、腰腿酸软乏力、须发早白、头发枯黄脱落者。有补肝肾、益精血、黑须发、润肠通便、祛风解毒、截疟的功效。

首乌桑寄生鸡蛋汤具体做法如下：取首乌4钱，桑寄生1两，生姜片适量，枸杞3粒。先将上述食材洗净，加入10碗清水煮1小时即成。本品可长期饮用可强化气血，使头发乌黑，减少白发出现。

汤中桑寄生、何首乌偏于补血，外感发热者慎用；另外，首乌忌铁器烹煮，只宜用瓦煲。大便溏泻及有湿痰者慎服何首乌，且何首乌忌猪肉、血、无鳞鱼、葱、蒜等。

此外，生活中的一些小细节也是护发的关键，你不可不知：

（1）不要弯着腰洗头或倒着洗头。此外，也不要像搓衣服一样洗头发。

（2）人工作了一天，晚上要睡觉休息，头发也一样，扎了一整天，晚上一定要散开来。尤其在春天，正是生发的季节，不要把头发扎成马尾辫，散开来才能让它的生发之机起来。

（3）少去理发店干洗头发，同时在洗头发的时候最好不要做按摩，以免寒湿之气通过渐渐打开的毛孔进入头部。

（4）在使用护发素时，应先涂抹在发梢处，然后逐渐向上均匀涂抹，不可在发根重点“施肥”。

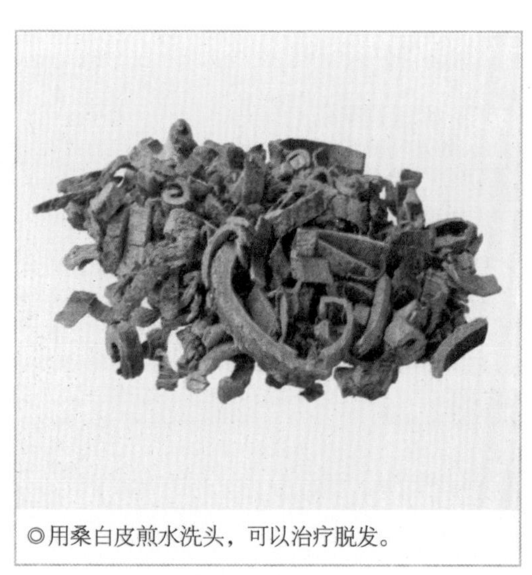

◎用桑白皮煎水洗头，可以治疗脱发。

8 花草治疗脱发妙方

女贞子、桑葚等量浸酒，常服饮，对头发发白有良好功效。

桑白皮120克，水煎，去渣，以水洗发，治愈为止。

醋50毫升，墨2锭。用墨块在醋中研成稀糊状，擦患部，每日3次。

川芎5克，首乌20克，核桃30克。共捣碎煎汤代茶饮。

生赭石500克，研成细末后过筛。早晚饭前各服3克，连服3个月即可治愈。主治青年脱发。

鲜侧柏叶30克，霜桑叶15克，闹羊花3克，骨碎补12克，透骨草10克，皂角3克。研末，放入大口瓶中，用75%的酒精浸泡，酒精以没过药末为度，将瓶口密封，7天后即可使用。用时以纱布滤出部分药液，用脱脂棉蘸之涂抹患处，每日3～4次，治愈为止。

何首乌、生侧柏、黑芝麻、旱莲草、女贞子、生地各30克，陈皮15克，川椒9克，大青盐13克。加水3000毫升，煎至1500毫升，取药汁，放入黑豆500克，煮至药汁全部被豆吸收光为止，将豆晒干后，每次嚼服60粒，每日3次，治愈方停。

天麻、首乌、熟地、白芍、当归、木瓜各33克，菟丝子50克，川芎17克。共研成粉，和为蜜丸，每丸10克。早晚各服1丸，温水送服。

生姜皮（焙干）、人参各30克，共为细末，将生姜切断蘸药末于落发处擦之，隔日一次。本方主要用于精神因素导致的脱发。

生附子、蔓荆子、柏子仁各15克，共为细末，以笥鸡脂（即乌鸡的脂肪）和之，捣研千下，于瓷罐内密封，百日取出，涂发落处，三五日即生发。本方主要用于血虚风燥所致的脱发。

生黄芪15克，党参12克，当归、白术各9克，牛蒡子、阿胶、茯苓、枳壳、桂枝各6克，甘草3克。水煎2次，药液混合。每日1剂，2次分服，15剂为一个疗程。

鲜柳枝、芝麻梗、鸡血藤各适量。煎水洗头，每日早晚各1次。药液可留下，倒入药渣内复煎再用。

艾叶、菊花、防风、薄荷、蒿本、甘松、藿香、蔓荆子、荆芥穗各9克。煎水熏洗患部，每日1次，连用2～3次。以后每隔半月可重复熏洗。

生地、何首乌各30克，黑芝麻梗、鲜柳枝各50克。水煎，趁热熏洗患部，洗后用干毛巾覆盖患部半小时。每日1剂，3次洗头，5日为一疗程。

花草养发药膳，喝出乌黑柔亮秀发

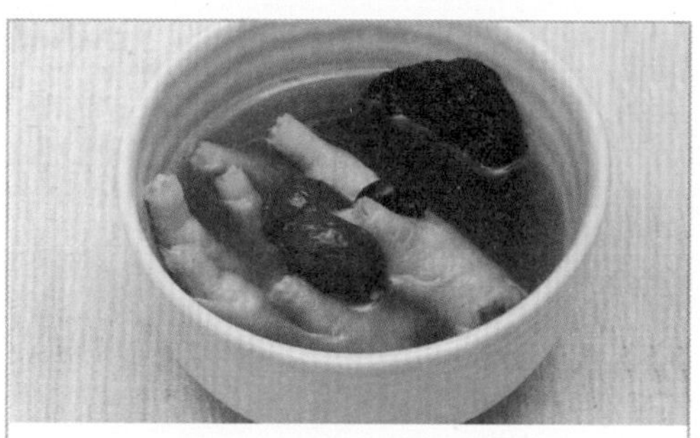

何首乌黑豆煲鸡爪

功效 补肾乌发、滋阴养血。

材料 鸡爪8只、猪瘦肉100克、黑豆20克、红枣5个、何首乌10克、盐3克

做法 ①鸡爪斩去趾甲洗净，备用。②红枣、何首乌洗净泡发，备用。③猪瘦肉洗净，汆烫去腥，沥水备用。④黑豆洗净放锅中炒至豆壳裂开。⑤全部用料放入煲内加适量清水煲3小时，下盐调味即可。

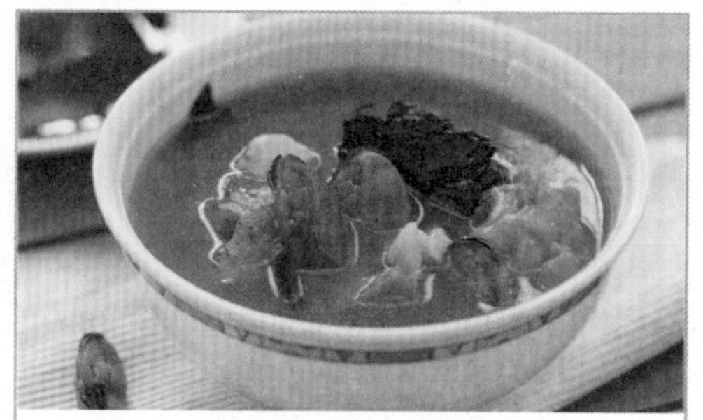

淡菜首乌鸡汤

功效 养肝补血、明目乌发。

材料 淡菜150克、何首乌15克、鸡腿1只、陈皮3克、盐适量

做法 ①鸡腿剁块，汆烫洗净；淡菜、何首乌、陈皮均洗净。②将鸡腿、淡菜、何首乌、陈皮一起盛入煮锅，加水没过所有材料后用大火煮开，再转小火炖煮1小时，加盐调味即可。

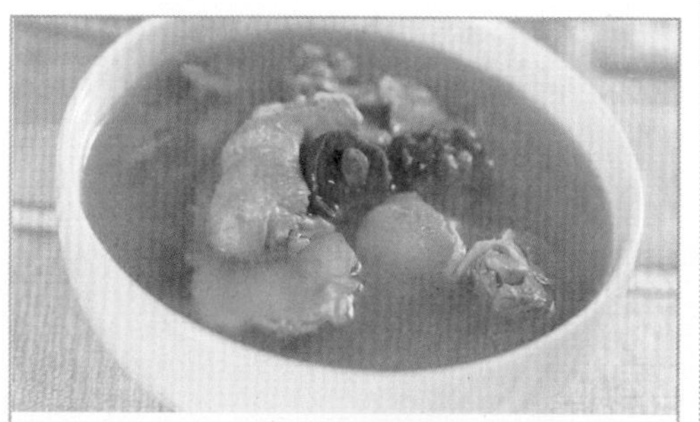

当归养颜汤

功效 补血活血、美白养颜。

材料 当归10克、山楂10克、白鲜皮10克、白蒺藜10克，乳鸽1只，盐、味精各适量

做法 ①乳鸽处理干净，斩成小块。②将药材洗净，加水放入锅中，以大火煮开后转小火煮至约剩2碗水量备用。③再将乳鸽加入药汁内，以中火炖煮约1小时，加盐、味精调味即可。

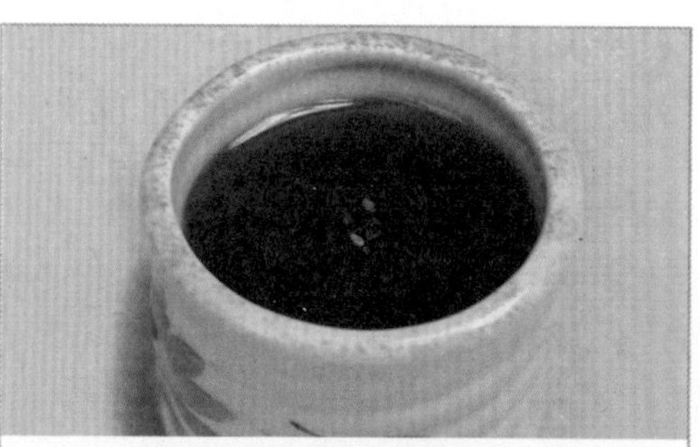

首乌黑芝麻茶

功效 此茶具有滋补肝肾、润养脾肺、强壮身体的功效，此外还能抗衰老，美容养颜。

材料 何首乌粉（已制熟的）15克，黑芝麻粉10克，白糖少许

做法 ①何首乌粉放入砂锅，加清水750毫升，用大火煮滚后，转小火再煮20分钟，直到药味熬出。②当熬出药味后，用滤网滤净残渣后，加入黑芝麻粉，搅拌均匀。③加入适量白糖，即可饮用。

养眼明目：聚焦媚力

❶ 顾盼生辉，回眸一笑百媚生

俗话说，一顾倾人城，再顾倾人国。在五官当中，眼睛是最有杀伤力的，柏杨也曾经调侃自己说，面对一双含情脉脉的眼睛，别说是柳下惠先生，就连自己都可能被迷倒。眼睛的威力不可估量，所以保养颜面，眼睛是重中之重。

《本草纲目》中对菊花的功效有详细的描述："性甘、味寒，具有散风热、平肝明目之功效。"取菊花三五朵，加十几粒枸杞，再放少许冰糖，用开水冲泡，一杯清新、沁人心脾的菊花茶就呈现在你面前。长期饮用，自会明眸善睐、顾盼生辉。

适量的柏叶研成细末，做成枕头，有

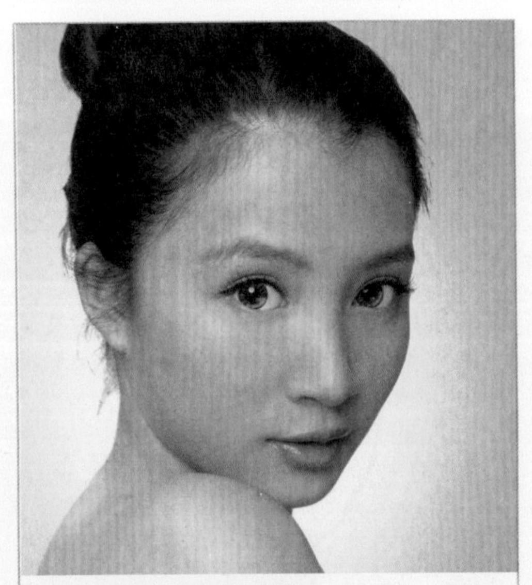
◎美丽的容颜配上动人的眼睛才够完美，所以女人一定要懂得保养自己的眼睛。

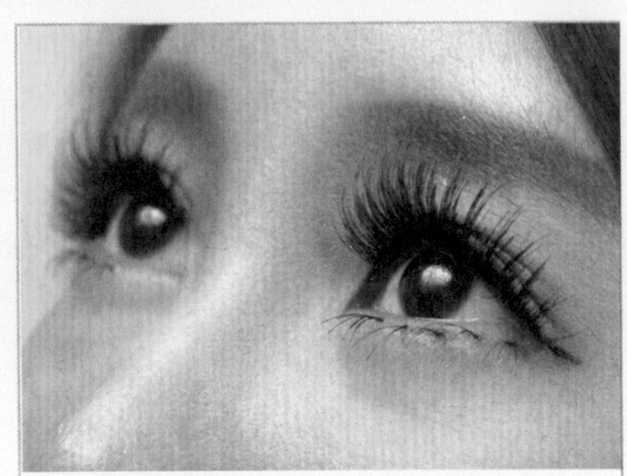
◎《本草纲目》说菊花有平肝明目的功效，长期饮用菊花茶，自会拥有明眸善睐。

防止风热上攻，凉血明目的功效。如果眼睛视物模糊、目眩，可用女贞子10克，菊花、白芍各15克，生地15克，水煎服。有良好效果。

下面再介绍几款养眼明目的花草食疗方：

决明子兔肝汤：取兔肝2具，决明子10克，清水、食盐、麻油各适量。先将兔肝洗净后切成块。将决明子置于砂锅中，加入适量清水煎煮30分钟后，去渣留汁，再加入兔肝和食盐煮至兔肝熟透，淋入适量麻油即可。可每日食用1剂，饮汤吃肝，连用5天。本品具有补肝养血、明目之功效，适于夜盲症、眼结膜炎患者食用。

银杞明目汤：取银耳15克，枸杞15克，鸡肝100克，茉莉花24朵，水豆粉、黄酒、姜汁、食盐各适量。将鸡肝洗净，切成薄片，放入锅内，加水豆粉、黄酒、姜汁、食盐拌匀待用。再将银耳洗净，撕成小片，用清水浸泡待用。茉莉花择去花蒂，洗净，放入盘中。枸杞洗净待用。将锅置于火上，放入清汤、黄酒、姜汁、食盐，随之放入银耳、鸡肝、枸杞烧沸，撇去浮沫，待鸡肝刚熟即盛出，将茉莉花撇入碗中即成。本品可补肝益肾，明目美颜，适用于肝阴虚所致的视物模糊、两眼昏花、面色憔悴者。本品适合晨起或晚上睡前服用。

明目小笼包：取面粉、猪瘦肉各500克，枸杞子100克，精盐、酱油、糖、黄酒各适量。先把枸杞子洗净，研碎备用。猪瘦肉洗净，剁成肉末，放入锅内，加入枸杞子及各种调料，拌匀成馅。面粉加水适量和成面团，做成皮子，包入馅心，捏成包子形，上笼用旺火沸水蒸约一刻钟即可。本品可补益肝肾、滋阴明目，适用于肝肾虚弱引起的视物昏花者。

此外，长期对着电脑、书本，眼疲劳者要注意营养均衡，平时多吃些粗粮、杂粮、红绿蔬菜、薯类、豆类、水果等富含维生素、蛋白质和纤维素的食物。

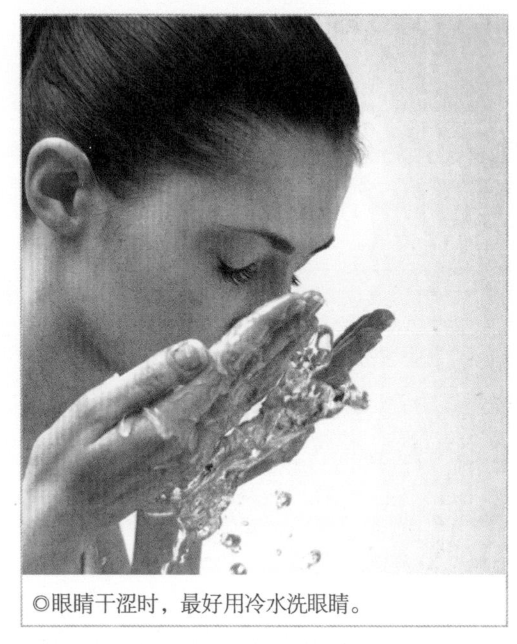
◎眼睛干涩时，最好用冷水洗眼睛。

眼睛的美关键就在于有神，明眸如水才能传神。两汪潭水清澈荡漾，欲语还休含珠泪，水灵的眼睛离不开你的精心呵护。

眼睛干涩时，有些女性喜欢用热水来蒸眼、洗眼，觉得这样很舒服，其实这种做法是不对的。用热水洗眼睛虽然暂时能

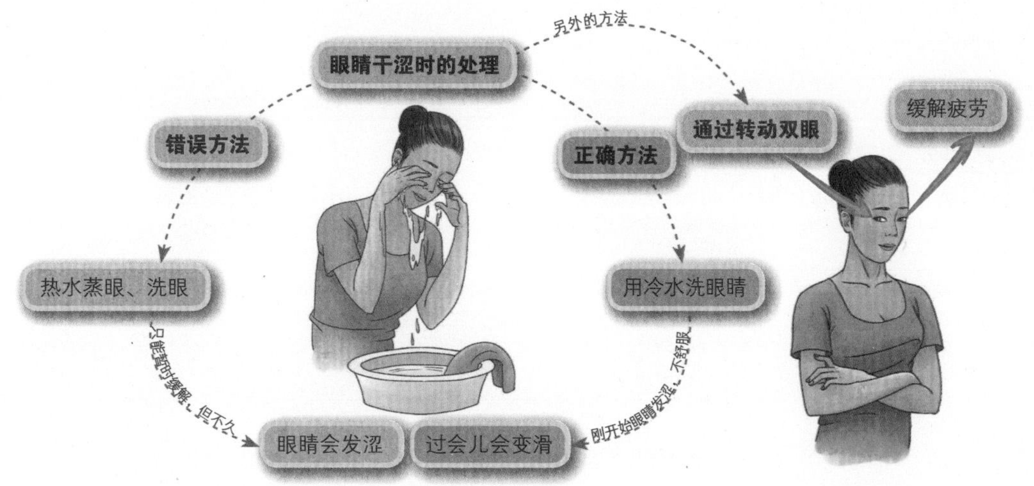

感到滋润，但过一段时间就会感到发涩。用冷水洗眼睛是最好的，虽然刚开始时眼睛发涩，不舒服，但过一段时间就会变滑。另外，你也可以通过转眼来缓解疲劳。方法：先左右，后上下，各转十多次。需要注意的是，转眼珠宜不急不躁地进行。

美丽的双眼不是天生就长出来的，还得靠后天的“栽培浇灌”。所以，女性朋友们，从现在起开始养护双眼吧。

2 花草让你远离熊猫眼

年轻女孩子总是喜欢夜生活，也有因为工作压力而不得不熬夜的，第二日就会发现眼圈下方围绕着青黑色的一圈，还微微浮肿，看起来就像“功夫熊猫”。这是因为睡眠不足，疲劳过度，眼睑长期处于紧张收缩状态，这个部位的血流量增加，引起眼圈皮下组织血管充盈，从而导致眼圈瘀血，滞留下黯黑的阴影。中医则会告诉你是因为肾气亏损，使两眼缺少精气的滋润，使黑色浮于上，因此眼圈发黑。

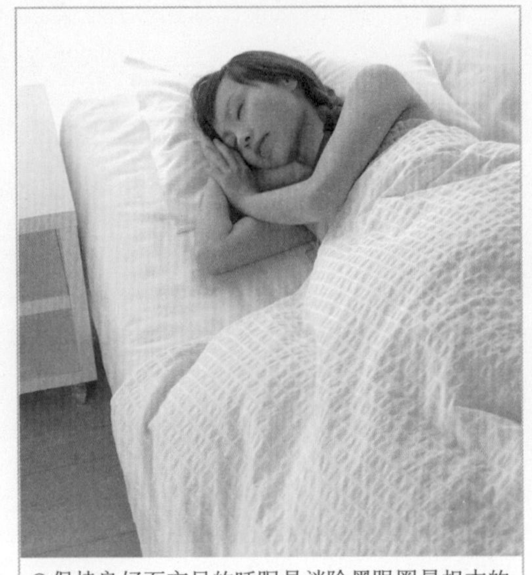
◎保持良好而充足的睡眠是消除黑眼圈最根本的方法。

保持良好而充足的睡眠是最根本而彻底的方法，但是很多女孩子实在没办法做到，那么就尽量减少熬夜的时间，睡觉时垫高枕头也能避免血液淤积在眼圈下方。

远离熊猫眼的最好办法就是预防，中医认为黑眼圈与肝郁、脾肾虚有关。胡萝卜汁或番茄汁所含的胡萝卜素具有消除眼睛疲劳的功用，可以每天早上喝一杯；白

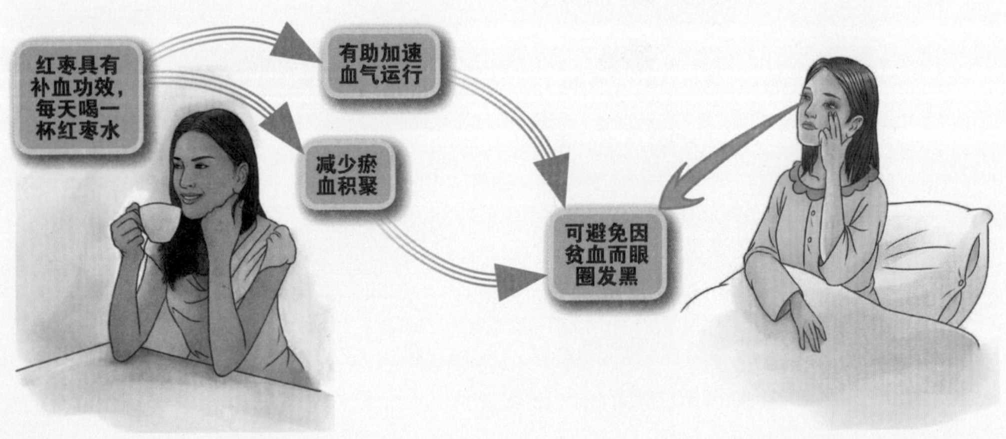

开水能够有效地排出体内废物，减少黑眼圈，最好每天饮8杯水；红枣具有补血的功效，每天喝一杯红枣水，有助加速血气运行，减少瘀血积聚，避免因贫血而使眼圈发黑。

如果不小心已经与黑眼圈有了“亲密接触”，那也不要急，下面介绍几个小妙方给你，让你轻松消除黑眼圈。

（1）茶叶包敷眼

用冷水浸泡茶叶包（红茶除外），之后取出敷在眼睛上，15分钟后取下，每周一次，可有效淡化黑眼圈。

（2）熟鸡蛋敷眼法

煮一个鸡蛋，去壳后用毛巾包裹住，合上双眼用鸡蛋按摩眼部四周，这样可加快血液循环，有效清除黑眼圈。

（3）苹果退黑法

选择一个新鲜、多汁的苹果，切两小片敷眼15分钟，因为苹果富含维生素C，维生素C不仅可以促进胶原蛋白的生长，更可以促进血液循环，所以每日坚持使用可以适当消除黑眼圈。

（4）土豆片眼膜

土豆在《本草纲目》里被称作马铃薯，有补气、健脾、消炎、解毒的功效，将土豆削皮洗净后，切成2毫米的片。然后平躺在床上，将土豆片敷在眼上，约5分钟后再用清水洗净。这款眼膜最好在夜晚敷，更有助消除眼睛疲劳。值得注意的是有芽的土豆不要用，因为有毒。

（5）柿子敷眼

如果是秋冬季节，可以用新鲜的柿子敷眼。取新鲜的柿子一个，分成两半，分别放在两只眼睛上，也可以达到消除黑眼圈的效果。

五种食物敷眼，黑眼圈速消

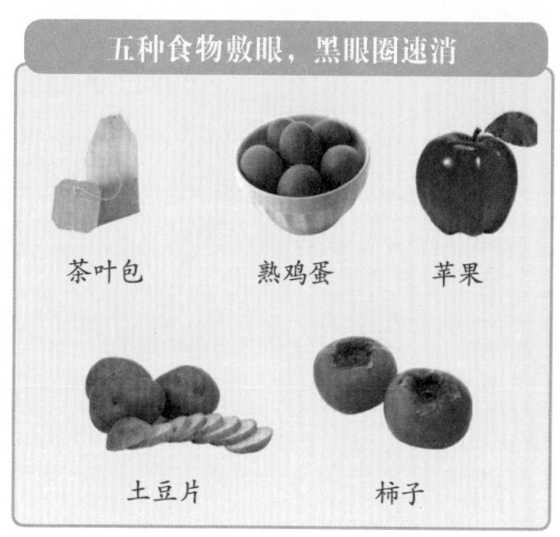

此外，木瓜味甘性温，将木瓜加薄荷浸在热水中制成茶，凉凉后经常涂敷在眼下皮肤上，不仅可以缓解眼睛疲劳，而且还能减轻眼部水肿。

除敷眼外，对眼部进行适当的按摩也能够缓解黑眼圈和眼袋等问题。年轻

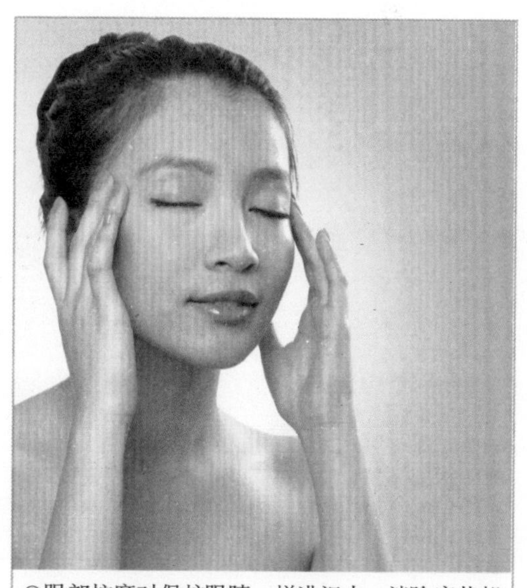

◎眼部按摩对保护眼睛、增进视力、消除疲劳都有很大作用。

女孩的黑眼圈大多是因为血液循环不佳而造成的，穴位按摩有助于打通血脉。

用无名指按压瞳子髎（在眼尾处）、球后（下眼眶中外1/3处）、四白（下眼眶中内1/3处）、睛明（内眦角内上方）、鱼腰（眉正中）、迎香（鼻翼外侧）等几个穴位，每个穴位按压3～5秒后放松，连续做10次。中指放在上眼睑，无名指放在下眼睑，轻轻地由内眦向外眦按摩，连续10次。用食指、中指、无名指指尖轻弹眼周3～5圈。注意按摩的力度一定要轻柔，避免大力拉扯肌肤，防止细纹的出现。要解决"熊猫眼"，就要靠你实打实的"真功夫"，不要懒惰，从今天起好好呵护你的明眸吧。

3 花草养出自然"美眉"

中医认为，眉毛能反映五脏六腑的盛衰。《黄帝内经》里说眉毛属于足太阳膀胱经，其盛衰依靠足太阳经的血气。眉毛长粗、浓密、润泽，反映了足太阳经血气旺盛；眉毛稀短、细淡、脱落，则是足太阳经血气不足的表现。眉又与肾对应，为"肾之外候"，眉毛浓密，则说明肾气充沛，身强力壮；眉毛稀少，则说明肾气虚亏，体弱多病。

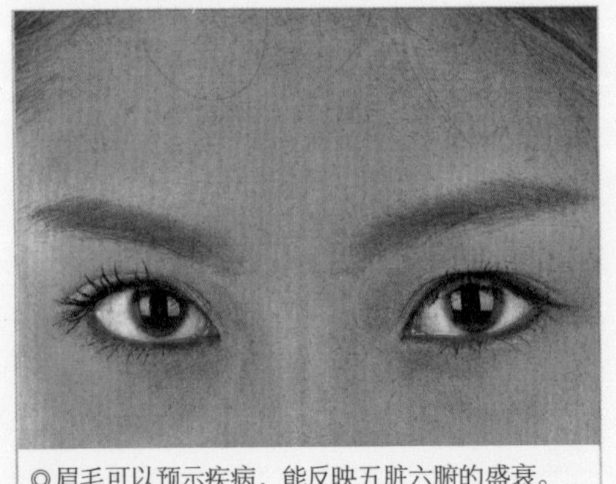

◎眉毛可以预示疾病，能反映五脏六腑的盛衰。

中国有很多关于眉毛的成语：眉清目秀、眉目传情、眉飞色舞、愁眉不展等。《红楼梦》中贾宝玉第一次看到林黛玉的时候，马上被林黛玉那微微蹙着的眉头所吸引，于是依此给她起了个外号"颦颦"。凡此种种，我们可以看出，眉毛对一张表情生动的脸作用不小。

有首古诗这样描述道："水是眼波横，山是眉峰聚。"眼睛常被比喻为秋水，眉毛则是水边的风景，假如没了风景，也就不能显现水的柔美了。但是为了更彻底地修眉，有些女性干脆把眉毛都剃光，然后用眉笔画出自己喜爱的线条。人体是天地生成的一个最完美的"仪器"，任何零部件都有它不可替代的作用，眉毛也是如此，它可以为眼睛挡风遮雨，如果把眉毛剃光，就是去掉了一道保护眼睛的防线。所以，女性朋友们，别再对眉毛"赶尽杀绝"了。下面就让我们看看有哪几种花草可以治眉毛脱落、养眉和美化眉毛吧。

（1）鲜姜

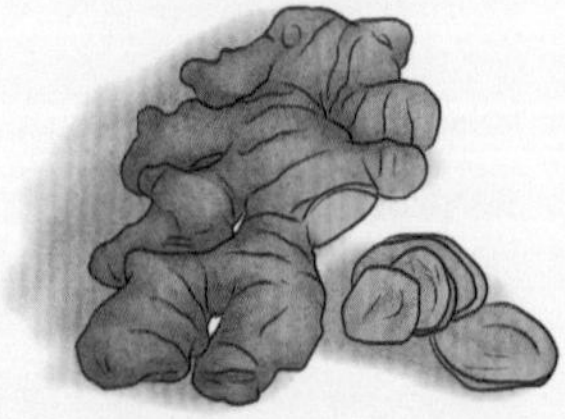

鲜生姜适量，切片涂擦眉部，可治疗眉毛稀少，长久不生。或者生半夏研成细末，用麻油调和。先用生姜擦眉，然后用调和好的生半夏涂之。

（2）茶水

隔夜茶水（或隔夜茶中加入少许蜂蜜

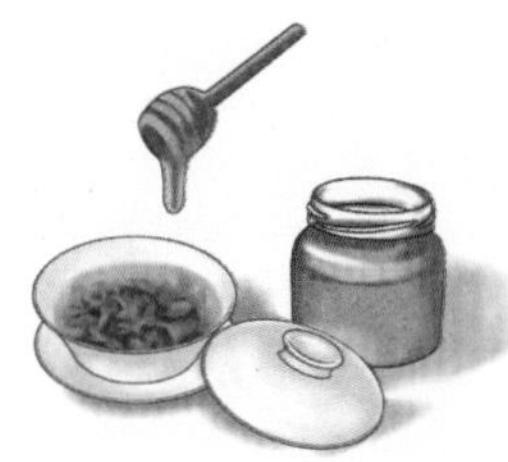

调匀），每日用之涂刷眉毛，久用可使眉毛乌黑浓密，也可防治眉毛稀落。

（3）黑芝麻油

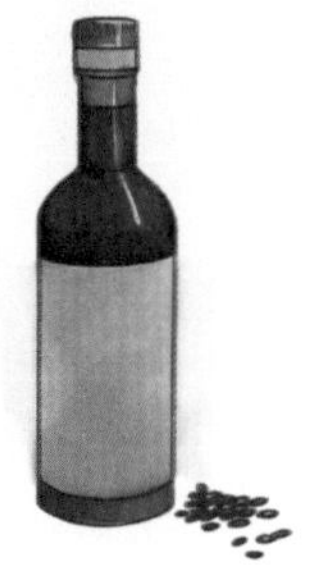

取黑芝麻60克，黑芝麻油50毫升浸泡，每晚涂眉。黑芝麻子、花和油都有营养毛发和促进毛发生长的作用。长期使用可使眉毛乌黑亮泽。

（4）蔓荆子

微炒，为末，以醋调和。每夜涂眉上。在女性的面部中，最容易改变的地方，而且在变化时给人的印象最为深刻的地方就是眉毛。很多爱美的女性也注意到了这点，所以很注重对眉毛的修理。但是，修眉毛最好是用刀刮，而不是拔。

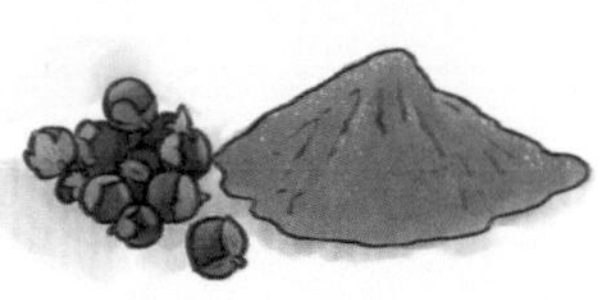

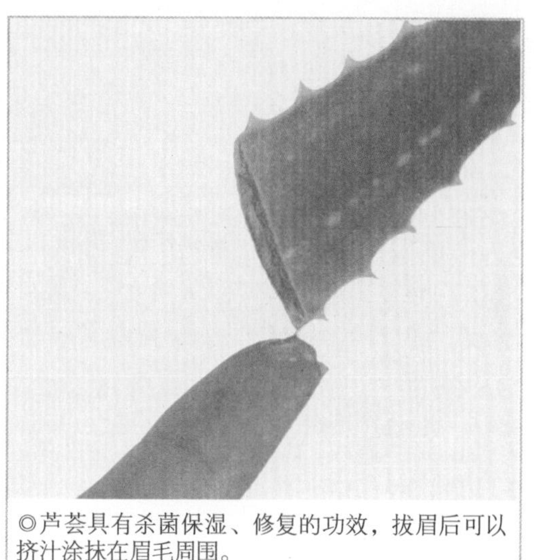

◎芦荟具有杀菌保湿、修复的功效，拔眉后可以挤汁涂抹在眉毛周围。

如果你已经习惯拔眉，那么建议你最好顺着眉毛的生长方向拔，而且拔眉前要用温水敷眉，让毛孔张开后再拔，这样对皮肤的伤害最小。但不管是哪种修饰方法，都需要做好“善后”工作。芦荟具有消炎杀菌、保湿、收敛毛孔的功效。在刮完或拔完眉毛后，取新鲜芦荟汁涂抹在眼眉周围，可以有效防止肌肤红肿、毛孔变粗等现象。

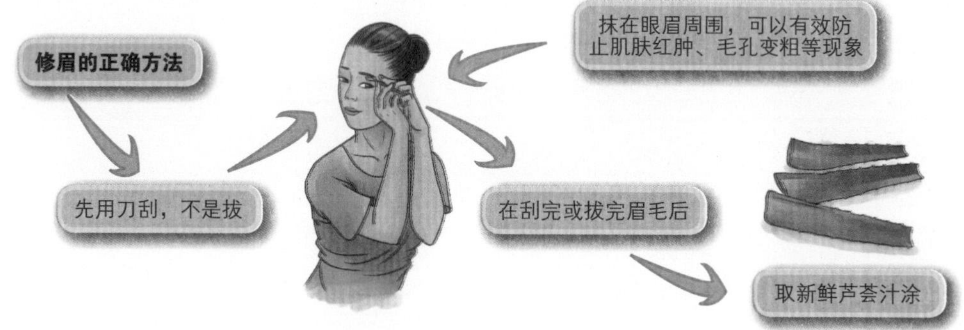

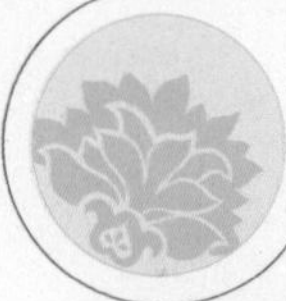

明目花草药膳，还你一双“明眸善睐”

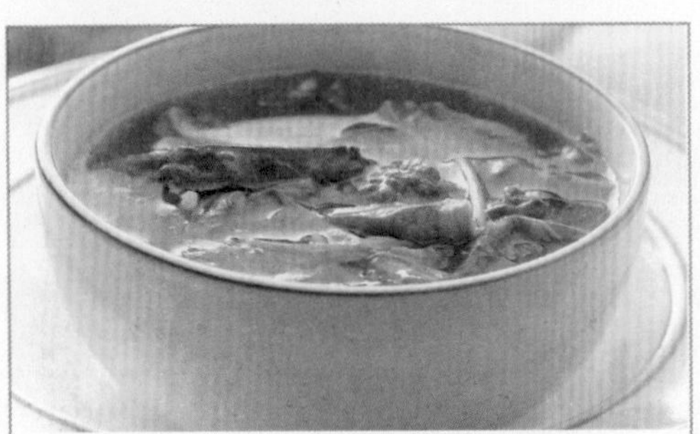

决明肝苋汤

功效 保肝护肝、清热明目、润肠通便。

材料 决明子15克，鸡肝2副，苋菜250克，盐适量

做法 ①苋菜剥取嫩叶和嫩梗，洗净，沥干；鸡肝洗净，切片，汆去血水后捞起。②决明子装入纱布袋扎紧，放入煮锅中，加水1200毫升熬成高汤，捞出药袋丢弃。③加入苋菜，煮沸后下肝片，再煮沸一次，加盐调味即可。

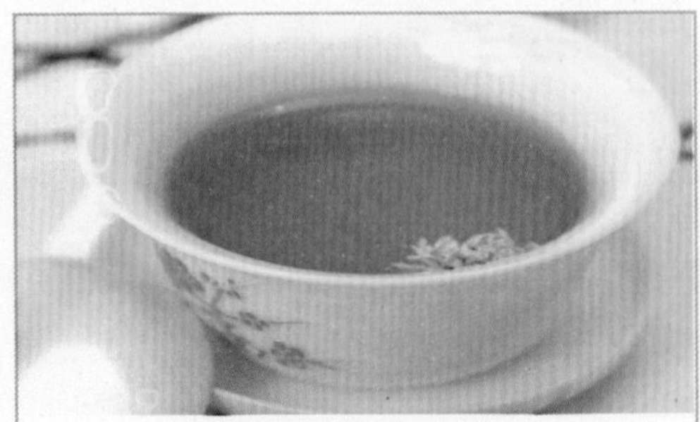

决明子苦丁茶

功效 本品具有清热泻火、明目通便、降低血压的功效，可用于肝火旺盛所致的目赤肿痛、肠热便结、高血压等症。

材料 炒决明子5克，苦丁茶2克，蜂蜜适量

做法 ①决明子、苦丁茶洗净。②先将决明子放入锅中，加入适量清水煮约15分钟。③再放入苦丁茶一起煮约5分钟，稍凉后即可饮用。

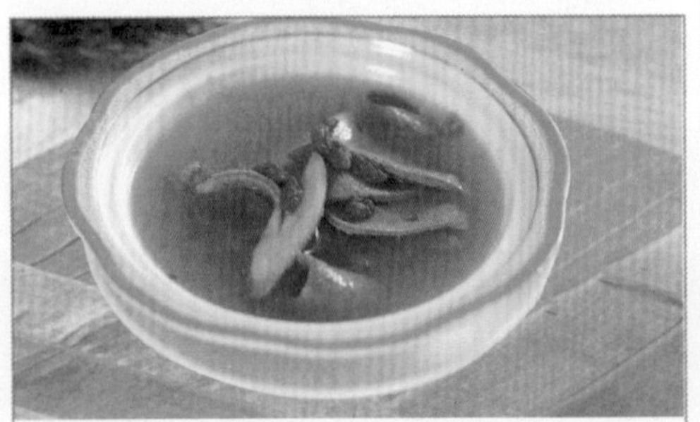

参芪枸杞猪肝汤

功效 本品具有补中益气、补血明目的功效。

材料 党参10克，黄芪15克，枸杞5克，猪肝300克，盐2小匙

做法 ①猪肝洗净，切片；枸杞泡发，洗净。②党参、黄芪洗净，放入煮锅，加6碗水以大火煮开，转小火熬高汤。③熬约20分钟，转中火，放入枸杞煮约3分钟，放入猪肝片，待水沸腾，加盐调味即成。

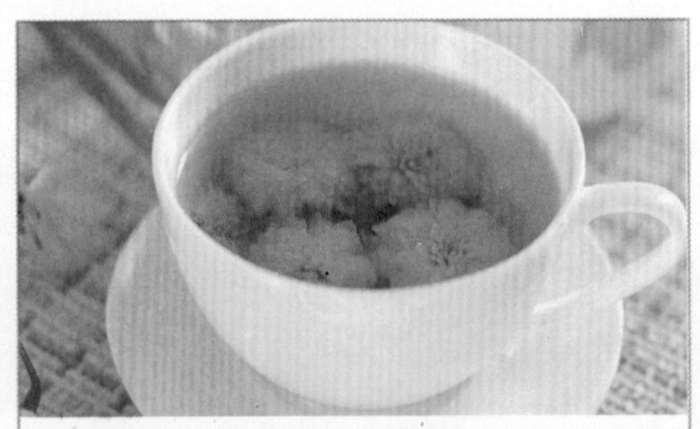

菊楂决明饮

功效 疏风散热平肝，润肠通便降压。适用于高血压兼有冠心病患者，对阴虚阳亢、大便秘结等症更有效。

材料 菊花5克，决明子、生山楂各15克。

做法 ①将菊花、决明子、生山楂加水煮5分钟。②将汤水装入杯中即可饮用。

皓齿微露，冷香上枝头

❶ 雪白牙齿，为笑容添魅力

台湾女星大S最得意的就是她的牙齿，整齐而洁白。她宣称，只要是美女，一定得有一口洁白的牙齿。一口洁白的牙齿也会让你更加自信，从此把笑不露齿的羞怯抛开。

女人，在微笑的时候是最迷人的，但试想一下，朱唇微起，露出的不是皓齿，而是一排黄牙，参差不齐，那么再迷人的笑容也只会让人望而却步。所以，女性朋友千万不要忽略了牙齿的保养。

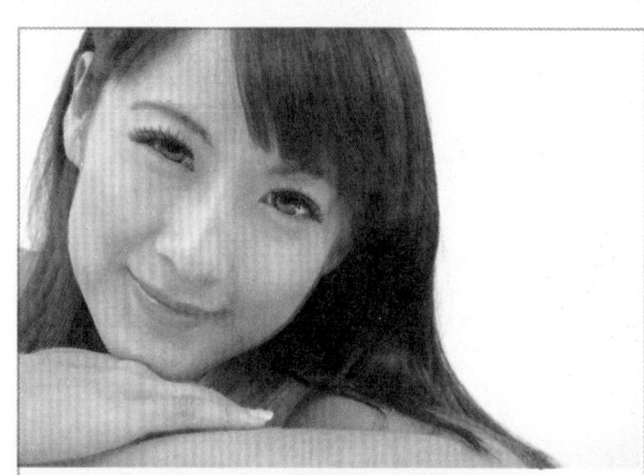

◎女人在微笑的时候是最迷人的，所以千万不要忽略了牙齿的保养。

可惜现实中很多人的牙齿发黄、发黑，甚至遍布牙斑。那么，要想拥有一口皓齿，必须重视日常清洁，做到饭后漱口，保持早晚刷牙的习惯。

中医学认为“齿为脏腑之门户”，一些白领女性朋友工作劳累，平时容易上火，便秘，失眠，口干舌燥，手脚心热，从而引起牙齿松动，可以试一试以下两个小妙方，简单易行。

固齿刷牙散：取青盐、川椒、旱莲草各60克，枯矾30克，白盐120克。先将旱莲草、川椒煎水、滤去渣滓，然后用药液拌炒青盐、白盐、枯矾，干后研细末。用以刷牙、漱口。此方中旱莲草滋补肾阴，固齿黑发，川椒杀虫止痛，青盐、白盐解毒消炎，枯矾燥湿收敛。适用于肾阴亏损引起的牙痛、牙龈松动。

当归生黄固齿方：取生大黄、熟大黄、生石膏、熟石膏、骨碎补、青盐、食盐、白矾、枯矾各30克，当归身15克。将上述药材共研细末。每日早晨，用此散刷牙，并擦牙根。此方有固齿的功效。适用于阴虚火旺型牙齿松动。

除了以上两个妙方，你还可以常吃甘蔗，《本草纲目》对此物早有研究和记载：甘蔗性平，有清热下气、助脾健胃、利大小肠、止咳消痰、除烦解酒之功效，可改善心烦口渴、便秘、酒醉、口臭、肺热咳嗽、咽喉肿痛等症。而且甘蔗还是口腔的“清洁工”，反复咀嚼可以把残留在口腔以及牙缝中的垢污清除，同时咀嚼甘蔗还可以锻炼牙齿、口腔及面部肌肉，起到美容的作用。

现代医学研究发现，茶叶中所含的氟具有预防龋齿的作用，所以每天泡上一两杯绿茶或红茶，并用茶水漱口，可以达到坚固牙齿的功效。

另外，再教你一个让牙齿洁白的小方

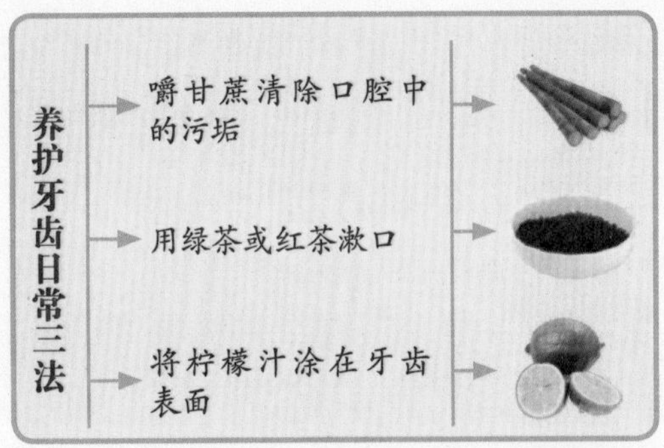

法：漱口后，将新鲜柠檬汁涂在牙齿表面，一会儿后，用清水漱口。柠檬可以帮助去掉因为香烟或酱油等食物留在牙齿上的颜色。

保护牙齿，还要铲除一些常见病：

（1）牙疼

牙疼是常见问题，也是困扰很多人的问题，这里有一个快速简单的治牙疼的方法：取10克花椒，加入适量的水，煮约5分钟，加入50克左右的白酒，完全凉后，将花椒过滤掉，再把白酒花椒水倒入洁净玻璃瓶中备用。牙疼时，可用洁净棉签蘸此水后放入牙疼的部位咬住，很快就能止疼。《本草纲目》言花椒"坚齿、乌发、明目，久服，好颜色，耐老、增年、健神"，所以即使没有牙疼，平时也可以多吃点儿花椒。

（2）牙龈萎缩

中医认为牙龈萎缩是虚证。人体的气血不足时，气血不能到达牙龈，就导致了牙龈萎缩。调理脾胃、补充肾阴则可以让气血充足，气血充足则可以到达牙龈，滋养牙龈。

（3）掉牙

中医认为肾主骨，牙齿是肾精的外现，一个人牙齿好不好和肾精是否充足有关。随着年龄的增长，人的肾精被损耗得越来越少，超过一定的限度后，牙齿就会慢慢脱落。所以，平时我们一定要注意节情控欲，戒除不良生活习惯，以防止阴精暗耗的发生。

❷ 口蕴花香气

口吐香气，迷人的艳唇是每个女孩所向往的。然而与别人一说话，对方就捂着鼻子皱着眉头离开几步；跟爱人亲热的时候，他很少会亲吻你的嘴唇……有很多姐妹可能经常会面对这种尴尬，于是口腔喷雾成了畅销品，起到的作用却微乎其微，实在是很有损于自己的完美形象，怎么办呢？下面就来介绍几个花草之方：

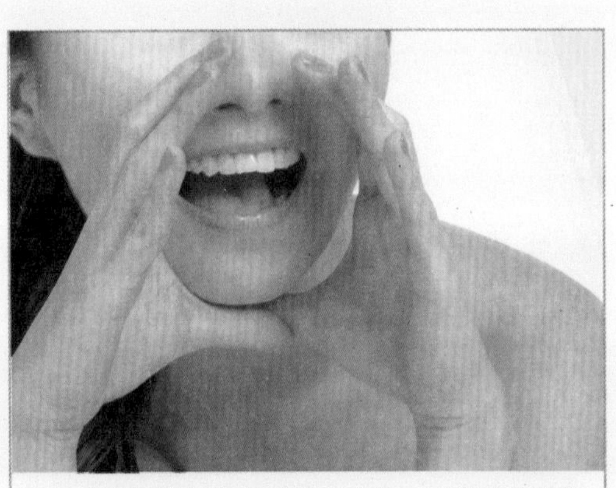
◎口吐香气是每个女孩所向往的。要想拥有清新口气，就要在日常生活中多下功夫。

（1）甜瓜子蜜丸

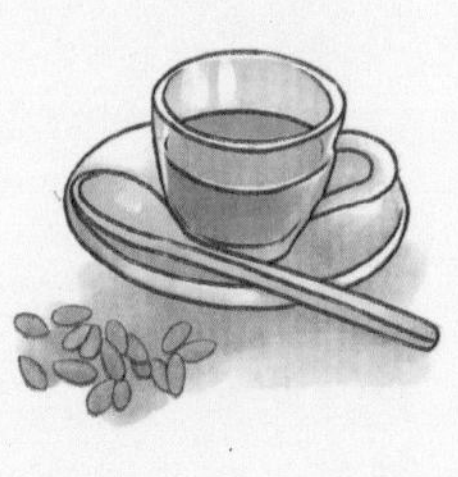

将甜瓜子研末与蜜调和，每日空腹洗漱完毕，含1丸如枣核大，也可以敷齿，能令口香，去口臭。

（2）丝瓜汤

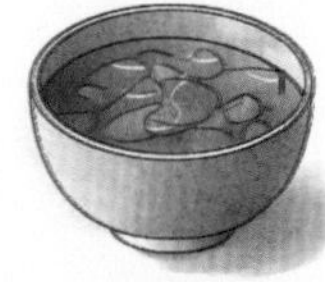

老丝瓜加盐煮汤，每日饮2～3次。

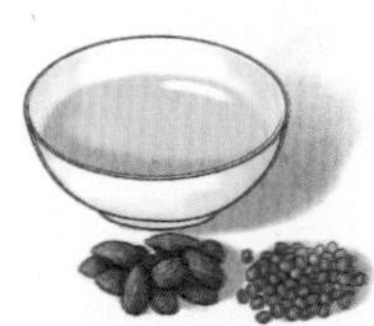

（3）杏仁甜品

杏仁粉、绿豆加砂糖煮熟凉凉，再放到冰箱里冷冻，制成甜品。

（4）苹果香菜汤

甘草10克，苹果1个，香菜1棵，一起放入锅中煎煮，把汤汁滤出凉凉，加蜂蜜服用。

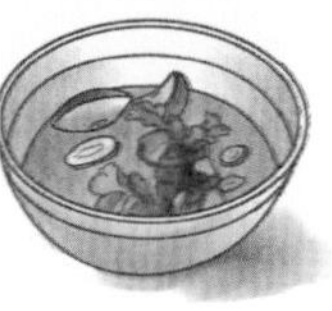

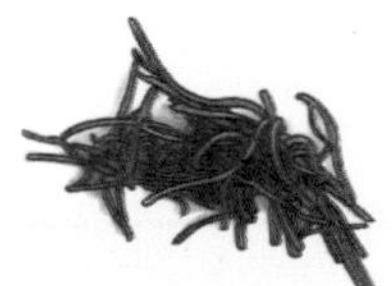

（5）细辛

浓煮细辛取汁。含之，久乃吐之。细辛，其气味芳香，能香口辟秽，亦能治疗齿疾。

（6）槟榔茶饮

采摘成熟的槟榔果实，咬碎外壳，嚼其仁，且嚼且饮茶水。不仅能香口生津止渴，又能御瘴防病。

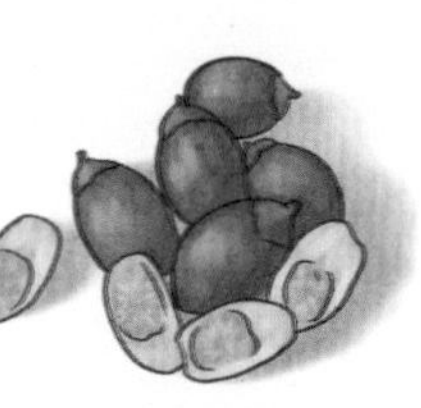

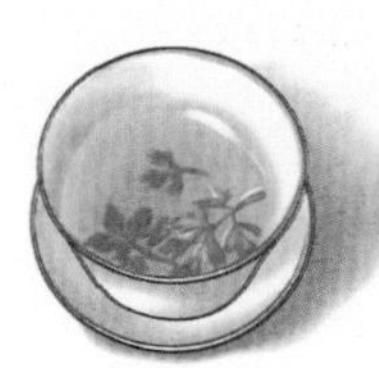

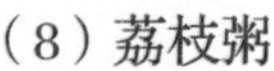

（7）芎叶茶饮

川芎叶适量，用沸水冲开，可作饮代茶。具有香口、止泄泻的功效。

（8）荔枝粥

益气养血，生津辟臭。用干荔枝5～7枚（去壳），糯米或粳米100克。同煮为粥。食粥吃荔枝。每日晚餐食用，3～5天为1个疗程。

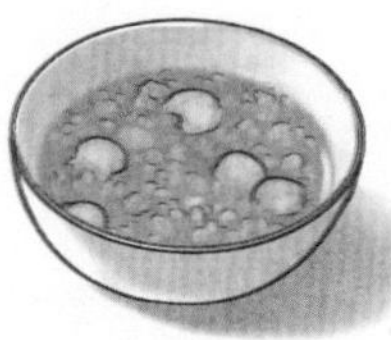

本方可以治疗口臭及老人五更泄泻。亦可单用荔枝肉两枚，每晚临睡时将荔枝肉含口中，次早吐去，治疗口臭，半月可见效。

（9）白梅干

白梅适量。采摘未成熟的果实，用盐水渍之，晒干即成。常含之，可以香口去臭，生津止烦渴。

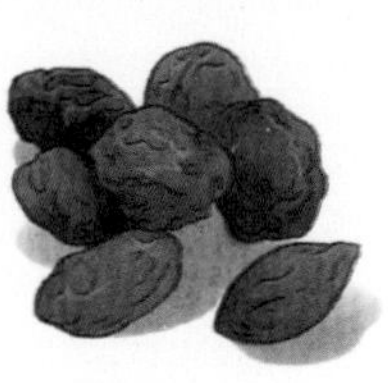

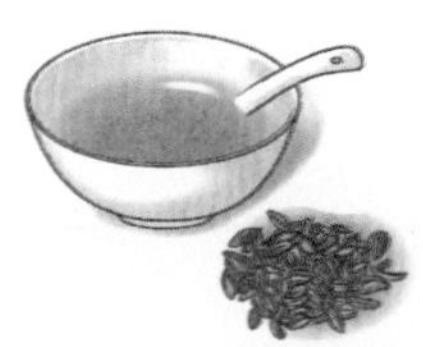

（10）茴香羹

茴香适量，煮羹，饮羹。辟除口臭。阴虚火旺者慎服。

（11）黄瓜皮煎

黄瓜皮适量，煎水，饮汁，一日三次，清热利水去口臭。适用于湿热偏盛引发的口臭。

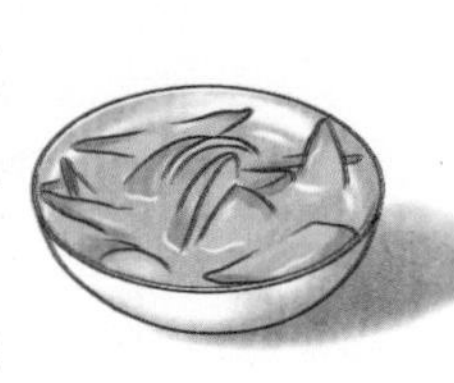

（12）砂糖解韭臭

韭菜为百合科植物韭的叶茎，具特殊强烈的臭味。白砂糖其性甘、凉，可缓韭菜辛温之性，并解食后口臭。具体方法是：吃完韭菜之后，将砂糖放入口中含化。

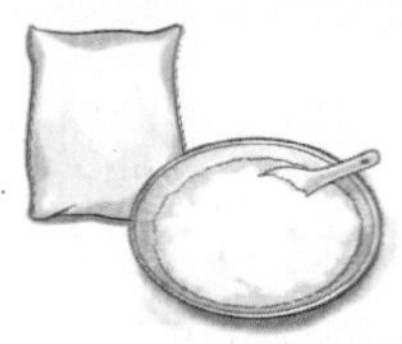

（13）柚子解酒臭

取已熟透的柚子，食柚子肉，亦可煎汤饮水。

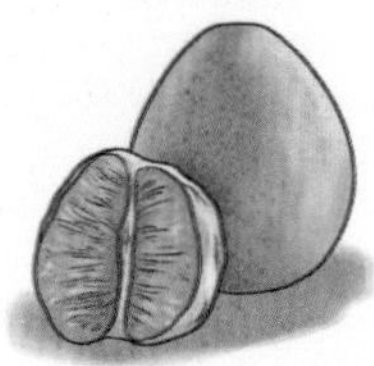

（14）嚼芹菜

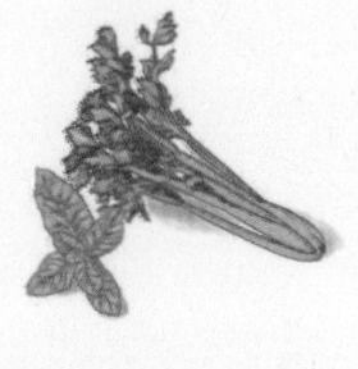

大口咀嚼芹菜或者薄荷不能去除口腔异味。但是，薄荷自身的香味能够暂时掩盖住口臭。

（15）吃一些能够清新口气的食物

有助于消灭齿菌斑的食物也可以用来消除口腔异味。如果您想吃零食，最好的选择是芹菜、胡萝卜、花生或一些低脂肪的奶酪。

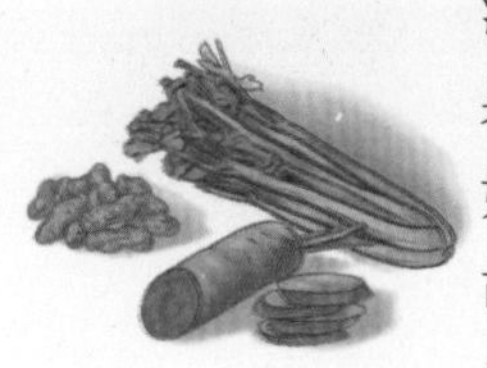

3 “唇”情最迷人

年轻女孩嘟嘟嘴，红润而富有弹性的嘴唇俏皮地撅起，可爱之态淋漓尽致。可是随着年龄的增加，这份俏皮也会随着嘴唇的老去而渐渐消减。唇部的老化并不是危言耸听，看一看，你有这些现象吗？

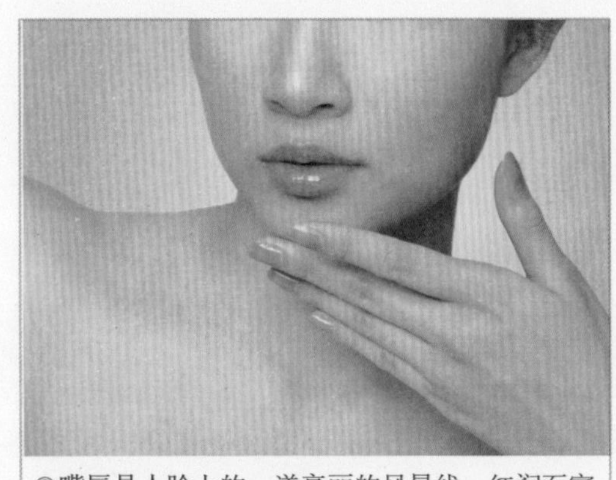

◎嘴唇是人脸上的一道亮丽的风景线，红润而富有弹性的双唇最美丽健康。

弹性减弱，纵向的唇纹增多，涂抹唇膏也不能掩盖；

唇峰渐渐消失，丰厚的唇变得细薄；

唇线开始模糊，在描摹唇线的时候发现越来越费力……

如果有了这些现象，你的双唇就在向你敲响衰老的警钟了。延缓双唇的衰老是可以做到的。下面就介绍几种方法：

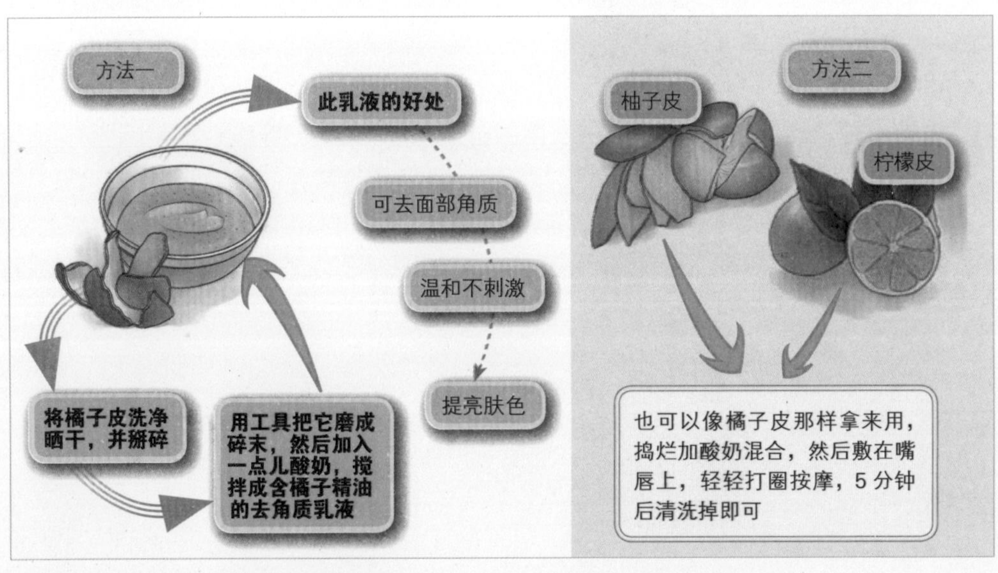

方法三
蜂蜜有清热、补中、解毒、润燥、止痛的功效
蜂蜜味甘、性平和
在嘴唇干燥时
在就寝前细心地让蜂蜜渗入嘴唇
几天后，嘴唇就可恢复柔嫩光滑
方法四
也可以涂唇油，但一定要厚点儿，再剪小片保鲜膜贴在唇上，然后用热毛巾敷在上面，直到毛巾冷却就可以了。这样可以使得唇油中的精华被嘴唇彻底吸收

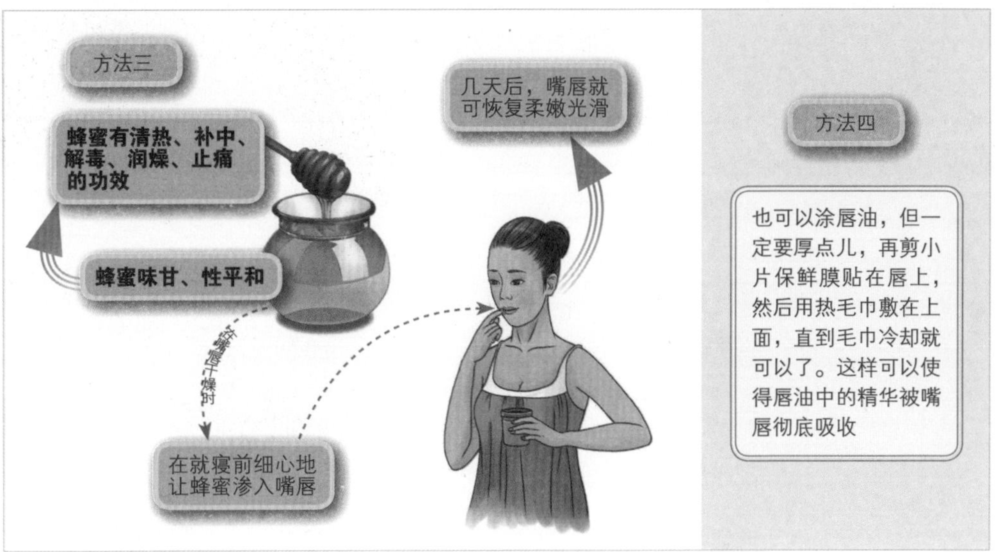

做做下面这些运动，衰老的步伐也会渐渐慢下去。

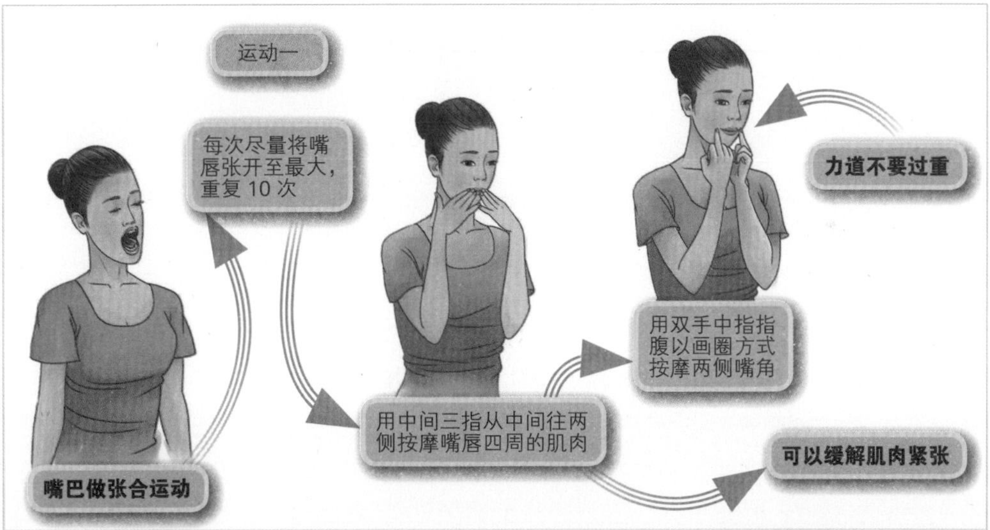

运动一

嘴巴做张合运动

每次尽量将嘴唇张开至最大，重复 10 次

用中间三指从中间往两侧按摩嘴唇四周的肌肉

用双手中指指腹以画圈方式按摩两侧嘴角

力道不要过重

可以缓解肌肉紧张

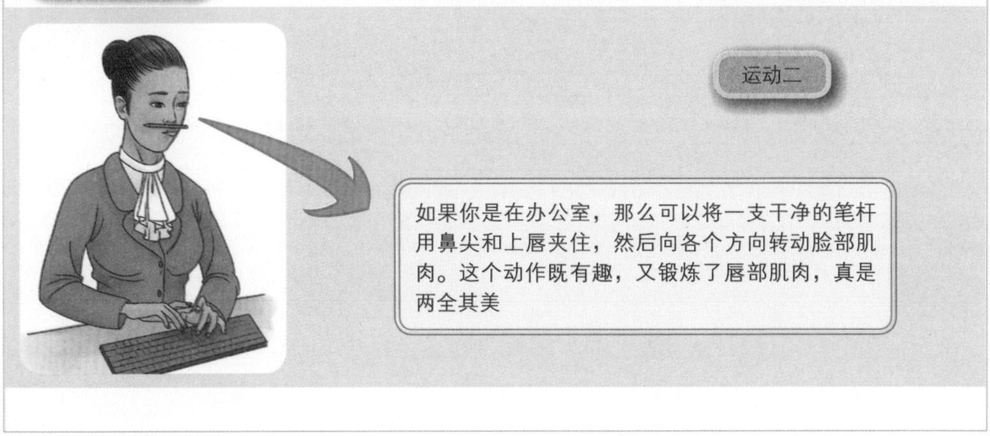

运动二

如果你是在办公室，那么可以将一支干净的笔杆用鼻尖和上唇夹住，然后向各个方向转动脸部肌肉。这个动作既有趣，又锻炼了唇部肌肉，真是两全其美

生活中，很多女性很关心眼角的皱纹，而很少注意到唇部的皱纹，其实皮肤的老化松弛，以及表情肌的过度收缩，常会造成嘴角、唇部皱纹丛生，这会对脸部的美观造成极大的影响。女性朋友应注重对唇部的保养，下面介绍一种简单的唇部护养法：

毛巾用温水沾湿后，轻轻敷在双唇上（2~3分钟），然后用儿童型软毛牙刷刷掉死皮，再用棉棒沾温水洗去残留的死皮，最后涂抹蜂蜜（居家）或者护唇膏（外出）。

嘴唇是非常娇弱的部位，干燥、低温、冷风的环境都会损伤到它，尤其是秋冬季节，空气干燥、气温低，特有的干风甚至很容易使得唇上翘起“干皮”。因此，外出、游泳的时候，要涂上一层润唇膏，让娇弱的双唇得到适当的保护。

另外，很多女性把护唇当成白天的护理工作，而晚上不做任何唇部护理就上床睡觉，结果第二天往往会感到双唇很干，唇纹很明显。其实双唇和其他部位的肌肤一样，清洁之后不涂上点儿滋润的东西是很容易丧失水分的。白天涂润唇膏主要是为了补水和防护，晚上则是做深层滋养的最佳时机。所以，爱美的女士千万不要忘记在临睡前给双唇涂一层保湿型润唇膏。

另外，有的姐妹嘴唇的颜色总是很苍白或者是红到发紫的颜色，这是怎么回事呢？按照中医的理论，从嘴唇的颜色也可以看出一个人的健康状况，唇色发白，常见于贫血和失血症；只有下唇苍白，则为胃虚寒，平时还会出现上吐下泻、胃部发冷、胃阵痛等现象；唇色淡红，多属血虚或气血两虚，要补充营养了；唇色深红，常见于发热；唇色泛青：血液不流畅，易患急性病，特别是血管性病变；唇色发黑：多为消化系统有病，如便秘、腹泻、下腹胀痛、头痛、失眠、食欲不振等；若唇上出现黑色斑块，口唇边有色素沉着，常见于慢性肾上腺皮质功能减退。爱美的姐妹们一定要注意观察，及时根据唇部颜色调整自己的身体。

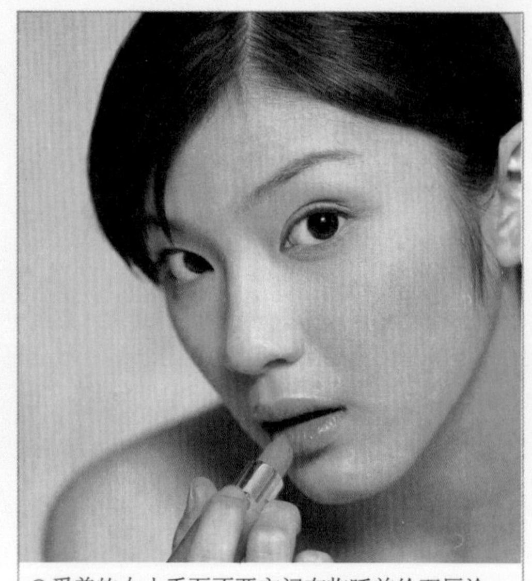

◎爱美的女士千万不要忘记在临睡前给双唇涂一层保湿型润唇膏。

健康红润的双唇是美女特有的标签。你用双唇的美丽弧度带出内心的微笑，世界在这一弧度中倾倒。可是干裂、脱皮的嘴唇会让你的笑容也变得干涩。所以，我们一定要好好呵护双唇。

塑造迷人粉颈，拒绝松弛

❶ 丝滑美颈，骚动心底的诱惑

“要想知道女人的年龄，只需看她有多少条颈纹！”颈部是最容易泄露女人年龄的一个重要部位，看女人颈部上的皱纹有几圈，就能推算出她的年龄。但是很多女性却疏于对颈部的保养，平时洗脸只洗面部而不洗颈部，涂化妆品也是只涂面部不顾颈部。中医认为，颈部是人体最脆弱的部位之一，要好好保养。所以，做好颈部保养吧，让它只彰显魅力，不泄露年龄！

“我也很注重颈部保养啊，可为什么脖子上的皮肤还是这么粗糙啊？”你也许有这样的疑问，为什么保养了，颈部肌肤还很差，和脸部相差还这么大呢？角质！你给脸定时去死皮，那脖子呢，你同等对待了吗？颈部也需要去角质。

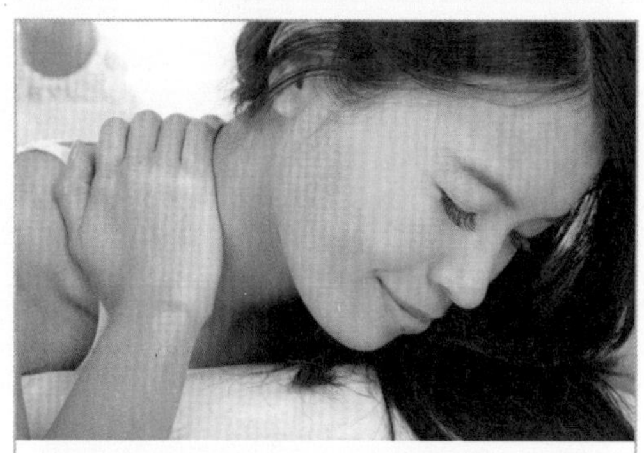

◎经常进行颈部按摩可以保持皮肤光滑、细嫩、有弹性，减少或消除皱纹。

要想保持颈部的光洁莹润，最简单也最有效的办法就是从日常护理做起。

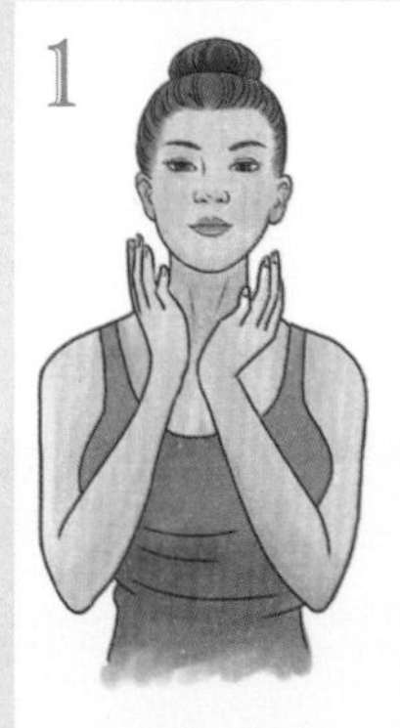

1. 注意清洁和涂抹颈部护肤品

每天洁面的同时也清洁颈部，然后涂抹颈部护肤品。护肤产品通常都含有让颈部皮肤紧致、滋润和抗老化的成分，每天早晚坚持使用，可延缓颈部皱纹的出现。

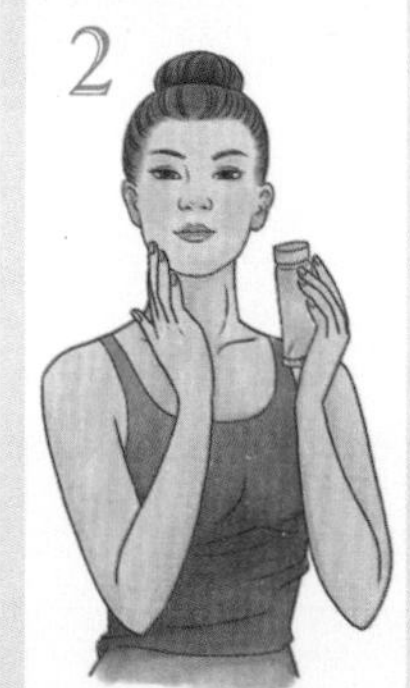

2. 注意颈部防晒

紫外线不仅是促使面部皮肤衰老的罪魁祸首，也是造成颈部皮肤老化的元凶，因此颈部的防晒工作也是重点。

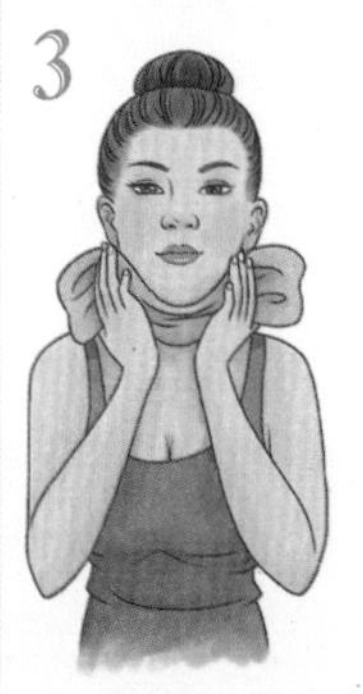

3. 冷热交替敷法

取一条小毛巾，用冷水浸湿，轻轻拧干水，敷在颈部。拉紧贴在颈部，取下。再换用一条毛巾，用热水浸湿，敷在颈部。冷热交替敷 10 分钟。

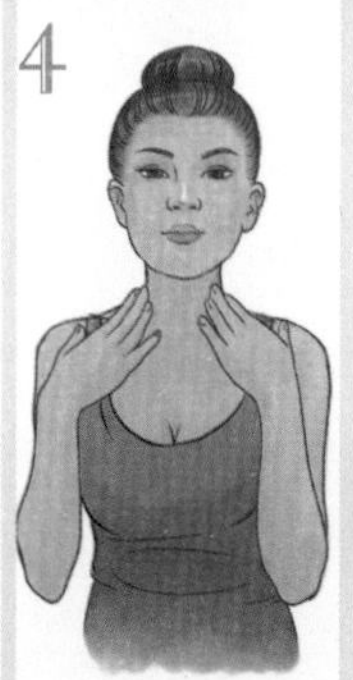

4. 定期做专业颈部护理

有条件的话，可以到专业美容院做一整套完善的颈部系统护理，这样有利于改善颈部皮肤松弛、缺水和轮廓感下降的情况。

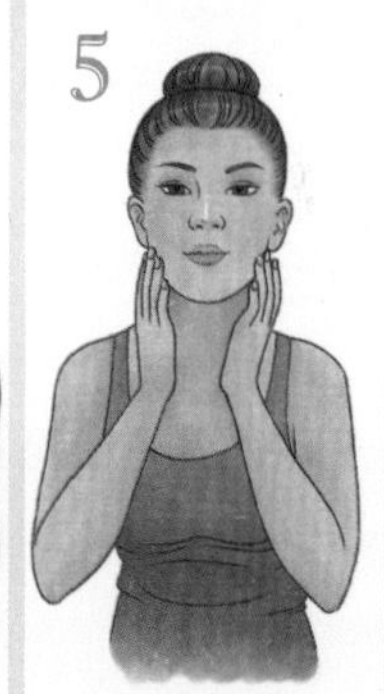

5. 经常进行颈部按摩

经常进行颈部按摩可以保持皮肤光滑、细嫩、有弹性，减少或消除皱纹，避免脂肪的堆积，让颈部光滑柔美，肤色均匀透彻。

（1）将颈霜或按摩霜均匀涂抹在颈部，双手由下而上交替提拉颈部
（2）用食指、中指对颈部自下而上做螺旋式按摩
（3）用双手的食指和中指，置于腮骨下的淋巴位置，按压约1分钟，做排毒按摩

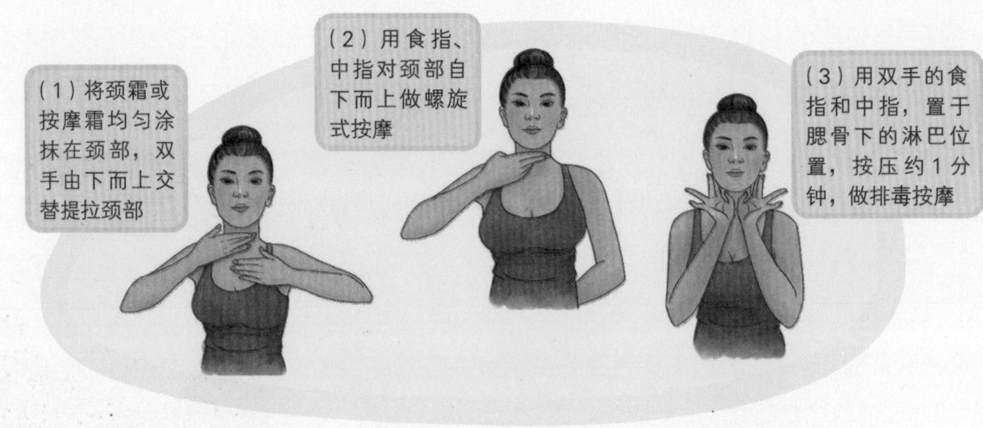

延缓颈部皮肤松弛的手法：

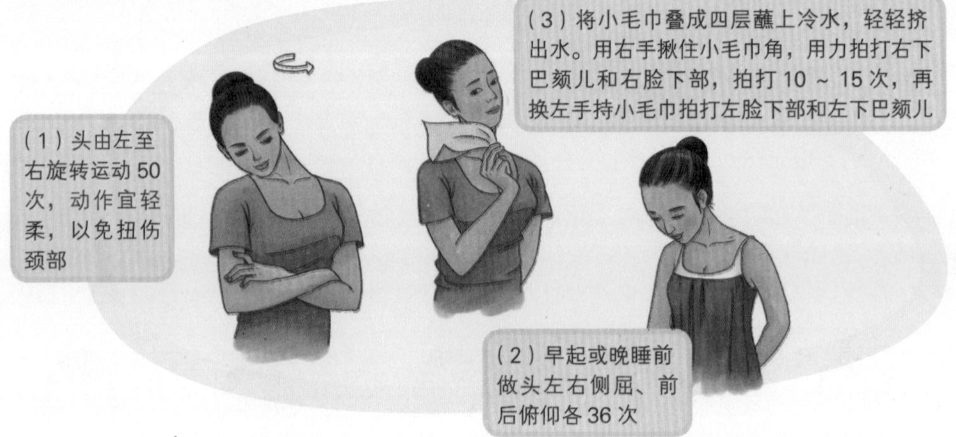

燕麦在《本草纲目》中又称雀麦，是一种古老而又具有神奇功效的作物，它富含蛋白质、氨基酸以及多种微量元素，是养颜的佳品。

将燕麦磨成粉，加蜂蜜、水搅拌成糊状涂于颈部，以螺旋的方式由下往上按摩，10分钟后以清水洗净，每周1次，你会发现暗沉的颈部肌肤渐渐有了光泽！

橄榄油具有祛皱功效，适合全身涂抹。洗澡时，将少许橄榄油涂于颈部，然后轻轻按摩，5分钟后冲洗干净即可。好莱坞顶级影星赫本是这样做的：檀香精油、天竺葵精油6～8滴，滴于10毫升甜杏仁油中，在秋冬干燥的季节，每天或隔天按摩颈部，以保持颈部滋润和弹性，减少褶皱。

你一定渴望拥有赫本天使般的脸、高挑的身材、皇室贵族的优雅仪态吧，那就赶紧学学她的美容护肤方法吧！

❷ 放松颈部保健操

如今的职场女性，大多数都要从事一定的、甚至长期的伏案工作，久而久之便会出现脖子僵硬、酸痛等颈部问

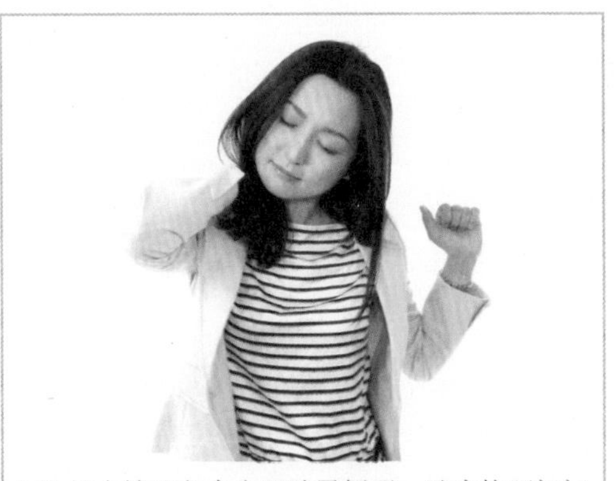
◎职场女性难免会出现脖子僵硬、酸痛等颈部问题，平时应做一些松弛颈部肌肉的运动。

题。对此，平时应坚持做一些松弛颈部肌肉的运动：

（1）坐位颈部松弛锻炼体操

两手叉腰，一二拍颈部向左侧屈，三四拍颈部向右侧屈。

两手叉腰，一二拍颈项向左旋转，三四拍颈项向右旋转。

两手叉腰，一二拍头顶用力向上顶，下颌内收，三四拍放松还原。

两手叉腰，一二三四拍颈项向左、前、右绕环至还原，避免后仰。

第一拍，头向左旋转，左手经体前伸向右肩上方。第二拍还原。三四拍同一二拍，方向相反。

第一拍，颈项向左侧弯，左手经头顶上方触右耳。第二拍还原。三四拍同一二拍，方向相反。

第一拍，低头含胸，两臂在胸前交叉，尽量伸向对侧，左臂在上。第二拍，挺胸，两臂尽量外展，肘弯曲与肩平，手心向前，头左旋，眼看左手。三四拍同一二拍，但方向相反。

两手抱头后，手指交叉，第一拍，稍低头，两肘向两侧张开。第二拍，用力抬头，两手向前用力，与头对抗，不使后仰。三四拍同一二拍。

（2）站位颈部放松锻炼体操

自然站立，肩膀放松。两肩慢慢紧缩（夹肩），坚持5秒钟；然后双肩向上耸起，坚持5秒钟，还原。重复5次。

自然站立，肩膀放松。颈部慢慢地向前屈，尽量让下巴碰到胸前，停留片刻，将头轻轻抬起来，还原；然后颈部慢慢向后伸，停留片刻，还原成预备姿势。重复5次。

自然站立，肩膀放松。颈部慢慢地向左侧屈，让左耳尽量靠近左肩，停留片刻，还原。如上动作，再向右侧屈。左右交替，重复做5次。

自然站立，肩膀放松。颈部慢慢地向左转动，眼睛向左肩膀后方看，停留片刻，还原。如上动作再向右侧转动。左右交替，重复5次。注意转动时头部不要过分向后倾。

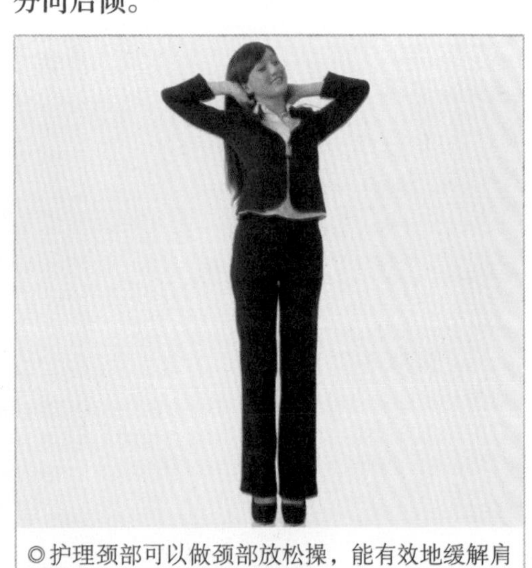
◎护理颈部可以做颈部放松操，能有效地缓解肩颈酸痛。

纤纤玉手，不老的青春

❶ 双手如玉之润，似绸之柔

手是人的第二张脸，拥有一双美丽的手，对女性来说是相当重要的。尤其是初次见面与人握手时，如果自己的双手非常漂亮，不但可以显现出魅力，还能给对方以美的享受。所以，我们要保养，让双手如玉之润，似绸之柔。

如果你想让自己的手变得柔嫩健美，可以这样做：

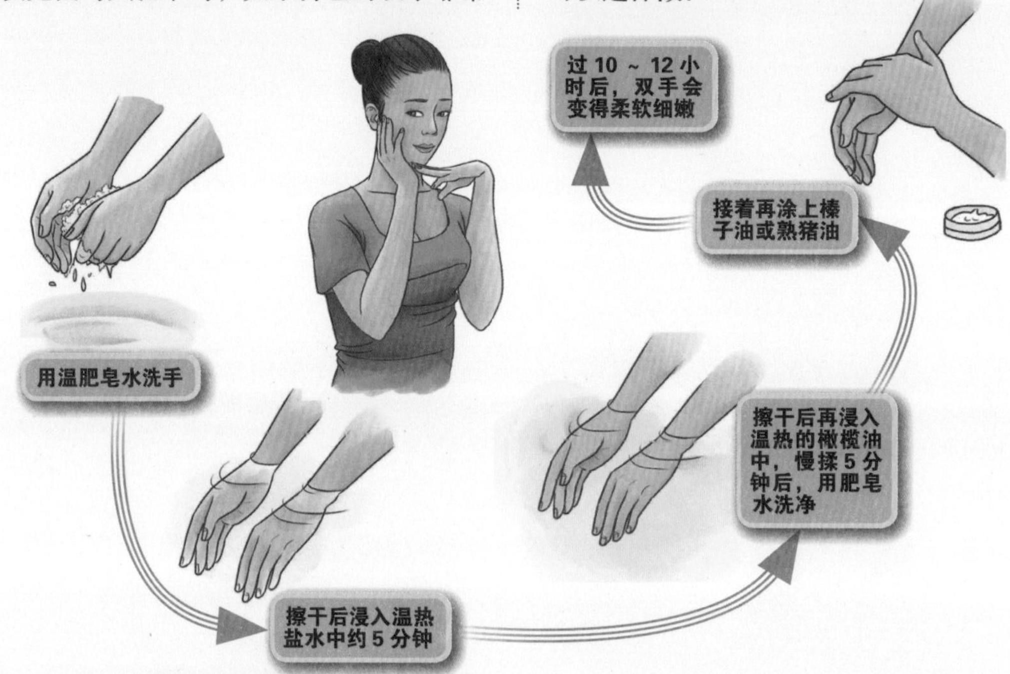

《本草纲目》里说牛奶有“返老还童”之功效。按如下方法，可让双手嫩滑无比：

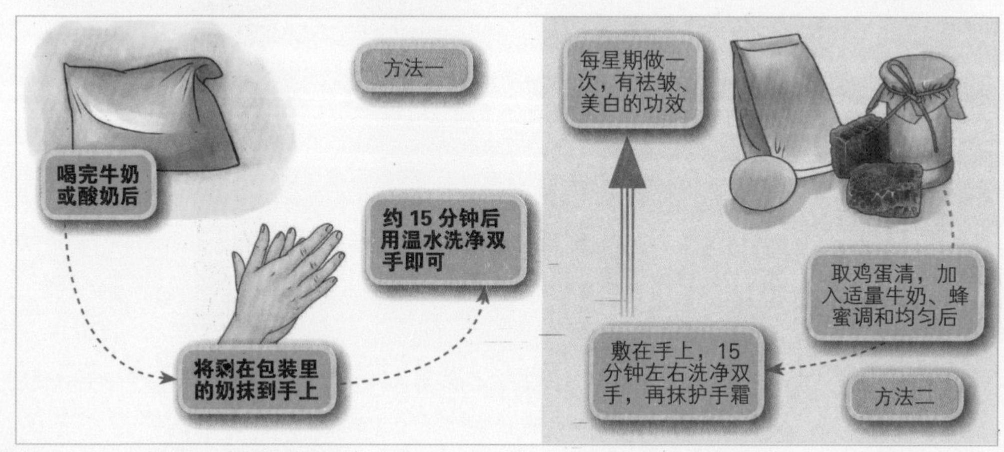

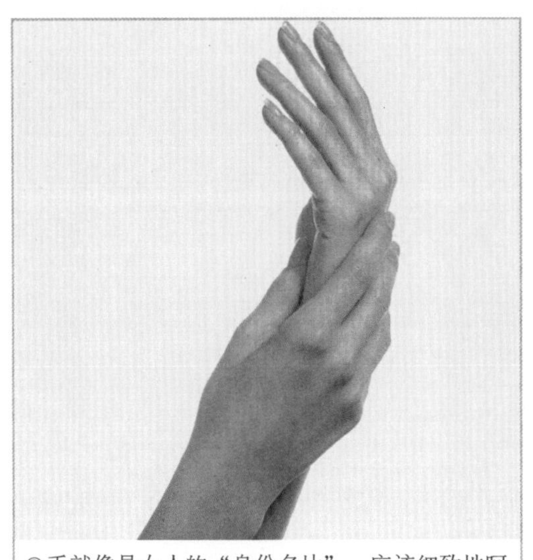
◎手就像是女人的“身份名片”，应该细致地呵护它们。

与牛奶一样，羊乳自古就被视为极佳的营养补品，现代医学研究证明它还是美容的佳品。《本草纲目》说羊乳可益五脏、补劳损、养心肺、利皮肤，所以，女性朋友可以多喝些羊奶。

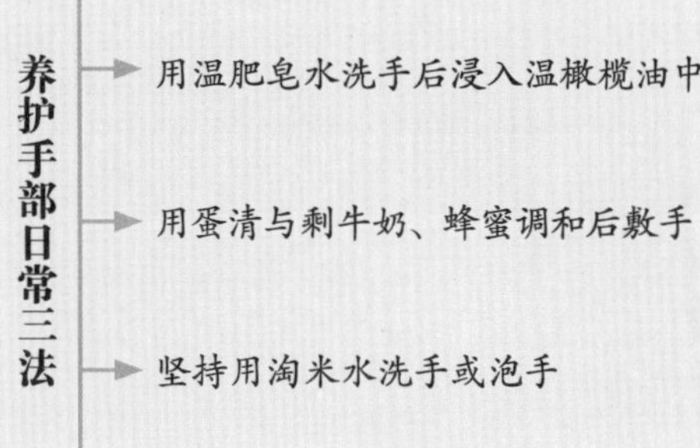

而坚持用淘米水洗手，也可收到意想不到的好效果。煮饭时将淘米水贮存起来，临睡前用淘米水浸泡双手几分钟，再用温水洗净、擦干，涂上护手霜即可。

❷ 手部按摩操

手部按摩不但能产生热能，促使毛细血管扩张，改善微循环和淋巴循环，将代谢物和有毒物质清除干净，还能疏通全身经络气血，达到养生保健、预防

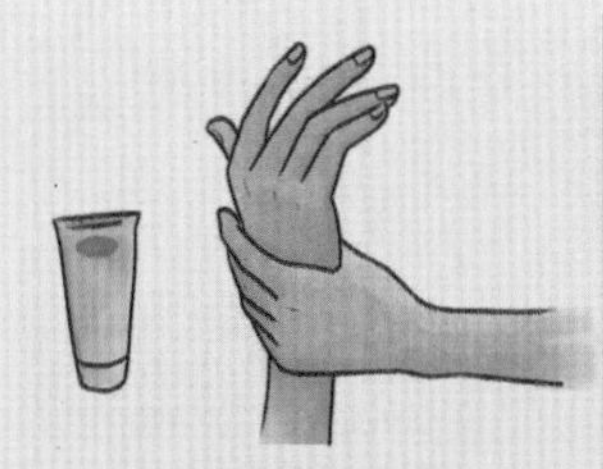
（1）按摩之前先在手背上抹些护手霜，然后从手指尖到手腕向上揉搓，直到手背充分吸收为止，两只手各做 10 次。

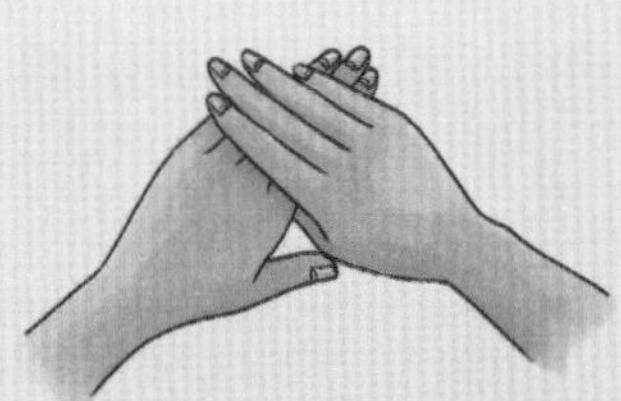
（2）一只手平放，另一只半握用手指的中间关节摁住放平的手背的上骨头上下移动。

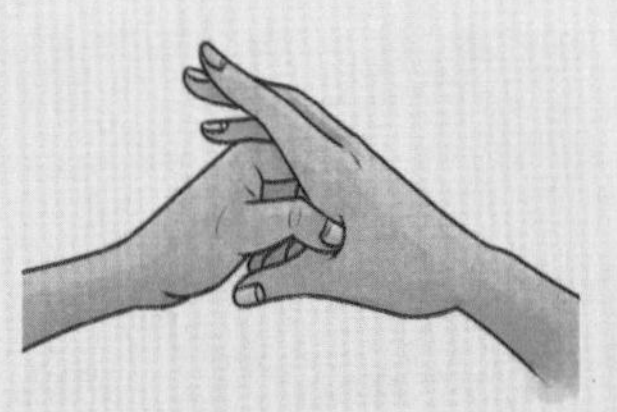
（3）用一只手摁住另一只手的大拇指和食指间陷进去的部位，并以螺旋形滑动、旋转等手法揉捏。

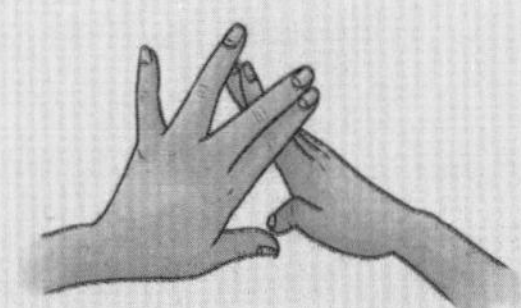
（4）用食指和中指的中间关节在另一只手的侧面上下滑动。

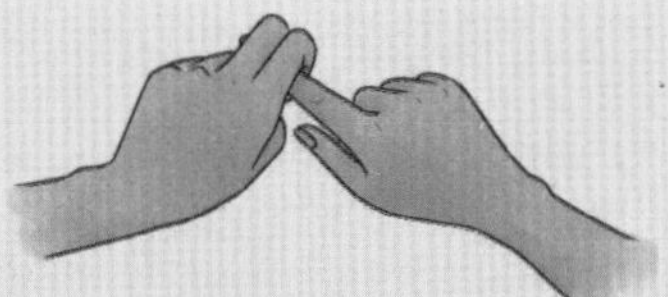
（5）用食指和中指的中间关节抓住另一只手指甲的底部用力往外抽。

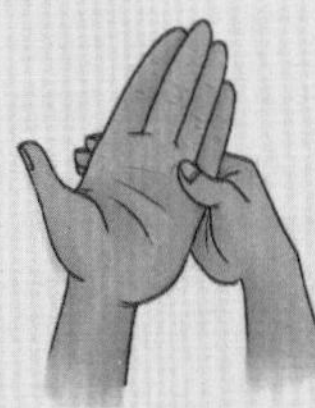
（6）打开手掌心后用另一只手托住，然后用大拇指用力推手指的根部，然后再从手腕到大拇指和食指的方向用力摁住。

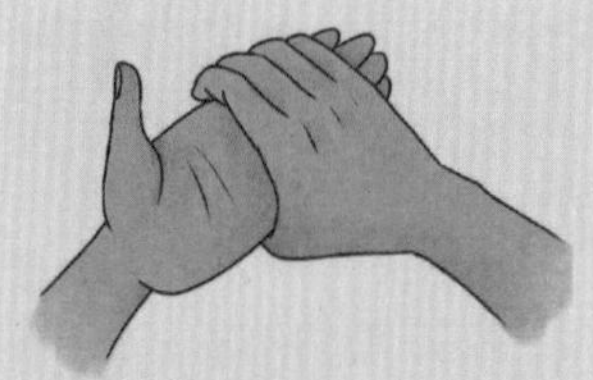
（7）在打开手掌心的状态下，用另一只手握住除大拇指以外的四个手指向后扬，反复做 2 ~ 3 次。

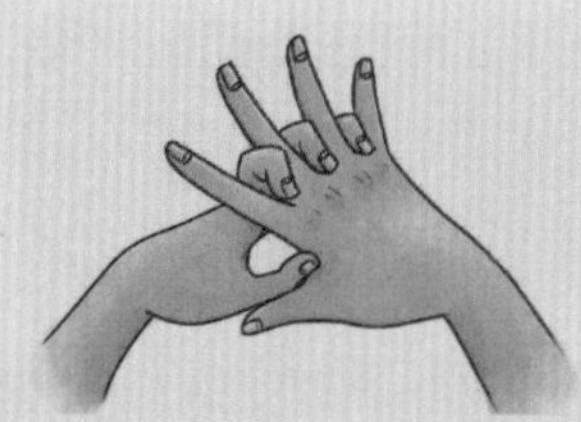
（8）把一只手扣住另一只手的手指间，用力摁住空隙的部分并向后扬，反复做 10 次后用拳头使劲拍打手掌。

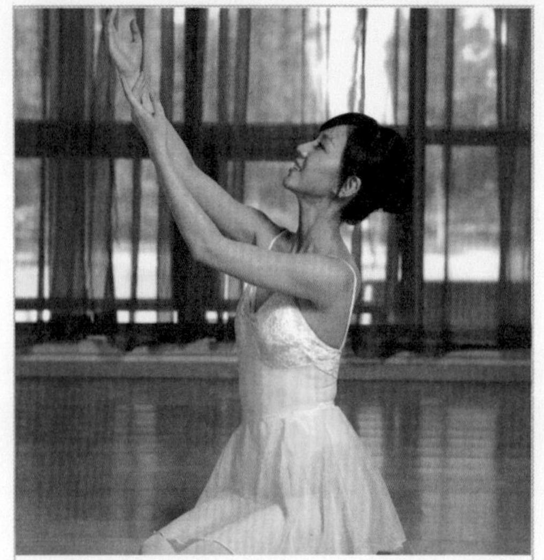
◎手部按摩不但能产生热能，促使毛细血管扩张，还能疏通全身经络气血。

疾病的目的。

老人们有个很好的锻炼方法——揉核桃，就是把两个核桃放在手心里，揉来揉去，这种方法可以很好地活动每根手指。多活动手指不仅可以起到护手的作用，还可以缓解疲劳，避免老了以后患痴呆症。上班等车、坐车之际，你也可以取两个核桃练习练习。

与揉核桃有异曲同工之妙的是十指相敲法，就是让双手的十指相对，互相敲击。这种方法能锻炼手指上的井穴，既锻炼了手的灵活性，也练了肝气，对养生十分有好处。手脚冰凉的女人一定要经常十指相敲，这样，血脉可以通到四肢末梢。

❸ 防治冻疮，花草有秘方

辣椒，其味辛性热，有祛风行血、散寒解郁之功。古人常以之煎汤洗治冻疮。现在民间常以之泡酒涂擦治疗冻疮。

从现代医学观点看，辣椒可使冻疮局部血管扩张，促进局部血液循环，并能刺激感觉神经，引起温暖的感觉，故有散寒、解郁、行血之功。对于治疗因受寒血瘀之冻疮极为合适。取材方便，制备用法均极为简便，可作为家庭常用的治疗冻疮之方法。

冻疮洗方，此方出自《医略》具体做法如下：取辣椒适量。煎汤。趁热洗患处。此方能散寒解郁。

胡椒洗方，此方出自《万病验方大

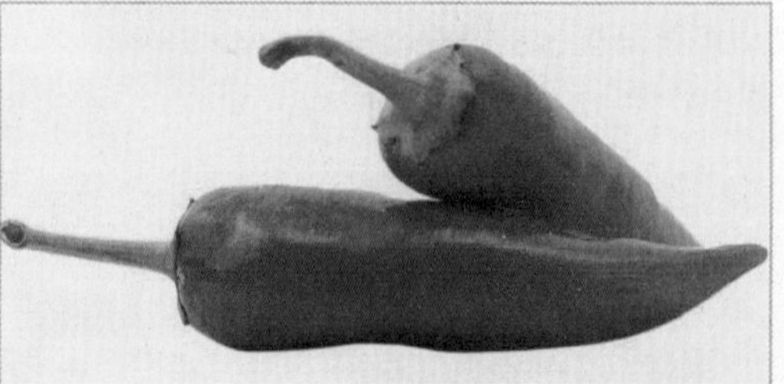
◎辣椒有祛风行血之功，古人常以辣椒煎汤洗治冻疮。

全》，具体做法如下：取胡椒30克。水煎洗患处，此方可温通血脉。

如圣散，此方出自《德生堂经验方》，具体做法如下：取大黄适量。研为末。以凉开水调敷。此方能破瘀消肿，治疗冻疮。

此方中的大黄，是一味常用的美容要药。凡治疗痤疮、酒渣鼻、裂痕等都要用到它。能散瘀消肿，并有一定的杀菌作用，因此，对冻疮已溃烂的患者较为适合。另外，本方也可用油调敷。

此外，发生冻疮要经常揉搓受冻部位，每日两次涂擦冻疮膏，或用辣椒水洗烫，注意防止溃破。

丰胸美乳：盛开的月亮花

① 花草呵护完美胸部的不老术

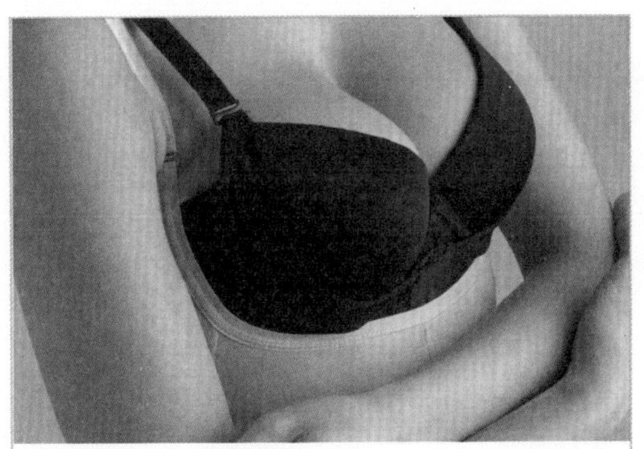

◎想要做一个美丽自信的“大女人”，就要找到最适合自己的丰胸秘方。

完美的曲线是所有女性所追求的，而美丽胸部的曲线更是完美曲线的重中之重。将青春时代的傲人双峰保持到三四十岁，一直都是很多女性梦寐以求的事情。现在我们将推荐一些能保持胸部丰满的食物，让你吃出美丽，吃出健康。

女人乳房是富于脂肪和腺体组织的器官，其大小与遗传、保养等因素有关，并与营养素的摄入、雌激素的刺激关系密切。

乳房大小和体态胖瘦基本相称。体胖的人乳房脂肪积聚多，所以显得大一些，反之则显得小一些。所以，为促进青春期乳房发育，或避免中老年以后出现乳房萎缩，可以吃一些富含维生素E以及有利激素分泌的食物，如卷心菜、花菜、葵花子油、菜籽油等。B族维生素也有利于激素合成，其存在于粗粮、豆类、牛乳、猪肝、牛肉等食物中。内分泌激素在乳房发育和维持过程中起重要作用，雌激素使乳腺管增长，黄体酮使乳腺管不断分枝，形成乳腺小叶。乳房发育欠丰满的女人，还应吃一些热量高的食物，如蛋类、肉类、花生、芝麻、核桃、豆类、植物油类等。

中医对女性乳房大小成因的认识

- 肾气充足与否直接关系乳房发育充分不充分，丰胸必先养肾
- 血气充盈与否直接关系乳房大小，女性补血需先养脾胃
- 睡眠质量决定血气状况，好睡眠才能保证好发育

由于热量在体内积蓄，会使瘦弱的身体变得丰满，故乳房也由于脂肪积聚变得丰满而富有弹性。

紫河车有滋补强壮的作用，能促进女人乳腺、生殖器、卵巢的发育。它能使早白的头发转黑，使女人唇红齿白、面如桃花、乳房饱满，因此，气血两虚、瘦弱、面色无华、乳房发育不好的女性可以常吃。

此外，羊乳和奶参也具有很好的丰胸效果。它们都能强健脾胃，增强人体的吸收能力，有助胸部的发育。

2 花草丰胸有妙方

为了丰胸，有些女性选择手术，也有些女性买丰胸产品。手术成功了，自然是高兴，但你考虑过失败的后果吗？你想过成功背后潜藏的隐患吗？市面上的丰胸产品也有很多，外涂内服都有，这些产品中大多含有激素，容易对人体产生副作用。所以，丰胸还是以天然的花草更为安全可靠。

可以用来丰胸的花草美食很多，比如梅子、枸杞、苹果、木瓜、樱桃、红枣、银杏、芝麻、葵花子、人参、番茄、桂圆肉、葡萄干、黄豆芽、花生、山药、马铃薯、红萝卜、玉米、南瓜、香菜、豌豆、燕麦、绿豆、红豆、橄榄、松子、蒜、扁豆。

下面就来介绍几款丰胸的花草美食：

人参莲子汤：取人参2钱，莲子10钱，冰糖3钱。将上述材料放入锅中，加适量清水，炖1～2小时。隔日1次。适于35岁以上的女性。本品能补气养血，促进乳房发育。

酒酿蛋：酒酿加入煮好的蛋中，加入一点儿糖，月经来前早晚吃一碗，有养颜丰胸之效。主要是甜酒酿含有淀粉酶，是天然的激素，而营养丰富的蛋也是热量来源。

清宫丰胸小点心：取花生100克，红枣（去核）100克，黄豆100克。先将花生及黄豆连皮烘干后，磨成粉，红枣切碎，充分拌匀，加少许水使其成形；将其揉成小球后，再压成小圆球形状；烤箱预热10

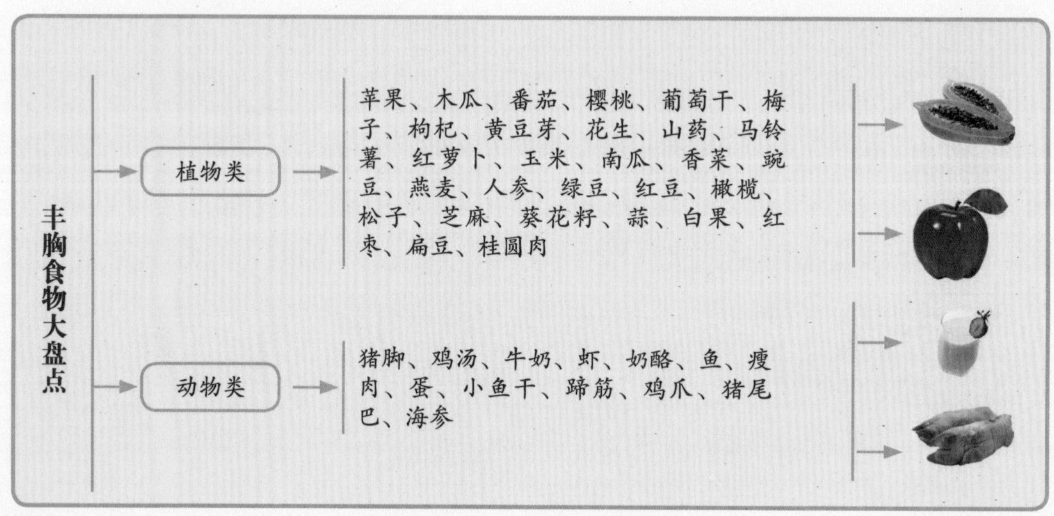

分钟，以150℃烘烤15分钟。

玉女补奶酥：取花生半斤，红枣半斤去子，黄豆半斤。先将花生及黄豆连皮烘干后，磨成粉，红枣切碎，充分拌匀，加少许水使其成形。将其揉成小球后，再压成一个个小圆饼（大小可自行决定）。将压好的饼放在炉中烘烤至金黄色即可出炉了。可作为小点心食用。此酥可益气养血，促进乳房发育。现代科学研究证明：黄豆有丰富的卵磷脂及蛋白质，花生含有丰富蛋白质及油脂；红枣能生津调节内分泌，促进女性乳房发育。

③ 花草之余，巧按摩

大多数女性希望自己胸部丰满，乐此不疲地为着更大的尺码奋斗，琳琅满目的丰胸广告也昭示着众多女性的私密追求。只是，偏方搜集了一大堆，精力也耗费不少，却收效甚微。其实，丰胸也要选对时间，在正确的时间里丰胸，会收到事半功倍的效果。

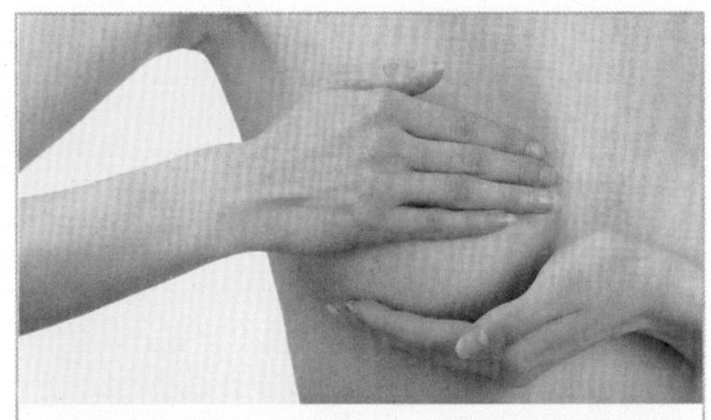

◎丰胸最有效的方法之一，就是经常给乳房做按摩。

丰胸的最佳时机在每月经期之后。你可以这样计算：把每月经期开始作为第一天，往后推，第11～13天就是最佳时期，稍微次之的是第18～24这7天。所以，女性朋友们可要记住了，不管是食补丰胸，还是按摩丰胸，一定要在恰当的时间进行，这样效果才会显著。

除了花草饮食丰胸，按摩也是个不错的选择，女性朋友们可以试一试：

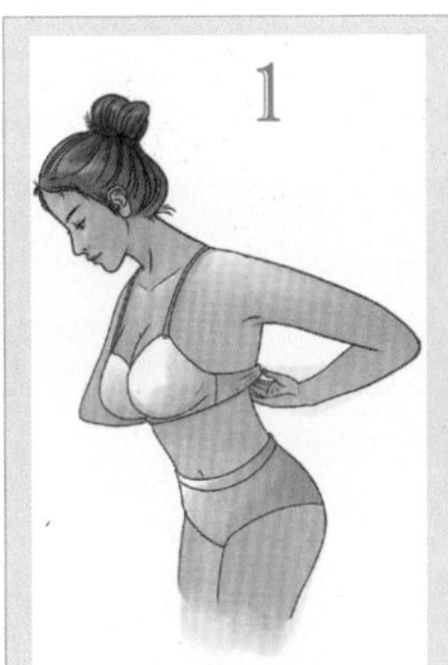

上身前倾使两侧乳房前倾成聚拢状，双手套入肩带内扣上扣子。

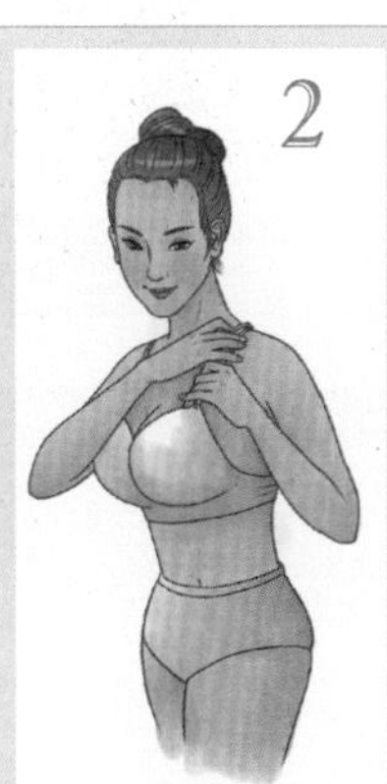

渐渐缩紧肩带，肩带缩紧到你用一个手指插入肩带内觉得有点儿紧压感即可。

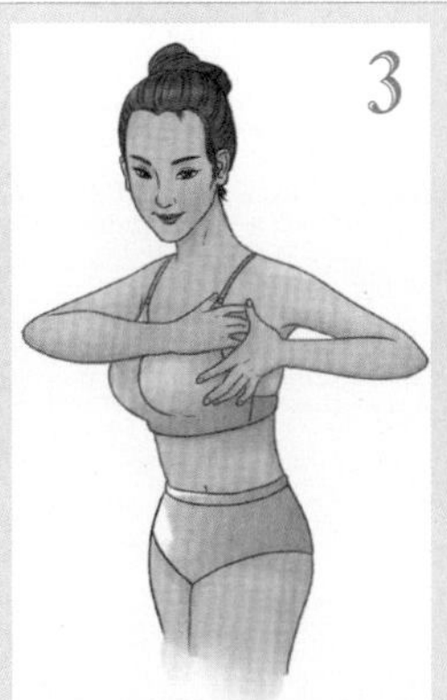

然后用手把肋骨和乳房下沿多余的脂肪浅浅地拨到罩杯内，尽量往内侧牵引。避免两肋和腹部脂肪的堆积，使乳房显得更丰满、圆润。

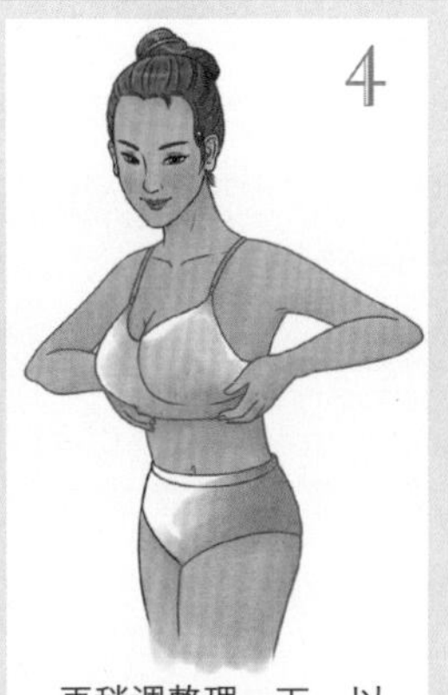

再稍调整理一下，以舒适为宜，末了将内衣两侧扯平。

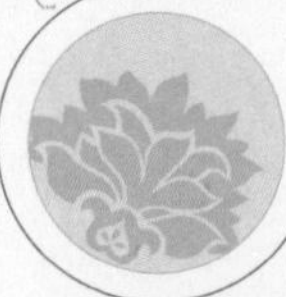

丰胸花草膳，吃出“挺拔身姿”

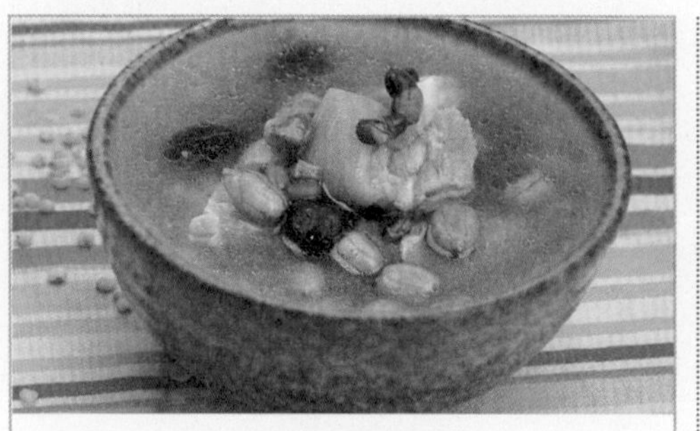

丰胸猪蹄煲

功效 抗老化、滋润皮肤，理气通乳，还能起到一定的丰胸作用。

材料 猪蹄450克，花生米20克，红豆18克，红枣4枚，盐6克

做法 ①将猪蹄洗净、切块，花生米、红豆、红枣洗净浸泡备用。②净锅上火倒入水，下入猪蹄烧开，打去浮沫，再下入花生米、红豆、红枣一同煲至成熟，调入盐即可。

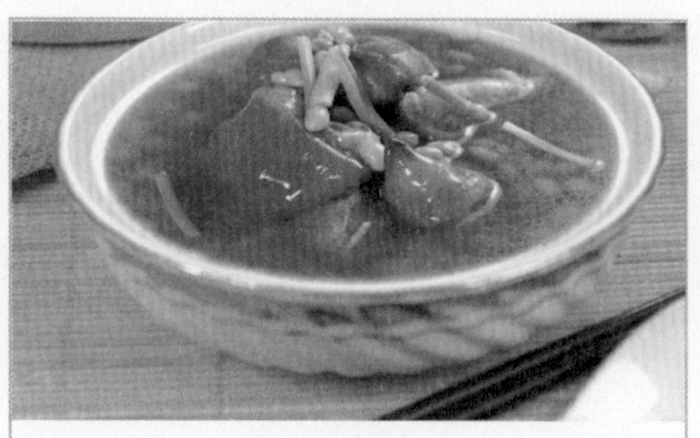

黄豆猪蹄汤

功效 防止缺铁性贫血，美容丰胸。

材料 猪蹄300克，黄豆300克，葛根粉30克，葱1根，盐5克，料酒8毫升

做法 ①黄豆泡入水中涨至二三倍大；猪蹄斩块；葱切丝。②锅中注水适量，放入猪蹄汆烫，捞出沥水；黄豆放入锅中加水适量，大火煮开，再改小火慢煮约4小时至豆熟。③加入猪蹄，再煮约1小时，加入葛根粉，调入盐和料酒，撒上葱丝即可。

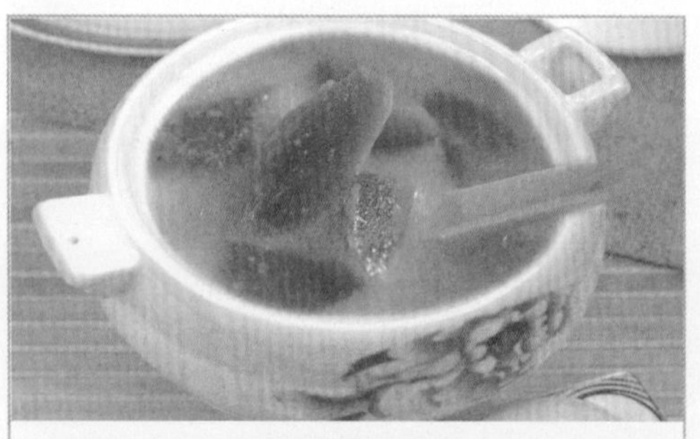

牛奶炖木瓜

功效 牛奶炖木瓜是以牛奶和木瓜为主要食材的美容菜谱，口味香甜，具有抗衰美容、丰胸养颜、平肝和胃、舒筋活络的功效，是女性美容丰胸的圣品。

材料 牛奶200毫升，木瓜200克，冰糖少许

做法 ①木瓜去皮，切块，洗净。②锅中下入牛奶、木瓜煲20分钟，再下入冰糖调味即可食用。

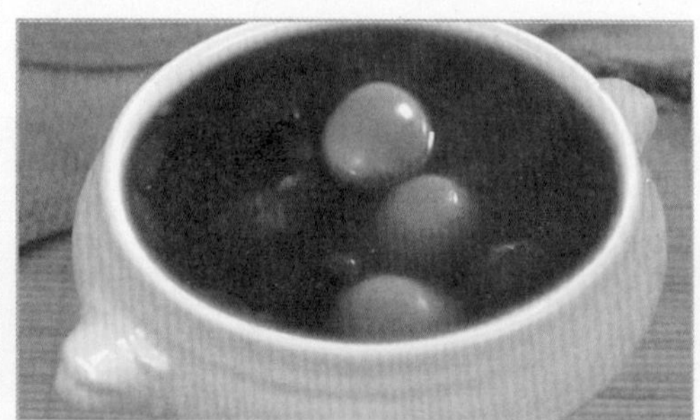

丰胸美颜汤

功效 阿胶补血滋阴，是一种上等的补虚佳品，加上鸡蛋营养丰富、滋阴益气，可用于血虚所致的乳房发育不良，还能改善面色苍白、神疲乏力、月经不调等症状。

材料 阿胶9克，鸡蛋1只，盐4克

做法 ①鸡蛋敲入碗内，搅匀。②阿胶加水，煮溶化。③倒入鸡蛋液，搅拌均匀，加食盐调味服食。

美腿提臀：花塑修长性感美腿

❶ 花养优雅小翘臀

臀部可以说是身体曲线的黄金点，圆翘的臀部会带动身体曲线的窈窕，而如果臀部扁平松垮，身体曲线就会被拖垮。花草教你打造完美曲线。用花草美臀的方法，一是做丰胸药膳每日食用，二是使用花草成分保养品每日涂抹按摩。以下几道丰胸花草药膳：

干烧人参鸡：取鸡腿3个，西洋参2钱，人参2钱。蒜末、盐、花生油各少量。先将鸡腿洗净，在腿肉的部分横切数刀，均匀地抹上盐。锅内倒水，放入西洋参和人参，煮开后改用小火再煮一刻钟。锅内倒花生油烧热，放入鸡腿肉，煎至上色后加入蒜末炒香，倒入煮好的参汤，用小火闷约一刻钟即可。此菜能改善内脏功能，促进胸部和臀部的发育，增强体质。佐餐，可经常食用。

枣菇凤爪汤：取鸡爪4对，核桃仁4钱，香菇6朵，红枣6粒，盐适量。先将香菇用水泡软去蒂；鸡爪斩去指甲后用热水氽烫后备用。锅内倒入水，把洗过的核桃

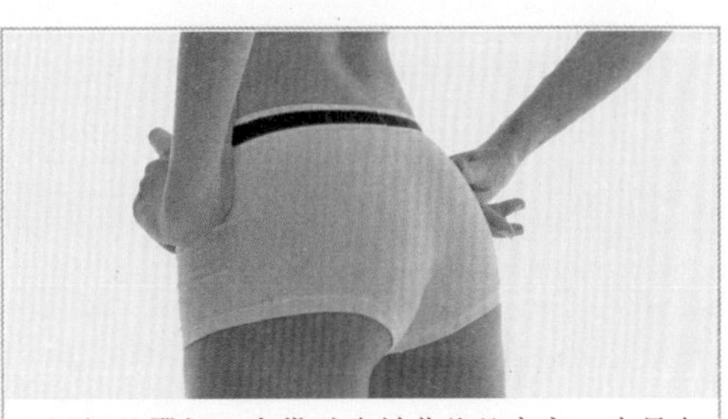

◎圆翘的臀部，会带动身材曲线的窈窕，也是女性健美的标志之一。

仁、红枣放入锅中，再放入香菇和鸡爪。大火烧开后，改用小火煮约三刻钟，加入盐调味即可。此品可佐餐，可经常食用。本品解通气血，丰胸、臀。

此外，在所有的花草养颜品种，橄榄油是对臀部保养最有益处的。用橄榄油涂抹肌肤并按摩可以活肤祛皱，所以女性朋友们可以取橄榄汁少许，涂在臀部按摩5分钟，然后用水冲掉，不久你就会发现臀部肌肤变得既紧致又光滑。

此外，有的女性有臀部肌肉松弛的问题，要想使臀部肌肉结实起来，可以每天做下面的臀部按摩，只需三个星期就能有显著效果：

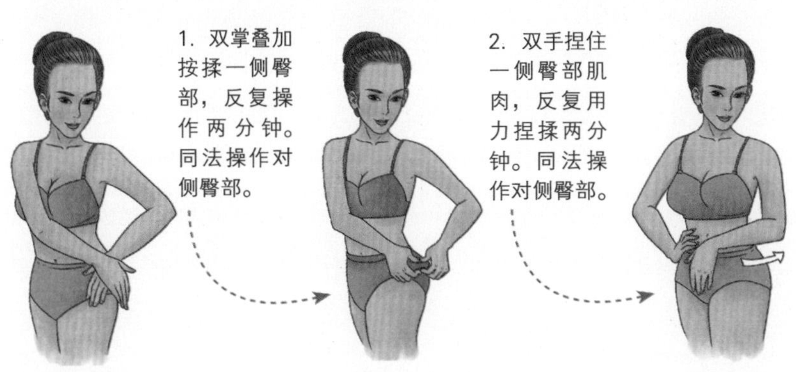

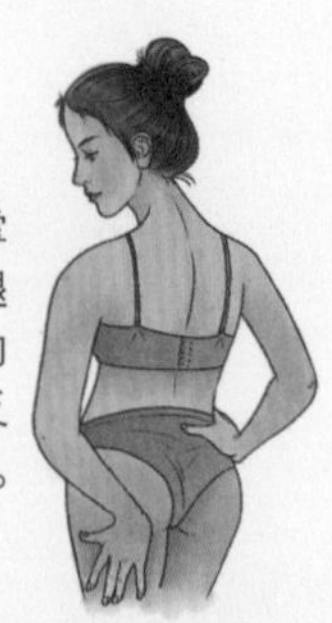

4. 以一手掌根部置于大腿后侧臀下方的承扶穴处，反复按揉 1 分钟。

5. 以一肘尖置于一侧环跳穴处，屈肘塌腰，将身体上半部的重量集中于肘尖部，由轻而重地持续按压 1 分钟。

6. 双手十指相对靠拢，指间分开，手腕放松，双前臂做主动的旋转运动，用小指侧有节律地叩击臀部，反复操作 1 分钟。

7. 指压左右臀下臀沟中心的承扶穴。首先将背挺直，肛门夹紧，慢慢吸气，用拇指以外的四根指头按压承扶穴，往上按压 6 秒钟时，将气吐出，如此重复 10 次，每天早晚各做 10次，坚持一个月就会有效果。

臀部有橘皮纹的女性，可以按下面这个方法进行按摩：

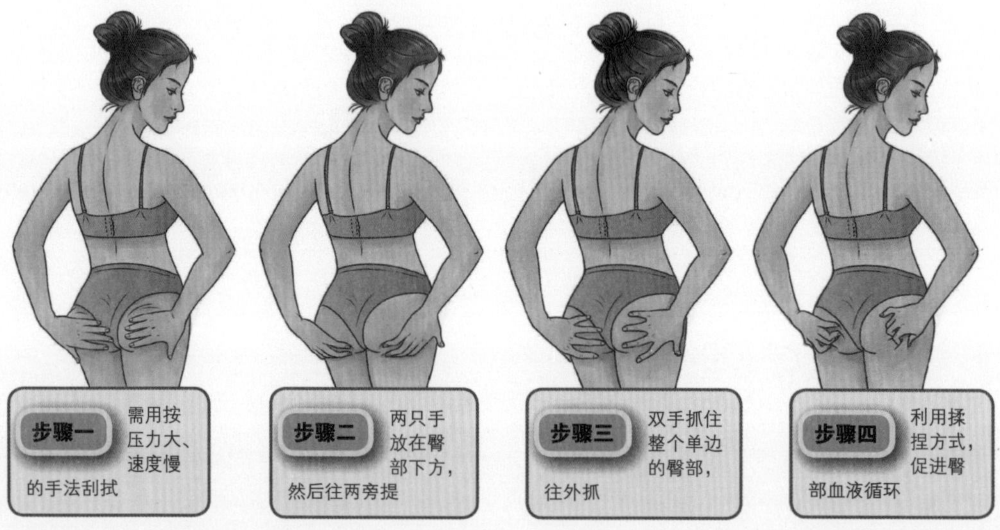

② 修长美腿最喜爱的营养素

女性要想拥有修长的美腿，除了坚持锻炼以外，花草可以给你不小的帮助，下面推荐几种美腿的花草食物：

①木瓜

吃了太多的肉，脂肪容易堆积在下半身，木瓜里的蛋白分解酵素、番瓜素，可帮助分解下身堆积的脂肪，减低胃肠的工作量，让肉感的双腿慢慢变得更有骨感。木瓜中的果胶成分还有整肠的功能。

②柚子

柚子的独特的枸橼酸成分，使新陈代谢更顺畅，低热量，含钾量却是水果中的前几名。渴望加入美腿小姐的行列者，应先尝尝柚子的滋味。

③猕猴桃

猕猴桃的维生素C的高含量众所皆知，其实它的纤维素含量也相当丰富。纤维吸收水分膨胀，可产生饱腹感。水果纤维能增加分解脂肪酸素的速度，避免过剩脂肪让腿部变粗。

④香蕉

热量有点儿高的香蕉其实可以当正餐吃。它含有很多的钾，脂肪与钠却低得很，符合美丽双腿的营养需求。

⑤苹果

它是另类水果，含钙量比一般水果丰富很多，有助于代谢掉体内多余盐分。苹果酸可代谢热量，防止下半身肥胖。苹果富含水溶性纤维质、果胶，可解决便秘。

⑥红豆

红豆的石碱酸成分，可增加肠胃蠕动，减少便秘，促进排尿，消除心脏或肾脏病所引起的浮肿。另有纤维素，帮助排泄体内盐分、脂肪等废物，对美腿有百分百的效果。

⑦菠菜

多吃菠菜可以使血液循环更活络，将新鲜的养分和氧气送到双腿，恢复腿部元气，防止腿部肌肤干糙、提早出现皱纹。

⑧芹菜

芹菜是一种能过滤体内废物的排毒蔬菜，更是让美女们拥有修长美腿的好拍档。这是因为芹菜中含有大量的胶质性碳酸钙，容易被人体吸收，补充人体特别是双腿所需的钙质。而且芹菜健胃顺肠，助于消化，对下半身浮肿、修饰腿部曲线有至关重要的作用。

想用芹菜美腿可以这样吃：准备圆白菜两片、芹菜3根、米醋半勺、砂糖少许、盐少许。去除圆白菜的硬芯，切成细丝，芹菜切成小段备用。然后将切好的圆白菜和芹菜放入容器内，淋上搅拌过的米醋即可。

配合花草的饮食，再找准腿部按摩部位，每天进行自我按摩，你会发现在不知不觉中双腿就变得纤细修长了。按摩纤腿的具体步骤是：

第一步：膝盖与两侧按摩

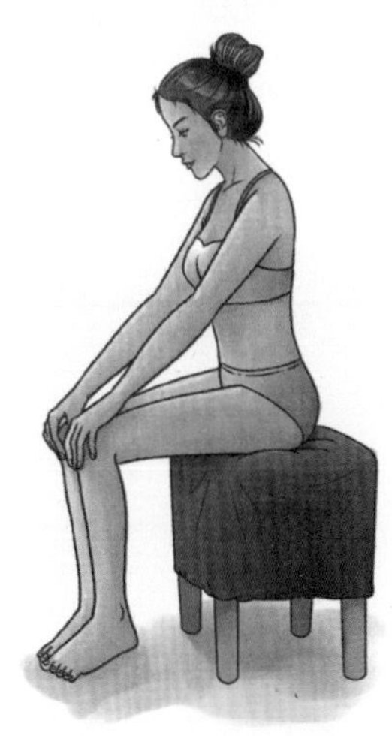

膝盖周围很少累积脂肪，因为膝盖是骨骼相连的关节部位，只是这个部位很容易浮肿或出现松弛的现象，而使得腿部变粗。具体方法是：由膝盖四周开始按摩，可以改善膝盖四周皮肤松弛现象，不过，按摩的次数要频繁，否则是无法达到改善曲线的功效。

第二步：紧实大腿线条

大腿内侧的皮下脂肪是很容易堆积松弛的，按摩大腿的方法是取坐位，腿部全部离开地面，臀部支撑身体平衡，双手按住膝盖上部大腿中部，轻轻按

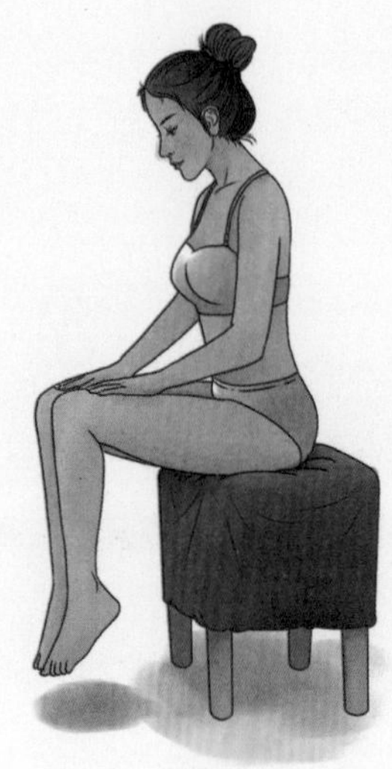

摩。这样可以消除腿部的浮肿，让双腿肌肤更加有弹性，修长腿部线条。

第三步：改善小腿微循环

方法一：减小腿要由打松结实的小腿肥肉开始。双手掌心紧贴腿部，四指并拢，大拇指用力压住腿部肌肉，从脚跟的

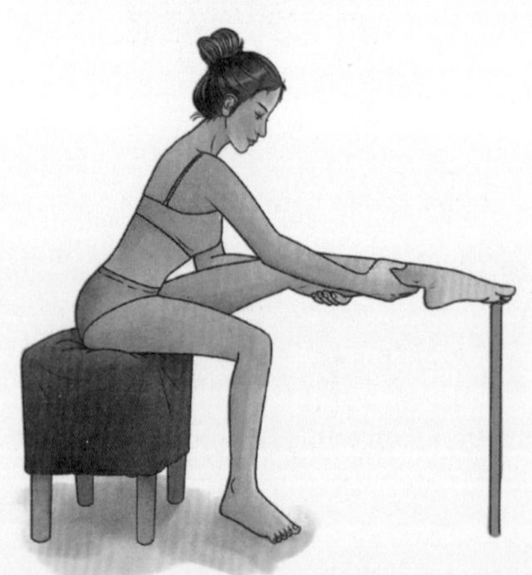

淋巴结处中速向上旋转，两手旋转的方向必须相反。每条腿各2～3分钟。

方法二：睡前将腿抬高，成90度直角，放在墙壁上，休息二三十分钟再放下，将有助于腿部血液循环，减轻脚部

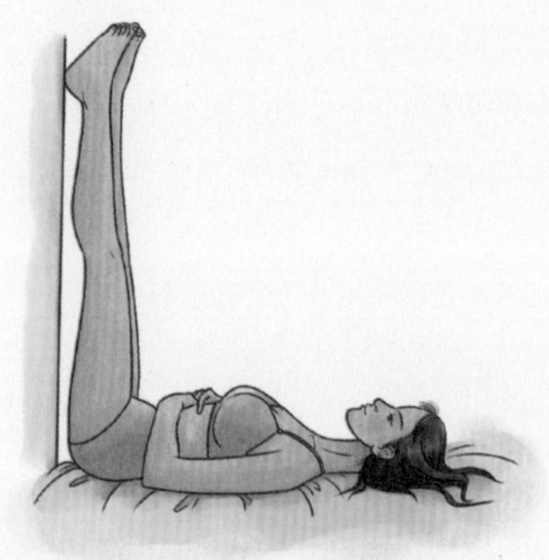

浮肿。

再介绍一个来自美容大王大S的纤腿秘诀——抓捏法。大腿和臀部的交接处常会出现橘皮组织，最好用收敛性强的护肤品，同样用抓和捏的方式让它吸收，也可以达到促进血液循环加强新陈代谢的效果。你可能会感到很热，这对于消除橘皮组织、消水肿都还蛮有用的！

或许我们很多人都无法拥有模特那样的身高，也没有魔鬼般的身材，但是只要我们不放弃努力，在完美的道路上一直向前走，我们也能拥有纤细匀称的美腿，也能成为回头率百分之二百的极品美女。

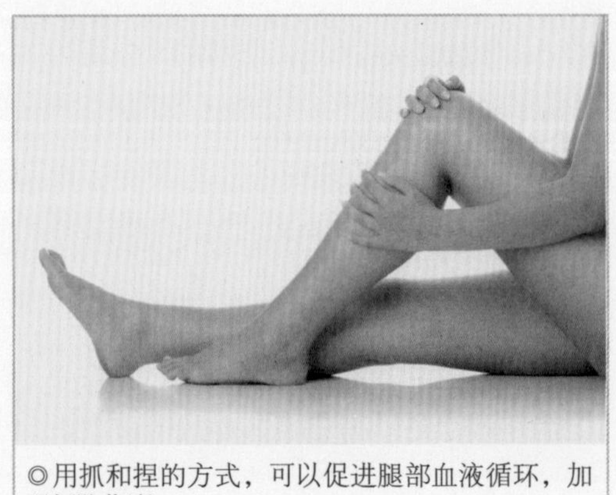

◎用抓和捏的方式，可以促进腿部血液循环，加强新陈代谢。

保持修长美腿，一定要掌握必要的饮食原则：

1. 要吃蛋白质食物。蛋白质有助于肌肉生长，因此应多吃肉类及大豆制品，但吃肉时，应去除肥肉，以免过多的脂肪积聚身体，引致肥胖

2. 要吃富含钙质的食物，如牛奶，可预防骨质疏松

3. 要吃含钾食物，钾可帮助把多余的水分排出体外

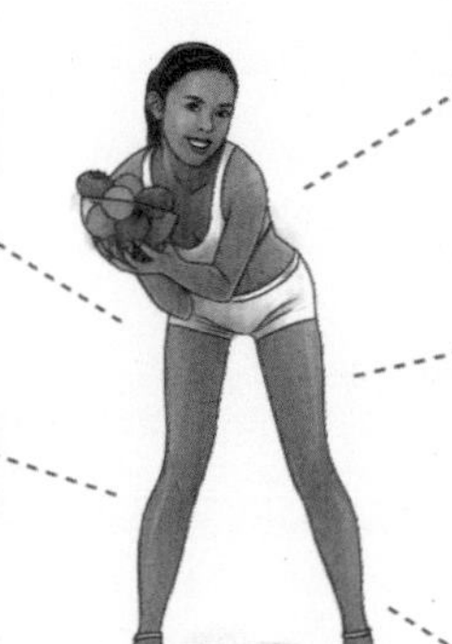

4. 不要喝含太多糖分的饮料或罐装果汁，因为糖分会转化为脂肪，所以吃水果时，也要选取一些糖分含量较低的水果，如苹果、橙、西瓜等

5. 不要摄取过多的盐分，因为盐分会使体内积水，形成水肿，所以应少吃薯片、香肠、咸鱼等高盐分食品

6. 不要吃加工类食品，尽量以天然食物烹调，因为食品添加剂的分子大部分较小，会使水分滞留在身体里不易排出，而囤积在下半身

③ 不可小视的一“膝”之地

膝盖，是美腿的黄金点，如果你的膝部由于脂肪积聚或赘肉过多而显得浑圆臃肿，破坏了美腿的线条，就会被人们称为“馒头膝部”。要知道，女人在穿短裙短裤时，最引人注目的地方是膝盖部位，特别是膝盖上部松弛的肌肉更显眼。如果这里有多余的脂肪，会使腿部显得又短又粗，而对于“象腿”美女来说，既缺少了骨感又堆积大量脂肪的膝盖更无美丽可言。由此可见，膝盖的美容调护实在是刻不容缓的事情。

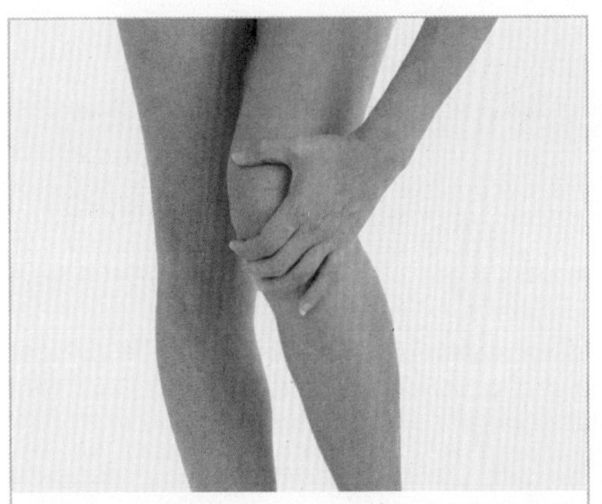

◎膝盖，是美腿的黄金点，是拥有完美腿部线条的重要一环。

（1）给膝盖去角质

将膝盖洗净，涂抹去角质品，你可以去超市购买，也可以用橄榄燕麦去角质，然后顺着同一方向，好像画圆圈一样仔细摩擦整个膝盖部位。需要注意的是，膝盖部位是很容易浮肿或是出现松弛现象的，而且会让本来就粗壮的腿看起来更粗壮。

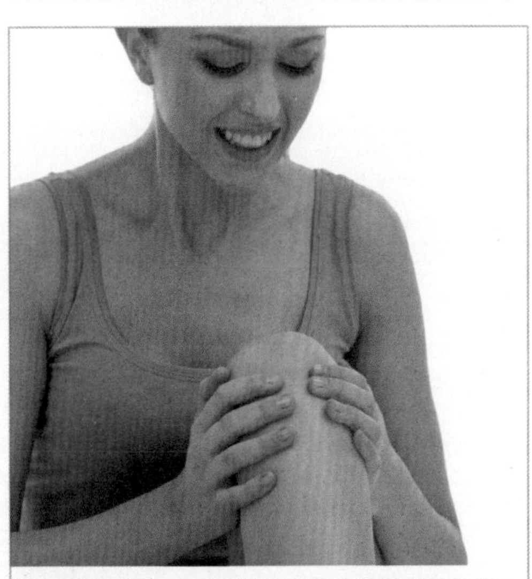

◎每次洗完澡后，用精油给膝盖按摩，可改善膝盖四周肌肤松弛的现象。

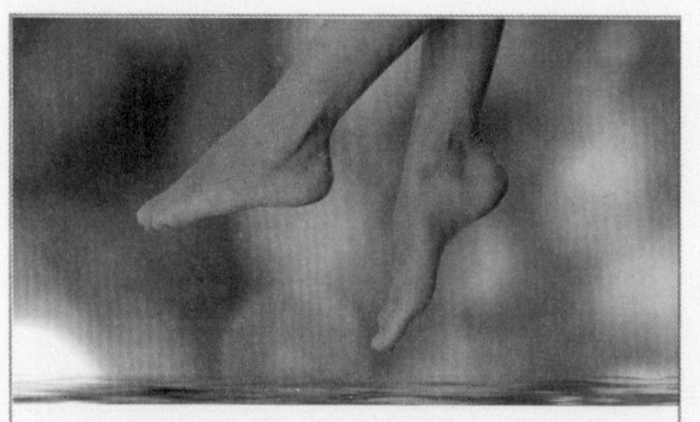

◎真正懂得爱惜自己的女人，应该从头到脚都做好保养，脚部更是不可忽视的部位。

为此，每天早晚用佛手柑精油或迷迭香精油按摩膝盖四周约20分钟，1周以后就可改善膝盖四周皮肤松弛的现象。

（2）膝盖保养二法

方法一：每次洗完澡后，你可以用双手均匀涂些乳液，搓揉到温热，然后用指腹由下往上在膝盖上画小圈，最后用手掌包住膝盖按压。

方法二：用手心捂膝盖，手心的劳宫穴是人体的火穴，而膝盖容易受寒凉，所以或阅读书籍，或看电视聊天时用手握揉膝盖，可加速局部血液循环，增加皮肤所需的营养，也能逐渐改善其生理机能和光泽度，不过要坚持长久才会有效果。

（3）消除膝部赘肉的运动

膝部脂肪积聚或赘肉过多的女士可以多参加活动膝部的运动，如慢跑、健身操、跳高、跳远、游泳等，并在运动过程中有意加力，加速消耗膝部聚积的脂肪，使膝部变得结实。

4 玉足生辉，步步留香

真正懂得爱惜自己的女人，应该从头到脚都保养好，不忽略任何一个地方。人的脚部穴位众多，人体奇经八脉都连通至此，素有“第二心脏”之称，对于如此重要的部位，美女们更不能掉以轻心。把脚养好就是健康和美丽的双重收获。

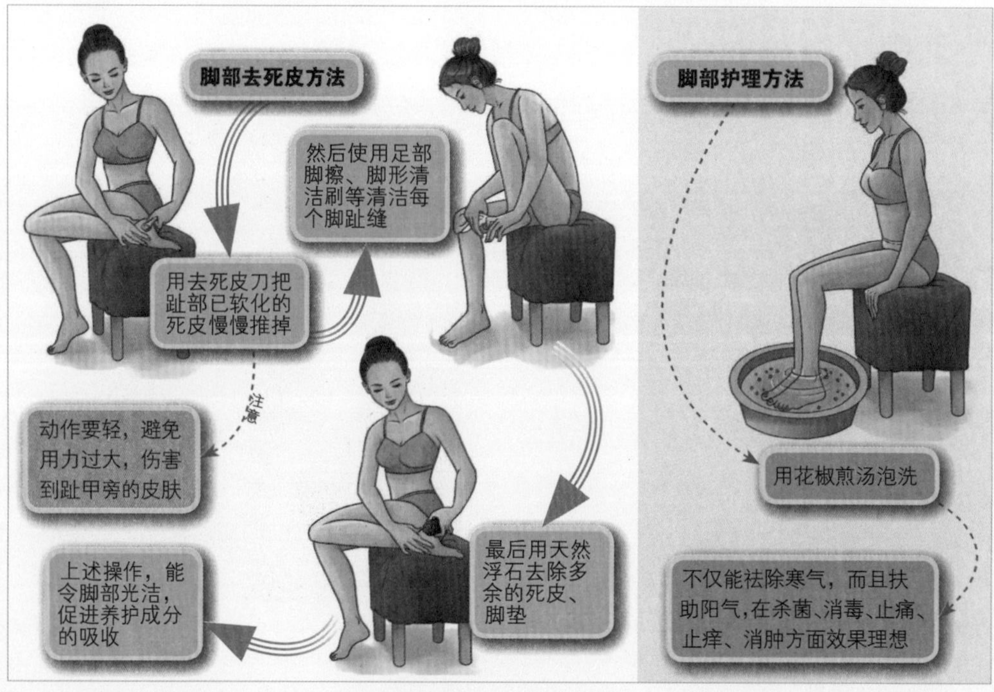

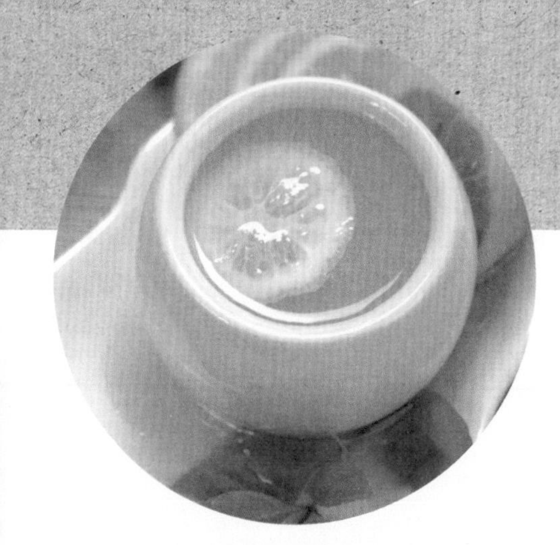

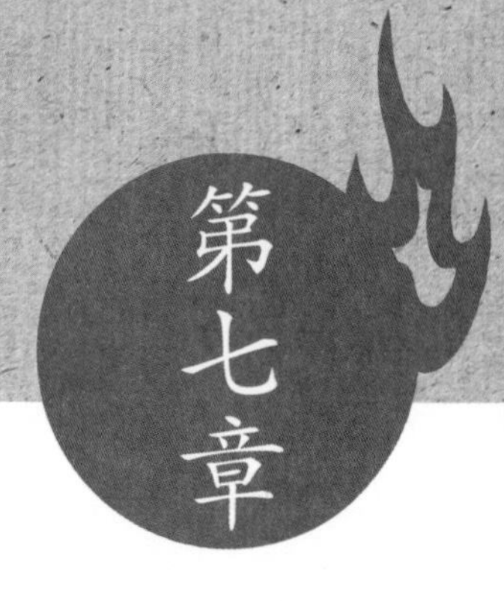

容颜娇美：不是桃花胜似桃花

●女人如水，要一直水水嫩嫩，才有可能长长久久地美下去，肌肤一旦出现干燥，各种号角就会响起，痘痘出现、皱纹长出、斑点开始往外冒……这些都会让女人的美丽大打折扣。其实，女人要想保持水嫩肌肤，在花草中就可以寻求解决之道，许多花草就是公认的补水佳品，让我们一起在花草中来寻找肌肤水润的秘密吧。

美白补水：让女人白得自然，润泽水嫩

❶ 在花草中寻找肌肤水润的秘诀

女人一定要是水水嫩嫩的，皮肤干燥缺水不仅让美丽打折扣，还会过早地长出皱纹，绝对是美容养颜的大敌，就让我们在花草中寻找肌肤水润的秘密吧。

樱桃桂花汤：先将冰糖适量溶化，加入银耳50克煮10分钟左右，然后加入樱桃30克、桂花适量煮沸后即可，此汤水有助于补气、养血、滋润皮肤。

葡萄酒蜂蜜面膜：用50克小麦粉做基础材料，倒入葡萄酒30毫升，搅拌成糊状。加一大匙蜂蜜，薄薄一层直接涂于皱纹处，或先抹在脸贴上，再贴在脸上，20分钟后取下。该方法可让皮肤滋润光滑，皱纹减浅。

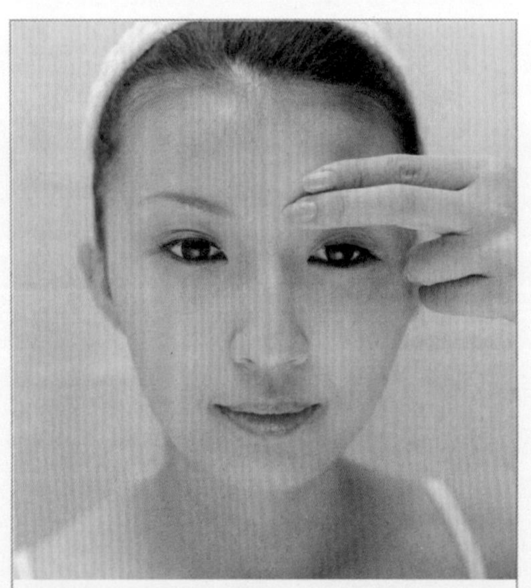

◎女人一定要是水水嫩嫩的，这样才能对抗各种肌肤问题。

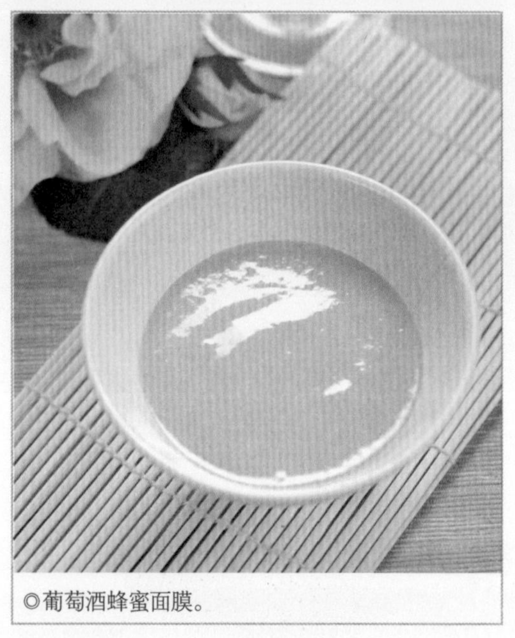

◎葡萄酒蜂蜜面膜。

银耳莲子百合糖水：取准备好银耳、莲子、百合、冰糖。将银耳和莲子洗净，用凉水泡一晚上。如果使用的是百合干的话，也需要泡一晚上。锅里加水后将银耳、莲子、百合放入，等水开后改用小火炖。大概1个小时后，放入冰糖，煮5分钟就可以了。女性朋友们饮用时先放到冰箱里冰一下，口感更好。银耳、莲子、百合是都美容佳品，经常饮用此汤，皮肤自然水水嫩嫩。

西瓜皮焕肤补水面膜：方法一，把一方干净的西瓜皮用快刀剖成2毫米厚薄的薄片，用瓜皮轻轻按摩脸部肌肤，有舒缓镇静补水的功效。方法二，将整个西瓜洗干净，刨去青皮，然后再刨下一片片的白皮一片一片地贴在脸上和手臂上，大约5分钟换一次新的西瓜皮片，共换4次，然后用清水冲洗干净。

豌豆美容粥：取豌豆100克，红糖适量。将豌豆用温水浸泡数日，用微火煮作粥，至糜烂如泥；加入红糖，做早餐或随时食之。此粥功效在于：理脾益气，祛湿利水，消肿通乳。生肌生肉、滋养皮肤。可适用于因胃肠失和、脾失健运引起的脘腹胀满，面、肢轻度浮肿，面色干黄等症。亦可用于妇女产后乳汁不下。

银耳菠萝枸杞汤：取银耳5克、枸杞5克、菠萝罐头1/2罐（小罐），冰糖1大匙。将银耳洗净，用水泡发后去蒂，切成小朵，放进4碗水内，用大火煮开后转小火熬煮约20分钟。接着放入枸杞，煮至熟软时加入菠萝片，并加糖调味即可起锅。待甜汤凉却后，移入冰箱冷藏，更能生津止渴。此汤可快速排出体内毒素，润肤美白。

此外，还可以常吃以下几种润肺食物：

①雪梨

雪梨能够润肺，给肌肤补充水分，增白皮肤，去皱纹，抗衰老，令肌肤白嫩润泽，状如婴儿。

经常口鼻干燥，肌肤干燥瘙痒者，生吃梨见效神速，且无副作用。

注意事项：脾胃虚寒者、极度怕冷者、胃溃疡者、腹泻者、糖尿病者、血虚者应慎吃或少吃梨。另外，梨有利尿作用，夜尿频者，睡前应少吃梨；梨不可与螃蟹同吃，以防引起腹泻。

②百合

常食百合可补充肌肤必要的水分，使肌肤莹润光泽。百合含胶质，能使肌肤充满弹性；能增白肌肤，使肌肤水嫩、润白、弹性紧实；还能清心热安心神，帮助治疗失眠，有睡眠困扰的朋友可以多吃经常吃百合莲子山药粥。油性皮肤的人多吃百合能控制痘痘的滋生。

注意事项：百合最好是去药店购买干的，回来炖着吃或熬粥吃，药店的百合来源比较可靠。

③荸荠

荸荠可以迅速为肌肤补充大量水分，去除皱纹，使肌肤润泽白皙，焕发活力生机，充满弹性。还能使眼睛明亮水汪汪，另外荸荠还可以降血压。

肌肤干燥缺水者、面部有皱纹者、眼睛干涩者、儿童和发烧病人、咳嗽多痰、咽干喉痛、消化不良、大小便不利、癌症患者应多吃荸荠；荸荠对于高血压、便秘、糖尿病尿多者、小便淋沥涩通者、尿路感染患者均有一定功效，而且还可预防流脑及流感的传播。

注意事项：脾胃虚寒者、拉稀者、血瘀者不宜吃荸荠；荸荠最好煮熟吃，因为荸荠生长在泥中，外皮和内部都有可能附着较多的细菌和寄生虫，所以一定要洗净

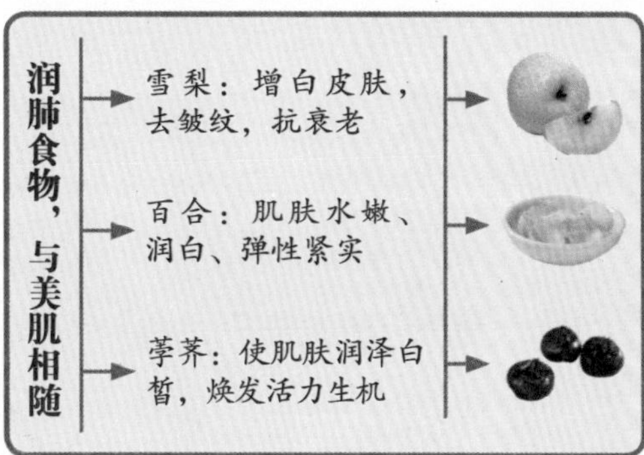

煮透后方可食用。生吃一定要去皮，寄生虫和细菌大部分都在皮部。

❷ 绿茶美白，肌肤的清新享受

众所周知，绿茶粉具有良好的抗氧化和镇静作用，可减轻疲劳。绿茶中含有维生素C及类黄酮，其中的类黄酮能增强维生素C的抗氧化功效，这种类黄酮也是珍贵营养品，所以它对维持皮肤美白，可谓是有珍品级的效果。《本草纲目》中也记载说："绿茶甘寒无毒，作枕明目。"而且与同样富含维生素C的柠檬比，绿茶不含酸性，不会刺激皮肤。使用富含维生素C的绿茶粉自制面膜，对肌肤有很好的美白效果。

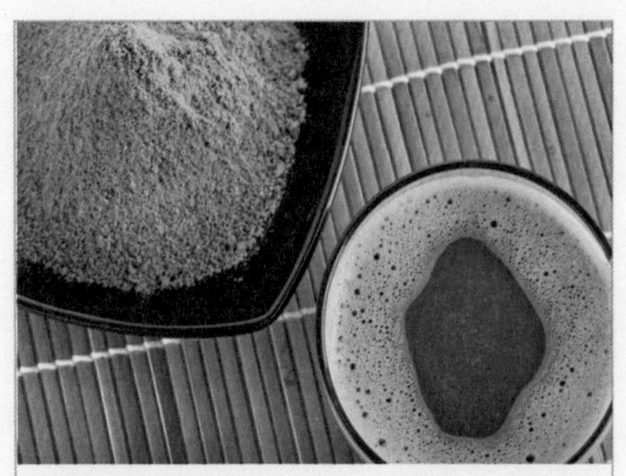
◎使用富含维生素C的绿茶粉自制面膜，对肌肤有很好的美白效果。

绿茶中所含的单宁酸成分，具有收缩肌肤、使皮脂膜强度增高，健美皮肤的功效。每天一次不要间断，以绿茶拍洗完脸后，像平时一样涂上乳液，就能减轻黑斑、雀斑，还你洁白无瑕的肌

绿茶美容养颜方，给肌肤清新呵护

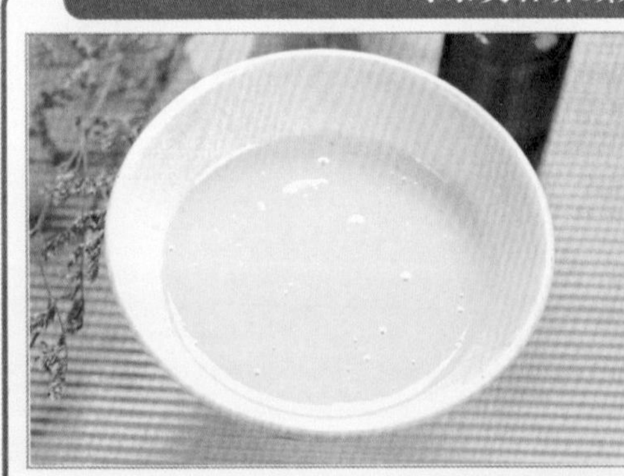

绿茶甘油面膜

功效 这款面膜含茶多酚、维生素C等营养美肤元素，能减少肌肤细胞内的游离基，淡化色斑，改善肌肤暗沉、粗糙的状况。

材料 绿茶、甘油各10克，锅，纱布，面膜碗，面膜棒，面膜纸

做法 ①绿茶放入锅中，煮水，取绿茶水，放凉。②与甘油一同倒入面膜碗中，搅拌均匀。③在调好的面膜中浸入面膜纸，泡开即成。

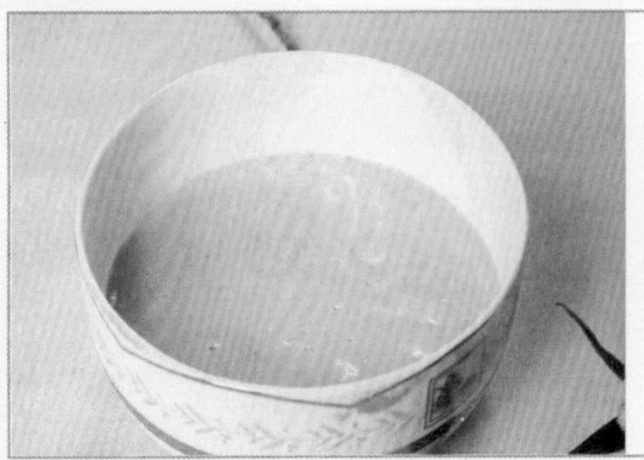

绿茶粉蛋黄面膜

功效 这款面膜富含维生素C、单宁酸等营养素，可收缩肌肤，对消除痘印有特效。

材料 绿茶粉1大匙，鸡蛋1个，面膜碗，面膜棒

做法 ①将鸡蛋磕开，滤取蛋黄，充分打散备用。②将绿茶粉倒入面膜碗中，加入蛋黄，用面膜棒搅匀即可。

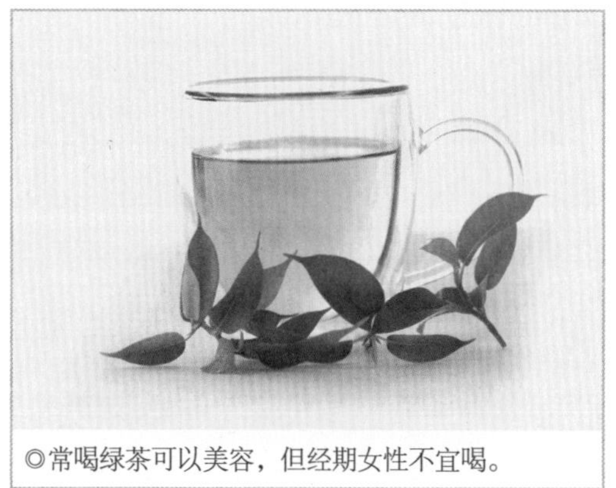
◎常喝绿茶可以美容，但经期女性不宜喝。

肤。敷面前，必须先彻底清洗脸上的污垢，刚洗完澡做面膜效果更好。敷面后触摸肌肤，会立即感到皮肤很光滑。

此外，常喝绿茶可以美容，但在月经期女性最好不要喝绿茶。因为绿茶中含有较多的鞣酸，会与食物中的铁分子结合，形成大量沉淀物，妨碍肠道黏膜对铁分子的吸收，容易造成月经期缺铁性贫血。另外，绿茶中的可可茶碱等物质具有使人兴奋的作用，会加重痛经、腰酸等经期反应。

❸ 秋冬季节，花果面膜让你的肌肤如苹果般水嫩

秋冬季节是干性皮肤最难挨的日子，

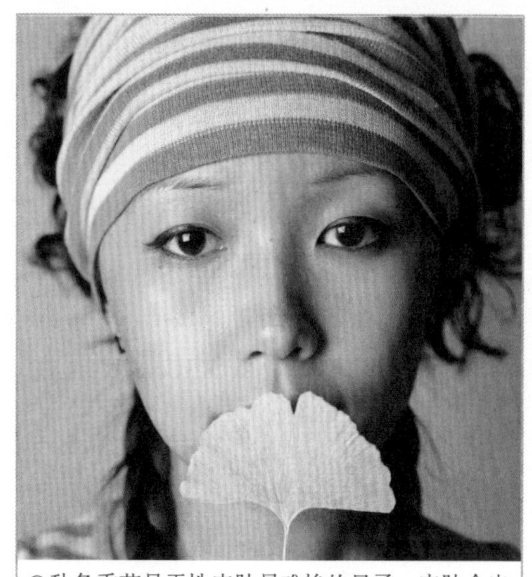
◎秋冬季节是干性皮肤最难挨的日子，皮肤会出现干燥、紧绷等各种非常状况。

寒冷的北风使得皮肤逐渐失去了光彩，看上去干巴巴、暗沉沉，摸起来也是粗粗的。秋冬季节由于空气湿度低，皮肤就会干燥、绷紧，表皮层出现龟裂、脱皮甚至瘙痒等症状。怎样才能让肌肤恢复苹果般的水嫩？

一方面，秋冬季节要尽量少吃炸、烤、煎的食品，以免助纣为虐，加速体内水分的蒸发。做饭时多采用有利于保持食物水分的烹调方式，如蒸、炖、煲、煮

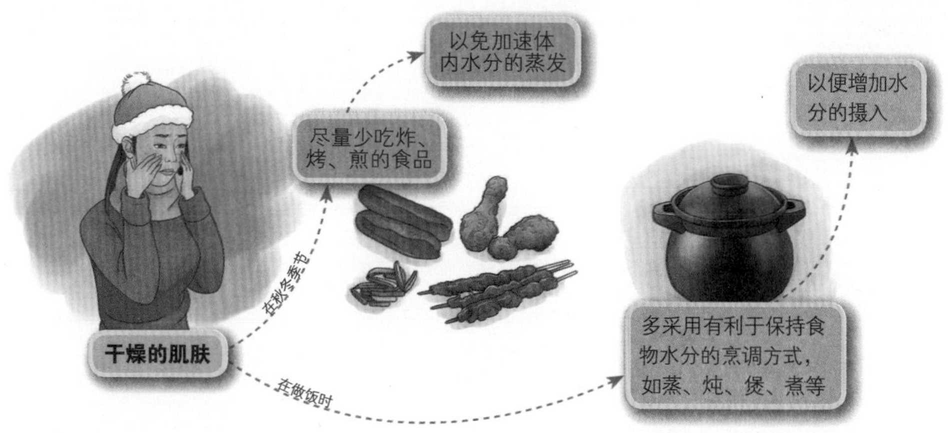

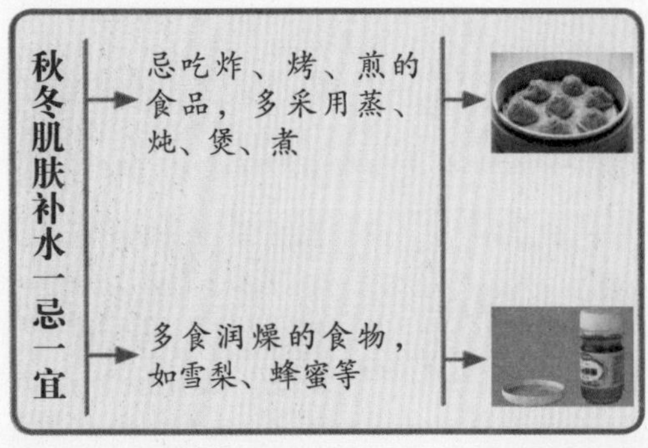

等，以便增加水分的摄入。另一方面，可以多食用些润燥的食物，如雪梨、蜂蜜等。此外，豆浆、香蕉、红薯、猕猴桃等瓜果中含有大量的维生素，可以做成预防秋燥的补水面膜。

下面就一起来看看各种花果美容方，它们不仅简单实用，而且若坚持使用，水润女人非你莫属。

干性皮肤保湿面膜：取鸡蛋清，蜂蜜1小匙，柠檬半个（干性且敏感性的皮肤可以不用），麦芽油。先将柠檬洗净去皮后榨汁。然后将柠檬汁、蜂蜜、蛋白和麦芽油放进碗内搅拌后均匀涂在脸上，待10～20分钟后洗净。此面膜不仅可以滋润紧致干燥肌肤，同时具有极好的美白功效，建议在晚间使用。

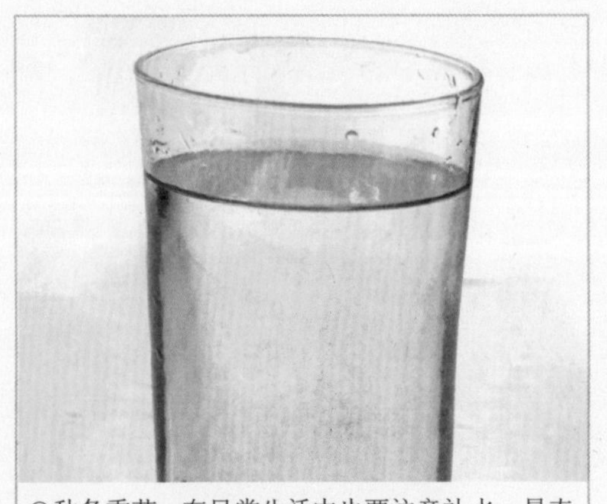
◎秋冬季节，在日常生活中也要注意补水，最直接的补水法就是多喝白开水。

油性皮肤保湿面膜：取蜂蜜1匙，全脂奶粉1匙，麦粉1匙，2.5厘米长的小黄瓜去皮捣成泥状。先将蜂蜜、全脂奶粉、麦粉、小黄瓜泥混合调匀后，均匀涂在脸上，等待20分钟后洗净。此面膜能在深层清洁肌肤的同时具有很好的杀菌功效，可收敛粗大毛孔，同时滋润营养肌肤。

敏感性皮肤保湿面膜：取苹果1/4个，蛋黄一个，面粉2匙，蜂蜜1匙。先将苹果捣成泥状，加上蛋黄及面粉、蜂蜜搅拌均匀。清洁肌肤之后，将面膜敷于脸上10～15分钟后，用温水冲净即可，可天天使用。此面膜具有滋养、收敛、保湿等功效，可增强肌肤抵抗力，让肌肤明亮有光泽。

混合性皮肤保湿面膜：取蜂蜜1匙，新鲜胡萝卜汁1匙，优酪乳75毫升。先将蜂蜜、胡萝卜汁、优酪乳混合调匀，然后均匀涂在脸上，20分钟后洗净。此面膜可有效促进肌肤的水油平衡，同时滋润干燥的肌肤，令皮肤水嫩透白有光泽。

日常生活中也要注意补水，有直接补水法，即多喝白开水，可于早上、睡前各喝0.2升，两餐间各饮0.8升；空气补水可以在室内晾潮湿的衣服、毛巾等，以提高空气湿度；加湿器补水则是直接向空气中喷入水雾，短时间内就可以提高空气湿度。

❹ 三白面膜，来自宫廷的美白秘方

三白面膜中的三味药材

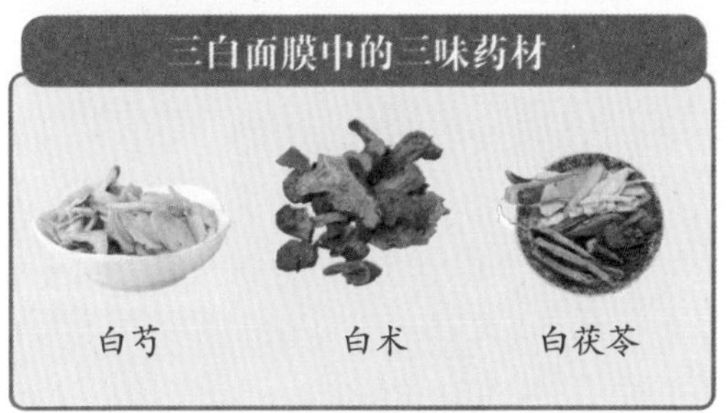

真正的美，永远都是由内而外散发的；漂亮的白，也总是从里向外略透微红的。在这里介绍一款源自宫廷美白秘方三白膏。三白是指白芍、白术、白茯苓。

白芍味甘、酸，性微寒，有养血的作用，可以治疗面色萎黄、面部色斑、无光泽；白术性温，味甘、苦，有延缓衰老的功效；白茯苓味甘、淡，性平，能祛斑增白。现代的药理研究也证实了上述各药的美容作用：白芍有清除自由基、抗氧化的作用；白术、白茯苓可以增强免疫功能，扩张血管，都属于美容之品。

茯苓、白芨、白芷都是中药店里可买到的药材，其中白芨还有“美白仙子”的美称，很多宫廷美容秘方中都用到它。三者效果相加，祛斑除痕美白滑肤效果很显著。

三白面膜具体做法如下：取白芷粉1茶匙，白茯苓2茶匙，白芨粉1茶匙，蜂蜜或蛋清适量。先将白芷粉、白茯苓、白芨粉用蜂蜜、牛奶调和成面膜，涂抹于面部；20分钟后用清水洗去，用润肤水、润肤乳等进行基础保养。此面膜可柔嫩、美白祛斑、润泽肌肤。

如果面部生疮或斑较明显，也可用白茯苓、白芷、天门冬加蛋清或蜂蜜调和后敷面，改善效果较好。

中医认为，人的皮肤悦泽与否和脏腑功能有密切关系。如果脏腑病变，气血不和，则皮肤粗糙，面部生斑。而以白芍、白术、白茯苓三味药材为主的三白汤正是从调和气血、调理五脏的功能入手，从而美白祛斑。

三白汤具体做法如下：取白术、白芍、白茯苓各150克，甘草75克。先用水煎汤，每天一小碗。还可以自制袋泡茶。以上药物分别研成粉末，混合均匀，装入30个小包中。每天取1包用沸水冲泡，当茶喝。此汤可调和气血、调理五脏，美白祛斑。

三白汤性味平和，一般人均可服用。不过服用期间，最好少吃辛辣。此外，三白汤中还配有甘草，其性平，味甘，有润肤除臭的功效，可用于皮肤皲裂等。

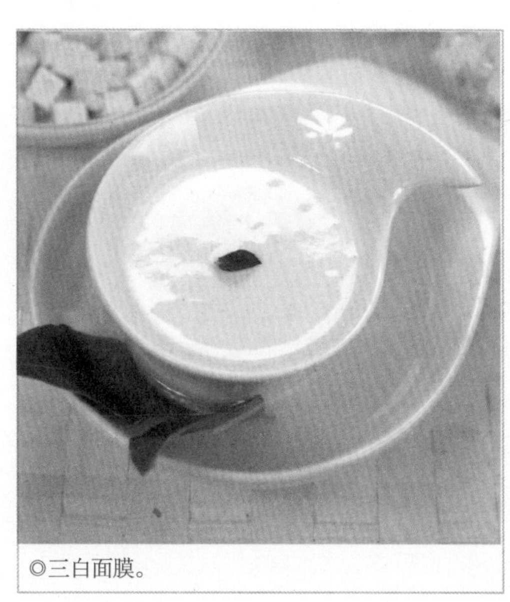

◎三白面膜。

女人是水做的，在皮肤面临干燥威胁的时候，多喝水。只有“以水补水”，让身体摄入足够的水分比使用保湿化妆品要有效。

另外，秋冬滋阴润肺最好吃银耳、萝卜、柿子、百合、梨、葡萄等。另外，最好清晨醒来饮一杯蜂蜜水，这能起到补充水分和净化机体的作用。但应纠正一早喝盐开水的习惯，早晨是人体血压升高的第一个高峰，喝盐开水会使血压更高。

⑤ 控油防晒：在夏日烂漫开放

防晒是夏季护肤的重中之重，除了涂抹防晒霜、打遮阳伞等常用防晒方法，还要注意饮食，少吃香菜、芹菜、白萝卜等感光蔬菜，多吃猕猴桃、草莓、西红柿、橘子、卷心菜等能够抑制黑色素的蔬菜、水果。

为了达到零瑕疵的白皙境界，许多人不惜付出大量的时间与精力去寻找能让肌肤不被晒黑的方法，并对此孜孜不倦。尽管每年我们都在防晒，但是每年都会被晒黑，是防晒产品不够好，还是自己对于防晒的认识不足？

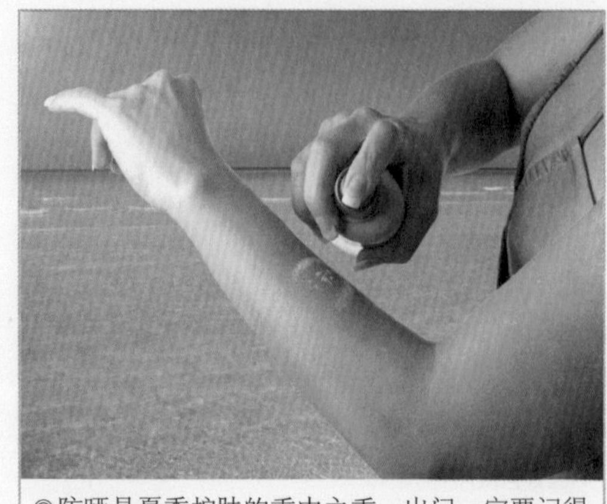

◎防晒是夏季护肤的重中之重，出门一定要记得涂抹防晒霜。

防晒首先要在饮食上下功夫。如果你的肌肤比较敏感，盛夏季节最好少吃“感光蔬菜”，比如香菜、芹菜、白萝卜等。因为它们会让爱长斑的皮肤更容易长出色斑。相反，以下这些蔬菜、水果可以抑制黑色素沉着，让皮肤嫩白，比如猕猴桃、草莓、西红柿、橘子、卷心菜等。比如草莓，《本草纲目》中对它的药性就有明确的记载，说它有清暑、解热、生津止渴、消炎、止痛、润肺、助消化等功效。炎热夏季多食草莓再合适不过了。

此外，《本草纲目》中提到红景天、

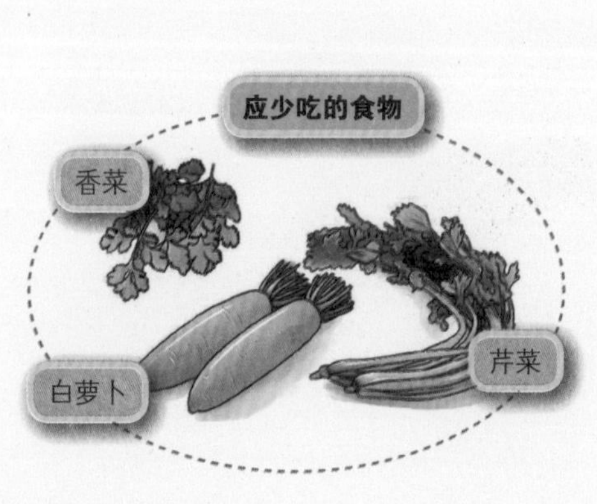

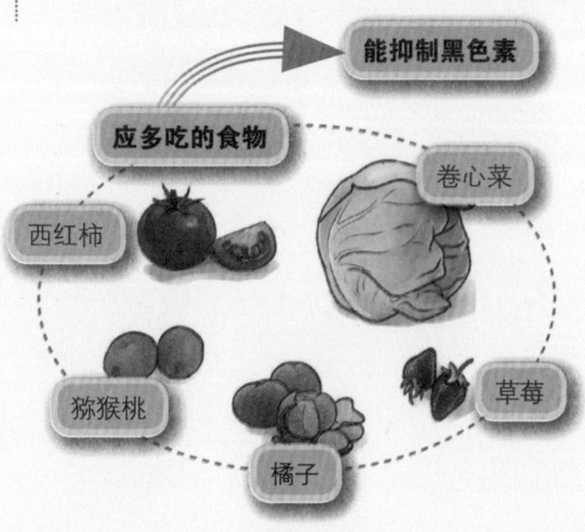

1. 避免在夏季上午10点～下午2点出去，因为这段时间的阳光最强，紫外线最具威力

2. 夏日外出，每隔2～3小时应当补擦一次防晒品。游泳时应使用防水且防晒指数较高的防晒品

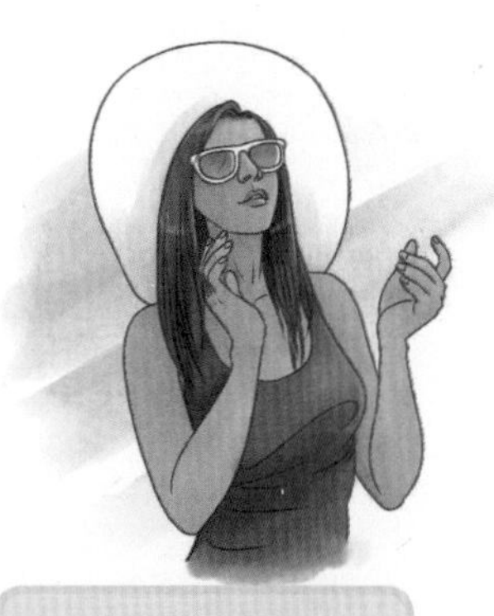

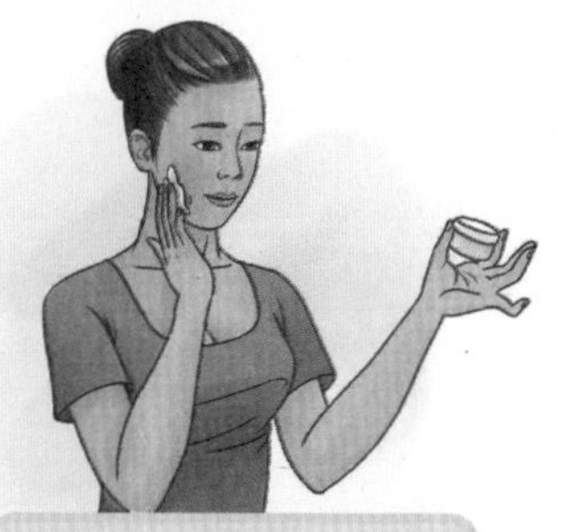

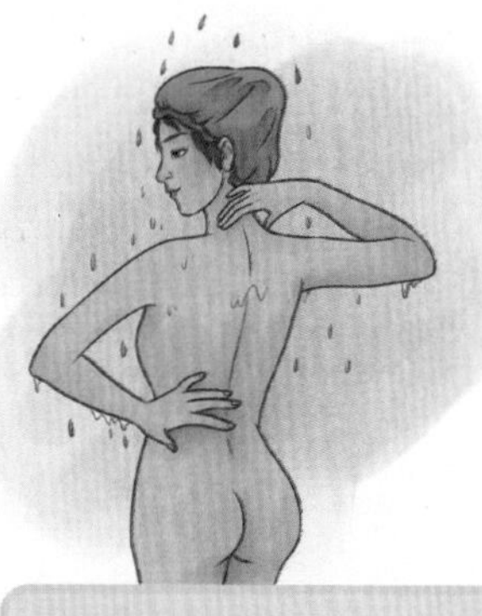

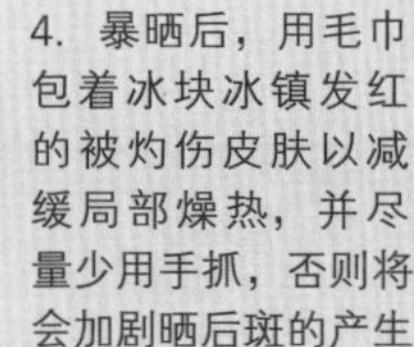

5. 外出时双手也要擦防晒品，而手臂、脚、膝盖外露时也应涂防晒品，这样既可以防晒，又可以有效减少斑点

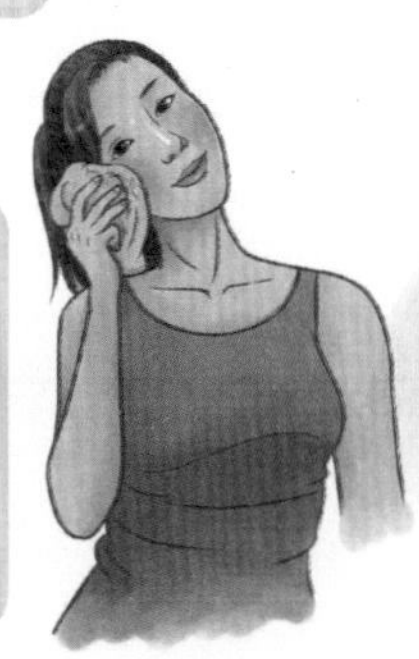

益母草、金银花、仙人草、甘菊、芦荟等十余种药草具有防晒的功效，对皮肤有温和舒缓、保护滋养、自然美白等三重功效，它们和上面提到的蔬菜、水果是夏日防晒的完美搭档。因此，在选择防晒霜时，要尽量选择含有这些植物成分的产品。

另外，还有几点需要女性朋友们特别注意：

正确地修复与护理晒伤后的皮肤非常重要。如果皮肤被晒已溃破，最好用珍珠粉加蜂蜜调成糊状，涂在晒伤处15～20分钟，再用清水洗去，这样使用2～3次后就会有明显的好转。因为珍珠粉对创口、烧烫伤、溃破不敛等有消炎生肌的功效，蜂蜜也有较好的滋润保湿效果。珍珠粉加蜂蜜还可作为面膜使用，因为珍珠粉能促进皮肤血液循环、细胞再生，能有效消除暗疮、雀斑，还有延缓皮肤衰老的功效，如果再加点儿蛋清或维生素E就更好了。

芦荟：是晒后修护的功臣。取新鲜芦荟洗净，去除表皮，切片（注意不要让外层的那些小刺扎到你），敷在晒伤后的部位。这种最自然、简单的护肤方法会让你的肌肤有久旱逢甘露的感觉。芦荟对皮肤有特别的镇静功效，敷在晒伤发红的部位，感觉特别清新凉爽。

祛斑祛痘：女人从此不再为斑斑愁眉苦脸

❶ 认清体质好祛痘

虽然有人调侃说“会长痘痘说明你还年轻”，但是没有一个人喜欢用这种方式来证明自己还处在青春期。看着原本干净光洁的皮肤上冒出几颗痘痘，相信每个女孩的心情都会很郁闷。也有的女孩脸上侥幸逃过“一劫”，痘痘又出现在胸背部，到了夏天连漂亮的吊带裙都不敢穿，所以，为了完美肌肤、为了无瑕青春，一定要吹响紧急“战痘”号角！

在医学上，痘痘叫作“痤疮”，在中医学中相当于“痤”或“痤痱”，或称之谓“肺风粉刺”“面疮”等。最早的记载见于《黄帝内经》：“汗出见湿，乃生痤痱……郁乃痤。”关于痘痘形成的具体原因，中医认为，面鼻及胸背部属肺，所以青春痘常常是由肺经风热阻于肌肤导致的，也可能因食用了过多的肥甘、油腻、辛辣食物，脾胃蕴热，湿热内生熏蒸面部诱发了青春痘。青春痘多出在年轻人身上，是因为他们血气方刚，阳热上升，与风寒相搏，郁阻肌肤所致。此外，外涂化妆品刺激引起毛囊口堵塞是导致本病产生的重要诱因。

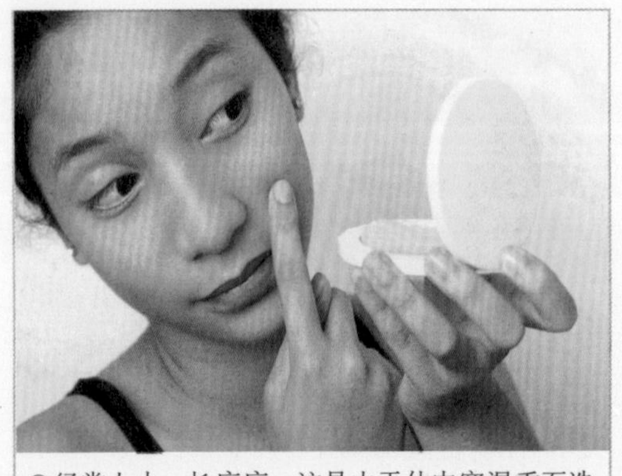
◎经常上火、长痘痘，这是由于体内寒湿重而造成的。

在所有的美容问题中，青春痘可能是最让女性头疼的事情了。原本干净光洁的皮肤上时不时冒出一两个白头，或者黑头、粉刺，严重影响了美观。还有的年轻女性，胸背部惨遭痘痘“毒手”，夏天连漂亮的吊带衫都不敢穿。

我们要根据自己的体质，对症抗痘。容易长痘痘的体质有这样几种：

①肺热型

这种体质的人长的痘痘是丘疹状的，也就是面部有一个一个的小包。这样的人平时容易口干，心烦，舌苔黄，容易上火。所以应该清肺解毒，可以多喝些菊花茶，也可配合喝点儿枇杷膏，饮食一定要忌荤腥。

②湿热型

这种体质的人所长的痘痘往往是脓包形的，容易流脓、流水，而且有痛感，还伴有便秘等症状。这样的体质建议排出内毒，可以多吃萝卜等。每天早上起来喝一碗蜂蜜水，也能够润肠通便。

③痰瘀型

这种体质的人所长的痘痘是硬的、囊肿形的。这样的人喜欢流汗，怕热，大便经常不成形。属这种体质又经常长痘的话，可能预示着有一定的妇科疾病，最好

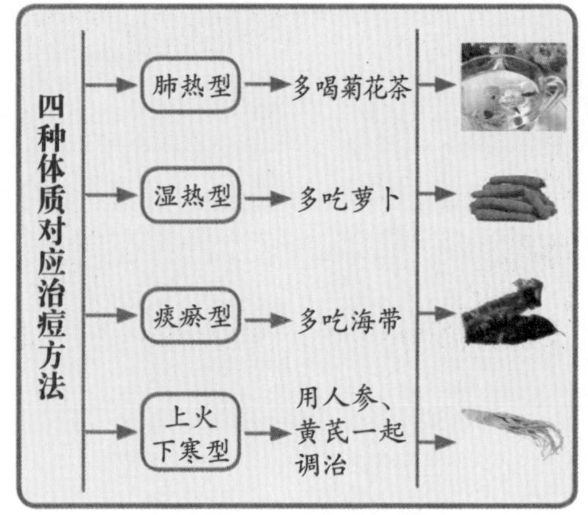

去医院具体咨询。平时可以多吃点儿海带。《本草纲目》中说海带："治水病瘿瘤，功同海藻，昆布下气，久服瘦人。"

④上火下寒型

这种体质的人脸上长痘痘，四肢却经常冰凉，平时容易疲倦。这就既需要治寒又需要治火。用人参、黄芪一起治，人参治寒，黄芪治火。平时一定要忌口，绝对不要吃海鲜。

知道了不同类型体质避免皮肤问题需要注意的事项后，下面我们再来看看，针对不同类型的皮肤问题，有什么样的处理方法：

祛黑斑、雀斑：取牵牛子、鸡蛋清、黑牵牛子、白酒、姜汁各适量。先将牵牛子去壳研成末，用鸡蛋清调匀成糊，每晚临睡前涂面，早上洗净；黑牵牛子适量，用白酒浸泡3日，取出研末，先用姜汁涂面，然后擦上药末，每日1次。

祛粉刺：取黑牵牛子适量，白僵蚕60克。先将黑牵牛子研为细末，用面脂调匀，日日洗面；黑牵牛子、白僵蚕各60克，研末制成弹子大的蜜丸，每日1丸用水化开洗面。

祛痤疮：取黑牵牛子、柠檬汁各适量。先将黑牵牛子适量，研末，加入柠檬汁调匀，敷面部，每日1次，数日即可痊愈。

而如果你已经经历过痘痘大军的"烧杀抢掠"，脸上留下了大量痘印，那就试试珍珠粉蛋清面膜。珍珠粉和鸡蛋清都具有美白肌肤的功效，将两者混合在一起当面膜使用，不但肌肤会越来越柔滑，痘痘的痕迹也能慢慢变淡。珍珠粉在一般的中药店都有销售。

消除痘痘还可以尝试以下两款面膜：

鸡蛋珍珠粉面膜：取鸡蛋1个，珍珠粉10克。先将鸡蛋的蛋清与珍珠粉混合，均匀涂抹在脸上，尽量涂厚一点儿，15～20分钟后洗掉。此面膜可美白养颜，去痘印。使用时可先将涂抹面膜时注意避开眼部和唇部，一个星期坚持做两次。

苹果消痘贴：取新鲜苹果1个，沸水适量。先将苹果切片泡在沸水中，等几分钟直至苹果片变软，再将之从水中取出。待其冷却至温热时贴于痘痘印上，保持20分钟。然后取下，将面部清洗干净。每星

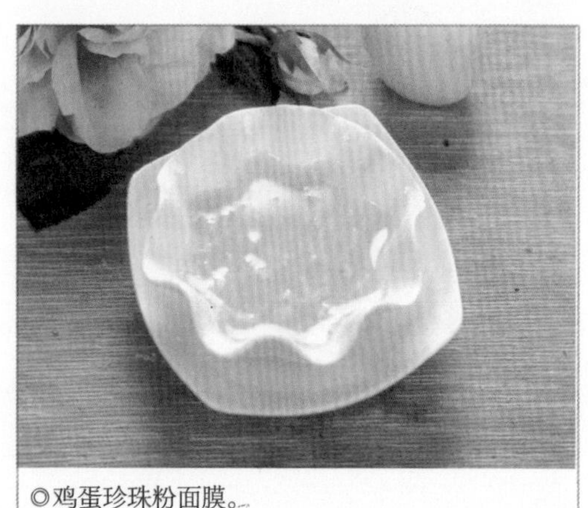
◎鸡蛋珍珠粉面膜。

期做两次。

长痘痘的人通常皮肤油腻，或者属于混合型皮肤，面部某一区域油腻。可以在晨起和睡前交替使用中性偏碱香皂或仅适合油性皮肤使用的洗面奶，清洁油腻部位。用双手指腹顺皮纹方向轻轻按摩3～5分钟，然后用温水洗干净。

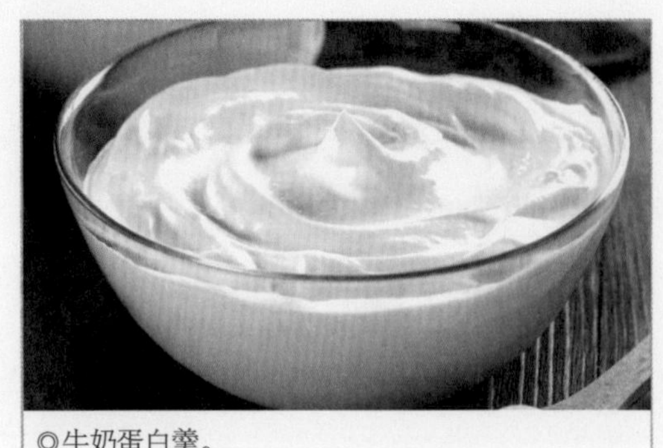
◎牛奶蛋白羹。

❷ 祛斑以后更美丽

人体的气血正常流动，青春才能永驻，一旦气血瘀滞，人就会加速衰老。很多女性脸上长斑也是由于气血运行不好、淤滞造成的。所以，我们可以通过不同的按摩手法来达到活血祛斑的目的。

这里的按摩不同于穴位按摩，仅在出现斑块的皮肤上进行按摩，就可以达到色斑局部活血散瘀，使此处表皮与真皮间积聚的黑色素松动，向外扩散。

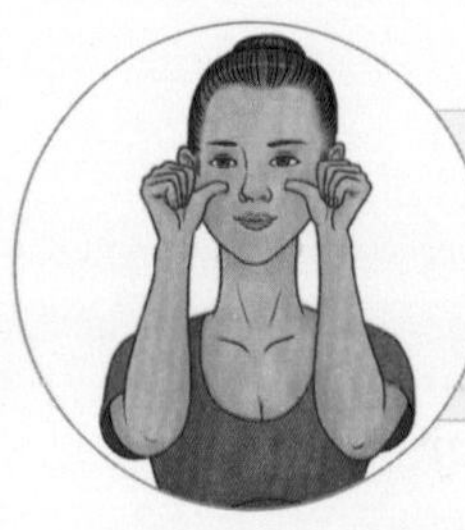

1. 斑面指按法

将拇指伸直，其余四指握起，用拇指端点压斑面中心，按压方向要垂直，用力由轻到重，稳而持续，使刺激充分到达表皮与真皮之间，忌猛然发力及发力后摇动。按压点由中心向周围做扩展按揉。

2. 斑面指揉法

用拇指肚在按压点上画圆圈转动，用力轻柔缓和，每分钟 50 ～ 60 圈，动作协调有节奏，作用部位为表皮与真皮之间。在每一个按压点上按揉半分钟左右，目的是让按压后的色素在小范围内松动。

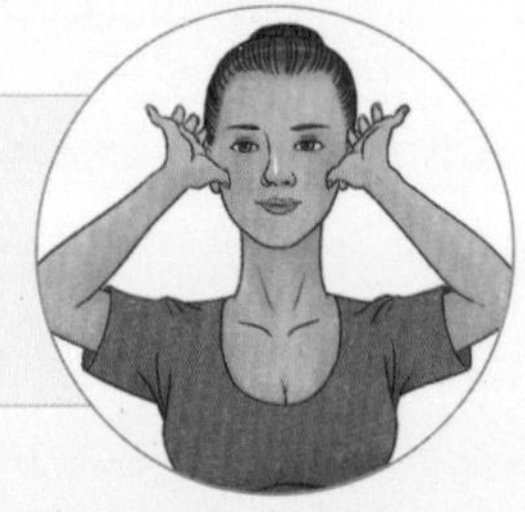

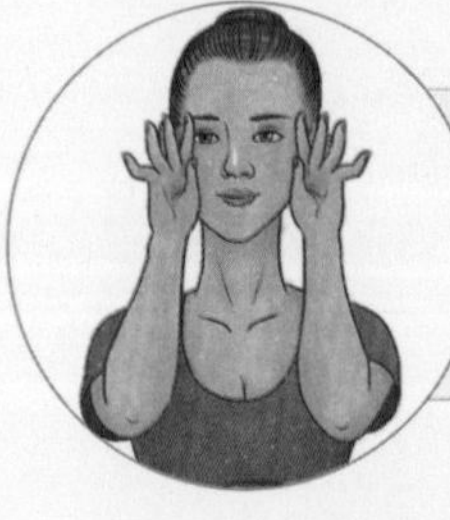

3. 斑面指抹法

用拇指侧部和食指端部，在点按的部位，由内向外做直线移动，压力应均衡，抹动速度宜缓慢，操作时用力要轻而不浮、重而不滞，动作要协调，将揉松动的黑色素向四周扩散。

4. 斑面掌摩法

用两手掌心对擦，产生热量，将掌面放在整个斑面上，做环行而有节奏的摩动，顺、逆时针均可，频率每分钟 50 ～ 60 次，使已局部扩散的色素向更广泛的范围扩散，有利于快速吸收。

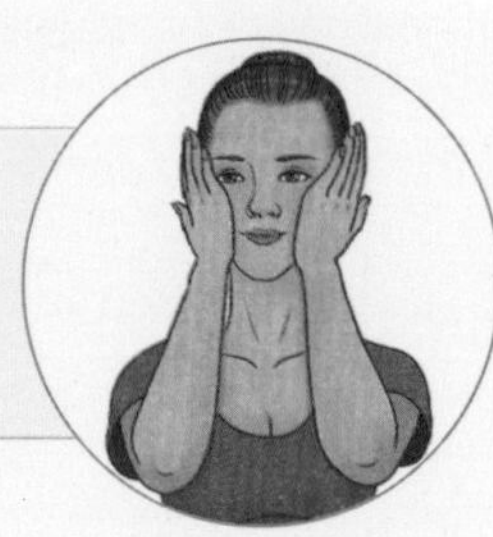

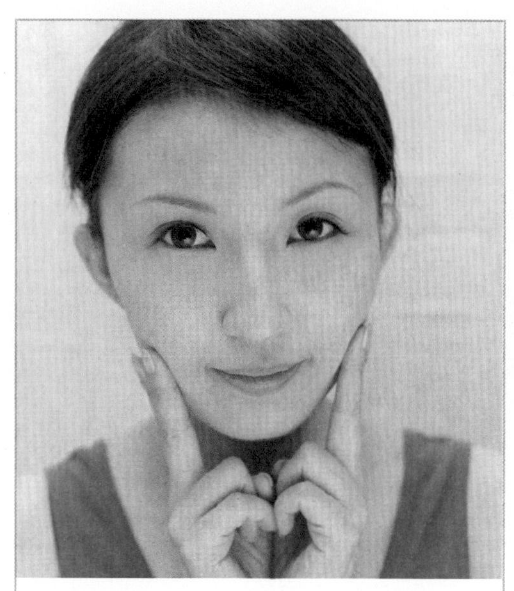
◎坚持给脸部按摩，可以达到活血祛斑的目的。

除上述按摩方法外，还可以配合饮食达到活血祛斑、美白养颜的目的。

三花益颜酒：取桃花、红花、合欢花、冰糖各50克，上等白酒 2000克。先将桃花、红花、合欢花装于绢制药袋内，放入容器中，加入白酒与冰糖，加盖密封，于阴凉处浸泡30日后可以启封取药酒饮用。每次饮药酒10～15克，每日早、晚各1次。此酒可活血去瘀，和血益肤，令人好颜色。适用于皮肤粗糙、脸上有黑斑、色晦暗者。此酒孕妇、哺乳期女性及月经量多者忌服。

牛奶蛋白羹：取牛奶半斤，鸡蛋2个，白糖适量。先将将鸡蛋打破取蛋白，与牛奶、白糖一同置于汤碗中，搅拌均匀，上锅隔水蒸熟即成。本品具有祛斑增白之功效，可防治雀斑、黄褐斑。每日1剂，常食。

❸ 细致毛孔不粗大

年轻没有什么不可以，但是“草莓鼻”就不可以。所谓“草莓鼻”就是鼻子上布满黑头、粉刺，整个鼻子看起来就像是长着颗颗黑粒的草莓。这也是很多年轻女孩子很头痛的美容问题。其实这是因为粗大的毛孔容易藏污纳垢，所以让你的脸显得不光洁。

拒绝“孔”慌，首要问题就是要保证彻底的清洁。毛孔粗大的女孩子在洗脸之后最好能用冰冻后的毛巾敷一下脸，这个程序能让毛孔收缩，很有必要。之后再在脸上拍一点儿收敛水。

除了每日的清洁程序，毛孔粗大的女孩子还需要每周做1～2次面膜，帮助皮肤补水和紧致毛孔，这里给大家介绍一款柠檬蜂蜜面膜：将10滴新鲜柠檬汁、3茶匙蜂蜜、3茶匙酵母粉调和在一起制成面膜，经常敷用能收紧毛孔，亦能促进血液循环，使肌肤有光泽。《本草纲目》记

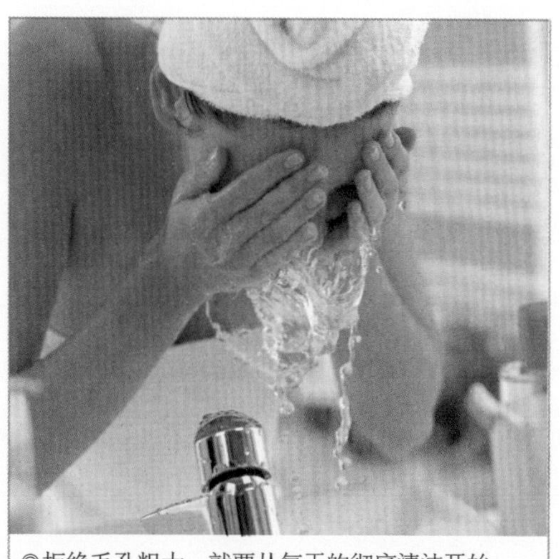
◎拒绝毛孔粗大，就要从每天的彻底清洁开始。

10滴
柠檬可吸收
多余的油脂
新鲜柠檬汁
将左边的材料
调和在一起制
成的面膜，经
常敷用能收紧
毛孔，亦能促
进血液循环，
使肌肤有光泽
蜂蜜具有清
热解毒、补
中、润燥、
止痛的功效
蜂蜜
3茶匙
酵母能将坏
死细胞去除
酵母粉
3茶匙

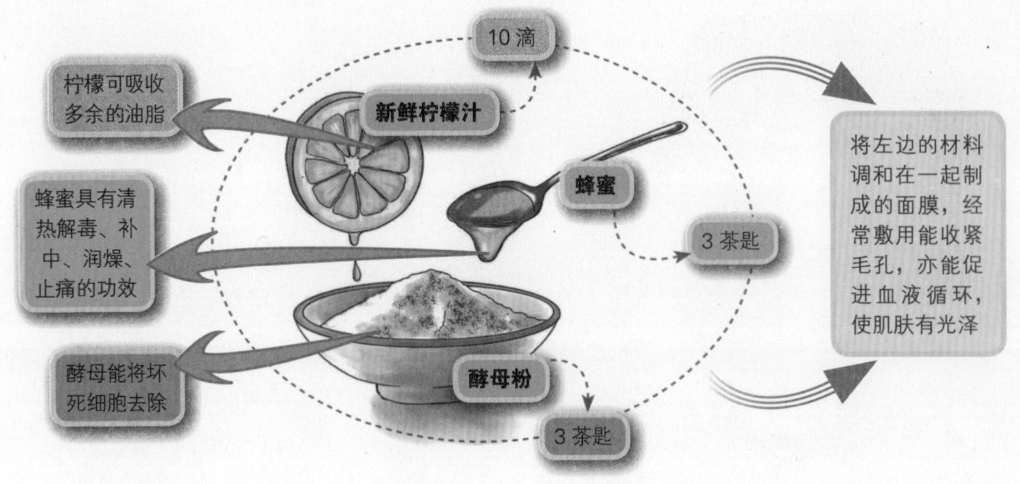

载，蜂蜜有清热、补中、解毒、润燥、止痛功效，酵母能将坏死细胞去除，而柠檬更可吸收多余的油脂。

毛孔粗大与油脂分泌也有很大的关系。辛辣、油炸食品易使皮肤燥热，皮脂分泌旺盛，所以要尽量避免。此外多喝水，多吃新鲜蔬菜、水果，都是不错的选择，可以从内到外改善肌肤。

毛孔问题虽然让人困扰，但并非不能解决，坚持以上的做法你就能看到成效。

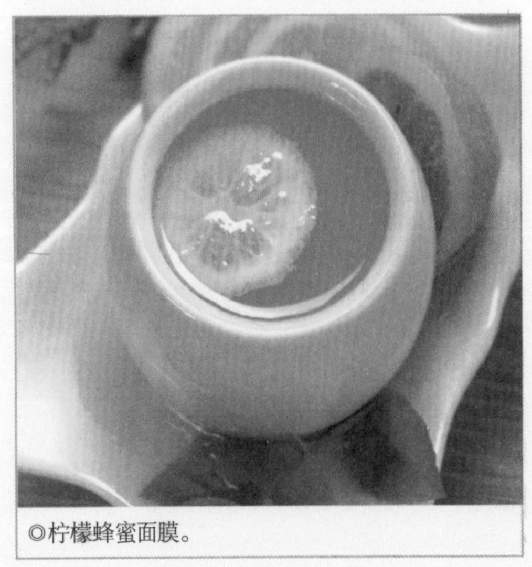

◎柠檬蜂蜜面膜。

蜂蜜柠檬茶（一）：先取柠檬半个、蜂蜜适量（如果喜欢喝甜蜜蜜的茶就可以多放）、红茶包3～4个（散装红茶也可以）。先把茶包放入用开水烫过的茶壶，用开水浸一下茶包并倒掉此次茶水，然后再注入开水泡茶；柠檬切片，每片最好控制在3～4毫米的厚度，把柠檬片放入茶壶中；泡4～5分钟左右即可。饮用时可加蜂蜜调味，或者等茶凉一点儿再加，会更健康。

蜂蜜柠檬茶（二）：取柠檬若干个，糖、蜂蜜适量。先将柠檬洗净切片放可密封容器中，加糖拌匀；密封后放冰箱，泡一晚即可。每两片柠檬冲入1杯热水，待温热时加蜂蜜即可饮用。一般是1个柠檬加1汤匙糖，也可随个人喜好；蜂蜜不要用热水冲。因为蜂蜜中含有酵素，遇上热水会释放过量的“羟甲基糖酸”，使蜂蜜中的营养成分被破坏。喝的时候最好再用铁勺将柠檬捣烂一点儿，味道会更好。

对脸部进行按摩也可以紧致肌肤，收缩毛孔，给予肌肤刺激，同时带来活化

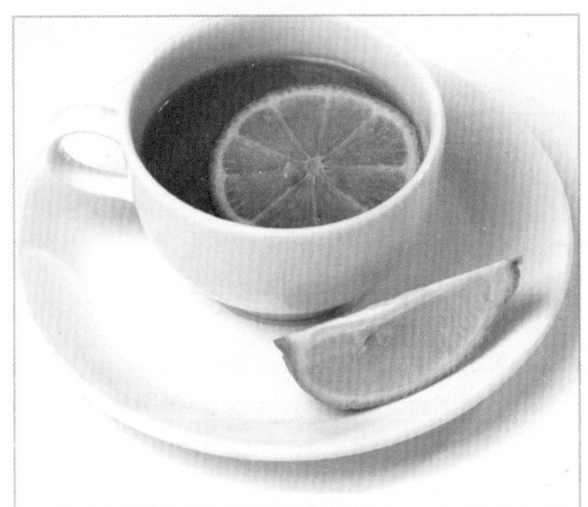
◎蜂蜜柠檬茶可以缓解劳累过度、全身酸痛无力，每晚睡前饮用效果最佳。

效果。

①双手洗净后，稍微将手掌搓热，然后用手掌在两颊部位往外画大圆，动作一定要轻柔，做10次。

②以指腹进行按摩，自下巴、鼻子与额头部位逐一开始轻轻地画螺旋按摩，每个部位重复3次。

③利用指腹的力量，自下巴开始往上轻轻推向两颊边，重复5次。

④ 赶走脸上的“蝴蝶”

很多女人过了30岁，就发现两颊渐渐飞上了“蝴蝶”，黑色或者褐色的斑点密布脸颊，看起来就像蝴蝶的翅膀，这就是我们所说的黄褐斑，也被称为蝴蝶斑。要拯救你的美丽，就要斩断这些美颜祸患。

一些外敷面膜对斑点有很好的作用，中医认为茯苓能化解黑色瘢痕，与蜂蜜搭配使用，既能营养肌肤又能淡化色素斑，而苹果、番茄也是养颜佳品，你都可以尝试一下：

茯苓面膜：取白茯苓、蜂蜜适量。先将少许白茯苓研成细细的粉末，与适量蜂蜜调成糊状即成。洁面后用茯苓蜂蜜糊敷脸20分钟，然后用清水洗去。此面膜可营养肌肤，消除老年斑、黄褐斑。

苹果、番茄面膜：取苹果若干、鲜番茄若干。先将苹果去皮，捣成果泥，敷于脸部。每日一次，敷面20分钟后用清水洗净。鲜番茄捣烂，调入少许淀粉增加黏性，敷于面部。每日一次，敷面20分钟后用清水洗去。

这两种天然的绿色美容面膜，贵在坚持长期使用，不能“三天打鱼，两天晒网”。

容易长斑的人，在饮食上应经常食用富含维生素C、维生素A、维生素E的食物，这些食物包括香菜、油菜、柿子椒、苋菜、芹菜、白萝卜、黄豆、豌豆、鲜枣、杧果、刺梨、杏、牛奶等。饮食上一定要少喝含有色素的饮料，如浓茶、咖啡等，因为这些饮料都可增加皮肤色素沉着，让你的斑点问题越来越严重。下面再

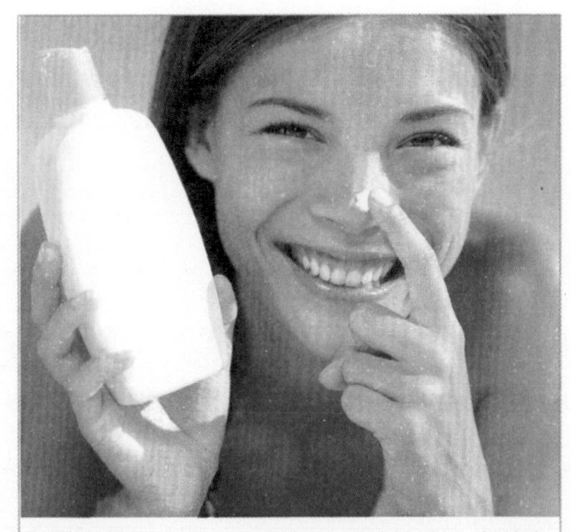
◎色斑最怕日晒，一旦晒过，立刻加剧。所以防止色斑发生的关键第一步，是要做好防晒。

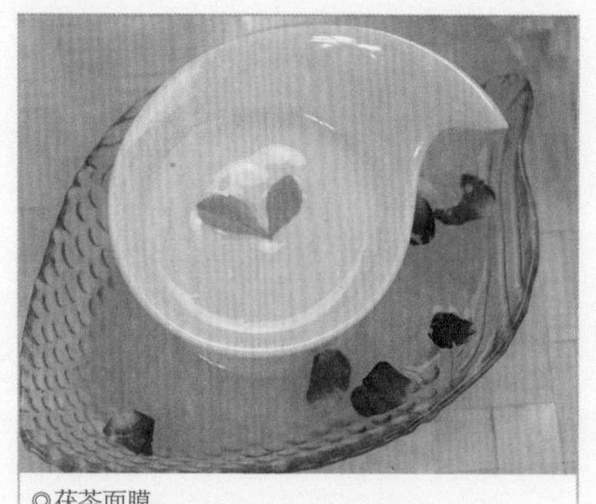
◎茯苓面膜。

给大家介绍几道美容祛斑美食：

黑木耳红枣汤：取黑木耳、红枣、水适量。先将黑木耳洗净、红枣去核，加水适量煮半个小时左右。每日早、晚餐后各食一次。此汤可驻颜祛斑、健美丰肌，和中益气，健脾润肤。

黄瓜粥：取黄瓜若干，水约1000毫升，生姜、精盐适量。大米适量。先将黄瓜洗净，去皮去心后切成薄片；将大米淘洗干净，生姜洗净拍碎后待用；锅内加水约1000毫升，将大米和姜末加入，大火烧开后，改用文火慢慢煮至米烂时下入黄瓜片，再煮至汤稠，入精盐调味即可。每天两次温服。此粥润泽皮肤、祛斑、减肥。

保持良好的心态也是对抗蝴蝶斑的好方法，别让坏情绪影响了你的美丽。开朗一点儿，坚持采用正确的祛斑方法，你会发现脸上的“蝴蝶”不经意间就飞走了。

此外，西医认为，色素沉积是脸上出现黄褐斑的主要原因。中医则认为很多身体原因都可能产生色斑和斑点，尤其是肝脏失常。比如肝气郁结、肝气条达等，通过保养肝脏来祛斑疗效就很明显。这里推荐一套按摩方法：

用手掌直接按摩你的肝脏部位，或者按摩两胁。力度要大，以打圈的方式进行。每次10分钟，每周3次。可以疏肝解郁，行气活血，对于因为情志不舒和肝气郁结所形成的斑点极为有效。

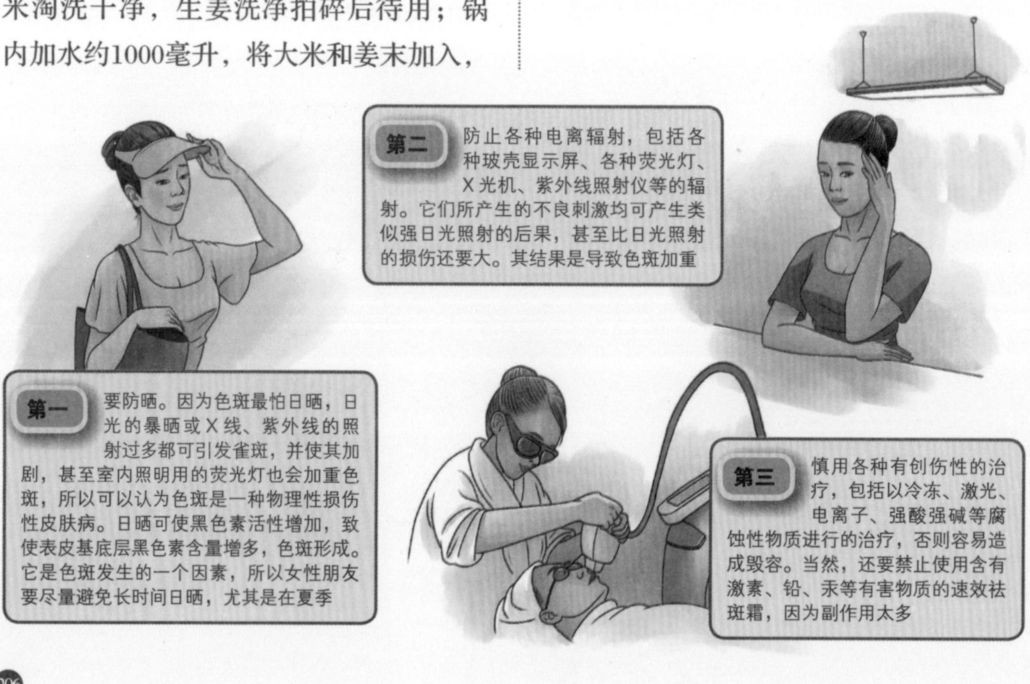

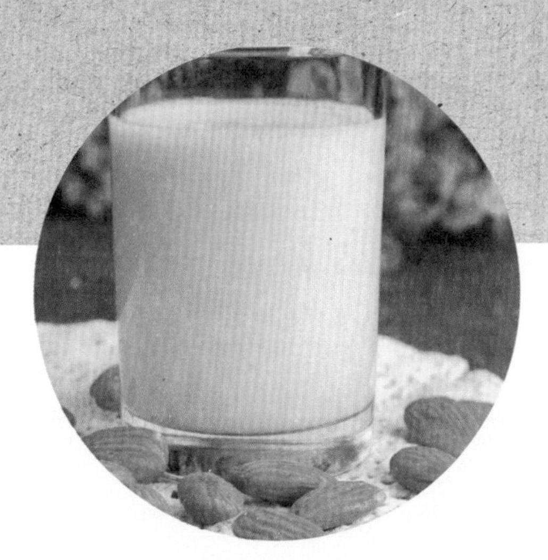

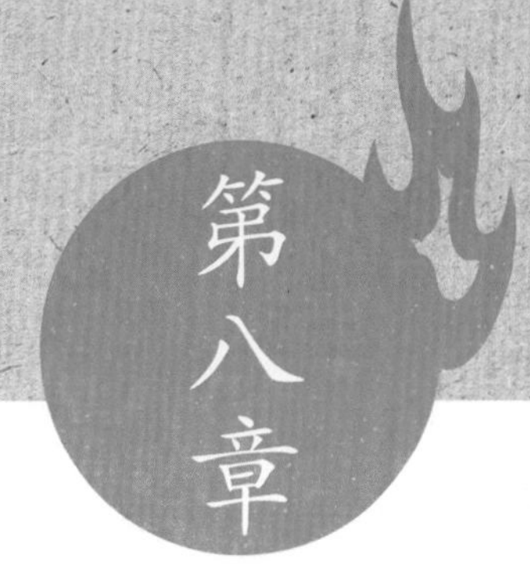

防皱抗衰：美女如花，永不凋谢

●上天赐给女人如花般的容貌，然而女人也如同花一般，随着时间的推移，也会有容貌衰败、终至凋零的那一天。不过可喜的是，上天在给予女人如花容颜的同时，也赐予了女人许多保持容颜不老的方法，只要细心呵护，女人便会像温室里的花朵一样得到源源不断的营养补给，永远保有娇美的面庞。

消除皱纹：留住青春容颜

❶ 来自宫廷里的去皱抗衰食谱

元代的察必皇后平时很注重自己的容貌，每天都要宫女精心地为自己梳妆打扮。但是随着岁月的流逝，察必皇后的容颜也会随之受到损害。有一段时间，察必皇后从镜中看到自己的眼角出现了皱纹，她赶紧命宫女想办法用粉掩盖住皱纹，但是皇后也知道那只是掩人耳目的一时之举，于是她又召来御医询问是否有什么良方可以去皱。御医除了给察必皇后开出了一些外用涂擦的药方外，还给皇后开列了一份食谱，交由御膳房替皇后合理搭配饮食。一段时间以后，察必皇后脸上的皱纹果然不见了，又恢复了往昔的光滑细腻。

察必皇后的去皱抗衰食谱包括：

莲参茶：取人参须2钱，薏仁1两，莲子1两，去核红枣3钱，黄芪3钱，麦门冬5分。将药材以一锅的水煮成半锅。此茶可除皱，让肌肤抗氧化。可当茶饮用，可以长期服用。

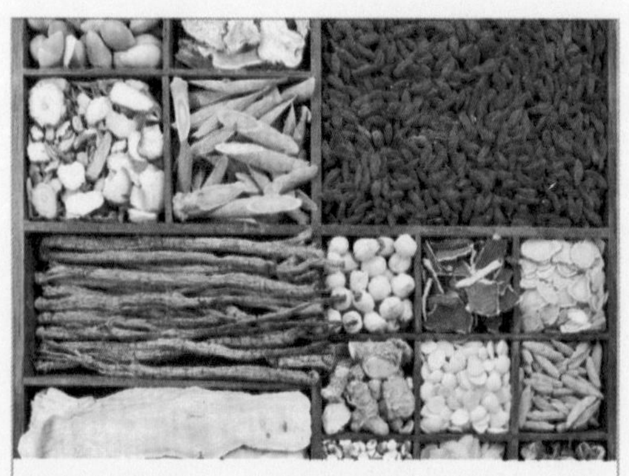

◎古代宫廷都有一些独门的养肤抗皱秘方，这些秘方今天也能为我们所用。

枸杞银耳羹：取银耳1朵，枸杞1大匙，冰糖少许。先将银耳稍泡过水后，撕小片，加水与枸杞一起煮约一刻钟即可。此枸杞银耳羹能够补肾滋阴，防止皱纹和润泽皮肤。此羹适合皮肤干燥者经常喝。

桑葡薏粳粥：取桑葚、白糖各6钱，葡萄干2钱，薏苡仁4钱，粳米1两。先将桑葚、薏苡仁分别洗净，用冷水浸泡数个时辰。将粳米淘洗干净后，与桑葚、薏苡仁连同浸泡水一同置于铁锅中，加入葡萄干，先用旺火煮沸，再改用小火熬煮成粥，至粥成时加入白糖拌匀即可。本品具有滋阴补肾、健脾利湿、丰肌泽肤之功效，适于身体虚弱、体瘦而皮肤皱纹多、不光洁者食用。可每日1剂，早晚各1次。

枣合甘麦仁粥：取大枣12颗，小麦仁1两，甘草（干品）、百合（干品）各2钱，红糖6钱。将甘草、百合分别洗净后一同置于锅中，加入适量清水共煎取汁。

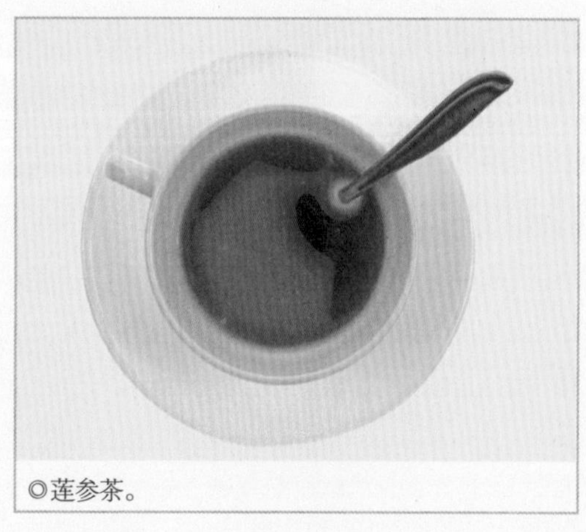

◎莲参茶。

将大枣、小麦仁洗净后，与煎取的药汁、红糖一同置于砂锅中煮成粥即可。本品具有益气健脾、宁心安神、除烦润肤之功效。久用可改善不良情绪、增进食欲，使皮肤红润细白，还可防止皮肤衰老，减少皮肤皱纹。可趁热食用，每日1～2次。

蜂蜜银菊粥：取银耳2钱，菊花5朵，糯米1两，蜂蜜、清水各适量。先将菊花洗净，银耳用适量清水泡发。将菊花、银耳与糯米一同置于锅中，加入适量清水熬煮成粥；待粥熟后，再加入适量蜂蜜搅匀入味即可。本品具有补气血、嫩皮肤、美容颜之功效，适用于颜面苍老、皮肤粗糙干皱者。常服本品可使人肌肉丰满、皮肤嫩白光润。每日2次，可常服。

人参粥：取人参末1钱，粳米2两，冰糖适量。将人参末、淘洗干净的粳米同入锅中，加水适量，用大火烧开后改用小火慢煮至粥成，加入冰糖调味即可。此粥可益元气，补五脏，抗衰老。秋冬季当早餐食用。可用于元气不足引起的老年人体弱、五脏虚衰、久病羸瘦、劳伤亏损、食欲不振、慢性腹泻、发慌气短、失眠健忘、性机能减退等症的辅助食疗。可每日2次，可常服。

香菇芝麻鸡汤：取鸡腿1只，香菇6朵，黑芝麻4钱，盐、黄酒适量。将鸡腿剁成块，洗净；香菇泡发后，去蒂对切；黑芝麻用棉布袋装好扎紧。把鸡块、香菇、芝麻袋放入炖锅中，加入水至淹没材料为止。调入盐、黄酒，盖紧锅盖，隔水蒸约三刻钟，至鸡肉熟透即可。此方中芝麻补血养颜的效果好，能强筋健骨、抗老缓衰，还能美白皮肤，使肌肤光滑细腻，是具有能留住青春功效的食品。可每日一次，可以佐餐。

② 四个古老又经典的抗皱秘方

皱纹是岁月留下的烦恼，可是如果我们能注重早期的预防，采取相应的保养措施，预防和延缓皱纹的到来还是可以做到的。以下四个古老又经典的抗皱秘方，仅供女性朋友们参阅。其具体做法如下：

容颜不老方：取生姜500克，大枣250克，沉香、丁香各25克，茴香200克，盐30克，甘草150克。将上述物共捣为末，和匀备用。每日清晨开水泡10克，当早茶饮用。具有消除皱纹、容颜不老的功效。

悦色减皱方：取鹌鹑蛋12个，灵芝60克，红枣12个。将灵芝洗净，切成细块；红枣（去核）洗净；鹌鹑蛋煮熟，去壳。把全部用料放入锅内，加清水适量，武火煮沸后，文火煲至灵芝出味，加白糖适量，再煲沸即成。具有补血益精、悦色延缓皱纹的功效。

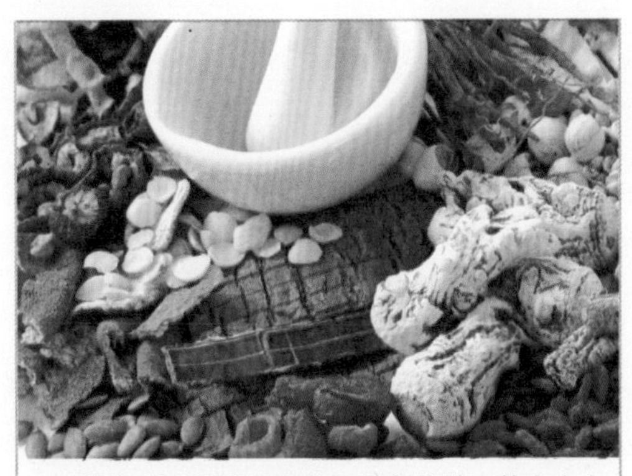

◎皱纹是岁月留下的烦恼，要想抗皱，其实古人就为我们留下了很多好方子。

美肤祛皱方：取芹菜、花椰菜、西红柿、红葡萄、柚子、橘子、蜂蜜、牛奶各适量。将芹菜、花椰菜、西红柿、柚子、橘子同搅汁；葡萄单独榨汁备用；将蜂蜜和牛奶加温水调匀。以上共混合均匀即可饮用。每日1～2次。经常服用会使皮肤嫩白红润，富有光泽，具有美容护肤和抗皱的功效。

丰肌润肤方：取熟地黄、枸杞子各20克，甘菊花10克，鸡脯肉100克，粳米60克，细盐、生姜末、味精、葱花各适量。将鸡脯肉洗净，剁肉泥，备用；将熟地黄等3味中药水煎2次，取汁，备用；粳米洗净，放砂锅内，加入药汁与鸡脯肉，文火煨粥，粥成时加入细盐、葱花、生姜末与味精调匀，再煮片刻即成。每日1剂，当早餐，1次趁热吃完。每20剂为1个疗程，间隔5日后可用下一个疗程。具有滋补气血、丰润肌肤、亮肌从而达到美容容颜的功效。

③ 花草滋润，不同年龄女人各有风韵

对于女性来说，不同的年龄阶段有不同的身体状况，所以女性饮食美容应该在不同年龄段针对不同情况采取不同措施，食用不同食物，这样才能达到理想效果，使你显得更加迷人，更加富有风韵。

（1）15～25岁

这一时期正是女性的成熟期，月经来潮、生殖器官发育成熟，随着卵巢的发育和激素的产生，皮脂腺分泌物也会增加。因此，要使皮肤光洁红润而富有弹性，就必须摄取足够的蛋白质、脂肪酸及多种维生素，如白菜、韭菜、豆芽、瘦肉、豆类等。

另外，还得注意少吃盐、多喝水，这样既可防止皮肤干燥，又可使尿液增多，有助于脂质代谢，减少面部渗出的油脂。

（2）25～30岁

这一时期女性额头及眼下会逐渐出现皱纹，皮下的油脂腺分泌减少，皮肤光泽感减弱，粗糙感增强。因此，在饮食方面，除了坚持吃淡食、多饮水外，还应该特别多吃富含维生素C和B族维生素的食品，比如荠菜、胡萝卜、西红柿、黄瓜、豌豆、木耳、牛奶等。

（3）30～40岁

这一时期女性的内分泌和卵巢功能逐渐减弱，皮肤易干燥，开始出现鱼尾纹，下巴肌肉开始松弛，笑纹更多。这是因为体内缺乏水分和维生素的原因。所以，这一时期要坚持多喝水，最好早上起床后喝杯凉开水。

另外，饮食中除坚持多吃富含维生素的新鲜蔬菜瓜果外，还应该注意补充含胶原蛋白的动物蛋白质，可吃些猪蹄、肉皮、鱼、瘦肉等。

（4）40～50岁

这一时期的女性开始进入更年期，卵巢功能减退，脑垂体前叶功能一时性亢进，致使植物性神经功能紊乱而易于激动或忧郁，眼睑容易出现黑晕，皮肤干燥，失去光泽。在饮食上应该特别注意，应该多吃一些可促进胆固醇排泄、补气养血、延缓面部皮肤衰老的食品，如玉米、红薯、蘑菇、柠檬、核桃和富含维生素E的卷心菜、花菜、花生油等。

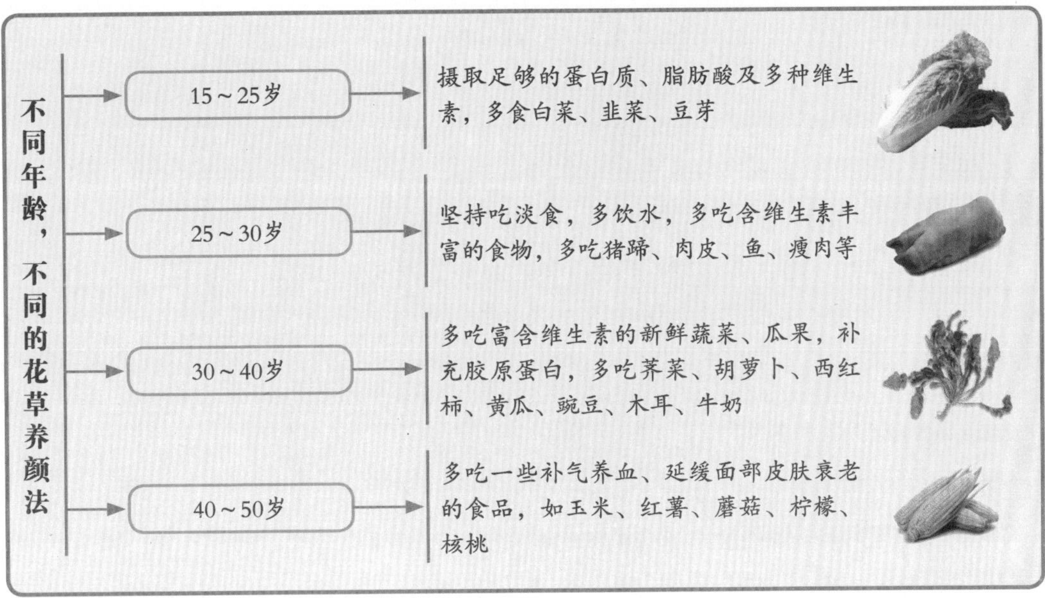

❹ 紧致肌肤葆青春

年龄在容貌上的展现，除了能从皱纹上看出，肌肤的松弛也是年龄的泄密者。

做做这个小测试，自己检测肌肤的紧致程度。

方法：早晨起床洁面后取一面小镜子观察自己的脸，分成三个角度。

如果你在①中的样子明显比③中的皮肤紧致许多，而②中的样子则与③相差不多的话，说明你已经有了明显的肌肤松弛现象。而如果①②③中的皮肤状态相差都比较小，说明皮肤的紧致度较好。

此外，毛孔增大也是肌肤松弛的征兆。为什么这么说呢？因为女人随着年龄

①抬头举起镜子观察面部容貌　②低头镜中观察面部容貌　③最后，平视镜中容貌

的增长，皮肤血液循环开始变慢，皮下组织脂肪层也开始变得松弛而欠缺弹性，从而导致毛孔之间的张力减小，使得毛孔粗大。所以当你过了25岁，发现自己的毛孔越来越明显的时候，就要警惕肌肤的松弛问题了。

有了肌肤松弛的隐患，就要在日常生活中注意保养皮肤。多摄取含抗氧化物的蔬果，如胡萝卜、西红柿、葡萄等。葡萄是一种抗衰老的水果，《本草纲目》中称葡萄“久食，轻身不老延年”。可见，葡萄是一种抗衰佳品。这里介绍一道圆白菜葡萄汁。将圆白菜和葡萄洗净后放入榨汁机内榨汁，记住葡萄最好能带皮。然后在其中加几滴柠檬。经常饮用，可以润泽肌肤，增加肌肤弹性，起到抗衰老的作用。

三大“抗衰老”水果，延缓肌肤松弛
胡萝卜
西红柿
葡萄

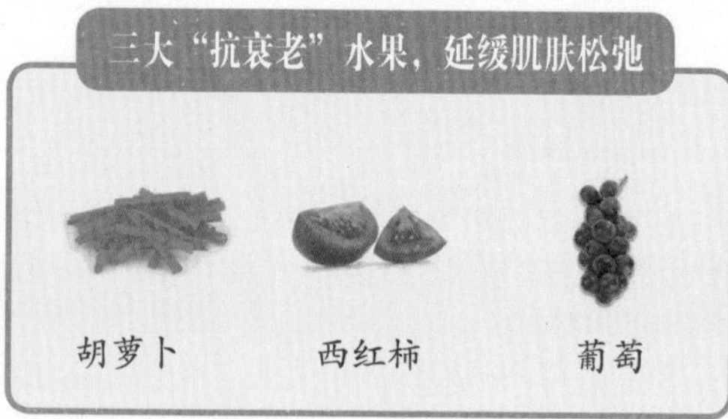

当然，肌肤松弛不仅仅是脸上的问题，全身的肌肤都有这些症状。所以，关注了脸的女性也别忘了呵护身体其他部位的肌肤。你可以考虑全身泡澡的方式，用生姜、米酒以及醋煮开后，加进洗澡水中，身体洗净后入内浸泡。不要让水漫过心脏，每泡5分钟要起来休息一下，每回泡30分钟，1星期泡1次即可，有紧肤、减肥和美白功效。

缓解肌肤松弛问题就要和地心引力作战，千万别等到无法挽回时才动手，越早预防，你的青春会驻留越久。

适当按摩可以有效缓解脸部肌肤松弛的问题，试试这套按摩操：

1. 抬高下颏，两手由下向上轻抹颈部。重复20次。可以防止颈部皱纹产生，防止因肌肉下垂而产生的双下颏。

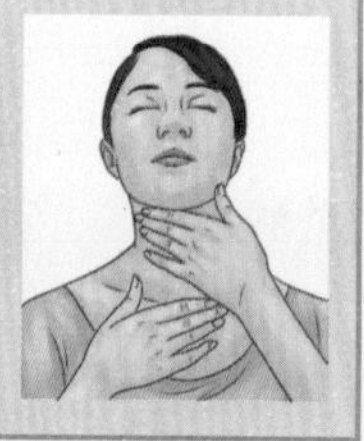

2. 用拇指按在两边太阳穴上，食指弯曲，用第二节侧面分推上下眼眶。上眼眶从眉头到眉梢各一次；下眼眶从内眼角到外眼角各一次。先上后下，一圈各两次，共做20次。可以消除眼部疲劳，预防眼部产生皱纹，预防眼袋的出现，也有助于预防颊部皮肤松弛。

3. 轻轻吸一口气含住把面颊鼓起来，然后用两手轻轻拍打两侧颊部数次。可以使面颊肌肉结实，不易松弛。

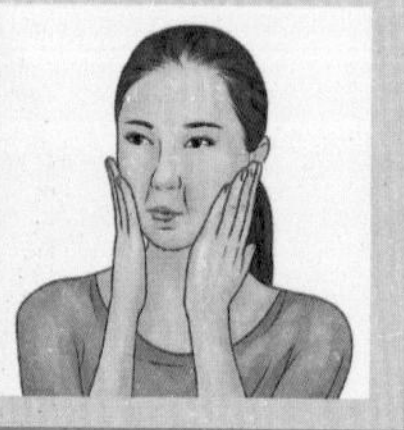

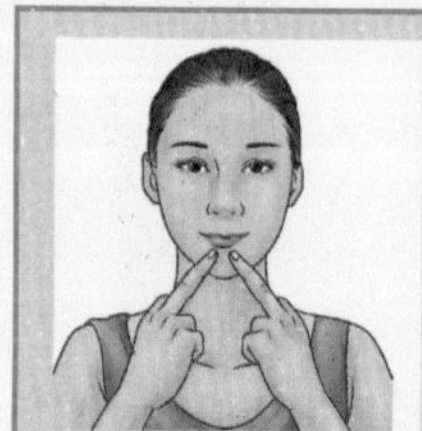

4. 用两手的中指沿着嘴唇边缘动作，分别由中间向两侧嘴角轻抹。上唇由人中沟抹至嘴角，下唇由下颏中部抹至嘴角，抹至下唇外侧时，两手指略向上方轻挑。重复20次。可以预防嘴角表情皱纹，防止嘴角下垂。

⑤ 一日吃三枣，终生不显老

人人都怕老，都怕丑，特别是女人，那么怎样才能使自己变得美丽和青春永驻呢？其中一条经验是：坚持每天都要吃上三个枣，说明了大枣有极好的美容作用。

有一个叫皮皮的女孩，以前皮肤黯淡无光，还时常会有小痘痘的光临，可是现在却变得白里透红，红润有光泽，而且小痘痘也不见了，后来她告诉朋友，她的皮肤之所以有如此大的改变全靠红枣的帮忙。她每天坚持吃至少三个红枣，半年下来，皮肤就变样了。

民间有“一日食三枣，百岁不显老”“要使皮肤好，粥里加红枣”之说。

检测表明，枣富含人体不可缺少的营养物质蛋白质、脂肪及多种矿物质元素钙、磷、铁，尤其是含有大量的维生素A、B族维生素、维生素C。

红枣含有维生素A、维生素C、维生素B_2、维生素P等多种维生素，称得上“百果之冠”。红枣中还含有益于健康的化学成分如谷氨本酸、赖氨酸、精氨酸等14种氨基酸，苹果酸、酒石酸等6种有机酸，黄酮类化合物及磷、钾、镁、钙、铁等36种微量元素。

中医认为，红枣最能滋养血脉，向来被民间视为补气佳品，可医治面容枯槁、肌肉失润、气血不正等症。红枣亦能防治贫血、紫癜、妇女更年期情绪烦躁。《本草纲目》载：“枣有补中益气，润心肺，缓阳血，生津液，悦颜色，通九窍，和百药，助十二经等作用。”

现代医学表明，大枣中含有的环磷酸腺苷具有扩张血管的作用，可改善心肌的营养状况，增强心肌收缩力，有利于心脏的正常活动。大枣中的山楂酸具有抗疲劳作用，能增加人的耐力。此外，大枣还能减轻毒性物质对肝脏的损害。

可见，红枣的药用价值非常高，医学文献中记载着许多以红枣做食疗的药方。红枣去核，加胡椒水煮熟后，去胡椒吃枣喝汤能治胃病；用大枣100克浓煎，食枣饮汁，日服3次，能治贫血；将红枣与淮小麦、甘草煎汤饮服，对血小板减少性紫癜、妇女更年期发热出汗、心神不定、情绪易激动等均有调补作用。

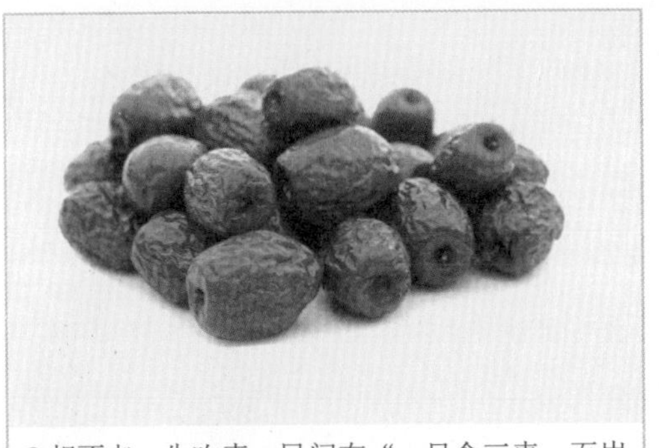

◎想不老，先吃枣。民间有“一日食三枣，百岁不显老”之说，经常吃枣对女性十分有益。

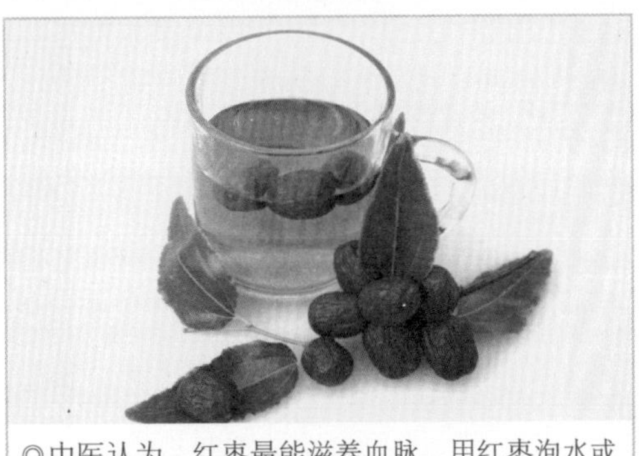

◎中医认为，红枣最能滋养血脉，用红枣泡水或煮水喝能调理女性气血不足。

润肤嫩肤：白里透红，娇艳欲滴

❶ 花草补足女人的四个面子

男人爱面子是不争的事实，一个女人要想讨男人喜欢，就要顾及这些，学会隐忍退让，适当成全他们。但女人有一种“面子”是绝对不可以“低声下气”的，那就是——颜面。

相信世界上所有的女人都渴望自己面若桃花、白里透红，但天公不作美，很多女人脸上的肌肤不是晦暗无光，就是色泽不均匀，像没有染好的花布，各种颜色夹杂在一起，找不到美的感觉。

如何改善呢？要根据具体的情况采取不同的方法。

（1）面色苍白

一般情况下，面色苍白多是气虚的表现，如果苍白的脸上缺乏光泽，或者是黄白如鸡皮一样，则是血虚的症状。另外，体内有寒、手脚冰凉的人也会面色苍白，这是阳虚在作怪，这样的人需要多运动，运动生阳，对改善阳虚很有效果。热水泡脚和按摩脚底的涌泉穴效果也不错。大枣具有益气养肾、补血养颜、安神壮阳、治虚劳损之功效，《本草纲目》对大枣更是推崇备至，“枣主心腹邪气，安中，养脾气，平胃气”。所以脸色苍白的女性可以将红枣洗净，用温水浸泡，然后去核捣烂，加水煮沸15分钟，放红糖和鸡蛋，水开后搅拌均匀即可食用。

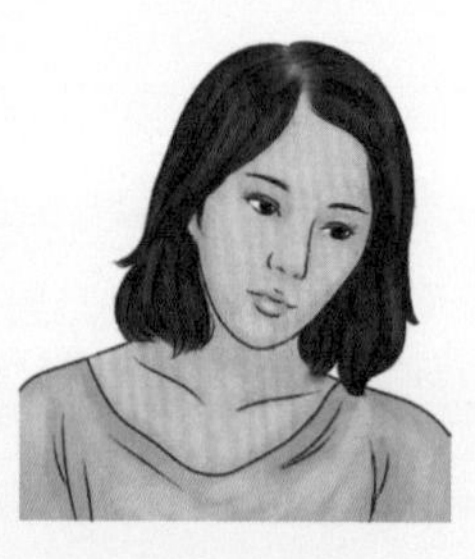

（2）面色发青

肝在五行中属木，为青色。面色发青的人，多见于肝胆及经络病症，多是阴寒内盛或是血行不畅。这类女性要多吃补肝的食物，如韭菜、猪肝等，这些都是《本草纲目》里提到的食物。天气寒冷的时候，人的脸色也会发青，这是生理反应，只要注意保暖就可以了。如果并非处在寒冷的环境中，脸色还发青，就是肝肾的病了，这类女性要多吃枸杞、多喝骨头汤，记住熬汤时，要把骨头砸碎，然后加水文火熬煮。另外还可以多吃一些坚果，像核桃仁、花生仁、腰果，这些果子都是果实，植物为了延续它的后代，把所有精华都集中到那儿了，因此它们有很强的补肾作用。经常喝酒的人也常会脸色发青，所以爱美的女性一定要注意饮酒适度。

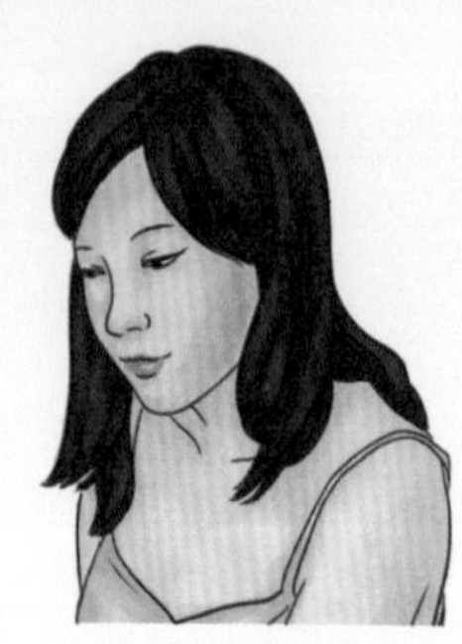

（3）脸色土黄

脸色土黄的人一般有懒动、偏食、大便不调等症状，这时应注意健益脾胃，而捏脊可以督一身之气、调理脏

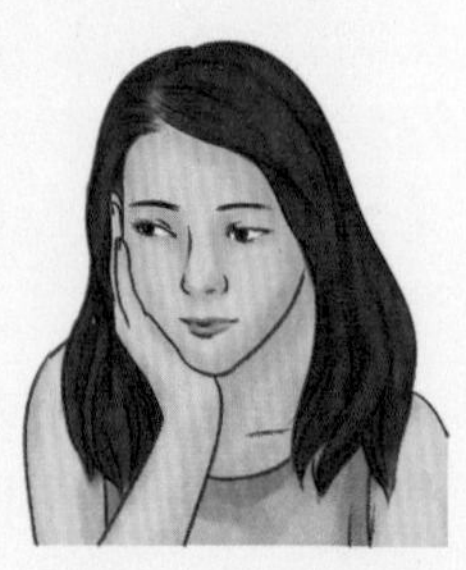

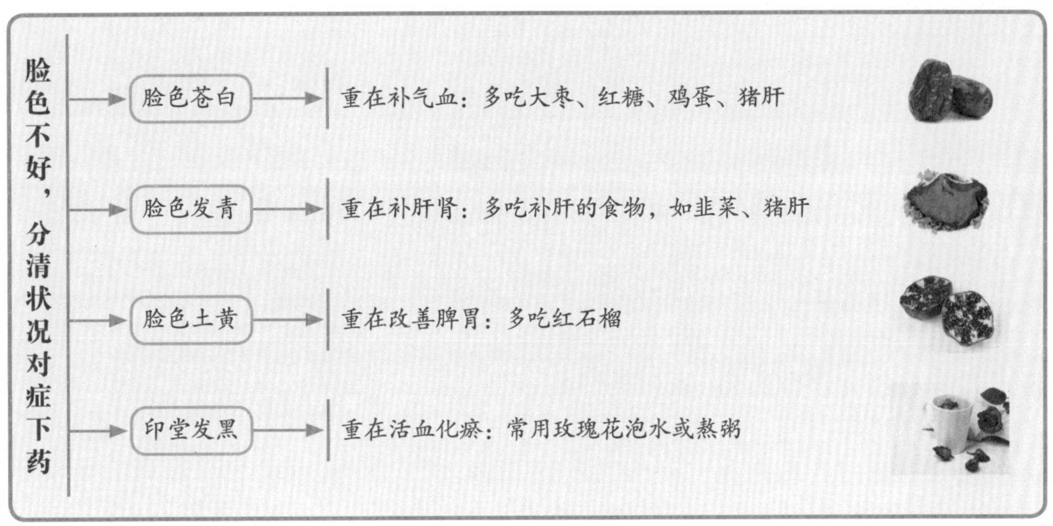

腑、疏通经络，对于改善脾胃有很好的效果。另外，据《本草纲目·果部》记载，红石榴能清热解毒，改善面色，使其红润光泽。所以，脸色不好的女士可以多吃石榴。

（4）印堂发黑

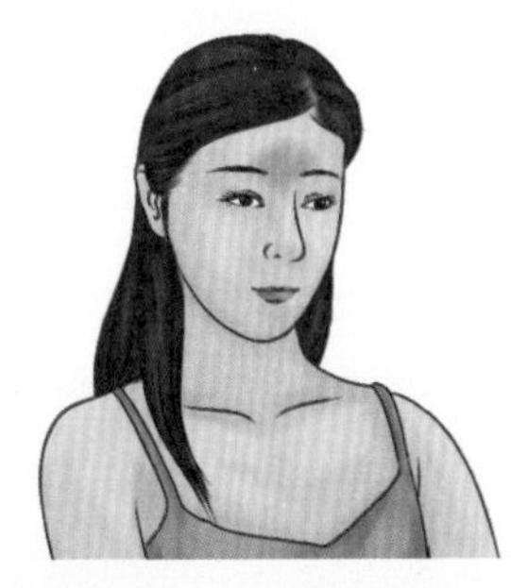

两眉之间的部位叫印堂，又称"阙中"。民间常将印堂的色泽与吉凶相连，认为印堂发黑是不好的征兆。《黄帝内经》中说："阙上者，咽喉也；阙中者，肺也。"印堂可以反映肺部和咽喉疾病。印堂部位呈现白色，多是肺气不足，这类女性要注意补肺；如果印堂出现青紫色，则是气血流通不畅、瘀滞所致，这类女性要注意吃活血化瘀的食物。

此外，健康的肌肤状态，能够自行治愈痘痘；若不能恢复，就说明皮肤中胶原蛋白含量过低，这种体质需要大量补充维生素C、蛋白质，以此来促进胶原蛋白的生成，从而促进皮肤的恢复。

白芷不仅具有解热、镇痛、抗炎等作用，还能改善局部血液循环，消除色素在组织中过度堆积，促进皮肤细胞新陈代谢，进而达到美容的作用。《本草纲目》谓白芷"长肌肤，润泽颜色，可作面脂"，是历代医家喜用的美容药。

脸色不好的姐妹们，可以去中药店买上一两白芷，然后将其磨成粉浸泡在牛奶中，或者加水熬成浓汁，用压缩面膜纸浸泡，敷脸。一周做两次，坚持一个月，脸色将会有明显改善。

❷ 花草防春燥

春季是万物生发的季节，阳气上升，易扰动人体肝、胆、胃肠蓄积的内热，出现春燥。

身体上火了，皮肤也好不到哪儿去，干燥、脱皮、黯淡、过敏等这些春季皮肤问题也都找上门来了。特别是那些经常在空调环境下工作并不断熬夜加班的白领女性，这些皮肤问题就更常见了。昂贵的化妆品用了几大瓶，皮肤却不见好。其实，用不着这么费心费力费银子，花草食物就可以有效地解决春季皮肤问题。

（1）合欢花

合欢花对强身、镇静、安神、美容都有很好的作用，也是治疗神经衰弱的佳品。女性朋友们可以将它和粳米一起熬成粥喝。

做这款粥时，只需要取干合欢花30克（当然用鲜花更好了，50克就够了），粳米100克，红糖适量，加水500克，熬至粥稠即可。因为合欢花有镇静、安神的作用，能够促进睡眠，所以这款粥一定要睡前温服，这样效果才最好。

（2）香椿

春季要养阳，香椿绝对是一个很好的选择。《本草纲目》记载，香椿具有清热利湿、利尿解毒的功效，可清热解毒、涩肠、止血、健脾理气、杀虫及固精。对女人来说，香椿中含有的丰富的维生素C和胡萝卜素，不仅有助于增强机体免疫功能，还有润滑肌肤的作用，是保健美容的佳品。我们日常吃香椿的方法主要有两种，一是香椿拌豆腐，还有就是香椿炒鸡蛋。简单说说做法吧：

香椿拌豆腐：豆腐切块，放锅中加清水煮沸沥水，切小丁装盘中；将香椿洗净，稍焯，切成碎末，放入碗内，加盐、味精、麻油，拌匀后浇在豆腐上，吃时用筷子拌匀。

香椿炒鸡蛋：将香椿洗净，下沸水稍焯，捞出切碎；鸡蛋磕入碗内搅匀；油锅烧热，倒入鸡蛋炒至成块，投入香椿炒匀，加入精盐，炒至鸡蛋熟而入味，即可出锅。

另外，一定要有好的饮食习惯，吃饭不要饥一顿饱一顿，少吃辛辣、油炸、油腻的食物，多喝水。若已经上火了，应多喝绿豆汤、菊花茶，适量吃些苦瓜、百合之类的食物，同时注意多休息。也可以口服清凉冲剂，如夏桑菊冲剂、金菊冲剂等。

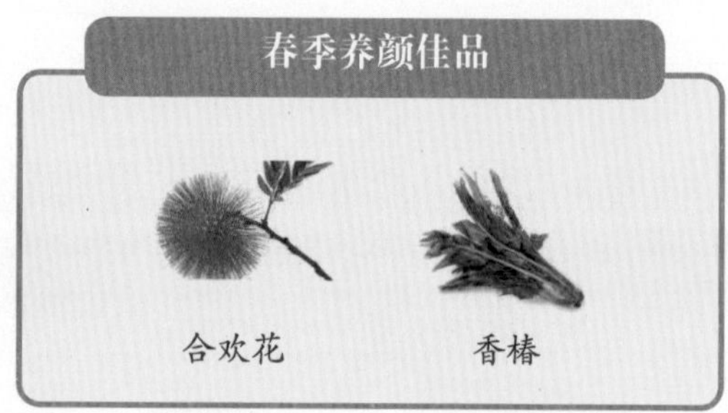

③ 红润肌肤、娇艳欲滴

刚摘下来的水果蔬菜，你会发现个个都是那么新鲜、水灵，看上去就有咬一口的欲望。其实只要多喝果汁，你完全也可以像这些新鲜的水果一样娇艳欲滴。

爱美的女士们不妨尝试一下几道蔬果养颜方：

夜来飘香：取夜来香花20朵，豆腐衣2张，竹笋嫩尖50克。先煮腐衣及笋，待熟加入洗净的夜来香花朵，煮1分钟即成。可温时服用。此菜中夜来香性味淡凉。此菜香气袭人，润泽肌肤，美容驻颜。

橘皮白瓜子酒：取橘皮8克，白瓜

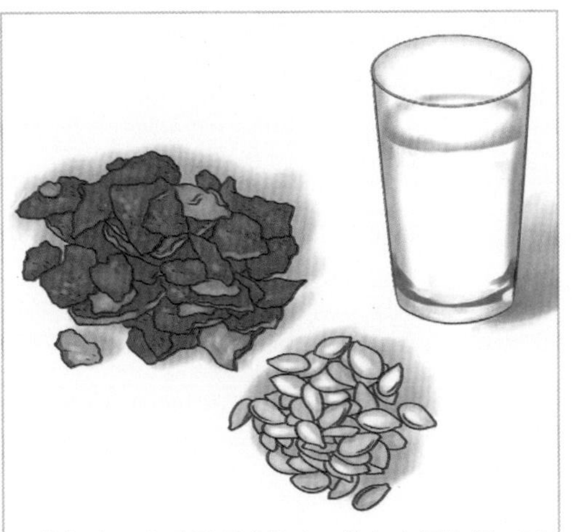

◎将橘皮、白瓜子研成粉末，放入白酒饮用，可有效活血、美白肌肤。

子10克，白酒适量。将所有材料研磨成粉，取出约1克粉末，放入酒中一起饮用。此方能有效活血，使脸部净白。

冬瓜清洁乳：取冬瓜半个，水500克，酒700克，蜂蜜250克。先将冬瓜去皮，切成小片。将冬瓜片加入酒与水，一起煮烂，过滤渣滓后，熬煮成浓汁。加入蜂蜜再煮，煮成更浓的汤汁，熄火放凉后，放入密封罐中保存。使用时取适量，清洗脸部即可。此方可美白。

椰子鸡块：取椰子1个，鸡1只，清水、盐各适量。先剖开椰子，取肉留水，一半椰肉切成条，一半椰肉置于榨汁机中榨取汁。将鸡宰杀，去毛、内脏后，洗净再斩断、汆水。将鸡块、椰肉条置于砂锅中，加入适量清水煎煮半小时后，再放入椰汁和适量的食盐，炖至鸡肉熟透即可。本品具有养颜润肤之功效，常食可使肌肤红润。每两日1剂，饮汤食肉，可常食。

无花果白杨饮：取冬瓜子150克，无花果60克，白杨皮60克。共研末，装入瓷

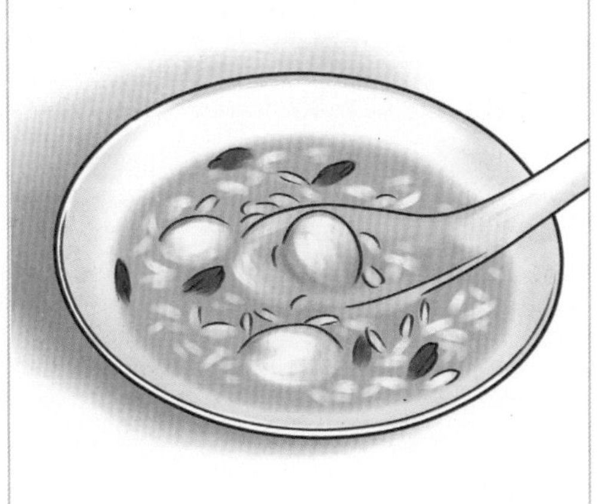

◎女性常食枸杞酒酿蛋，可使脸色滋润动人、肌肤细嫩有光泽。

瓶。每日饭后用白开水服10克。此方长期饮用，可使皮肤白里透红，体蕴含香。适用于面黄肌瘦、体有异味者。

枸杞酒酿蛋：枸杞酒200克，枸杞5克，鹌鹑蛋5颗。先将200克酒酿煮开，然后依次加入5克枸杞、适量冰糖和50克搅拌均匀的鹌鹑蛋蛋液，最后大火煮开即可。此方可滋润肌肤。枸杞子是滋补肝肾的佳品，也是美容药膳中常用的原料之一，维生素A的含量也特别丰富。这些食物加在一起后，更能促进营养成分的吸收，女性食用后的脸色更加滋润动人。鹌鹑蛋的滋补作用要强于鸡蛋，但也可以使用鸡蛋。一定要记得把蛋黄吃了，其效用比蛋白更好，特别是其中的胆固醇对乳房发育也十分有利。产后新妈妈每天坚持食用，不但保证拥有优质的乳汁，皮肤也会越来越好。这里推荐的枸杞酒酿蛋用的是鹌鹑蛋。这是因为鹌鹑蛋中含有丰富的蛋白质、B族维生素和维生素A、维生素E等，与酒酿一起煮，它还会产生有利于女

性皮肤的酶类与活性物质。每天一碗，让你的皮肤细嫩有光泽。

有些女性喜欢到超市里买各种各样的果汁，但什么也比不上自己新榨的果汁。

鲜榨橙汁：鲜榨橙汁含有丰富的维生素C，可以镇静、消炎、美白皮肤。尤其是春天，阳气上升，聚积一冬的内热要散发出去；再加上天气忽冷忽热，身体很容易失于调养，皮肤也容易过敏和起痘痘。富含维生素的新鲜水果蔬菜能增强皮肤对阳光和过敏源的抵抗力。

番茄黄瓜汁：番茄黄瓜汁加上一点儿玫瑰花，是不错的美白饮料。

肌肤的美白还需要注意一些细节的问题：

①外出回家后要及时清洁皮肤，可通过冷毛巾敷脸稳定皮肤。

②动物内脏、螃蟹、牡蛎等食物会使肌肤变黑，想拥有白皙皮肤的女性朋友不宜过多使用。

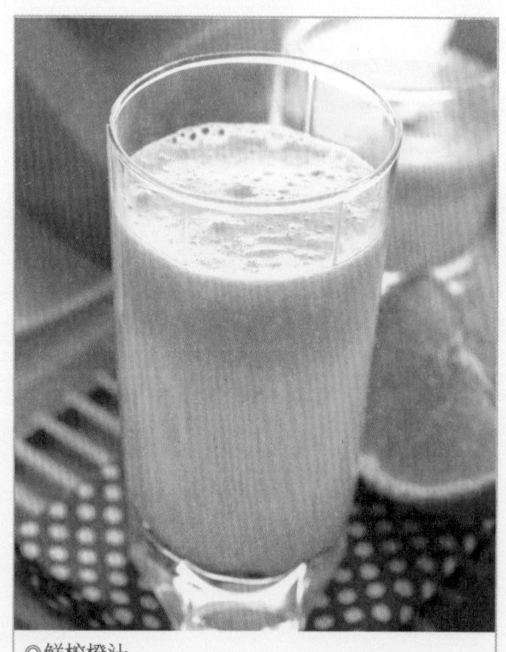

◎鲜榨橙汁。

③受紫外线刺激的皮肤若恢复过慢，是皮肤不健康的一个表现。这类女性平时要多吸取维生素C以保持皮肤健康。富含维生素C的食品有番茄、黄瓜、土豆、胡萝卜、空心菜、牛奶等，尤以晚上为营养吸取的最佳时间。

④别再用让肌肤产生依赖的化妆品。有的女性朋友会有这样的经验：有的护肤产品用起来效果确实很好，只要一停用，皮肤马上变得很差，这说明皮肤对护肤产品的依赖性很大。这样的化妆品只能暂时保障你的美丽，并不是长久的美颜之计。真正好的化妆产品，就算有一段时间不用，你的皮肤还是能保持良好状态，能达到这种效果的才是好的化妆品。

⑤合理摄取容易让肌肤变黄的食物。南瓜、杧果、木瓜、柑橘、黄甜椒、竹笋、红薯等黄色食物含有丰富的维生素A和胡萝卜素，能抵抗氧化，延缓肌肤衰老，预防皱纹产生。此类食物还含有丰富的纤维质，能帮助肠胃消化与新陈代谢，因此可保持排便顺畅，防止体内毒素堆积，从而预防青春痘及肤色暗沉等肌肤问题的出现。但这类食物有一个致命的缺陷，那就是食用过多会导致肌肤发黄，因此一定要把握好摄取量。如果一旦有脸部发黄的问题，可选择粳米、糯米、小米、黄米、大麦等矿物质丰富的食物，也可选紫米、黑米等高铁、黏多糖的食物。

香体：花香体香美人香

① 香氛缭绕，闻香识女人

“一枝红艳露凝香，云雨巫山枉断肠”，女人身上散发出的幽幽芳香，是何等令人心怡神迷，竟然让李太白吟出如此诗句。面对着女性的缕缕芳香，无论多么强硬的男人，恐怕也只能投之以一腔怜香惜玉的柔情。

现在的女孩子一般都喜欢用香水以达到香体的效果，然而再纯正昂贵的香水也只是作用于皮肤的表面，而淡雅、清新、发自肉体的芳香，才是真正的女人香。那么都有哪些花草给女人最具魅力的芳香，最具诱惑的吸引呢？

①菊花。用菊花花瓣泡茶或研末制成蜜丸长期饮食，令少妇春香散溢，颜容可人。或者将鲜菊花100克加水煎煮，沸后去渣取汁，与蜂蜜500克一同加入到洗澡水中，浸泡全身约20分钟后用清水冲洗，每3～5日沐浴1次，有香体作用。

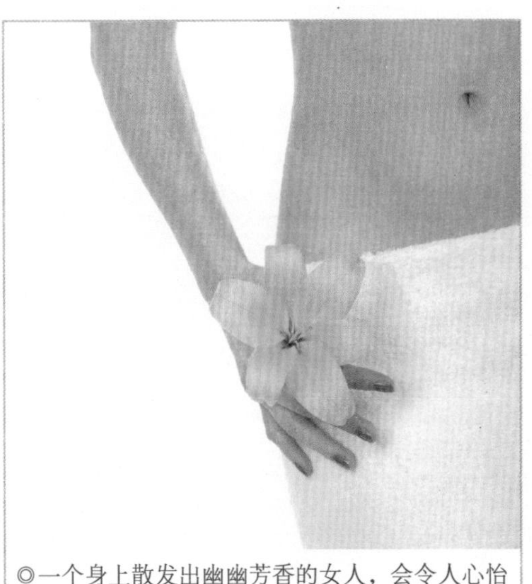

◎一个身上散发出幽幽芳香的女人，会令人心怡神迷。

②茉莉花。于夏季六月取晨茉莉花若干，晒干研粉备用，平日每次取3～5克调粥内服或冲茶饮用，能够使肌肤润泽，体味郁香，有顺其活血、调理气机的功效。

③芦荟。对于油性皮肤的女性，经常用芦荟汁液沐浴、化妆或食用，可使体味幽香。

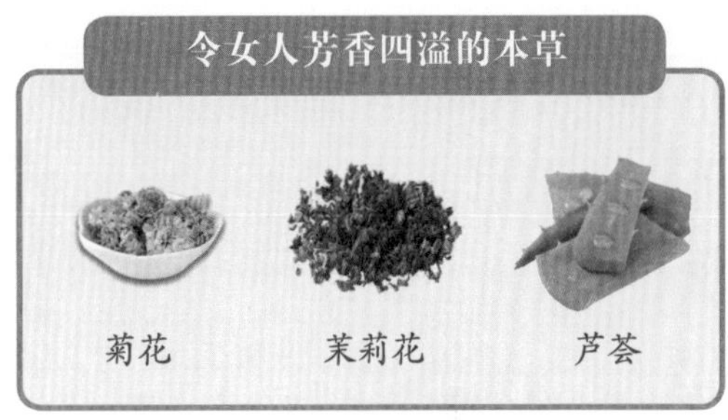

中国古代的中医典籍里也有不少花草香体的良方。以下推荐几个：

白杜熏香丸，出自《补辑肘后方》，其做法如下：取白芷、薰衣草、杜若、杜衡、藁本各等份。将上述各药物研成细末，用蜜和匀，制成如梧桐子大小般的丸药。可每晨服3丸，晚服4丸，用温开水送服。此丸可香体祛臭。据说服本方30日后即可使身体自然散发出阵阵馨香。

十香丸，此方出处《千金翼方》，其做法如下：选沉香、麝香、白檀香、青木香、零陵香、白芷、甘松香、藿香、细辛、川芎、槟榔、白豆蔻各30克，香附子

15克，丁香0.3克。将上药捣碎为末过筛，炼蜜和绵裹如梧桐子大小。早晚含之，咽津味尽即止。此方可芳香祛臭。

香身丸，此方出处《食疗本草》，其做法如下：取红枣100克，肉桂50克，冬瓜仁100克，松树皮500克，白蜂蜜1000克。先将红枣去核研泥，再将肉桂、冬瓜仁、松树皮（用内层白皮）切极细末，与枣泥拌和，加蜂蜜制成如龙眼大般蜜丸。可每日早晚各服2～4丸。此丸能香身美容，美白肌肤，调养气血。

竹叶桃白浴，此方出自《千金翼方》，其做法如下：取竹叶300克，桃白皮120克。水煎取液。以药液浴身，次数不限。此方能利湿解毒、香身辟秽除臭。适用于腋气及身体臭。

丁香川椒包，此方出处《必用全书》，具体做法如下：取丁香40克，川椒60粒。先将丁香研成细末，川椒打碎，然后把二者混合拌匀，用绢袋盛装。可将此包佩戴于胸前，可绝汗臭、香身，适用于体有汗臭者。

❷ 难言之狐臭，花香除之

狐臭，往往给人带来很多的不便，因为狐臭的刺鼻气味使人感到特别的厌烦，闻到这种气味的人大多掩鼻远离。《外台秘要》说："病源人腋下臭，如葱豉之气者，亦言如狐狸之气者，故谓之狐臭，此皆血气不和蕴积，故气臭。""肘后疗人体及腋下状如狐狸气，世谓之狐臭。"一般女性多于男性，而花草引其天然的香味，对狐臭有很好的疗效。下面就介绍一些小方法：

①《本草纲目》记载，将小龙眼核6个与胡椒14粒研成细末，遇腋汗出时，用药擦腋下，能除狐臭，三次愈。或者以龙眼（桂圆）核6枚，胡椒27枚，共研细粉扑撒患处。有汗时扑之，其效更佳。

②用脱脂棉蘸好米醋擦腋下，可以祛除狐臭气味，或取好米醋50毫升，茴香粉5克调匀擦腋窝，每日2次。

③先洗净患处，核桃油涂腋部，涂油后按摩一会儿。

④去皮生大蒜头3份，中药密陀僧1份研细粉，共同捣匀如泥。每次取5克药泥，平摊于清洁纱布敷料上，贴于腋下，用胶布固定，每日换药1次，7天为1个疗程，24周获效。

⑤鲜白萝卜切片蘸枯矾粉擦两腋窝，每日1次。

⑥用生姜汁频涂腋下。

⑦每次洗澡后，取一已熟但未熟透变软的番茄，用刀平削一个切口，涂擦双腋窝部，轻者每周2次，重者每天涂擦1次。

⑧鲜鸡蛋两只煮熟去壳，热夹腋下。

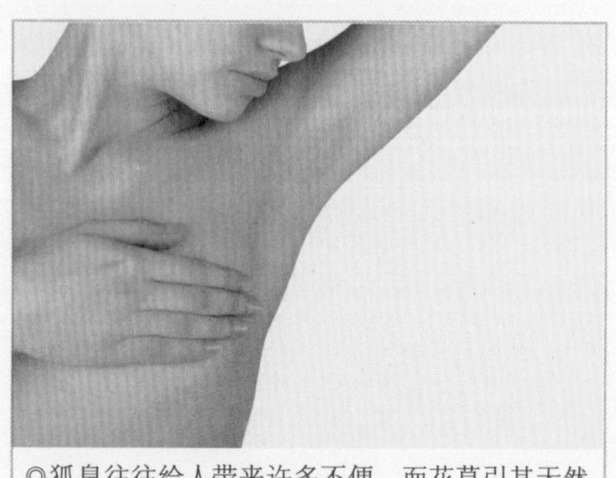

◎狐臭往往给人带来许多不便，而花草引其天然的香味，对狐臭有很好的疗效。

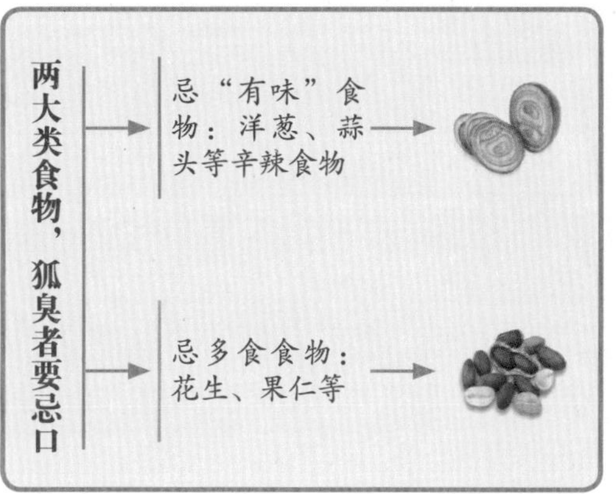

待冷弃之。

⑨将食盐250克在锅中炒热，用两层纱布包好，趁其温热时，用以摩擦双腋窝部。1～2日1次。用前最好先将双腋窝洗净。

⑩大田螺1个，巴豆仁1粒，麝香0.3克。将田螺盖揭开，入药在内，仍将盖安好，用纸封固，1昼夜即化为水。取水涂患处。有臭时涂之，无臭时勿用。

狐臭患者应忌食以下良物：

忌“有味”食品。味浓或刺激性食物，如洋葱、蒜头和辛辣的食物。含有硫黄的化学物质，可干扰细菌生长，但它们被人体吸收后，异味会随汗腺排出，所以还是少用为妙。

忌多油食物。人吃了带有油分的食物，比如花生果仁，部分油就跟着血液全身走，并会随汗腺连接的油脂腺排出体外。那些油原本似面霜那样，令我们的皮肤滑溜溜，但如果太多的话，就会让细菌分解，形成体臭，所以油腻的食物宜少食。

❸ 食杏仁饮杏露，美体香

如今有一种“体香餐”风靡巴黎，其制作者莫尼纳明介绍说，如果经常食用，就会使身体健美并拥有香水般的香味。其实，饮食御体香并不是法国人的发明，而是我国古代达官显贵家的女性早已验证了的成方。早在唐宋时期，宫廷女子就已流行食杏仁、饮杏露以求体香。

朱丹溪在《本草衍义补遗》中有：“杏仁属土，然而有水与火，能坠，亦须细研用之。其性热，因寒者可用。”杏仁不论内服或外用均是一种天然的植物性美肤、护肤佳品，分苦、甜两种。苦杏仁又名北杏，主要含有苦杏仁苷、蛋白质和各种氨基酸成分，内服有止咳平喘、润肠通便作用；甜杏仁含有维生素A及维生素B_1、维生素B_2、维生素C和脂肪、蛋白质及铁、钙、磷等多种微量元素，有补虚润肺作用。

（1）甜杏仁含有抑制黄褐斑的成分

现代科学证明，甜杏仁含有丰富的脂肪油、蛋白质、维生素A、维生素E及矿

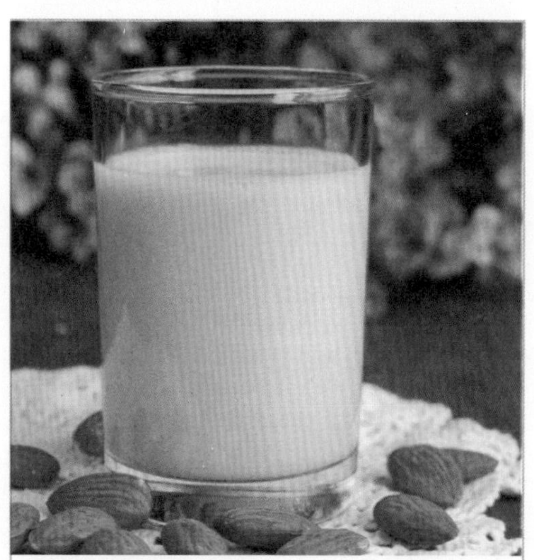

◎杏仁露充分保留了杏仁的天然营养，常喝能让人身上散发出幽幽体香。

物质，这些都是对容颜大有裨益的营养成分，它们能帮助肌肤抵抗氧化，抑制黄褐斑生成，使肌肤更加光滑细致；能给毛发提供所需营养，使秀发更加乌黑亮丽。

（2）滋润肌肤、减少皱纹

杏仁中主要含有维生素B_1、维生素B_2、脂肪酸及挥发油等成分。脂肪油可滋润皮肤，挥发油可刺激皮肤血管扩张，改善皮肤的血液循环和营养状态，起到润泽面容、减少面部皱纹形成和延缓皮肤衰老的作用；还可对皮肤局部的神经末梢起麻醉、止痒作用。用其制成粉霜乳膏涂于面部，可在皮肤表面形成一层皮脂膜，既能滋润皮肤，保持皮肤弹性，又能治疗各种皮肤病。

以下推荐几道杏仁养颜佳品：

杏仁茯苓敷：此面膜是清代太医院的处方，具有光洁皮肤、延缓皮肤衰老的作用。传说春秋时期郑国君主郑穆公的女儿夏姬就因为经常服用杏仁而保持容颜不衰，还活到了一百多岁。此方具体做法如下：取杏仁30克，茯苓10克，莲子10克，面粉适量。将杏仁、茯苓、莲子分别研为细末，再与面粉混合均匀，加入温水调至稀稠适度，均匀敷于面部，20～30分钟后用清水将脸洗净。

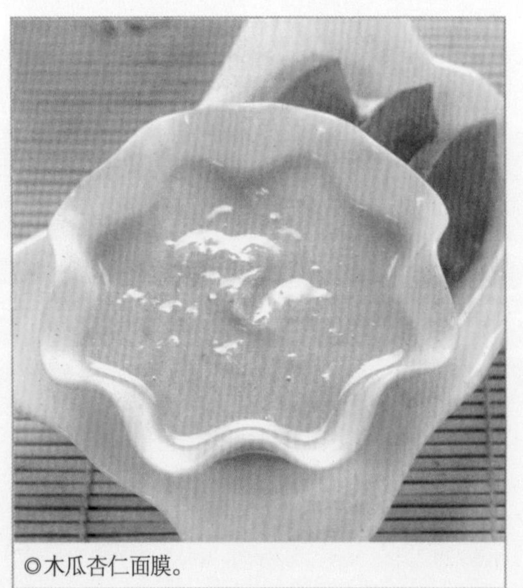

◎木瓜杏仁面膜。

杏仁滑石珍珠敷，杏仁富含维生素A，可减轻面部的色素沉着，使肌肤重现光泽。杏仁中丰富的油脂还有滋润肌肤的作用，可使皮肤光滑，延缓皮肤衰老。此面膜具体做法如下：取杏仁30克，滑石粉15克，珍珠粉15克，麝香1.2克，鸡蛋1个。将杏仁用沸水煮软，然后搓去皮，用搅拌机磨碎，加入滑石粉、珍珠粉、麝香、蛋清，拌匀。于每晚临睡前均匀涂于面部，次日清晨用清水洗去。

木瓜杏仁面膜：取木瓜1个，杏仁30克，橄榄油适量。将木瓜去子、去皮，捣烂成泥，杏仁研粉，加入橄榄油拌匀敷于面部。如果是油性皮肤，可以用蛋清代替橄榄油，15～20分钟后洗去。

杏红敷：取杏仁15克，红枣3枚，天花粉15克，蜂蜜适量。将杏仁、天花粉研磨成粉，加入蜂蜜，拌成糊状。睡前敷于面部，15～20分钟后洗去。此面膜中大枣中所含的维生素C比苹果、桃高100倍左右。维生素C有利于核酸的吸收，核酸是一种生命信息物质，被誉为“葆春药物”，能延缓衰老、健肤美容，有助于皱纹和老年斑的消除。杏仁中的维生素E对延缓肌肤的衰老同样有重要作用。

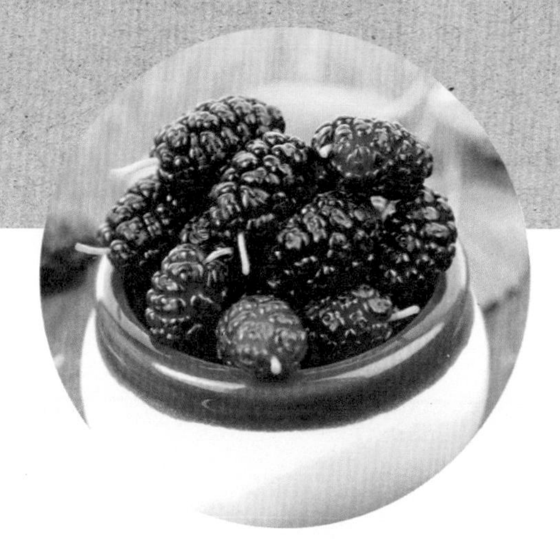

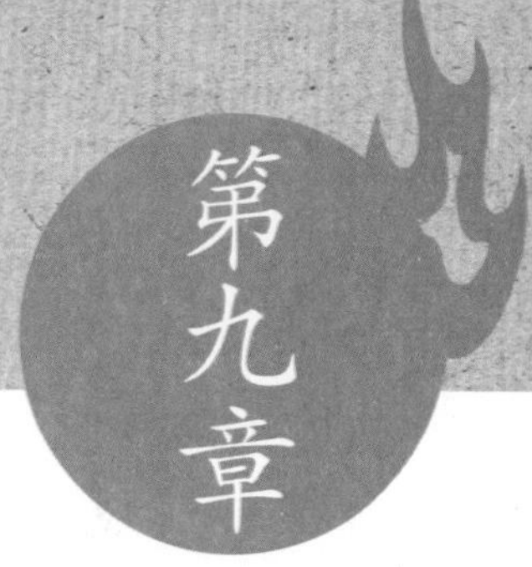

第九章

瘦身塑体：享“瘦”花草，婀娜纤女

●瘦身与美白一样，是女人永恒的追求之一，但女人追求瘦身，往往意味着要冒各种风险，如常食减肥药及尝试各类瘦身法，其实与其以牺牲健康为代价，不如看看花草里有什么好法子。以花草瘦身，古已有之，它既无手术的风险，又没有药物的副作用，且还能让你长长久久一直瘦下去。

瘦腰：纤纤细腰，窈窕淑女

❶ 让S形在自己身上随时流畅

在这个讲究骨感美的时代，每个女人都想做赵飞燕，希望自己能够瘦一点儿、再瘦一点儿，为了实现自己越来越苗条的理想，很多女人尝试了各种方法：节食、运动、药物、甚至各种我们意想不到的方法，可谓“无所不用其极”，但是效果往往不尽如人意，伴随而来各种副作用也足以令人苦恼。可是，减肥真的有那么难吗？

中医理论讲天人相应，人应该顺应四时变化来调养身体，调理饮食，调理五脏，调整身体的气血以保持阴阳平衡。肥胖其实就是一种身体阴阳失衡的表现。人禀赋先天之精，离开母体后，依赖的是五谷等食物的摄入，维系着自己独立的生命。“脾胃为后天之本”，我们后天生命的维系都要依靠脾胃对食物的消化吸收。

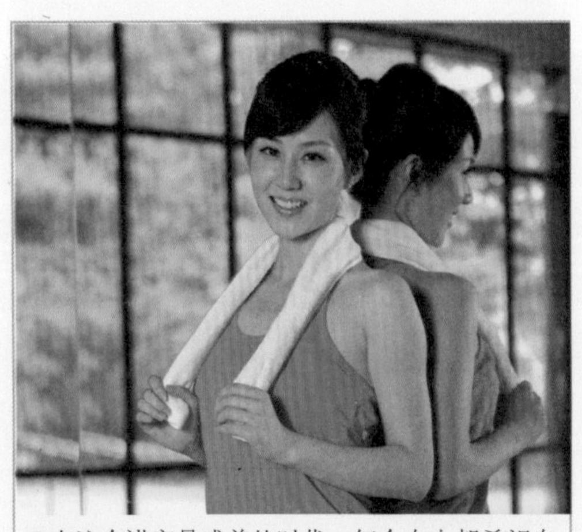

◎在这个讲究骨感美的时代，每个女人都希望自己拥有一副纤瘦的身材，瘦身已成为女性美容课程的主要一环。

如果脾胃的功能发生紊乱，就会影响我们整个人体的机能，导致阴阳失衡，反映到人体可能就是变瘦或者变胖，进而衍生其他疾病！

内经中还讲到脾主四肢肌肉，如果脾气虚弱，便会四肢微软无力，所以好多节食减肥的朋友，减肥后，身上的肉摸起来瘫软没有弹性，人也没有精神！而且脾主运化，如果脾功能失调导致水湿滞留在体内，就会表现为虚胖水肿，局部（大多数下肢胖）肥胖，大便不通等。节食减肥，经常使脾在体内空运化，久而久之，脾的运化功能就会失调，当身体摄入食物时也无法运送到身体各部位，从而造成体内垃圾堆积，人就会越来越胖。所以，即使减肥也要合理膳食，节食是绝对不可取的。

中国自古以来就把荷叶奉为瘦身的良药。《本草纲目・草部》记载：“荷叶，性温平，味辛，无毒，入心、肝、脾经。清热解暑，升发清阳，除湿祛瘀。”此外，还有利尿通便的作用。

有资料报道，荷叶中的生物碱有降血脂作用，临床上常用于肥胖症的治疗。服用荷叶后，在人体肠壁上形成一层脂肪隔离膜，能有效阻止人体对脂肪的吸收，从根本上把体重减下来，还解决了减肥反弹的问题。

被瘦身问题困扰已久的各位不妨尝试以下这道荷叶瘦身茶：

取干荷叶10克或鲜荷叶20克。将干

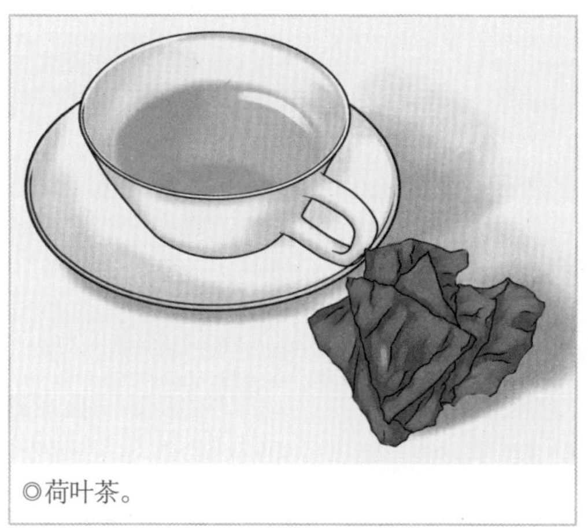
◎荷叶茶。

荷叶10克或鲜荷叶20克放在茶壶或大茶杯里，倒上开水闷五六分钟就可饮用了。这样泡出来的荷叶茶减肥效果才最好，只喝第一遍的茶汤，再泡减肥的效果就差多了。最好是在饭前空腹饮用。此茶可瘦身。

喝茶期间不必节食。因为喝一段时间后，对食物的喜好自然就会发生变化，很多人不太爱吃荤腥油腻的食物了。

对于真正因肥胖给工作生活带来困扰的人，一杯青青荷叶茶，祛湿减肥去心火，是最安全有效的减肥良法，让有肥胖之苦的人既不用刻意节食也不用乱吃减肥药，尤其适合年轻女孩。但有些体型适中的女孩也想减肥，其实是没有必要的，健康才是真正的美。

跳舞是一种主动的全身运动，有较大的运动量，有益于美体塑身。跳舞不需要非得模仿伦巴、牛仔舞那种高难度的动作，只要举起手来，跟着音乐摇摆，就能让人健康愉悦。即使想尝试某些复杂的动作，也不要苛求自己100%姿势到位，只需要全心投入其中，音乐的氛围、舞蹈的情绪就可以让人“脱胎换骨”。在动作过程中要始终有意识地收腹，这样可以锻炼腹横肌；摇摆的幅度越大越刺激腹肌，增加腰背力量；摇摆的方向变换越多，腰腹越能得到均衡的锻炼。

目前被大家津津乐道的几种舞蹈都有比较独特的锻炼价值。

广场舞——身体摆动幅度较大，能运动全身肌肉，可以有效减少臀部和腹部的脂肪囤积，据测试，广场舞的运动量相当于每小时长跑8～9千米，每分钟游泳45～50米，每小时以20～25千米的速度骑自行车的运动量，这样的运动量具有明显的瘦身作用，且身心愉快，容易坚持。

拉丁舞——腰胯的8字形摆动，让小腹和腰跟着激情的音乐节奏得到充分的锻炼，使臀部更灵活。

形体芭蕾——舞姿要求优美挺拔，能

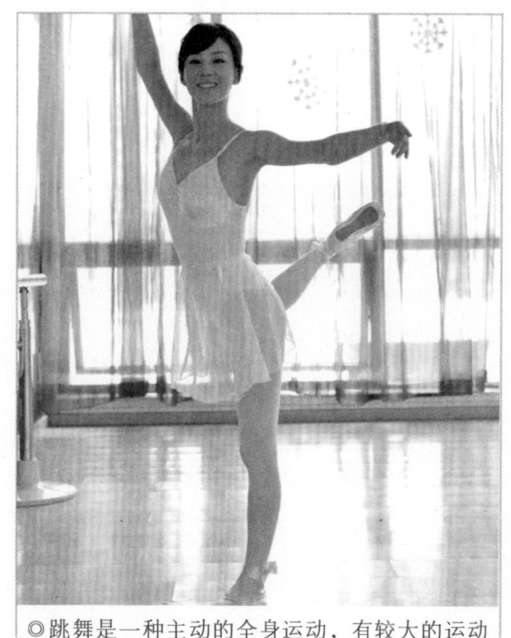
◎跳舞是一种主动的全身运动，有较大的运动量，有益于美体塑身。

让腿、胸和颈部得到比较均衡的发展。最大的特色体现在腿部的柔韧性上。

肚皮舞——尽兴舞动腰、臀、肩、臂和腹部，于是细腰、美腹、翘臀在自己的身上开始呈现。

❷ 花草瘦身，说我“型”我就“型”

肥胖在当今世界像一个瘟疫，从一个国家到另一个国家，从一个人到另一个人不断蔓延，“特效”减肥品也不断出现，但肥胖的脚步从未停止。

但在陕西汉中，有一部分人再吃也吃不胖。原来他们每天会生吃2~3根苦瓜，所以才那么苗条。在接受媒体采访时，导播小姐也试着咬了一口，苦得难以接受，可是当地一位姓孙的大娘，在摄像机镜头前一口气吃了5根苦瓜，她说原来体重174斤，高血压、糖尿病、高血脂、动脉硬化折磨得她十分痛苦，生吃了一年苦瓜，体重减到96斤，那些病全见轻了。

苦瓜减肥效果出奇的好，一天吃几根苦瓜，不管怎么吃、怎么睡都不会发胖。这是因为一根苦瓜里含有0.4%贵如黄金的减肥特效成分——高能清脂素。

1998年，美国凯里博士从苦瓜中提取了极具生物活性的成分——高能清脂素，即苦瓜素（RPA），这种被誉为“脂肪杀手”的特效成分能使摄取的脂肪和多糖减少40%~60%。实验证实，每天服用1毫克该成分，可阻止100克左右的脂肪吸收，并使腰围瘦小2毫米。如果每天服用

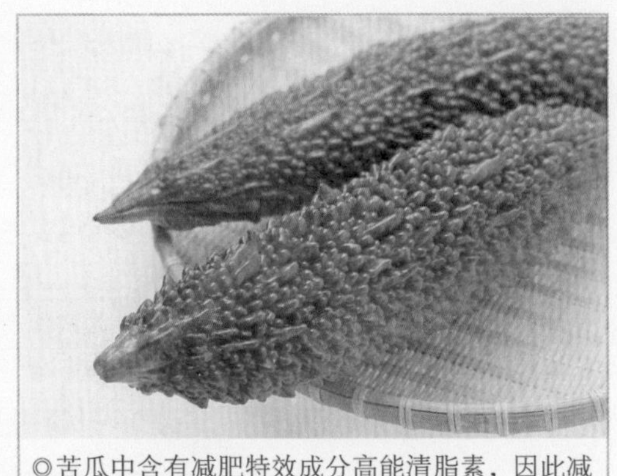

◎苦瓜中含有减肥特效成分高能清脂素，因此减肥效果奇佳。

“高能清脂素”2~4毫克，那么30天后，最保守的估算是：吃进的食物有16~12千克脂肪未被人体吸收，而储存在腰、腹、臀、大腿等处的脂肪有3~7千克被分解供人体利用。

药理研究证实，高能清脂素不进入人体血液，只作用于人体吸收脂肪的重要部位——小肠，通过改变肠细胞网孔，阻止脂肪、多糖等高热量大分子物质的吸收，从而加速体内小分子营养的吸收，又不参与人体代谢，所以无任何毒副作用。

很多人减肥时爱吃青菜却不爱喝汤，其实炒菜时大部分维生素已经溶解在菜汤里。以维生素C为例，小白菜煮好后，维生素C会有60%溶解在菜汤里，新鲜豌豆放在水里煮沸4分钟，维生素C会有45%溶在汤里。

❸ 咖啡瘦身，最灵验的减肥方案

欧美一带盛行喝咖啡饮品并以此来瘦身减肥，既安全又不会令体重反弹。如果你已试过无数减肥法都没有能达到理想体

重，那么就试试以下几种咖啡瘦身法吧。

品咖啡瘦身法

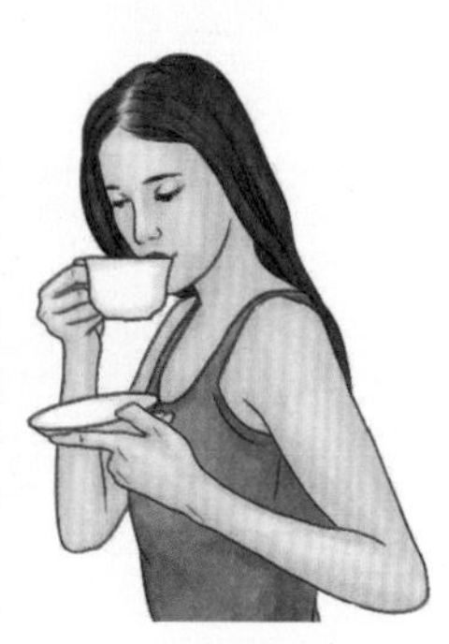

咖啡中的咖啡因具有促进脂肪分解的作用，将脂肪释放在血液中，所以喝咖啡也可以减肥。一般来说，1天4杯不加糖和奶的咖啡就可以达到理想的减肥效果。不过，肠胃消化不良、胃酸过多、容易失眠的人最好不要使用此法。

闻香瘦身法

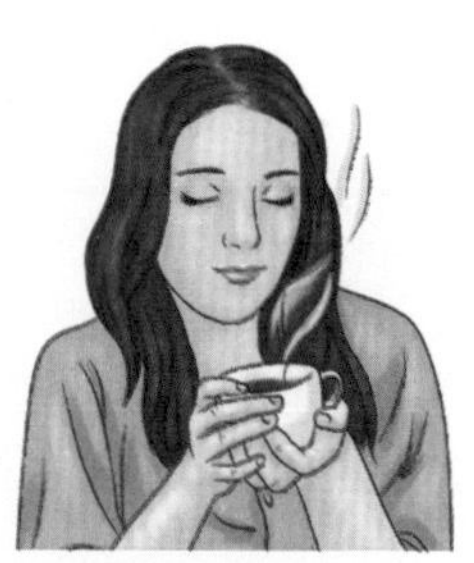

咖啡的香味使人情绪稳定并能提高感官的灵敏度，所以工作时，喝上一杯咖啡可以提高工作效率，也更能刺激你减肥的意愿。

喝咖啡后的运动瘦身法

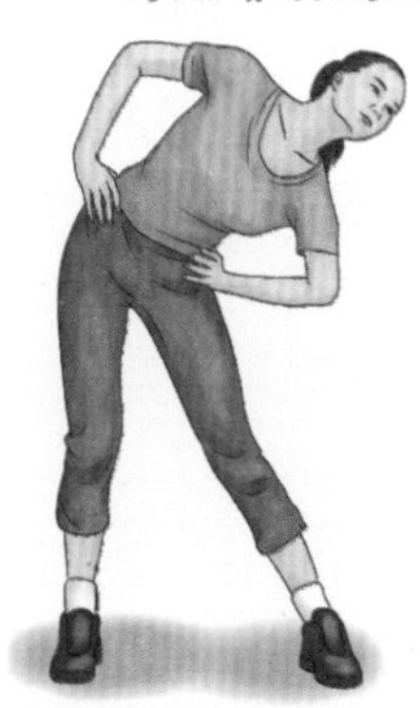

由于饮用咖啡后30～40分钟血液中的脂肪酸浓度会变高，这时配合以适量运动，就可以将脂肪酸变成热能，有效地燃烧脂肪。比如快步走10～15分钟；不搭电梯而走楼梯回办公室或家；也可以原地做些小的运动，像扭转伸展上半身、踏脚、收腹等。

咖啡渣按摩瘦身法

用煮过的咖啡渣按摩不仅可使肌肤光滑，还有紧肤、美容的效果。如果用咖啡渣调配咖啡液，在容易囤积脂肪的小腹、大腿，腰臀等部位，沿着血液、淋巴流动的方向，朝心脏部位移动，还能达到分解脂肪的减肥效果，如果沐浴时按摩效果会更好。

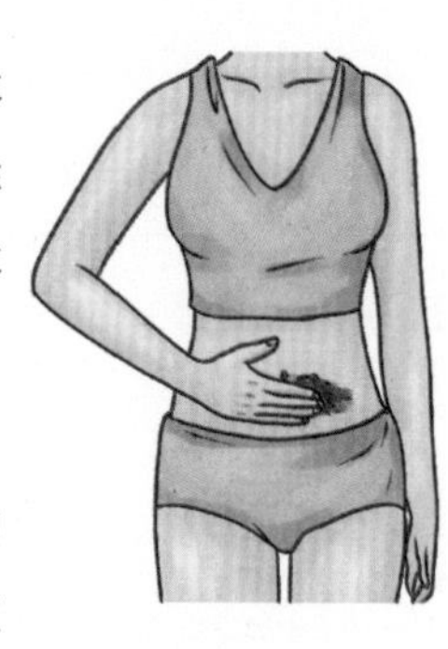

同时，黑咖啡是非常健康的减肥饮料，一杯100克的黑咖啡只有2.55千卡的热量。所以餐后喝杯黑咖啡，就能有效地分解脂肪。黑咖啡还有利尿和促进心血管循环的功能。对女性来说，黑咖啡还有美容的作用，经常饮用，能使你容光焕发，光彩照人。另外，低血压患者每天喝杯黑咖啡，可以使状态更佳。

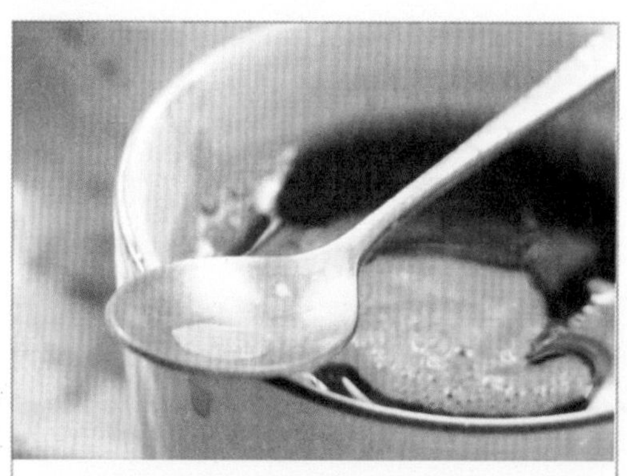

◎一般来说，1天4杯不加糖和奶的咖啡就可以达到理想的减肥效果。

❹ 夏季清凉滋补汤，美颜又纤体

炎热的夏季，美眉们都换上了凉爽的衣裙，可是，如果肌肤不好、身材欠佳，再好的衣服也穿不出效果来啊，怎么办呢？

不要着急，现在就为姐妹们推荐几款夏季清凉滋补汤，一来可以调理身体，二来养颜美容还能纤体，一举两得。爱美的你赶快来试试，过一个清凉滋补的夏天吧！

椰子银耳煲老鸡：取土鸡半只（约500克）、椰子1个、干银耳40克、红枣12颗、姜3片、盐适量。将椰子去皮，取椰子水与新鲜椰子肉。将鸡氽烫后备用。将银耳先泡水15分钟，洗净去蒂备用。将鸡放入锅中，加热水淹过鸡肉，以大火煮沸，转中火继续煮45分钟。再放入银耳、红枣、姜片，一起煮45分钟，然后加盐调味即可。此汤可消暑、降火、健脾胃、纤体。

“万人迷”陈好，拥有魔鬼的身材、美丽的面庞，还有勾人心魂的纤纤细腰。曾几何时，你也许和她一样有着结实纤细的小蛮腰，但有一天你突然发现，身上各个部位的脂肪仿佛商量好了似的，一下子都聚集在腰部，“救生圈”身材也就成了噩梦的开始。

腰，在女性的“S”曲线中起着承上启下的作用，腰身若恰到好处，在视觉上就能给人曲线玲珑、峰峦起伏的美感。反之，就会显得粗笨。所以，每个女人都要注意塑形美体，让自己有个柳腰身。

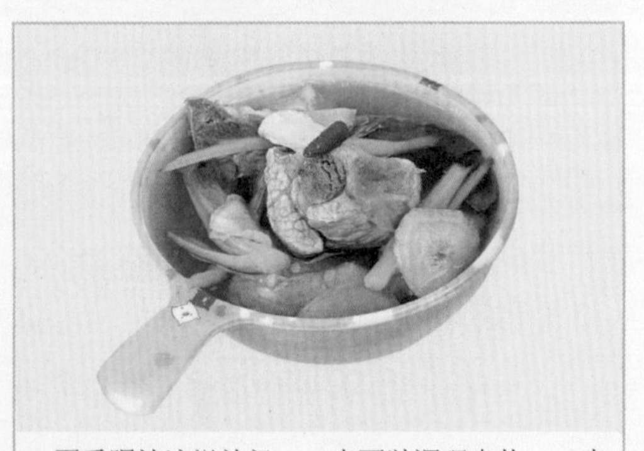

◎夏季喝清凉滋补汤，一来可以调理身体，二来养颜美容还能纤体，一举两得。

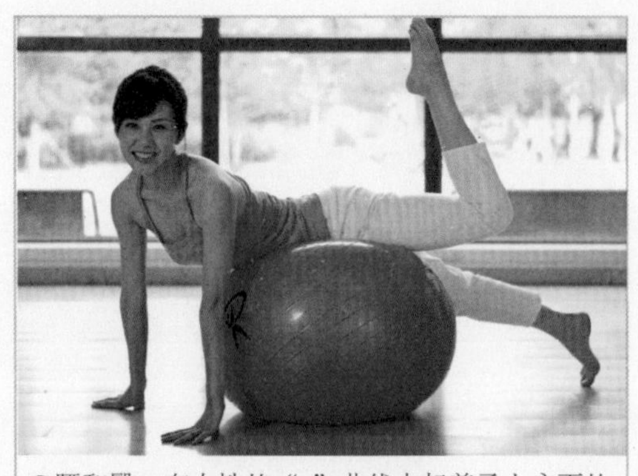

◎腰和臀，在女性的“S”曲线中起着承上启下的作用。

陈好、萧亚轩、李玟等诸多明星都有着纤细的腰身，问起方法，回答多是常吃水果、蔬菜。《本草纲目》中记载了很多水果、蔬菜，如香蕉味甘、性寒，具有润肺养阴、清热生津、润肠通便的功能。女性朋友若坚持每天吃一两根，有助于排出体内毒素，收缩腰腹，焕发由内而外的健康美丽。另外，黄瓜、西瓜皮、冬瓜皮等也有抑制肥胖的功效，食用时将西瓜皮、冬瓜皮分别刮去外皮，然后在开水锅内焯一下，待冷却后切成条状，放入少许盐、味精即可。经常食用这些，可起到清热、祛湿、减肥之效。

5 演绎靓背完美风情

明星们一向是服饰潮流的先行者，章子怡、范冰冰、莫文蔚等明星的露背装风情万种，让很多女孩羡慕不已。而作为一种潮流，露背装也悄悄蔓延开来，大胆的你也可以尝试这样的性感装扮。

不过，穿露背装的明星，哪个不是背部肌肤光滑如丝绸般细腻，想穿露背装的你是否也有完美的背部呢？没有就跟我来吧！

背部的美容有两个关键：去斑点粉刺和角质。背部肌肉几乎是全身最厚的部分，也正因为如此，背部的循环代谢能力通常较弱，脂肪及废物亦比较容易堆积在背部而形成斑点、粉刺。想要拥有完美的背部肤质，可利用深层洁肤品来清除毛孔中的脏污。另外，若担心洁肤品会使毛孔变粗的话，可在清除洁肤品后再涂抹芦荟汁。芦荟具有消炎杀菌、保湿收敛毛孔的功效。在深层洁背后涂抹芦荟汁，可以收缩毛孔。

另外，后背的肌肤上分布着许多皮脂腺，天气闷热时就会出现皮脂腺分泌过剩的情况，进而堵塞毛孔，造成毛孔粗大，形成青春痘或暗疮。要避免这种情况，就要经常去角质。和脸部、颈部不同，去除背部角质我们最好用颗粒状的食盐：

将食盐和蜂蜜调在一起，然后让家人帮你涂在背上并轻轻按摩一两分钟，冲洗即可。用食盐去背部角质每月只需做一次，就可抑制油脂分泌过盛，使肌肤变得清爽洁净。

中医很注重后背的养生，因为后背为阳，太阳寒水主之，所以很容易受寒。古语有“背者胸中之腑”的说法，这里的腑就是指阳，所以女性朋友们在生活中要注意后背的养生，睡觉时掖好后背处的被子，尤其是小产、坐月子中的女性。此外，捏脊是很好的后背养生法：取俯卧位，拇指、中指和食指指腹捏起脊柱上面的皮肤，轻轻提起，从龟尾穴开始，边捻动边向上走，至大椎穴止。从下向上做，单方向进行，一般捏3～5遍，以皮肤微微发红为度。居家时，可以让爱人帮你完成，既巩固两人之间的感情，又可保健。

在办公室内利用一下办公桌、椅子、重物等室内物品便可放松背部：

（1）利用办公桌

第一式，站在两张办公桌之间（两桌间距略比肩宽）；两手撑于桌面，两足腾空，双臂用力支撑身体，坚持数秒钟，还原。重复3～5次。

第二式，双腿并拢，面对桌子坐直；左手自然放于左膝，右手握拳，拳心向下置于桌面，肘关节伸直，用力向桌面下压，坚持10秒钟；然后右拳拳心向上置于桌底，肘关节伸直，用力向上顶，坚持10秒钟。左右交替练习，各重复3～5次。

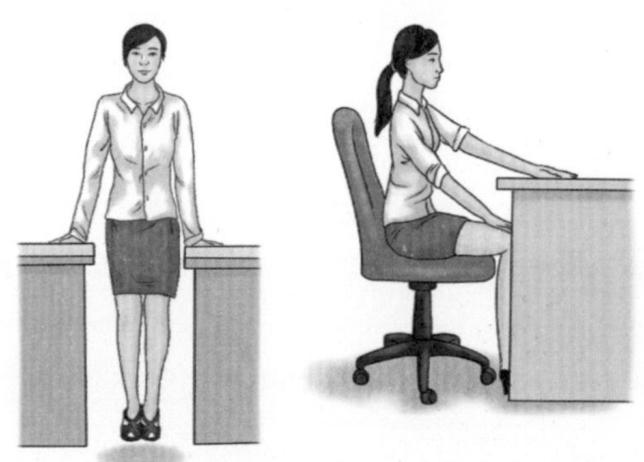

（2）利用椅子

第一式，自然坐下，双肩外展，两手五指交叉置于胸前，手心向内，双肘关节与肩平齐；反手向前用力伸展，直至最大限度，坚持10秒钟，还原。重复3～5次。

第二式，自然坐下，左手放在右膝上，双脚用力着地，膝关节保持不动，同

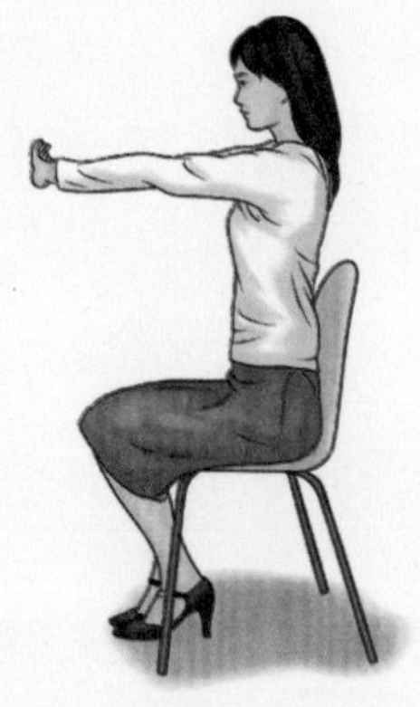

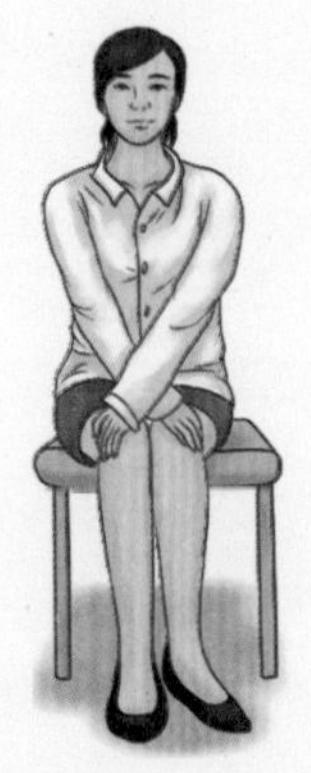

时用力伸展肘关节，让手掌压住膝关节，保持肘关节伸展5秒钟。左右交替练习，各重复3～5次。

（3）利用重物

两腿分开，自然站立。双手同时各握3千克左右的重物，双手慢慢提起重物，直到双手与颈部平齐，还原。重复做3～5次。

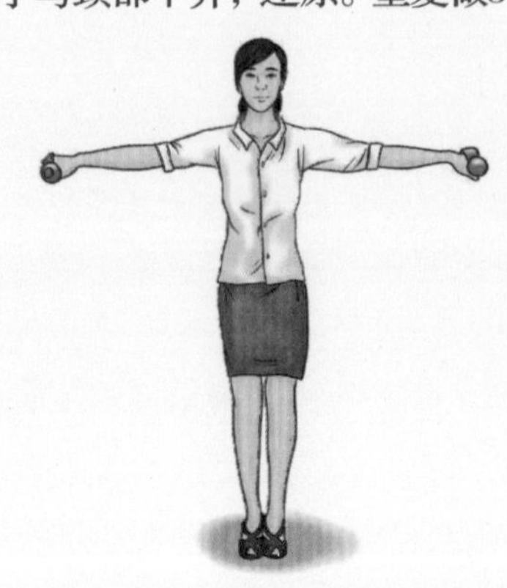

平腹祛赘：和小肚腩说再见

❶ 喝水瘦身，最便宜的减肥计划

爱美的女性懂得利用水去减肥，距离苗条日子就不远了！喝杯水或者泡个热水浴就可以达到瘦身功效，而且“水法瘦身”经济方便，绝对适合追求美丽的上班女性。

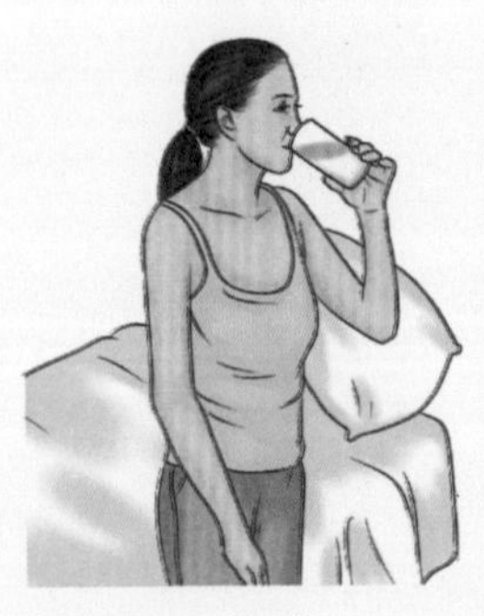

清晨喝水减肚腩。早上吃早餐前喝杯白开水，有助推动肠蠕动，令你产生便意，帮大肠来一次大扫除，从而减少小肚腩出现的机会。

中午时段餐前饮水减食量。尝试每餐前尽量饮一杯清水，一来可以减轻饥饿感，减少食物的摄入量。二来补充身体所需的水分，加速新陈代谢。

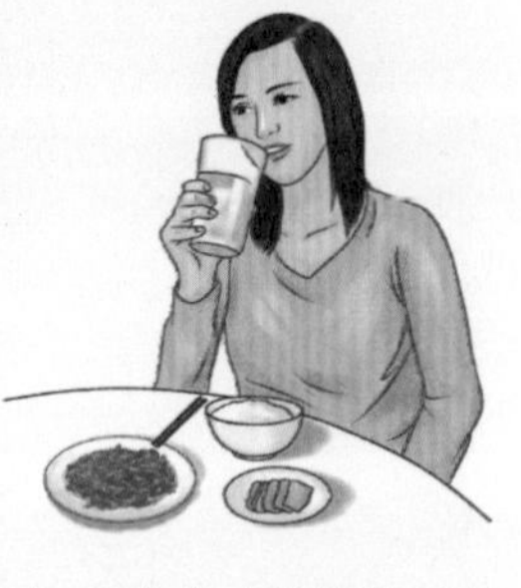

下午茶时段闻香水戒零食。一个下午茶的热量高过一顿午餐，自制力不够的姐妹们，不妨在办公座位周围喷下花香雾，闻着可以抑制食欲。

喷雾法：将10毫升无水酒精、1滴玫瑰花油（或薰衣草油亦可）先后倒入喷雾瓶内，然后加入90毫升矿泉水摇匀。

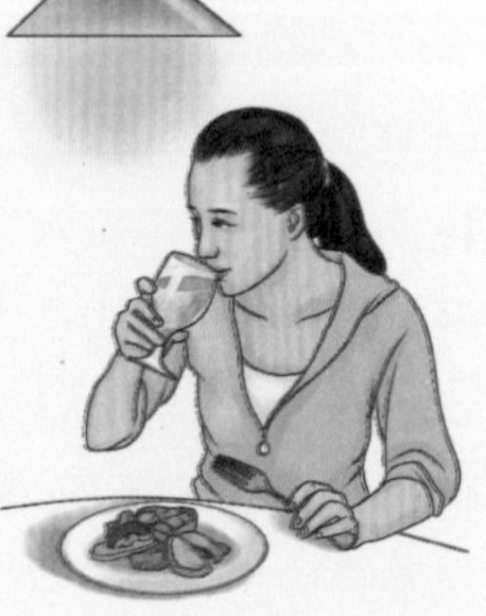

晚餐时段喝水瘦身效果好。只喝水的节食瘦身法是不健康的，正确的饮水瘦身法是借摄取蛋白质和蔬菜，

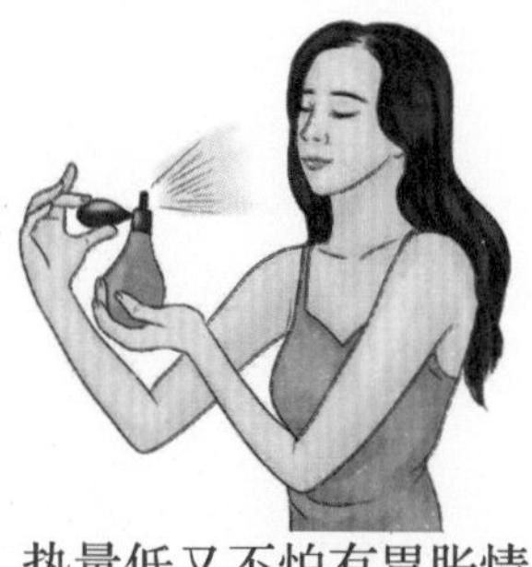

以降低对碳水化合物的摄取量。大量饮水后，若摄取过量碳水化合物，胃便会膨胀，所以每餐菜单应以蔬菜为主，热量低又不怕有胃胀情况，而且还要慢慢咀嚼，这样做可以让你在一个月内瘦10斤。

以下是饮水瘦身法菜单，大家不妨参考一下。

早：荷包蛋、青菜沙拉。

中：白饭半碗、鸡肉一片、大量蔬菜。

晚：白饭一碗、肉或鱼、大量蔬菜。

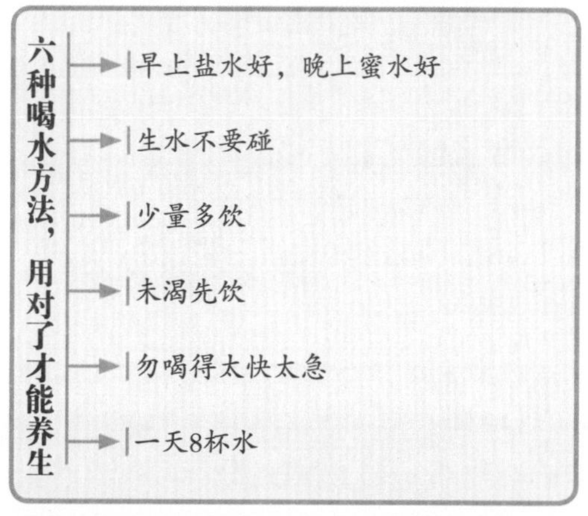

2 花草让你和小肚腩说再见

穿紧身小背心、低腰迷你裙，是炎夏的凉快衣配搭，但不少女士虽看来身形匀称，却见腹部小肚腩凸现，穿什么夏装也没美感可言，因此对于爱美的女性来说赶走小肚腩已迫在眉睫。不过真正去抽脂、狠心去节食的毕竟是少数，“减腹”行动也不是一天可以完成，所以通过饮食来减掉小肚腩是最经济的方法了。

基本上肚腩可分为脂肪型、废气型及废物型三类，如果想解决腹部肥大的问题，第一任务是找出自己所属的类型。

（1）脂肪型

症状一：肚腩由胃部开始凸出，以手指敲打时没有任何声音。

症状二：肚腩由肚脐下方开始凸出，以双手拽到的肥肉有7厘米以上。

针对处方：饮食方面多选择低热量的食物，配合适量的有氧运动，都有助于体内的脂肪燃烧。

（2）废气型

症状：肚腩由胃部开始凸出，以手指敲打有阵阵回声。

针对处方：体内积存的废气主要由口部吸入及便秘所造成，是废物积聚在肠内太久未能排出而发酵形成的气体。如果想避免身体积存过多废气，少喝有气的饮品及少吃豆类、椰菜等制气食物，都可舒缓一肚气的情况。

（3）废物型

症状：肚腩由胃部开始凸出，以手指按压时有堵塞东西的感觉。

针对处方：这情况主要由排泄不畅所致，当废物经常积压在肠内太久，肚子自然会胀起。应多吃海藻类、蔬菜及菇类等水分含量高的食物，同时养成准时排便的习惯。

女性朋友应该让你的下巴休息一下，不要一直嚼口香糖。嚼口香糖会让你吞下过多的空气，肚子因此会发胀而鼓出。

腹部处在身体的最中央，也是特别引

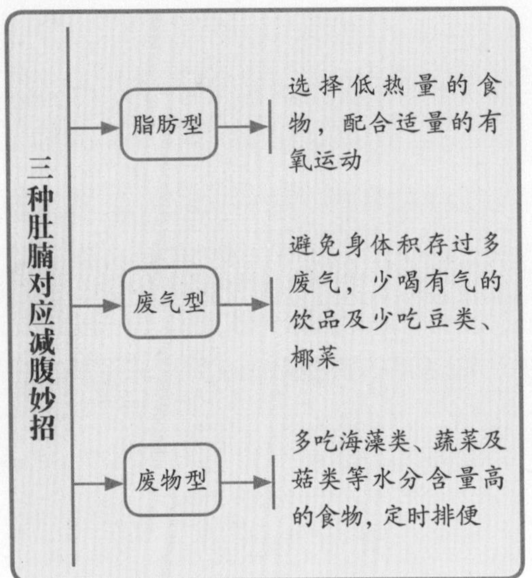

人注目的部位。一个“大腹便便”的女人，即使有漂亮的脸蛋，也不会让人有“惊艳”的感觉。下面介绍一套有效的瘦身方案，让你轻松减掉腹部小肚腩：

首先在饮食上要注意，多吃杏仁、鸡蛋以及豆制品。

关于杏仁，《本草纲目》里是这样描述的：“……服杏仁，令汝聪明，老而健壮，心力不倦。”现代科学证明，杏仁中所含的矿物质镁是身体产生能量、塑造肌肉组织和维持血糖的必需品。稳定的血糖

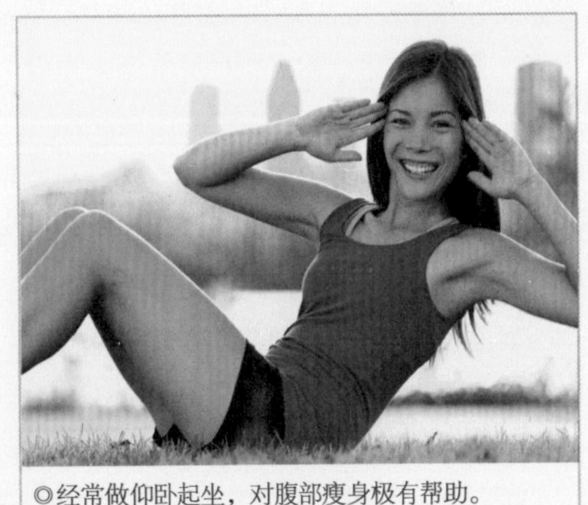
◎经常做仰卧起坐，对腹部瘦身极有帮助。

能有效防止过度饥饿引起的暴食及肥胖。不过，杏仁最神奇的功能是它可以阻止身体对热量的吸收。研究发现，杏仁细胞壁的成分可以降低人体对脂肪的吸收，因此，在胃要消化杏仁之前，它已经把你变“瘦”了。所以，女性朋友要想让腹部平坦，可以每天吃十几粒杏仁。

另外，鸡蛋、豆制品也是“平腹”的佳品。鸡蛋所含的蛋白质和脂肪会让人有过饱的假象，所以经常吃鸡蛋的女性，在一整天里会较少感到饥饿。大豆富含抗氧化物、纤维及蛋白质。大豆吃法多样，可以作为零食或者用来做菜、煲汤。豆制品的种类很多，如豆腐和豆浆，都是健康美味又减肥的。

其次，经常做腹部锻炼。

收腹运动：躺在地上伸直双脚，然后提升、放回，不要接触地面。每天保持3～4次，重复做15遍。

仰卧起坐：膝盖屈成60度，用枕头垫脚。右手搭左膝，同时抬起身，使肩膀离地，做10次后，换手再做10次。

呼吸运动：放松全身，用鼻子吸进大量空气，再用嘴慢慢吐气，吐出约7成后，屏住呼吸。缩起小腹，将剩余的气提升到胸口上方，再鼓起腹部，将气降到腹部。接着将气提到胸口，再降到腹部，再慢慢用嘴吐气，重复做5次，共做两组。

转身运动：左脚站立不动，提起右脚，双手握着用力扭转身体，直到左手肘碰到右膝。左右交替进行20次。

每天朝九晚五坐在办公桌前的白领丽

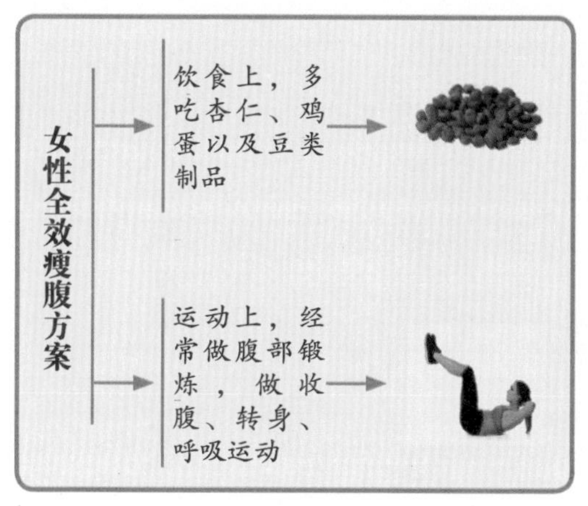

人，腹部多有“怀胎十月”之嫌，如果平日里按照上述方法去做，相信这样的烦恼不久就会烟消云散。

中医认为，人体的腹部为“五脏六腑之宫城，阴阳气血之发源”。腹部为阴，所有阴经都要经过腹部，如胆经、肾经、脾经等。既然腹部为阴，所以一定不要让腹部着凉，尤其是夏天，即使再热，睡觉的时候也要把腹部保护好，盖上薄被。

③ 内脏脂肪，不可不减

医学专家研究表明，有些人清瘦其实并不如人们想象中那么好，瘦人尽管外表看起来很苗条，但是体内却有可能是个“胖子”。他们的心、肝和胰等重要器官内的油脂，有可能比肉眼看到的皮下脂肪要多很多。因此，女性在瘦身时不应该只注重减掉腿部脂肪、腹部脂肪，而更应该注重减掉内脏脂肪，下面就介绍几种可以减掉内脏脂肪的食物：

①燕麦：含有丰富的亚油酸和丰富的皂苷素，可降低血清胆固醇、甘油三酯。

②玉米：含丰富的钙、硒、卵磷脂、维生素E等，具有降低血清胆固醇的作用。

③海带：含丰富的牛磺酸，可降低血及胆汁中的胆固醇，含有纤维褐藻酸，可以抑制胆固醇的吸收。

④大蒜：含硫化物的混合物，可减少血中胆固醇，阻止血栓形成，有助于增加高密度脂蛋白含量。

⑤苹果：含有丰富的钾，可排出体内多余的钾盐，维持正常的血压。

⑥牛奶：因含有较多的钙质，能抑制人体内胆固醇合成酶的活性，可减少人体内胆固醇的吸收。

⑦洋葱：所含成分不仅具有杀菌功能，还可降低人体血脂，防止动脉硬化；可激活纤维蛋白的活性成分，能有效地防止血管内血栓的形成；前列腺素A对人体也有较好的降压作用。

⑧甘薯：能中和体内因过多食用肉食和蛋类所产生的酸，保持人体酸碱平衡。甘薯含有较多的纤维素，能吸收胃肠中较多的水分，润滑消化道，起通便作用，并可将肠道内过多的脂肪、糖、毒素排出体外，起到降脂作用。

寒冷可以促进蛋白质、脂肪和碳水化合物三大营养物质的代谢分解，并且影响机体的消化系统，提高食欲，所以人们在寒冷的天气往往胃口大开，但这时不要贪吃。否则，脂肪就会很容易在不经意间悄悄地在你体内积攒下来。

花草对白领丽人的独特呵护

❶ “夜猫族”吃什么健康又美丽

现代都市人的作息习惯，不知何时起已经向后推了几个小时，当年早睡早起的习惯已经被工作的高压所取代时，我们曾经美丽而健康的身体，就已经变得伤痕累累！幸好，食物后援早已准备好，破译食物中的秘密会让你即使熬夜加班仍能保持迷人的美丽、健康的身体。

下面就介绍一下熬夜族的一日三餐怎么吃：

早餐：起床后1小时内吃。如果起床的时间已接近中午，可以吃一些午餐吃的食物。

午餐：早餐后5小时吃。多摄入新鲜蔬菜补充维生素C，可以帮助调理因熬夜而混乱的生物钟，减轻身体内分泌紊乱的程度。

晚餐：午餐后5小时吃。熬夜前注意补充B族维生素，比喝茶、喝咖啡更能提神，能使头脑保持清醒。

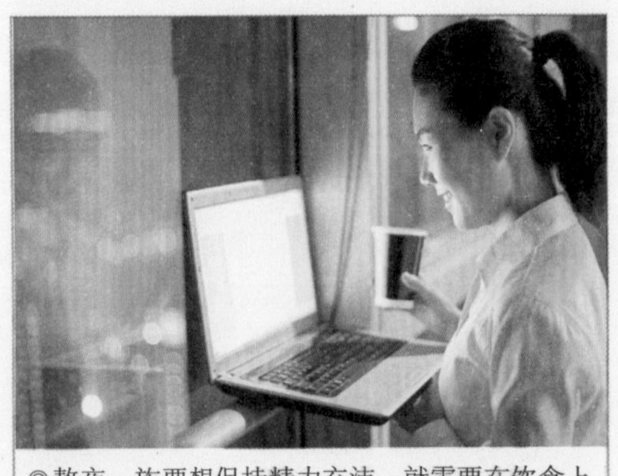

◎熬夜一族要想保持精力充沛，就需要在饮食上多下功夫。

熬夜族应该多喝以下几种能美容且能让你保持活力的果汁：

①香蕉、木瓜和优质酸奶放在一起打碎，营养丰富而且能够补充身体所需的各种能量。

②3个柚子剥皮后榨汁，一串葡萄打碎成葡萄汁，再加上两汤匙蜂蜜，酸酸甜甜别有滋味。

③适量的苹果、胡萝卜、菠菜和芹菜切成小块，加入牛奶、蜂蜜、少许冰块，用果汁机打碎，制成营养完全而且丰富的果蔬汁。

④1根新鲜黄瓜、1/2升豆浆、3片薄荷，一同打碎搅拌后制成清凉的黄瓜汁，消暑又解乏。

⑤2个猕猴桃、4只橙子、1个柠檬所组成的新鲜果汁中含有丰富的维生素C，补充体能而且美容。

熬夜族晚餐热量应该提高，可占全天膳食总热量的30%～50%，这样就不会特别需要额外补充。

❷ 电脑族不能少的五种花草茶

电脑在给人们的生活带来方便的同时，也对人体的健康有一定副作用，电脑操作者常会感到眼睛疲劳、肩酸背痛。为了防止电脑操作者患上述职业病，平时就应注意合理膳食。

①多吃含维生素高的食物。它具有调节神经等作用。据统计，我们每天摄入体内的维生素中，70%的维生素来自蔬菜。含维生素较高的蔬菜有韭菜、菠菜、番茄、黄瓜和水果等。

②多吃健眼的食物。目的是保护眼睛健康，防止近视及其他眼疾。健眼的食物有牛奶、小米、核桃、胡萝卜、大白菜、西红柿、枸杞子和各种新鲜水果。

③多吃些含磷脂高的食物。这些食品是大脑的“能源”之一。蛋黄、核桃、花生、牡蛎和青鱼中都含有较高的磷脂。

④多吃高蛋白的食物。蛋白质是人体细胞的“灵魂”。应多吃各种肉类和豆制品，电脑操作人员尤其要多吃豆类食品。

⑤补充锌和钙。补锌增强免疫力。久坐电脑前，易引起精神烦躁不安，补钙可以起到镇静安神的作用。含钙丰富的食物如牛奶、酸奶、大豆及其制品，富含锌的食物如动物肝脏、大豆和坚果类食物。

电脑族应该控制热能的摄入量，以维持标准体重。电脑族久坐不动，热能消耗减少，如果每日膳食中摄入过多的热能，机体不能利用，会转化为脂肪储存在体内，导致肥胖。

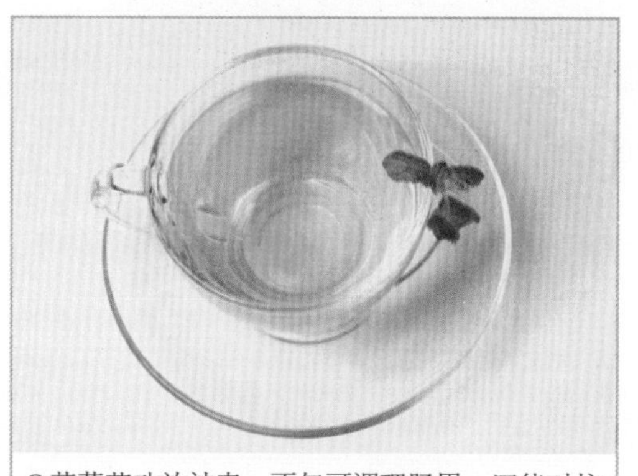

◎花草茶功效神奇，不仅可调理肠胃，还能对抗办公室中的辐射，对女性身体有益。

如今的时代可以称为数字时代，这主要是由电脑的普及造成的。现在办公几乎离不开电脑，电脑给人们带来方便的同时也给人们的健康带来了伤害。

电脑辐射可以阻止人体中一种酶的合成，这种酶会破坏脑细胞间传递信息的媒介物质。常用电脑的人除了不可避免地要接触到电磁辐射外，电脑荧光屏的频繁闪动对眼睛也有较强的刺激作用，让人出现流泪、视力减退、头昏脑涨等不适症状。

③ 久在办公室，哪些食物让你“肾气凌人”

现实生活中肾虚者不乏其人，人平素需要常吃一些补肾食品。这类食品是对肾虚所致的腰膝酸软、排尿异常等症，是进行滋补、扶助的上品。

①山药

性平，味甘，为中医“上品”之药，具有益肾填精的功效。如明李时珍指出：山药“益肾气，健脾胃”。《本草正》亦载：“山药，能健脾补虚，滋精固肾，治诸虚百损，疗五劳七伤。”《本草经疏》还说：“山药，能补肾填精，精足则阴强、目明、耳聪。”

②芝麻

甘平，有补肝肾、润五脏的作用。如《本草经疏》中就曾记载：“芝麻，气味和平，不寒不热，补肝肾之佳谷也。”尤其是肾虚之人腰酸腿软、头昏耳鸣、发枯发落及早年白发、大便燥结者，最宜食之。

③粟米

能补益肾气。《名医别录》及《滇南本草》中都说到“粟米养肾气”。明李时珍还说：“粟，肾之谷也，肾病宜食之，煮粥食益丹田，补虚损。”

④豇豆

又称饭豆、长豆。性平，味甘，能补肾健脾，除脾虚者宜食外，肾虚之人也宜食用，肾虚消渴、遗精、白浊，或小便频数，妇女白带，食之最宜。《本草纲目》曾这样记载：“豇豆理中益气，补肾健胃，生精髓。”

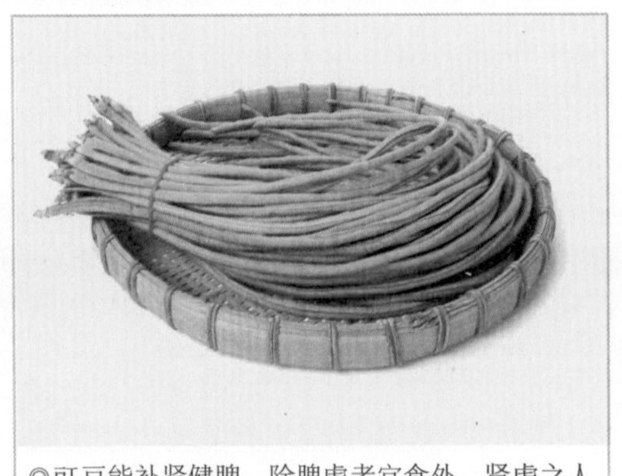

◎豇豆能补肾健脾，除脾虚者宜食外，肾虚之人也宜食用。

⑤牛骨髓

有润肺、补肾、益髓的作用。《本草纲目》说它能“润肺补肾，泽肌，悦面”。对肾虚羸瘦、精血亏损者，尤为适宜。

⑥狗肉

性温，味咸，除有补中益气作用外，还能温肾助阳，故肾阳不足、腰膝软弱或冷痛，食之最宜。《日华子本草》认为：狗肉“补胃气，壮阳，暖腰膝，补虚劳，益气功”。《医林纂要》亦云：“狗肉补肺气，固肾气。”

⑦羊骨

性温，味甘，能补肾强筋骨。《饮膳正要》认为：“羊尾骨益肾明目，补下焦虚冷。”唐代《食医心镜》还介绍：“治肾脏虚冷，腰脊转动不得：羊脊骨一具，捶碎煮烂，空腹食之。”肾虚劳损、腰膝无力怕冷、筋骨挛痛者，最宜食之。

⑧猪肾

性平，味咸。唐孟诜认为猪肾“主人肾虚”。《日华子本草》说它“补水脏，治耳聋”。水脏者实指肾脏而言。故凡因肾虚所致的腰酸腰痛、遗精、盗汗及老人肾虚耳聋耳鸣，宜常食之。

⑨桑葚

俗称桑果，性寒，味甘，有补肝、益肾、滋阴的作用。《滇南本草》云：“桑葚益肾脏而固精，久服黑发明目。”清王孟英还说：“桑葚滋肝肾，充血液，健步履。”故肾虚之人，尤其是肾阴不足者，食之最宜。

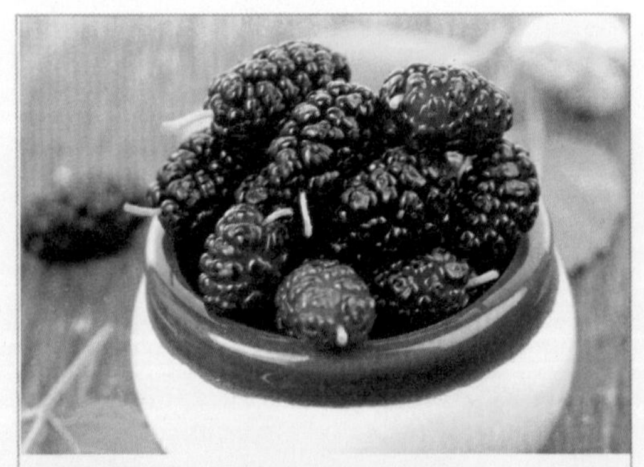

◎桑葚能补肝、益肾、滋阴，肾虚之人，尤其是肾阴不足者，食之最宜。

⑩芡实

性平，味甘涩，有益肾固涩、补脾止泄的双重功效。《本草经百种录》称之为

“脾肾之药也”。《本草从新》亦说它能“补脾固精”。《本草新编》中还说：“芡实不特益精，且能涩精补肾，与山药并用，各为末，日日米饭调服。”凡肾虚之人遗精、早泄、带下、小便不禁或频多者，宜常食之。

⑪栗子

性温，味甘，除有补脾健胃作用外，更有补肾壮腰之功，对肾虚腰痛者，最宜食用。如唐代养生学家孙思邈曾说：“生食之，甚治腰脚不遂。”明李时珍亦曾记载：“治肾虚腰脚无力，以袋盛生栗悬干，每旦吃十余颗，次吃猪肾粥助之，久必强健。”

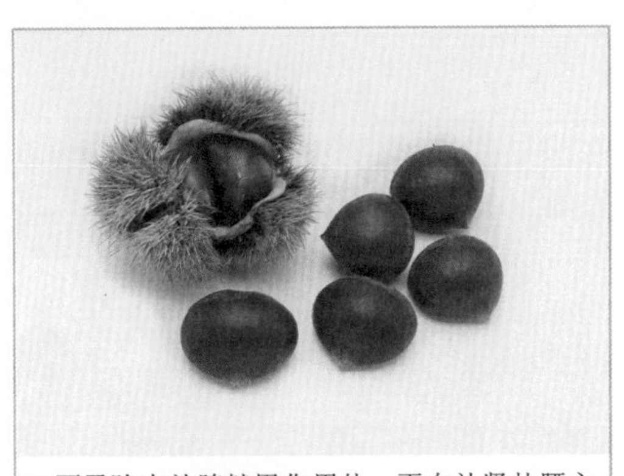

◎栗子除有补脾健胃作用外，更有补肾壮腰之功，肾虚腰痛者最宜食用。

⑫胡桃

性温，味甘，既能补肺止喘，又能补肾固精，还能润肠通便。适宜肾虚喘嗽、遗精阳痿、腰痛脚弱、小便频数、大便燥结之人服食。正如《医学衷中参西录》所说：“胡桃，为滋补肝肾，强健筋骨之要药，故善治腰疼腿疼，一切筋骨疼痛。为其能补肾，故能固齿牙，乌须发，治虚劳喘嗽、气不归元、下焦虚寒、小便频数、女子崩带等症。”

⑬干贝

又称江瑶柱。性平，味甘咸，能补肾滋阴，故肾阴虚者宜常食之。清代食医王孟英认为：“干贝补肾，与淡菜同。”《本草求真》中也说它能“滋真阴”，实则指滋补肾阴之义。

⑭鲈鱼

又称花鲈、鲈子鱼。性平，味甘，既能补脾胃，又可补肝肾，益筋骨。《本草经疏》曾有记载：“鲈鱼，味甘淡气平与脾胃相宜。肾主骨，肝主筋，滋味属阴，总归于脏，益二脏之阴气，故能益筋骨。”

⑮海参

性温，味咸，质地虽阴柔，但能补肾之阳气，为肾阴肾阳双补之品。如《本草从新》中说：“海参补肾益精，壮阳疗痿。”《随息居饮食谱》也说它“滋阴，健阳”。故凡肾虚之人，皆宜食之。

“久坐伤肾”，对于办公室一族来说，适当的起身运动就非常有必要了。每隔一小时就要站起来走动一下，经常伸伸

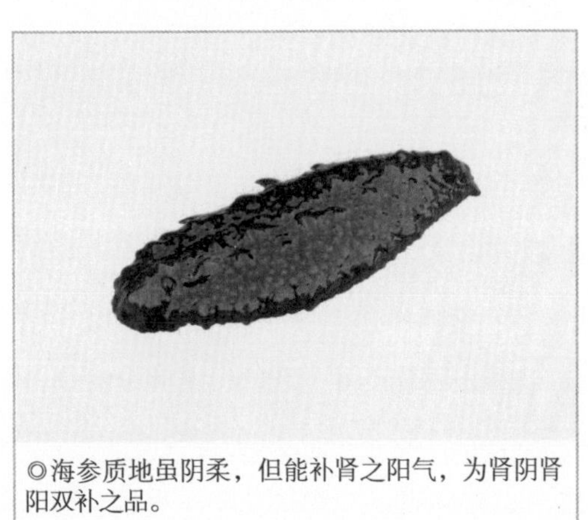

◎海参质地虽阴柔，但能补肾之阳气，为肾阴肾阳双补之品。

懒腰、转动一下腰部和臀部，这样可以解除疲劳，也有利于肾的舒缓放松。

办公室一族不可错过的养肾食物
山药
芝麻
粟米
豇豆
狗肉
羊骨
桑葚
芡实
栗子
胡桃
干贝
鲈鱼
海参

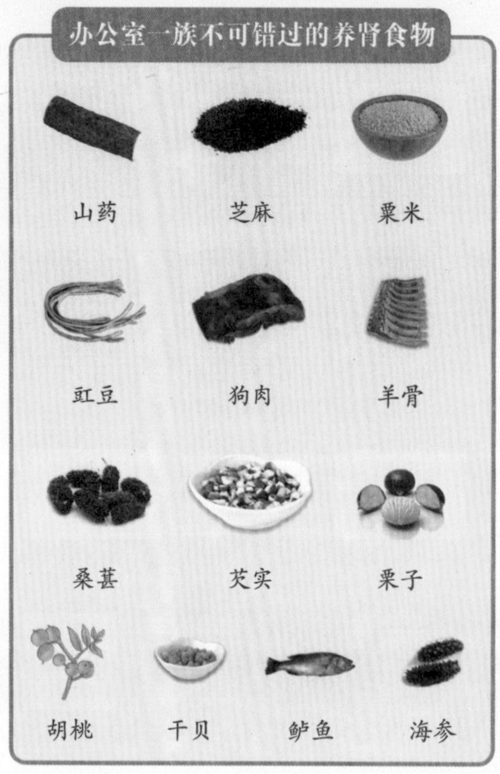

目前，有不少年轻女性也患上了肾虚，她们多属于“肾阳虚”，因脾阳虚所引起，表现为畏寒怕冷、食欲不振、消化不良、精神萎靡等。因为女性本身阳气相对较弱的生理特点，加上生活、工作压力大，精神长期处于紧张状态，造成女性的脾胃功能转弱，从而出现脾阳虚。建议可以服用金匮肾气丸、右归丸等中药，还可多吃羊肉、韭菜、鹿茸等。

按照《黄帝内经》的理论，肾功能衰退是随着年龄的增长而必然出现的一种现象。所以，女人要想延缓衰老，防止容颜消逝，平时就要注意保养肾脏功能，预防肾虚，就能预防早衰现象。除了吃的，再向大家介绍几种简单易学的养肾强肾方法：

①刺激足底穴位

在中医理论里，脚是与肾有密切关系的部位，因此养肾最佳的方式之一就是通过足部进行。每天睡前用热水泡脚，热水要泡过脚踝位置，浸泡过程中再辅以按摩效果更好。方法是：用双手拇指分别按压双脚内踝到脚底的位置，时间以3～5分钟为宜，也可以直接用两只脚相互揉搓挤压，达到保健养生的效果。

②按摩养肾穴位

养肾的重要穴位主要集中在后腰眼处，因此平时上班空闲或在家看电视的时候，不妨将腰坐直，然后用双手按压腰眼处，每次上下搓压3～5分钟。这样间隔做上一会儿，可以解除疲劳，也有利于肾的舒缓放松。

③经常伸腰转腰

俗话说“久坐伤肾”，对办公室一族来说，适当的起身运动就非常有必要了。每隔一小时就要站起来走动一下，经常伸伸懒腰、转动转动腰部和臀部，能很好地舒缓身体内脏，活动四肢，促进血液循环。

④常做强肾操

端坐，两腿自然分开，与肩同宽，双手屈肘侧举，手指伸向上，与两耳平。然后，双手上举，以两胁部感觉有所牵动为度，随后复原。可连续做3～5次为一遍，每日可酌情做3～5遍。做动作前，全身宜放松。双手上举时吸气，复原时呼气，用力不宜过大、过猛。这种动作可活动筋骨、畅达经脉，同时使气归于丹田，对年老、体弱、气短者有缓解作用。

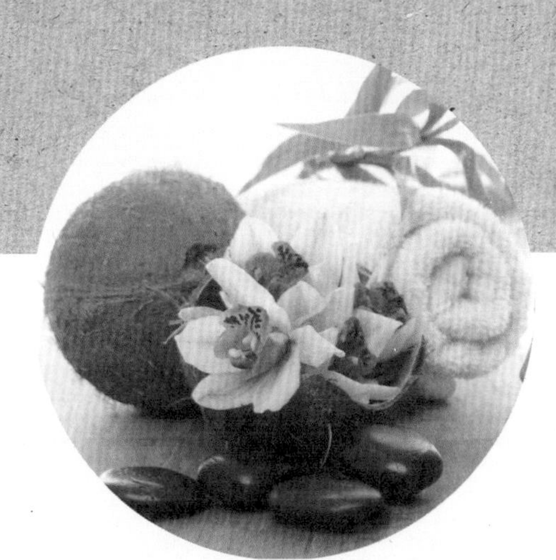

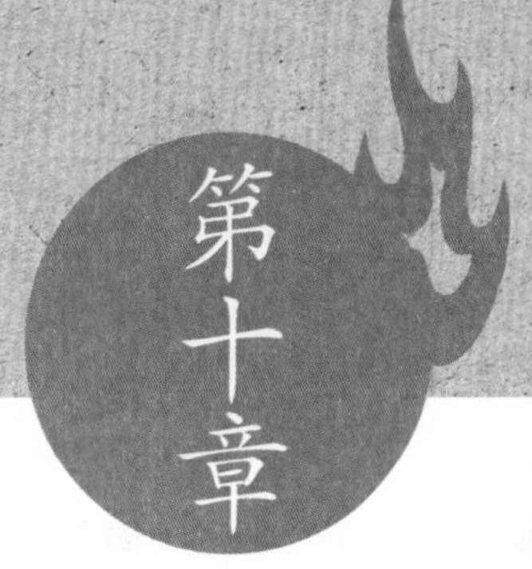

第十章

辨清体质，选对花草良药好养生

●“花中自有驻颜术，花中自有健身药，花中自有养生经”，话虽这样说，并不是所有的花均适合所有人，不同的人体质不同，只有选对自己的养生花，女人的养生、养颜、调理才能落到实处。所以，用花也要注意，要想真正达到美容养颜、调养气血、调理健康的目的，就得从辨明体质开始。

认清自己是什么体质

❶ 体质受先天、后天因素共同制约

薯条、麻辣烫、羊肉串、狗肉煲……在某些人口中是美味佳肴，可在另一些人口中却如同“砒霜”，会给身体带来诸多不适。《伤寒赋》中也有这样的记载：“桂枝下咽，阳盛则毙。承气入胃，阴盛则亡。”意思是说阳盛之人如果误服了桂枝这样的热药，就有可能造成危险；而阴盛之人如果误服了大承气这样的寒药，也可能导致恶果出现。

同样的食物或药材缘何在不同人身上有如此大的反差？追根溯源是因为体质有差异。那么，到底什么是“体质”呢？所谓“体质”，就是指机体素质，是指人体秉承先天遗传、受后天多种因素影响，所形成的与自然、社会环境相适应的功能和形态上相对稳定的固有特性。它反映机体内阴阳运动形式的特殊性，这种特殊性由脏腑盛衰所决定，并以气血为基础。

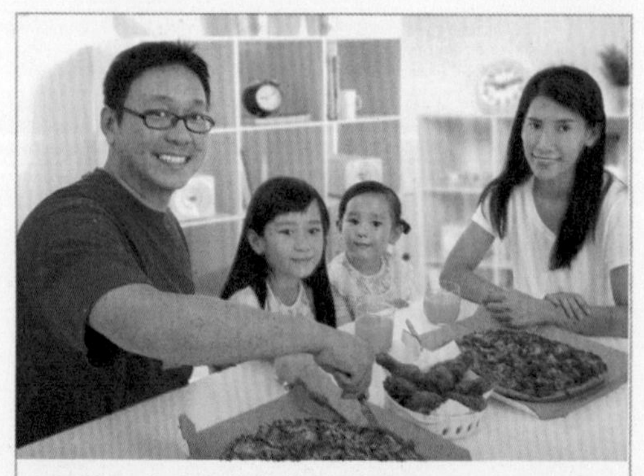

◎同样的食物或药材缘何在不同人身上会有不同的作用？这是因为每个人都具有独特的体质。

体质的形成是机体内外环境多种复杂因素共同作用的结果，主要关系到先天因素和后天因素两个方面，并与性别、年龄、地理等因素有关。

（1）先天因素

在体质形成过程中，先天因素起着决定性的作用。先天因素，又称禀赋，是指小儿出生以前在母体内所禀受的一切特征。中医学所说的先天因素，既包括父母双方所赋予的遗传性，又包括子代在母体内发育过程中的营养状态，以及母体在此期间所给予的种种影响。同时，父方的元气盛衰、营养状况、生活方式、精神因素等都直接影响着“父精”的质量，从而也会影响到子代禀赋的强弱。

但是，先天因素、遗传性状只对体质的发展提供了可能性，而体质强弱的现实性，则有赖于后天环境、营养和身体锻炼等。

（2）后天因素

人的体质在一生中并非是一成不变的，而是在后天各种因素的影响下变化着的。良好的生活环境，合理的饮食、起居，稳定的心理情绪，可以增强体质，促进身心健康。反之则会使体质衰弱，甚至导致疾病。随着人类物质生活及文化生活的不断改善，人们对于健康与长寿的要求变得日益迫切。因此，如何保养一生的体质越来越成为人们关心的课题。改善后天体质形成的条件，可以弥补先天禀赋之不

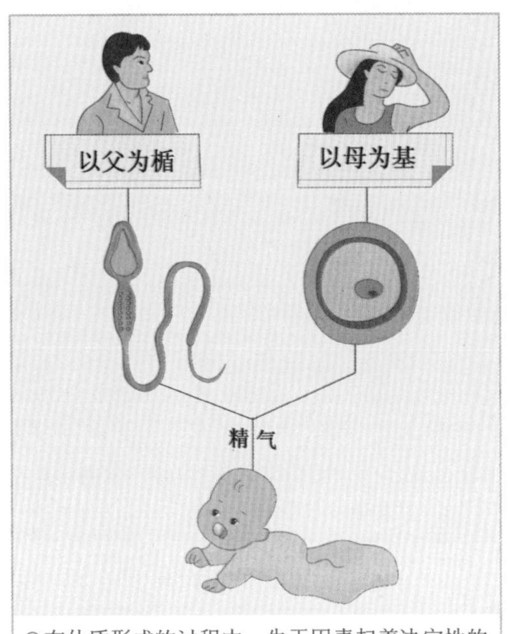

◎在体质形成的过程中，先天因素起着决定性的作用。

足，从而达到以后天养先天，使弱者变强而强者更强的目的。

①饮食营养：饮食营养是决定体质强弱的重要因素。合理的膳食结构，科学的饮食习惯，保持适当的营养水平，对维护和增强体质有很大影响。由于人的体质不同，其对营养物质的新陈代谢功能也不一样。因此，科学、合理的饮食营养应包含必需和适当两层含义。长期营养不良或低下，或营养不当，以及偏食、偏嗜等都会使体内某些成分发生变化，从而影响体质，乃至于引起疾病。《内经》中曾多次谈到饮食偏嗜对机体的危害。诸如“肥者令人内热，甘者令人中满”“膏粱之变，足生大丁”，以及五味偏嗜会引起人体脏气偏盛偏衰而产生病变等。

②劳动和运动：劳动的性质和条件，对人们的体质强弱有着深刻的影响。劳动一般分为体力劳动和脑力劳动两大类。劳逸适度，劳而不倦，可增强体质。一般来说，适当的体力劳动对体质的增强有积极的作用。但是，过于繁重的体力劳动，在严重污染环境下的体力劳动，精神情绪经常处于紧张状态下的劳动，操作分工过细、促使身体局部片面发展的劳动，等等，对人的体质都将产生不利影响。反之，过度安逸又可使机体气血运行迟缓，气机阻滞，脏腑功能减弱，正气不足，而致体质虚弱多病。故当有劳有逸，劳逸适度。

③年龄：年龄也是影响体质的重要因素之一。人体的结构、机能与代谢随着年龄的增长而发生规律性的变化。

这里应当强调两个环节，一是青春期，二是更年期。以性成熟过程为特征的青春期是人体内机能、代谢与结构急剧变化的时期，是人生中第一个转折时期，体内各种生理活动进行着整体性的调整。更年期则是从成年期转入老年期时，全身各

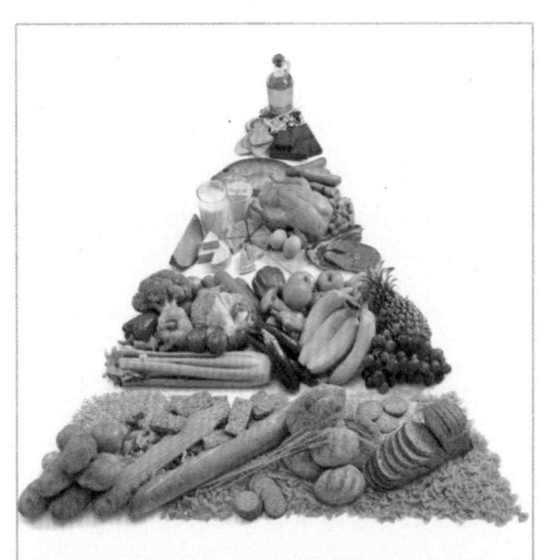
◎合理的膳食结构，科学的饮食习惯，保持适当的营养水平，对维护和增强体质有很大影响。

系统的功能与结构渐进性衰退的过渡阶段，是一生中第二个转折时期。若能处理好这两个时期，则可达到强身健体、延缓衰老的目的。

④性别：男为阳，女为阴。男性多禀阳刚之气，体魄健壮魁梧，女性多具阴柔之质，体形小巧苗条。

除此之外，影响人们体质的还有地理环境和心理等因素。

❷ 看一看，自己属于哪种体质

中医很重视体质，任何食疗如果没有依照个人体质进行，就可能导致虚不受补，反而会愈补愈糟糕。不同的个体，其身体素质有很大的差别，在考虑养生方案的时候，就应当根据其不同体质的特殊需要“辨体施养”，选择与之相适的方法来调养，恢复身体的健康。

2009年4月9日，《中医体质分类与判定》标准正式发布，该标准是我国第一部指导和规范中医体质研究及应用的文件，旨在为体质辨识及与中医体质相关疾病的防治、养生保健、健康管理提供依据，使体质分类科学化、规范化。

该标准将体质分为平和质、气虚质、阳虚质、阴虚质、痰湿质、湿热质、血瘀质、气郁质、特禀质九个类型，应用了流行病学、免疫学、分子生物学、遗传学、数理统计学等多学科交叉的方法，经中医临床专家、流行病学专家、体质专家多次论证而建立的体质辨识的标准化工具，并在国家973计划“基于因人制宜思想的中医体质理论基础研究”课题中得到进一步完善。

（1）平和体质

总体特征：阴阳气血调和，以体态适中、面色红润、精力充沛等为主要特征。

形体特征：体形匀称健壮。

常见表现：面色、肤色润泽，头发稠密有光泽，目光有神，鼻色明润，嗅觉通利，唇色红润，不易疲劳，精力充沛，耐受寒热，睡眠良好，胃纳佳，二便正常，舌色淡红，苔薄白，脉和缓有力。

心理特征：性格随和开朗。

发病倾向：平素患病较少。

对外界环境适应能力：对自然环境和社会环境适应能力较强。

（2）气虚体质

总体特征：元气不足，以疲乏、气短、自汗等气虚表现为主要特征。

形体特征：肌肉松软不实。

常见表现：平素语音低弱，气短懒言，容易疲乏，精神不振，易出汗，舌淡红，舌边有齿痕，脉弱。

心理特征：性格内向，不喜冒险。

发病倾向：易患感冒、内脏下垂等病；病后康复缓慢。

对外界环境适应能力：不耐受风、寒、暑、湿邪。

（3）阳虚体质

总体特征：阳气不足，以畏寒怕冷、手足不温等虚寒表现为主要特征。

形体特征：肌肉松软不实。

常见表现：平素畏冷，手足不温，喜热饮食，精神不振，舌淡胖嫩，脉沉迟。

心理特征：性格多沉静、内向。

发病倾向：易患痰饮、肿胀、泄泻等病；感邪易从寒化。

对外界环境适应能力：耐夏不耐冬；易感风、寒、湿邪。

（4）阴虚体质

总体特征：阴液亏少，以口燥咽干、手足心热等虚热表现为主要特征。

形体特征：体形偏瘦。

常见表现：手足心热，口燥咽干，鼻微干，喜冷饮，大便干燥，舌红少津，脉细数。

心理特征：性情急躁，外向好动，活泼。

发病倾向：易患虚劳、失精、不寐等病；感邪易从热化。

对外界环境适应能力：耐冬不耐夏；不耐受暑、热、燥邪。

（5）痰湿体质

总体特征：痰湿凝聚，以形体肥胖、腹部肥满、口黏苔腻等痰湿表现为主要特征。

形体特征：体形肥胖，腹部肥满松软。

常见表现：面部皮肤油脂较多，多汗且黏，胸闷，痰多，口黏腻或甜，喜食肥甘甜黏，苔腻，脉滑。

心理特征：性格偏温和、稳重，多善于忍耐。

发病倾向：易患消渴、中风、胸痹等病。

对外界环境适应能力：对梅雨季节及湿重环境适应能力差。

（6）湿热体质

总体特征：湿热内蕴，以面垢油光、口苦、苔黄腻等湿热表现为主要特征。

形体特征：形体中等或偏瘦。

常见表现：面垢油光，易生痤疮，口苦口干，身重困倦，大便黏滞不畅或燥结，小便短黄，男性易阴囊潮湿，女性易带下增多，舌质偏红，苔黄腻，脉滑数。

心理特征：容易心烦急躁。

发病倾向：易患疮疖、黄疸、热淋等病。

对外界环境适应能力：对夏末秋初湿热气候，湿重或气温偏高环境较难适应。

（7）血瘀体质

总体特征：血行不畅，以肤色晦暗、舌质紫黯等血瘀表现为主要特征。

形体特征：胖瘦均见。

常见表现：肤色晦暗，色素沉着，容易出现瘀斑，口唇黯淡，舌黯或有瘀点，舌下络脉紫黯或增粗，脉涩。

心理特征：易烦，健忘。

发病倾向：易患症瘕及痛症、血症等。

对外界环境适应能力：不耐受寒邪。

（8）气郁体质

总体特征：气机郁滞，以神情抑郁、忧虑脆弱等气郁表现为主要特征。

形体特征：形体瘦者为多。

常见表现：神情抑郁，情感脆弱，烦闷不乐，舌淡红，苔薄白，脉弦。

心理特征：性格内向不稳定、敏感多虑。

发病倾向：易患脏燥、梅核气及郁证等。

对外界环境适应能力：对精神刺激适应能力较差；不适应阴雨天气。

（9）特禀体质

总体特征：先天失常，以生理缺陷、过敏反应等为主要特征。

形体特征：过敏体质者一般无特殊；先天禀赋异常者或有畸形，或有生理缺陷。

常见表现：过敏体质者常见哮喘、风团、咽痒、鼻塞、喷嚏等；患遗传性疾病者有垂直遗传、先天性、家族性特征；患胎传性疾病者具有母体影响胎儿个体生长发育及相关疾病特征。

心理特征：随禀质不同情况各异。

发病倾向：过敏体质者易患哮喘、荨麻疹、花粉症及药物过敏等；遗传性疾病如血友病、先天愚型等；胎传性疾病如五迟（立迟、行迟、发迟、齿迟和语迟）、五软（头软、项软、手足软、肌肉软、口软）、解颅、胎惊等。

对外界环境适应能力：适应能力差，如过敏体质者对易致过敏季节适应能力差，易引发宿疾。

根据以上九大类型体质的表现特征，你可以测一测，知道自己属于哪种体质，这样才可以制定适合的养生保健方案。

气虚体质：健脾强身

❶ 硬熬伤正气，别因好强毁了健康

气虚指机体活动能力的衰减，常由久病体虚、劳累等所致。补气主要是调理肺脾二脏的功能，肺主一身之气；脾为后天之本，气血生化之源。肺气虚则少气懒言，动则气喘，易出虚汗；脾气虚则食欲不振，脘腹胀满，大便溏泄，甚至浮肿、脱肛。肺脾气虚均表现为四肢无力，易于疲倦，舌质淡，苔白润，脉缓弱无力等。凡中医辨证属气虚者，均可选补肺益脾气的药膳食疗。常用的补气食物有鸡肉、鸡蛋、鹌鹑肉、鸽肉、猪肉、猪肚、羊乳、牛奶、大枣、山药等。常与食物配伍的补气中药有人参、党参、黄芪、白术、茯苓、薏米仁、莲子、芡实等。调味品有蜂蜜、生姜、大蒜、葱、辣椒、花椒、胡椒、豆粉、料酒等。

许多人因为工作的缘故，即使身体已经很疲劳了，还在硬撑着。其实，疲劳是身体需要恢复体力和精力的正常反应，同时，也是人们所具有的一种自动控制信号和警告。如果不按警告立即采取措施，那

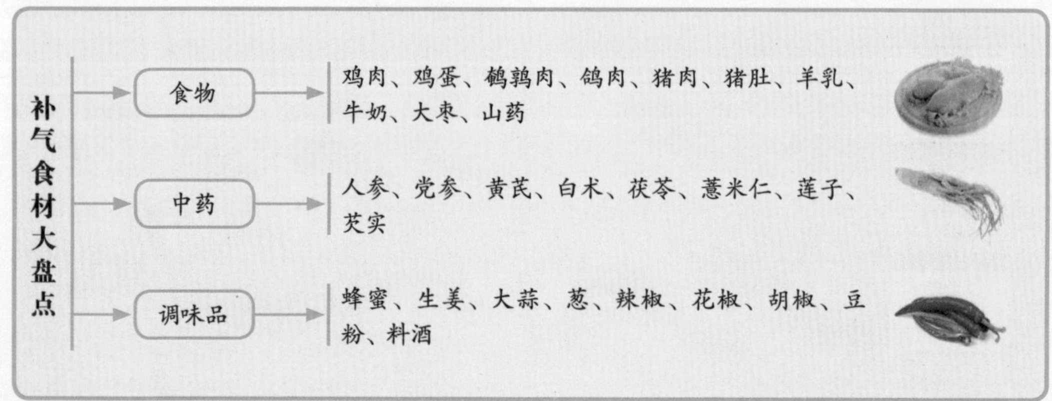

么就容易损害人体正气，最终积劳成疾，百病缠身。尤其是对于气虚体质的人来说，本身就经常会感到周身乏力、肌肉酸痛、头昏眼花、思维迟钝、精神不振、心悸、心跳、呼吸加快等症状，如果再不注意休息，“硬熬”下去，可能就离“过劳死”不远了。这绝对不是危言耸听。

一般来说，在日常生活中，我们应该注意以下几个方面：

（1）身体患病时不可硬撑

事实上，气虚体质者的大脑、心脏、肝肾等重要器官生理功能已经在不知不觉中衰退了，细胞的免疫力、再生能力和机体的内分泌功能也在下降。如果再对头痛发热、咳嗽、乏力、腰酸、腿痛、便血等不适症状不重视，听之任之，强忍下去，终将拖延耽误，酿成重症。

（2）大小便不可硬憋

对于气虚体质的人来说，大小便硬憋也是致命的。大便硬憋，可造成习惯性便

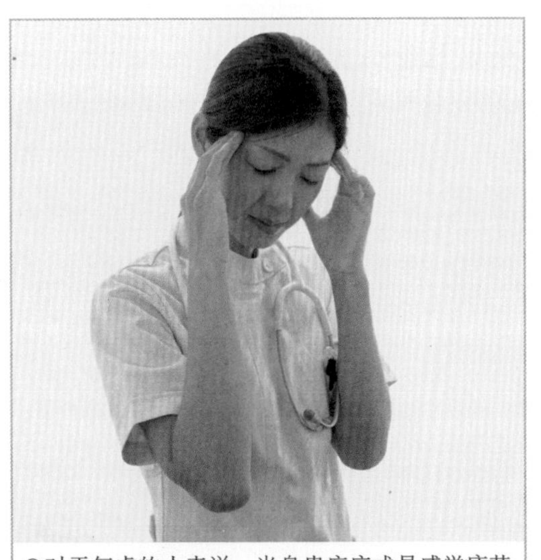

◎对于气虚的人来说，当身患疾病或是感觉疲劳时，不可硬撑。

秘、痔疮、肛裂、脱肛，除此之外还可诱发直肠结肠癌。憋尿引起下腹胀痛难忍，甚至引起尿路感染和肾炎的发生，对健康均十分有害。因此，要养成定时大便和有了尿意就应立即小便的良好习惯。

（3）起居上不可硬撑

气虚体质的人，一般到了晚上就会感到头昏思睡，这时千万不要硬撑，不可强用浓咖啡、浓茶去刺激神经，以免发生神经衰弱、高血压、冠心病等。

（4）肚子饿时不可硬熬

对于气虚体质者来说，也不要随便推迟进食时间，否则可能引起胃肠收缩，出现腹痛、严重低血糖、手脚酸软发抖、头昏眼花，甚至昏迷、休克。经常饥饿不进食，易引起溃疡病、胃炎、消化不良、营养不良等症。

（5）口渴时不可硬熬

水是人体最需要的物质，气虚体质者必须养成定时饮水的习惯，每天饮水6～8杯为宜。渴是身体缺水的信号，表示体内细胞处于脱水状态，如果置之不理，硬熬下去则会影响健康。

❷ 常念“六字诀”，补脏腑之气

对于气虚体质者来说，补气有很多方法，但如果是补脏腑之气，那么念“六字诀”可以说是一种非常简单有效的方法了。

首先做好预备功：头顶如悬，双目凝神，舌抵上腭，沉肩垂肘，含胸拔背，松腰坐胯，双膝微屈，双脚分开，周身放松，大脑入静，顺其自然，切忌用力。

（1）念“嘘”字补肝气

本功法适用于肝气虚，对肝郁或肝阳上亢所致的目疾、头痛以及肝风内动引起的面肌抽搐、口眼歪斜等有一定疗效。

练功时，两手相叠于丹田，男左手在下，女相反；两瞳着力，足大趾稍用力，提肛缩肾。当念“嘘”字时，上下唇微合，舌向前伸而内抽，牙齿横着用力。呼吸勿令耳闻。当用口向外喷气时，横膈膜上升，小腹后收，逼出脏腑之浊气，大凡与肝经有关之脏器，其陈腐之气全部呼出；轻闭口唇，用鼻吸入新鲜空气。吸气尽后，稍事休息，再念“嘘”字，并连作六次。

（2）念“呵”字补心气

本功法适用于心气虚，对心神不宁、心悸怔忡、失眠多梦等症有一定疗效。

练功时，加添两臂动作，这是因心经与心包经之脉都由胸走手。念“呵”字时，两臂随吸气抬起，呼气时两臂由胸前向下按，随手势之导引直入心经，沿心经运行，使中指与小指尖都有热胀之感。应注意念“呵”字之口形为口半张，腮用力，舌抵下颌，舌边顶齿。亦要连作六次。

（3）念“呼”字补脾气

本功法适用于脾气虚，对脾虚下陷及脾虚所致消化不良有效。

练“呼”字功时，撮口如管状，唇圆如筒，舌放平，向上微卷，用力前伸。此口形动作，可牵引冲脉上行之气喷出口外，而洋溢之微波则侵入心经，并顺手势达于小指之少冲穴。循十二经之常轨气血充满周身。需注意的是，当念“呼”字时，手势未动之先，足大趾稍用力，则脉气由腿内侧入腹里，循脾入心，进而到小指尖端。右手高举，手心向上，左手心向下按的同时呼气；再换左手高举、手心向上，右手心下按。呼气尽则闭口用鼻吸气，吸气尽稍休息作一个自然的短呼吸，再念“呼”字，连续六次。

（4）念“丝”字补肺气

本功法适用于肺气虚，对于肺病咳嗽、喘息等症有一定疗效。

练“丝”字功时，两唇微向后收，上下齿相对，舌尖微出，由齿缝向外发音。意念由足大趾之尖端领气上升，两臂循肺经之道路由中焦健起，向左右展开，沿肺的经脉直达拇指端的少商穴内。当呼气尽时，即闭口用鼻吸气。休息一会儿，自然呼吸一次，再念“丝”字，连续六次。

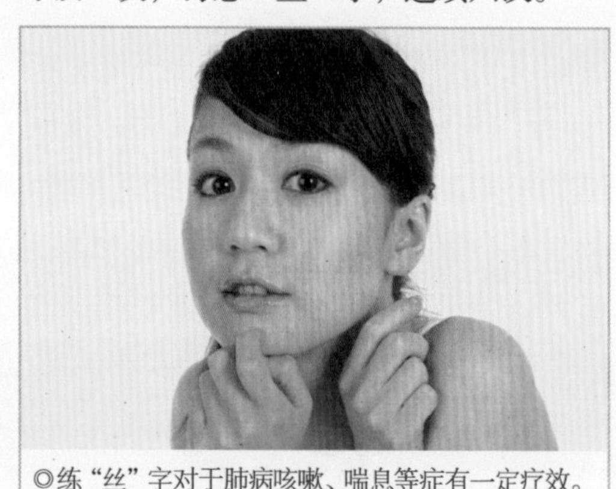

◎练“丝”字对于肺病咳嗽、喘息等症有一定疗效。

（5）念“吹”字补肾气

本功法适用于肾气虚，对早泄、滑精等症有效。

练“吹”字功时，舌向里，微上翘，气由两边出。足跟着力，足心之涌泉穴，随上行之脉气提起，两足如行泥泞中，则肾经之脉气随念“吹”字之呼气上升，并入心包经。同时两臂撑圆如抱重物，躯干下蹲，并虚抱两膝。呼气尽，吸气之时，横膈膜下降，小腹鼓起，如上述四个字吸气时之动作，连续作六次。

（6）念“唏”字理三焦之气

本功法对由于三焦气机失调所致耳鸣、耳聋、腋下肿痛、齿痛、喉痹症有效。

练“唏”字功时，两唇微启，稍向里扣，上下唇相对不闭合。舌平伸而微有缩意，舌尖向下，用力向外呼气。两手心向上经由膻中向上托，过头顶，一边托一边呼气后，再由面前顺势下降至丹田。当念“唏”字之时，四肢稍用力，少阳之气随呼气而上升，与冲脉并而悬通上下，则三焦之气获理，脏腑之气血通调。

3 补气务必多食益气健脾的食物

有些人在形体上消瘦或偏胖，体倦乏力，少气懒言，语声低怯，面色苍白，常自汗出，动则尤甚，心悸食少，舌淡苔白，脉虚弱，女子白带清稀，这些症状说明此人气虚。中医认为，脾是“气血生化之源”，所以气虚体质者应该多吃一点儿益气健脾的食物。

《本草纲目》中说：大枣、鲢鱼、葡萄、南瓜等具有益气健脾之功效。中年女性是较为常见的出现气虚症状的人群，平时可常吃大枣、南瓜，多喝一些山药粥、鱼汤等补气的食物，注意摄入各种优质蛋白对补气都大有好处。气虚往往和血虚同时出现，因此在注重补血的时候，更要注意补气，以达到气血平衡。

另外，气虚体质的人最好吃一些甘温补气的食物，如粳米、糯米、小米等谷物都有养胃气的功效。山药、莲子、黄豆、薏仁、胡萝卜、香菇、鸡肉、牛肉等食物也有补气、健脾胃的功效。人参、党参、黄芪、白扁豆等中药也具有补气的功效，用这些中药和具有补气的食物做成药膳，常吃可以促使身体正气的生长。

气虚的人最好不要吃山楂、佛手柑、槟榔、大蒜、苤蓝、萝卜缨、香菜、大头菜、胡椒、荜拨、紫苏叶、薄荷、荷叶；不吃或少吃荞麦、柚子、柑、金橘、金橘饼、橙子、荸荠、生萝卜、芥菜、君达菜、砂仁、菊花。

秘制南瓜粥不失为气虚体质者的补气良方。准备大米100克，南瓜300克，水600克，花生油25克，盐8克，葱花10克。将大米淘洗干净。南瓜洗净刮皮去瓤，切成小块；锅置火上，放油烧至七成热，下葱花炝锅，炒出香味后，放入南瓜块，煸炒1～2分钟盛出；锅上火，放水烧开，下

《本草纲目》中的益气健脾食物

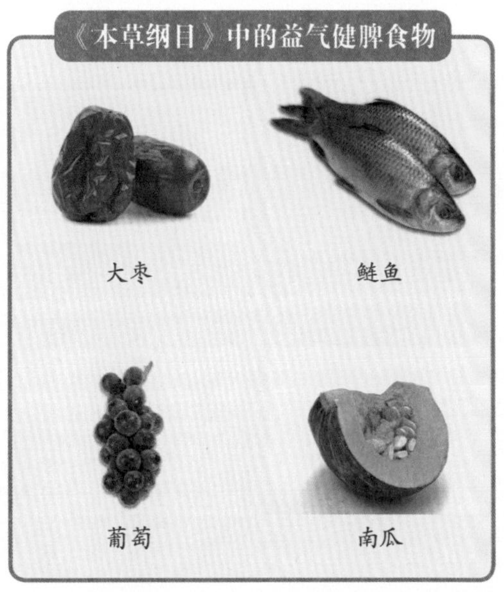

大米、南瓜块，旺火煮开，改用小火熬煮40～50分钟，至米粒开花，南瓜酥烂，汤汁浓稠，加盐搅匀即可。

④ 越细碎的食物越补气血

对于气虚体质的人来说，多一些健脾的食物便可以补气，除此之外，在饮食过程中还应当注意把食物弄得细碎些，这样食物的补气功效就更大了。为什么这样说呢？

我们知道，食物的消化和吸收是通过消化系统各个器官的协调合作完成的。日常所吃的食物中，除了维生素、无机盐和水可直接吸收外，蛋白质、脂肪和糖类都是复杂的大分子有机物，都必须先在消化道内经过，被分解成结构简单的小分子物质后，才能通过消化道内的黏膜进入血液，送到身体各处供组织细胞利用，使各个脏器发挥正常的功能，保证身体的生长。食物在消化道内的这种分解过程称为“消化”。

消化道对食物的消化通过两种方式：一种是通过消化道肌肉的收缩活动，将食物磨碎，并使其与消化液充分混合，不断地向消化道的下方推进，这种方式称为“机械化消化”；另一种是通过消化腺分泌消化液中的各种酶，将食物中的蛋白质、脂肪、糖类等充分化学分解，使之成为可以被吸收的小分子物质，这种消化方式称为“化学性消化”。在正常情况下，机械性消化和化学性消化是同时进行，互相配合的。

两种消化的目的都是将食物磨碎，分解成小分子物质，顺利通过消化道的黏膜进入血液，而大分子的物质只能通过粪便排出。西医的营养学里有一种叫“要素饮食”的方法，就是将各种营养食物打成粉状，进入消化道后，即使在人体没有消化液的情况下，也能直接吸收，这种方法是在不能吃饭的重症病人配鼻饲营养液时常用到的。由此看来，消化、吸收的关键与食物的形态有很大关系，液体的、糊状的食物因分子结构小可以直接通过消化道的黏膜上皮细胞进入血液循环来滋养人体。

所以说，只有胃、肠功能正常，吃进去的食物才能转变成血液，源源不断地供给全身的每一个器官，而当胃、肠的功能开始减弱，我们就应该往胃、肠输送液体或糊状的营养物资，这样才能很快地消化、吸收，使这些营养物质直接生成血，反过来又滋养胃肠，帮助虚弱的胃、肠起死回生。

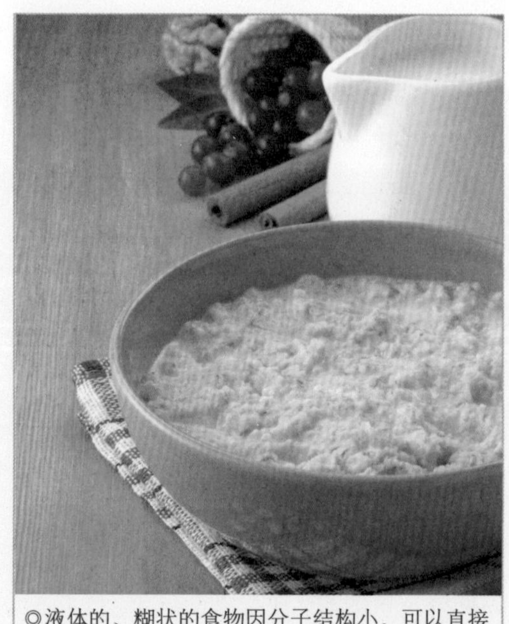
◎液体的、糊状的食物因分子结构小，可以直接被身体吸收，滋养人体。

所以，在喂养气虚体质的人，如婴儿或者大病初愈、久病体弱的成年人或老年人需要补养肠胃时，都应该多吃细碎的食物，这样才能加快气血的生成以及身体的康健。

❺ 人参善补气，脾肺皆有益

人参是举世闻名的珍贵药材，在人们心目中占有重要的地位，中医认为它是能长精力、大补元气的要药，更认为多年生的野山参药用价值最高。对于气虚体质的人来说，人参可以说是保命强身的良药。

据《本草纲目》记载，人参性平，味甘，微苦，归脾、肺、心经。其功重在大补正元之气，以壮生命之本，进而固脱、益损、止渴、安神。故男女一切虚证，阴阳气血诸不足均可应用，为虚劳内伤第一要药。既能单用，又常与其他药物配伍。

一味人参，煎成汤剂，就是“独参汤”。不过，这种独参汤只用在危急情况，一般情况下切勿使用。常常需要与其他药物配伍使用。如：提气需加柴胡、升麻；健脾应加茯苓、白术；止咳要加薄荷、苏叶；防痰则要加半夏、白芥子；降胃火应加石膏、知母，等等。

不过，在大多数情况下，人参还是以补为主，《本草纲目》中记载它的主要功用有：

①大补元气。用于气虚欲脱的重证。表现为气息微弱、呼吸短促、肢冷汗出、脉搏微弱等。

②补肾助阳。人参有增强性功能的作用，对于麻痹型、早泄型阳痿有显著疗效，对于因神经衰弱所引起的皮层型和脊髓型阳痿也有一定疗效，但对于精神型阳痿则无效。可用少量参粉长期服用，或配入鹿茸粉、紫河车粉等助阳补精药同用，其效甚佳。

③补肺益气。用于肺气不足、气短喘促、少气乏力、体质虚弱。

④益阴生津。治疗津气两伤、热病汗后伤津耗气。

⑤安神定志。人参能补气益血，故对气血亏虚、心神不安所致的失眠多梦、心悸怔忡等皆有疗效。

⑥聪脑益智。人参能调节大脑皮层机能，改善记忆，增强智力，可用于头昏健忘、记忆下降、智力减退、脑动脉硬化的治疗。

气虚体质的人可以用人参煮粥。用人参3克，切成片后加水炖开，再将大米适量放入，煮成稀粥，熟后调入适量蜂蜜或白糖服食，可益气养血，健脾开胃，适用于消化功能较差的慢性胃肠病患者和年老体虚者。

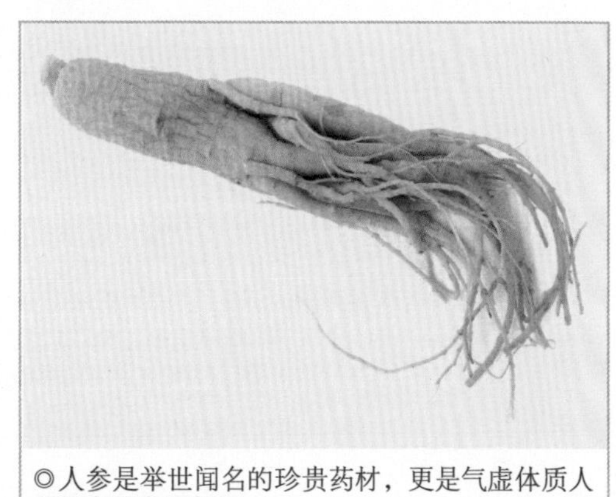

◎人参是举世闻名的珍贵药材，更是气虚体质人群保命强身的良药。

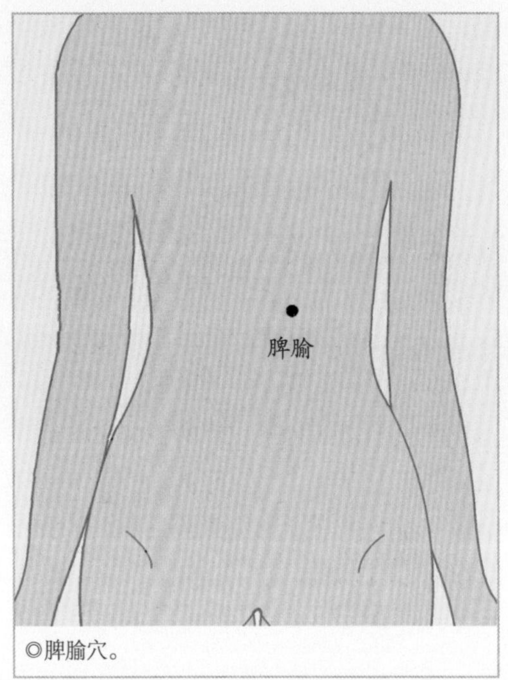

◎脾腧穴。

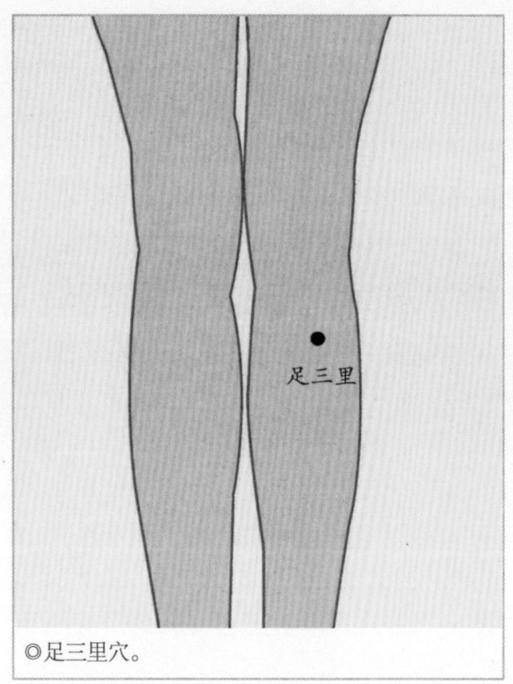

◎足三里穴。

脾气虚证的治疗以益气健脾为主，在经络治疗方面，应该选用脾腧和足三里两个大穴。

脾腧是足太阳膀胱经的穴位，是脾脏的精气输注于背部的位置，和脾直接相连，所以刺激脾腧可以很快恢复脾的功能。《针灸大成》中说它可治“善欠，不嗜食”，也就是老打呵欠，总是昏昏欲睡。

刺激脾腧最好的办法是拔罐，其次是按揉，也可以艾灸，但是因四季的不同，采用的方法也有所不同。早春和晚秋最好拔罐，夏末和冬季应该艾灸。夏冬两季艾灸不但可以温补脾气，还可以祛湿，尤其是夏末，这时候的天气有湿有寒，艾灸最为合适。其他时候则以按揉为主。

每天晚上8点左右刺激最好，因为这是脾经精气最旺盛的时候，这时，一天的工作已基本结束，而且运转了一天的“脾气”已经有些疲惫了，这时补，一来可以缓解白天的劳累，二来可以为第二天蓄积力量。

脾腧在脊柱旁开两指的直线上，平对第十一胸椎棘突（肚脐正对着脊柱的地方为第二腰椎，向上四指处即为第十一胸椎）。

足三里是胃经的合穴，“所入为合”，它是胃经经气的必经之处，要是没有它，脾胃就没有推动、生化全身气血的能力。古人称“若要安，三里常不干”，民间流传“常按足三里，胜吃老母鸡”，可见足三里对身体的重要性。

6 中医气血双补要方：十全大补汤

《本草纲目》中在提到瘰疬病的治疗

时说："体虚者，可用夏枯草煎汁熬膏服，并以膏涂患处，兼服十全大补汤加香附、贝母、远志更好。"所谓瘰疬，就是现在的淋巴结结核病。我们都知道结核病是容易让人虚损的，所以结核病人一定要注意补养身体。而十全大补汤具有气血双补的作用，适用于血气俱虚或久病体虚、面色萎黄、精神倦怠、腰膝乏力的人。下面就教你如何在家熬制十全大补汤。

十全大补汤：党参、炙黄芪、炒白术、酒白芍、茯苓各10克，肉桂3克，熟地、当归各15克，炒川芎、炙甘草各6克，墨鱼、猪肚各50克，猪肉500克，生姜30克，猪杂骨、葱、料酒、花椒、食盐、味精各适量。将以上中药装入洁净纱布袋内，扎紧备用。将猪肉、墨鱼、猪肚洗净；猪杂骨洗净，捶破；生姜拍破备用。将猪肉、墨鱼、猪肚、猪杂骨、药袋放入锅内，加水适量，放入葱、生姜、花椒、料酒、食盐，置武火上烧沸；后用文火煨炖，待猪肉、猪肚熟烂时，捞起切条，再放入汤中。捞出药袋不用。服用时将汤和肉装入碗内后，加少许味精，食肉喝汤。早晚各吃1碗，每天2次，全部服完后，隔5天再服。

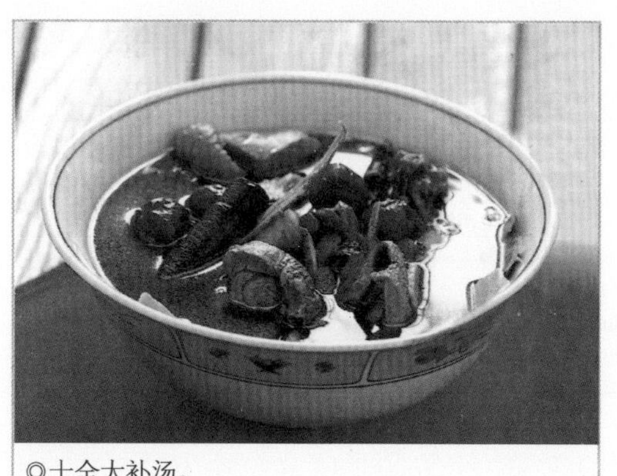
◎十全大补汤。

十全大补汤虽好，但风寒感冒者不宜食用。另外，一定要注意时间间隔，不能频繁地使用十全大补汤，曾经有因为过度食用此汤而上火严重的病例。患者太心急，连着喝了好久的汤，结果发烧、流鼻血。所以，汤水再好，也不能过量。

7 一觉闲眠百病消，补气不忘睡眠好

对于气虚体质的人说来说，在所有的补气方式中，睡眠是最理想、最完整的一种。在日常生活中，人们常有这样的体会，当睡眠不足时，第二天就显得疲惫不堪，无精打采，工作效率低；若经过一次良好的睡眠，这些情况就会随之消失。这正是元气得到了补充。

科学研究证明，良好的睡眠能消除身体疲劳，使脑神经、内分泌、体内物质代谢、心血管活动、消化功能、呼吸功能等得到修整，促使身体完成自我修补，提高对疾病的抵抗力，所以说"一觉闲眠百病消"。

人们很早发现，睡眠是人体恢复元气、体力的主要方式。但对于这种方式的研究，特别是作为内部调理修复系统来研究比较少。

现在人们知道，人体进入睡眠状态，就是与外界联系为主的系统暂时停止（吸氧除外），以内部调理为主的系统开始启动。这一系统运行的功能包含解除疲劳、祛除病气、修复损坏的肌体、分泌人体所需的腺体激素等。

解除疲劳功能不用赘述。一觉醒来，

精气复原，这是人人皆知的常识。但多数人认为这是由于经过休息，肌体处于相对静止状态，这个认识是不全面的，准确地说应是修整，是转换为另一种以平衡为主要特征的运行状态——平衡供氧、平衡电位、平衡血压……

祛除病气功能也是显而易见的。感冒病人大汗淋漓的排毒现象往往出现在病人熟睡时段。重症病人出现昏睡进而从昏睡中醒来，也是睡眠能够祛病的证明，前者是人体自身的复原功能提出睡眠祛病的需求，后者是祛病功能发挥作用的效果显现。

修复损坏肌体功能也是这样——事实上，人们正是通过深呼吸使得供氧充足，通过与清醒时不同的生物电刺激和含氧量充足的血液回流一次又一次地对疲倦和损伤的肌体、神经和器质进行抚摩、修复，不仅能使肌体复原，还能使损伤部位较快愈合。我们还发现，人在清醒时由大脑指挥肢体，生物电是一种走向，睡眠时这一动作电位肯定要变化，这时得服从修复系统工作的需要。这就如同我们维修信号系统，维修时的电流走向和正常运行时的电流走向会有所不同。

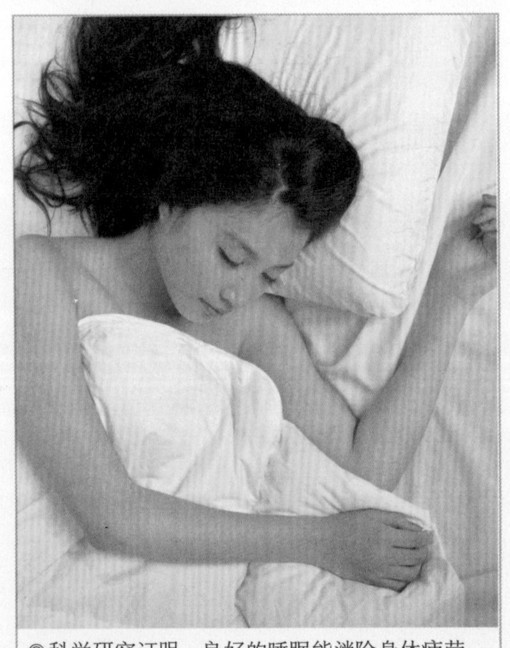

◎科学研究证明，良好的睡眠能消除身体疲劳，促使身体完成自我修补。

可见，充足、安稳的睡眠对保持身体的健康是必要的，尤其是生病的人，更需要睡眠来恢复精神和体力。白居易就很重视睡眠，他认为充足的睡眠对养生是非常有好处的。他多次情不自禁地赞美睡眠的作用和带给他的好心情，“一觉闲眠百病消”“一饱百情足，一酣万事休”等，对于酣睡后的舒适畅快，诗人是有切身体会的。就连不需思考的长颈鹿，每夜还要睡25分钟，何况如此辛苦的现代人呢？

⑧ 气虚体质首选材料、药膳

气虚体质者宜吃性平偏温的、具有补益作用的药材和食材。比如中药有人参、西洋参、党参、太子参、山药等。果品类有大枣、葡萄干、苹果、龙眼肉、橙子等。蔬菜类有白扁豆、红薯、山药、莲子、白果、芡实、南瓜、包心菜、胡萝卜、土豆、香菇等。肉食类有鸡肉、猪肚、牛肉、羊肉、鹌鹑、鹌鹑蛋等。水产类有泥鳅、黄鳝等。调味料有麦芽糖、蜂蜜等。谷物类有糯米、小米、黄豆制品等。

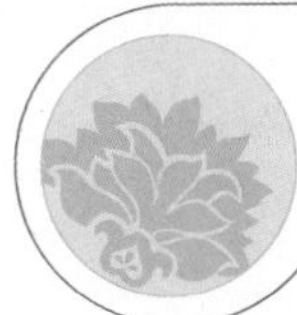

气虚体质首选材料和药膳

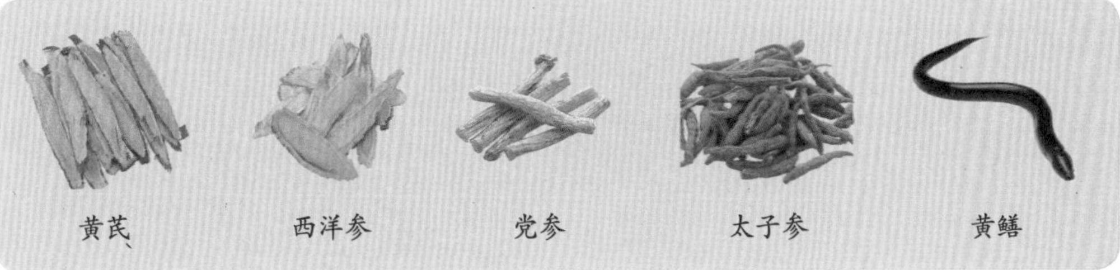

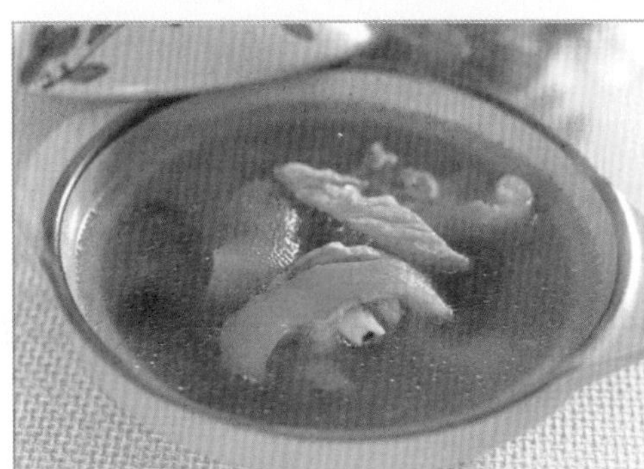

归芪猪脚汤

功效 补气养血、强壮筋骨。

材料 猪脚1只，当归10克，黄芪15克，黑枣5个，盐5克，味精3克

做法 ①猪脚洗净斩件，入滚水氽去血水。②当归、黄芪、黑枣洗净。③把全部用料放入清水锅内，武火煮滚后，改文火煲3小时，加调味料即可。

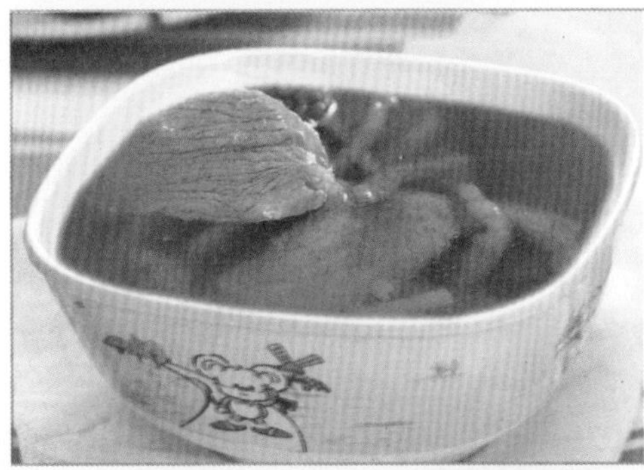

参果炖瘦肉

功效 益气养血、健胃理肠。

材料 猪瘦肉25克，太子参100克，无花果200克，盐、味精各适量

做法 ①太子参略洗；无花果洗净。②猪瘦肉洗净切片。③把全部用料放入炖盅内，加滚水适量，盖好，隔滚水炖约2小时，调味供用。

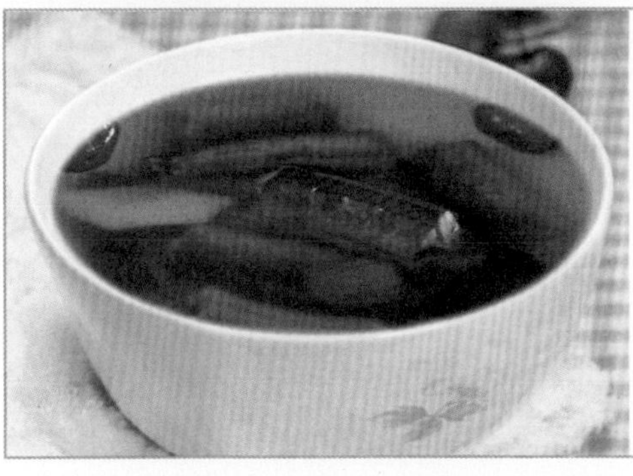

芪枣黄鳝汤

功效 补气益血、滋补强身。

材料 黄鳝500克，黄芪75克，生姜5片，红枣5个，盐5克，味精3克

做法 ①黄鳝洗净，用盐腌去黏潺液，切段，氽去血腥。②起锅爆香生姜片，放入黄鳝炒片刻取出。③黄芪、红枣、鳝肉放入煲内，加水煲2小时，调味即可。

湿热体质：饮食有宜忌，祛湿清热助排毒

❶ 湿热体质宜重“四养”

湿热体质者常见面部不清洁，面色发黄、发暗、油腻。牙齿发黄，牙龈比较红，口唇也比较红。湿热体质的大便异味大、臭秽难闻。小便经常呈深黄色，异味也大。湿热体质的女性带下色黄，外阴异味大，经常瘙痒。舌红苔黄。

形成湿热体质一方面是先天因素，后天也很重要。如果一个人抽烟、喝酒、熬夜三者兼备，那注定是湿热体质；滋补不当也促生湿热体质，常见于娇生惯养的独生子女；肝炎懈怠者也容易导致湿热体质；长期的情绪压抑也会形成湿热体质，尤其情绪压抑后戒酒浇愁者。湿热体质者易患皮肤、泌尿生殖、肝胆系统疾病。

一般来说，湿热体质应当从下面四个方面进行调养：

（1）饮食调养：少吃甜食，口味清淡

湿热体质者要少吃甜食、辛辣刺激的食物，少喝酒。比较适合湿热体质的食物有绿豆、苦瓜、丝瓜、菜瓜、芹菜、荠菜、芥蓝、竹笋、紫菜、海带、四季豆、赤小豆、薏仁、西瓜、兔肉、鸭肉、田螺等；湿热体质者不宜食用麦冬、燕窝、银耳、阿胶、蜂蜜、麦芽糖等滋补食物。

（2）家居环境：避免湿热环境

尽量避免在炎热潮湿的环境中长期工作和居住。湿热体质的人皮肤特别容易感染，最好穿天然纤维、棉麻、丝绸等质地的衣物，尤其是内衣更重要。不要穿紧身的。

（3）药物调养：适当喝凉茶

祛湿热的可以喝王老吉之类的凉茶，但也不能过。也可以吃些车前草、淡竹叶、溪黄草、木棉花等，这些药一般来说不是很平和，不能久吃。

（4）经络调养：肝腧、胃腧、三阴交

湿热明显时首选背部膀胱经的刮痧、拔罐、走罐，可以改善尿黄、烦躁、失眠、颈肩背疲劳酸痛。上述穴位不要用艾条灸，可以指压或者毫针刺，用泻法，要针灸医生才能做。

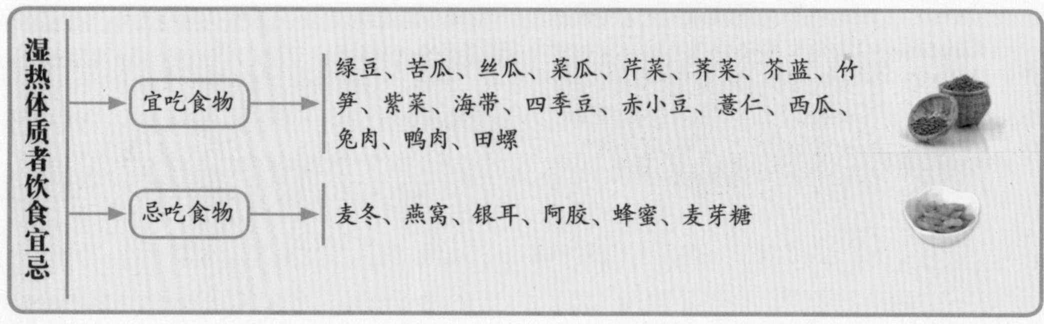

❷ 山药、莲子解决脚臭难题

中医认为，阳加于阴谓之汗，比如人们在运动的时候，运动生阳，阳气蒸腾阴液，就形成了汗，跟烧水时产生的蒸汽是一个道理。适度出汗是正常现象，对人体有好处。但“汗为心之液”，如果出汗过多就容易损伤心阳，成为许多疾病的征兆。如果胸部大汗、面色苍白、气短心慌，这是“亡心阳”的兆头，亡心阳就是西医上的水电解质紊乱症，以脱水为主；如果额头出汗，汗珠大如豆，形状如同油滴，这是虚脱或者要昏倒的先兆，体质虚弱或者有低血糖病史的人尤其要当心；如果偶尔手心脚掌出汗，尤其是在公共场合，这多半是精神紧张造成的，调整一下心态就可以了；如果手脚常年多汗，说明脾胃功能有些失调；如果脚汗特别臭的话，就说明体内湿气很重。

中医上讲“诸湿肿满，皆属于脾”，汗脚就属于“湿”的范畴，脚特别臭的人是因为脾肿大，而脾肿大则是由于脾脏积湿，脾湿热的时候，脚就会出又黄又臭的汗，就形成了“汗臭脚”。想告别汗臭脚就应该吃一些清热祛湿的药，然后每晚都用热水或者明矾水泡脚，明矾具有收敛作用，可以燥湿止痒。还可以适当多吃些健脾祛湿的扁豆。另外，民间有一些土方子治疗脚臭的效果也不错，比如，把土霉素药片压碎成末，抹在脚趾缝里，就能在一定程度上防止出汗和脚臭，因为土霉素有收敛、祛湿的作用。

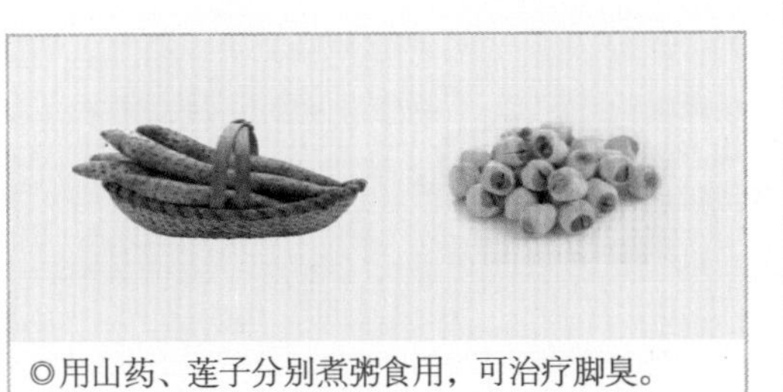
◎用山药、莲子分别煮粥食用，可治疗脚臭。

此外，从饮食上调养脾脏也可以达到不错的功效，下面为您介绍两款药膳：

山药茯苓粥：取山药50克、茯苓50克、粳米250克。先将粳米炒焦，与山药、茯苓一同加水煮粥即可。

莲子粥：取莲子50克、白扁豆50克、薏仁米50克、糯米100克。莲子去心，与白扁豆、薏仁米、糯米一同洗净，加水煮成粥即可。

另外，生蒜泥加糖醋少许饭前食，或用山楂条、生姜丝拌食。还可用香菜、海蜇丝、食盐糖醋少许拌食。均可达到健脾开胃的目的。

明白了臭脚产生的根源，知道了治疗脚臭的方法，相信你离告别脚臭的日子也就不远了。

❸ 生蒜养脾，让长夏成为轻松之旅

对于湿热体质的人来说，最害怕的当然就是湿热天气，而在一年中的长夏（阴历6月、阳历7 ~ 8月）可以说正是这种“桑拿天”最集中的时节。在这种时候，普通人都可以说是度日如年，更何况湿热体质。那么，我们怎样来安然度过呢？方法很简单，养脾就可以了。

中医学认为，人体五脏之气的衰旺与四时变换相关，长夏时期应脾，就是说，此时与人体脾的关系最大。长夏的气候特点是偏湿，“湿”与人体的脾关系最大，所谓“湿气通于脾”，所以，脾应于长夏。因而，要想轻松度过长夏，养脾是非常关键的。

在夏季，我国大部分地区均见持续炎热、雨水偏多、暑湿偏盛的气候特点，极易造成脾胃功能下降而厌食困倦。中医认为，夏天人体消耗较大，需要加强脾的“工作”，才能不断地从食物中吸收营养。同时，夏天人们大量食冷饮和瓜果，易损伤脾胃，有很多人容易“苦夏”，表现为不思饮食、乏力。而通过健脾益气则往往能达到开胃增食、振作精神的效果。因此，在酷热的夏季调理好脾胃功能，对养生防病都很有必要。

针对长夏气候的特点，饮食原则宜清淡，少油腻，以温食为主，可适当食用辣椒，缓解燥湿，增加食欲，也帮助人体排汗；同时，要注意空腹少食生冷，切忌冰

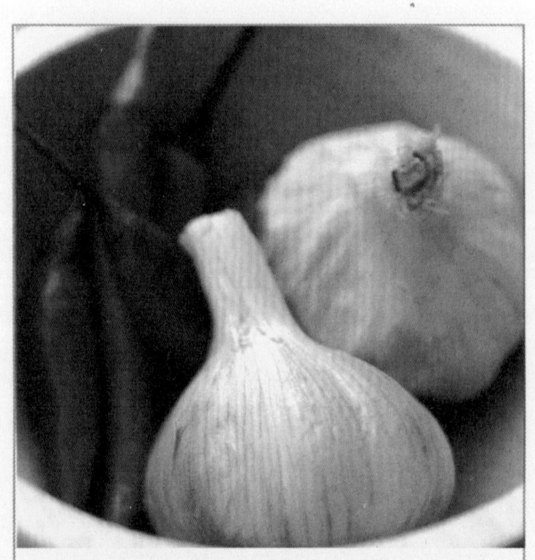

◎生蒜是长夏时节的养脾佳品，辣椒亦可以适量食用。

箱内食物直接食用；另外，在闷热的环境里增添凉爽舒适感，对于脾的保健也有很大好处，但是切忌长时间待在密不透风的空调房里，这样反而有害健康。

下面，我们给大家推荐非常有效的“养脾三法”，对于夏季健脾益气很有帮助。

醒脾法：取生蒜泥10克，以糖醋少许拌食，不仅有醒脾健胃之功，而且还可以预防肠道疾病。也可取山楂条20克、生姜丝50克，以糖、醋少许拌食，有开胃健脾之功用。

健脾法：选用各种药粥健脾祛湿，如莲子、白扁豆、薏仁米煮粥食，或银耳、百合、糯米煮粥食，或山药、土茯苓、炒焦粳米煮粥食。

暖脾法：因食生冷过多，容易寒积脾胃，影响日后的消化功能。此时可用较厚的纱布袋，内装炒热的食盐100克，置于脐上三横指处，有温中散寒止痛之功。

当然，无论是夏季还是日常，调理脾胃还要因人而异。脾胃功能正常者，适量冷饮不会影响脾胃功能，但不宜过量。例如“醒脾法”中提倡经常食用生蒜泥、山楂虽可以减少肠道疾病、消食导滞，但若过食，又有伤胃之嫌，尤其胃炎泛酸患者当慎用。

此外，睡眠时还应注意加强脘腹部保暖，炒菜时不妨加点儿生姜末，饮茶者选喝红茶等，都不失为护脾的养生上策。

总之，无论在什么季节，调理脾胃都应根据自身实际情况而定：胃热者以清降为主，脾虚脾寒者当温补。但无论药补还是食补，均以服后感觉舒适为宜。

❹ 白芷水冰片液治生“痘”

对于湿热体质的人来说，脸上生痘可能是一个极大的困扰，尤其是对年轻的女孩来说，原本干净光洁的皮肤上时不时冒出一两个白头或者黑头、粉刺，严重影响了美观。还有的年轻女孩，胸背部惨遭痘痘“毒手”，夏天连漂亮的吊带衫都不敢穿。这可怎么办呢？没有关系，拔罐就可以帮你祛除这些讨厌的家伙。

在此，我们只向大家简单介绍拔罐治疗方法，至于拔罐的具体手法，我们在后面将有一章的内容进行介绍。

湿热体质祛“痘”，一般采取的是刺络拔罐法，方法如下：

取穴：大椎、肺腧、脾腧。

治疗方法：先用三棱针快速点刺各穴，至微出血为止，针刺后拔罐，留罐15～20分钟，起罐后用酒精棉球在针刺处消毒。

疗程：3天1次，7次为一个疗程。

除此之外，我们再向大家介绍几个外搽治疗此病的方药，花钱不多，效果也很显著。

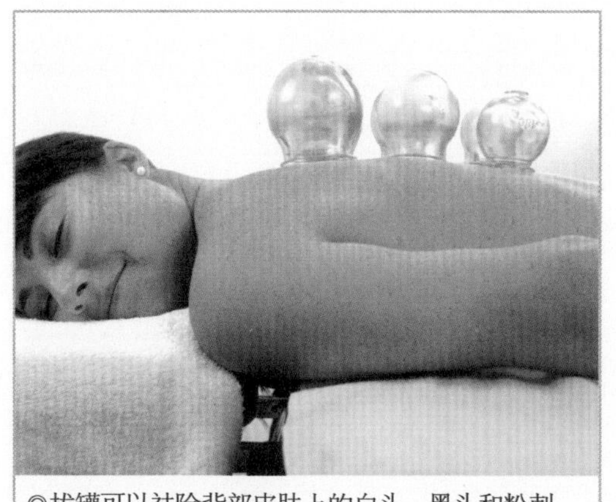
◎拔罐可以祛除背部皮肤上的白头、黑头和粉刺。

①白芷水冰片液：白芷、藁本、当归、山柰、冰片各4克。除冰片，余药共制成粗粉，置适量（约150毫升）65%的酒精中，密闭浸泡一周，每天震荡几次，加速有效成分的浸出。此时药液呈棕红色，过滤至清，弃取渣滓。另将冰片研细粉（在乳钵中滴2滴水加入冰片轻研即可成粉）加入滤液中，充分搅拌加速溶解（有少量的不溶解），待冰片大部溶解，添加65%的酒精至200毫升，即可。用棉签蘸本品，涂患处，一日数次（涂后保持一小时，再洗去）。

②何首乌姜汁疗法：何首乌末，姜汁二味调膏，付帛盖以大炙或热熨之。

③白附子白面浆：白附子30克，研细粉，每取1克，和白面2克，用水调成浆，晚间反复涂擦面部，干后再涂蜂蜜1次，次晨洗去，坚持用。

④黑牵牛疗法：黑牵牛30克，焙干，研细末，用70克面脂调极匀，每日用之涂擦面部若干遍，随后洗去。

⑤香油使君子疗法：香油、使君子适量，使君子去壳取仁，放入铁锅内文火炒至微有香味，凉凉、放入香油内浸泡1～2天，每晚睡前吃仁3个，7天为1疗程。

另外，值得注意的是，脸上长了痘痘，切忌用手挤压局部。经常用温水肥皂洗涤面颊，后在清水中滴几滴纯甘油，洗涤面颊，保持皮脂腺通畅，因为甘油具有溶解皮脂的作用。尽量少吃油腻厚味及辛辣之品，多食蔬菜和水果。可以经常泡麦冬、双花、生地代茶饮。

❺ 要祛湿排毒，春天怎么吃

冬天吃了不少丰脂食物，在体内积存。而春天天气潮湿，身体易积聚水分，造成皮肤松弛。因此古语有“千金难买春来泄”之说。这里给大家介绍一些祛湿排毒的食疗法：

（1）水

水是最好的排毒载体。不要以为春天潮湿，就不需要补充水分。身体里没有了水分的话，连厕所都不用去了，还怎么排毒？喝水是最简单有效的排毒办法。不要以为每天喝八杯水是件苦差，其实也可以喝果汁、汤水之类，但是不能全喝这些饮料而不喝水。千万别等到口渴才去喝水，在工作的间隙，喝杯水休息一下，提提神，接下去也就更有精神做工作，有助于提高工作效率。

（2）海带绿豆汤

海带中的胶质成分能促进体内有毒物质的排出，绿豆性寒凉，可清热解毒。中间饮用海带绿豆汤，毒素自然会随着你的大小便排出。汤好饮有益。另外，薏米也是很好的祛湿食物，加在一起煲汤饮，又增加了祛湿的功效。

（3）苹果和鲜奶

别一味地相信民间的排毒药物，简单的苹果和鲜奶，已经有排毒的功效了。试试早上起来喝一杯鲜奶，吃一个苹果。温和有益，又有排毒的效果。其他的水果，如草莓、樱桃、葡萄也有不错的排毒功效。

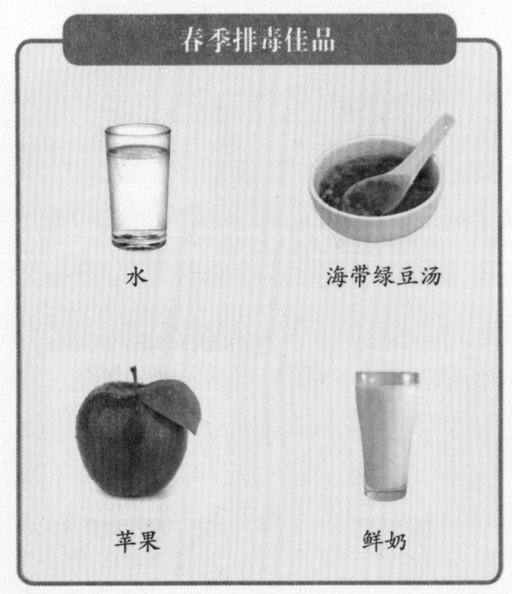

❻ 脾湿心火旺，就用茯苓

茯苓是菌科植物，生长在赤松或马尾松的根上，可食也可入药。《本草纲目》记载，茯苓性平、味甘淡，功能是益脾安神、利水渗湿，主治脾虚泄泻、心悸失眠、水肿等症。如果用牛奶等乳制品调和后食用，能增添它的美味与营养。

北京名小吃茯苓饼就是以茯苓为组成制成的。相传慈禧太后一日患病，不思饮食。厨师们绞尽脑汁，以松仁、桃仁、桂花、蜜糖等为组成，加以茯苓霜，再用淀粉摊烙外皮，精心制成夹心薄饼。慈溪吃后十分满意，这种饼遂身价倍增。后来此法传入民间，茯苓饼就成了京华名小吃，名扬四方了。

茯苓淡而能渗，甘而能补，能泻能补，称得上是两全其美。茯苓利水湿，可以治小便不利，又可以化痰止咳，同时又健脾胃，有宁心安神之功。而且它药性平和，不伤正气，所以既能扶正，又能祛邪。用茯苓做成的食物都很美味，以下介

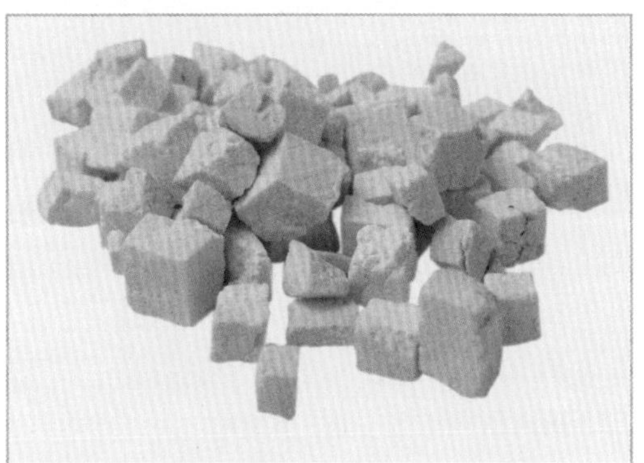
◎茯苓主治脾虚泄泻、心悸失眠、水肿等症，对治疗脾湿心火旺有奇效。

绍两款：

《本草纲目》说茯苓能补脾利湿，而栗子补脾止泻，大枣益脾胃。这三者同煮，就可以用于脾胃虚弱、饮食减少、便溏腹泻。

茯苓栗子粥：茯苓15克，栗子25克，大枣10个，粳米100克。加水先煮栗子、大枣、粳米；茯苓研末，待米半熟时徐徐加入，搅匀，煮至栗子熟透。可加糖调味食。

另外，茯苓可以宁心安神，《本草纲目》还记载麦冬养阴清心，粟米除烦热。这三者同煮就可以用于心阴不足、心胸烦热、惊悸失眠、口干舌燥。

茯苓麦冬粥：取茯苓、麦冬各15克，粟米100克。先将粟米加水煮粥；二药水煎取浓汁，待米半熟时加入，一同煮熟食。

将新鲜茯苓去皮，洗净后磨浆，晾干成白色粉末，这就是茯苓霜。用牛奶调和即成。用乳品调和茯苓霜做早点，营养价值高，而且价格实惠。因为茯苓价廉，而牛奶也常见，所以家庭制作这道美食，是十分实惠的。茯苓能益脾安神，而脾主运化，有助于人体机能的协调，能够延缓老人身体的衰退。

所以家有老人，更应该试一试这道美食，益寿延年也不一定只要人参鹿茸啊！

7 红豆是湿热体质者的绝好保健品

《本草纲目》称红豆为赤小豆，说它具有“利小便、消胀、除肿、止吐”的功效。因为它富含淀粉，因此又被人们称为“饭豆”，是人们生活中不可缺少的高营养的杂粮。李时珍称红豆为“心之谷”，可见其食疗功效。

现代医学证明，红豆富含维生素B_1、维生素B_2、蛋白质及多种矿物质，多吃可预防及治疗脚肿，有减肥的功效。红豆所含的石碱成分可增加肠胃蠕动，减少便秘，促进排尿，消除心脏或者肾病所引起的浮肿。

红豆虽好，却不宜多食。因为红豆含有较多的淀粉，吃得过多会导致腹胀，肠胃不适。所以，一次50克左右为宜。另外，《本草纲目》中说“赤小豆，其性下行，久服则降令太过，津液渗泄，所以令肌瘦身重也”。所以，尿多的人忌食。

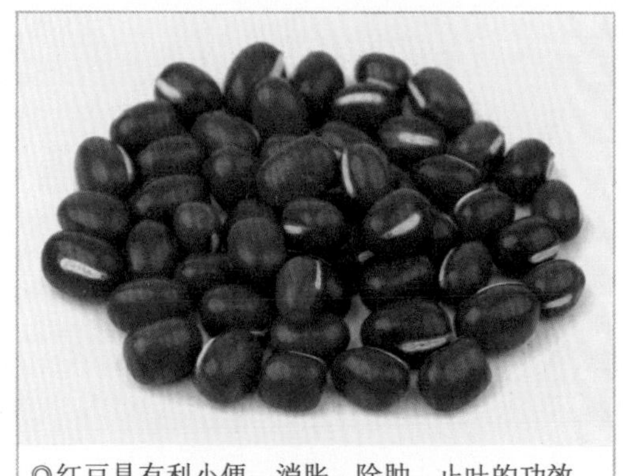
◎红豆具有利小便、消胀、除肿、止吐的功效，是湿热体质者的绝好保健品。

古籍中记载，用红豆与鲤鱼烂煮食用，对于改善孕妇怀孕后期产生的水肿，有很大的帮助。但是鲤鱼与红豆两者均能利水消肿，正是因为利水功能太强，正常人应避免同时食用二者。

下面，我们再为大家介绍两款药膳：

莲子百合红豆沙：取红豆500克，白莲子30克，百合10克，陈皮适量，冰糖约500克。先把红豆、莲子、百合先洗干净，用清水浸泡两小时。煮开水，把红豆、陈皮、莲子、百合放入锅中，泡豆子的水也倒入。煮开后用中慢火煲两小时，最后才用大火煲大概半小时。煲至红豆起沙和还有适量水分，就可以加糖调味。

黑米红豆粥：取红豆、黑米、白砂糖各适量。先将红豆和黑米洗净，清水浸泡5小时以上。将浸泡的水倒掉，将黑米及红豆和适量冷水放入锅里，大火煮沸，转至小火煮至熟透加糖即可。

⑧ 冬虫夏草不适合湿热体质的人

冬虫夏草又称夏草冬虫，与人参、鹿茸一起列为中国三大“补药”。其实它是一种真菌——麦角菌科冬虫夏草菌，而之所以称为“冬虫夏草”，是因为其生产过程：蝙蝠蛾为繁衍后代，会在土壤中产卵，卵随后变成幼虫。冬虫夏草菌便侵入幼虫体内，吸收其营养，并不断繁殖，致使幼虫体内充满菌丝而死，这是“冬虫”；次年夏天，冬虫夏草菌在幼虫头部长出一株4～10厘米高的紫红色小草，这是“夏草”。“夏草”冒出地面，被采挖、晾干，就成为我们平时见到的冬虫夏草。

冬虫夏草适用于肺肾两虚、精气不足、咳嗽气短、自汗盗汗、腰膝酸软、阳痿遗精、劳咳痰血等病症。由于其药性温和，与其他滋补品相比，具有更广泛的药用和食用性，是年老体弱、病后体衰、产后体虚者的调补药食佳品。比如肾衰、接受放化疗的肿瘤患者，或刚做完手术的患者可以每天吃一两颗冬虫夏草。建议用冬虫夏草泡茶，每天喝上几杯，等泡软以后，可以嚼了咽下去。

然而，冬虫夏草毕竟是补药，不适合所有人群，体质偏湿热的人最好别吃。现代人饮食多油腻，常常大鱼大肉，不少人体内湿热，积蓄的新陈代谢产物排不出去。再加上工作压力大、感觉疲劳，他们经常会吃点儿冬虫夏草进补。但疲劳未必是体虚的表现。除病后、产后等原因明确的体虚者，其他人要吃冬虫夏草，最好先到医院咨询医生。如果盲目进补，可能上火，并且过量服用还会导致心慌气短、烦躁、面部红斑及四肢浮肿等病症。

⑨ 湿热体质首选材料、药膳

湿热体质者养生重在疏肝利胆、祛湿清热。饮食以清淡为主。中药方面可选用茯苓、薏米、赤小豆、玄参等。食材方面可多食绿豆、芹菜、黄瓜、丝瓜、荠菜、芥蓝、竹笋、藕、紫菜、海带、四季豆、兔肉、鸭肉等。湿热体质者还可适当喝些凉茶，如决明子、金银花、车前草、淡竹叶、溪黄草、木棉花等泡的茶。

湿热体质首选材料和药膳

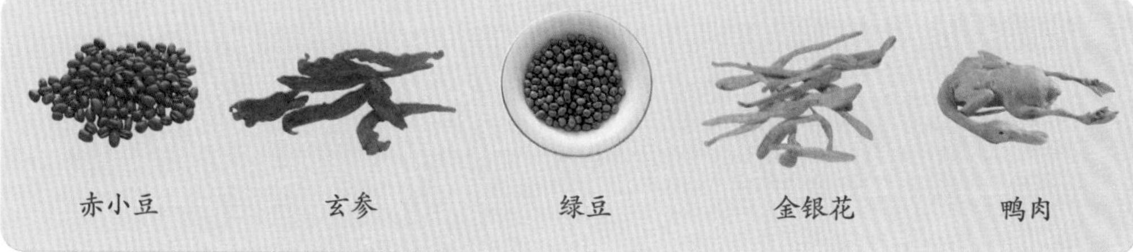

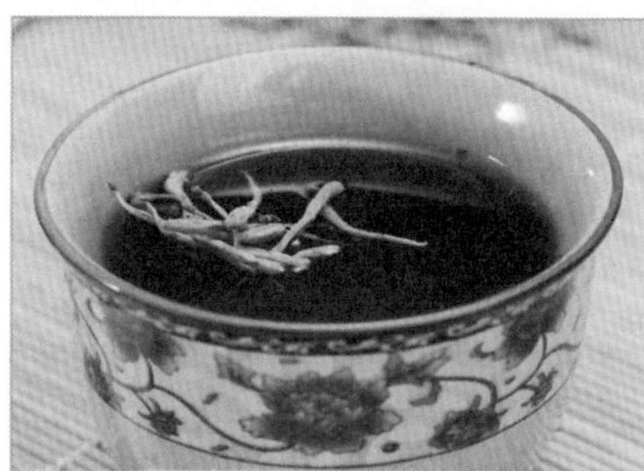

金银花饮

功效 清热祛湿、驱散风热。

材料 金银花20克，山楂10克，蜂蜜250克

做法 ①将金银花、山楂放入锅内，加适量水。②置急火上烧沸，5分钟后取药液一次，再加水煎熬一次，取汁。③将两次药液合并，稍冷却，然后放入蜂蜜，搅拌均匀即可。

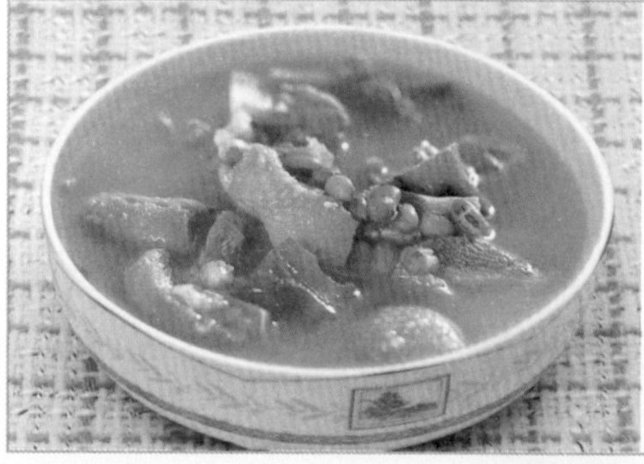

茯苓绿豆老鸭汤

功效 清热排毒、利湿通淋。

材料 土茯苓50克，绿豆200克，陈皮3克，老鸭500克，盐少许

做法 ①老鸭洗净，斩件备用。②土茯苓、绿豆洗净备用。③瓦煲内加适量清水，大火烧开，然后放入土茯苓、绿豆、陈皮和老鸭，改用小火继续煲3小时，加盐调味即可。

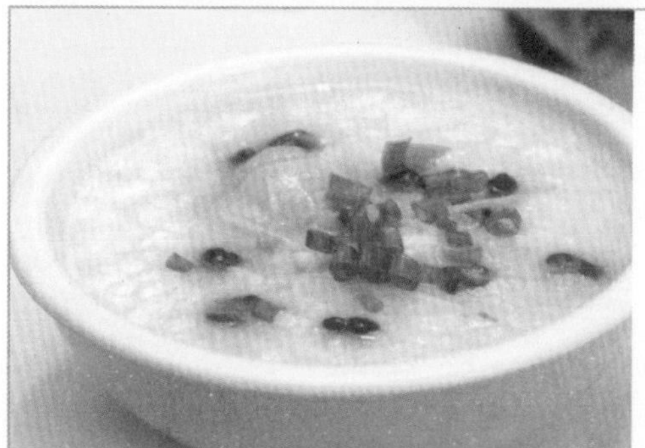

赤小豆鱼片粥

功效 解毒渗湿、利水消肿。

材料 鲫鱼50克，赤小豆20克，大米80克，盐3克，葱花、姜丝、料酒各适量

做法 ①大米、赤小豆洗净；鲫鱼收拾干净切片，用料酒腌渍。②锅置火上，注入清水，放入大米、赤小豆煮至八成熟。③再放入鱼肉、姜丝、葱花、盐煮至粥成。

阳虚体质：补稳避寒，扶阳固本身自暖

❶ 阳虚体质与阳气不足的差别

阳虚体质者，多表现为身体活动能力的衰减，有畏寒之症状。阳虚以肾阳虚为多见，主要表现为头昏目眩，腰膝酸软，形寒肢冷，小便清长，余沥不尽，夜尿频多，性功能减退，不孕不育，舌苔白润，脉虚弱无力等，皆为阳虚不能温暖所致。当以温补肾阳为主。常用的食物有狗肉、羊肉、鹿肉、狗鞭、鹿鞭、牛鞭、猪肾等。常与之相配伍的中药有附子、肉桂、菟丝子、淫羊藿、肉苁蓉、韭菜子等。

《素问·生气通天论》中说：“阳气者，若天与日，失其所则折寿而不彰，故天运当与日光明”。所谓阳气不足，只是一种现象，它本身是由于短期内阳气过度的损耗所造成的，如果运用科学的方法进行调养，很快就可以调整过来。而阳虚体质就不同了，它已经让这种现象形成了身体内部的一种常态，一旦遇到情志失调或外邪入侵，很容易产生疾病。而且，一旦形成了阳虚体质，短时间内是很难调整过来的。

从中医角度来说，阳虚体质的典型症状就是怕冷，且常尿频、腹泻，严重者吃进去的食物不经消化就拉出来，有的还伴有头发稀疏、黑眼圈、口唇发暗、性欲减退、白带偏多等症状。这类人，有的是先天禀赋；有的是长期熬夜、慢慢消耗阳气所致；有的是长期用抗生素、激素类药物、清热解毒中药所致；有的是喝凉茶所致；有的是性生活过度或经常在冷气下性交所致。

在日常起居方面，阳虚体质的人要注意关节、腰腹、颈背部、脚部保暖。燥热的夏季也要少用空调；不要做夜猫子，保证睡眠充足，通常晚上不要超过12点睡觉，冬天应该不超过晚上11点钟。

同时，这种体质的人平时可选择些安全的中药来保健，如鹿茸、益智仁、桑寄生、杜仲、肉桂、人参等。如果是阳虚腰痛和夜尿多，可以用桑寄生、杜仲加瘦猪肉和核桃煮汤吃。

此外，任脉肚脐以下的神阙、气海、

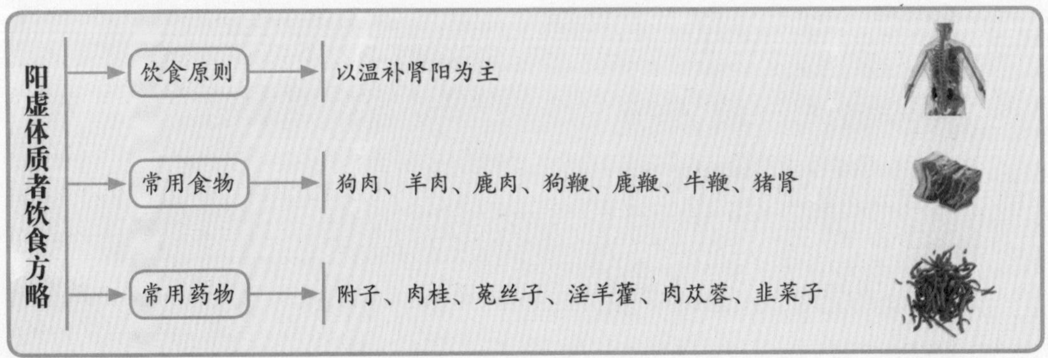

关元、中极这四个穴位有很好的温阳作用，可以在三伏天或三九天，就是最热和最冷的时候，选择1～2个穴位艾灸，每次灸到皮肤发红热烫，但是又能忍受为度。

《素问·生气通天论》中说：“阳气者，若天与日，失其所则折寿而不彰，故天运当与日光明”。所谓阳气不足，只是一种现象，它本身是由于短期内阳气过度的损耗所造成的，如果运用科学的方法进行调养，很快就可以调整过来。而阳虚体质就不同了，它已经让这种现象形成了身体内部的一种常态，一旦遇到情志失调或外邪入侵，很容易产生疾病。而且，一旦形成了阳虚体质，短时间内是很难调整过来的。

从中医角度来说，阳虚体质的典型症状就是怕冷，且常尿频、腹泻，严重者吃进去的食物不经消化就拉出来，有的还伴有头发稀疏、黑眼圈、口唇发暗、性欲减退、白带偏多等症状。这类人，有的是先天禀赋；有的是长期熬夜、慢慢消耗阳气所致；有的是长期用抗生素、激素类药物、清热解毒中药所致；有的是喝凉茶所致；有的是性生活过度或经常在冷气下性交所致。

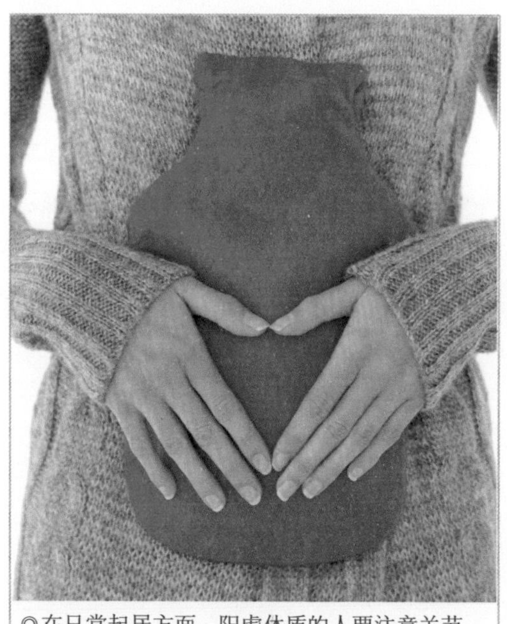

◎在日常起居方面，阳虚体质的人要注意关节、腰腹的保暖，冬季尤为重要。

在日常起居方面，阳虚体质的人要注意关节、腰腹、颈背部、脚部保暖。燥热的夏季也要少用空调；不要做夜猫子，保证睡眠充足，通常晚上不要超过12点睡觉，冬天应该不超过晚上11点钟。

同时，这种体质的人平时可选择些安全的中药来保健，如鹿茸、益智仁、桑寄生、杜仲、肉桂、人参等。如果是阳虚腰痛和夜尿多，可以用桑寄生、杜仲加瘦猪肉和核桃煮汤吃。

此外，任脉肚脐以下的神阙、气海、关元、中极这四个穴位有很好的温阳作用，可以在三伏天或三九天，就是最热和最冷的时候，选择1～2个穴位艾灸，每次灸到皮肤发红热烫，但是又能忍受为度。

❷ 甘寒质润，滋阴上品——麦冬

麦冬性甘寒质润，有滋阴之功，既善于清养肺胃之阴，又可清心经之热，是一味滋清兼备的补益良药。常用量为 10～15克。亦可入丸、散，或熬膏，或泡茶饮服。

《本草纲目》提到过，养阴润肺、益胃生津多用去心麦冬，清心除烦多用连心麦冬。但麦冬性寒，如因脾胃虚寒而见有腹泻便溏、舌苔白腻、消化不良者及外感风寒咳嗽者均不宜应用。

①治疗肠燥便秘：麦冬15克、生地15克、玄参15克。水煎服，每日1剂。有润肠通便的作用。

②治疗暑天汗出虚脱：麦冬10克、人参10克、五味子6克。水煎服，每日2剂。对汗出虚脱、心慌心悸、血压过低、汗多口渴、体倦乏力有良效。

③治疗冠心病心绞痛：麦冬45克，加水煎成30～40毫升，分次服用，连服3～18个月。对缓解心绞痛、胸闷及改善心功能均有一定作用。

④治疗鼻出血：麦冬15克，生地15克。水煎服，每天1剂。对鼻出血且血色鲜红者有治疗作用。

⑤夏日防中暑：取鲜芦根100克（或干品30克）、麦冬20克煎汤代茶饮，对夏日炎炎人体大量出汗所造成头晕、烦闷和胃肠不适等有良好的治疗作用。

⑥治疗尿路感染：麦冬15克、牛奶200克、白糖30克。先将麦冬洗净，放入锅内，加水1000毫升，用武火烧沸，文火煎熬20分钟，用纱布滤去麦冬不用。然后将牛奶烧沸，同麦冬药液混匀，加入白糖烧沸即成。每日2次服用，每次100克。具有滋阴清热、利尿消肿的作用。

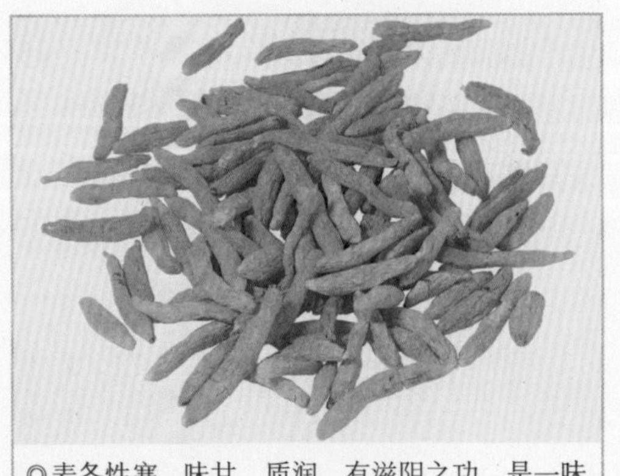

◎麦冬性寒、味甘、质润，有滋阴之功，是一味滋清兼备的补益良药。

⑦慢性肝炎、早期肝硬化体虚者：鸡蛋5个，枸杞、花生米、瘦猪肉各30克，麦冬10克，盐、湿淀粉、味精各适量。先将花生米煎脆，枸杞洗净，入沸水中略氽一下。麦冬洗净，入沸水中煮熟，切成碎末，瘦猪肉切丁，鸡蛋打在碗内，加盐少许打匀，隔水蒸熟，冷却后将蛋切成粒状。然后锅置旺火上，放花生油，把瘦猪肉丁炒熟，再倒进蛋粒、枸杞、麦冬碎末，炒匀，放盐少许及湿淀粉勾芡。最后放味精适量，脆花生米铺在上面即成。佐餐食。具有滋补肝肾的作用，健康人也能食用。

3 “黑五类”食物保你肾旺人也旺

“肾气”，是指肾精所化之气，对人体的生命活动尤为重要。若肾气不足，不仅易早衰损寿，而且还会发生各种病症，对健康极为不利，主要表现为尿频、尿不尽、尿失禁、尿少、尿闭，男性易发生遗精、早泄、滑精，老年女性则会出现带下清稀而多、清冷；喘息气短、气不连续、呼多吸少，唯以呼气为快，动则喘甚，四肢发冷，甚而危及生命；耳鸣，甚至耳聋。肾气不足，五脏六腑功能减退，则会出现诸如性功能减退、精神萎靡、腰膝酸痛、须发早白、齿摇脱落等衰老现象。

检测你的肾是否健康，可以通过人们每天自身的排尿量来判断，一般正常人每

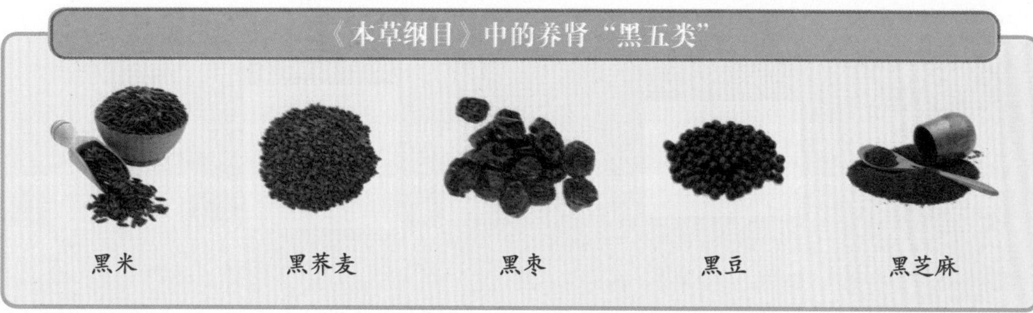

天的排尿量应该在1500～2000毫升左右，正常饮水的情况下多于2500毫升或少于400毫升则有可能是肾出现问题，应及时到医院就诊。

吃的食物越黑越健康，对于补肾尤其重要。中医理论也认为黑色食物滋养肾脏，《本草纲目》记载，黑色食品有益肝补肾、活血养颜的作用。黑色食物一般含有丰富的微量元素和维生素，如我们平时说的“黑五类”，包括黑米、黑豆、黑芝麻、黑枣、黑荞麦，就是最典型的代表。

“黑五类”个个都是养肾的“好手”。这五种食物一起熬粥，更是难得的养肾佳品。

①黑米

黑米也被称为“黑珍珠”，含有丰富的蛋白质、氨基酸以及铁、钙、锰、锌等微量元素，有开胃益中、滑涩补精、健脾暖肝、舒筋活血等功效，其维生素B_1和铁的含量是普通大米的7倍。冬季食用对补充人体微量元素大有帮助，用它煮八宝粥时不要放糖。《本草纲目》中记载：黑米有滋阴补肾、健脾暖肝、明目活血的功效。

②黑荞麦

黑荞麦可药用，具有消食、化积滞、止汗之功效。除富含油酸、亚油酸外，还含叶绿素、卢丁以及烟酸，有降低体内胆固醇、降血脂和血压、保护血管功能的作用。它在人体内形成血糖的峰值比较延后，适宜糖尿病人、代谢综合征病人食用。

③黑枣

有“营养仓库”之称的黑枣性温味甘，有补中益气、补肾养胃、补血的功能；含有蛋白质、糖类、有机酸、维生素和磷、钙、铁等营养成分。

④黑豆

黑豆被古人誉为“肾之谷”，黑豆味甘性平，不仅形状像肾，还有补肾强身、活血利水、解毒、润肤的功效，特别适合肾虚患者。黑豆还含有核黄素、黑色素，对防老抗衰、增强活力、美容养颜有帮助。

⑤黑芝麻

黑芝麻性平味甘，有补肝肾、润五脏的作用，对因肝肾精血不足引起的眩晕、白发、脱发、腰膝酸软、肠燥便秘等有较好的食疗保健作用。它富含对人体有益的不饱和脂肪酸，其维生素E含量为植物食品之冠，可清除体内自由基，抗氧化效果显著。对延缓衰老、治疗消化不良和治疗白发都有一定作用。

此外，李子、乌鸡、乌梅、紫菜、板栗、海参、香菇、海带、黑葡萄等，都是营养十分丰富的食物。肾不好的人，可以每周吃一次葱烧海参，将黑木耳和香菇配合在一起炒，或炖肉时放点儿板栗，都是补肾的好方法。

4 当归生姜羊肉汤，补阳散寒暖腰背

既然阳虚，就要补阳，那么如何来补阳呢？阳虚体质的人要遵循温补脾肾以祛寒的养生原则。五脏之中，肾为一身的阳气之根本，脾为阳气生化之源，故当着重补之。中医认为，阳虚是气虚的进一步发展，故而阳气不足者常表现出情绪不佳，易悲哀，故必须加强精神调养，要善于调节自己的情感，消除不良情绪的影响。此种体质多形寒肢冷、喜暖怕凉、不耐秋冬，故阳虚体质者尤其应重环境调摄，提高人体抵抗力。

既然如此，那么阳虚者在饮食上就应该多吃一些养阳的食物。《本草纲目》中说羊肉、狗肉、鹿肉等具有养阳之功效。

羊肉性温，味甘，是温补佳品，有温中暖下、益气补虚的作用。阳虚之人宜在秋冬以后常食之，可以收到助元阳、补精血、益虚劳的温补强壮效果。

狗肉性温， 味咸， 能温补阳气，无论脾阳虚或是肾阳虚，都可食用。民间早有“阳虚怕冷，常吃狗肉”的习俗。对平时四肢欠温、腰膝冷痛者，每年入冬以后，经常食狗肉，可以改善这种情况。

阳虚的人可以在夏日三伏，每伏食羊肉附子汤一次，配合天地阳旺之时，以壮人体之阳。

阳虚体质的人宜食味辛、性温热平之食物，如薏苡仁、大蒜、葱、莲藕、甘薯、红豆、豌豆、黑豆、山药、南瓜、韭菜等。

阳虚者不要吃空心菜、大白菜、菠菜、茼蒿、茭白笋、白萝卜、百合、冬瓜、苦瓜、茄子、绿豆、绿豆芽等食物。

另外，对付阳虚体质，我们再向大家推荐一款当归生姜羊肉汤：

取当归50克，生姜200克，羊肉500克，食盐适量。先将当归、生姜洗净后切成大片备用。羊肉洗净后切成2厘米见方的肉块，放入沸水锅中汆去血水后，捞出凉凉。将羊肉、当归、生姜放入砂锅中加适量清水置文火上煮沸，捞去浮沫，改用文火炖至肉烂，加入食盐即成。可每周一次，佐餐，食肉喝汤。

《本草纲目》中说：“当归调血，为女人要药，有思夫之意，故有当归之名。”当归补阳散寒，用于产后、腹部冷痛、四肢不温、腰膝酸冷、阳痿、免疫力低下等阳虚之人。

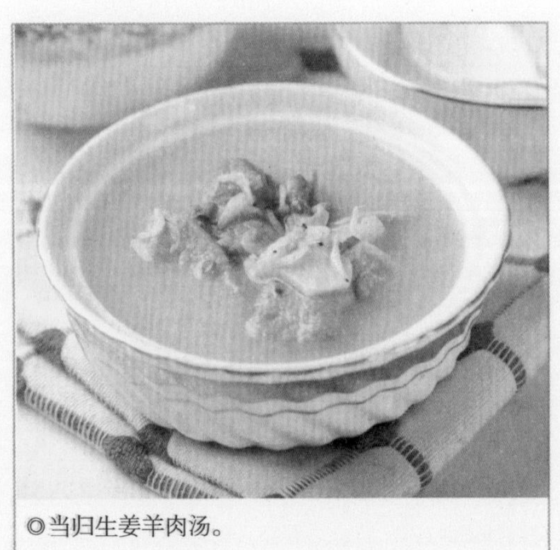

◎当归生姜羊肉汤。

⑤ 火力不足，温中补阳用肉桂

肉桂、附子属温补肾阳药，鳖甲、麦冬、玉竹属滋补肾阴药。在《红楼梦》第四十五回中宝钗对黛玉说："昨儿我看你那药方上，人参肉桂觉得太多了。虽说益气补神，也不宜太热。"可见肉桂确实有助热的作用。

在传统中药药方里，肉桂（桂皮）是一个经常出现的名词，如果找出一片来嚼一嚼，你会感到又香又辣，不过很快就会有一种淡淡的甜味，其实，它就是肉桂树皮。

肉桂，又名玉桂、桂皮，为樟科植物肉桂的树皮。多于秋季剥取栽培5～10年的树皮和枝皮，晒干或阴干，主要产于云南、广西、广东、福建。中医认为，肉桂味辛、甘，性大热，入肾、脾、心、肝经，有温中补阳、活血祛瘀、散寒止痛之效，适用于脾肾亏虚所致的畏寒肤冷、遗尿尿频、脘腹冷痛、虚寒吐泻、食少便溏、虚寒闭经、痛经等。如《玉楸药解》中记载："肉桂，温暖条畅，大补血中温气。香甘入土，辛甘入木，辛香之气，善行滞结，是以最解肝脾之郁。凡经络堙淤，藏腑症结，关节闭塞，心腹疼痛等症，无非温气微弱，以至上下脱泄，九窍不守，紫黑成块，腐败不鲜者，皆此症也。女子月期、产后，种种诸病，总不出此。悉用肉桂，余药不能。"《本草经疏》中则说："桂枝、桂心、肉桂，夫五味辛甘发散为阳，四气热亦阳；味纯阳，故能散风寒；自内充外，故能实表；辛以散之，热以行之，甘以和之，故能入血行血，润肾燥。"

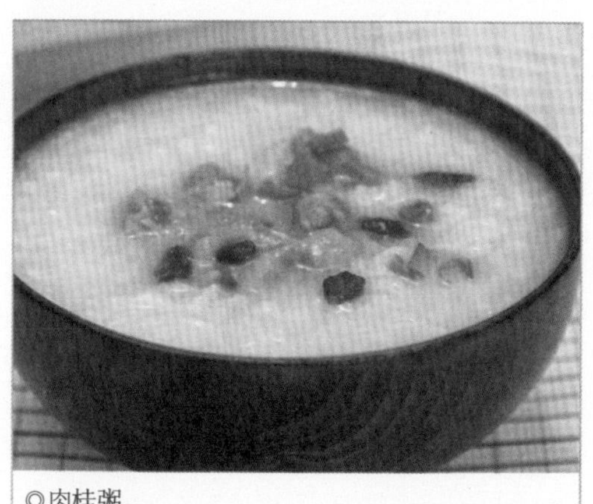

◎肉桂粥。

另据药理研究表明，桂皮含挥发油及鞣质等，对胃肠有缓和的刺激作用，能增强消化机能，排出消化道积气，缓解胃肠痉挛。又有中枢性及末梢性血管扩张作用，能增强血液循环，并有明显的镇静、解热作用。

以下推荐两款肉桂药膳：

肉桂粥：取鹌鹑3只，大米80克，盐2克，姜末、味精各3克，葱花4克，茴香3克，肉桂15克。先将鹌鹑收拾干净，切块；大米淘净；茴香和肉桂洗净，用棉布袋包起来，扎紧袋口。锅中放入鹌鹑、大米、姜末以及布袋，加入沸水，中火闷煮至米粒开花。待成粥，加盐、味精调味，撒入葱花即可。此粥可开胃消食。

肉桂羊肉汤：取羊肉1000克，肉桂10克，草果5个，香菜及调味品适量。先将羊肉洗净，切块，余药布包，加水同炖沸后，调入胡椒、姜末、食盐、黄酒等，炖至羊肉熟烂后，去药包，调入葱花、味精及香菜等，再煮一二沸即可。此汤可健脾温肾，适用于脾肾阳虚之四肢不温、纳差食少、腰膝酸软、脘腹冷痛等。

6 姜糖水，温暖到指尖

对于阳虚体质的人来说，可能经常会感到畏寒怕冷，尤其是到了冬天，动不动就会手脚冰凉。那么，这时候有没有快速让身体变暖的方法呢?

姜糖水可以让我们的身体快速变暖。

《本草纲目》里说，生姜性温味辛，有温中逐寒之效。民间有“冬天一碗姜糖汤，祛风祛寒赛仙方”“冬有生姜，不怕风霜”的说法。生姜性温，其所含的姜辣素，能刺激胃肠黏膜，使胃肠道充血，消化能力增强，能有效治疗因吃寒凉食物过多而引起的腹胀、腹痛、腹泻、呕吐等。

在五味中，生姜味辛，辛主散，故能发汗、祛风散寒。一般人吃过生姜后，会有发热的感觉，这是因为生姜能使血管扩张、血液流动加速，促使身上的毛孔张开，从毛孔渗出的汗液不但能把多余的热带走，同时还把病菌放出的毒素、人体内的寒气一同排出体外，所以身体受了寒凉，吃些生姜就能及时散寒。

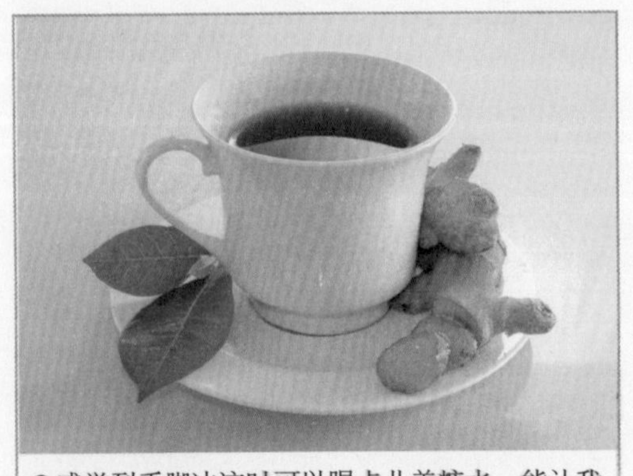

◎感觉到手脚冰凉时可以喝点儿姜糖水，能让我们的身体快速暖起来。

讲到这里，你也许会问，那直接给吃姜得了，还用糖干什么？生姜有辛辣之味，一般人不爱吃，但多数人对甜的东西“情有独钟”，而红糖性温味甘，有暖胃、祛寒的作用，且红糖中含有大量的矿物质，能加快新陈代谢、促进血液循环，所以与生姜一起熬成红糖水，不仅好喝，还能祛寒防病，一举两得。

除了姜糖水，你还可以试试姜红茶。红茶具有高效加温、强力杀菌的作用，生姜和红茶相结合，就成了驱寒除湿的姜红茶。此外，冲泡时还可加点儿红糖和蜂蜜。但如果你患有痔疮或其他忌辛辣的病症，可不放或少放姜，只喝放了红糖和蜂蜜的红茶，效果也不错。

姜红茶的做法如下：取生姜适量，红茶1茶匙，红糖或蜂蜜适量。将生姜磨成泥，放入预热好的茶杯里，然后把热红茶注入茶杯中，再加入红糖或蜂蜜即可。生姜、红糖、蜂蜜的量可根据个人口味的不同进行适当调节。

7 十个胖子九个虚，胖子补身用黄芪

人体内脂肪积聚过多，体重超过标准体重的20%以上者，就称为肥胖症。肥胖之人脂肪多，就像穿了一件“大皮袄”，不容易散热，夏天多汗容易中暑和长痱子；由于体重增加，足弓消失，容易成为扁平足，虽然走路不多，也容易出现腰酸、腿痛、脚掌和脚后跟痛等症状。而肥胖的人在活动后还很容易出现心慌、气短、疲乏、多汗，所以人们常常用“虚

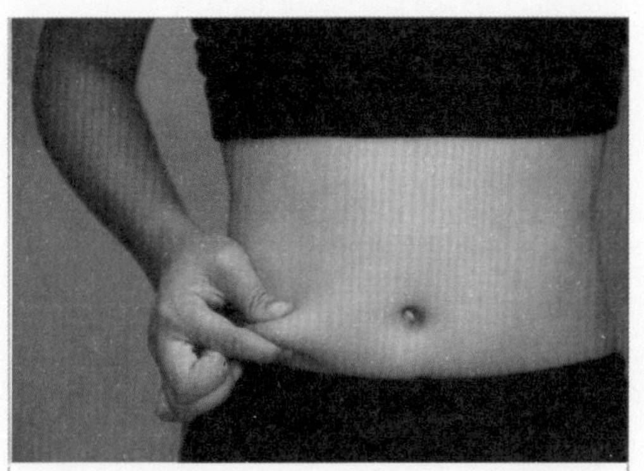
◎人体内脂肪积聚过多，就易肥胖，一旦肥胖，就会产生各种虚症。

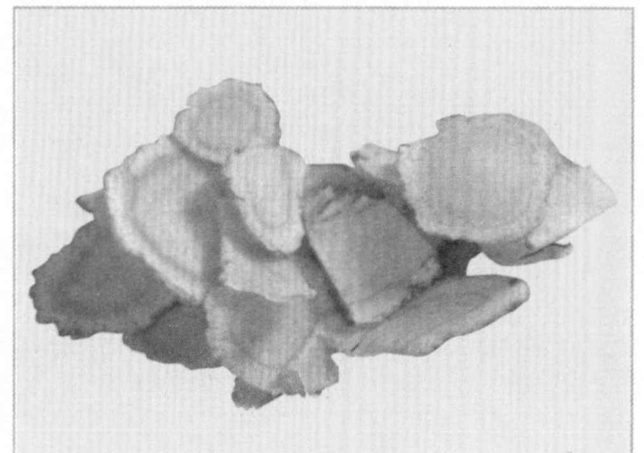
◎虚胖应该补阳气，《本草纲目》中最推崇的补气本草之一就是黄芪。

胖”来形容胖。虚胖就不是健康的状态，这个虚只能用补来解决。

有句话叫“血虚怕冷，气虚怕饿”。血少的人容易发冷，而气虚的人容易饿，总想着吃。针对这种食欲旺盛的情况，最好的方法就是补阳。熟知《本草纲目》的人都知道，其中最推崇的补气本草之一就是黄芪，黄芪性温，最能益气壮骨，被称为“补药之长”。常用十几片黄芪泡水喝，每晚少吃饭，用10颗桂圆，10枚红枣（红枣是炒黑的枣），煮水泡上喝，不至于因为晚上吃得少了而感到饿，同时红枣和桂圆又补了气血。另外，平时要多吃海虾，这也是补气、补肾最好的方法。当把气补足后，就会发现饭量能很好地控制了，不会老是觉得饿了。坚持一段时间，体重就会逐渐下降。

对于那些吃得少、也不容易饿的胖人来说，发胖是因为血虚，平时要多吃鳝鱼、黑米糊糊、海虾，同时再多吃牛肉，自然就会有劲。气血补足了，肥胖的赘肉自然就消失了。

另外用按摩的方法也可以减肥，每天早上醒来后将手臂内侧的肺经来回慢慢搓100下，再搓大腿上的胃经和脾经各50下，能有效地促进胃肠道的消化、吸收功能，并能促进排便，及时排出身体内的毒素与废物。中午的时候搓手臂内侧的心经，慢慢来回上下地搓100次，然后再在腰部肾腧穴搓100下，因为中午是阳气最旺盛的时候，这时是补肾、强肾的最好时机。晚上临睡前在手臂外侧中间的三焦经上来回搓100下，能有效地缓解全身各个脏器的疲劳，使睡眠质量提高，好的睡眠也是人体补血的关键。

所以，虚胖的人不妨试试用补的方法来减肥，在控制食量的基础上，吃那些最对症的食物，平时再辅之以按摩和运动，坚持下去就能既减轻体重，又保持健康。

8 阳虚体质首选材料、药膳

阳虚体质者饮食以温热为主。中药有鹿茸、杜仲、肉苁蓉、淫羊藿等；果品有荔枝、榴梿以及龙眼肉、板栗、大枣、核桃、腰果、松子等；肉食有羊肉、牛肉、狗肉等；水产类有虾、黄鳝、海参等。

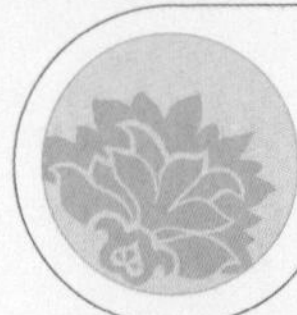

阳虚体质首选材料和药膳

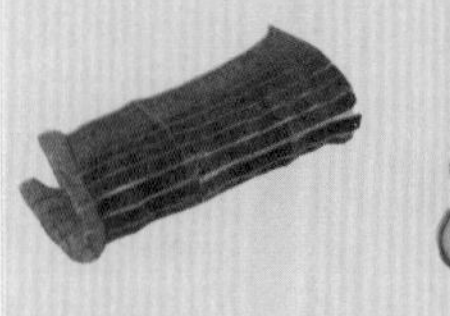

杜仲

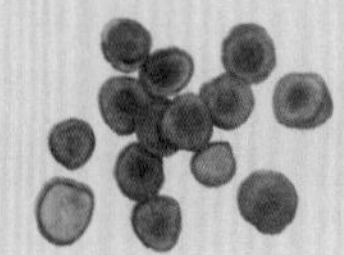

鹿茸

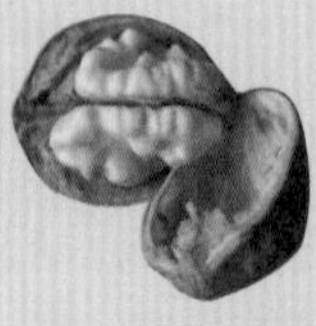

核桃

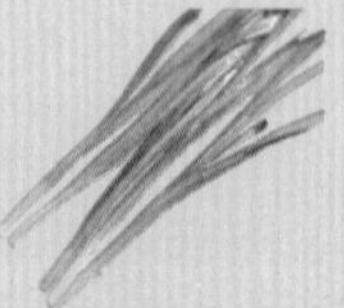

韭菜

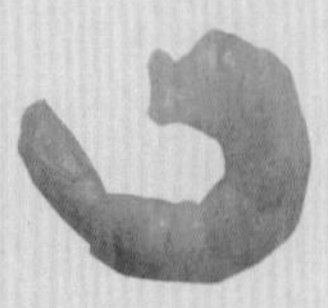

虾

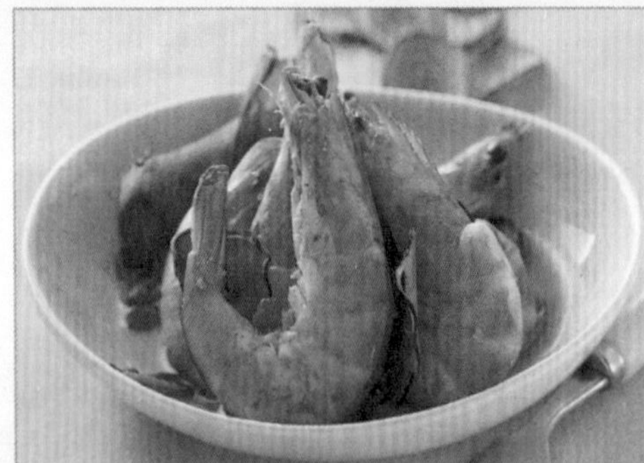

鹿茸枸杞子蒸虾

功效 壮元阳、补气血、益精髓。

材料 大白虾500克，鹿茸10克，枸杞子10克，米酒50毫升

做法 ①大白虾剪去须脚，自背部剪开冲净。②鹿茸、枸杞子以米酒浸泡20分钟。③大白虾盛盘，放入鹿茸、枸杞子及酒汁。④将盘子移入锅内隔水蒸8分钟即成。

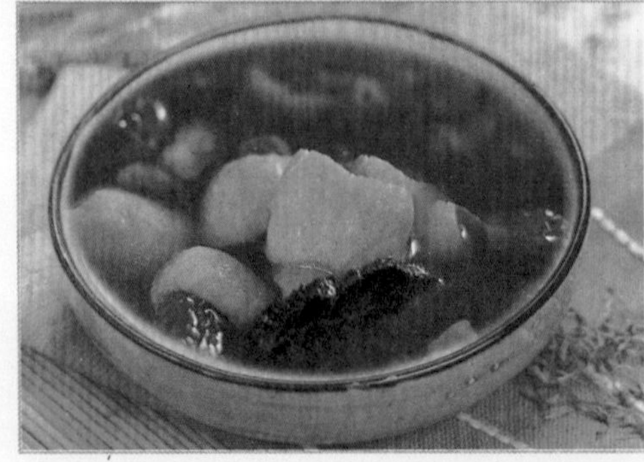

猪肠核桃汤

功效 滋补肝肾、强健筋骨。

材料 猪大肠200克，核桃仁60克，熟地黄30克，大枣10个，姜丝、葱末、料酒、盐各适量

做法 ①猪大肠反复漂洗干净，汆水切块；核桃仁捣碎；熟地黄、大枣洗净。②锅内加水适量，放入所有材料小火炖煮2小时即成。

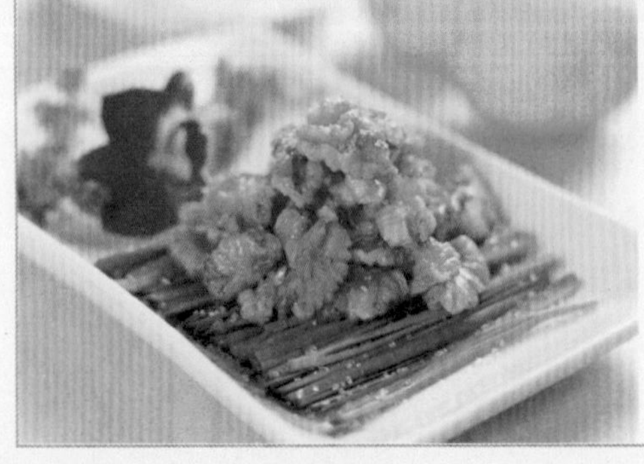

核桃拌韭菜

功效 补肾壮阳、通便润肠、暖脾胃。

材料 核桃仁300克，韭菜150克，白糖、白醋、盐、香油各适量

做法 ①韭菜洗净，切长段。②锅内下油烧热，下入核桃仁炸成浅黄色后捞出。③在另一碗中放入韭菜、白糖、醋、盐、香油，拌入味，和核桃仁一起装盘即成。

阴虚体质：多食寒凉，滋阴清热安神

❶ 阴虚体质是妇科疾病的发源地

阴虚体质多为肺、肾、胃阴虚。主要症候有干咳少痰，短气喘息，口燥咽干，甚至可见午后低热，五心烦热，潮热盗汗，舌红少苔，脉细数等症。肾阴虚主要表现为头昏耳鸣，眩晕目眩，牙齿松动或疼痛，口燥咽干，腰膝酸痛，失眠多梦，遗精早泄，性欲亢进，颧红目赤，苔少，脉细数。肺肾阴虚患者多消瘦，且伴有一系列虚热内扰之症。用食疗药膳时，应具有针对性，有所侧重。肺阴虚者多选用鸭子、金龟等食物，并配合应用沙参、麦冬、冬虫夏草、川贝母、百合、银杏等中药以滋阴液、润肺燥。

肾阴虚者多选用猪肉、龟肉、鳖肉、猪脊髓、猪脑髓等食物，并配合应用女贞子、枸杞子、天冬、熟地等中药以滋养肾阴、填精补髓。

“男怕伤肝，女怕伤肾”，这句俗语早在千年前就揭示出女性补肾的重要性。肾是女人健康与美丽的发动机，女人的年龄就刻在自己的腰部两侧。

传统医学认为“肾藏精”（不要一提到“精”就认为是男人的专利，此“精”非彼“精”，这里所说的精气是人体生长发育及各种生理活动的基础），是“先天之本”，影响人体的生长发育、生殖、水液代谢、免疫力强弱、大脑发育、血液循环等各项生理活动，也就是说，你外在的颜色枯荣、内在的生命活力都受控于肾脏的虚实，而“肾虚”正是导致我们衰老的主要原因。再加上女性在特有的经期、孕期、哺乳期容易因“肾中精气”不足导致“肾虚”，所以做足预防保护措施非常必要。今天我们就来细数女性肾虚七宗罪。

罪状一：更年期提前。

这是所有女性最关注的问题。所谓更

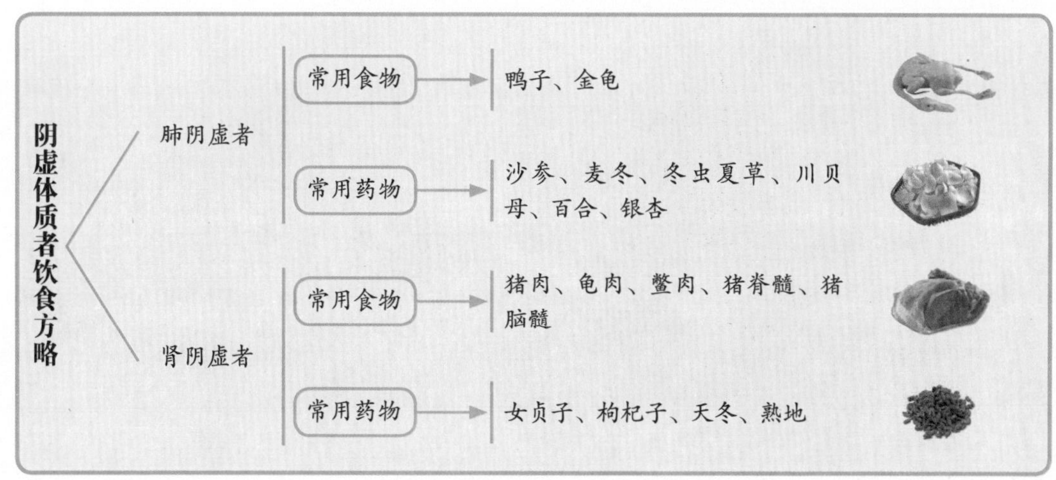

年期，无须更多解释，是连上帝都无法改变的女性生理过渡。一般女性在50岁左右出现更年期，而“肾虚”女性则早早表现出闭经、性欲低下、烦躁、焦虑、多疑等更年期症状。

罪状二：眼睑浮肿，黑眼圈加重，面色苍白。

很多女人在清晨起床后照照镜子，都会发现一个完全陌生的自己：眼睑浮肿（有时候波及下肢，不知你是否注意到），出现难看的黑眼圈，面色苍白无光。千万不可简单认为是由于没有化妆，所以看起来不习惯，其真正原因是肾虚。

罪状三：怕冷。

办公室里别人觉得合适的温度是否总让你直打哆嗦，使得你与同事在空调温度问题上难以达成一致。还有你穿的衣服是否总比别人多，你是否一受凉就拉肚子。中医认为这些都是肾阳虚造成的。

罪状四：失眠，浑身燥热，注意力难以集中。

肾阴虚的女性心情容易烦躁，注意力难以集中，且常常失眠、做梦。此外还常常感到腰膝酸软。

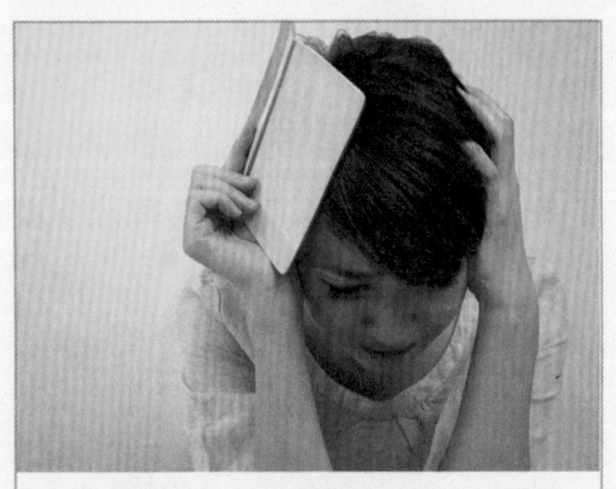

◎对于女性来说，肾虚造成的结果之一，就是心情容易烦躁，注意力难以集中。

罪状五：也许还会破坏你的“妈妈之梦”。

由于肾的不合作，极有可能影响你的生育能力，造成不孕。

罪状六：你变胖、变胖、再变胖。

胖不胖，这几乎是每个女人面对穿衣镜都要反复诘问自己的问题，可是却很少有人会把体胖和肾虚联系到一起，问自己一句：虚不虚？但事实是，你发胖的罪魁祸首之一，就是肾虚。

罪状七：血压升高。

很难想到高血压也与肾虚有关，但事实的确如此。因肾虚而引起的高血压称为肾性高血压，占成人高血压的5%～10%，是继发性高血压的主要组成部分。

作为女性，我们响应了“拯救乳房”的号召，我们听从了爱护子宫的建议，现在我们要像关爱乳房、子宫一样关爱肾脏。否则，我们就只能成为“肾虚”黑手下的另一个牺牲品。

② 为什么人总是阴不足，阳常有余

“阳常有余、阴常不足”是元代名医朱丹溪对人体阴阳认识的基本观点，也是丹溪学术思想的最中心的内容，在中国传统养生史上占有重要地位。此观点是他运用“天人相应”的理论，通过分析天地、日月的状况，人体生命发生发展的过程和生理特点以及欲望无涯的一般倾向而得出的结论。

朱丹溪认为，世界万物都有阴阳的两面，天为阳，地为阴，日为阳，月为阴。

天大于地，太阳始终如一，而月亮却有阴晴圆缺，从这个自然界来说，就是“阳盛阴衰”的体现，人是自然界的一部分，当然也存在着这种状况。

朱丹溪还认为：“人受天地之气以生，天之阳气为气，地之阴气为血”，故气常有余，血常不足，在人的生命过程中，只有青壮年时期阴精相对充盛，但青壮年时期在是人生之中十分短促，因此人之一生多处于阳有余阴不足的状态。为什么青壮年时期阴精相对充足呢？阴气难成，因为只有在男十六女十四精成经通后阴气才形成，阴气易亏，“四十阴气自半”，男六十四、女四十九，便精绝经断，从这个时候开始，人的阴精也就越来越少，所以，“阴气之成，止供给得三十年之视听言动已先亏矣”，这是时间上相对的“阴不足”。

不仅如此，人还往往受到外界诸多因素的影响，如相火妄动就可引起疾病，而情欲过度，色欲过度，饮食厚味，都可引起相火妄动，损耗阴精。《色欲箴》中指出，“彼者，徇情纵欲，惟恐不及”，阳既太过，阴必重伤，精血难继，于身有损，“血气几何？而不自惜！我之所生，翻为我贼”。这是从量的对比上理解“阴不足”。丹溪感叹，“中古以下，世风日偷，资禀日薄”的社会风气，强调无涯情欲的“阳”与难成易亏的生殖物质的“阴”，存在着这种难以摆平的“供求”关系。

“阴不足、阳常有余”的理论直到现在也具有重大的意义，“阴”是我们生命活动的根本和基础，所以不要透支它。现在为生活和工作奔波的人，由于大量消耗身体的能量，人体中的血气只能够维持日常工作或活动需要，一旦疾病侵入时，人体并不抵抗，疾病长驱直入，由于没有抵抗的战事，因此也没有任何不舒服的疾病症状，但是会在人体的肤色、体形及五官上留下痕迹，有经验的医生能够识别出来，许多人都觉得自己非常健康，有无穷的体力，每天忙到三更半夜，尽情透支体力也不会生病，这种现象就是典型的阴虚，透支阴而不自知，等到大病来侵时悔之晚矣。

所以，在日常生活中，我们要多储蓄能源，好好保护我们的“阴”，不要以为精神好、身体壮，就随意消耗，其实很多时候我们都在透支而不自知。

③ 相火妄动就会耗伤阴精

元代名医朱丹溪在《格致余论》一书中，有一篇论述相火的专篇《相火论》。朱丹溪的相火论源于南宋理学思想。理学家程颢、程颐两兄弟说：“天地阴阳之运，升降盈虚，未尝暂息，阳常盈，阴常虚，一盈一虚，参差不齐，而万变生焉！”朱丹溪受这一思想启发，认为人之孕育与成长，都和天地之气有关，相火论就是在“阳有余，阴不足”的认识基础上产生的。

朱丹溪在《相火论》中阐述了相火的实质，他认为，凡动皆属火，火内阴而外阳，且有君、相之分，君火寄位于心，相火寄位于命门、肝、胆、三焦诸脏。“相火”又包含正常和异常两种不同状况，即“相火之常”与“相火之变”：“相火之常”，是指处于正常状况下的相火，即人身生生不息的机能活动，为生命之源；“相火之变”，是指处于异常状况下的相火，是指相火妄动，即动失其常，其实就是人体机能活动失去节制，导致人身生命机能异常活动，为致病之本。

丹溪认为：“人之疾病亦生于动，其动之极也，病而死矣。”即在动失其常的异常状况下，相火非但不能产生并维持人体生生不息的机能活动，反而危害人体导致病变，故称“相火之变”。丹溪由于充分认识到“相火之变”对人体的危害，所以赞同李东垣倡导的“相火元气之贼”的观点。

而人体阴精在发病过程中，极易亏损，各类因素均易致相火妄动，耗伤阴精，如情志过极、色欲无度、饮食厚味等，都易激起脏腑之火，煎熬真阴，阴损则易伤元气而致病。所以，朱丹溪主张抑制相火、保护阴精，还提出了一系列防治措施。

在养生预防方面，他主张以恬淡虚无，精神内守，修身养性来遏相火妄动。

在饮食上，他提出平日常食“自然冲淡之味”，如谷、蔬、果、菜，可收补阴之功。

在临床治疗上，他主张滋阴降火，滋阴为本，降火为标。他创制的大补阴丸，就是采用黄檗、知母来降阴火，熟地、龟板补肾水。

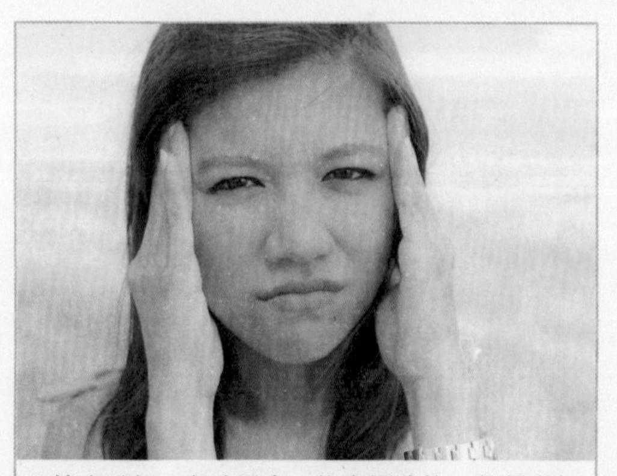

◎情志过极、色欲无度、饮食厚味等，都易激起脏腑之火，易损伤元气而致病。

另外，朱丹溪还指出一些药物如甘草、白术、地黄、泽泻、五味子、天门冬之类，均为味厚补阴药物，用于虚者补气最有疗效。

纵观朱丹溪的相火论，其实他也旨在告诫人们一点儿，就是养生要以滋阴为要，千万不要引起“相火之变”，一旦相火妄动，耗伤阴精，受害的必是你自己。

4 清淡饮食养阴，益寿延年

清淡的饮食方可灭火祛湿，否则会升火耗伤阴精。五味过甚，就需要我们用中气来调和，这就是火气。“火”起来了自然要“水”来灭，也就是用人体内的津液来去火，津液少了阴必亏，疾病便上门了。正所谓“人身之贵，父母遗体。为口伤身，滔滔皆是。人有此身，饥渴存兴，乃作饮食，以遂其生。彼眷昧者，因纵口味，五味之过，疾病蜂起。

如今生活水平提高了，人们在丰盛的食品诱惑下，受到了肥胖、糖尿病、高血压、高血脂等“生活方式病”的威胁。为了健康，大多数人听从了医生的忠告：饮食要清淡。可到底什么是“清淡”？有些人认为，“清淡饮食”就是缺油少盐的饮食；还有些人认为，所谓的清淡饮食，就是最好别吃肉，只吃蔬菜和水果。

矫枉不能过正，这样的清淡不仅不能达到滋阴养精的目的，反会把身体拖垮。“饮食清淡”是追求“自然冲和之味”，而不贪食“厚味”。“人之饮食不出五味，然五味又分天赋和人为，瓜果蔬菜出于天赋，具有自然冲和之味，有食而补阴之功，而烹饪调和之厚味则属于人为，有致疾伐命之毒。”

下面给你介绍几款清淡的滋阴佳肴：

清热养阴茶：取橘红1.5钱，炒枳壳1.5钱，甘菊3钱，炒谷芽3钱，霜桑叶3钱，羚羊5分，鲜芦根2根，带心麦冬3钱。水煎，温服。

此方主要功效在于滋阴清热。

红杞海参煨鸽蛋：取枸杞3钱，水发海参2只，鸽蛋12个，精盐1钱，黄酒6钱，胡椒粉1钱，酱油3钱，猪油2两，花生油1斤，生姜适量，鸡汤、淀粉、肉汤各适量。先将海参内壁膜撕开，清洗干净，放入肉汤内汆一下，捞出，倒出汤，再放新汤，并将海参入锅汆一下取出，待用；把鸽蛋放入清水锅内，用文水煮熟，捞出去壳，待用；生姜洗净，切成细丝，待用；将鸽蛋滚满淀粉，放入油锅内，炸至外表皮呈黄色，捞出，待用。另取一锅，洗净烧热，放入猪油1两，待油六成热时，下生姜丝煸香，加鸡汤稍煮，再加入酱油、黄酒、胡椒粉、海参，用旺火烧沸，撇净浮沫，转用文火煮三刻钟，加鸽蛋、枸杞，锅加盖，煨一刻钟，海参取出摆入盘内，鸽蛋围在周围。在锅内留下的汤汁，兑少许清水，以旺火烧沸后，加味精，并用水淀粉勾芡，上滚热的猪油约1两，然后将芡汁浇在海参和鸽蛋上，即可食用。

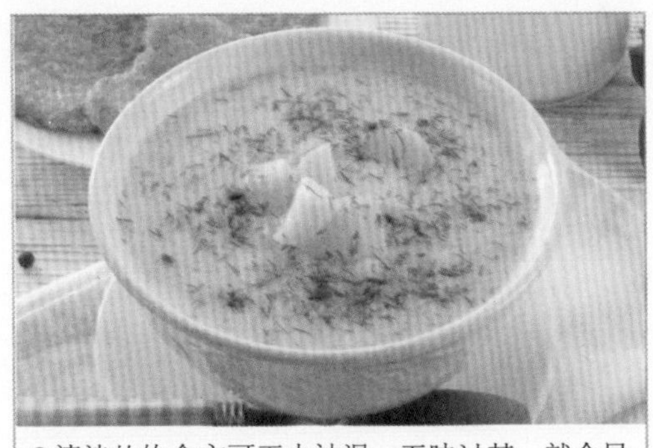

◎清淡的饮食方可灭火祛湿，五味过甚，就会导致内生火气。

此方可滋阴润肺，补肝益肾，适用于阴血不足者。

天门冬粳米粥：取天门冬4钱，粳米2两，冰糖适量。先将天门冬置于砂锅中，加入适量清水煎煮两刻钟后，滤取汁液，再添加适量清水煎取汁液，共滤取3次药液。将3次滤取的药汁合并混匀，放入淘洗干净的粳米熬煮至粥熟后，加入适量冰糖煮1～2沸即可。每日早、晚空腹食用。

本品具有养阴清热、润肺滋肾之功效，尤其适于肺肾阴虚所致的咳嗽、吐血、阴虚发热、咽喉肿痛、消暑便秘等症患者食用。

5 补阴，早饭就如春雨般重要

因为某种原因如今很多人养成了不吃早饭的习惯，岂不知早晨7点到9点，正是胃经当令之时，经脉气血是从子时一阳初生，到卯时的时候阳气就全升起来了，那么这个时候人体需要补充一些阴的东西了，而食物就属于阴，所以此时吃点早饭就像春雨一样重要，它可以有效补充人体所需之阴。因此，对于阴虚体质的人来说，千万不能错过吃早饭这个补阴的良机。

有些女性怕发胖，为了减肥就有意不吃早餐，其实吃早饭是不容易发胖的。因为上午是阳气最足的时候，也是人体阳气气机最旺盛的时候，这个时候吃饭最容易消化。另外到9点以后就是脾经当令了，脾经能够通过运化把食物变成精血，然后输送到人的五脏去，所以早

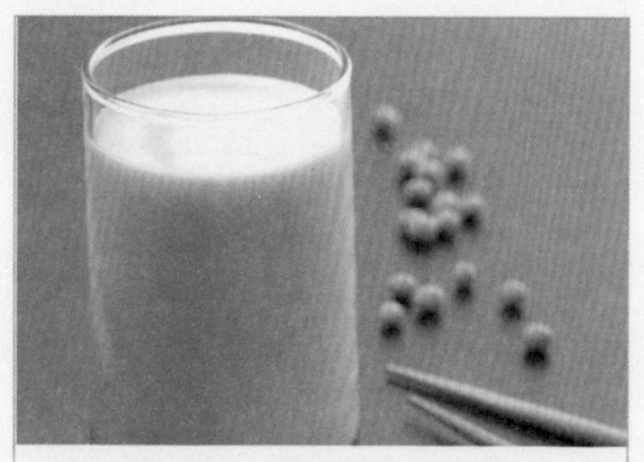

◎早饭不仅要吃，而且要吃粥、豆浆之类的“流食”，以促进血液津精的生成。

饭吃得再多也不会发胖。

早饭要吃，那么吃些什么呢？中医讲究“早吃咸晚吃甜”，因为咸入肾，早吃咸会调动人的肾精和元气，提高人的精气神，精神一整天。所以我们早饭尽量吃些咸味的东西，实在不行就喝上一杯淡盐水。

此外，要想让早上吃的食物迅速转变成血液津精，源源不断地供给全身的每一个器官，就避免饼干、面包之类的干食，因为经历了一夜的消耗，人体的各种消化液已经分泌不足，此时如果再食入饼干、面包等干食，就会伤及胃肠的消化功能，降低血液津精的生成与运输。

西方的营养学里有一种叫“要素饮食”的方法，就是将各种营养食物打成粉状，进入消化道后，就是在人体没有消化液的情况下，也能直接吸收。所以我们早饭要吃粥、豆浆之类的“流食”，以促进血液津精的生成，让人体能及时得到阴的补充。

6 阿胶眷顾阴虚之人，不妨试试

对于阿胶，可能大部分人都有所耳闻，知道它是一种女性的补品。但到底什么是阿胶呢？不熟悉本草药剂的人可能觉得阿胶是某种植物，实际上阿胶是驴皮经煎煮浓缩制成的固体胶质。《本草纲目》记载，阿胶甘，平，归肺、肝、肾经，能够补血、止血、滋阴润燥，用于血虚萎黄、眩晕、心悸等，为补血之佳品。尤其是女性的一些病症，如月经不调、经血不断、妊娠下血等等，阿胶都有很好的滋阴补血之功。因此，如果你是阴虚体质，不妨试一试阿胶。

阿胶在中医药学上已经有两千多年的历史了，其实最早用来制作阿胶的原料不是驴皮而是牛皮，秦汉时期的医药学著作《神农本草经》记载：“煮牛皮作之。”由于阿胶在滋补和药用方面的神奇功效，因而受到历代帝王的青睐，将其列为贡品之一，故有“贡阿胶”之称。

阿胶含有丰富的动物胶、氮、明胶蛋白、钙、硫等矿物质和多种氨基酸物质，具有补血止血、滋阴润肺等功效，特别在补血方面的作用更加突出，在治疗各种原因的出血、贫血、眩晕、心悸等症状方面也是效果卓著。

阿胶的养颜之功主要体现在它的补血功能上，女性气血充足，表现在容貌上，也才能面若桃花、莹润有光泽。但是当今社会节奏的加快，竞争压力的加剧，很多女性过早地出现月经不调、痛经、肌肤暗淡无光、脸上长色斑等衰老迹象。只有从内部调理开始，通过补血理气，调整营养平衡来塑造靓丽女人。而补血理血的首选之食就是阿胶，因为阿胶能从根本上解决气血不足的问题，同时改善血红细胞的新陈代谢，加强真皮细胞的保水功能，实现

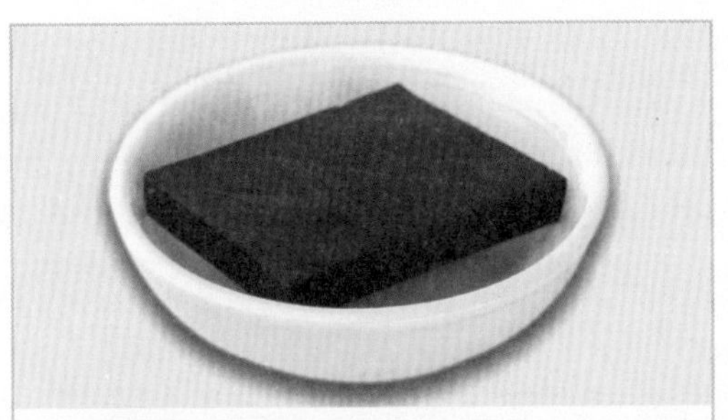

◎阿胶能补血、止血、滋阴润燥，可用于血虚萎黄、眩晕、心悸等症。

女人自内而外的美丽。

下面介绍一款阿胶粥，阴虚体质的人可用于日常养阴补阴。

糯米阿胶粥：取阿胶30克，糯米30克至50克。将阿胶捣碎，炒，令黄炎止，然后将糯米熬成粥；临熟时将阿胶末倒入搅匀即可，晨起或晚睡前食用。

不过，需要提醒大家的是，我们在食用阿胶时，不要服用刚熬制的新阿胶，而是应该在阴干处放三年方可食用；要在确认阿胶是真品后才可食用，以防服用假阿胶引起身体不适。

7 滋阴，女人如花绽放

怎样才能练就一个阴柔的健康美女呢？其实也很简单，只要在日常生活的小细节上注意下就好了。比如，平时饮食不要进食味道浓重的食物、远离油炸和烤制食品、多吃胶质含量高的食品；保持心情愉悦；经常按摩淋巴区和肾区；不要纵欲。

阴虚体质的人很容易失眠，所以把子午觉睡好就成了非常重要的养生原则。什么是子午觉呢？就是要求在每天的子时、午时按时入睡，并且要“子时大睡，午时小憩”。

中医认为，子时是晚11时至凌晨1时，是阴气最盛、阳气衰弱之时。这个时刻休息睡眠效果最好，睡眠质量也最高，可以起到事半功倍的效果。

午时是中午11时到下午1时，此时阳气最盛，阴气衰弱，所以午时也应睡觉。不过，阳气盛时通常工作效率最高，所以午休以“小憩”为主，只要半个小时即可。因为午睡时间太长，会扰乱人体生物钟，影响晚上睡眠。

子午觉虽好，但应注意以下几个问题：

①不要在有穿堂风口的地方休息。

②天气再热也要在肚子上盖一点儿东西。

③睡前最好不要吃太油腻的东西，因为这样会增加血液的黏稠度，加重心血管病变。

④不要坐着或趴在桌子上睡，这会影响头部血液供应，醒后会头昏、眼花、乏力。应该舒服地躺下、平卧或侧卧，最好是头高脚低、向右侧卧。

如果说生命是烛光，那么血液就像蜡烛。当一根蜡烛的蜡油减少并耗尽时，烛光将随之变得微弱以致熄灭。人的生命也是一样，随着人体血液的消耗，生命也将枯萎。血液对人体正常的生命活动至关重要，是人生下来活下去的保证。所以，女性朋友平时要加强营养，多吃补血食物，要把滋阴补血提升到日程。

8 阴虚体质首选材料、药膳

阴虚证应根据不同的阴虚症状而选用药材或食材。比如中药材有银耳、百合、石斛、玉竹、枸杞子等，宜适当进行药膳进补。

阴虚体质首选材料和药膳

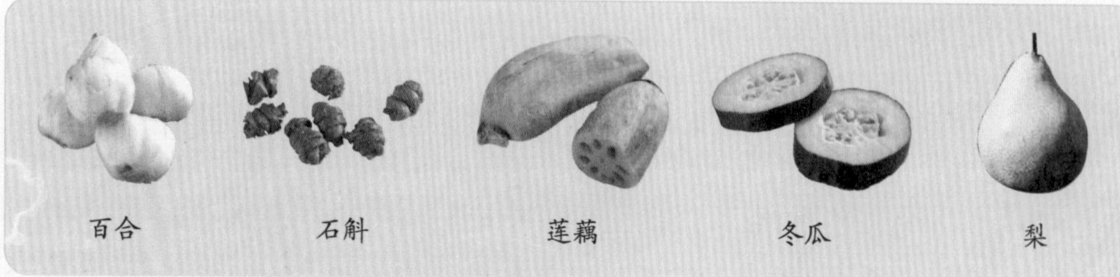

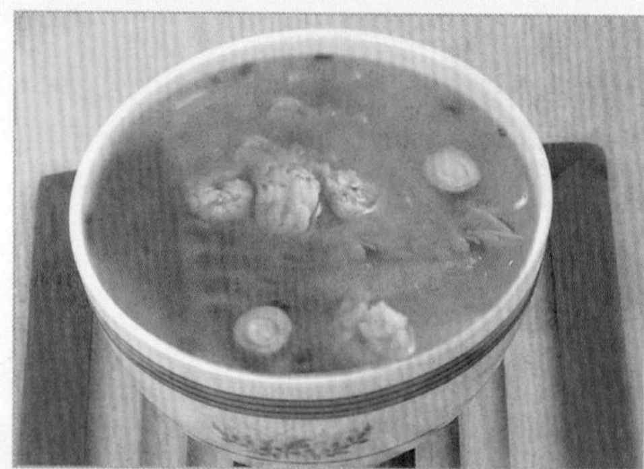

冬瓜瑶柱汤

功效 滋阴补血、利水祛湿。

材料 冬瓜200克，虾30克，瑶柱、草菇各20克，高汤、姜、盐各适量

做法 ①冬瓜去皮切片；瑶柱泡发；草菇洗净对切。②虾去壳洗净；姜切片。③锅上火，爆香姜片，下入高汤、冬瓜、瑶柱、虾、草菇煮熟，调味即可。

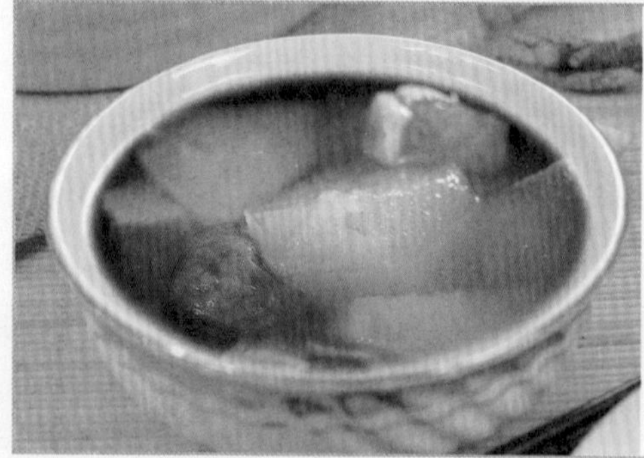

雪梨猪腱汤

功效 润肺清燥、降火解毒。

材料 猪腱500克，雪梨1个，无花果8个，盐5克

做法 ①猪腱洗净切块；雪梨去皮，洗净切块，无花果用清水浸泡，洗净。②把全部用料放入清水煲内，武火煮沸后，改文火煲2小时。③加盐调味即可。

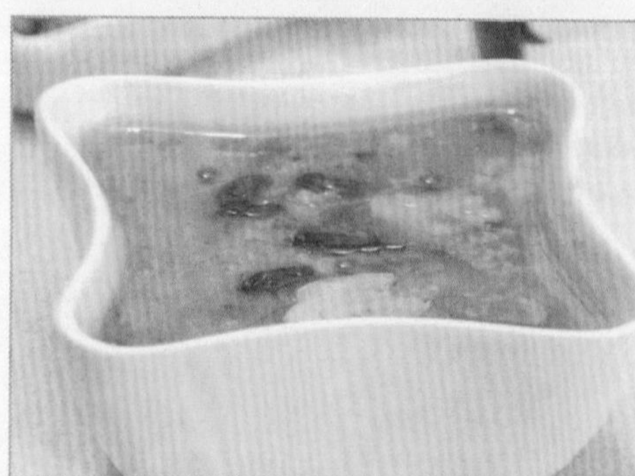

百合绿豆粥

功效 清火、润肺、安神。

材料 大米50克，百合30克，绿豆60克，枸杞子10克，盐2克

做法 ①大米、绿豆泡发洗净；百合洗净。②锅置火上，倒入清水，放入大米、绿豆煮至开花。③加入百合、枸杞子同煮至浓稠状，调入盐拌匀即可。

痰湿体质：饮食清淡微温，化痰降浊畅气血

❶ 痰湿体质，宜重“祛痰除湿”

中医有句话“津液不归正化”。脾主运化，喝进来的水、吃进来的食物，如不能转化为人体可以利用的津液，就会变成“水湿”，“水湿”停聚过多就成了饮，饮积聚过多，又受热邪煎炼，就成了痰。所以，这类人往往是脾出现了问题。

痰湿体质的人应当注意环境调摄，不宜居住在潮湿的环境里；在阴雨季节，要注意湿邪的侵袭。饮食调理方面少食肥甘厚味，酒类也不宜多饮，且勿过饱。多吃些蔬菜、水果，《本草纲目》上记载了一些具有健脾利湿、化痰祛痰的食物，如荸荠、紫菜、海蜇、枇杷、白果、大枣、扁豆、红小豆、蚕豆等。痰湿体质的人宜食味淡、性温平之食物，如薏苡仁、茼蒿、洋葱、白萝卜、薤白、香菜、生姜等，不要吃豌豆、南瓜等食物。

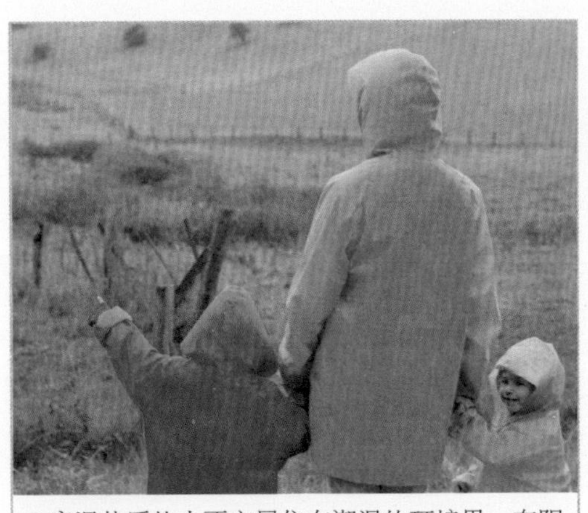

◎痰湿体质的人不宜居住在潮湿的环境里，在阴雨季节，更要注意湿邪的侵袭。

调养痰湿体质的饮食疗法很多，这里就给大家推荐一款简单易行的吧。

菊花薏仁粥：取枇杷叶9克，菊花6克，薏苡仁30克，大米50克。先将前2味药加水3碗煎至2碗，去渣取汁，加入薏苡仁、大米和适量水，煮粥服用。

痰湿体质人群多是多吃、少动的一类人群，比较容易出现在先贫后富、先苦后甜、先饿后饱成长经历的企业家、官员、高级知识分子等人群中。痰湿体质的人易感肥胖、高血压、糖尿病、脂肪肝等。

痰湿体质的人，在生活中除了前面提到的饮食之外，还可从以下几个方面进行调理：

①家居环境：多晒太阳

痰湿体质的人起居养生要注意多晒太阳，阳光能够散湿气，振奋阳气；湿气重的人，经常泡泡热水澡，最好是泡得全身发红，毛孔张开最好；痰湿体质的人穿衣服要尽量宽松一些，这也利于湿气的散发。

②药物调养：健脾胃，祛痰湿

痰湿体质者也可以用一些中药草来调理。祛肺部、上焦的痰湿可用白芥子、陈皮或陈皮和党参、白扁豆合在一起，是治中焦的痰湿；赤小豆主要是让湿气顺小便而流走。

③经络调养：中脘、水分、关元

改善痰湿体质的主要穴位有：中脘、水分、关元等，最适合用艾条温灸，一般灸到皮肤发红发烫。每次腹部、背部、下肢各取1个穴位灸。如果灸后有口苦、咽喉干痛、舌苔发黄、大便干结、梦多或失眠，症状明显的停灸即可。

❷ 痰湿体质的饮食法则：多食粗少食细

"食不厌精，脍不厌细"是《论语·乡党》中的话，但从营养学的角度分析，这句话是站不住脚的。我们不仅不能"食不厌精"，还要多食粗粮，这是预防疾病的有效手段。尤其是对于痰湿体质的人来说，正是太多的细粮造成了体内的痰湿，要想改变体质，必须要逆向而行。

随着生活条件的改善，很多人吃着大鱼大肉、精米白面，岂不知，在你吃精白米、精白面等精细食物的同时，糖尿病、高血脂、高血压等富贵病会追随而来。所以，我们不如多换换口味，吃适量的粗粮。哪些食物称得上粗粮，你知道吗？

玉米、小米、红米、紫米、高粱、大麦、燕麦、荞麦等都属于粗粮。除了这些谷物，还有很多豆类，比如黄豆、绿豆、红豆、黑豆、芸豆、蚕豆等；另外，像红薯、土豆、山药，也属于粗粮。有些蔬菜比如芹菜、韭菜，也都富含丰富的膳食纤维。

"粗粮"吃起来粗，可营养上一点儿都不比细粮差。比如，荞麦含有的赖氨酸是小麦的3倍。最可贵的是荞麦粉

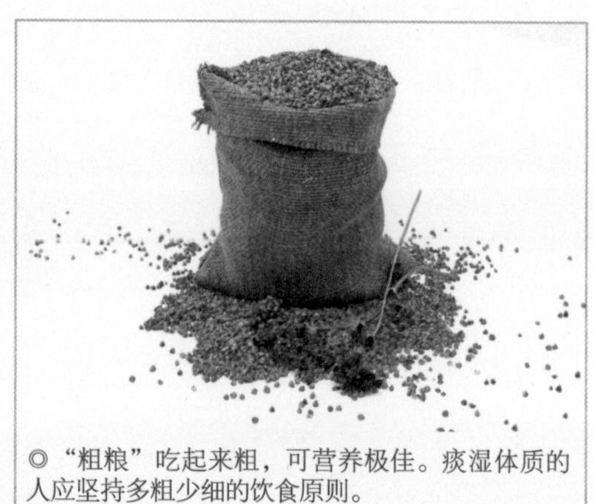

◎"粗粮"吃起来粗，可营养极佳。痰湿体质的人应坚持多粗少细的饮食原则。

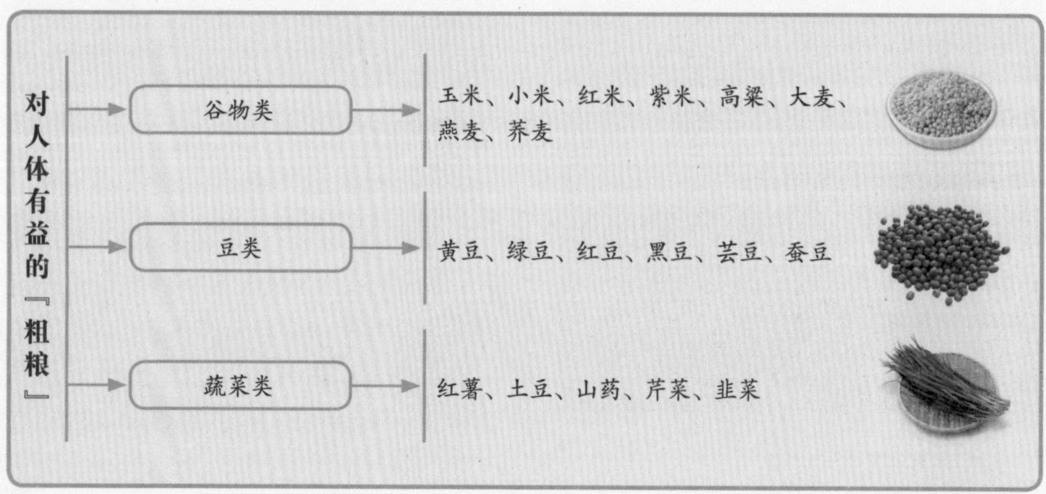

还含有丰富的B族维生素。无论热量还是营养丰富程度，荞麦都高于小麦。再比如，小米中的胡萝卜素、B族维生素含量非常高；红薯里有大量的铁和钙；豌豆、绿豆、红豆里则有大量的氨基酸以及磷等微量元素。

适当吃粗粮有利于排便和减肥，然而，什么东西都过犹不及，吃多了也不是件好事。吃过多的粗粮，不仅仅对消化系统不利，还有一些其他的负面影响。

因此，吃粗粮要适量、合理。粗粮和细粮搭配能最好地发挥它们的作用。有部分人不宜吃粗粮，也应该注意。不宜吃粗粮的人有：

①胃肠功能差的人。老人和小孩的胃肠功能较弱，太多的食物纤维会对他们的胃肠产生很大的负担。

②缺钙、铁等元素的人。粗粮里含有植酸和食物纤维，它们结合形成沉淀，阻碍人体对矿物质的吸收，影响肠道内矿物质的代谢平衡。

③患消化系统疾病的人。如果患有肝硬化合并食道静脉曲张或胃溃疡，进食大量的粗粮易引起静脉破裂出血和溃疡出血。

④免疫力低下的人。如果每天摄入的纤维素超过50克，会使人的蛋白质补充受阻、脂肪利用率降低，造成骨骼、心脏、血液等脏器功能的损害，降低人体的免疫能力。

3 有痰咳不出，就找瓜蒂散

痰湿体质的人可能都会遇到这样的情形：嗓子里经常有痰堵着，无论怎么用力就是咳不出，感觉非常难受。这时候，大多数人会选择服用药物来止咳，这种做法虽然是暂时缓解了咳嗽的症状，但是却会导致大量的毒素滞留在肺部，当这些“垃圾”越积越多的时候，我们的肺功能就会受到影响，影响我们的健康。

所以，我们不但不应该利用药物来制止咳嗽，还应该主动咳嗽咳嗽，借助主动咳嗽来“清扫”我们的肺部，每天到室外空气清新的地方做深呼吸运动，深吸气时缓缓抬起双臂，然后主动咳嗽，使气流从口、鼻中喷出，咳出痰液，从而保证我们肺部的清洁。

当你感觉喉咙有痰的时候，却怎么也咳不出，想咽还咽不下去，非常难受，此时不妨使用瓜蒂散，以促使痰液的排出。此方见于元代名医朱丹溪所著的《丹溪心法》，具体做法如下：

瓜蒂散：取瓜蒂2钱，母丁香1钱，黍米49粒，赤小豆半钱。将甜瓜蒂（炒黄）和同样重的赤小豆研成细末，每次用一钱匕（钱匕就使用五铢钱做匙抄药。一钱匕就是抄满一五铢钱或与钱大小相等的匙勺）和香豆豉一合同煎，食用后有助于吐出壅塞在膈上的痰涎和食滞。

把这几种药材碾成末，水煎分两次服下。但是如果服一次后就吐尽痰液了，就不要再服了。

这种方法主要是通过催吐，宣发胸中阳气，自然邪去人安。假如是老年人或者体质虚弱的人，必须要用涌吐剂时，可用人参芦一二钱研末，开水调服催吐。这是元代吴绶的一张方剂，叫参芦散，朱丹溪加入竹沥和服，叫作参芦饮。

假使服瓜蒂吐不止的，可用少许麝香冲服即止。

痰湿体质的人多数容易发胖，而且不喜欢喝水。小便经常浑浊、起泡沫。痰湿体质的人舌体胖大，舌苔偏厚；常见的还有经迟、经少、闭经；痰湿体质的人形体动作、情绪反应、说话速度显得缓慢迟钝，似乎连眨眼都比别人慢。经常胸闷、头昏脑涨、头重、嗜睡，身体沉重，惰性较大。进入中年，如果经常饭后胸闷、头昏脑涨，是脾胃功能下降，是向痰湿体质转化的兆头。

痰湿体质的女性比较容易出现各种各样的美容困扰，比如容易发胖、皮肤经常油腻粗糙、易生痤疮等，因此女性美容一定要有六通：月经通、水道通、谷道通、皮肤通、血脉通、情绪通。

对于痰湿体质，如果采用刮痧疗法进行调治，可以采用以下方式：

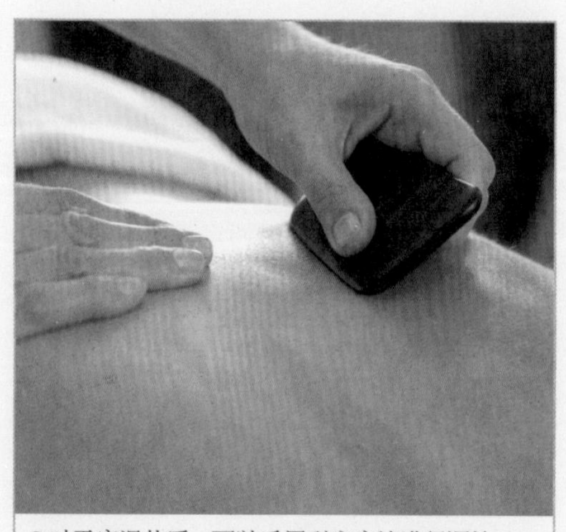

◎对于痰湿体质，可以采用刮痧疗法进行调治。

①用平刮法沿肋骨走形从正中向左刮拭胁肋部脾脏体表投影区。用面刮法从上向下刮拭中府穴，上脘穴至下脘穴，石门穴至关元穴，章门穴。

②用面刮法刮拭下肢维胃经足三里穴、丰隆穴至脾经阴陵泉穴、三阴穴、公孙穴。

③用面刮法刮拭肺腧穴、脾腧穴、三焦穴、肾腧穴，膀胱腧穴。

一般来说，刮痧对痰湿体质具有以下两点保健作用：

①可以振奋阳气，健脾益气，促进代谢，利湿化痰。改善痰湿体质因水湿内停积聚而引起的水湿内盛的症状。

②经常刮痧，可健脾强壮阳气，预防痰湿体质好发疾病，促进痰湿体质的改善。

需要注意的是，痰湿体质不易出痧，只要局部毛孔微张或局部有热感即可停止刮拭。

❹ 痰湿体质首选材料、药膳

痰湿体质者养生重在祛除湿痰、畅达气血，宜食味淡、性温平之食物。中药方面可选山药、薏米等有健脾利湿功效的，也可选生黄芪、茯苓、白术、陈皮等有健脾、益气、化痰功效的。食材方面宜多食粗粮，如玉米、小米、紫米、高粱、大麦、燕麦、荞麦、黄豆、黑豆、芸豆、蚕豆、红薯、土豆等。有些蔬菜比如芹菜、韭菜，也含有丰富的膳食纤维，非常适合痰湿体质者食用。

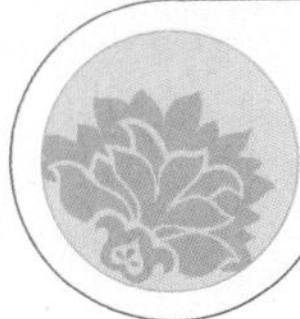

痰湿体质首选材料和药膳

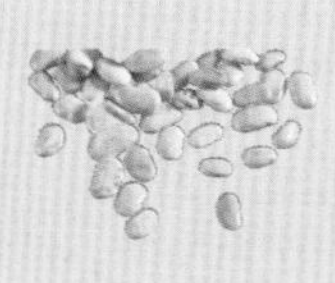

白扁豆

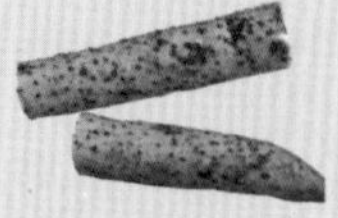

山药

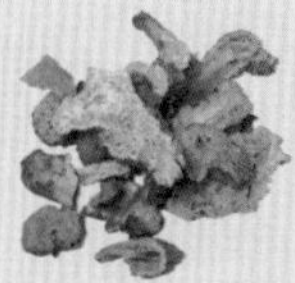

白术

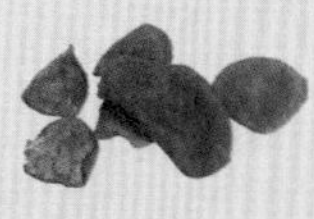

陈皮

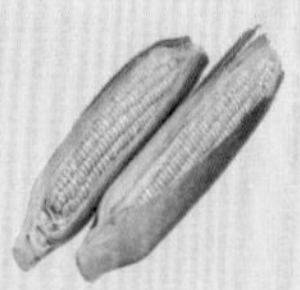

玉米

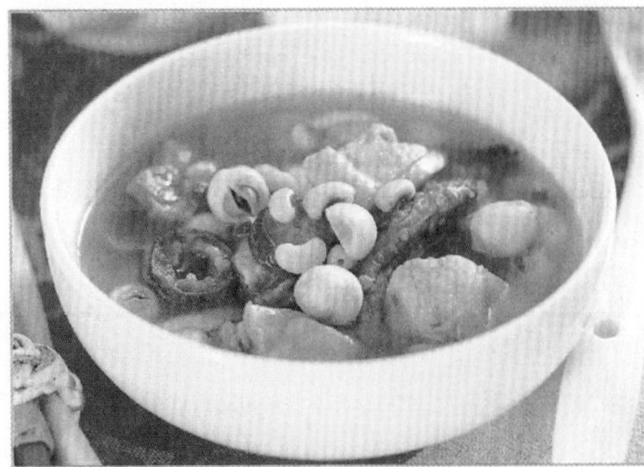

白扁豆鸡汤

功效 健脾化湿、和中止呕。

材料 白扁豆100克，莲子40克，鸡腿300克，砂仁10克，盐5克

做法 ①将清水1500毫升、鸡腿、莲子置入锅中，以大火煮沸，转小火续煮45分钟备用。②白扁豆洗净，沥干，放入锅中煮熟。③再放入砂仁，搅拌溶化后，加盐调味后即可关火。

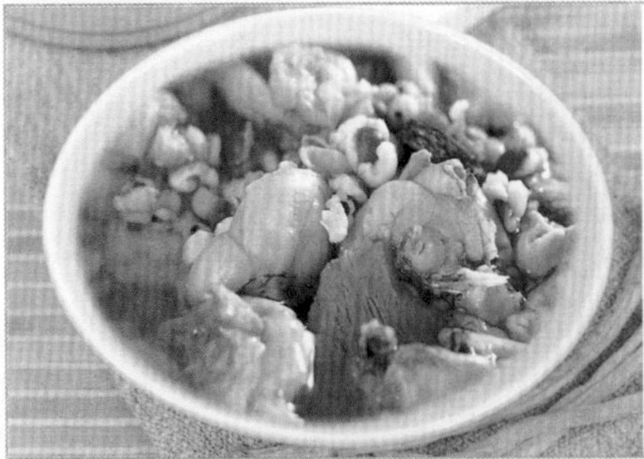

白术茯苓田鸡汤

功效 健脾益气、利水消肿。

材料 白术、茯苓各15克，白扁豆30克，芡实20克，田鸡4只（约200克），盐5克

做法 ①田鸡宰洗干净，去皮斩块，备用；芡实、白扁豆、白术、茯苓均洗净，投入锅内转小火炖煮20分钟，再将田鸡放入锅中炖煮。②加盐调味即可。

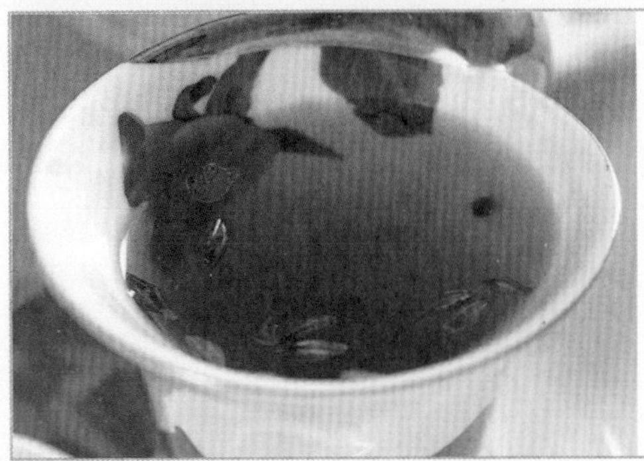

陈皮山楂麦茶

功效 理气健脾、祛湿润燥。

材料 陈皮10克，山楂10克，麦芽10克，冰糖10克

做法 ①将陈皮、山楂、麦芽一起放入煮锅中。②加800毫升水以大火煮开，转小火续煮20分钟。③再加入冰糖，小火煮至溶化即可。

血瘀体质：活血散瘀通经络

❶ 血瘀体质者的日常调理法则

有些人身体较瘦，头发易脱落、肤色暗沉、唇色暗紫、舌呈紫色或有瘀斑、眼眶暗黑、脉象细弱。这种类型的人，有些明明年纪未到就已出现老人斑，有些则常有身上某部分感到疼痛的困扰，如女性生理期时容易痛经，此种疼痛在夜晚会更加严重。这种人属于血瘀体质。

血瘀体质就是全身性的血液流畅不通，多见形体消瘦，皮肤干燥。血瘀体质者很难见到白白净净、清清爽爽的面容，对女性美容困扰很大。血瘀体质者舌头上有长期不消的瘀点。经常表情抑郁、呆板，面部肌肉不灵活。容易健忘、记忆力下降。而且因为肝气不舒展，还经常心烦易怒。

血瘀体质是由于长期七情不调、伤筋动骨、久病不愈而造成的。血瘀体质易出现肥胖并发症、消瘦、月经不调、抑郁症等问题。

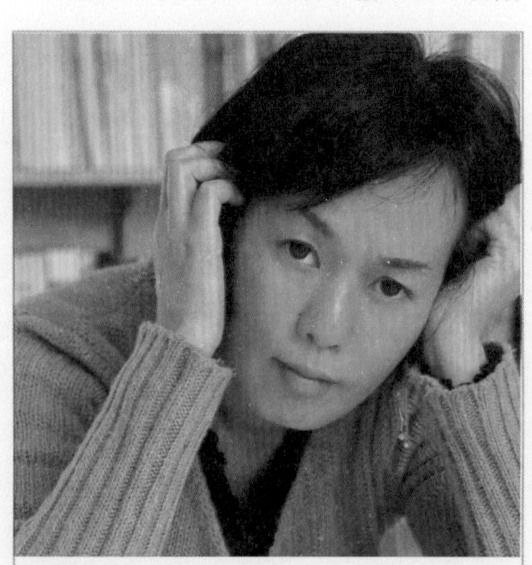

◎血瘀体质者经常表情抑郁、容易健忘、心烦易怒，且多形体消瘦。

此种体质是因产妇血行不畅、血液淤阻所致。常用药食如三七、川芎、当归、月季花等。此种体质的养生原则是活血祛瘀、行气。原因是气行则血行。

如果你是血瘀体质，在生活中可以从以下几个方面加以调养。

（1）饮食调养：忌食凉食

血瘀体质的人多吃些活血化瘀的食物。山楂、韭菜、洋葱、大蒜、桂皮、生姜等适合血瘀体质冬季或阳虚间夹血瘀体质吃；生藕、黑木耳、竹笋、紫皮茄子、魔芋等，适合血瘀体质人夏天食用；适合血瘀体质的人食用的海产品有螃蟹、海参等。

这里有一道特别适合血瘀体质者的佳肴：糯米酒炖猪蹄。具体做法如下：把猪蹄洗干净，斩块，先用开水焯一下去血水。锅中放糯米甜醋半瓶，起皮生姜若干块、去皮熟鸡蛋若干个、猪蹄，然后加入清水。放在火上炖上三四个小时。每天可以吃1~2小碗，喝醋吃猪蹄、鸡蛋。阳虚、血瘀体质有痛经、月经延后、经血紫暗、乳腺增生、子宫肌瘤、黄褐斑的女性，吃一冬天后你会发现脸红扑扑的，痛经也会明显减轻。

血瘀的人可以适当地补血养阴，可以少量吃阿胶、熟地、白芍、麦冬等。用田七煲猪蹄或鸡肉，如果还想补血，可以放红枣。取一只鸡大腿，放在炖盅里，放三粒红枣，再放一点儿田七，一起炖，一星期吃上一次，能起到非常好的活血作用。

（2）家居环境：多运动

血瘀体质的人，要多运动，少用电脑。工作期间要经常走动走动。适量的运动能唤起心肺功能，有助于消散瘀血。

（3）药物调理

丹七片：取人参、三七。口服，每次3~5片，每日3次。可活血、祛淤、止痛。

血府逐淤汤：取桃仁、红花、当归、生地、川芎、赤芍、牛膝、桔梗、柴胡、枳壳、甘草。煎汤服，可活血祛瘀、行气止痛。

血瘀体质常见于女性，女性情感细腻，容易不开心。如果心情郁闷，不想吃东西，就可以服用逍遥丸、柴胡疏肝散等。

（4）经络调养：神阙、肝腧、委中

血瘀体质的调养，很适合针灸推拿。如果想改善体质，常用的穴位有神阙、肝腧、太冲、曲池。它们的作用有点儿类似当归、益母草、田七、山楂等。如果妇科月经问题，常用的穴位有太冲、维道、血海、三阴交等。如果有心胸肝胆慢性病，用膈腧、肝腧、内关、日月、曲泉等穴位。

❷ 活血通脉，全身按摩

在现代社会，许多人不知不觉中体质就变得很差，血液流通也会减慢，如果此时多活动活动手脚，没事时多做做按摩，就可以保证血液流通顺畅。在《黄帝内经》三十六卷一百六十二篇中，《素问》有九篇、《灵枢》有五篇论及按摩。由此也可以看出按摩对养生，尤其是老年人养生的重要性。下面介绍一套全身按摩法，此按摩法通常从开始按摩到最后结束，从整体中分出若干节来进行。既可分用，也可合用。操作顺序由下而上，即从足趾到头部。老年人则可从上到下。

具体方法如下：

①搓手。用两手掌用力相对搓动，由慢而快，到搓热手心。手是三阳经和三阴经必经之处，摩擦能调和手上血液，使经路畅通，十指灵敏。

②梳头。十指微屈，以指尖接触头皮，从额前到枕后，从颞颥到头顶进行“梳头”20次左右。

③揉按太阳穴。用两手食指指端分别压在双侧太阳穴上旋转运动，按时针方向顺、逆各10次左右。

④揉胸脯。用两手掌按在两乳上方，旋转揉动，顺逆时针各10次左右。

⑤抓肩肌。用手掌与手指配合抓、捏、提左右肩肌，边抓边扭肩，各进行10次左右。

⑥豁胸廓。两手微张五指，分别置于胸壁上，手指端沿肋间隙从内向外滑动，

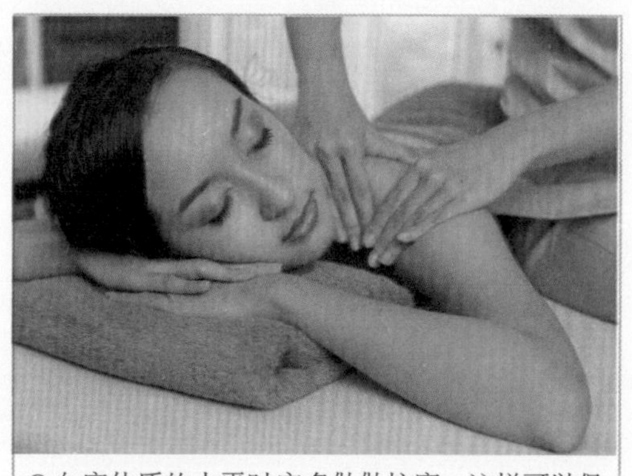

◎血瘀体质的人平时应多做做按摩，这样可以保证血液流通顺畅。

各重复10次左右。

⑦揉腹。以一手五指张开指端向下，从胃脘部起经脐右揉到下腹部，然后向右、向上、向左、向下，沿大肠走向擦揉。可以牵拉腹内脏器，使肠胃蠕动加大，促进胃液、胆汁、胰腺和小肠液的分泌，增加消化吸收作用。

⑧搓腰。用手按紧腰部，用力向下搓到尾椎部位，左右手一上一下，两侧同时搓20次左右。

⑨擦大腿。两手抱紧一大腿部，用力下擦到膝盖，然后擦回大腿根，往来20次左右。

⑩揉小腿。以两手掌挟紧一侧小腿腿肚，旋转揉动，左右各20次左右。腿是担负体重的骨干，是足三阳经和足三阴经的必经要路，揉腿可使膝关节灵活，腿肌增强，防止肌肉萎缩，有助于减少各种腿疾。

⑪旋揉两膝。两手掌心各紧按两膝，先一起向左旋揉10次，再同时向右旋揉10次。膝关节处多横纹肌和软性韧带组织，喜温怕冷，经常揉膝，可促进皮肤血液循环，增高膝部温度，驱逐风寒，从而增加膝部功能，有助防止膝关节炎等难治之症。

⑫按摩脚心。两手摩热搓涌泉穴，快带用手搓至脚心发热，先左后右分别进行。

依上各法进行全身按摩可祛风邪，活血通脉，解除腰背病。如果能够长期坚持，就可坐收强身健体之功。

③ 打通气血，让“斑”顺水流走

在生活中，我们发现，很多老年人脸上、手上都长满了老年斑，其实这就是气血瘀滞的结果。元代名医朱丹溪说过：“气血冲和，万病不生。”人身上的气血达到一种平衡、和谐、通畅、有序的冲和平衡状态，就能保持精力充沛，身心舒畅，体魄强健，益寿延年。反之，气血瘀滞就会生病。

在中医学上，“气”是个非常重要的概念，因为它被视为人体的生长发育、脏腑运转、体内物质运输、传递和排泄的基本推动能源。气不畅，主要表现为四种情况：

“气滞”——气的运动不畅，最典型的症状就是胀痛，如月经引起的小腹胀痛等。

“气郁”——气结聚在内，不能通行周身，从而造成人体脏腑的运转、物质的运输和排泄都会出现一定程度的障碍，如女性胸闷憋气、冬天经常会感到手脚冰冷等。

“气逆”——体内气上升太过、下降不及给人体造成的疾病。上升作用过强就

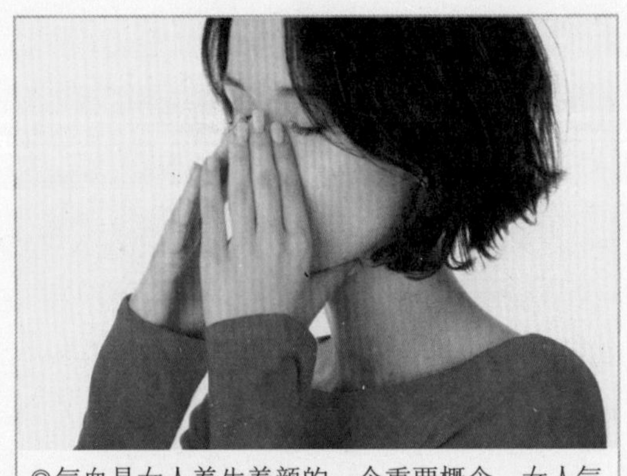

◎气血是女人养生养颜的一个重要概念，女人气血一旦淤滞就会生病。

会头部过度充血，出现头昏脑涨、面红目赤等；下降作用过弱则会食物传递失常，如恶心、呕吐等。

“气陷”——与“气逆”相反，上升不足或下降太过。上升不足则会导致头部缺血缺氧或脏腑不能固定在原来的位置，出现崩漏、头晕、健忘、眼前发黑等；下降太过则会导致食物的传递过快或代谢物的过度排出，从而出现腹泻、小便频数等症。

讲完“气”，我们接下来讲一讲“血”的重要性。

血对人体最重要的作用就是滋养，它携带的营养成分和氧气是人体各组织器官进行生命活动的物质基础。它是将气的效能传递到全身各脏器的最好载体，所以中医上又称“血为气之母”，认为“血能载气”。

如果血亏损或者运行失常，就会导致各种不适，比如失眠、健忘、烦躁、惊悸、面色无华、月经紊乱等，长此以往必将导致更严重的疾病。

从这个角度来说，斑的产生就是气血津液不流通，未能畅行全身而郁积在上半身所致，发于脸面为色斑，发于体内则形成囊肿、炎症。

根据这一原理，关于老年斑的防治，我们可以用蜂蜜生姜水进行调理。生姜具有发汗解表、温中止呕、温肺止咳、解毒等功效，其辛温发散的作用可促进气血的运行；蜂蜜具有补中润燥、缓急解毒的作用，通过其补益作用可促进人体气血的化生，维持气血的正常运行，二者“互补互利”。

因此，中老年人可长期服用此水。具体做法是：取新鲜生姜片10~15克，用200~300毫升开水浸泡5~10分钟，待水温冷却至60℃以下时，加入10~15克蜂蜜搅匀饮用。需要注意的是，加入蜂蜜时，水温不可过高；有牙龈肿痛、口腔溃疡、便秘等上火症状的朋友，不宜过多饮用。

有黄褐斑的人，可常进行脸部推拿。将双手搓热后擦面，从脸部正中→下颌→唇→鼻子→额头，然后双手分开各自摩挲左右脸颊，直到脸部发红微热。这种推拿能够疏通气血，可以在一天中的任何时候做，不过清晨做效果最佳。另外，平时用红枣、薏米、山药煮成粥，早餐或晚餐食用均可，对补充体内气血、调理经络大有好处。

④ 简易净血方：排出血内毒素的健康秘诀

从科学角度，人体血红细胞的衰老变异一般都要先于其他组织细胞的衰老病变。人的组织器官发生衰老病变，往往都伴随着血红细胞的衰老变异。而血红细胞的衰老变异又是造成相关循环障碍最直接最根本的原因。所以，从某种程度来讲，万病之源始于血。

人体正常的血液是清洁的，但环境污染的毒物，食物中残留的农药和激素，肉、蛋等酸性食物产生的酸毒，以及人体新陈代谢中不断产生的废物，都可进入血液中形成血液垃圾，使血液污浊，并最终造成血瘀体质。

污浊的血液不仅损害我们姣美的容颜，其蓄积体内还会产生异味使人臭秽不堪，甚至损伤组织器官，形成多种慢性病，如糖

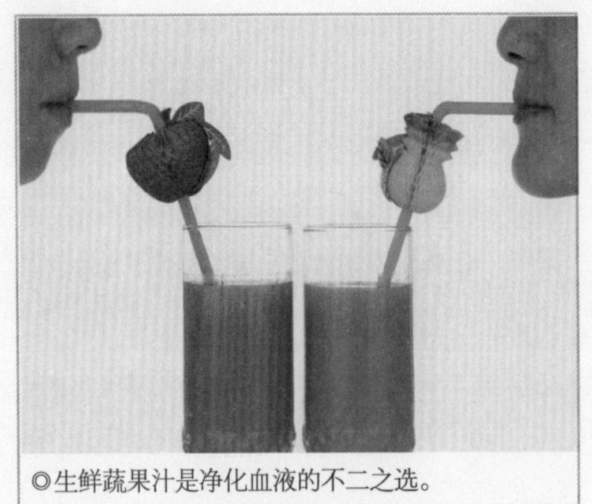
◎生鲜蔬果汁是净化血液的不二之选。

尿病、冠心病及高血压等。更严重的是，毒素还能破坏人体免疫功能，使人体正常细胞突变，导致癌症的发生。可见，想要健康长寿，净血就显得非常重要了。

你也许想象不到，前面我们提到的蔬果汁，就是净化血液的不二之选。你肯定要问哪种蔬果汁效果显著？应该怎么做呢？那么，向大家介绍一种胡萝卜综合蔬果汁。

胡萝卜综合蔬果汁：取胡萝卜1根，番茄1个，芹菜2根，柠檬1个。胡萝卜与柠檬去皮，与其他材料一起榨汁饮用。

胡萝卜汁内含有大量的胡萝卜素，这种物质在人体内会转化成维生素E，进而清除人体自由基，并阻碍其生成，提高机体免疫能力，预防肿瘤、血栓、动脉粥样硬化以及抗衰老等功能。番茄性甘、酸、微寒，能生津止渴，健胃消食，凉血平肝，清热解毒，净化血液。两者与芹菜、柠檬合制成汁，可降低胆固醇，净化血液。因此，我们建议大家常喝这种蔬果汁。

5 山楂龙眼最强脾

中医认为“脾为后天之本”，怎么理解呢？你不妨想一想土地。虽然现在人们的生活水平提高了，有汽车、电脑等，但这些都不是人类生存所必需的，没有这些，人类照样生活了几千年。那么，什么才是人类离不开的呢？那就是土地。如果土地贫瘠，那生长在土地上的花草也不会好看、水灵。如果没有了土地，也就没了花草，人类也将面临毁灭。在中医理论中，脾属土，它就是人的后天之本，是拥有姣好容貌的保证，也是人存活下去的根本。

中医认为，“脾开窍于口，其华在唇，在液为涎”，脾功能好，嘴唇会很滋润、很丰满，否则就会比较干瘪。如果身体出现莫名的消瘦、流口水、湿肿等症状时，也说明脾不好。

脾还有统血的作用，就是统摄、约束血液行于脉内而不外逸。但是如果脾气虚弱，失去了约束血的力量，就会出现一些出血病症，如皮肤紫癜、产后出血不止、呕血、便血、尿血等。治疗脾虚引发的出血症状重点在于补脾气。李时珍在《本草纲目》中写道，山楂“凡脾弱食物不克化，胸腹酸刺胀闷者，于每食后嚼二三枚，绝佳。但不可多用，恐反克化也”。此外，《本草纲目》还记载，龙眼味甘，可开胃益脾、补虚长智；红糖能和脾缓肝，适合脾虚的女性食用。

此外，思伤脾，所谓“衣带渐宽终不

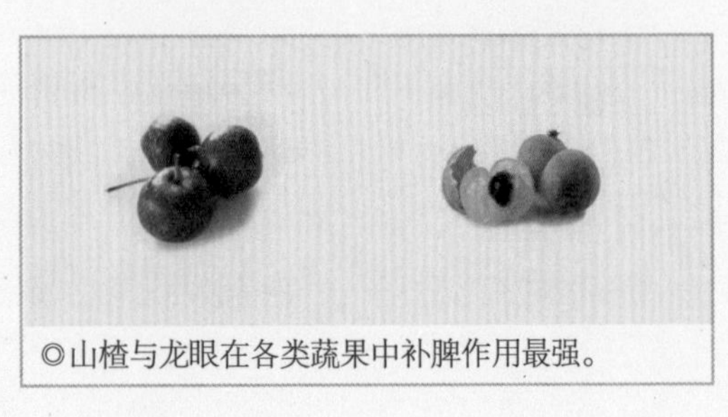
◎山楂与龙眼在各类蔬果中补脾作用最强。

悔，为伊消得人憔悴”，思虑过度就会扰乱脾的正常工作，使其方寸大乱，反映到身体上就是食欲不振、无精打采、胸闷气短。所以，女性朋友们一定要做到思虑有节，只有脾功能正常了，容貌才会好看。

对于现代人来说，最常见的脾病就是糖尿病。大家对糖尿病最关注的可能就是哪些东西能吃，哪些东西不能吃的问题。

在中医学上，有一个很重要的观点，就是饮食不能首先看指标，而是要看感觉。对于成人来说，如果特别想吃某种东西，那就证明了身体需要这种东西。比如孕妇喜欢吃酸的是因为肝血不足。所以，糖尿病患者想吃就可以吃，但有一点儿要多加注意，就是要有度。任何东西都不能吃太多，吃多了，饮食的道理与做人的道理一样，偏则废，一旦超出了身体需要的范围，它就要伤害你。

❻ 用刮痧疗法来活血化瘀，疏通经络

以下简单的刮痧法，可以帮助血瘀体质进行调理：

①用单角法从上向下刮拭膻中穴至中庭穴。

②用面刮法刮拭大椎穴、心俞穴至膈腧穴、肝腧穴、胆腧穴、天宗穴。

③用面刮法从上向下刮拭上肢肘窝曲泽、少海、尺泽穴。

一般来说，刮痧对血瘀体质具有以下两点保健作用：

①活血化瘀、清洁、净化血液，改善脏腑器官因血液循环不畅引起的气血瘀滞症状。

②血瘀体质经常刮痧，可疏通经络，预防血瘀体质的易发疾病，促进血瘀病症的康复。

不过，血瘀体质刮痧时不易出痧，痧色浅红，或呈分散的浅红痧点。疼痛性质多为酸痛，有气泡感、肌肉松软等阳性反应。

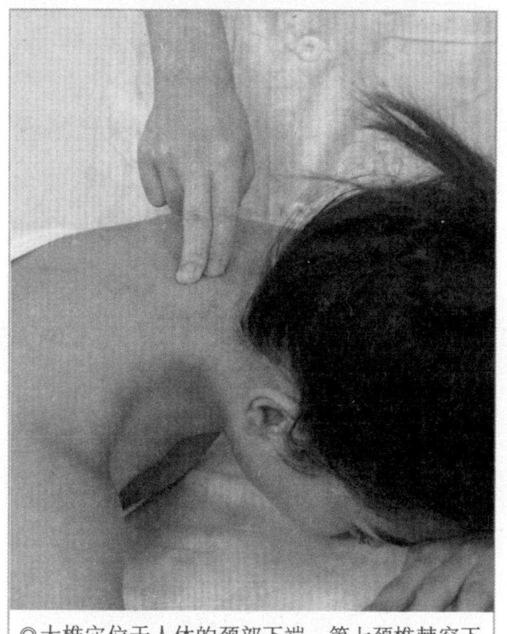

◎大椎穴位于人体的颈部下端，第七颈椎棘突下凹陷处，经常刮拭可调理血瘀体质。

❼ 血瘀体质首选材料、药膳

血瘀体质者养生重在活血祛瘀，补气行气。调养血瘀体质的首选中药是丹参，丹参是著名的活血化瘀中药，有促进血液循环，扩张冠状动脉，增加血流量，防止血小板凝结，改善心肌缺血的功效。另外，桃仁、红花、当归、三七、川芎等中药对于血瘀体质者也有很好的活血化瘀功效。食材方面如山楂、金橘、韭菜、洋葱、大蒜、桂皮、生姜、菇类、螃蟹、海参等都适合于血瘀体质者食用。

血瘀体质首选材料和药膳

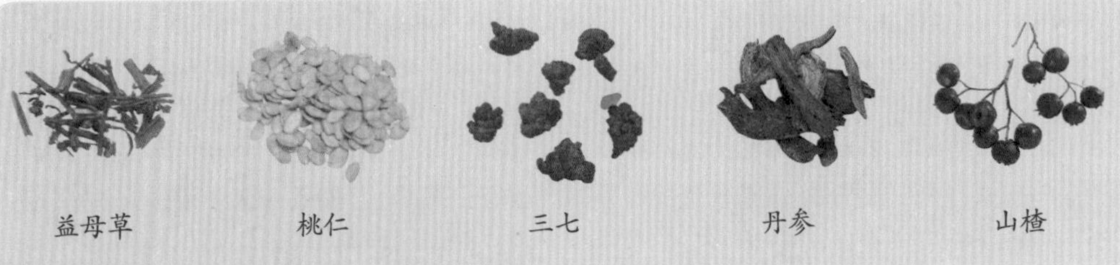

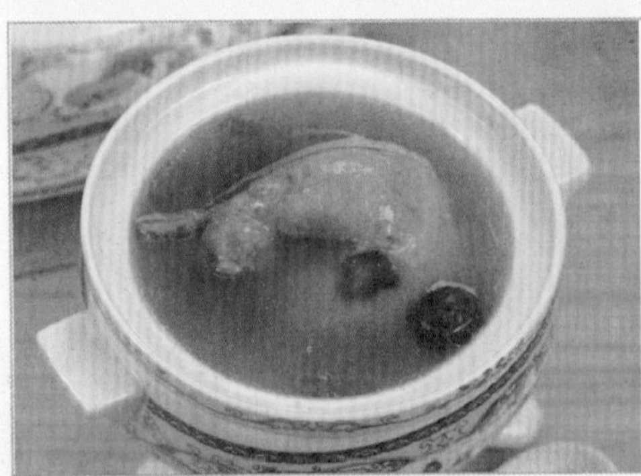

三七薤白鸡肉汤

功效 活血化瘀、散结止痛。

材料 鸡肉350克，枸杞子20克，三七、薤白各少许，盐5克

做法 ①鸡肉收拾干净，斩件，汆水；三七洗净，切片；薤白切碎。②将鸡肉、三七、薤白、枸杞子放入锅中，加适量清水，用小火慢煲。③2小时后加入盐即可食用。

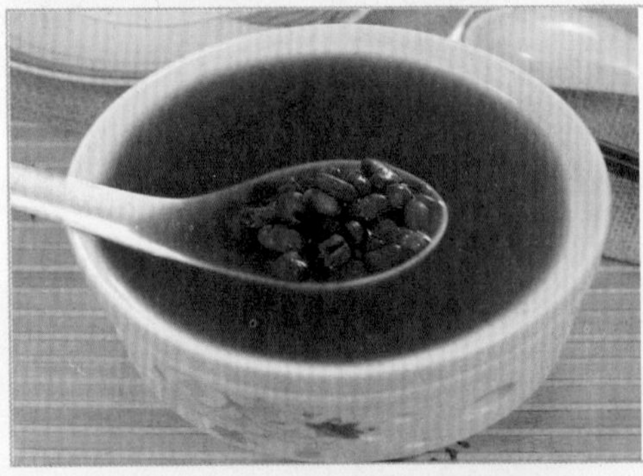

二草赤小豆汤

功效 凉血解毒、活血化瘀。

材料 赤小豆200克，益母草8克，白花蛇舌草15克，红糖适量

做法 ①赤小豆洗净，以水浸泡备用。益母草、白花蛇舌草洗净煎汁备用。②再将药汁加赤小豆以小火续煮1小时后，至赤小豆熟烂，即可加红糖调味食用。

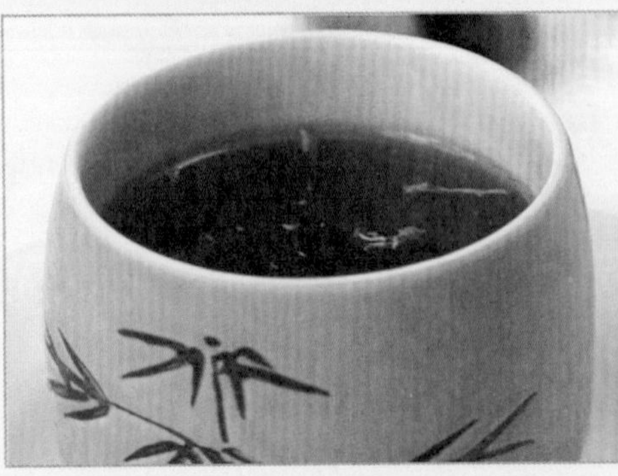

丹参红花陈皮饮

功效 活血化瘀、疏肝解郁。

材料 丹参10克，红花5克，陈皮5克

做法 ①丹参、红花、陈皮洗净备用。②先将丹参、陈皮放入锅中，加水适量，大火煮开，转小火煮5分钟即可关火。③再放入红花，加盖闷5分钟，倒入杯内，代茶饮用。

气郁体质：行气疏肝养神志

❶ 气郁体质多吃行气解郁的食物

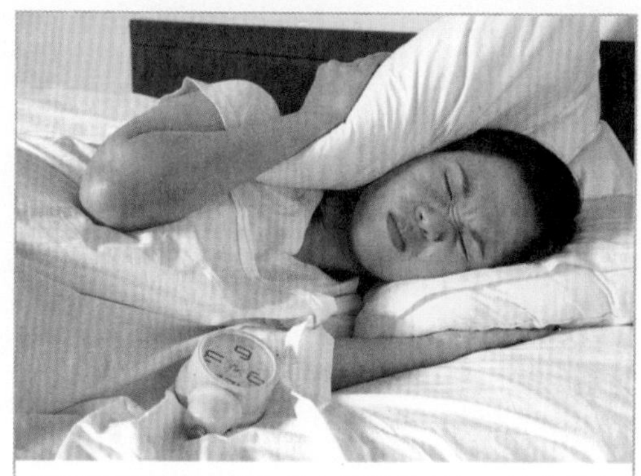

◎气郁体质者会经常莫名其妙地叹气，较容易失眠，且大多大便干燥。

长期心情不舒畅且郁闷在心容易导致这种不良体质。常见的体质特点主要有下述表现和症状：形体消瘦或偏胖，面色苍暗或萎黄，平素性情急躁易怒，易于激动，或忧郁寡欢，胸闷不舒，时欲太息，舌淡红，苔白，脉弦。若病则胸胁胀痛或窜痛；或乳房小腹胀痛，月经不调，痛经；或咽中梗阻，如有异物，或颈项瘿瘤；或胃脘胀痛，泛吐酸水，呃逆嗳气；或腹痛肠鸣，大便泄利不爽；或气上冲逆，头痛眩晕，昏仆吐衄。

气郁体质的保健原则是行气解郁，由于肝主疏泄，因此，保健原则是疏肝解郁，主要方法：调摄情志，多参加体育锻炼及旅游活动；饮食调养，可少量饮酒，以活动血脉，提高情绪。

气郁体质会经常莫名其妙地叹气，较容易失眠，气郁者大多大便干燥。气郁者性格内向，一般分为两种：一种是内向的同时，情绪平稳，话不多，所谓的“钝感力”，让人感觉比较温和迟钝；一种是内向话少，但是心里什么都清楚，而且非常敏感，斤斤计较。

气郁体质的女性月经前会有比较明显的乳房胀痛和小腹胀痛。有的月经前特别明显，不小心碰到乳房的皮肤都感觉疼。

工作压力比较大的白领阶层、行政工作人员、管理人员中气郁体质者较多。有的也可能跟幼年生活经历有关，比如父母离异、寄人篱下等。气郁体质者易患抑郁症、

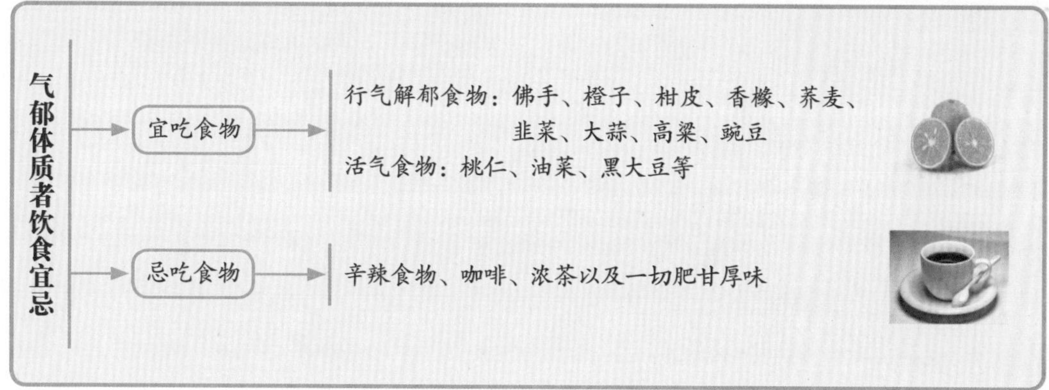

失眠、偏头痛、月经不调等。

气郁的人应多吃一些行气解郁的食物，如佛手、橙子、柑皮、香橼、荞麦、韭菜、大蒜、高粱、豌豆等，以及一些活气的食物，如桃仁、油菜、黑大豆等，醋也可多吃一些，山楂粥、花生粥也颇为相宜。忌食辛辣、咖啡、浓茶等刺激品，少食肥甘厚味的食物。

另外，再向气郁体质者推荐的一道粥——甘麦大枣粥：准备小麦50克，大枣10枚，甘草15克。先煎甘草，去渣，后入小麦及大枣，煮粥。空腹服用。

气郁体质的人，一般都会表现出不同的抑郁状态，如果症状轻微的话，可以尝试自己来进行改变。以下将介绍14项规则，认真遵守，气郁的症状便会逐渐消失。

①遵守生活秩序，从稳定规律的生活中领会生活情趣。按时就餐，均衡饮食，避免吸烟、饮酒及滥用药物，有规律地安排户外运动，与人约会准时到达，保证8小时睡眠。

②注意自己的外在形象，保持居室整齐的环境。

③即使心事重重，沉重低落，也试图积极地工作，让自己阳光起来。

④不必强压怒气，对人对事宽容大度，少生闷气。

⑤不断学习，主动吸收新知识，尽可能接受和适应新的环境。

⑥树立挑战意识，学会主动解决矛盾，并相信自己会成功。

⑦遇事不慌，即使你心情烦闷，仍要提醒自己要特别注意自己的言行，让自己合乎生活情理。

⑧对别人抛弃冷漠和疏远的态度，积极地调动自己的热情。

⑨通过运动、冥想、瑜伽、按摩松弛身心。开阔视野，拓宽自己的兴趣范围。

⑩俗话说：“人比人，气死人。”不要将自己的生活与他人进行比较，尤其是各方面都强于你的人，做最好的自己就行了。

⑪用心记录美好的事情，锁定温馨、快乐的时刻。

⑫失败没有什么好掩饰的，那只能说明你暂时尚未成功。

⑬尝试以前没有做过的事，开辟新的生活空间。

⑭与精力旺盛又充满希望的人交往。

除了以上14项规则以外，最好还要学会控制自己的呼吸：舒服地坐在椅子上，或躺在床上，将注意力集中在吸气和呼气上，慢慢将空气吸进肺里，让空气在肺里停留几秒钟，然后缓缓呼出。呼吸时要注意节奏，即有节奏地吸入呼出，一边呼吸一边在心里数数，例如，吸气（一、二、三、四），停留（一、二），呼气（一、二、三、四），也可以同一节奏默念“吸—呼，吸—呼，吸—呼”。

❷ 畅达情志：气郁体质者的调养准则

对于气郁体质来说，最重要的莫过于畅达情志了。清代医学家吴尚说：“七情之病，看花解闷，听曲消愁，有胜于服药者也。”近代养生家丁福禄也说：“欢笑能补脑髓，活筋络，舒血气，消食滞，胜于服食药耳，每日须得片刻闲暇，逢场作戏，口资笑乐，而益身体也。”由此可见，要想身体健康，保持乐观健康的心态很重要，药和营养品只起到外因作用，乐观健康的心态才是健康的内因。

那么，我们如何才能做到乐观呢？自古以来许许多多的仁人志士、文人墨客给我们做出了榜样。

曹操的“老骥伏枥，志在千里”的吟唱，岳飞的“三十功名尘与土，八千里路云和月”的豪情，范仲淹的“先天下之忧而忧，后天下之乐而乐”的忧国忧民思想，让我们感受到旷达者的欢快与潇洒，热情和豪放。近代扬州八怪之一的郑板桥在削官为民、两手空空、穷困潦倒之时，忍受了常人无法忍受的打击，向人们展示了“宦海归来两袖空，逢人卖竹画清风”的坦荡，表现出乐观者的豁达。同是扬州八怪之一的汪士慎不幸一目失明，但是他却专门刻了一枚“尚留一目看梅花”的闲章，以极大的热情面对生活。

理气解郁可以用以下中成药：

越鞠丸：取苍术、香附、川芎、神曲、栀子适量，研末制成丸。此丸可行气开郁，健胃消食，适用于气、血、痰、火、湿、食久郁造成的胸脘满闷。嗳气吞酸，腹部胀痛，不思饮食等症。口服。每服6～9克，每日2次，温开水送下。

疏肝丸：厚朴、沉香、炙甘草、丹皮、枳实、白芍、延胡索、陈皮、砂仁、片姜黄、香附、柴胡、川芎。研末制成丸。此丸可疏肝理气，和胃止痛，适用于肝胃不和引起的胁肋疼痛，胃脘不舒。嗳气吞酸，饮食无味等症。口服，每服9克，日服两次。温开水送下。

与此同时，还应进行心理调适，以下7种方法可以帮助气郁体质者保持乐观的心态：

（1）豁达法

人有很多烦恼，心胸狭窄是主要原因之一。为了减少不必要的烦恼，一个人应该心胸宽阔，豁达大度，遇到事情不要斤斤计较。平时要开朗、合群、坦诚，这样就可以大大减少不必要的烦恼了。

（2）松弛法

具体做法是被人激怒以后或感到烦恼时，应该迅速离开现场，进行深呼吸，并配合肌肉的松弛训练，甚至还可以进行放松训练，采用以意导气的方法，这样就可以逐渐进入佳境，使全身放松，摒除内心的私心杂念。

（3）制怒法

要有效地制止怒气是不容易的。就一般情况而言，克制怒气爆发主要依靠高度的理智。比如在心中默默背诵传统名言“忍得一日之气，解得百日之忧”“将相和，万事休”“君子动口不动手”等。万一克制不住怒气，就应该迅速离开现场，在亲人或朋友面前发泄一番。倾诉愤愤不平的怒气之后，自己应该尽快的平静下来。

（4）平心法

一个人应该尽量做到“恬淡虚无”“清心寡欲”，不要被名利、金钱、权势、色情等困扰，要看清身外之物，还要培养广泛的兴趣爱好，陶冶情操，充实和丰富自己的精神世界。

应该经常参加一些有益于身心健康的社交活动和文体活动，广交朋友，促膝谈

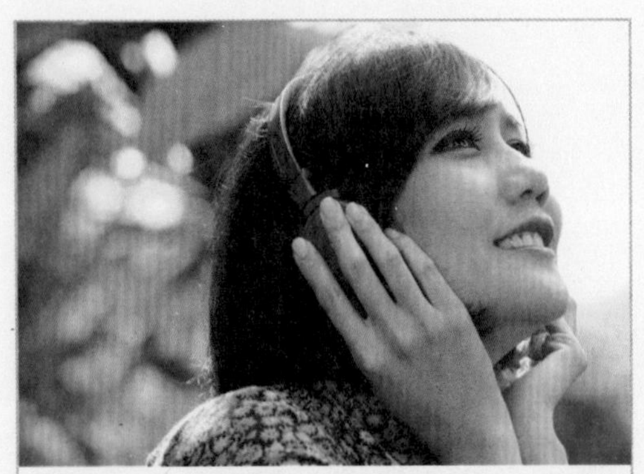
◎对于气郁体质者来说，要想身体健康，保持乐观健康的心态很重要。

心，交流情感，也可以根据个人的兴趣和爱好来培养生活乐趣。每个人都应该做到劳逸结合，在工作和学习之余，常到公园游玩或到郊外散步，欣赏一下乡野风光，体验一下大自然的美景。

（5）心闲法

有一句话这样说，“眼底无私天自高”，一个人只要有闲心、闲意、闲情等，就可以消除身心疲劳，克服心理障碍，保持健康的心态。

（6）健忘法

忘记烦恼，可以轻松地面临再次的考验；忘记忧愁，可以尽情地享受生活所赋予的种种乐趣；忘记痛苦，可以摆脱纠缠，体味人生中的五彩缤纷。忘记他人对你的伤害，忘记朋友对你的背叛，忘记你曾被欺骗的愤怒、被羞辱的耻辱，你就会觉得自己已变得豁达宽容，活得精彩。

❸ 理气化痰、疏肝健脾有佛手

佛手，又名九爪木、五指橘、佛手柑，为芸香科植物佛手的果实。主产于闽粤、川、江浙等省，其中浙江金华佛手最为著名，被称为“果中之仙品，世上之奇卉”，雅称“金佛手”。

佛手是形、色、香俱美的佳木。佛手的花有白、红、紫三色。白花素洁，红花沉稳，紫花淡雅。佛手的叶色泽苍翠，四季常青。佛手的果实色泽金黄，香气浓郁，形状奇特似手，千姿百态，让人感到妙趣横生。有诗赞曰：“果实金黄花浓郁，多福多寿两相宜，观果花卉唯有它，独占鳌头人欢喜。”佛手的名也由此而来。

佛手不仅有较高的观赏价值，而且具有珍贵的药用价值、经济价值。佛手全身都是宝，其根、茎、叶、花、果均可入药。

中医认为，佛手味辛、苦、甘，性温，无毒，入肝、脾、胃三经，有理气化痰、止咳消胀、疏肝健脾和胃之功效，适用于肝郁气滞所致的肋痛、胸闷、脾胃气滞所致的脘腹胀满、纳呆胃痛、嗳气呕恶、咳嗽痰多、胸闷胸痛等症。据史料记载，佛手的根可治男人下消、四肢酸软；花、果可泡茶，有消气作用；果可治胃病、呕吐、噎嗝、高血压、气管炎、哮喘等病症。据《归经》等载，佛手并具治鼓胀发肿病、妇女白带病及醒酒作用，是配制佛手中成药的主要组成。

佛手的果实还能提炼佛手柑精油，是良好的美容护肤品。佛手的花与果实均可食用，可作佛手花粥、佛手笋尖、佛手炖猪肠等，有理气化痰、疏肝和胃、解酒之功效。

佛手露:取佛手120克，五加皮30克，木瓜、青皮各12克，栀子、陈皮各15克，良姜、砂仁、玉桂各10克，木香、公丁香各6克，当归18克，白酒10千克，冰糖2.5千克。共切粗末，装入绢袋，浸入酒中，文火煮之，滤清后，加入冰糖即成。代茶饮。此露可宽胸解郁，疏肝悦脾。主治胁肋疼痛、心烦易怒、胸闷不舒、嗳气泛恶、纳谷不香、消化不良等证。

下面再推荐几款佛手的食疗小妙方：

①肝气郁结、胃腹疼痛：佛手10克，青皮9克，川楝子6克，水煎服。

②恶心呕吐：佛手15克，陈皮9克，生姜3克，水煎服。

③哮喘：佛手15克，藿香9克，姜皮3克，水煎服。

④白带过多：佛手20克，猪小肠适量，共炖，食肉饮汤。

⑤慢性胃炎、胃腹寒痛：佛手30克，洗净，清水润透，切片成丁，放瓶中，加低度优质白酒500毫升。密闭，泡10日后饮用，每次15毫升。

⑥老年胃弱、消化不良：佛手30克，粳米100克，共煮粥，早晚分食。

❹ 胆郁痰扰，心神不宁找竹茹

竹茹是为禾本科植物青秆竹、大头典竹或淡竹的茎秆的干燥中间层。全年均可

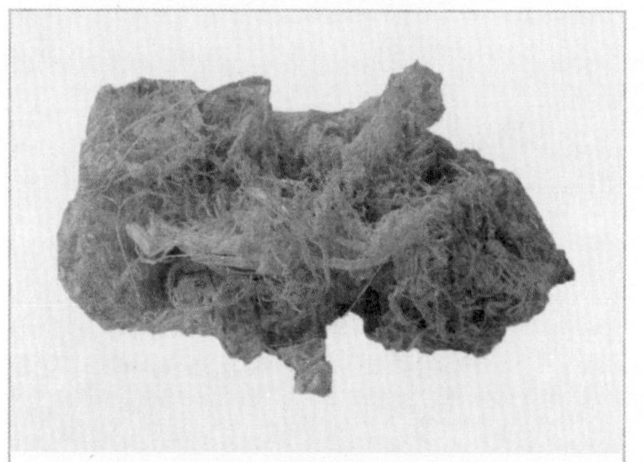

◎竹茹有清热化痰、除烦止呕的功效，常用于痰热咳嗽、胆火挟痰、烦热呕吐等症。

采制，取新鲜茎，除去外皮，将稍带绿色的中间层刮成丝条，或削成薄片，捆扎成束，阴干。前者称“散竹茹”，后者称“齐竹茹”。

张仲景的《金匮要略》载有橘皮竹茹汤和竹皮大丸，是竹茹入药的最早记载。《本草汇言》：“竹茹，清热化痰，下气止呃之药也。如前古治肺热热甚，呃逆上气，呕哕寒热及血溢崩中诸证。此药甘寒而降，善除阳明一切火热痰气为疾，用之立安，如诸病非因胃热者勿用。”竹茹味甘，性微寒，归肺、胃经。有清热化痰、除烦止呕的功效。用于痰热咳嗽，胆火挟痰，烦热呕吐，惊悸失眠，中风痰迷，舌强不语，胃热呕吐，妊娠恶阻，胎动不安。

竹皮大丸，此方出自《金匮要略》，其具体做法如下：取生竹茹15克，石膏15克，桂枝7.5克，甘草18克，白薇7.5克。将上五味，为末，枣肉和丸，弹子大。以饮服1丸，日三夜二服。此方主治妇人产后虚热，心烦不安，恶心呕吐。

此方中竹茹、石膏清胃热，止呕逆；白薇清虚热；桂枝平冲逆；甘草、大枣安中益气，调和诸药。共奏清热止呕、安中益气之功。

一般来说，气郁体质很容易产生抑郁情绪，而反过来心情抑郁对身体也是有很大的影响的。心情不好，就中医来说，就是“气滞”，则会引起气行不畅，气不行则血不行，气血不行，则会出现“气滞血瘀”“气血亏虚”等症状，这些症状出现后就会引起身体各脏器功能紊乱，身体的各种疾病也就产生了。清初医家陈士铎认为郁生诸疾，这里的“郁”指抑郁。

⑤ 金橘药食双优，理气又解郁

金橘别名金弹、罗浮，有九百余年栽培历史，据南宋韩彦直《橘录》中记载：“金橘出江西，北人不识，景佑中至汴都，因温成皇后嗜之，价遂贵重。”

金橘营养丰富，含有大量的维生素C和柠檬酸，金橘气香而悦脾，味辛而行散，味甘酸能生津，具有行气解郁、消食化痰、生津利咽、醒酒的作用。为脘腹胀满、咳嗽痰多、烦渴、咽喉肿痛者的食疗良品。既可以直接食用，又可以制成各类佳肴。以下推荐几道金橘做的美食与佳饮：

玫代金橘饼：金橘饼3～5个，代代花2克，玫瑰花5克。将上述材料以水煎服。此饼可疏肝解郁。此方适用于肝郁不舒，嗳气不止。

金橘汤：取金橘3枚，冰糖适量。先用刀将金橘果皮刺破，挤出核，放水中，加适量冰糖，以文火煮熟。吃金橘饮汤，1日3次。此汤可理气化痰的功效。适用于咳嗽、气喘、痰多等病症。

核叶茴香汤：取金橘核15克，金橘叶30片，小茴香10克。用水煎。1日2次饮服。此汤可行气消肿止痛，适用于疝气肿痛。

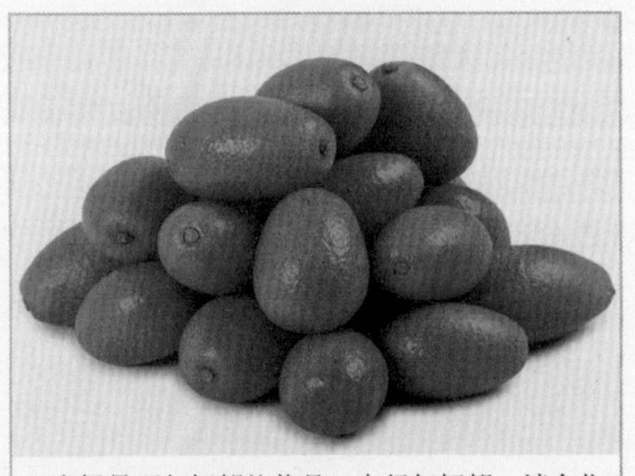

◎金橘是理气解郁的佳品，有行气解郁、消食化痰、生津利咽、醒酒的作用。

金橘蜜酒：取金橘800克，蜂蜜20毫升，酒1800毫升。先洗净金橘，去皮分瓣，与蜂蜜同浸入酒中，2个月后过滤，取橘压汁与酒混匀即成。每次饮20毫升。此酒可行气和胃止痛，适用于胃肠功能紊乱。

茉莉金橘粥：取茉莉花5克，金橘饼10克，粳米100克。先将茉莉花去蒂，洗净，沥干，研为细末；金橘饼切成丁状；粳米煮粥，加入金橘饼，煮沸，调入茉莉花末，即成。温热服用。此方可治梅核气。

金橘果实含金苷及丰富的维生素C、维生素P，对防止血管破裂、减少毛细血管脆性和通透性、减缓血管硬化有良好的作用。高血压、血管硬化及冠心病患者食之非常有益。金橘核味辛而入肝、肺二经，具有行气散结、化痰、止痛的作用。可治疗咽喉肿痛、疾病、疝气、睾丸肿痛、乳房结块等病症。常食金橘，还可增强机体的抗寒能力，防治感冒。下面介绍一些金橘的妙方。

①感冒：鲜橘皮30克（干品用15克），加水3杯，煎成2杯，加入白糖适量，趁热喝一杯，半小时后，加热再喝一杯。

②治腹泻、咳嗽：橘子4个，水煎服。

③治呕吐：橘皮9克，粳米一勺，水煎；加入姜汁少许冲服。橘皮、生姜、川椒各6克，水煎服。

④治痢疾：橘饼30克（如无，可用鲜橘50克），龙眼肉15克，冰糖15克，水煎服。

⑤治慢性胃炎：干橘皮30克，炒后研末，每次服6克，加入白糖适量，空腹用温开水冲服。

⑥咳嗽痰多：橘皮10克，核桃1个，生姜3片，水煎服。

⑦急性乳腺炎：取橘皮30克，连翘、柴胡各10克，金银花5克，甘草5克，水煎服，每天服1~2剂。

⑧慢性中耳炎：将橘皮炒脆与等量冰片研末，混合均匀，吹入耳内适量，每日2~3次。吹药前把耳畔脓水用双氧水洗净，并用药棉吸净。

⑨烫伤：将烂橘子搽涂患部（将烂橘子放在有色玻璃瓶中，密封，备用，越陈的烂橘子越好）。

⑩痰膈气胀：橘皮15克，水煎服。

⑪饭后作噎：橘皮20克，焙干研末，水煎热服。

⑫鱼骨鲠在喉中：常含橘皮即下。

⑬嘈杂吐水：将橘红研成末，凌晨3~5时，取2克于掌心，舐之即睡。

⑭风寒咳嗽：橘红适当，用开水冲泡，代茶频饮。

⑮妇人乳痈：橘红30克，甘草5克，水煎服。

⑯产后脾胃不和、小便不通：橘红5克，空腹用温酒送下。

⑰胸闷肋痛、肋间神经痛：取橘络、当归、红花各3克，加入黄酒与水合煎，每日分2次服用。

⑱忧郁、烦闷：取橘叶开水冲泡，代茶频饮。

⑲肺痨咳嗽：取橘红适量，用开水冲泡，代茶饮。

⑳酒渣鼻：将橘子核微炒研为末，每日3克，研磨胡桃肉一个，一起用温酒调服。

㉑小肠疝气、睾丸肿痛、乳腺发炎：橘核5克，微炒，黄酒煎，温服。橘核适量，研末，酒调，外敷患处。

㉒唇燥生疮：将青皮烧研为末，加入猪脂调涂。

㉓腰痛：取橘核、杜仲各60克，炒，研末，每次服6克，用盐酒送下。

㉔慢性支气管炎：将橘叶晒干研为末，每日2次，每次5克，若痰浓或痰中带血者，加冰糖水送服；痰多而起泡沫者，用红糖水送服。

㉕水肿：取鲜橘叶一大把，水煎，用甜酒送服。

㉖梅核气：将橘叶放入杯内，冲开水，代茶频饮。若食金橘饼更佳。

㉗蛔虫、蛲虫：取鲜橘叶120克，以水煎服。

㉘肺痈：将绿橘叶洗净，捣烂绞汁一盏，服之。吐出脓血即愈。

㉙气痛、气胀、疝气：取橘根15~30克，水煎服。

6 气郁体质首选材料、药膳

气郁体质者养生重在疏肝理气。中药方面可选陈皮、菊花、酸枣仁、香附等。陈皮有顺气、消食、治肠胃不适等功效；菊花有平肝宁神静思之功效；香附有温经、疏肝理气的功效；酸枣仁能安神镇静、养心解烦。食材方面可选橘子、柚子、洋葱、丝瓜、包心菜、香菜、萝卜、槟榔、大蒜、高粱、豌豆等有行气解郁功效的食物，醋也可多吃一些，山楂粥、花生粥也颇为相宜。

气郁体质首选材料和药膳

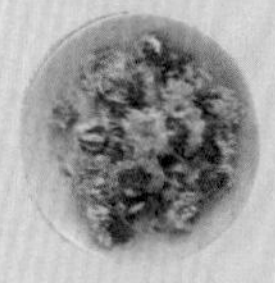

菊花

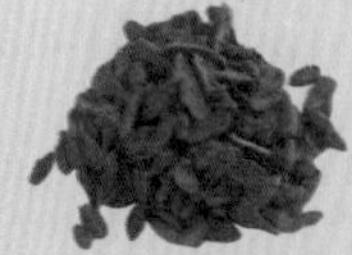

香附

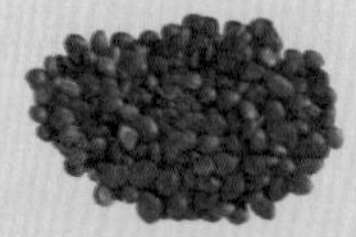

酸枣仁

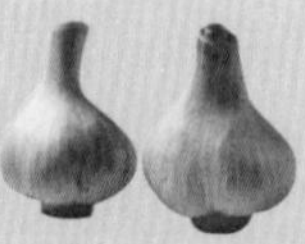

大蒜

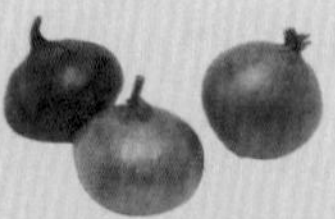

洋葱

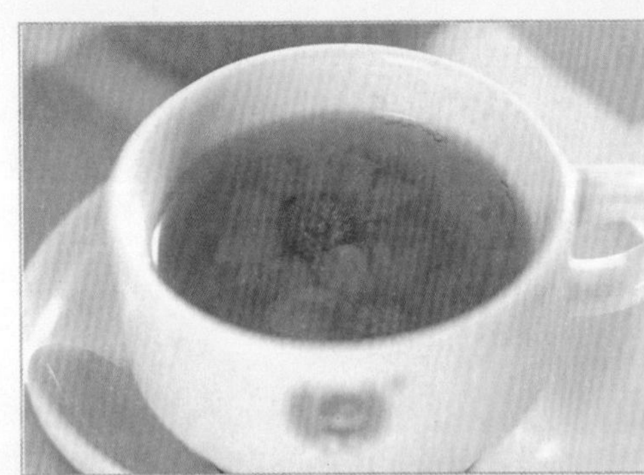

山楂陈皮菊花茶

功效 消食化积、行气解郁。

材料 山楂10克，陈皮10克，菊花5克，冰糖15克

做法 ①山楂、陈皮盛入锅中，加400毫升水以大火煮开。②转小火续煮15分钟，加入冰糖、菊花熄火，闷一会儿即可。

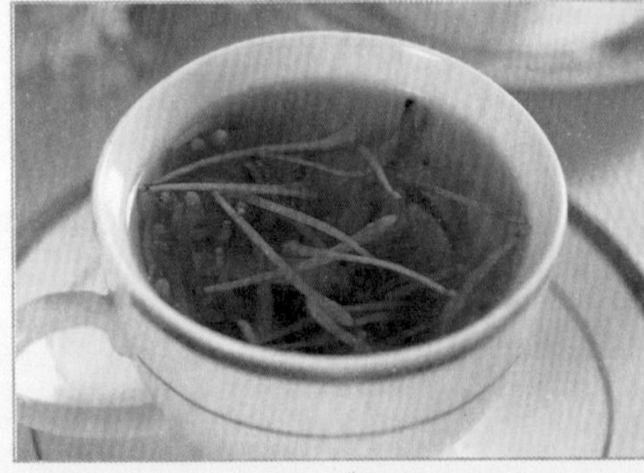

大蒜银花茶

功效 行气解郁、清热除燥。

材料 金银花30克，甘草3克，大蒜20克，白糖适量

做法 ①大蒜去皮，洗净捣烂。②金银花、甘草洗净，一起放入锅中，加水600毫升，大火煮沸即可关火。③调入白糖即可服用。

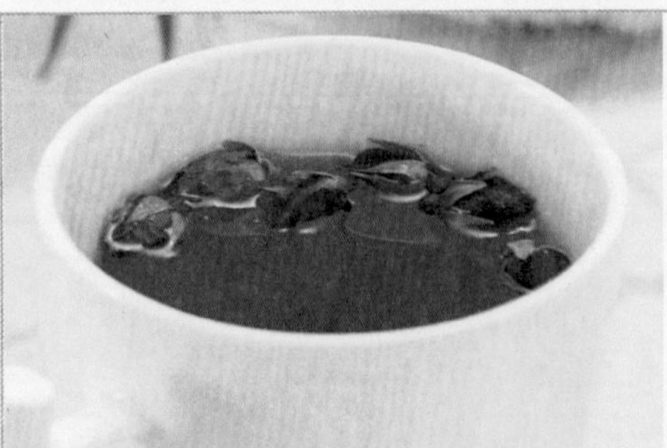

玫瑰香附茶

功效 疏肝解郁、行气活血。

材料 玫瑰花5朵，香附10克，冰糖15克

做法 ①香附放入煮壶，加600毫升水煮开，转小火续煮10分钟。②陶瓷杯以热水烫温，放入玫瑰花，将香附水倒入冲泡，加冰糖调味即成。

特禀体质：培本固表防过敏

❶ 特禀体质者慎用寒性食物

《本草纲目》里说，寒性食物有助于清火、解毒，可用来辅助治疗火热病证。所以面红目赤、狂躁妄动、神昏谵语、颈项强直、口舌糜烂、牙龈肿痛、口干渴、喜冷饮、小便短赤、大便燥结、舌红苔黄燥、脉数的等实火病症，都可以选用一些寒性食物，有助于清火祛病。

我们都知道，脾胃虚弱的人不宜多食寒性食物。其实，还有一种人群也不适合寒性食物。那就是过敏性体质的人。有个朋友有过敏性鼻炎，他的一个老朋友给他从外地带了一箱猕猴桃，他多吃了一些。结果早上一起床，不停打喷嚏及流鼻水，浑身不适，鼻炎又犯了。而让他犯病的原因，就是多吃了一些猕猴桃。

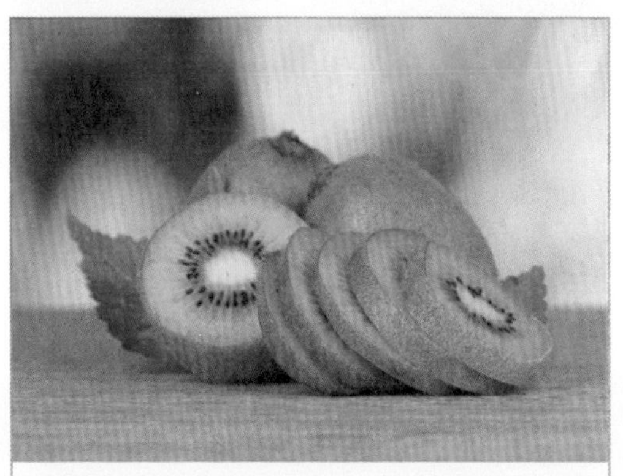

◎猕猴桃是典型的寒性食物，过敏体质的人应该慎食。

《本草纲目》记载猕猴桃性味甘酸而寒，是典型的寒性食物。台湾中医曾经做过一个寒性食物对过敏性体质人的影响的研究。通过观察197名患者，发现凉寒性食物吃太多的人，体内过敏免疫球蛋白数值都会比较高，鼻炎状况也相对比较严重。由此说明，过敏性体质要慎用寒性食物。

《本草纲目》中常见的寒性食物有苦瓜、番茄、荸荠、菱肉、百合、藕、竹笋、鱼腥草、马齿苋、蕨菜、荠菜、香椿、莼菜、黑鱼、鲤鱼、河蟹、泥螺、海带、紫菜、田螺、河蚌、蛤蜊、桑葚、甘蔗、梨、西瓜、柿子、香蕉等。如果你是过敏性鼻炎患者，或者属于过敏性体质，经常产生一些过敏性反应，就一定要少吃或者忌吃这些寒性食物。

这个人群想改善体质可以多吃鸡和鸭等温补类食物，水果方面像龙眼、荔

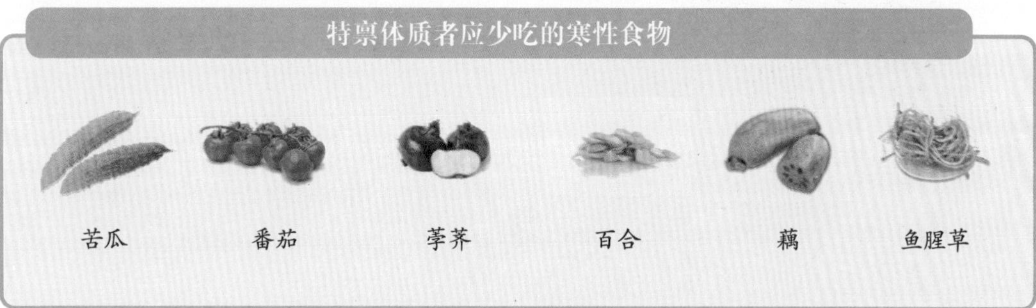

枝等等，都对本身过敏性鼻炎的患者有滋补功效。

❷ 特禀体质补充维生素要慎重

每个人的体质都是不一样的，当然对药物的反应也就有所不同。我们知道维生素的种类有很多，由此也就带来了许多人对不同维生素的过敏。在过敏研究中，B族维生素、维生素C和维生素E最易引发维生素过敏。

（1）B族维生素导致过敏

B族维生素是中国居民普遍缺乏的维生素之一，大概有30%的人都不同程度地缺乏B族维生素。但一些人在补充B族维生素时会出现过敏反应，尤其是那些有过药物性过敏经历的人，在服用B族维生素 2~3天后，面部及全身皮肤出现弥漫性红色斑样丘疹，局部皮肤可出现瘙痒、发红、轻度肿胀，口唇肿胀、灼热，口腔周围出现红斑等情况，这就是B族维生素导致过敏的表现。所以，当你真的需要B族维生素时，千万不要自己盲目购买和服用复合B族维生素，还是先征求医生的意见。

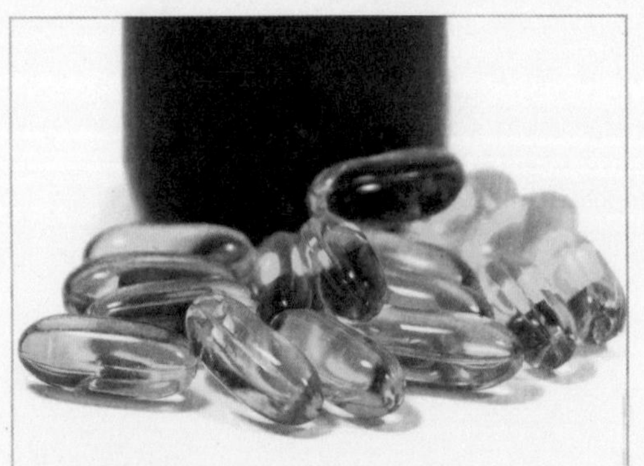

◎许多人都存在着滥用维生素的现象，这是造成身体过敏的主要原因之一。

（2）维生素E导致过敏

维生素E可以内服，还可以外用，比如，许多女孩子就把它直接涂抹在脸部，或者加入面膜中，对皮肤大有好处。但不是所有人都能“享受”维生素E的美容待遇，而是以皮肤红肿、出现白色的小粉粒等“丑容”行为来回报维生素E。如果你要用维生素E美容，最好先把其涂抹在胳膊上，试一试自己是否有过敏反应，然后再使用到脸上。

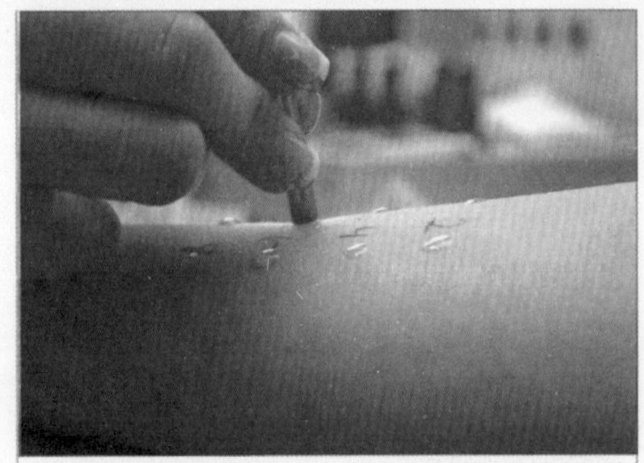

◎选用维生素E美容之前，最好先将其涂在胳膊上试试是否有过敏反应。

（3）维生素C导致过敏

在维生素家族中，维生素C是抗过敏效果最好的。但是有人会出现维生素C过敏的症状，比如皮疹、扰乱正常呼吸等。

在使用维生素之前，许多人都不知道自己是过敏体质。当过敏产生之后，立即停用维生素是最好的摆脱过敏的办法。为了避免维生素过敏反应，还是尽量采取从食物中摄取维生素的方式。

在服用维生素之前，最好去医院检查一下自己是否属于过敏体质，才能避免在补充维生素时出现不良反应。

③ 如何使过敏性鼻炎不“过敏”

每到秋、冬季节，因为天气逐渐转冷，气温开始下降，所以过敏性鼻炎的发生率也大幅上升，那么，我们该怎样应对令人心烦的鼻炎呢？

西医认为，过敏性鼻炎主要包括鼻痒、打喷嚏、流清涕、鼻塞四种常见症状，对它们通常是采取药物治疗的方法，而在中医的理论里，是没有过敏性鼻炎这一说法的，中医认为它其实只是身体在排出寒气时所产生的症状。

当寒气入侵人体时，只要这个人的血气能量足够，他就有力量排出寒气，于是会出现打喷嚏、鼻塞等症状，但这时我们却通常采用药物治疗来将身体这种排寒气的能力压制下去，虽然症状没有了，但是那些寒气还是存在身体里，身体只有等待血气能量更高时，再发起新一波的排出攻势，但是，多数时候患者又用药将之压了下去，就这么周而复始地进行着，很可能反反复复多次所对付的都是同一个寒气。如果这种反复的频率很高，间隔的时间也很短，就成了过敏性鼻炎。

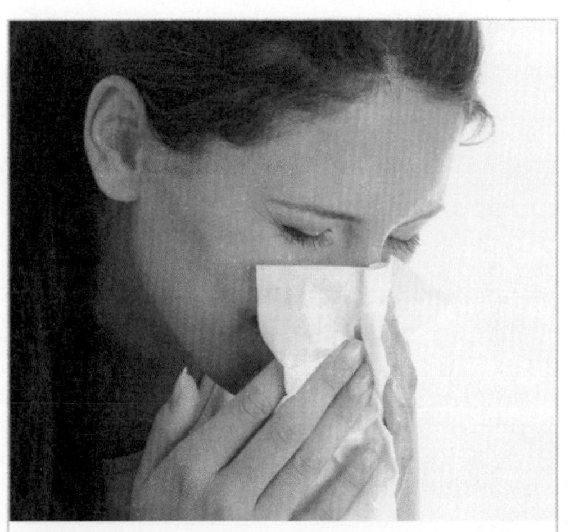

◎过敏性鼻炎包括鼻痒、打喷嚏等症状，中医认为这是由于寒气入侵体内所致。

所以，我们在治疗过敏性鼻炎时，首先要使血气能量快速提升。在血气能量提升至足够驱除寒气的水平时，人体自然会开始进行这项工作。这时候最重要的是不应该再用抗过敏的药或感冒药，单纯地将症状消除，将寒气仍留在身体里，而应该让人体集中能量将寒气排出体外。对于病发时打喷嚏、流鼻涕等不舒服的症状，只有耐心地忍受，让寒气顺利地排出体外，过不了多久，过敏性鼻炎就会得到治愈。

④ 哮喘，特禀体质最常见的症状

哮喘是一种常见的呼吸道疾病，被世界医学界公认为四大顽症之一，被列为十大死亡原因之最。据估计，目前，全世界有1.5亿~2亿人罹患哮喘病，而且这个数字还在继续增加，每年死于哮喘病的人达18万多。我国有2500多万人患有此病。它是严重危害人们身心健康、减弱劳动能力的一种疾病，而且难以得到根治。1998年12月11日被命名为第一个世界哮喘日，借此引起公众对哮喘病的重视。

哮喘是一种慢性支气管疾病，患者的气管因为发炎而肿胀，呼吸管道变得狭窄，因而导致呼吸困难。它可以分为外源性及内源性两类，其中外源性哮喘常见于特禀体质，是患者对致敏原产生过敏的反应，致敏原包括尘埃、花粉、动物毛发、衣物纤维等，不过并不是每一个哮喘患者对上述各类致敏原都会产生同样敏感的反应，所以患者应该认清对自己有影响的致敏原。外源性哮喘的病患者以儿童及青少年占大多数。除致敏原外，情绪激动或者剧烈运动都可能引起哮喘发作。

一般来说，对于哮喘的防治，要注意以下三点：

①要避免接触过敏源，并要严禁吃刺激性强和过冷过热的食物，如烟、酒、茶、葱、蒜、辣椒以及过甜或过咸的食物。

②防寒保暖。冬季天气多变、温差大，最容易引起感冒、上呼吸道感染而诱发哮喘。美国科学家不久前进行的一项试验表明，人体在寒冷中自身调节体温的能力有赖于每日从饮食中所摄取的铁的多少。因此，要加强人体抗寒能力，可多吃一些含铁丰富的食物和蔬菜，如瘦肉、鱼、家禽、豆类、叶类蔬菜。吃肉时最好同时饮用橘汁，以增强人体对铁的吸收。此外，还要注意锻炼，要用冷水洗脸或擦身以增强抗寒力。

③在哮喘症缓解期，用扶正固本法治疗，有防止复发的作用，一般以补肾纳气、健脾化痰为主，如服用蛤蚧定喘丸等药物。

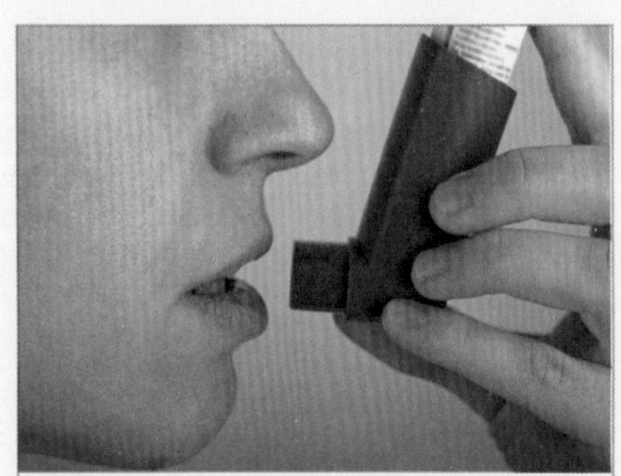

◎哮喘是一种常见的呼吸道疾病，也是无法治愈的顽症，要做好日常的护理。

除此之外，我们再向大家推荐几款哮喘食疗方：

①刀豆子焙焦研粉，每次6克，用甜酒送服，日2次。

②无花果捣汁半杯，温开水冲服。

③小冬瓜1个，冰糖90克，瓜剖开（不去瓤），填入冰糖合好，蒸熟服，连用7天。

④茶鸡蛋1个，煮熟，饭前服，每天1～2次。

⑤鳖蛋数个，用酒煮服。

⑥柿饼和鸡血煮熟常服。

⑦鲤鱼1条，纸裹煨熟，去刺，研末，同糯米煮粥吃。用于治虚喘。

⑧豆浆180毫升，煮开后加0.6克味精及盐少许调味，晨起服，经常服用。具有补虚润燥、清肺化痰的功效。适用于久病体虚、咳嗽痰多者。

⑨核桃仁50克，杏仁（炒）25克。捣碎，每次服5～10克，姜水送下。

⑩苹果1个，挖一个小洞，巴豆1个去皮，装在苹果内，用锅蒸熟，将巴豆取出，吃苹果，每次1个。

⑤ 蔷薇、合欢抗过敏

皮肤过敏让很多美眉不能享受春暖花开的好天气，因为一不小心，皮肤就会受到花粉、灰尘、细菌的侵袭，痛苦难熬的滋味实在让人揪心。《本草纲目》中记载了很多治疗过敏症的食物，如蔷薇、蜂蜜、胡萝卜等，在令你烦恼的春季，不妨试试看。

挨过了寒冬，气候逐渐转暖，春暖花开。然而，春天也是“百草发芽，百病发作”的季节，恼人的春风，不仅卷走水分，还裹挟着花粉、灰尘，袭击娇嫩敏感的脸颊。一些美眉的面部、眼周围常会出现一片片红斑，还有细碎的糠状鳞屑，有的奇痒难忍，夜间更是厉害，抓破后不但皮肤会受到伤害，平日小心打理的形象也会大打折扣，让很多“爱面子”的美眉们非常苦恼。因此，在春季里如何对抗过敏就成了美眉们必不可少的一门功课。

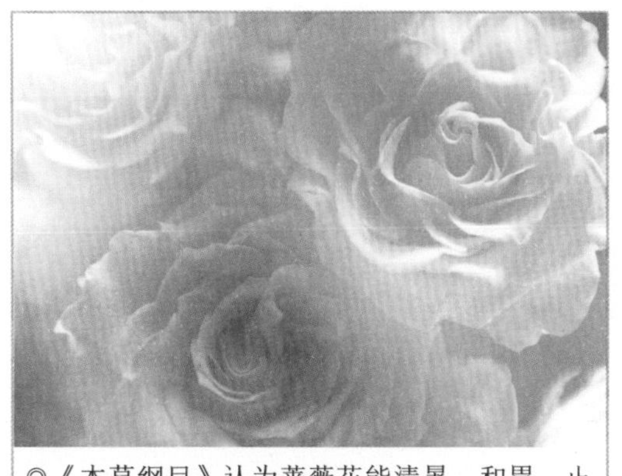

◎《本草纲目》认为蔷薇花能清暑、和胃、止血，少量外用可治疗口疮及消渴。

其实，这些过敏反应就是我们日常说的“春癣”，因为它经常出现在桃花盛开的季节，所以也叫“桃花癣”。《本草纲目》对蔷薇的药用价值做了相关的论述：蔷薇枝可治脱发；叶外敷可生肌收口；花则能清暑、和胃、止血，少量外用可治疗口疮及消渴，还能润泽肌肤。女性朋友们在春季里多喝花粥、花茶可以对抗过敏。以下为您推荐两款：

蔷薇花粥：绿豆、粳米、干蔷薇花各适量。将绿豆和粳米洗净，浸泡半小时。取锅加冷水、干蔷薇花，煮沸约15分钟，过滤去渣。将浸泡过的绿豆和粳米放入锅中煮沸，将要热时放入蔷薇花，再煮片刻即可食用。

大枣合欢舒心茶：取大枣12颗、小麦30克、甘草6克、合欢花9克。将上味均洗净，一起放入砂锅中，加入适量水，煮沸后再用小火煮5分钟左右。冷却到适宜温度后，调入蜂蜜，每日1剂，代茶饮。

此茶具有益气健脾、宁心安神、除烦润肤的作用，非常适合面部痤疮、皮肤瘙痒等心脾两虚的女性饮用。伴有脸色苍

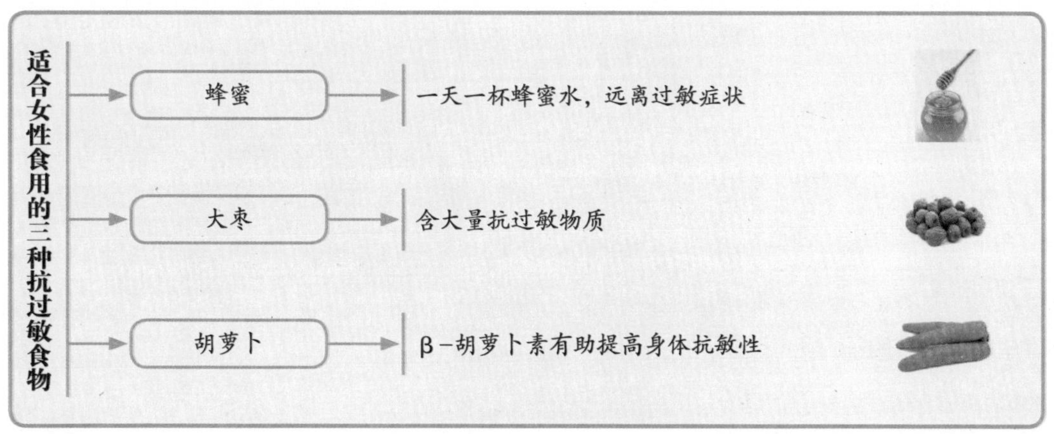

白、失眠、心烦的患者，坚持饮用，可改善不良情绪及面部皮肤问题。

另外，在平时要少食用油腻、甜食及刺激性食物，少抽烟，少喝酒等。要多吃些富含维生素的蔬菜、水果等，以增强机体免疫力。下面为女性朋友推荐三种有效的单方抗过敏食物：

（1）蜂蜜

蜂蜜质地滋润，可润燥滑肠，清热润肺，缓急止痛。蜂蜜主要含葡萄糖和果糖，还有多种人体必需的氨基酸、蛋白质、苹果酸、维生素等多种成分。因此，在春季，蜂蜜是最理想的保健饮品。每天早晚冲上一杯蜂蜜水，就可以远离伤风、气喘、瘙痒、咳嗽等季节性过敏症状。

（2）大枣

红枣中含有大量抗过敏物质，可阻止过敏反应的发生。因此每天用10颗红枣煮水喝，每天3次，就可以治疗过敏症。

（3）胡萝卜

胡萝卜的营养价值很高，它所含的维生素易被人体吸收，具有强身作用。而其中的β-胡萝卜素更能有效预防花粉过敏症、过敏性皮炎等过敏反应。长期吃胡萝卜及其制品，既可获得较好的强身健体效果，又可使皮肤处于健康状态，变得有光泽、细嫩。

为了对抗过敏你还要注意，从外面回来后要及时把落在脸上的花粉、灰尘等过敏性物质洗去，以减少生病的机会；在洗脸的时候不要用碱性强的肥皂或洗面奶，以免破坏皮脂膜而降低皮肤抵抗力。在护肤品的选择上，最好使用纯天然植物护肤品，如含海藻灵、甘草精、薰衣草精华或芦荟的护肤品通常具有抗过敏的功效。

❻ 苦瓜，清热解毒治湿疹

清代王孟英的《随息居饮食谱》说：“苦瓜清则苦寒；涤热，明目，清心。可酱可腌……中寒者（寒底）勿食。熟则色赤，味甘性平，养血滋肝，润脾补肾。”

苦瓜内含奎宁，具有清热解毒、祛湿止痒之功。可用于治疗热毒、疖疮、痱子、湿疹等病症。取苦瓜适量，捣烂敷在患处，纱布包扎，每日一次，直至痊愈，有消暑除湿、止痒解毒的功效，对湿疹很有效。

另外，中医学认为，脾胃温热内蕴上蒸，或肺经蕴热，或消化道功能紊乱，或冲任不调，上升凝滞于面部而成痤疮。夏季是青春痘的多发季节，进入夏季，气温骤然升高，人体出汗多，皮脂腺分泌皮脂增加，加上衣服不透气或与身体摩擦，导致痤疮呈爆发特点。

《本草纲目》中说“苦瓜气味苦、寒、无毒，具有除邪热，解劳乏，清心明目，益

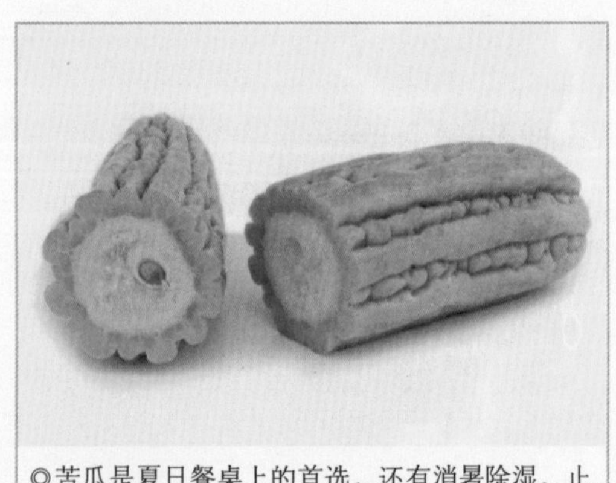

◎苦瓜是夏日餐桌上的首选，还有消暑除湿、止痒解毒的功效。

气壮阳”的功效。苦瓜含丰富的维生素B_1、维生素C及矿物质，长期饮用，能保持精力旺盛，对治疗青春痘有很大益处。在夏季食用苦瓜来补益阳气，同时又能消暑。所以，苦瓜是夏日餐桌上的首选。

苦瓜可烹调成多种风味菜肴，可以切丝、切片、切块，做佐料或单独入肴，一经炒、炖、蒸、煮，就成了风味各异的佳肴。如把苦瓜横切成圈，酿以肉糜，用蒜头、豆豉同煮，鲜脆清香。我国各地的苦瓜名菜不少，如青椒炒苦瓜、酱烧苦瓜、干煸苦瓜、苦瓜烧肉、泡酸苦瓜、苦瓜炖牛肉、苦瓜炖黄鱼等，都色美味鲜。苦瓜制蜜饯，甜脆可口，有生津醒脑作用。苦瓜泡制的凉茶，饮后消暑怡神，烦渴顿消。

苦瓜茶：取苦瓜1条、绿茶若干。先将苦瓜上端切开，挖去瓤，装入绿茶，把瓜挂于通风处阴干；将阴干的苦瓜，取下洗净，连同茶切碎，混匀，每取10克放入杯中，以沸水冲沏饮用。

下面再介绍几个苦瓜的小妙方：

①烦热口渴：鲜苦瓜1个，截断去瓤，切片，水煎服。

②中暑：取鲜苦瓜1个，截断去瓤，纳入茶叶，再接合，悬挂通风处阴干，每次6~9克，水煎或泡开水代茶饮。

③痈肿：取鲜苦瓜捣烂敷患处。

④痢疾：取鲜苦瓜捣汁，开水冲服；或鲜苦瓜1个，捣烂绞汁，开水送服或用苦瓜藤晒干研成末，每次3克，每隔6小时服1次，开水送服。

⑤目赤或疼痛：煎汤或捣汁饮；或苦瓜干15克，菊花10克，水煎服。

⑥暑天感冒发热、身痛口苦：苦瓜干15克，连须葱白10克，生姜6克，水煎服。

⑦胃疼：苦瓜烧成炭研末，每次1克，开水送服，一天2~3次。

不过，苦瓜性寒，所以也不要食用过多，尤其是脾胃虚寒的人，如果食用生苦瓜容易腹泻。夏日在吃苦瓜时，最好搭配辛味的食物（如辣椒、胡椒、葱、蒜），这样可避免苦味入心，有助于补益肺气。

7 特禀体质首选材料、药膳

特禀体质者在饮食上宜清淡、均衡，粗细搭配适当，荤素配伍合理。宜多吃一些益气固表的药材和食材。益气固表的中药中最好的是人参，虽然贵点，但也是最有效果的。还有防风、黄芪、白术、山药、太子参等也有益气的作用。在食物方面可适当地多吃一些糯米、羊肚、燕麦、红枣、燕窝和有“水中人参”之称的泥鳅等。燕麦是特别适宜过敏体质的人的一种食物，经常食用可提高机体的免疫力，防止过敏。

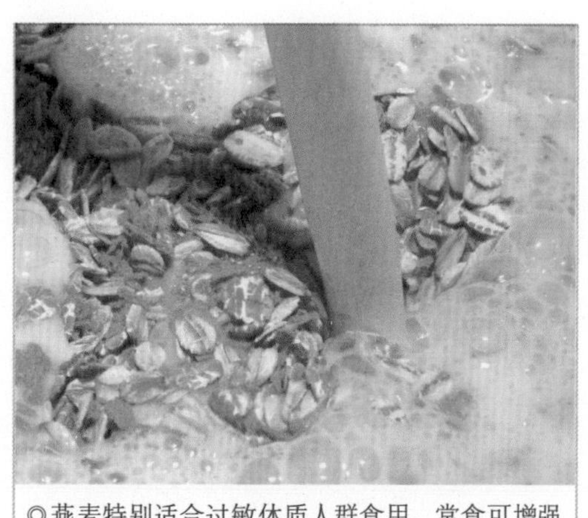

◎燕麦特别适合过敏体质人群食用，常食可增强免疫力。

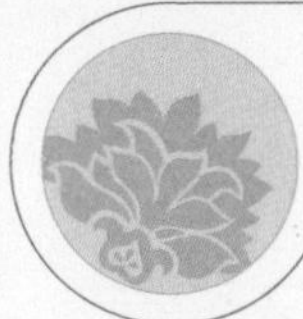

特禀体质首选材料和药膳

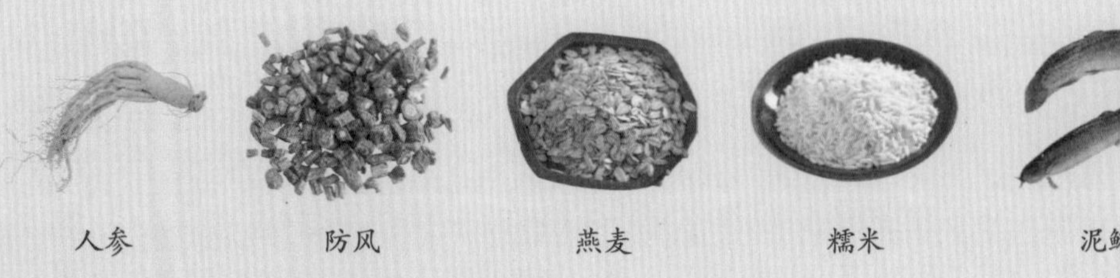

人参　防风　燕麦　糯米　泥鳅

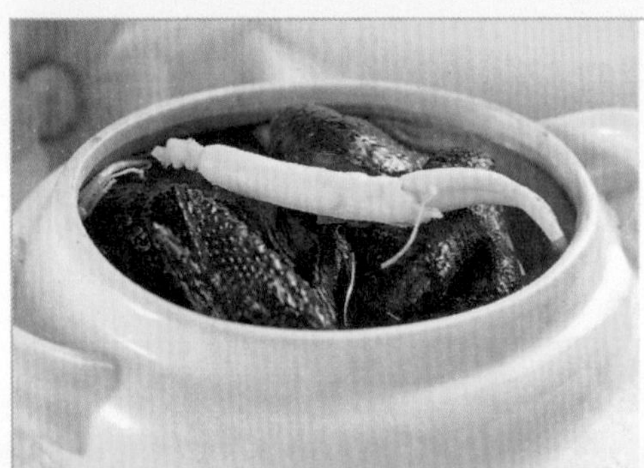

鲜人参炖竹丝鸡

功效 益气固表、强壮身体。

材料 鲜人参两根，竹丝鸡650克，猪瘦肉200克，生姜2片，味精、盐、鸡汁各适量

做法 ①将竹丝鸡去内脏，洗净；猪瘦肉切件。②把所有的肉料焯去血污后，加入其他原材料，然后装入盅内，移到锅中隔水炖4小时。③调味即可。

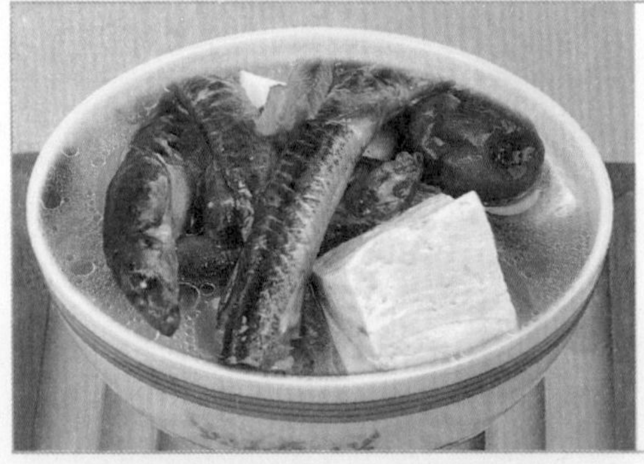

香附豆腐泥鳅汤

功效 补中益气、疏肝解郁。

材料 泥鳅300克，豆腐200克，香附10克，红枣15克，盐少许，味精3克，高汤适量

做法 ①将泥鳅处理干净；豆腐切块；红枣洗净；香附煎汁备用。②锅上火倒入高汤，加入泥鳅、豆腐、红枣煲至熟，倒入香附汁，调入盐、味精即可。

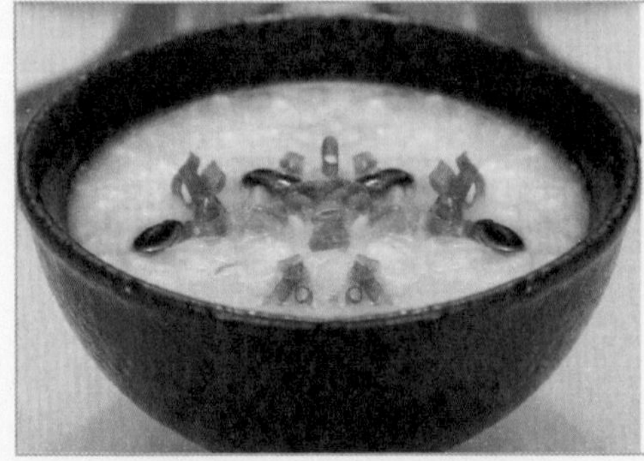

山药黑豆粥

功效 健脾暖胃、温中益气。

材料 大米60克，山药、黑豆、玉米粒、薏米各适量，盐、葱各适量

做法 ①大米、薏米、黑豆、玉米粒均洗净；山药洗净切丁；葱切花。②锅置火上，加水，放入大米、薏米、黑豆煮至开花。③加山药、玉米煮至浓稠状，调入盐，撒上葱花即可。

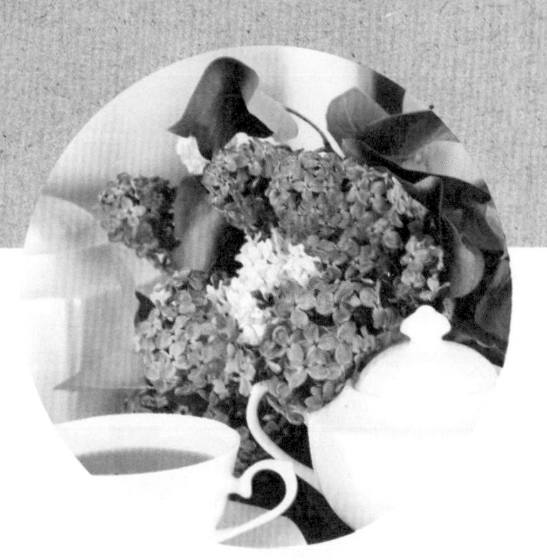

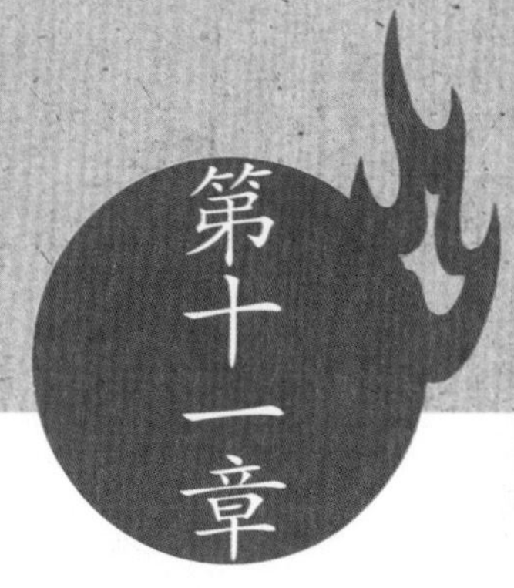

第十一章

健康女人，花草常伴

●在中医养生文化里，花草与女人有着千丝万缕的联系。花是最体贴女人的圣物，自古便被当作女性要药，以花疗疾的原理对于身体备受各类污染“摧残”的现代女性来说显得尤为重要，许多古代女人用来调养经血，治疗各种妇科、产科疾病的花草方对今天的女性尤为适用，而在疏解压力、镇定助眠的功效上，许多药物甚至无法与花草相提并论。

舒压解郁，安神补脑，花草来帮忙

❶ 花茶，情绪的调剂妙品

女性朋友，当你受压导致心情不好，可以尝试通过饮食来调节你的内分泌，缓解你的压力，帮助控制情绪，令你心情恢复轻松。

（1）喝花茶

压力过大时建议饮甘菊花茶，因为它有安心宁神、清热解毒的作用，不但是情绪调剂的妙品，亦可消炎美颜，对皮肤有益。

水仙花茶：水仙花5克，菊花15克。将上述材料分3次放入瓷杯，沸水冲泡，温时代茶饮。此茶可治头痛。

（2）吃香蕉

当你压力大导致心情不好，吃香蕉是一个解救良方。香蕉含有丰富的维生素B_6，是制造大脑血清素的主要物质，可维持血清素水平，能帮助控制情绪，令人心情恢复轻松。

（3）饮水

日饮八杯水，对身体健康和肌肤美颜都很重要。当压力大时，饮适量的水和进食少许东西，可令人迅速恢复活力。

（4）补充维生素

身体处于压力时，就会消耗大量B族维生素和维生素C，使人感到焦虑、情绪低落、失眠、软弱无力及胃痛。多吃甲壳类食物、绿叶蔬菜、肝脏和鱼可摄取充足的B族维生素；多吃柑橘类果实、番茄、白菜可摄取维生素C。维生素补充充足，就可以让你缓解压力。

感到疲劳和压力的时候，不宜饮用咖啡。咖啡具有兴奋的作用，它可以令人暂时不感觉疲劳，但兴奋之后却会更强烈地感受疲劳，而此时已经错过了最佳的休息和恢复时机，由此带来的身体损害得不到及时修复，就会促进衰老。

调理女性情绪的四种方法

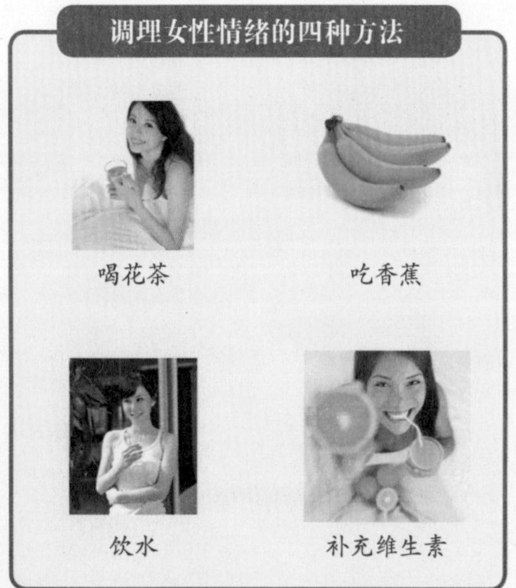

❷ 熬夜提神，茶比咖啡好

现在人们的工作压力越来越大，熬夜加班已经成了司空见惯的事。不过人们到了夜里就会精神不济，所以很多熬夜的白领们喜欢喝上好几杯浓咖啡来提神。虽然咖啡中所含的咖啡因会刺激大脑皮质，消除睡意，能作为调节心脏机能的强心剂。当你喝下一杯咖啡之后，半个小时以后就会觉得神清气爽，工作起来也更带劲儿。但是长此以往，就会发现身体实在消受不了。

通常一杯咖啡，含咖啡因60～65毫克。如果摄取过多的咖啡因，就容易发生耳鸣、心肌亢进，你就会觉得心脏跳动过快，很慌张的感觉。经常这样就会伤害到你的心脏。本身熬夜就是最伤身体的事情，再加上几杯浓浓的咖啡，你的身体自然吃不消了。

其实，如果真的要熬夜，最好选择茶做你的提神饮料。《本草纲目》中有："茶苦而寒……最能降火。火为百病，火清则上清矣。"这说明茶叶能降火，不仅如此，茶叶归心、肺、胃经，有醒脑清神、生津止渴、利尿止泻的功效。熬夜最易让人上火，喝茶不仅提神还可以降火。胃肠不好的人，最好改喝枸杞子泡水的茶，可以解压，还可以明目。

现代医学研究证实，茶叶有延长动物平均寿命、清除自由基、抗脂质过氧化和提高抗氧化酶活性的作用。茶叶能够降低总胆固醇、甘油三酯和升高高密度脂蛋白胆固醇，具有一定的抗动脉粥样硬化作用。茶叶还有增强免疫功能、抗肿瘤、抗辐射和减肥等作用。临床观察也发现饮用乌龙茶可以降低毛细血管的脆性，增强其抗力，改善血液的黏滞性和微循环，防止血栓的形成，可降低心脑血管疾病的发病率。所以，不仅是熬夜的时候可以喝茶提神，我们平时也可以喝茶养生。

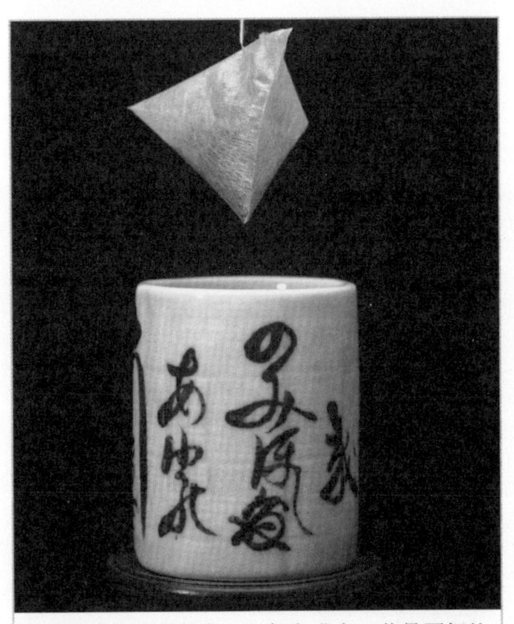

◎如果确实需要熬夜，比起咖啡来，茶是更好的提神饮料。

另外要提醒大家的是，熬夜很消耗人体气血，工作一族总有些时候不得不加班熬夜，但一定要控制频率，每周最多一两次。另外，如果晚上熬夜了，白天要充分休息，最好是靠午休来补觉，但时间不可过长，以免让生物钟颠倒，夜间又难以入睡了。夜间比较凉，要注意室内保温，同时应该让室内空气保持通畅。熬夜时加餐忌生冷，食物要加热后再食用。最好不要吃得过饱，熬一些稀粥既不会给肠胃造成过多负担，又能补充元气。

以下推荐几道有抗疲劳功效的养生茶方：

安神茶：龙齿9克，石菖蒲3克。将龙齿加水煎煮10分钟，再加入石菖蒲同煎15分钟，去渣取汁，代茶饮，每日1～2剂。此茶可宁心安神、补心益胆，适用于心神不安、失眠、心悸等症。

莲心甘草茶：取莲子心2克，生甘草3克。将莲子心、生甘草放入茶杯中，用沸水冲泡后，加盖闷10分钟，代茶频饮。此茶可清心火、除烦躁，适用于心火内积所导致的烦躁不眠等症。

莲心枣仁茶：取莲子心5克，酸枣仁10克。将莲子心、酸枣仁放入茶杯中，用沸水冲泡，加盖闷10分钟，晚饭后代茶饮。此茶可宁心安神。

桑葚茶：取桑葚15克。将桑葚放入砂锅中，加水煎汤，去渣取汁，代茶饮。此茶可滋阴补肾、清心降火，适用于失眠、健忘、心悸等症。

桂圆洋参茶：取桂圆肉30克，西洋参6克，白糖适量。将人参浸润切片，桂圆肉去杂质洗净，一同放入盆内，加入白糖，再加入适量水，置于沸水锅中，蒸40分钟，代茶饮用，每日1剂。此茶可养心血、宁心神，适用于失眠、健忘、心悸、气短等症。

花生叶茶：取花生叶适量。将花生叶洗净、晒干，揉碎成粗末，每次取10克，放入茶杯中用沸水冲泡，代茶频饮。此茶可宁心安神，适用于心神不宁所导致的失眠等症。

合欢花茶：取合欢花15克。将合欢花放入茶杯中，用沸水冲泡后，加盖闷10分钟，代茶频饮。此茶可舒郁、理气、安神，适用于失眠、健忘等症。

百麦安神茶：取小麦、百合各25克，莲子肉、首乌藤各15克，大枣20克，甘草6克。把小麦、百合、莲子肉、首乌藤、大枣、甘草分别洗净，用冷水浸泡半小时，倒入锅内，加水750毫升，用大火烧开后，改用小火煮30分钟。滤出汁，存入暖瓶内，随时饮用。此茶可益气养阴、清热安神，适用于失眠多梦、神志不宁、心烦易躁、心悸气短、多汗等症。

❸ 薰衣草：沐浴出安宁心境

匆忙、紧张、高压是都市女性的生活写照，怎么放松呢？薰衣草是个万能的“博士”，任何问题到了它手里，都能大事化小，小事化了。

抓一把薰衣草，用水煮过，洗澡时倒入，即使不泡澡只闻着淡淡的香味就足以让你身心宁静。如果你怕薰衣草在浴缸里不好清理，可以事先将薰衣草用纱布或是毛巾包住。这种薰衣草包还有一个妙用，就是可

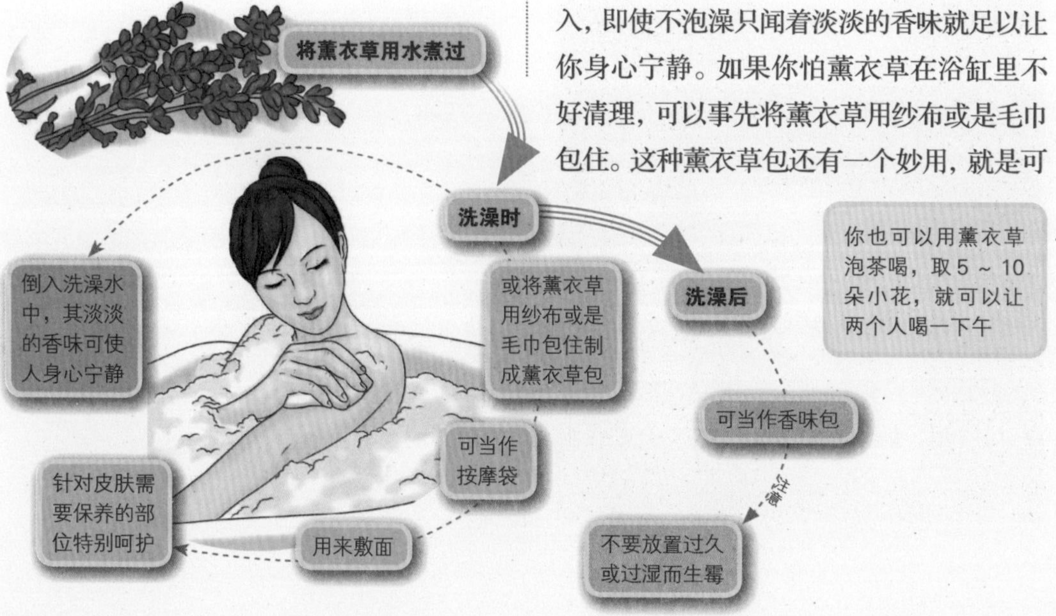

以在洗澡的时候，当作按摩袋，用来敷面或是针对皮肤需要保养的部位特别呵护。使用完毕后不用丢掉，可以当作香味包，不过要注意不要放置过久或过湿而生霉哦！你也可以用薰衣草泡茶喝，取5～10朵小花，就可以让两个人喝一下午。

你也可以在睡觉前将1～2滴薰衣草精油滴于枕头上，但是千万别滴多了，因为多了反而会影响睡眠。另外，洗澡前在浴缸中加入3～4滴薰衣草精油，然后泡澡20分钟能减轻压力，消除忧郁，缓解神经紧张，并可有效治疗失眠。

此外，你还可以试试从头到脚放松法。首先，躺在床上先放松头部，从头发开始，放松头发，然后放松眼眉（当你有意识地注意到这一点儿的时候，你会发现，刚才的眉头是紧锁着的）。眼眉放松后做深呼吸，慢慢地深呼吸。然后再慢慢地放松肩膀。肩膀是我们最不容易放松的地方，这个部位经常是抽紧的，现在我们要让自己的肩膀有意识地放松。再然后是心、肾……就这么一直想下去，想到最后，每根手指和每根脚趾都放松了。所谓的睡眠一定要先睡心，先让心静下来，心先睡下，身体才能听从心的安排而睡下。

❹ 常喝人参花茶酒，神经不衰弱

神经衰弱是一种常见的精神障碍。凡是能引起持续的紧张情绪和长期内心冲突的因素，如学习、工作过度紧张，人际关系不协调等，都可以诱发神经衰弱。

此外，此病还与人的个性心理特征有关。神经衰弱患者往往具有内向、自卑、敏感、多疑、缺乏自信、主观、好强、急躁、自制力弱等特点。这些精神因素与个性心理特征相结合，因而容易导致对生活的张弛调节障碍，使大脑处于持续性紧张状态而发病。

神经衰弱导致的异常表现为：自控能力下降、易烦躁、对刺激物的感受性异常增高、特别敏感、失眠、多梦易醒、头部持续性钝痛、头昏脑涨、注意力涣散、记忆力减退、易疲劳、心悸、食欲不佳、腹胀、腹泻、便秘、尿频、月经失调、遗精等等。这些症状并非每个患者都全部具有，有的只表现为其中的几种，且轻重程度也有不同。

人参花又名“神草花”，是采撷名贵的人参含苞待放的蓓蕾，自然烘晒而成。人参花长至4年方始开花，每棵人参花每年仅开一朵小花，每60斤人参仅能采得一两参花，真可谓是弥足珍贵，素有“绿色黄金”

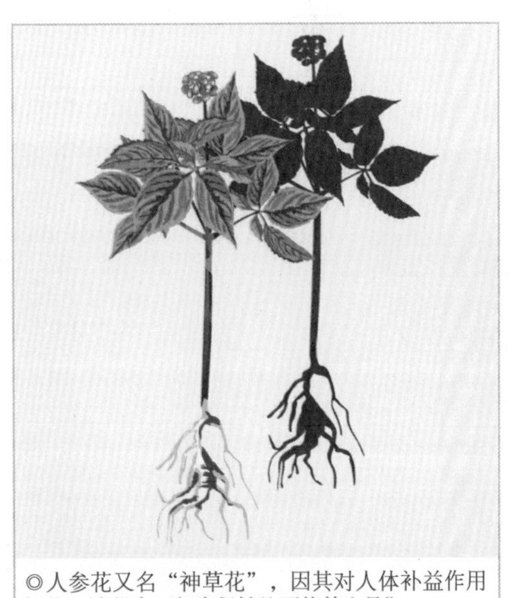

◎人参花又名“神草花”，因其对人体补益作用极佳，被称为“免疫保健的万能养生品”。

之称。长期食用可使人体处于最佳状况，精力旺盛，养颜美容，延年益寿，真可谓是保健品中的上上佳品。人参花性凉，所以对于阴虚火旺不宜用人参滋补者，可饮用人参花茶与人参花酒，具体做法如下：

人参花茶：取鲜人参花适量，白糖少许。将人参花加白糖拌匀，腌制后晾干。每取3克，入杯，沸水冲泡，温浸片刻。此茶可益气养眼、清热生津。治神经衰弱。

人参花酒：取参花15克，白酒250毫升。将人参花放入白酒中，密闭浸泡半月并时常晃动。可酌量饮用。此酒可治神经衰弱。

人参花在提神、降压、降糖、降血脂、抗癌、调理胃肠功能、缓解更年期综合征等诸多方面有良好功效，被称为“免疫保健的万能养生品”。

❺ 清心安神的荷花桂圆茶

民间相传，古时有一位妇人，因失眠日久而求治于一个道姑，道姑随手一指水中荷花，称那形如睡莲，可治不眠之症。于是，失眠者在荷花中找到莲蓬，剥出莲子食之，终得安睡。中医认为，莲子是清心安神之佳品。要想静心安神，不妨适当吃些莲子，每周吃几次对健康是大有好处的。不仅莲子，莲花、莲藕都有宁心安神的功效。

荷花桂圆茶具体做法如下：取荷花1朵，桂圆100克，白糖15克。先将荷花扯瓣，切成块。桂圆去壳、核。荷花、桂圆同入锅，加500毫升清水，烧沸，煮3分钟，过滤去渣，加白糖即成。代茶饮。此茶有宁心安神，益智补脑的功效。

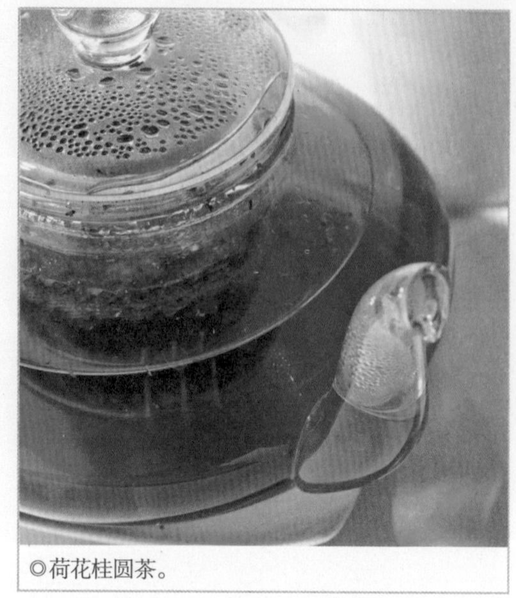
◎荷花桂圆茶。

❻ 桑葚，帮你留住年轻的大脑

我们的大脑也会像机体一样，随着年龄增长而衰老。如果能科学地食用桑葚，便可以留住年轻的大脑，让所有的记忆永远存储在脑海里。

生活中，我们总能听到周围的一些人，尤其是中老年人，常常抱怨“最近记性越来越差了”“这段时间脑子怎么这么迟钝呢”。其实，这些都是大脑衰老的点滴表现。

我们的大脑也会像机体一样，随着年龄的增长而衰老，在形态和功能上都会发生退行性变化，如智力衰退、思维紊乱、记忆下降、性格改变、行动迟缓等。同时，脑血管不同程度的硬化也会促进脑的老化过程。

那么，我们如何应对大脑的衰老呢？如何挽救我们慢慢失去的记忆呢？

《本草纲目》中记载，桑葚具有丰富的胡萝卜素及维生素，含有许多以亚油酸为主要成分的脂肪油，对大脑的发育及活动很有补益。同时，桑葚对脾脏有增重作用，对溶血性反应有增强作用，可防止人体动脉硬化、骨骼关节硬化，促进新陈代谢。它含有丰富的葡萄糖、果糖、蔗糖、钙、胡萝卜素、维生素等成分，可以促进血红细胞的生长，防止白细胞减少，对治疗糖尿病、贫血、高血压、高血脂、冠心病、神经衰弱等病症具有辅助功效。《本草纲目》中称："桑葚性寒、味甘、酸；补益肝肾、滋阴养血、息风明目。"

下面就向各位朋友推荐一款桑葚饮，制作起来非常简单：

取桑葚1000克、蜂蜜300克。先将桑葚洗净，加水适量煎煮；每隔30分钟取煎液一次，加水再煎，共取煎液2次；将煎液合并，再以小火煎熬浓缩；至较黏稠时，加入蜂蜜，烧沸停火，冷却后装瓶备用。此茶有滋补肝肾，健脑益智的功效。

不过，由于桑葚中含有溶血性过敏物质及透明质酸，过量食用后容易发生溶血性肠炎，少年儿童不宜多吃桑葚。其含糖量很高，糖尿病人应忌食。此外，桑葚忌与鸭蛋同食。

另外，张嘴闭嘴有一定的强身健脑作用。方法是每天早晨到空气新鲜的地方，将嘴最大限度地张开，先向外哈一口气，然后将嘴闭起来，深吸一口气。这样有节奏地张嘴闭嘴，并进行深呼吸运动，连续做100~200下。

张嘴闭嘴为何能强身健脑呢？

一是张嘴与闭嘴的动作能使面部40多块肌肉有节奏地进行收缩运动，这些肌肉在运动中得到锻炼，逐渐发达变粗，于是面部显得饱满，可防止中老年人因面部肌肉逐渐萎缩形成的"猴尖脸"。

二是向外哈气和用力深吸气能扩张肺脏和胸腔，增大肺活量，可使肺脏吸进较多氧气，增强身体的新陈代谢，从而提高全身各器官的功能，使人的衰老过程减缓，有利于健康长寿。

三是早晨起床后大脑还没有完全清醒，嘴的一张一闭，通过面部的神经反射刺激大脑，使大脑尽快清醒，思路敏捷，工作效率提高。

四是张嘴闭嘴，能使咽喉部得到活动，耳咽管保持通畅，中耳内外的压力维持平衡，防止出现老年性耳聋、耳鸣等现象。

五是张嘴闭嘴时，牙齿得到叩击，增强了牙齿的坚固性，可防止牙齿过早脱落。

据观察，长年坚持张嘴闭嘴锻炼的人，身体强壮、头脑灵活、耳聪目明、老当益壮。而且此法简单易行，无副作用，不妨一试。

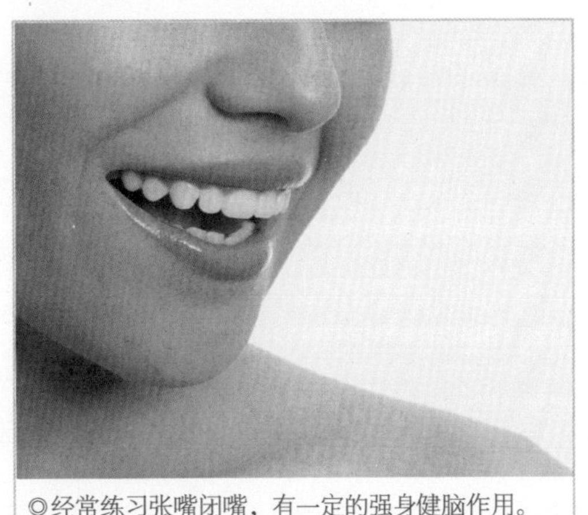

◎经常练习张嘴闭嘴，有一定的强身健脑作用。

花花草草，助你安眠入睡

❶ 你总是感觉非常疲倦吗

国际睡眠组织曾经发布的一份调查表明，失眠的女性比男性要多。30岁到60岁的女性在一周的工作期间内，平均睡眠时间只有6小时41分钟。每4位母亲中，有3位称自己总是“感觉非常疲倦”。

女性的失眠情况已经达到了流行病学研究的比例，但多数女性并没有意识到失眠对自身健康的严重影响。

国内某医院神经内科专家说，失眠会引起人体内激素失衡，产生对健康有害的化学物质，导致免疫力低下、内分泌紊乱等，由此长期失眠不仅会影响女性的容颜，还会引发身体和心理方面的其他疾病。调查发现，每晚平均睡眠5小时的中年妇女比平均睡眠8小时的妇女更容易患心脏病；失眠还可能增加饥饿感，而深夜进食会影响新陈代谢，从而引发肥胖；由于睡眠不足容易导致疲倦、注意力不集中、工作效率低等，因此失眠还会对女性白天的行为能力造成影响。专家分析说，女性失眠有自身的原因，也有社会的因素。女性独特的生理特性，如经期、怀孕和更年期，都会或多或少地影响睡眠质量。此外，就业压力大，家庭生活中的琐事多、负担重，也是影响女性睡眠的重要因素。

经常失眠的女性，为了自己的健康，一定要关注睡眠的质量。下面几条建议希望能有效 缓解女性失眠。

①减少摄入咖啡因。除咖啡、茶之外，碳酸饮料、用来缓解头痛、伤风及鼻塞的药物中也含有咖啡因。

②避免吸烟。香烟中的尼古丁会削弱入睡的念头，让人越发精神。

③不要喝酒。在睡前几小时内，喝上一到两杯酒，会让人难以入睡，甚至会在后半夜惊醒。

④睡前少吃。临睡前吃太多会让人入睡困难。

⑤多做运动。白天活动少会导致晚间睡眠出现问题。

⑥白天少打瞌睡。即使小憩，最好别超过30分钟。

经常处于失眠状态的女性除了尽量改变不良的生活方式之外，还可以试试下面的食疗方：

黄花合欢大枣汤：取黄花菜6钱，合欢花3钱，大枣10枚，蜂蜜适量。先将黄花菜洗净，与合欢花共入锅内，水煎去渣取汁，

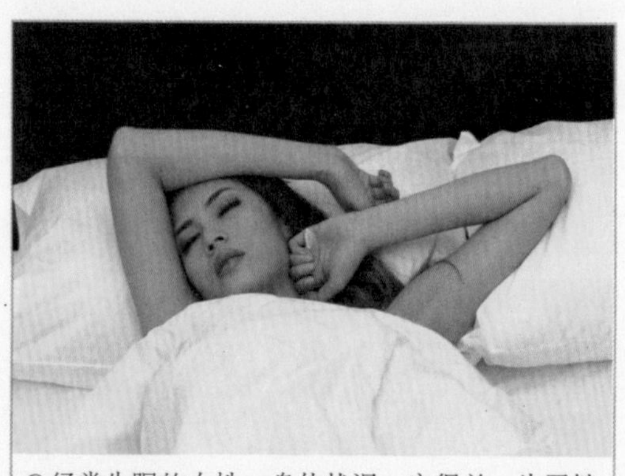

◎经常失眠的女性，身体状况一定很差，为了健康，我们一定要关注睡眠质量。

再与大枣共炖熟，调入蜂蜜即成。可每日1～2次，连服7～10天。此汤可除烦解郁安神。适用于肝气不舒引起的惊悸、失眠。

安神茶：取龙齿3钱，石菖蒲1钱。先将龙齿煅过，并研碎，石菖蒲切碎，水煎即成。可每日1剂，代茶饮。此茶可健脑开窍，安神益智。适用于失眠多梦、记忆力减退者。

❷ 失眠不妨借药酒入眠

《本草纲目》中记载，药酒对于防治失眠及助眠都有一定的作用，但有的患者不能饮酒，还有的药酒酒精含量较高，故心脑血管及溃疡病人不宜饮用。作为助眠用的药酒主要有以下几种：

丹参酒：取丹参30克，白酒500克。先将丹参洗净切片，放入纱布袋内，扎紧袋口，将白酒、纱布袋同放入酒瓶内，盖上盖，封口，浸泡15天即可。随量饮之。此酒可用于血瘀引起的失眠。通九窍，补五脏，益气养血，宁心安神，活血祛瘀，有令人不病之功。

徐国公仙酒：取龙眼（去壳）1～1.5千克。酿好烧酒1坛，龙眼肉入内浸之，日久则颜色娇红，滋味香美。早晚各随量饮数杯。此酒可补心血，壮元阳，悦颜色，助精神。主治怔忡惊悸之失眠。

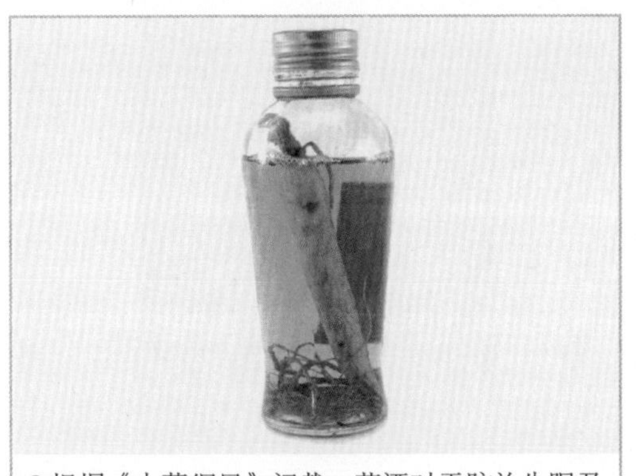

◎根据《本草纲目》记载，药酒对于防治失眠及助眠都有一定的作用。

长生酒：取枸杞、茯神、生地、熟地、山茱萸、牛膝、远志、五加皮、石菖蒲、地骨皮各18克。将上药研碎，装入细纱布袋内、放入酒坛，加米酒2升，密封，浸泡15天即成。每日晨起服10～20毫升，不可过饮。此酒可补肝肾，益精血，强筋骨，安神。此酒主治腰膝无力，心悸健忘、须发早白、夜寐不安。

养神酒：取大熟地90克，甘枸杞、白茯苓、建莲肉、山药、当归身各60克，大茴香、木香各15克，薏苡仁、酸枣仁、续断、麦冬各30克，丁香6克，桂圆肉240克。将上述茯苓、山药、薏苡仁、建莲肉制成细末，余药切成片，一起装入绢袋内，以白酒10千克，浸于罐内封固，隔水煮至药浸透，取出静置数日后即成。随量饮之。此酒可安神定志，益肾通阳。此酒主治肾阴阳两虚所致的失眠多梦、健忘。

阳春酒：取熟地15克，人参、白术、当归、天冬、枸杞各9克，柏子仁、远志各7克。将上药研碎，装入绢袋内，放入瓷罐里，加酒2.5升，浸10天左右。日2次，早晚温饮20毫升。此酒可健脾和胃，补气养血，安神定志。此酒主治头晕心悸、睡眠不安，或各种肿疡后期，疮口不能收敛。

杞枣酒：取枸杞45克，酸枣仁30克，五味子25克，香橼20克，何首乌18克，大枣15克。取上方药物，加白酒1000毫升，共浸酒1周后滤出备用。每晚睡前服20～30毫升。此酒可补肾滋阴、安神清心。此酒主治失眠伴腰膝酸软、五心烦热者，对肝肾阴虚、入睡迟者效佳。

清热解毒：花药清热赛灵丹

❶ 止咳平喘的花草粥

咳嗽是我们在日常生活中经常会遇到的小毛病，中医认为这是外邪入侵，使得脏腑受伤，影响到肺导致的有声有痰之证。所以要祛邪宣肺，内部又要调理脏腑、气血。本草里能够清肺止咳的种类有很多，以下药粥皆有润肺止咳的功效。

枇杷叶性味苦、平，入肺、胃经，《本草纲目》言其“和胃降气，清热解暑毒，疗脚气”。有化痰止咳、和胃降逆之功，本品性平而偏凉，故能下气止咳，清肺化痰，又能清胃热而止呕逆，故对咳嗽痰稠、胃热呕吐、呃逆等甚效。配冰糖煮粥服食，可增强杷叶润肺化痰，和胃降逆之力，对肺热咳嗽、胃热呕吐等，均有治疗效果。不过，引起咳嗽的原因很多，如果是风寒引起的咳嗽，则不宜选用本品。以下推荐一道有食疗功效的粥品：

枇杷叶粥：取枇杷叶10克，大米100克，冰糖适量。先将枇杷叶择净，布包，水煎取汁，或将鲜枇杷叶背面的绒毛刷去，洗净，切细，水煎取汁，加大米煮粥，待熟时调入冰糖，再煮一二沸即成，每日1剂。

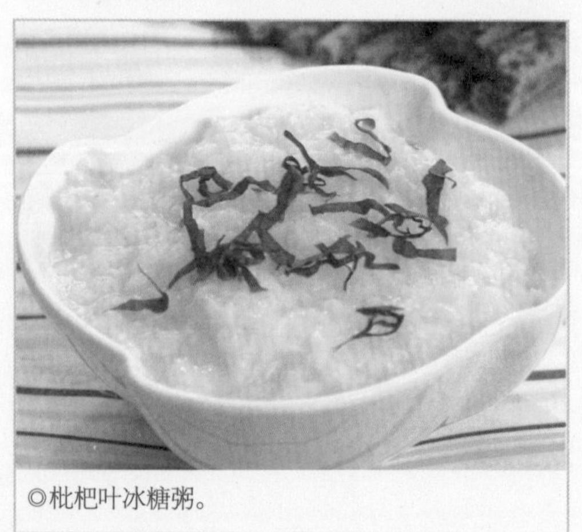

◎枇杷叶冰糖粥。

麦冬性味甘、微苦、微寒，归心、肺、胃经，《本草纲目》言其“主治心腹结气，伤中伤饱，胃络脉绝，消瘦短气”，有养阴润肺、养胃生津、清心除烦、润肠通便之功。本品甘寒入肺，为润肺燥、养肺阴常用药物。煮粥服食，对肺胃阴虚、干咳痰少、胃脘隐痛，纳差食少、心烦不寐、大便秘结等，有良好治疗效果。以下推荐一道有食疗功效的粥品：

麦门冬粥：取大米60克，薏米30克，山药、麦冬、莲子各适量，冰糖、葱各8克。先将大米、薏米均泡发洗净；山药、麦冬、莲子均洗净，山药改刀；葱洗净切成葱花。锅置火上，倒入清水，放入大米、薏米煮开，再入山药、麦冬、莲子同煮。加入冰糖煮至浓稠状，撒上葱花即可。

沙参性味甘而微寒，入肺、胃经，《本草纲目》言其“清肺火，治久咳肺痿”，有养阴润肺、益胃生津之功。本品性寒能清，味甘能补，归入肺经，既能清肺胃之热，又能养肺胃之阴，适用于阴虚肺燥或热伤肺阴所致的干咳痰少、咽喉干燥等症及温热病热伤胃阴或久病阴虚津亏所致的口干咽燥、舌红少苦、大便干结等证。煮粥服食，对肺胃阴虚所致的各种病症有良好的治疗作用。肺寒痰湿咳嗽不宜选用本品。以下推荐一道有食疗功效的粥品：

沙参粥：沙参15克，大米100克，白糖适量。将沙参洗净，放入锅中，加清水适量，水煎取汁，加大米煮粥，待熟时调入白糖，再煮一二沸即成，每日1剂。

芥菜性味辛、温，入肺、胃经，《本草纲目》言其“通肺豁痰，利膈开胃”。有宣肺豁痰、温中健胃、散寒解表之功。煮粥服食，化痰止咳，散寒解表，对外感风寒、咳嗽气喘等确有效验，煮制时，配点儿生姜、葱白同用，其效更佳。以下推荐一道有食疗功效的粥品：

芥菜粥：取芥菜叶、大米各100克。将芥菜叶洗净，切细备用。大米淘净，放入锅中，加清水适量煮粥，待煮至粥熟时，调入芥菜叶等，再煮一二沸服食，每日1剂，连续2~3天。

梨性味甘，微酸、凉，归肺、胃经，《本草纲目》言其“润肺凉心，消痰降火，解疮毒，酒毒”。有润肺消痰、清热生津之功，适用于热咳或燥咳、热病津伤或酒后烦渴、消渴等。以下推荐一道有食疗功效的粥品：

梨汁粥：取鲜梨2个，大米100克，白糖适量。将梨洗净，去皮、核，榨汁备用；将梨皮、梨渣、梨核水煎取汁，加大米煮粥，待熟时调入梨汁、白砂糖，再煮一二沸服食，每日1剂。

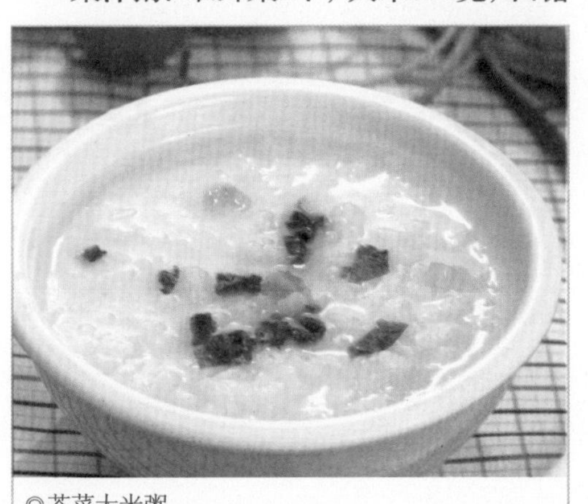

◎芥菜大米粥。

荸荠性味甘、寒，入肺、胃经，《本草纲目》言其“主血痢下血血崩”。有清热养阴、生津止渴、消积化痰之功，本品性味多汁，性寒清热，对热病伤阴、津伤口渴、肺燥咳嗽等，诸多效验。若煮制时加点儿麦冬、梨汁、鲜藕汁等同用，其效更佳。

本品生食易感染姜片虫，故以熟食为宜。若必须生食时，应充分浸泡后刷洗干净，再以沸水烫过，削皮再吃为宜，这样可避免感染姜片虫。以下推荐一道有食疗功效的粥品：

荸荠粥：取荸荠、大米各100克，白糖适量。将荸荠择净，去皮，切块备用。先取大米淘净，加清水适量煮粥，待熟时调入荸荠、白糖，煮至粥熟即成，或将荸荠洗净，榨汁，待粥熟时，同白糖调入粥中，再煮一二沸服食，每日1剂，连续3~5天。

❷ 感冒发烧不用愁，柴胡来帮忙

《本草纲目》中记载，柴胡性凉味苦，微寒入肝、胆二经，具有和解退热、疏肝解郁、升举阳气的作用，常用以治疗肝经郁火、内伤胁痛、疟疾、寒热往来、口苦目眩、月经不调、子宫脱垂、脱肛等症。平常感冒发烧后，可以使用小柴胡冲剂。

关于“柴胡”名称的由来，还有个民间传说。从前，一地主家有两个长工，一姓柴，一姓胡。有一天姓胡的病了，发热后又发冷。地主把姓胡的赶出家，姓柴的一气之下也出走。他扶了姓胡的逃荒，到了一山中，姓胡的躺在地上走不动了。姓柴的去找吃的。姓胡的肚子饿了，无意中拔了身边的一种叶似竹叶子的草的根入口咀嚼，不久竟感到身体轻松些了。待姓柴的回来，便以实告。姓柴的认为此草肯定有治病效能。于是再拔一些让胡食之，胡居然好了。此后，他们二人便用此草为人治病，并将此草起名“柴胡”。

值得一提的是，柴胡对肝炎有特殊疗效。目前，中医治疗传染性肝炎的肝气郁滞型，就是用的柴胡疏肝散，其中主药就是柴胡。

如果遇到感冒发烧的情况，除了小柴胡冲剂，这里再给大家介绍一款柴胡粥：

取柴胡10克，大米100克，白糖适量。将柴胡择净，放入锅中，加清水适量，水煎取汁，加大米煮粥，待熟时调入白糖，再煮一二沸即成，每日1~2剂，连续3~5天。

❸ 一碗绿豆汤，解毒祛暑赛仙方

在酷热难耐的夏天，人们都知道喝绿豆汤可以清热解毒。民间广为流传“夏天一碗绿豆汤，解毒去暑赛仙方”这一健康谚语。早在古代，人们就懂得用绿豆汤清热解毒。

中医认为，绿豆性味甘寒，入心、胃经，具有清热解毒、消暑利尿之功效。《本草纲目》中也有记载：“用绿豆煮食，可消肿下气、清热解毒、消暑解渴、调和五脏、安精神、补元气、滋润皮肤。”

可见，绿豆汤不但能消暑解毒，还具有滋养皮肤的功效。所以现代的女性最好在酷夏多喝一点儿绿豆汤，以达到健身和美肤的双重作用。

绿豆不仅能清热解毒、美容健身，另外还有很多其他用途。

将适量绿豆衣和鲜荷叶煮水，冷却后作解暑凉茶，可去痱子。绿豆配甘草煮汁饮服，可解疗肿疮毒和药物中毒及酒食中毒。还有，用仙人掌捣烂与绿豆粉调成糊状外敷，对治疗乳腺炎、腮腺炎有一定作用。用绿豆粉加冰片调匀外敷，可治湿疹皮炎瘙痒。有高血压和高血脂的患者常吃绿豆，有辅助降血压和防止血脂升高的作用。用绿豆、赤小豆、黑豆各少许，加入适量的水温火熬煮，加红糖少许，常饮可消热解毒。

民间还用绿豆衣、干菊花做枕芯，可清火、明目、降血压；用绿豆与茶叶一起煎水治疗流感；绿豆与冰糖煎水治疗恶心；将绿豆放入猪苦胆中，风干后每次服10粒能治疗高血压。

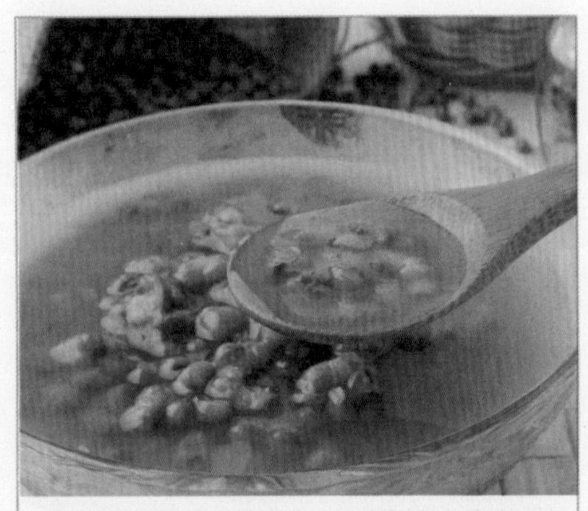

◎绿豆汤不但能消暑解毒，还有健身和美肤的双重作用。

花草贴心陪你度过生理期

❶ 花草呵护“好朋友”

女人在每个月总有那么几天，身体虚弱，心情烦躁，有时甚至还有难言的疼痛。千万不要责怪自己的“好朋友”，女性拥有正常的生理周期才是年轻健康的标志。女性一生要排卵400~500次，排卵期卵子没能受精，内分泌就会减少，促使子宫内膜脱落，引起出血，这样就形成了月经。

经期来临时，有些女性肌肤就会出现异常，这些问题主要是：

①由于激素减少，月经前一周肌肤会变得粗糙，也容易过敏。油脂分泌也开始增多，容易长暗疮。有这种症状者要经常补充肌肤水分，不要吃太咸的食物，否则会出现水肿。

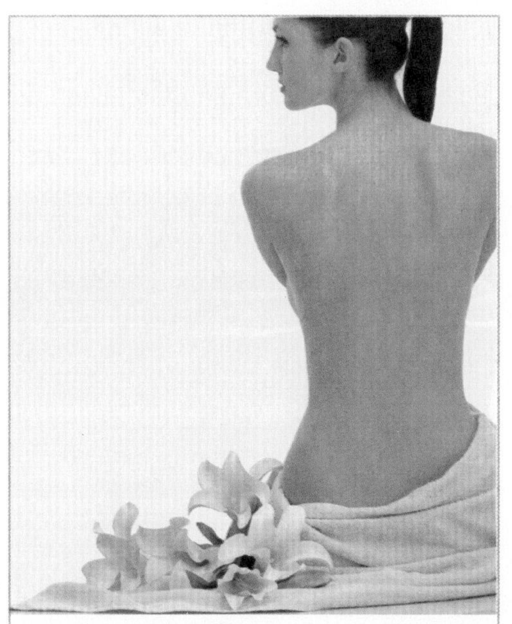

◎女人在每个月总有那么几天，身体出现各种问题，其实，都可以找花草来帮忙。

②月经期时，有些人皮肤会变得极为干燥，毛孔粗大。这时我们要注意保湿，加强营养，多吃一些含铁质、蛋白质的食物。《本草纲目》记载：“豆腐之法，始于汉淮南王刘安。”在熬贝类的鲜汤中放嫩豆腐、大葱、洋葱、鸡蛋调制的嫩豆腐酱汤，富含蛋白质和维生素。做法：加少许油炒熟蒜末，放入适量的开水，然后将沸水焯过的贝类放入锅中，水开后加豆腐及适量的盐，熄火前打入鸡蛋即可。

日常饮食中多食用补气暖身的食物，如核桃、枣、花生等。如果遇到痛经、月经不调等症状，可以试试下面这些小偏方：

月经不调：生姜末3克，红糖1匙，与米酒30克同煮粥服，有温下通经之功效。

月经过多：生姜15克，艾叶10克，鸡蛋两个。生姜、艾叶加水适量，煮热后，蛋去壳放入再煮，饮汁吃蛋。

痛经：干姜、红枣、红糖各30克。干姜洗净切成片，红枣洗净去核，与红糖共煎汤服；或生姜20克切丝，红糖适量，沸水冲开后加盖3分钟，趁热代茶饮之。

古代医学家赵之弼说：“经水之行，常用热而不用寒，寒则止留其血，使浊秽不尽，带淋瘕满，所由作矣。”薛立斋指出：“经行之际，禁用苦寒辛散之药。”这是一般用药的常规，在选用药膳之时应特别注意，甚至在选用作料时亦应注意这点。

除了花草调养，建议女性朋友们多以快

步走的方式进行运动保养。“动则生阳”，寒性体质的人更应该通过运动来改善体质。快步走简单易行，尤其是在卵石路上行走，能刺激足底的经络和穴位，可以疏通经脉、调畅气血、改善血液循环、温煦全身。

同时可以温灸治疗，一般选取两个穴位：气海穴（肚脐正中下方两指宽处）和关元穴（肚脐正中下方四指宽处）。用艾条每日熏烤30分钟，长期坚持。

❷ 月经过多过少，花草来调理

月经失调，是一种常见的妇科病，其中常见的两种表现就是月经量过多、过少。

（1）月经量多

有些女性在月经周期内，一天要换5次以上的卫生巾，而且每片都是湿透的，这就属于月经量过多，这类女性多半是气虚。

气是不断运动着的具有活力的精微物质，是构成人体的基本物质，聚合在一起便形成有机体，气散则形体灭亡。女性身体内的气若亏虚，防御作用减弱，则易于感受外邪，从而影响自己的健康和容颜。气虚的女性生下来的孩子也会面黄肌瘦、体弱多病。所以，月经量过多的女性一定要注意补气。有月经量过多问题的女性不妨试试以下几道食疗方：

益母草炒荠菜：鲜益母草10钱，鲜荠菜1两，菜油适量。先将鲜益母草、鲜荠菜洗净，切断。把铁锅放在旺火上，倒入菜油烧热，放入鲜益母草、鲜荠菜炒熟即可食用。1天2次，服至血止。此方中益母草有活血、破血、调经的作用；荠菜含荠菜酸，能缩短出血、凝血时间，从而达到止血的目的，对血瘀型月经过多特别有效。

当归乌贼炖鸡：取乌贼1两，当归1两，鸡肉2两，精盐适量。先把鸡肉切丁，当归切片，乌贼骨打碎，装入陶罐内加清水1斤，精盐适量，上蒸笼蒸熟。每日1次。一般3~5次可见效。此方中乌贼骨有收敛止血的作用，当归和鸡肉都是补血佳品，所以对血虚型月经过多，颇具疗效。

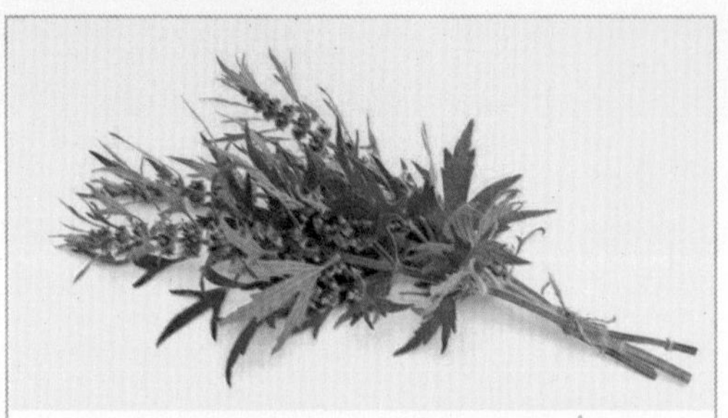

◎益母草具有活血、祛瘀、调经、消水的功效，可治月经不调、胎漏难产、胞衣不下等症。

（2）月经量少

月经量少的女性一般是血虚，也就是平常我们所说的贫血。血虚的女性，生下来的孩子也会体弱多病，因此女性平时一定要多吃菠菜，它可以有效治疗缺铁性贫血。有月经量过少问题的女性不妨试试以下这道食疗方：

红花山楂酒：取红花1~5克，山楂30克，白酒250克。先将山楂、红花同装入白酒中浸泡7日后即可饮用。月经前，每日2次，每次饮15~30毫升，连服5~7日。此方可活血祛瘀，调经止痛。适用于血瘀而月经量少。

（3）月经总是提前或推后

一般来讲，正常的月经周期应该是28~30天，提前或推后一周被称为月经提前或月经推后。月经经常提前或推后的女性一般都肾虚，肾虚不但会导致机体精、血及微量元素的全面流失，使体质变得更加虚弱，还会加速机体细胞的衰老。这表现为机体的各个系统、各种功能，包括免疫功能的紊乱失调。如果不及时治疗，长此以往，身体就会出现真正的疾病：感冒、高血压、高血脂、糖尿病、贫血、前列腺增生等。

（4）痛经

痛经的女性，一般来说是体内寒湿过重。对女性来说，姜是极好的保健食品，它可以帮助女性摆脱痛经的困扰。

用小刀把姜削成薄片，放在杯子里，尽量多放几片，越辣越好，加上几勺红糖，不要怕热量高，女人在月经期间可以大量吃糖而不用担心发胖。可以再加上一点儿红枣和桂圆，用沸水泡茶喝。如果不够烫，可以在微波炉里热一下，姜茶越滚烫越有效。

经期正是女性身体免疫力低下的时候，所以，经期的女性一定要注意保持清洁，禁止性生活，少吃冷食。进行一些柔和的运动，比如散步等，可以加快血液循环，利于经血的排出。

下面几个小妙方疗效很好：

月经不调、白带、宫颈炎：扶桑根皮15~20克，水煎服。

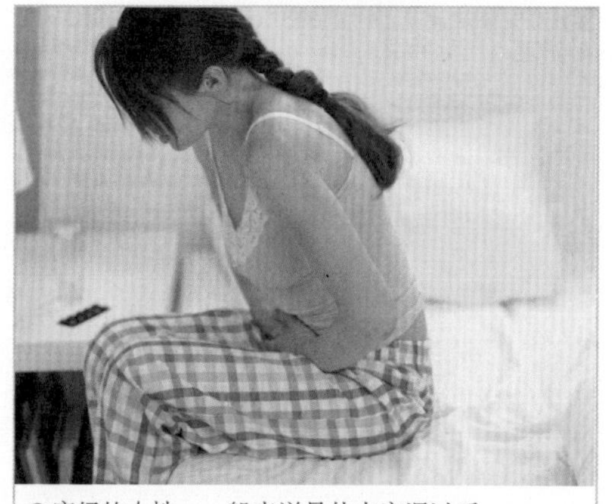

◎痛经的女性，一般来说是体内寒湿过重。

闭经或月经过多：铁树叶烧存性，研成末，每次服取3~6克，用黄酒送服。

闭经：含羞草根2~10克，水煎服。有麻醉作用，内服不宜过量，孕妇忌用。

血崩、白浊：扶桑根10~20克，茅草根30克，水煎，加冰糖温服。

月经期间，由于盆腔充血，女性会感到轻微不适，如腰酸、小腿肚或下腹部发胀、乳房胀痛、大小便次数增多、腹泻、便秘等，这些都是正常生理现象，经期过后便会自动消失，一般无须治疗。然而，捶腰背会使局部受到震动刺激，导致盆腔进一步充血、血流加速，从而引起月经过多或经期过长。另外，妇女在月经期，全身和局部的抵抗力较低，子宫黏膜剥脱形成创面，宫颈口松弛，如果经常捶打刺激，既不利于创面的修复愈合，还易受感染而患上急、慢性妇科疾病。

❸ 合理饮食，让恼人的痛经远离你

凡在行经前后或在行经期间出现腹痛、腰酸、下腹坠胀和其他不适，影响生活和工作者称为痛经。痛经分为原发性和继发性两种，前者是指生殖器官无实质性病变引发的痛经，后者是由于生殖器官某些实质性病变而引起的痛经。一般认为子宫过度收缩是原发性痛经的关键。疼痛一般位于下腹部，也可放射至背部和大腿上部。有的患者可能出现头晕、低血压、面色苍白、出冷汗等。情况比较严重的则要去医治。有不少已经工作的白领女士痛经现象也比较重，很可能与精神紧张、压力过大、工作繁忙等因素有关。

健康专家提醒，只要合理的饮食就可以降低痛经发生的可能性。下面再介绍一些对付痛经的简单易行的营养方案，不妨试试。

痛经患者在月经来潮前3~5天内饮食宜以清淡易消化为主，应避免进食生冷食品，因生冷食品会刺激子宫，使输卵管收缩，从而诱发或加重痛经。要多饮水，每日饮水总量应该达到2000毫升。

痛经患者应保持大便通畅，尽可能多吃些蜂蜜、芹菜、白薯等，因便秘可诱发痛经和增加疼痛感。

痛经患者适量饮点儿酒能通经活络，扩张血管，使平滑肌松弛，对痛经的预防和治疗有一定作用。如经血量不多可适量饮些葡萄酒，能缓解症状，在一定程度上还能起到治疗作用。

痛经患者平时饮食应多样化，不可偏食，应经常食用些具有理气活血作用的蔬菜水果，如荠菜、香菜、胡萝卜、橘子、佛手、生姜等。身体虚弱、气血不足者，宜常吃补气、补血、补肝肾的食物，如鸡、鸭、鱼、鸡蛋、牛奶、动物肝肾、豆类等。

益母草是历代医家用来治疗妇科疾病之要药，具有活血化瘀的作用。痛经的朋友除了月经前及月经期要注意避免劳累、受凉、情绪紧张等因素外，用益母草煮鸡蛋吃也是一种很好的治疗方法。

此外，为避免痛经发生，月经期请不要吃这些东西：

①生冷类：即中医所说的寒性食物，如梨、香蕉、荸荠、石耳、石花、地耳等。这些食物大多有清热解毒、滋阴降火的功效，在

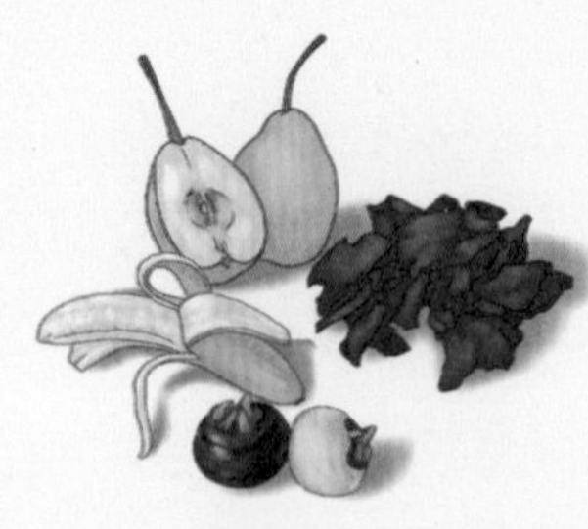

平时食用都是有益于人体的，但在月经期却应尽量不吃或少吃这些食品，否则容易造成痛经、月经不调等症状。

②辛辣类：如肉桂、花椒、丁香、胡椒等。这类食品都是佐料，在平时做菜时，菜中放一些辣椒等可使菜的味道变得更好。可是，在月经期的妇女却不宜食用这些辛辣刺激性食品，否则容易导致痛经、经血过多等症。

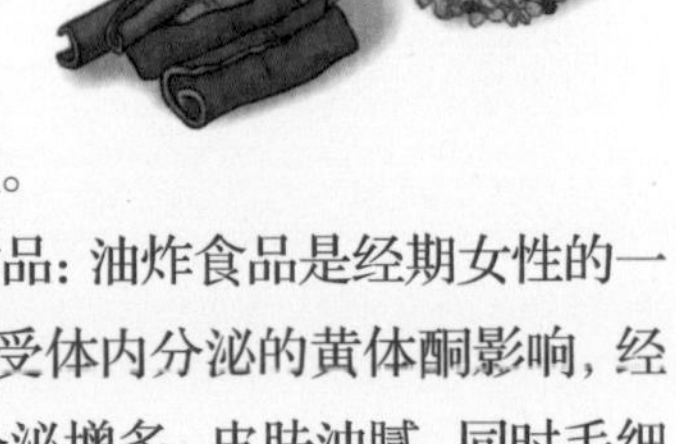

③油炸食品：油炸食品是经期女性的一大禁忌。因为受体内分泌的黄体酮影响，经期女性皮脂分泌增多，皮肤油腻，同时毛细血管扩张，皮肤变得敏感。此时进食油炸食品，会增加肌肤负担，容易出现粉刺、痤疮、毛囊炎，还有黑眼圈。另外，由于经期脂肪和水的代谢减慢，此时吃油炸食品，脂肪还容易在体内堆积。

经期不要捶背，因为经期腰部酸胀是盆腔充血引起的，此时捶打腰部反而会加重盆腔充血，从而加重盆腔酸胀感。另外，经期捶背还不利于子宫内膜剥脱后创面的修复愈合，导致流血增多，经期延长。

选对药膳，痛经不再来

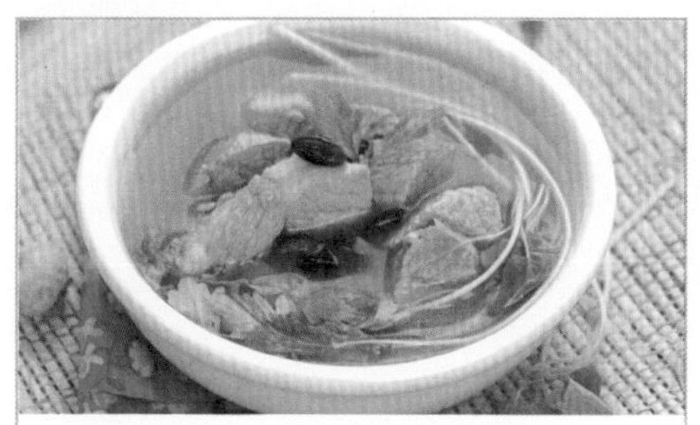

黑豆益母草瘦肉汤

功效 调中下气、调理痛经。

材料 瘦肉250克，黑豆50克，益母草20克，枸杞10克，盐5克，鸡精5克

做法 ①瘦肉洗净，切件，汆水；黑豆、枸杞洗净，浸泡；益母草洗净。②将瘦肉、黑豆、枸杞放入锅中，加入清水慢炖两小时。③放入益母草稍炖，调入盐和鸡精即可。

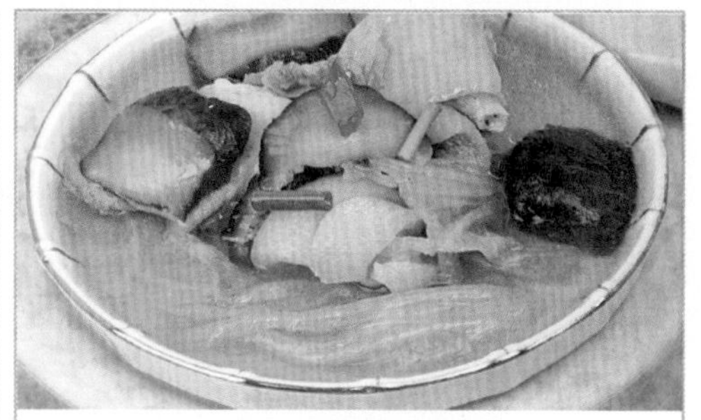

香菇白菜猪蹄汤

功效 调补气血，调经止痛。

材料 猪蹄250克，桃仁15克，白菜叶150克，香菇10朵，盐、味精、姜片、香油各适量

做法 ①将猪蹄洗净，切块，汆水白菜叶洗净，香菇用温水泡开洗净，备用。桃仁洗净备用。②净锅上火倒上油，将姜炝香，下入白菜叶略炒，倒入水，加入猪蹄、香菇、桃仁煲两小时，调入盐、味精，淋入香油即可。

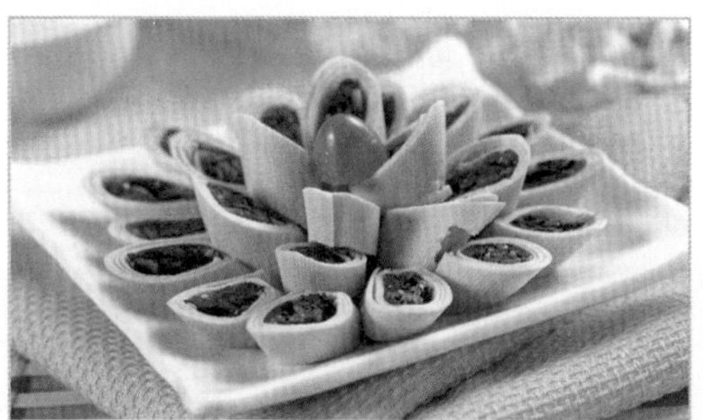

菠菜芝麻卷

功效 改善贫血，镇静、解痉挛。

材料 菠菜200克，豆皮1张，芝麻10克，盐3克，味精2克，香油1毫升，猪油5克，酱油5毫升

做法 ①菠菜洗净切碎，芝麻炒香，备用。②豆皮入沸水中，加入调味料煮1分钟，捞出，菠菜汆熟，沥干水分同芝麻拌匀。③豆皮平放，放上菠菜，卷起，末端抹上猪油，切成马蹄形，即可。

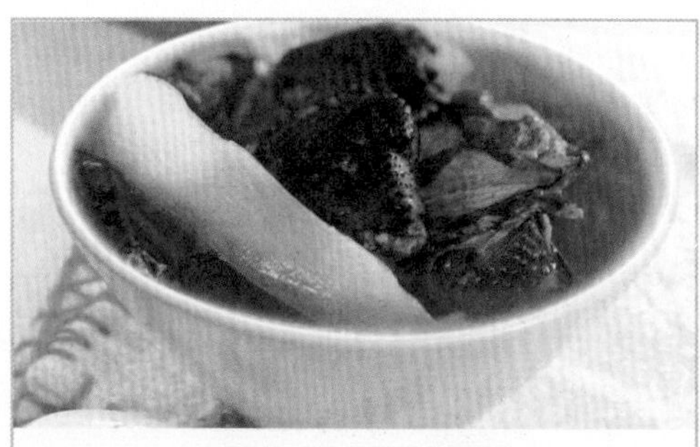

当归田七乌鸡汤

功效 止血又可活血。

材料 当归20克，田七8克，乌鸡肉250克，盐5克，味精3克，蚝油5克

做法 ①当归、田七分别洗净，田七砸碎；②乌鸡洗净，斩块，放入开水中煮5分钟，取出过冷水。③将田七、当归、乌鸡肉一起放入炖锅中，加水适量，大火煮开，转小火炖煮2小时，再加盐、味精、蚝油调味即可出锅。

❹ 劳伤心脾、血不归经：崩漏的调养

崩漏是妇科常见病，亦是疑难重症。是指经血非时暴下不止或淋漓不尽，前者称崩中或经崩，后者称漏下或经漏。崩与漏出血情况虽不同，但两者常交替出现，并可互相转化，故概称崩漏。中医认为，冲为血海，脾胃为气血生化之源。脾胃健运，运化如常，则血海充盈，月经如期而至，届时而归。脾胃亏虚，气血生化不足，血海空虚，则经期延长，甚或崩漏。

关于崩漏的中医治疗，主要分以下几种类型：

（1）血热型

主要表现为经血非时突然而下，量多势急或量少淋漓，血色鲜红而质稠，心烦潮热，或眠差不寐，溲黄或便结，舌质红，苔黄，脉细数。宜以滋阴清热、凉血止血为治。

（2）实热型

主要表现为经血非时忽然大下，或淋漓日久不净，色深红质稠，口渴烦热，或有发热，小便黄或大便干结。苔黄或黄腻，脉洪数。宜以清热凉血、止血调经为治。

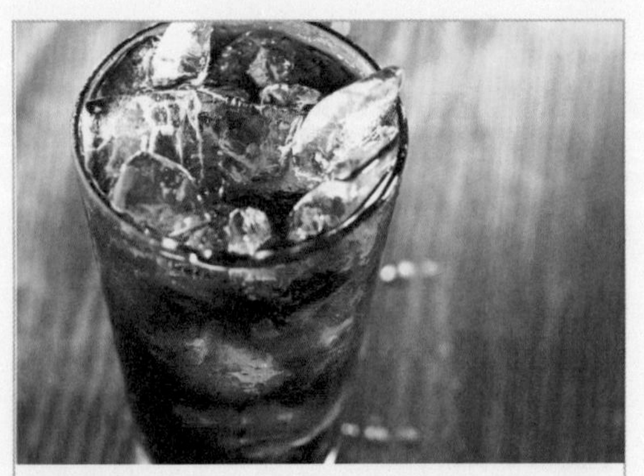

◎崩漏患者应避辛温暖宫之剂或寒凉凝血、滞血之药物，忌吃生冷饮食。

（3）肾虚型

主要表现为经来无期，出血量多或淋漓不尽，色淡质清。畏寒肢冷，面色晦暗，腰腿酸软，小便清长，舌质淡，苔薄白，脉沉细。宜以温肾固冲、止血调经为治。

（4）脾虚型

主要表现为经血非时而至，继而淋漓不绝，血色淡而质薄。气短神疲，面色皖白，或面浮肢肿、手足不温，或饮食不佳。舌质淡，苔薄白，脉弱或沉弱。宜以补气摄血、养血调经为治。

（5）血瘀型

主要表现为经血非时而下，时下时止，或淋漓不净，或停闭日久又突然崩中下血，继而淋漓不断，色紫黑有块。小腹疼痛或腹痛，舌质紫暗，苔薄白，脉涩。宜以活血化瘀、止血调经为治。中成药可选用桂枝茯苓丸、小腹逐淤丸、血府逐淤胶囊等。

那发生崩漏后应如何护理呢？中医认为，血得热则宜流，得寒则凝滞，受湿则碍气机。故崩漏患者宜避炎暑高温，或过食辛烈香燥之物，及辛温暖宫之剂或寒凉凝血、滞血之药物，忌吃生冷饮食；出血期间不宜涉水冒雨。劳则气耗，气不摄血，故出血期避免过度疲劳和剧烈运动，必要时应卧床休息或住院治疗。严禁房事，加强营养。临床观察当记录出血的期、量、色、质的变化及伴随证情的变化，若出血量骤多不止当及时处理，以免阴血暴亡发生虚脱危候。

花草助你解决难言之隐

❶ 莲子仙茅炖乌鸡，养足肾气

正常的妇女阴道流出少量透明、黏滑、色白或黄白的黏液称为白带。当子宫、子宫颈、阴道出现病变或有其他原因时，白带的量、颜色、黏稠度会有变化，称为白带异常，中医叫带下病。

引起白带异常增多的原因很多，生殖道炎症如淋菌、念珠菌、滴虫感染导致的阴道炎、老年性阴道炎、前庭大腺脓肿、慢性宫颈炎、宫颈息肉和慢性盆腔炎等是引起白带的主要原因。此外，生殖系统肿瘤，子宫过度后倾、后屈，阴道内异物及全身或慢性疾病如心力衰竭、贫血等能影响全身血液循环包括盆腔血液循环者，也有可能引起白带增多。

中医学认为，不管是何种原因引发的白带异常，归根到底，其病源都无外乎脾虚肝郁，湿热下注，或肾气不足，下元亏损所致。

白带清泛，量多，质稀薄，终日淋漓不断，腰疼如折，小腹冷感，小便频数清长，夜间尤甚，大便溏薄，舌质淡，苔薄白，脉沉细。有白带异常现象的女性可选用下面这道药膳来调理。

莲子仙茅炖乌鸡：取莲子肉50克，乌鸡肉100克，仙茅10克。先将将莲子肉、仙茅洗净，乌鸡肉洗净切成小块。把全部材料一齐放入炖盘内，加开水适量，炖盘加盖，文火隔开水炖3小时，调味即可。随量饮用。

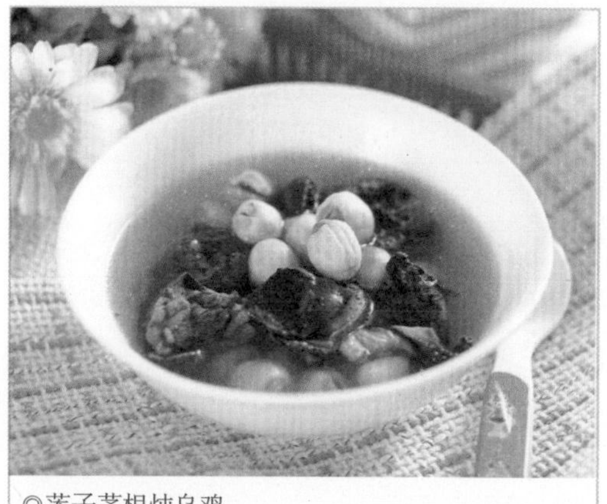
◎莲子茅根炖乌鸡。

❷ 芡实莲子薏米汤，健脾又旺肝

脾虚者带下色白或淡黄，质黏稠，无臭气，绵绵不断，面色光白或萎黄，四肢不温，精神疲倦，纳少便溏，两足浮肿，舌淡苔白或腻，脉缓弱。对于因脾虚而引起的白带异常，可以通过下面这道饮食加以调养或辅助治疗。

芡实莲子薏米汤：取芡实100克，茯苓50克，淮山50克，薏米100克，猪小肠500

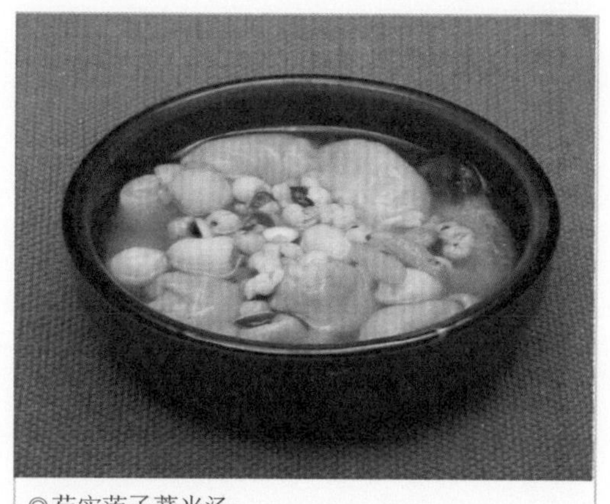
◎芡实莲子薏米汤。

克，干品莲子100克，盐2小匙，米酒30克。先将猪小肠处理干净，放入沸水中氽烫，捞出剪成小段。将芡实、茯苓、淮山、莲子、薏米洗净，与小肠一起入锅，加水至盖过所有材料，煮沸后用小火炖约30分钟，快熟时加盐调味，淋上米酒即可。本品养心益肾、补脾止泻，可用于遗精、带下、小便失禁、大便泄泻等症。

此方适宜于脾虚型白带增多者，肠胃实热大便干燥者忌用。

❸ 三仁汤，湿热下注有疗效

带下量多，色黄绿如脓，或挟血液，或浑浊如米泔，有秽臭气，阴中瘙痒，或小腹痛，小便短赤，口苦咽干，舌质红，苔黄，脉数或滑数。

对于因湿毒而引起的白带异常，可以通过下面这道饮食加以调养或辅助治疗。

三仁汤：取白果仁10个，薏苡仁50克，冬瓜仁50克。将上药以水煎，取汤半碗，每天1次。

一些女性朋友在白带正常增多时，自行购买一些阴道盥洗药清洗，结果反而使阴部皮肤变得干燥，乃至瘙痒，甚至带进致病菌，引起阴道发炎等病症。所以专家建议，如果自己不能确定白带增多是正常还是异常生理现象，就应该到正规医院检查确诊。

最后介绍几个治疗女性白带的花草小妙方：

①佛手15～30克，猪小肠30厘米，水煎服。

②白兰花10～15克，水煎服。

③美人蕉根10～15克，糯米适量，与鸡一起炖服。

❹ 蒲公英熟地汤：防治阴道炎有奇效

阴道炎是妇科中的常见病、多发病。阴道炎是在门诊和计划生育病中发病率最高的，占三分之一，其主要症状是白带增多，外阴瘙痒，甚则奇痒难忍。最严重时会影响生活和工作。多见于中年妇女，临床常见的阴道炎、滴虫性阴道炎和霉菌性阴道炎。

中医在治疗阴道炎方面也有独特的建树，具体方法如下。

①内服方：滋阴益肾、清热止带。方用知柏地黄丸加减。药用熟地12克，萸肉12克，山药15克，泽泻12克，椿根白皮15克，蒲公英20克，旱莲草15克，水煎2次，早晚分服。每日1剂。

②外治方：苦参30克，蛇床子20克，狼毒10克，雄黄10克，龙胆草15克。上药打碎纱布包，加水半盆煎煮半小时，去渣取汁，趁热先熏后洗，约20分钟，每晚临睡前熏洗一次。初起者2～7次即可获效，病程长者7～15次见效。

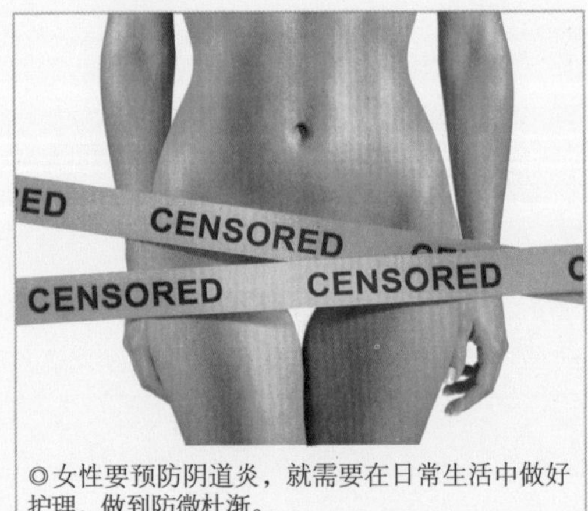

◎女性要预防阴道炎，就需要在日常生活中做好护理，做到防微杜渐。

孕产期的花草呵护

❶ 女人不孕，花草调养助你一臂之力

中医学上认为药食同源，合理适当的膳食对不同原因的不孕有一定的帮助。

（1）肾阳虚所致的虚寒、宫冷不孕

可用温补之品：附子煲狗肉、当归羊肉汤、鹿茸炖公鸡、核桃煲猪腰、鸡子糯米酒、黄芪牛肉汤，等等，可起到温肾壮阳暖宫的效果。忌食寒凉、生冷，如冷饮、香蕉、雪梨、凉粉等。

被肾阳虚困扰的不孕女性可常食雪莲炖鸡，具体做法如下：取雪莲花30克，当归、黄芪、党参各10克，鸡1只。将上药洗净，与鸡同时炖。每日一两次，吃肉喝汤。此方可补肾助阳，调补冲任。主治肾阳虚之不孕。

（2）肾阴所致的肾精不足、冲任亏虚之不孕

可服用花胶瘦肉汤、虫草炖水鸭、燕窝鸡丝羹等。忌服温补燥热之品，如狗肉、羊肉。

（3）气血虚之不孕

可服用当归大枣鸡蛋茶、竹丝鸡糯米粥、熟地黄枸子瘦肉汤（放入少许陈皮或春砂仁）、排骨元肉汤、莲藕红豆鲫鱼汤等。

（4）脾虚夹湿之不孕

可服用莲子鸡蛋茶、淮山鲫鱼汤（放入少许陈皮）、莲子糯米大枣粥、茯苓黄芪瘦肉汤，少食或忌食肥甘厚腻、寒凉、生冷之品。

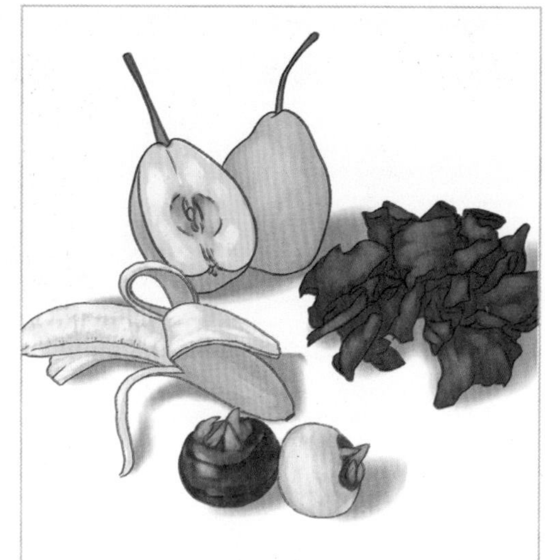

◎肾阳虚所致的虚寒、宫冷不孕的女性应忌食香蕉、雪梨、荸荠、石耳等寒性食物。

（5）肝郁不孕

可服用百合鸡蛋茶、麦肉大枣糯米粥、牛奶炖鸡蛋、玫瑰焖豆腐、黄花鲫鱼汤等，少食温补、辛辣、煎炸之品。

（6）瘕之不孕

可服用乌龟煲土茯苓汤、鳖甲炖山药汤、田七花旗参茶、昆布海藻瘦肉汤（伴有甲亢者不适）、海带绿豆汤等。

（7）痰多不孕

可服用橘皮茶，橘皮10克沏水，代茶饮。

（8）痛经不孕

半开的玉兰花一朵，每日清晨空腹，水煎服。

四道不孕调理食谱，助你摆脱不孕烦恼

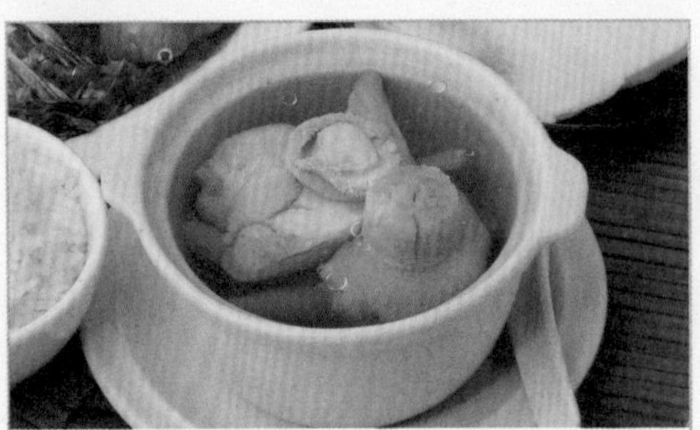

四物鸡汤

功效 滋养身体的阴血，使血液重新循环畅通。

材料 鸡腿约150克，熟地25克，当归15克，川芎5克，炒白芍10克，盐3克

做法 ①将鸡腿剁块，放入沸水中汆烫，捞出冲净；药材以清水快速冲净。②将鸡腿和所有药材放入炖锅，加6碗水以大火煮开，转小火续炖40分钟。③起锅前加盐调味即可。

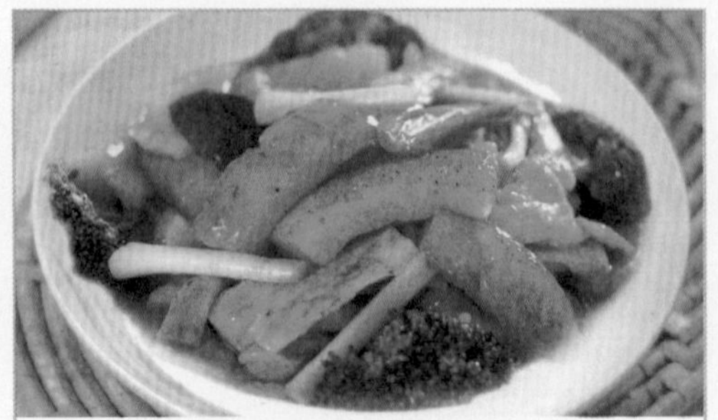

鲍汁鲜竹焖海参

功效 补肾益精、养血润燥、调经、养胎。

材料 鲜腐竹200克，水发海参200克，西蓝花100克，冬菇50克，炸蒜子6只，葱、盐、味精、糖、鸡精、蚝油、老抽各适量

做法 ①锅中放入水，下入姜片、葱、海参煨入味待用。②将鲜腐竹煎至两面金黄色待用，西蓝花汆熟待用。③起锅爆香姜葱，下入鲜腐竹、海参、冬菇略焖，再下入所有调味料焖至入味后装盘即可。

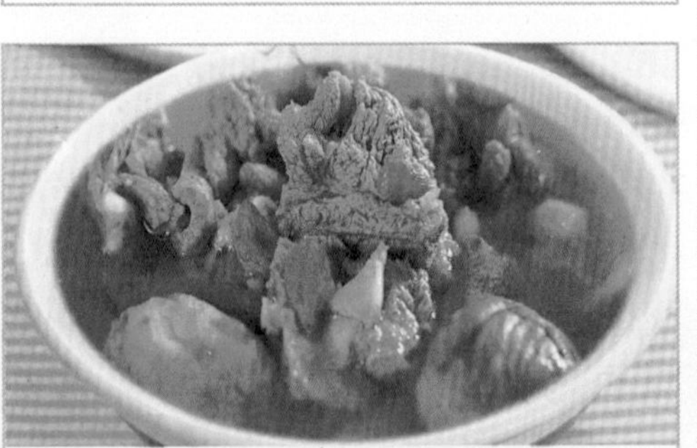

栗子羊肉汤

功效 暖宫散寒、温经活血、调理不孕。

材料 枸杞20克，羊肉150克，栗子30克，吴茱萸、桂枝各10克，盐5克

做法 ①将羊肉洗净，切块。栗子去壳，洗净切块。②吴茱萸、桂枝洗净，煎取药汁备用。③锅内加适量水，放入羊肉块、栗子块、枸杞子，大火烧沸，改用小火煮20分钟，再倒入药汁，续煮10分钟，调入盐即成。

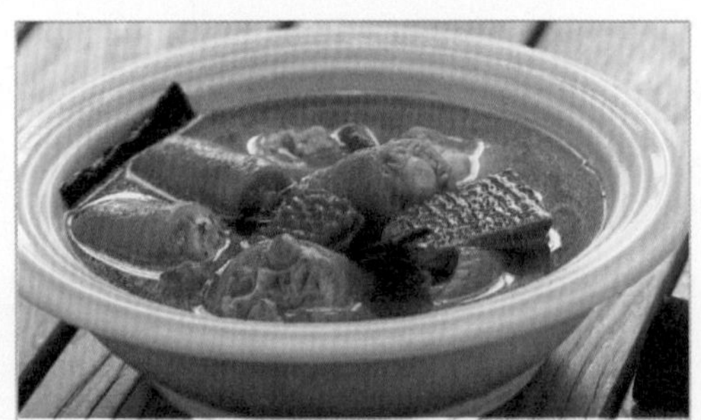

龟板杜仲猪尾汤

功效 补肝肾、强筋骨、安胎气、调理不孕。

材料 龟板25克，炒杜仲30克，猪尾600克，盐两小匙

做法 ①猪尾剁段洗净，汆烫捞起，再冲净1次。②龟板、炒杜仲冲净备用。③将猪尾、杜仲、龟板盛入炖锅，加6碗水以大火煮开，转小火炖40分钟，加盐调味。

❷ 两道产后食疗方，养血又补津

在生活水平显著提高、绝大多数人温饱无忧的今天，营养不均衡的问题却日益突出，尤其是产后女性，在孕育、哺乳、工作中，都要消耗大量的体液，很容易出现虚脱的症状，头晕眼花、身心疲惫、心慌气短等。这时滋阴非常重要。

产后女性，食物补阴有着不可代替的作用，根据自己的需要进行食补，比如补肾阴，有乌鸡、鳖甲、龟板、枸杞子。更重要的是，要做到生活规律、心情舒畅、积极参加户外锻炼。

分娩过程中，因疼痛失血，出很多汗，一下子把人体的阴伤了。汗、血是同源的，损耗的都是人的元气。所以在过去，生完小孩后都会先炖点儿鸡汤补补，补充失去的体液。鸡汤酸性入肝，肝藏血，为女子的先天之本，女人补身子要先补肝。熬鸡汤时，可以放一些黄芪、党参、桂圆等有温补功效的药材。

胎儿是母亲的血养起来的，所以无论是顺产还是剖宫产，产妇都会失血阴亏，身体虚弱。老一辈的人都知道，生完小孩后，先不让产妇去吃补品，而是熬一点儿小米粥，里面加一点儿红糖，喝它就可以了。小米健脾养胃，补充后天生化机能；红糖色赤入心养肝，能迅速补充身体气血。这是从古至今我们的先人一直沿用的产后补法，是一种大智慧。

很多产妇生完小孩以后乳汁不足，这时可以煲一些鲫鱼汤、猪蹄汤来喝，会促进乳汁的分泌。母乳喂养还对产妇健康很有益处，乳房通过婴儿的吸吮，使经脉畅通，可以减少乳腺炎、乳腺增生的发病概率。中医食疗的药汤是最好的营养补充方法：

下面推荐两款滋阴粥，有助于产后的女性恢复原来的健康活力和青春靓丽。

养血补津粥：取红花10克，当归10克，丹参15克，糯米100克。共同煮粥食，此方适合于面色灰暗、虚劳燥咳、心悸、脾虚的阴虚者。

滋阴补气粥：猪肘600克，枸杞子18克，人参10克，生姜15克，白糖5克。将上述食材一同煮粥食，此粥适用于气短、体虚、神经衰弱、目昏不明的阴虚者。

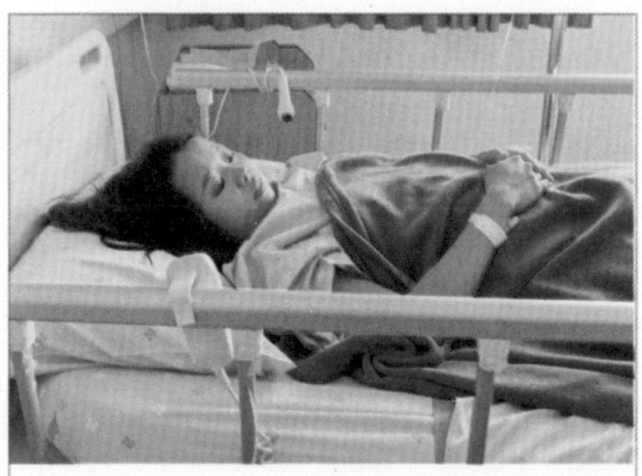

◎产后女性易出现虚脱的症状，因此一定要补好、补对。

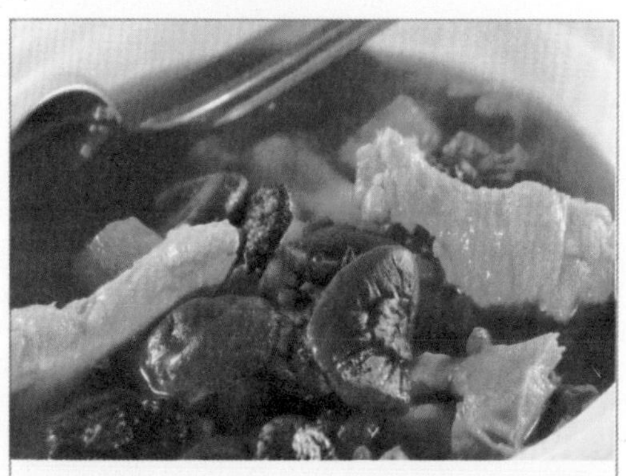

◎分娩消耗产妇元气，可炖点儿鸡汤滋补，鸡汤酸性入肝，肝藏血，为女子先天之本。

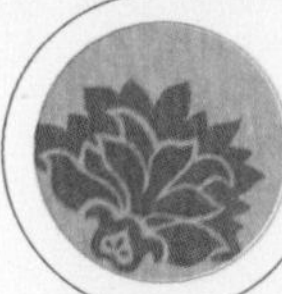

四种食疗方，防治缺乳

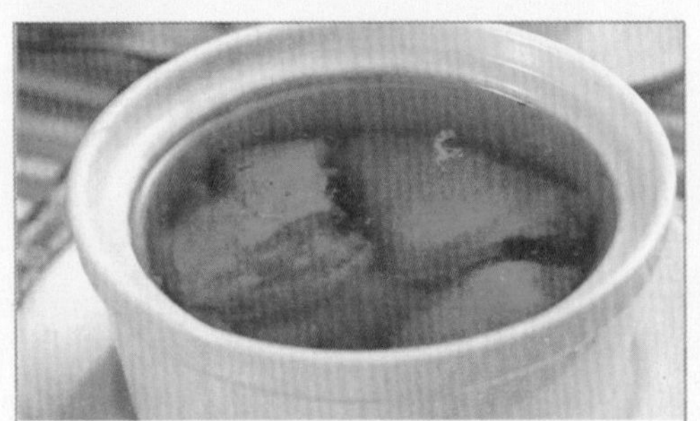

莲子土鸡汤

功效 温中益气、补精添髓、补益气血。

材料 土鸡肉300克，姜1片，莲子30克，盐、鸡精粉、味精各适量

做法 ①将土鸡剁成块，洗净，入沸水中氽去血水；莲子洗净，泡发。②将鸡肉、莲子一起放入炖盅内，加开水适量，放入锅内，炖蒸2个小时。③最后加入盐、鸡精、味精调味即可食用。

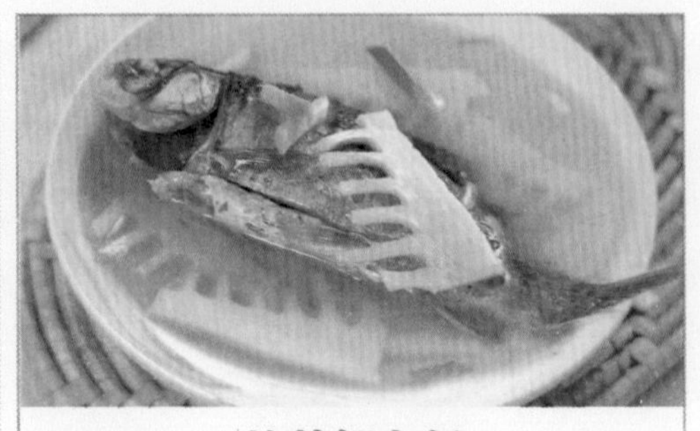

竹笋鲫鱼汤

功效 补阴血、通血脉、补体虚、通络下乳。

材料 冬笋200克、鲫鱼1条(约300克)，黄酒、姜丝、葱、盐、味精各适量

做法 ①将鲫鱼去鳃，留鳞，剖腹去内脏，加黄酒、姜丝、精盐拌匀。②炒锅置旺火上，下油，烧至八成热时，倒入冬笋加姜丝，加盐炒匀，加盖稍焖。③再倒入鲫鱼块同焖片刻，注入清水500毫升，烧开后，转用小火煮熟，加味精、葱花即可。

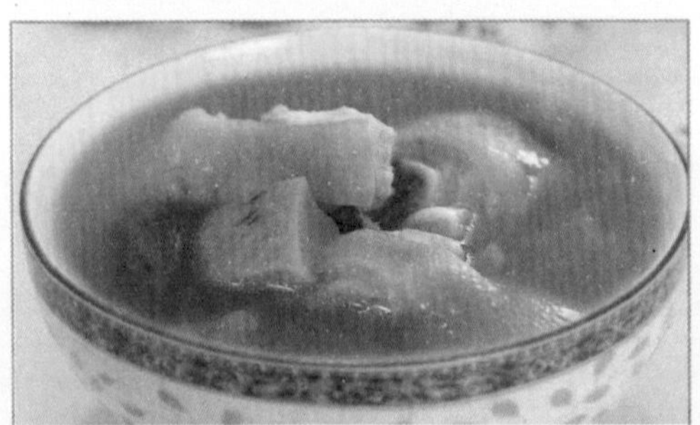

萝卜干蜜枣猪蹄汤

功效 补虚弱、填肾精、下乳汁。

材料 萝卜干30克、猪蹄600克，通草8克，蜜枣5枚，盐5克

做法 ①萝卜干浸泡1小时，洗净切块，蜜枣洗净；通草洗净，煎汤备用。②猪蹄斩件，洗净，飞水；烧锅，将猪蹄干爆5分钟。③将清水放入瓦煲内，煮沸后加入以上用料，大火煲滚后，改用小火煲3小时，加盐调味。

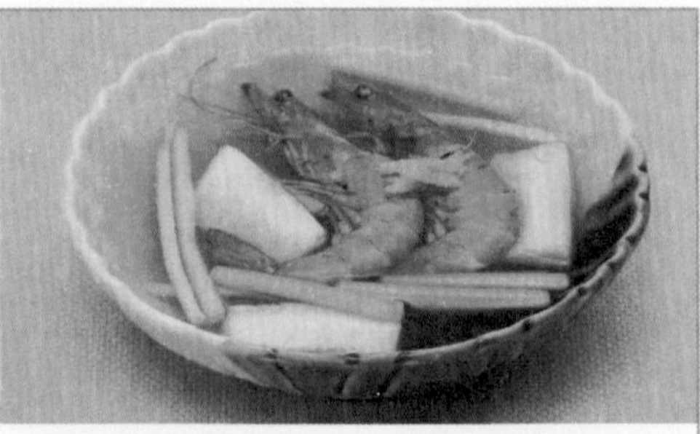

通草丝瓜对虾汤

功效 下乳汁、利小便、通经络。

材料 通草6克，对虾8只，丝瓜200克，食油、葱段、蒜、盐各适量

做法 ①将通草、丝瓜、对虾分别洗干净，虾去泥肠。②将葱切段；蒜拍切成细末；丝瓜切条状。③起锅，倒入食用油，下虾、通草、丝瓜、葱段、蒜末、盐，用中火煎至将熟时，再放些食油，烧开即可。

花草秘方让你拥有"性"福生活

❶ 花草芳香，唤醒沉睡的抑"欲"

中医认为性冷淡主要是体内阳气不足，肾气亏虚所致。香疗可以用一些特殊的香味和热能疏通体内的通道补充阳气，唤醒心中沉睡的抑"欲"。

①龙眼、白兰瓜、茴香。它们具有独特的芳香气味，而且有明显的温补效果，有意识地经常吃，可以补充体内的气血不足。

②丁香茶。丁香除了观赏，还可以药用，因为具有特异的香气，古代贵族把它作为口香糖。使用丁香花苞泡茶有微甜的辛辣味，常喝可以增强消化能力，补充阳气，建议每次至多10粒，用沸水冲泡后代茶饮。

③丁香、仙茅、沉香、补骨脂各取50克，用开水冲泡后，将药材和药液一起兑入浴水，它们会一直缓缓释放香气，疏通体内的通道。

④采用兜肚的形式，将等份的丁香、仙茅、沉香、补骨脂、肉桂磨成药粉，混合制成透气的药粉包，罩在气海——关元联合区，再用不透气的薄膜轻轻缠住即可。睡前使用，醒后去掉。

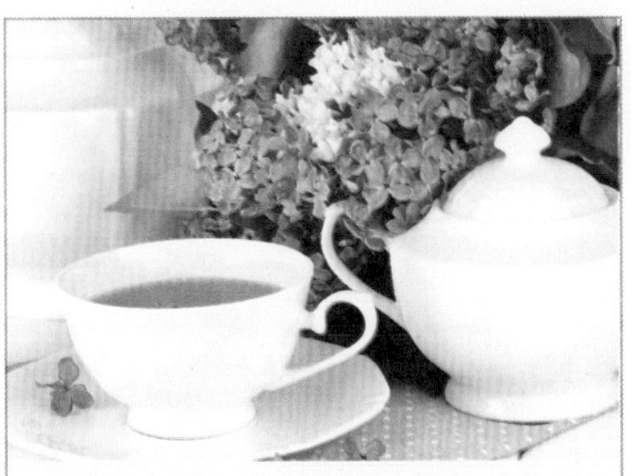
◎丁香除了观赏，还可以药用，用其泡茶饮可改善女性因肾虚导致的性冷淡。

❷ 武则天的补阳助"性"佳肴

唐代的则天皇后不仅能够君临天下，成为历史上第一位女皇帝，而且她的生活也丰富多彩。因为她驻颜有术，且非常注重养生之道，所以至老年依然风姿绰约，风韵不减当年。说起她的养生之道，就不得不提起她的性生活，为此，御医们也是费尽心机地帮她调补身体，最主要的还是给她开出一些适合她身体需要的食谱，注重食疗养生。以下就是一份补阳助"性"的食谱，武则天晚年正是借此拥有了非常愉悦的性生活。

鸽肉参芪汤：取白鸽1只，党参4钱，黄芪6钱，淮山药6钱，枸杞若干。先将白鸽切块，放入砂锅中，与党参、黄芪、淮山药、枸杞同水煮，炖熟即成。取汤饮，食鸽肉。可隔

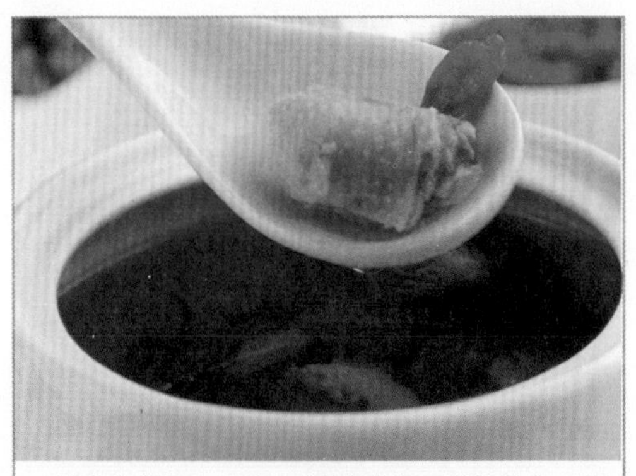
◎鸽肉参芪汤，食之可健脾补中、滋肾益气、提高性欲。

日服食一次，连食3~5天。此方中山药味甘性平，补脾养胃；黄芪味甘微温，健脾补中，抗疲劳；党参味甘性平，补益脾肺，调节胃肠运动；鸽肉味咸性平，滋肾益气提高性欲。

夏草雌鸽补益汤：取冬虫夏草3钱，雌鸽1只，细盐、黄酒、生姜末各适量。先洗净冬虫夏草，用清水浸泡1个小时；宰杀雌鸽，去毛、内脏与血，洗净。将雌鸽、冬虫夏草及已泡药的清水全部放入大瓦罐中，旺火烧沸，然后加黄酒、细盐、生姜末，改小火，炖一个时辰即可。饮汤，吃肉与冬虫夏草，可以常吃。此汤温中益肾，固精壮阳。适合于肾阳虚衰型女子性欲低下者服用，男性阳痿患者也可，但最好用雄鸽代替雌鸽。

回春蛤蚧酒：取蛤蚧5钱，人参5钱，淫羊藿1两，枸杞子7钱，益智仁5钱，上等白酒3斤。将以上药材及白酒置于瓶中，加盖密封，60天可以服用。每晚睡前饮一小杯，量小者喝少些，1次饮用不宜超过两杯。本药酒助肾阳，益精血，适合于肾阳虚衰型女子性欲低下患者服食。

人参鹿茸酒：取人参6钱，鹿茸2钱，上等白酒3斤，冰糖1两。将人参、鹿茸、冰糖放入瓶中，加盖密封，60天后服用。每晚睡前饮一小杯，不宜过量饮用。此酒可渐补下元，生精益血，壮阳健骨，最适合于肾阳虚衰型女子性欲低下的患者服用。

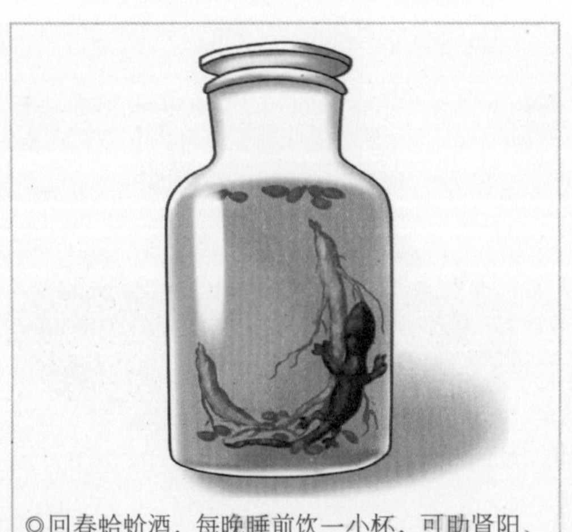

◎回春蛤蚧酒，每晚睡前饮一小杯，可助肾阳、益精血。

❸ 房事后的三种滋补汤

房事中大汗淋漓，中医称为“泄”。通常表现为性生活过程中汗多，房事后四肢发冷、心慌气短，并伴有咽喉干燥，关节酸疼，周身乏力等，这是因为阳气外泄，伤阴伤阳所致，常见于身体虚弱者或中老年人。此种情况需要额外补充一些补气补血的食物，如桂圆、莲子、鸡、鸽、大枣等食物，煲汤饮用，可补气滋阴，涩汗固精。以下是专家推荐的几道房事后的进补药膳。

山药枸杞子汤：取老鸭半只，鲜山药200克，干莲子肉20粒，枸杞子20克，银耳6朵，冰糖少量。先将老鸭洗净斩件，鲜山药去皮，切段，与其余配料共同放入无油的瓦罐中，加清水浸泡，用小火慢炖2小时，汤液黏稠即起锅。

海蛤墨鱼汤：取海蛤30克，墨鱼6条，熟地10克，党参2只，生姜20克。先将海蛤、墨鱼洗净，墨鱼切段，生姜拍一拍，与其余的配料一同放入无油的瓦罐中，加清水浸没组成，小火慢炖2小时，起锅时加入3克食盐。切忌加盐过多，因为过咸会伤肾。

木瓜海带乌鸡汤：取木瓜半个，海带50克，乌鸡半只，党参2只。将木瓜除子去皮，海带洗净切块，乌鸡剁成小块，放入锅中加水文火慢炖，2小时后出锅，加食盐4克。

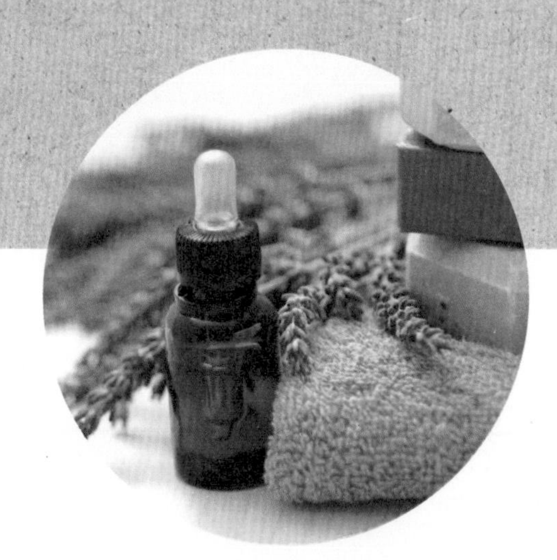

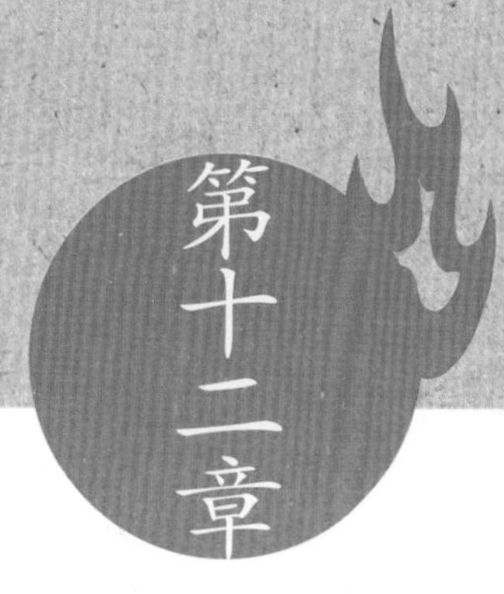

第十二章

花草精油：女人的诗意芳香

●精油，是上天赐予女人的神秘礼物，每一种植物精油，都具有一种独特的芳香与疗效，这种源自植物天然的芬芳给女人的身心以无穷滋养。而芳香疗法，正是运用芳香植物蒸馏萃取出的精油，以获得身、心、灵之整合性疗效的一种特殊疗法，它取自自然，以无比柔和的方式安抚我们的病痛、舒缓我们的心灵，可谓是最贴心的私人医生。

芳香疗法，让你散发迷人的气息

❶ 芳香疗法，舒缓你的心灵

芳香疗法，是利用天然植物精油的芳香气味和植物本身所具有的治愈能力，经由人的嗅觉器官和皮肤的吸收，到达神经系统和进入血液循环，帮助人身心获得舒解，达到保养皮肤和改善健康状况的目的和功效，从而最终使人的身、心、灵达到平衡和统一。

芳香疗法，取法自然。它安抚我们的病痛，也舒缓我们的心灵。所以，谈起它的神奇功效，我们不妨从它对人的身体和精神两个方面来理解。

（1）最贴心的私人医生

芳香疗法辅助正统医疗，对人体各个部分的病痛都有很好的疗效。

①关爱皮肤和结缔组织

精油刺激并调和我们的皮肤、皮下组织及结缔组织，使局部温度增加并促进毒素的排出，以此维持皮肤的年轻活力及光彩，使皮肤健康亮丽。

②顺畅动静脉循环系统

如果在进行柔和的按摩时使用精油，精油会在动静脉的微血管处制造一种循环作用的促进物，帮助血液和器官细胞间的养分与气体交换。

③让肌肉找回失去的力量

每天在充满紧张和压力的环境下生活，对人体的肌肉组织产生影响，而这些负面影响则导致身体僵化、沉重、疲乏、疼痛和萎缩。按摩时使用精油刺激肌肉，能促进肌肉纤维的抵抗力与弹性，可延后肌肉产生疲乏与倦怠感，缩短肌肉消除疲劳的时间。施行按摩时用精油能达到松弛肌肉组织的效果。

④温和脑脊髓神经

脑脊髓神经系统的主要作用是调节生命功能及感官讯息的集中。将精油与按摩技术结合，在需要松弛的人体部分，施以温和的按摩活动，能使身体平静、和顺及

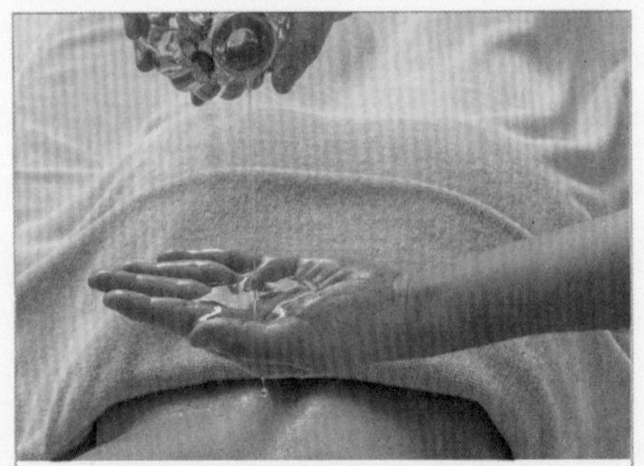

◎芳香疗法，是利用植物精油以及植物天然的自愈力，来达到调理健康的目的。

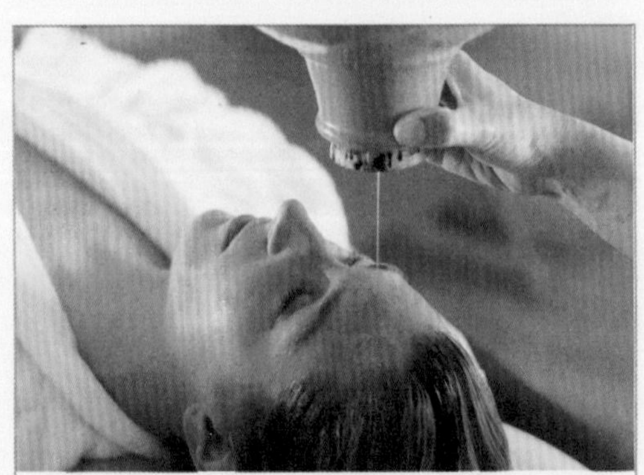

◎用精油配合按摩技术给脑脊髓神经系统以温和的刺激，可以达到使身体平静的目的。

舒适。

⑤平衡交感与副交感

人体器官组织的正常运作来自交感与副交感神经系统的均衡。当此神经系统补充能量并促进某些器官正常运作时，运用精油施行人工按摩，可使交感与副交感神经维持平衡。

⑥温润脏腑

在肠胃不适或胆汁分泌不足时，使用精油配合按摩活动，即能获得调和的疗效。若我们在肠胃痉挛的时候，用舒缓、深入的按摩活动并配合使用精油，即能镇定并缓和痉挛。

⑦调节内分泌

经常使用精油并配合施行人工按摩，能维持、促进并调整内、外分泌腺的正常功能，包括皮脂腺等外分泌腺及肾上腺、卵巢等内分泌腺。

（2）最善解人意的心理治疗师

当你发现生活的节奏越发快速，你在紧张的追赶中产生焦虑与不安。而女人，又天生是最富感情的生灵。你像站在针尖上的天使，用细腻、敏感去感知着周围的一切。欢乐与苦痛在你的感知上，都被无限放大。这种极端的感情极易让你本身就脆弱的心灵受到伤害，积累下隐忧。

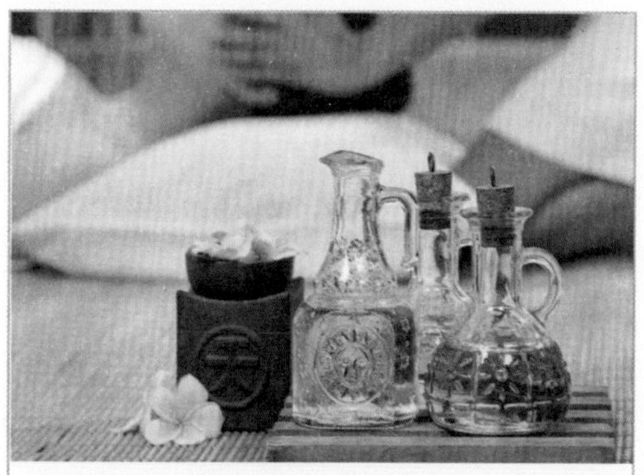
◎芳香精灵就像最善解人意的心理治疗师，会让人感觉到如脱胎换骨一般的新生。

芳香精灵，此时像一个最善解人意的心理治疗师。在它的气息和触碰下，你释放出压力因子。这一刻，你甚至可以看到童年的纯真，感受到那段时光中的轻松与快乐。然后，在不知不觉中，你会发现，内心的平静与安然会感染你的气质和面容，镜子里是焕然一新的自己。

所谓脱胎换骨，其实并不是那么遥不可及。

（3）芳香疗法的传达途径

芳香疗法的神奇功效你已经知晓，可这份神奇是怎样传到你身体上的呢。了解芳香疗法的传达途径，会让你对它的认识更深一层。芳香疗法主要通过人的皮肤系统和呼吸系统来传达。

①通过皮肤系统——亲密接触，不要距离

芳香疗法中使用的按摩方法就是通过皮肤系统，让精油成分在按摩的帮助下，渗入皮肤，进入毛细血管，再汇入血液循

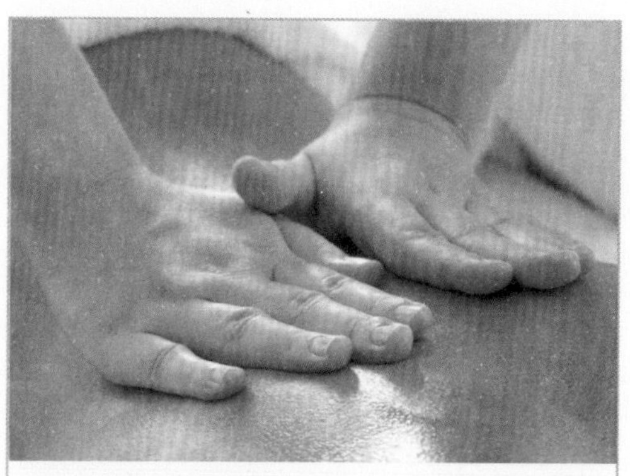
◎芳香疗法通过按摩让精油渗入皮肤，是一种没有距离的亲密抚触。

环，将承载着治疗作用的因子运输到身体各个部分。

这些因子在人体内停留的时间里，充分地发挥着自身的功用。然后经由各种方式被排出体外，也顺便带走了人的不适。

②通过呼吸系统——吐芳纳香中健康常驻

芳香疗法中使用的吸嗅方式就是通过呼吸系统，将精油成分传达到脑部和肺部。精油分子进入鼻腔，在嗅觉细胞和鼻纤毛的工作下，留下香味的记忆，然后透过嗅觉阀，传到大脑嗅觉区，激发神经化学物质的释放，由此让人镇定，或者使人兴奋。而进入腹部的精油成分则通过肺部毛细血管，进入血液循环，到达人体的各个部分。

（4）精油萃取的来源和方式

我们所熟知的精油，简单地说就是从植物的叶子、花朵、种子、果实、根部、树皮、树脂、树干等以蒸馏法、化学溶剂萃取法和油脂分离法等方式提炼出来的物质。除了单一部位能萃取出精油外，有些植物可以在好几个部位萃取出精油，例如苦橙就可以从花苞、叶子以及果实三个部位萃取出精油。

萃取植物精油的方法有很多，较常见的有：

①蒸馏法

这种方法是将植物置于蒸馏容器，利用水或蒸气将植物加热，水蒸气穿透植物，蕴涵于植物中的精油遇热化为气体逸出，再经导管冷却恢复成液体状态即成。

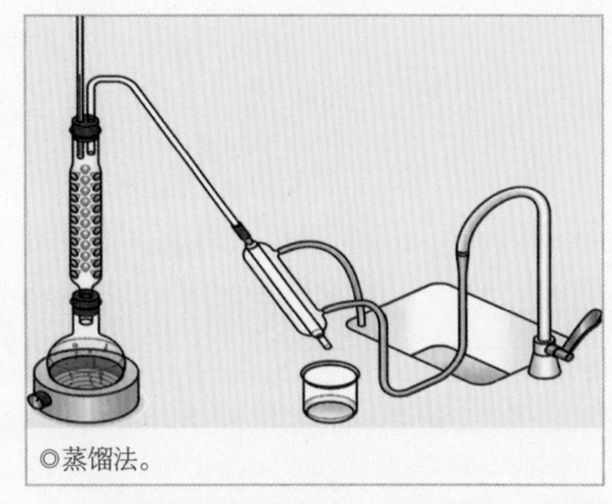

◎蒸馏法。

蒸馏法操作最简单，成本较低，是最常用的萃取方法。大部分精油可以以此方法提炼。

代表精油：薰衣草、洋甘菊、迷迭香、肉桂、天竺葵、香蜂草、橙花、檀香、依兰依兰等。

②化学溶剂萃取法

这种方法是花类精油的常用萃取方法。它是利用酒精、醚液态丁烷等化学溶剂，反复淋在欲萃取的植物上，再将含有精油的溶剂分离解析，以低温蒸馏即可得到精油。

代表精油：安息香、永久花、洋柑橘、玫瑰等。

③油脂分离法（脂吸法）

它是花朵精油昂贵的萃取方法，这个方法常应用于易碎的花瓣植物。它以油脂吸收植物香气较佳的部分，再经酒精处理，并以机器搅拌，待酒精蒸发后，留下的便是芳香精油。

代表精油：茉莉、橙花、玫瑰。

④冷冻压缩法（压榨法）

这种方法是专门用来萃取贮藏在果皮部分的精油，如柑橘类的果实。萃取方式是在压碎果皮过程中加水，收集汁液后，经离心机将精油分离出来。

代表精油：葡萄柚、柠檬、佛手柑。

⑤二氧化碳萃取法

这种方法，程序复杂，操作困难，成本较高，所萃取的精油品质近乎完美，价格也非常昂贵。它以二氧化碳为介质，使二氧化碳在高压状态下保持33℃，然后将压力稍微下降，二氧化碳便逸出，剩下的便是无残留的精油。

（5）精油的选购

目前，市场上出售的精油，10毫升精油的价格从50元到上万元不等。精油爱好者们在选购时一定要理性。谨记最贵的不一定是最好的，但也不能贪图便宜，因为某些价格过分低廉的产品可能是人工合成或是纯精油含量极低的油。你在选购精油时，应注意这样几个小细节。

①品牌的力量

如果你是精油菜鸟，一定要注意选择品牌，品牌的力量基本可以保证精油的质量。当然这不是绝对的，但在你成为精油达人以前，认准品牌能帮你扫除很大障碍。以下是几个口碑很好的精油品牌，可以供大家参考。

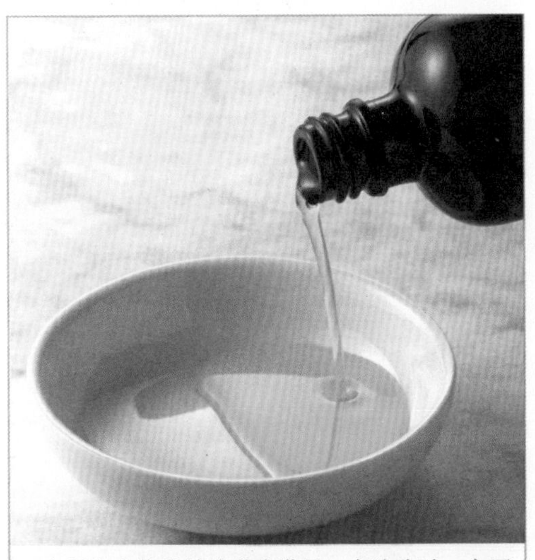

◎市场上出售的精油琳琅满目，在选购时一定要做到仔细甄别。

【品牌】Jurlique

【所在地】澳洲

【中文名称】茱丽

【昵称】J家

创始人为Jurgen Klein博士及其妻子Ulrik Klein共同创立，精油品牌的名称即为他二人名字组成。这是一个在国内比较容易购买到的品牌。缺点是，该品牌下的精油产地不明。

【产品推荐】玫瑰身体按摩油、茱莉混合基础油

【品牌】GreenValley

【所在地】加拿大

【昵称】GV

GV可能最适合新手了，性价比很高，而且可以少量购买。因为GV有多种容量包装，最小包装是2毫升。

【产品推荐】

柑橘类精油、茶树精油

【品牌】Baseformula

【所在地】英国

【昵称】BF

适合大批量购买，因为可以得到批发价格。精油种类比较齐全。

【品牌】Norfolk

【所在地】英国

【昵称】NF

种类比较少。

【产品推荐】

洋甘菊精油

【品牌】Oshadhi

【所在地】德国

【昵称】O家

分类细致。

【推荐精油】柠檬精油

此外，还有一些其他品牌也不错，多跟闺中密友交流，会有不错的知识补充。

②纯度——100%的重点

只有100%萃取天然植物的精油才能标示“Pure Epssential Oil”，必须认准这个标示。若标示“Essence Oil”（精华油）、“Perfume Oil”（香水油）则表明不是百分之百的纯精油。

③产地——认准“名门之后”

不同地方生长的植物所萃取的精油，品质上的差别也是不能忽视的。举例来说，法国南部的薰衣草，意大利的佛手柑就有着其他产地同类精油不可比拟的性能与品质。

④油液状态

大多数的精油都呈清澈透明状，滴在白纸上，挥发后不会留下任何的油渍残迹。拿起精油瓶对光目视，除了檀香木、乳香、没药等少数精油因蜡质成分高而有些浑浊，其他精油都应该是清澈如水的。

⑤细节决定成败

瓶身颜色要是深色不透光的玻璃瓶，不能是塑料瓶，瓶上应该有安全盖和滴头；标签上要注明英文名、拉丁学名、产地、容积、保存期限等；说明书中应该注明精油萃取方式、萃取部位等。

价格判断小窍门：某个店铺的精油若是均价，建议不要在此购买。因为不同精油的差价是很大的，商户的这种做法就让人质疑了。

（6）精油的保存

精油的功能是强大的，但精油本身也是脆弱的。阳光、空气、温度、湿度等外界因素都会影响它的品质。让大自然的精华白白浪费是很可惜的，所以精油爱好者们都应该了解基本的精油保存方法。千万别暴殄天物哦！

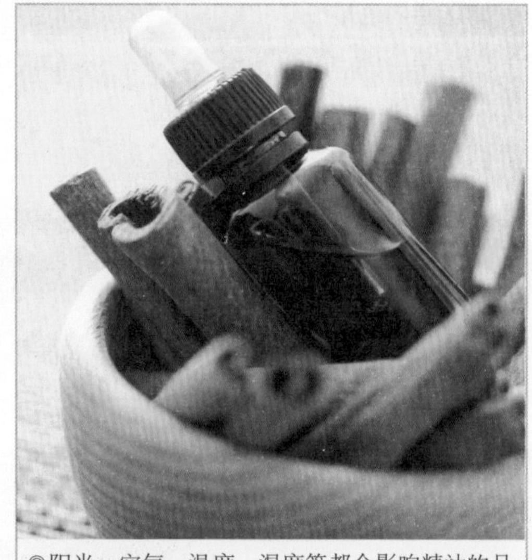

◎阳光、空气、温度、湿度等都会影响精油的品质，所以保存时一定要注意。

地点选择：远离光线、水源，儿童难以触及的地方。

温度选择：15～20℃。

盛装选择：深色不透光的玻璃瓶，内壁要干燥。

未开封不同种类的纯精油的保存期限，从3年到20年不等，请参考购买时所附说明。如果是自己所配制的复方精油，保存期限则低于6个星期。所以要参考用量配制，尽早用完。

另外，还要注意的是绝对不可以在没有用完的复方油瓶中再加上新的精油，即使是完全相同的媒介油和纯精油配方也不行。因为剩余在瓶里的复方油已经开始氧化，加入新鲜的精油只会加快它变质的速度，并改变它的化学性质。

② 常见的芳香精油品种

提及芳香疗法，大家都会觉得那是新近流行的时尚。其实不然。让我们把时间的指针倒拨，直到那遥远得超乎想象的境地，譬如几千年前的古埃及。是的，自那时起，埃及人已经开始使用香油香膏了。芳香植物被用到各种领域：祭祀、驱邪、医疗还有美容。

而现在，这个绵延了几千年的神奇疗法开始越来越吸引人们的目光。因为芳香疗法不仅是一门严谨的科学，它所内涵的充满艺术感的人文情怀，对人的心理所起到的巨大慰藉作用更是不可忽视。下面我们就介绍一些常用的精油疗法。

（1）玫瑰精油

①每天早上洗脸时，将一滴玫瑰精油滴于温水中，用毛巾按敷脸部皮肤，可延缓衰老，保持皮肤健康亮丽。

②将玫瑰精油3滴+薰衣草精油1滴+乳香精油1滴，在5毫升玫瑰果油中，每周1～2次做脸部皮肤按摩，可使皮肤滋润柔软，有保湿与抗皱的作用，对于老化及干性肌肤，可以有效调理肤质，让皮肤的新陈代谢活泼化。

③用玫瑰花2滴+天竺葵2滴，滴于5毫

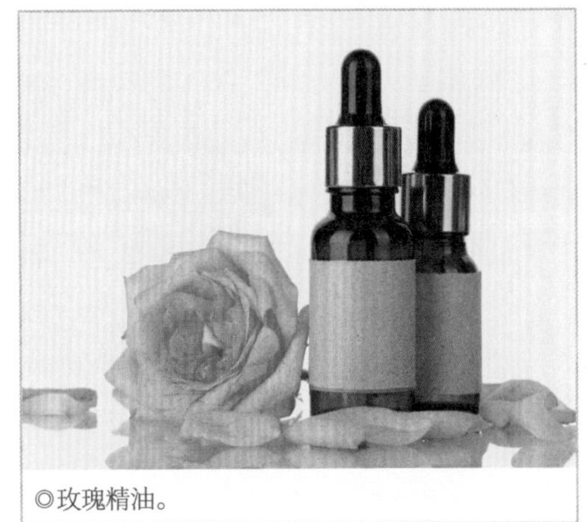

◎玫瑰精油。

升按摩底油中，以顺时针方向轻柔地按摩下腹部，缓和经痛及调理经前症候群，也可用于的荷尔蒙失调的更年期障碍。

④滴5～6滴的玫瑰于浴缸中，可以促进血液循环，可以改善荷尔蒙失调，对于生理不顺、更年期荷尔蒙分泌不足有调理的作用。

（2）薰衣草精油

①睡觉时将1～2滴薰衣草滴于枕头上，能安然入梦。

②薰衣草5滴＋薄荷2滴＋荷荷芭油30毫升调制均匀，然后轻揉胸前和背部，能缓解咳嗽症状。

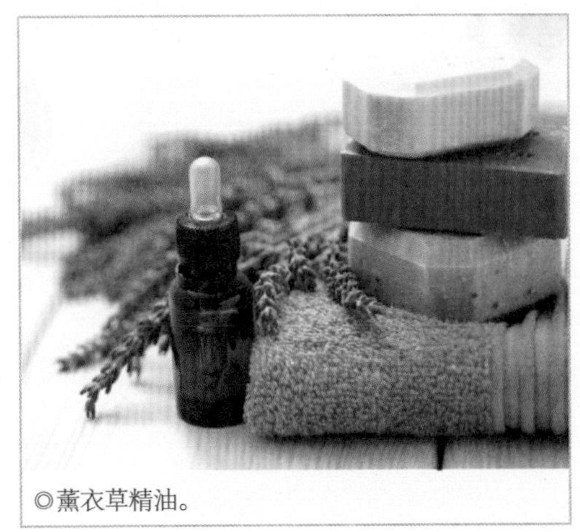

◎薰衣草精油。

③薰衣草3滴＋百里香2滴，以熏蒸法放在卧室内就寝，能预防流行感冒。

④薰衣草1滴＋茶树2滴调制均匀，滴入一碗热水（1000毫升）中，吸入含有精油分子的蒸汽5～10分钟，能缓解咽喉炎或咽喉痛。

⑤薰衣草3滴加入100毫升冷水中，冷敷或轻按太阳穴至后脑部。或者薰衣草1滴＋薄荷1滴＋荷荷芭油5毫升，按摩太阳穴和额头，可以缓解头痛或偏头痛。

⑥薰衣草3滴＋茶树3滴＋蒸馏水90毫升做成伤口洗涤剂。能促进擦伤或割伤等伤口的愈合。

⑦天竺葵10滴＋迷迭香10滴＋薰衣草5滴＋荷荷芭油50毫升，然后用按摩的方式帮助血液循环，能缓解腰腿疼痛。

⑧薰衣草2滴＋姜2滴＋葡萄籽油15毫升，按摩关节或泡澡，能治疗风湿关节炎。

⑨薰衣草6滴＋尤加利5滴＋迷迭香4滴＋荷荷芭油25毫升，制成按摩油，按摩疼痛的部位，能缓解肌肉酸痛。

⑩薰衣草1滴，涂于唇上，可治疗唇疮。

⑪薰衣草5滴＋茶树油5滴，滴入温水中，用足浴法泡脚，能治疗香港脚。

⑫将薰衣草适量直接涂抹于鼻孔、太阳穴。或滴于纸巾上，直接吸入，能预防晕车。

⑬薰衣草6滴＋茶树3滴，或甘菊6滴＋佛手柑2滴混合均匀，取4～5滴滴入盆中坐浴约15分钟，可治愈阴道炎。

（3）茉莉精油

①保养皮肤：茉莉精油3滴＋乳香

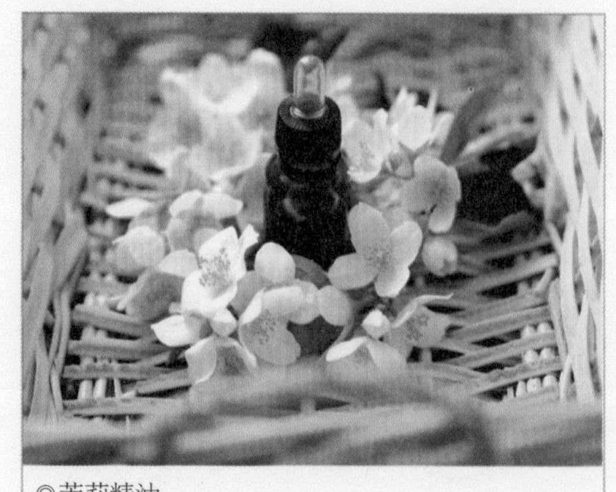

◎茉莉精油。

精油3滴＋薰衣草精油2滴＋荷荷巴油10毫升调制均匀，沐浴后身体水分未擦干时，涂抹全身，可延缓皮肤老化，改善皮肤松弛。

②助产黄金配方：茉莉精油3滴＋薰衣草精油3滴＋杜松子精油2滴＋小麦胚芽油10毫升＋甜杏仁油40毫升。产妇分娩时做腹部按摩，可加快分娩过程，减轻分娩痛苦。

③减少妊娠纹：茉莉精油3滴＋乳香精油2滴＋荷荷巴油5毫升。按摩腹部，每天一次，能减少妊娠纹。

④滋润护发：茉莉1滴＋檀香木2滴＋天竺葵2滴＋荷荷芭油20毫升调制均匀，洗发后按摩头发和头皮，能滋养秀发。

⑤开朗心情：将茉莉3滴＋甜橙3滴＋檀香2混合均匀后滴入薰香灯中，温暖的气息，能使人精神愉快，忘记烦恼。

（4）柠檬精油

①空气清新剂：柠檬精油2滴＋水100毫升制成空气清新剂。

②清新口气：柠檬精油2滴加入200毫升的清水中漱口，可以消除口中异味，及

预防口腔黏膜的感染。

③护发养发：将柠檬精油2滴滴入洗脸盆中，将洗好的头发，浸泡其中，约5～10分钟，起来后直接用毛巾擦干，不但可以减少头皮屑的发生，还有护发柔顺发丝的效果。

④提神醒脑：柠檬精油2滴+罗勒精油2滴混合均匀，滴入香薰炉中，能提神醒脑，增加记忆力，提高工作效率。

⑤防治感冒：柠檬精油2滴+桉树精油3滴+太阳花油5毫升，调匀后按摩背部、腹部、上胸部位20分钟，然后盖上被子睡觉，睡醒后症状即可缓解。

⑥减肥瘦身：柠檬精油2滴+肉桂精油3滴+迷迭香精油3滴+太阳花油6毫升，作局部减肥按摩，可去除多余积水，减肥瘦身。

（5）天竺葵精油

①问题肌肤：天竺葵4滴＋玫瑰3滴＋佛手柑2滴＋乳液50毫升，抹擦患处，能平衡皮脂分泌，改善肌肤状况，唤醒肌肤活力。

②丰胸健美：天竺葵精油5滴+檀香精油2滴+玫瑰精油3滴+10毫升基础油调制均匀，每晚临睡前涂抹于乳房上，并按摩5～10分钟，可促进乳腺发育，起健胸作用。

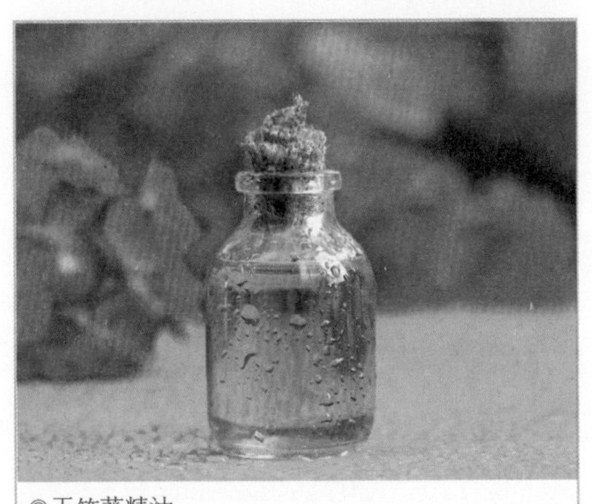

◎天竺葵精油。

③泌尿系统感染：天竺葵3滴＋杜松子2滴＋佛手柑3滴混合均匀，滴在浴缸里，半身浴15～20分钟，能改善尿道感染。

④强化循环系统：天竺葵5滴＋檀香3滴＋快乐鼠尾草2滴＋甜杏仁油20毫升调制成按摩油，按摩胸部、颈部，能强化循环系统，对喉部及唇部的感染有疗效，并能安抚神经痛。

⑤女性呵护：天竺葵5滴＋橙花2滴＋薰衣草3滴＋杏桃仁油20毫升调制成按摩油，全身按摩能调节荷尔蒙，改善经前症候群、更年期症状、乳房胀痛等。

⑥抚平情绪：天竺葵3滴＋葡萄柚3滴＋依兰2滴，滴在熏香炉中，能提振精神，舒解压力。

（6）檀香精油

①皮肤保养：将檀香5滴＋薰衣草3滴＋天竺葵2滴加入50毫升无香料乳液中，用于日常的皮肤护理和按摩，可消除皮肤干燥、脱皮及干疹，柔软皮肤。

②防治呼吸系统疾病：檀香2滴＋没药1滴＋薰衣草2滴混合均匀，滴入热水中，将蒸气吸入，对胸腔感染之支气管炎、肺部感染的喉咙痛、干咳也有效果。

③放松情绪：将檀香3滴＋乳香3滴＋玫瑰2滴调制均匀，滴入熏香炉中，可安抚神经紧张及焦虑。

④女性保健：将檀香3滴＋安息香3

滴＋玫瑰2滴混合均匀，滴入八分满的浴缸中泡澡，能净化性器官，促进阴道的分泌作用，改善由性接触或性行为引起的疾病。

（7）茶树精油

①将茶树精油1滴滴在洗手盆里洗手，可抑菌、杀菌、让双手散发草本芳香。

②将茶树精油3滴+迷迭香精油4滴，于一盆3千克的热水中坐浴15分钟，连续一周，能有效改善阴道炎、膀胱炎等症。

③茶树精油4滴+薰衣草精油3滴+葡萄籽油5毫升，调配后涂抹于患处。严重者可直接使用茶树精油4滴和薰衣草精油3滴混合后直接涂抹于局部患处，能抑制香港脚，改善病情。

④经常用茶树精油2滴+薄荷1滴+500毫升温水漱口，可保持口气清新，防止蛀牙。

⑤将茶树精油2滴+桉树精油3滴+天竺葵精油1滴，滴于香薰炉作蒸熏，可改善

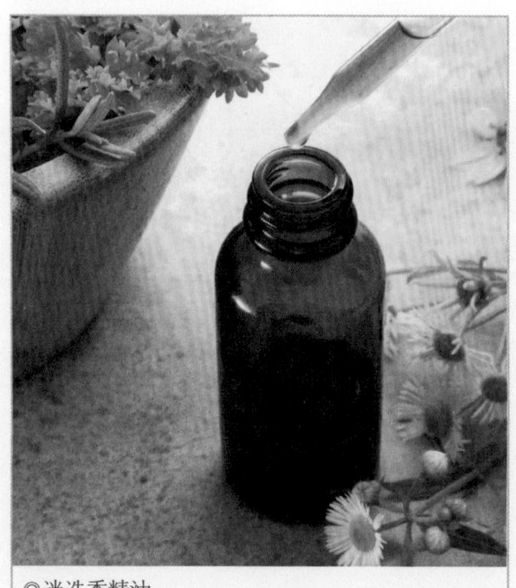

◎迷迭香精油。

治疗咳嗽和呼吸系统疾病。

（8）迷迭香精油

①强化心脏：迷迭香5滴+玫瑰3滴+牛膝草2滴+甜杏仁油10毫升+葡萄籽油10毫升，用以按摩，能使低血压恢复正常，是珍贵的强心剂和心脏刺激剂。

②缓解肌肉酸痛：迷迭香5滴+黑胡椒3滴+姜2滴+甜杏仁油16毫升+小麦胚芽油4毫升，用以按摩，可以止痛，舒缓痛风、风湿痛以及使用过度的肌肉。

③瘦身减肥：迷迭香3滴+葡萄柚3滴+杜松2滴，用以沐浴，因为它的利尿属性可以有助于排出女性经期中水分滞留症状，达到瘦身效果。对肥胖症也有好处。

芳香精油对女人的吸引力应该是天生的，美丽与芳香总对女人有着致命的诱惑力。有哪个女人会厌弃来自纯真自然的呵

类别	精油
花香类	洋甘菊、玫瑰、茉莉、天竺葵、薰衣草、橙花
辛香类	茴香、豆蔻、黑胡椒、肉桂、丁香、姜、芫荽
香草类	罗勒、鼠尾草、薰衣草、牛膝草、马郁兰、迷迭香、百里香、薄荷
树脂类	安息香、乳香、没药、佛手柑、香蜂草、柠檬、橘子、红柑、橙、马鞭草、柠檬香茅、橙花
木质类	绿花百千层、尤加利、花梨木、桃金娘、丝柏、雪松、杜松子、茶树、回青橙
异国情调类	广藿香、岩兰草、依兰依兰、檀香

护，更何况这呵护带着缤纷的色彩和迷人的芳香。

❸ 飘香四溢的芳香原则

你着急踏上飘香四溢的旅程了吗，等一下，先了解这些你不可不知的芳香使用原则与禁忌吧。

（1）混合原则

自己调配复方精油，你要知道——花香类、柑橘类、异国情调类的精油之间容易混合，草本类、木质类和柑橘类的精油也容易混合，辛香类则容易和树脂类以及木质类精油混合。

（2）精油用量的原则

①一般肌肤：基础油的量（毫升）/2=精油的最大滴数。

②孕妇或敏感性肌肤：基础油的量（毫升）/4=精油的最大滴数。

③婴幼儿：20毫升的基础油的量只需2滴精油。

④调配一个新配方时使用量应尽量少一些，避免浪费。

以上原则也不是绝对的，对芳香疗法的掌握要靠自身不断地摸索。有时一个与众不同的灵感有可能有超乎寻常的效果。

（3）禁忌原则

①需要特殊注意的人群

孕妇：不适宜用激素类及通经类精油，即使如迷迭香、没药一类的精油也要在专业人士的指导下使用为宜。

婴幼儿：避免含酮、酚的精油，可用低浓度的薰衣草、洋甘菊、橘子精油等。

气喘病人：不能用蒸气吸入法。

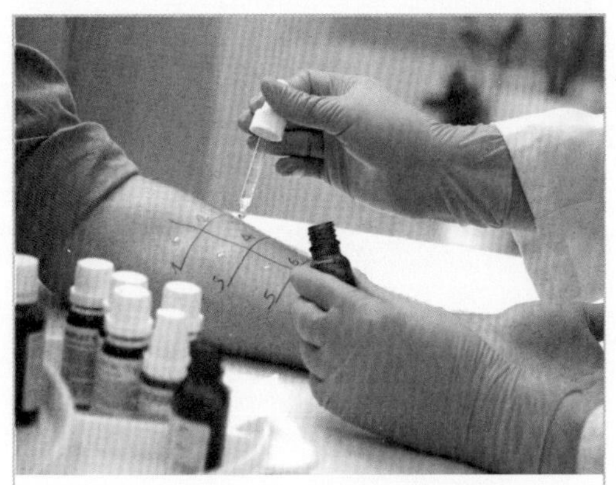

◎在使用新的精油之前，应当先做敏感测试。

各种重病患者及肝肾功能不全者，须在医生及专业人员指导下使用。

②需要特殊注意的部位

精油通常都不能直接涂抹在皮肤上，需要基础油稀释，但薰衣草和茶树精油除外。此外有一些重点部位需要特别注意，不要接触精油。

眼睛：不能接触精油。

伤口：避免接触精油，小伤口例外。

③柑橘类精油，如柠檬、佛手柑等，有很强的光敏性，所以尽量晚上使用。

④不可大剂量使用精油，单一精油不可使用太久，最好两周一换。

（4）敏感测试

不同的人有不同的体质，皮肤敏感度也不同，因此不同人对精油的反应也是不同的。在使用新的精油以前，应当先做敏感测试。

方法：

①配制测试样本：1滴精油+10毫升基础油。

②将调配好的精油抹一点儿在耳后，或者手腕内侧。

③检查涂抹过精油的地方有无红肿、刺痛。

④停留24小时勿洗。

如果出现过敏症状，就要立即清洗，并用冰敷。如果24小时后一切正常，你就可以放心地使用精油了。

（5）芳香疗法器具

进行芳香疗法可以用很专业的器具，也可以在家中找到相应的替代品。

①量杯

可以用婴儿奶瓶代替，利用上面的刻度线量基础油的分量。

②遮光瓶

用来存放配制好的精油，需要深色不透明的玻璃瓶。我们平常买药时就有很多这样的瓶子，洗净备用吧。

③香熏台

一般在礼品小店就能买到。过生日的时候，朋友是不是送过你一个漂亮的陶制香熏台呢，现在用得上了。

④蜡烛

用来熏香，放在陶制香熏台下点燃即可。

⑤各式毛巾

用来湿敷。

⑥各式容器

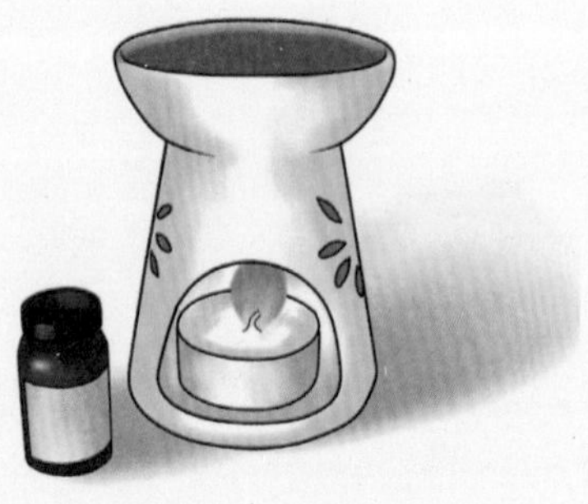

家里的瓶瓶罐罐都可以，但要用玻璃的。塑料容器和橡胶容器都不可以，因为这两种材质有可能与某些精油发生反应。

⑦搅拌器

用筷子就可以代替。

（6）精油使用方法小览

精油可以通过许多不同的方法来达到它的疗效，熏蒸、按摩、吸嗅等是较为常见的方法。其实，精油与我们的日常生活是紧密相连的，只要你科学、合理地用它，相信它一定会成为你生活中不可或缺的一部分。

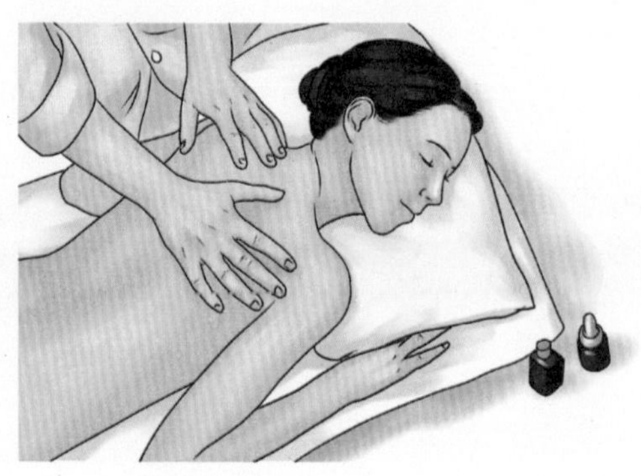

①熏蒸法

把清水倒进香熏炉的盛水器中，加入按配方调好的精油，点燃蜡烛放置在香熏炉内，待热力使水中精油慢慢释放出来。调配不同的精油便可得到不同的效果。使用香熏炉要注意的是放置平稳，附近不可有易燃物；要放在小孩或宠物碰触不到的地方；外出或就寝前要熄灭蜡烛。

如果没有香熏炉，在灯泡上滴几滴精油，再打开台灯，也能达到一定的效果。

②按摩法

轻擦：用手掌或手指来回轻轻抚摸，这样可以提高皮肤的敏感度，改善淋巴循

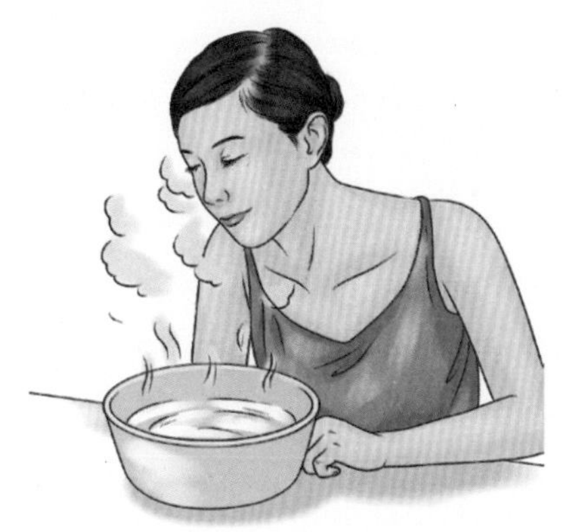

环。按压3次。

强擦：用手掌或手指压迫按摩部位，用力揉搓，这样可以促进废物排出，使硬化组织软化。按压5次。

压迫：用大拇指按压按摩部位，轻巧、短暂地压迫可改善血液循环，强而久的按压则可镇静神经或放松筋骨，按压3次。

拍打：用手指或手掌按轻快节奏拍打按摩部位，可以改善末梢血管的循环，并可放松按摩部位，拍打30秒。

③吸嗅法

把热水倒在脸盆里，选择调配好的精油滴在里面，总数不超过6滴。将精油充分搅匀后，以大浴巾将整个头部覆盖，用口、鼻交替呼吸，持续5～10分钟。

简单的吸嗅可以直接将精油1～3滴滴于面巾纸或手帕上吸嗅。这样可以提神醒脑，集中注意力，提高工作效率。

④沐浴法

坐浴。用一只能够容纳臀部的瓷盆盛半盆温水，滴入1～2滴精油，搅匀后进行坐浴。这样可以改善任何下体局部感染，例如痔疮、膀胱炎、尿路感染、会阴炎等。

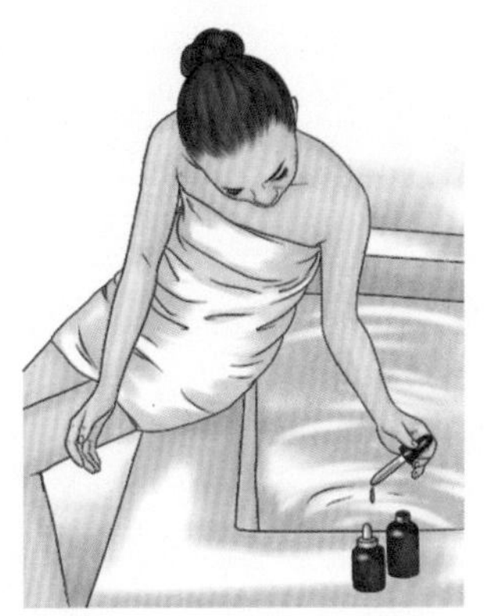

⑤湿巾法

这种方法其实就是“敷”法，分为冷敷和热敷。

将几滴精油滴进盆中的冷水或温水内，然后将毛巾浸湿，拿出拧到无水滴下，敷在相应的部位即可。此法可使受伤的肌肉、筋骨部位得到舒缓镇静，常用于紧急情况，如扭伤、瘀伤等。

原则上，冷敷可以在扭伤、挫伤、摔伤等情况下使用；散热或消肿后，一定要改成热敷，所以精油一定要均匀，以免直接刺激皮肤，尤其不能刺激患部皮肤。

A. 冷敷推荐精油

扭伤、挫伤之患部：罗马甘菊、尤加利、薰衣草。

B. 热敷推荐精油

头痛：花梨木、薰衣草、薄荷。

肩颈痛：薄荷、迷迭香、甜马郁兰。

腰痛：罗马甘菊、鼠尾草、天竺葵、黑胡椒。

眼睛疲劳：薰衣草。

芳香疗法，让女人从头到脚飘香

❶ 滋润容颜，点亮青春

（1）一白遮百丑

美白是一个永不过时的护肤话题。俗话说“一白遮百丑”，每个爱美的女性都渴望拥有白皙的肌肤。如果肤色暗沉，没有光泽则会在很大程度上使女性的美丽打折。是什么阻挡了你肤色的亮白呢？强烈的紫外线的照射，还是内分泌不调引起了黑色素的沉淀？不管谁是“罪魁祸首”，先来选择一款合适的精油，让植物的精华淡化皮肤表面的黑色素，点亮你脸上的光彩吧。

柑橘属的精油都可以美白，比如柠檬、橙花、葡萄柚、佛手柑。柠檬精油中富含丰富的维生素C，特别有益于美白、收敛毛孔、平衡油脂分泌、治疗青春痘等油性皮肤症状。而昂贵的橙花精油可促进细胞再生，增强肌肤弹性与活力，可适用于敏感性肌肤和成熟性肌肤，并能美白、柔嫩身体肌肤。

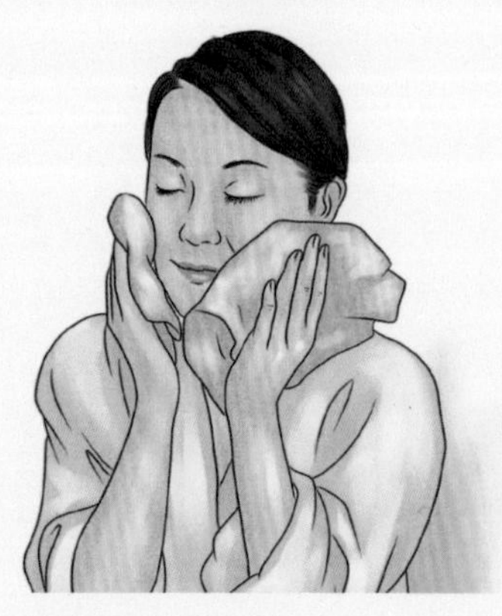

【适用精油】

柑橘属的精油、胡萝卜子、绿花白千层、快乐鼠尾草、玫瑰、薰衣草、西芹。

【配方】

胡萝卜子1滴+玫瑰汁1滴+玫瑰子油10毫升

【使用方法】

熏蒸：清洁脸部后，在热水里滴入几滴美白精油，让植物的精华在热气氤氲中悄悄滋润你的脸部肌肤，淡化肌肤表面沉淀的黑色素，达到美白的效果。

湿敷：将精油滴在热水里，用毛巾蘸水热敷有助于皮肤对精油分子的吸收。

按摩：取调制好的按摩精油5～8滴，轻轻按摩面部，直至精油被全部吸收。

【提示】

①柑橘属的精油都具有光敏性，用完不能见阳光，不然会过敏，最好还是晚上用。

②美白是个综合的课题，睡眠不好、便秘，或者户外活动时间过长、摄入盐分过多都会造成面部肤色暗沉，白皙的光泽难以透出来。想要拥有白皙柔嫩的肌肤，在日常生活中除了用精油养护，还要注意调整生活习惯，避免以上影响肌肤亮白的因素。

（2）赶走脸上的小斑点

斑点的形成原因多种多样，紫外线照射、使用不良化妆品、内分泌失调、营养不良、缺乏维生素、新陈代谢减慢、精

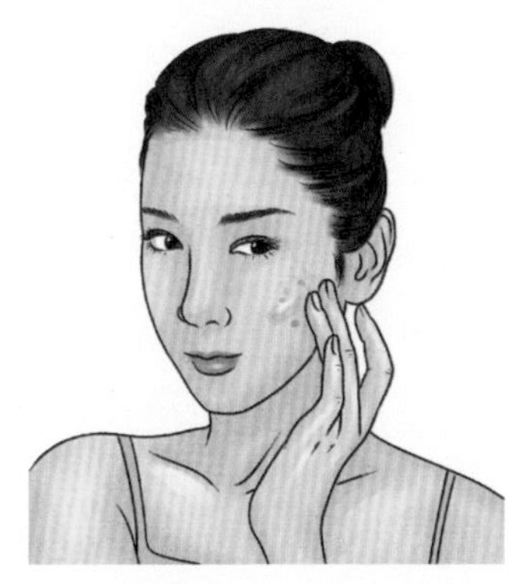

神压力大、过度疲劳、神经功能紊乱、肾上腺皮脂功能下降等，上面的任何一种原因都有可能造成色素在脸上沉着，形成斑点。斑点在脸上分布，影响美观更妨碍心情。使用精油能够有效抑制斑点，淡化色素。

【适用精油】

柠檬、佛手柑、橙花、天竺葵、檀香、胡萝卜子、橙花、薰衣草、芹菜、花梨木、柠檬草、杜松、马郁兰、丝柏、茉莉。

【配方】

涂抹配方：马郁兰1滴＋花梨木2滴＋柠檬2滴＋荷荷芭油10毫升

按摩配方：橙花2滴＋柠檬2滴＋苦橙叶2滴＋玫瑰子油10毫升

【使用方法】

熏蒸：取任意一款精油，滴3～5滴到热水中，用热气蒸脸促使脸部吸收精油分子。

涂抹：取胡萝卜子精油两滴或调制的复方精油2～3滴，直接涂抹在面部斑点处，能有效抑制斑点的“扩张”。

按摩：取调制好的按摩油5～8滴按摩面部，重点按摩斑点处。长时间使用，对阳光照射产生的斑点有消除作用，如果是遗传的斑点则能被淡化。

【提示】

橙花、柠檬、苦橙叶等柑橘属的精油有光敏性，使用过后不宜在阳光下活动，否则会引起过敏。

（3）紧致毛孔

总是羡慕其他女孩子细嫩光洁的肤质，细瓷一样的肌肤让人爱不释手，可是揽镜自照，却发现讨厌的粗大毛孔，它让整张脸显得失去了光彩。与其抱怨先天的不足，不如赶紧行动起来解决这个问题。其实，毛孔粗大除了先天遗传等因素，还可能因为你平时的脸部清洁不彻底，使得毛孔被污垢堵塞，老化的死细胞无法正常脱落，毛孔于是变粗扩大；或者急于求成，滥用了有刺激性的不良化妆品，使得毛孔内毒素、油脂无法排出。选择合适的芳香精油，它们具有净化和收敛的作用，使皮肤细腻、光洁。

【适用精油】

月桂、安息香、丝柏、天竺葵、杜松、柠檬、薰衣草、玫瑰、雪松、苦橙叶、檀香、罗勒、依兰依兰、橙花。

【配方】

涂抹配方：罗勒2滴+玫瑰2滴+迷迭香1滴+甜杏仁油10毫升

按摩配方：丝柏1滴+天竺葵2滴+月见草油10毫升

【使用方法】

洗脸后，用蒸气熏蒸脸部，这样有利于收敛毛孔，也可直接喷洒或者涂抹在毛孔粗大的地方。

【提示】

橙花、柠檬、苦橙叶等柑橘属的精油有光敏性，使用过后不宜在阳光下活动，否则会引起过敏，所以最好都在晚上使用。

（4）只要青春不要“痘”

年轻，没有什么不可以，但青春痘一定是例外，没有一个年轻女孩希望长着一脸痘痘。你还在担心被朋友戏称为“痘娥”吗？我们先来看看这恼人的肌肤问题是怎么形成的吧。脸部过剩的油脂堵塞了毛孔，就会引发皮肤发炎，使皮肤红肿，这样痘痘就形成了。洗脸只能起到预防作用，真的长了痘痘，可千万不要挤或者抠，这样容易留下疤痕。治疗青春痘需要选用能调理皮肤分泌的精油。

【适用精油】

杜松、丝柏、薰衣草、洋甘菊、天竺葵、丁香、绿花白千层、快乐鼠尾草、迷迭香、花梨木、檀香、尤加利、广藿香、柠檬、罗勒、依兰依兰。

【配方】

涂抹配方：快乐鼠尾草2滴+薰衣草1滴+月见草10毫升

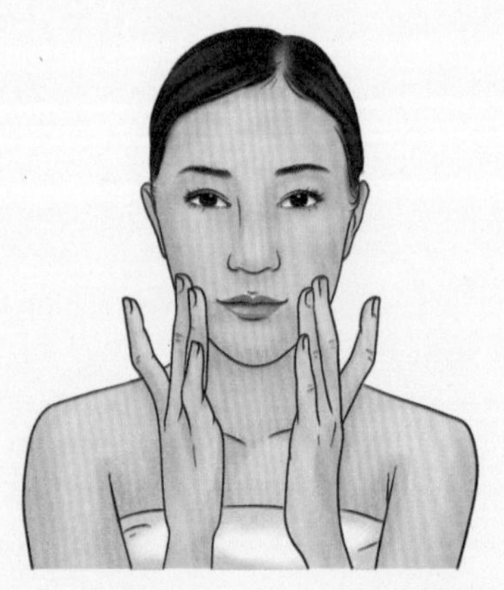

肉桂1滴+花梨木1滴+月桂1滴+月见草10毫升

没药1滴+洋甘菊1滴+洗面乳5毫升

熏香配方：茶树1滴+柠檬草1滴+迷迭香1滴

沐浴配方：丝柏3滴+绿花白千层3滴

【使用方法】

先将脸洗干净，宜用温水，然后根据不同方式选择不同配方。若用涂抹配方，则可轻轻按摩脸部，可以每天使用。

（5）芳香带走恼人粉刺

人们通常认为粉刺是青春痘的俗称，其实二者并非一回事。青春痘多发于15~30岁的青少年，粉刺则多发于30~50岁的中年时期。伴随着痘痘走过了青春年华，却又赶上了“粉刺”的困扰，你是不是觉得这脸面的问题真是又琐碎又持久？我们要战“痘”到底，对待粉刺也绝不能手软。精油小护士做你的最佳后盾。

青春痘和粉刺都是因为毛孔被堵而引发的，所以在精油的选择上可以跟调理痘痘的精油选择大致相同。

【适用精油】

雪松、洋甘菊、花梨木、乳香、茶树、依兰依兰、丁香、杜松、柠檬草、薄荷、天竺葵、广藿香、迷迭香、月桂、檀香、尤加利、苦橙叶。

【配方】

涂抹配方：洋甘菊2滴

【使用方法】

用温水彻底洁面。

用棉签蘸上调配好的精油直接涂抹在粉刺处，轻轻按摩。

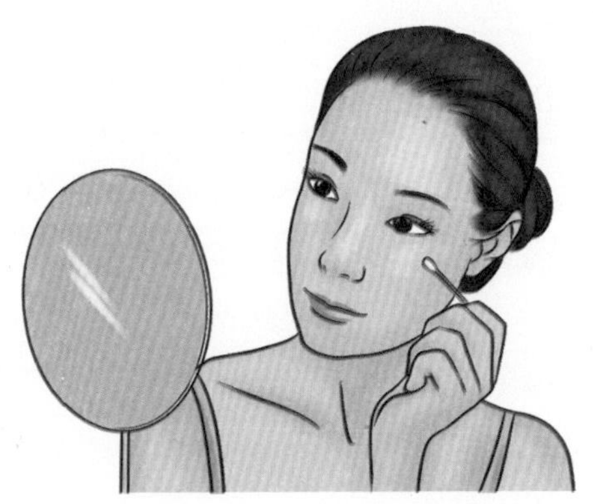

【提示】

粉刺不要用手挤，不宜使用富含油脂的护肤品，可用温水和硫黄皂洗脸，以防止细菌感染。

（6）告别红血丝的烦恼

脸上明显的血丝叫螺纹静脉，或蜘蛛静脉，它主要是因为面部毛细血管扩张或一部分毛细血管位置表浅引起的面部现象。一般角质层比较薄，毛细血管缺乏弹性和易破而产生的。有红血丝的人脸色比正常肤色红，容易过敏。女性有螺纹静脉的比例很高，而且随着年龄的增长及怀孕等其他因素的影响会加重。对严重的螺纹静脉采用激光治疗，但对大脑会有一定损伤。红血丝皮肤如果现在还不是很严重，精油按摩是个不错的选择。

【适用精油】

丝柏、罗马洋甘菊、檀香、橙花、玫瑰、薰衣草、天竺葵、柠檬。

【配方】

普通螺纹静脉：橙花5滴+薰衣草3滴+洋甘菊3滴+25毫升葡萄籽油或甜杏仁油

有损伤的螺纹静脉：橙花2滴+洋甘菊3滴+玫瑰1滴+10毫升荷荷芭油

静脉曲张：柠檬5滴+丝柏5滴+天竺葵3滴+25毫升葡萄籽油或甜杏仁油

【使用方法】

根据脸上红血丝的不同类型调制不同的按摩油，每次取3～5滴均匀地涂抹在面部有红血丝的地方，轻轻按摩至完全吸收，如此反复2～3次。

【提示】

红血丝皮肤是非常敏感的，一般情况下不可以做皮肤按摩，但为了让皮肤更好地吸收营养，有时要做轻微的按摩，这时一定要注意按摩力度，手法一定要轻。

不要让皮肤长时间暴露在极冷或极热的环境中，选择性质温和的洁面奶和柔肤水，避免食用酒精、咖啡、可乐等刺激性食物也很重要。

（7）抚平岁月的痕迹

为家庭、为事业，为了赢得更好的生活条件，你不辞辛劳地忙碌，可是不知什么时候，额头和眼角爬上了一条又一条细纹，它们的出现使你本来光洁的皮肤表面因收缩而形成凸凹不平的条纹，这些小条纹强烈地传达给你一个信息——你的面部需要精心的保养了。让精油来为你抚平岁月的痕迹，带你走过一段美妙的芳香之旅吧。

对抗皱纹，很多精油都有明显的功效，但是真正的抗皱高手非乳香莫属。乳香作为美容圣品，具有很好的收敛性，能有效对抗皮肤的细纹，赐予老化皮肤以新生命。

【适用精油】

乳香、玫瑰、依兰依兰、檀香、快乐

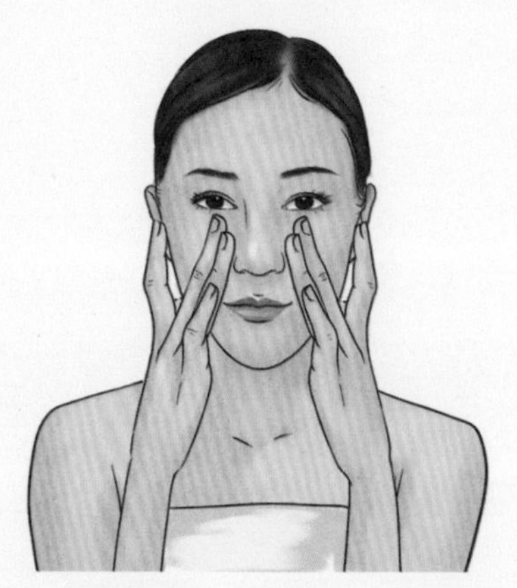

鼠尾草、薰衣草、广藿香、安息香、茴香、薄荷、花梨木、丝柏。

【配方】

面部护理配方：乳香1滴＋玫瑰1滴＋依兰依兰1滴＋荷荷芭油10毫升

檀香2滴＋玫瑰1滴＋天竺葵2滴＋甜杏仁油20毫升

全身护理配方：乳香2滴＋安息香2滴＋荷荷芭油20毫升

【使用方法】

用调制好的按摩油早晚按摩面部皱纹，数日之后你会惊讶地发现皮肤变得紧绷有弹性，细纹少了很多。

清洁肌肤后，将全身护理精油涂抹在身上，辅之以轻柔的按摩，能防止肌肤老化，达到肌肤柔嫩的效果。

【提示】

①敏感肌肤需先在手腕内侧测试后再使用。

②孕妇慎用。

（8）祛除角质，唤醒肌肤光泽

为什么肤色不均、暗沉？为什么皮肤既不能保存水分，也不能留住养分？答案可能是皮肤角质层代谢太慢，需要借助一些方法来祛除早该剥落的角质层了。只有祛除角质层，才能让肌肤内在的光彩散发出来。定期做祛除角质的保养能祛除皮肤表面覆盖的黑黄色素，消除油性斑，使皮肤洁白而有光泽，同时维持皮肤正常新陈代谢，让你拥有健康的肌肤。祛除角质层，从哪里开始呢？不妨体验一下芳香精油的魅力。

【适用精油】

薰衣草、天竺葵、迷迭香、乳香、檀香、玫瑰草、罗马洋甘菊、茶树、香桃木。

【配方】

油性肌肤：薰衣草精油3滴+天竺葵精油1滴+迷迭香精油1滴

干性肌肤：乳香精油3滴+檀香2滴+玫瑰草精油2滴

敏感性肌肤：罗马洋甘菊精油2滴+薰衣草精油2滴

痘痘粉刺型肌肤：茶树精油3滴+香桃木精油3滴

【使用方法】

触摸一下祛除角质的皮肤，一定有一种柔嫩清洁的感觉，这时皮肤的吸收力会

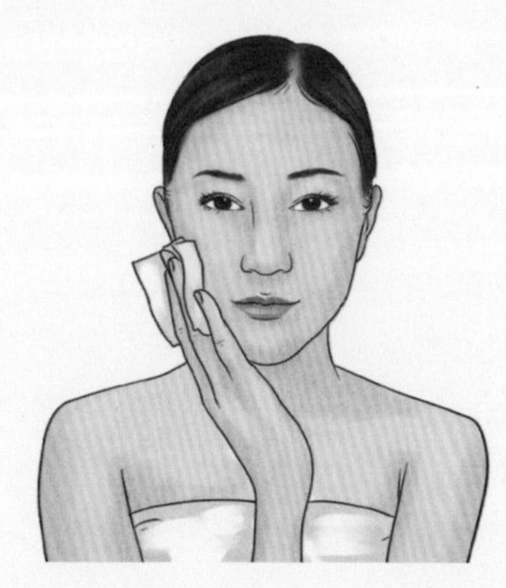

提高，接着进行皮肤的按摩，如果按摩前再用化妆棉蘸取晶露拍打在脸上，有保湿收敛的特效。

【提示】

健康的肌肤，本身具有代谢功能，不需要频繁祛除角质。想让皮肤更清洁，吸收能力更强，两周祛除一次角质层就可以了，如果次数太过频繁，反而会让皮肤干裂。

要用对手法，不然会弄出更多小细纹。尤其要注意的是，有些皮肤状况是不可以祛除角质的，一定要特别引起注意，不然本来是想保养皮肤，结果却弄巧成拙，使皮肤越变越糟。

（9）水润肌肤不干燥

皮肤干燥除了让人感觉不舒服，还会导致皮肤松弛，容易形成皱纹。在干燥的季节，更要注意面部肌肤的补水和滋润，否则肌肤很容易老化。

【适用精油】

胡萝卜子、安息香、玫瑰、玫瑰草、乳香、檀香、花梨木、茉莉、洋甘菊、橙花。

【配方】

涂抹配方：檀香3滴＋橙花4滴＋荷荷芭油15毫升

乳香2滴＋洋甘菊6滴＋荷荷芭油10毫升

润肤乳配方：薰衣草精油4滴＋天竺葵精油2滴＋茉莉精油1滴＋凡士林100毫升

【使用方法】

吸嗅：首先清洁皮肤，在清洁之后，

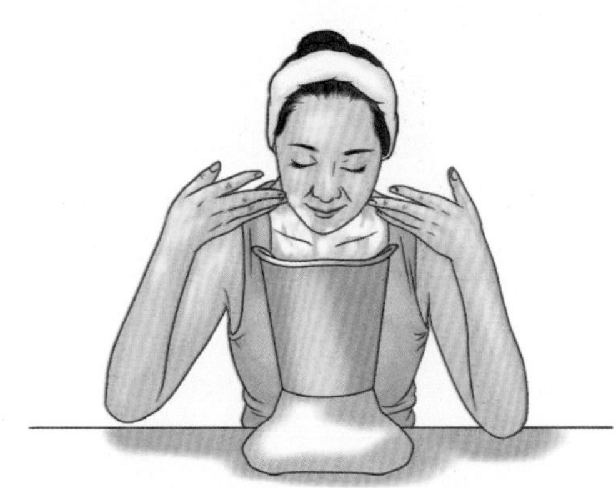

将几滴精油滴入热水中，在蒸气的帮助下充分吸收精油因子，能够给面部肌肤保湿。此外吸嗅精油还能刺激内分泌，深度滋养肌肤，保持皮肤的弹性。

涂抹：将调制好的用于涂抹的保湿油，均匀地涂抹于面部，可以使脸部肌肤变得水润柔嫩。

热敷：将用于涂抹的保湿油均匀地涂抹在脸上，再以热毛巾敷在脸上10分钟，促进精油的完全吸收，精油的滋润作用更加迅速明显。

按摩：在清洁面部之后用润肤乳按摩面部和颈部，能有效活化细胞并保持肌肤水分，使肌肤细嫩而有光泽。

【提示】

①哮喘患者请勿用熏蒸吸嗅的方法。

②敏感肌肤应先在手臂内侧做测试，确定不会对精油过敏之后再使用。

③控制剂量，用量过多会带来不适。

（10）挡住紫外线的侵扰

脸部的衰老更多是来自光照中的紫外线伤害，也就是通常所说的光老化，占导致肌肤老化主要原因的60%。过量照射紫外线会导致肌肤失去弹性，出现雀斑、皱

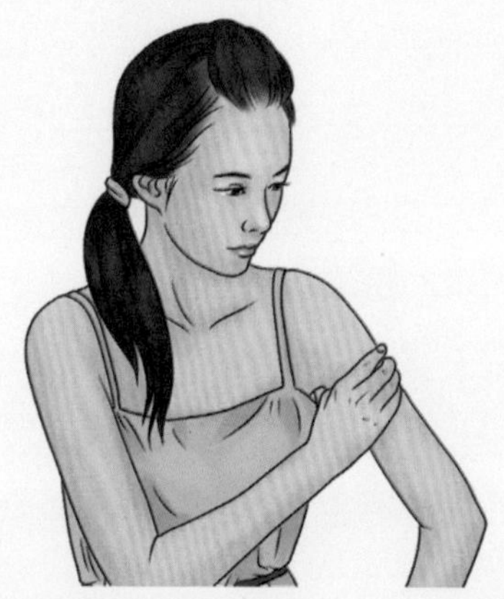

纹等各类问题，使肌肤过早地走向衰老。精油能抵抗紫外线的伤害，保护肌肤中的胶原蛋白，预防黑色素沉淀，对红肿、刺痛等晒伤症状，有不错的修复功效。

【适用精油】

乳香、洋甘菊、茶树、薄荷、天竺葵、薰衣草、葡萄籽油。

【配方】

涂抹配方：乳香1滴＋洋甘菊1滴＋天竺葵2滴＋薰衣草1滴+葡萄籽油10毫升

防晒霜配方：薰衣草1滴＋薄荷2滴＋无香料防晒霜30毫升

【使用方法】

在游泳或出门前10分钟清洁皮肤，将精油均匀地涂抹在脸上及身体的裸露部位，按摩至完全吸收即可。

【提示】

①脸部不可大量使用，以防晒黑。

②用于混合精油的防晒霜必须是不含香料的配方，否则容易影响效果，甚至会破坏防晒霜的作用。

（11）深层滋养——抵抗秋冬的干燥和寒冷

“干燥”是秋日皮肤的隐形杀手，所以秋冬季护肤的一个重要功课就是补水。只有做好补水的工作，美白和防晒才能事半功倍。补水和保湿是两个紧密相关的美容步骤，补水是增加肌肤含水量，而保湿则是在皮肤表面形成保护膜，防止水分蒸发。

檀香木精油和玫瑰精油是两种秋日补水效果较好的精油，具有收缩功能，能有效控油，补充肌肤所需水分，并能缩小毛孔，促进皮肤的新陈代谢。

【适用精油】

檀香木、玫瑰、茉莉、柠檬、佛手柑、丝柏、乳香、橘子、洋甘菊、天竺葵、茴香。

【配方】

保湿面膜配方：柠檬3滴＋玫瑰2滴＋无水酒精10毫升＋蒸馏水90毫升

保湿面膜配方：鼠尾草1滴＋檀香1滴＋乳香2滴＋纯净水200毫升

润肤乳配方：佛手柑精油3滴＋柏树精油2滴＋橘子精油1滴＋凡士林100毫升放在玻璃器皿中搅拌均匀

【使用方法】

清洁脸部，将保湿水轻轻地拍打在面部，能补充肌肤水分。

清洁面部，将保湿面膜配方放在玻璃

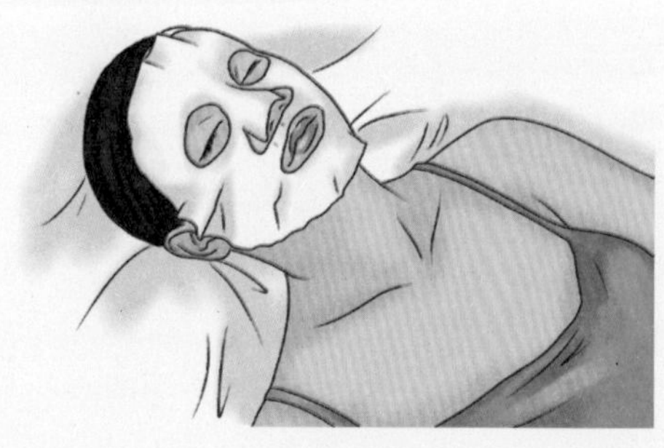

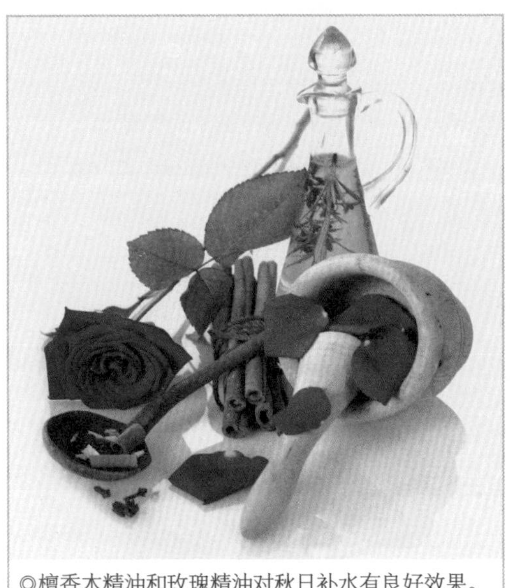
◎檀香木精油和玫瑰精油对秋日补水有良好效果。

碗里，搅拌均匀。将面膜纸铺在碗面，使其充分吸收水面上的精油层。随后将面膜纸覆盖在脸上20～25分钟，用清水洗净。

将润肤乳均匀地涂抹在脸部和颈部，按摩吸收。

【使用须知】

①使用面膜一星期不超过两次。

②精油浓度不宜过高，否则可能引起身体不适，甚至造成呕吐。

③低血压患者应避免使用檀香等精油，高血压患者和孕妇使用精油前应咨询医生或专业芳香师。

（12）抵御“扩张性纹路”的侵略

当孩子出生后，很多女性发现在自己原本光滑平整的腹部、紧实的臀部或者大腿上出现了一道道“斑马纹”，医生称其为“扩张性条纹”。这些纹路，是因为怀孕时皮下脂肪大量增加但皮肤的生长速度却无法跟上所导致。另外，一些短时间内体重猛增的人也可能出现这些纹路。

【适用精油】

广藿香、茉莉、玫瑰草、天竺葵、胡萝卜子、薄荷、莱姆、迷迭香、薰衣草、橘子、玫瑰草、乳香、快乐鼠尾草、杜松、丝柏、橙花、柠檬。

【配方】

促进细胞再生配方：胡萝卜子5滴+快乐鼠尾草10滴+橙花5滴+柠檬10滴+玫瑰子油30毫升

紧实配方：胡萝卜子13滴+快乐鼠尾草10滴+橙花4滴+玫瑰3滴+玫瑰子油30毫升

【使用方法】

用揉捏的手法按摩，对臀部和大腿等妊娠纹可能比较明显的地方，可用湿布温敷。

（13）深度莹润皮肤粗糙

你总是羡慕婴儿细腻的皮肤，感叹岁月无情，让你的肌肤变得粗糙不堪。其实，补充肌肤所需的水分，使肌肤软化，你就可以改变自己，呈现给众人一个水嫩轻柔的新面孔。

【适用精油】

柠檬、洋甘菊、雪松、茉莉、橙花、

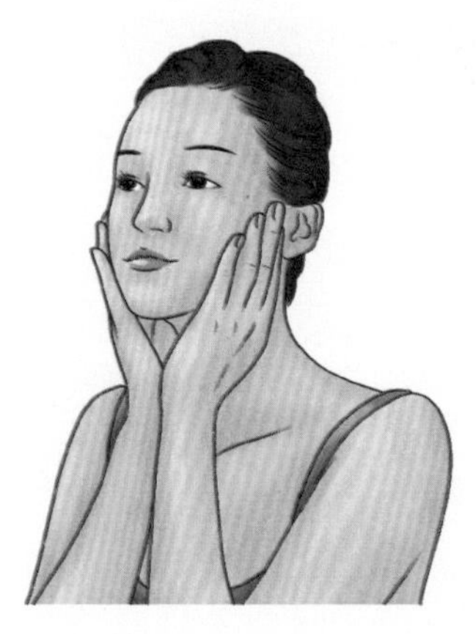

马鞭草、花梨木、玫瑰、玫瑰草、薰衣草、广藿香、檀香、橘子。

【配方】

按摩配方：天竺葵3滴+玫瑰2滴+基础油20毫升

熏香配方：洋甘菊2滴+茉莉1滴

【使用方法】

洁面之后，用调制好的精油按摩脸部，注意控制力度。

（14）芳香紧致你的肌肤

脖子上的肌肤会泄露你年龄的秘密，再精致的妆容，再合体而优雅的举止，都难以掩盖一仰头，脖子上露出的松弛皮肤所带给人的失望。尽管如此，你也没必要一味地为岁月的无情而难过，抓紧时间，用智慧的方法留住美丽，一切都有可能改变。当然，这需要你的耐心与细心，经常的精油按摩会让你轻易地隐瞒自己的年龄。

【适用精油】

罗勒、迷迭香、广藿香、天竺葵、杜松、柠檬、玫瑰、莱姆、薄荷、葡萄柚、檀香、茉莉、橙花、乳香。

【配方】

精油配方：橙花2滴+乳香1滴+荷荷芭油5毫升

【使用方法】

洁面后，由下向上按摩脖子和脸部肌肤。长期坚持使用可以紧实肌肤，改善皮肤松弛的现象，还可以起到预防作用。

（15）谨慎呵护敏感性肌肤

你是不是有这些症状呢？皮肤很薄，一晒就发红，没泛红时隐约透出青色血管；喝酒或长时间处在不通风的室内，皮肤就发红发热；冬季皮肤瘙痒，出油多但是没有光泽；季节交替时，肤质变化明显不同于平常；经受按摩或温度变化等刺激，皮肤会泛红。假如你发现很多项目你都符合，那么你的皮肤很有可能属于敏感性皮肤。

敏感性皮肤的人在使用一般化妆品和精油时，都要加小心，否则很容易出现红肿、发痒等现象。

【适用精油】

洋甘菊、罗勒、天竺葵、薰衣草、花梨木、橙花、茉莉、玫瑰、玫瑰草、乳香、广藿香。

【配方】

洋甘菊2滴+橙花1滴+荷荷芭油5毫升

【使用方法】

洋甘菊和橙花有镇定肌肤的功能，根据配方调匀后涂抹在肌肤上，可以降低肌肤的敏感度。

【提示】

使用前，要先做皮肤测试，精油必须被稀释到安全比例才可使用，如果使用上述配方仍然感觉不适，就将剂量再降低一些试试。

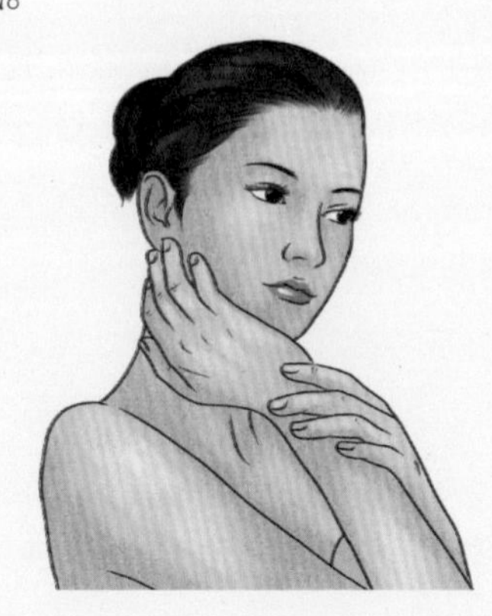

（16）玉体流香溢彩

周身萦绕着迷人的芳香，举手投足间便有暗香浮动，这是每个女人心中的企盼。

【适用精油】

玫瑰、茉莉、檀香、薰衣草。

【配方】

茉莉5滴+玫瑰3滴

檀香4滴+薰衣草4滴

【使用方法】

浴缸内放满温水，温度以肌肤能忍受为度，滴入上述精油后充分搅拌，然后将全身浸泡在浴缸中10~15分钟，使皮肤毛孔张开，让芳香精华渗入皮肤深处，并深深吸入香薰的蒸气。

【提示】

使用量不可过大，孕妇忌用。

（17）芳香气氛让人更想靠近

口臭是社交中的一个大忌，当你兴冲冲地同朋友大摆“龙门”，却发现对方眼神闪烁、尽力避开的模样，就得注意了。不仅让你尴尬，也拉远了和朋友的距离。引发口臭的原因很多，可以分为消化不良、口腔不洁、口腔炎症、咽喉炎、肺部发炎等。吃了气味重的食物和胃部不适也都会让你的“口气惊人”。想跟别人更靠近，没有距离吗？芳香气氛帮你清除中间的障碍。

【适用精油】

薰衣草、薄荷、柠檬、茶树、百里香。

【配方】

柠檬1滴+薰衣草1滴+清水1杯

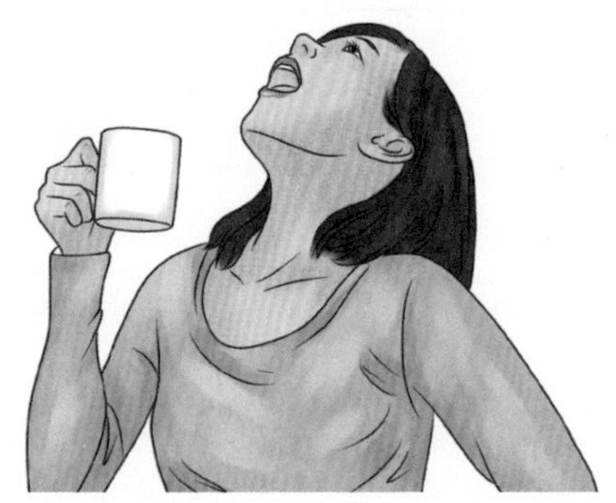

【使用方法】

漱口法：把精油滴到清水中，用它漱口。芳香精油可以快速去除口中的异味。

【提示】

应当注意保持口腔清洁。

❷ “发”现靓丽，根在保养

（1）柔顺清爽，不再为油性烦恼

拥有一头飘逸清爽的秀发能让你的美丽更加灵动多姿，但是有不少人因为自己是油性头发而苦恼不已。发根毛囊经常分泌出相当多的油脂，久而久之就散发出令人不悦的气味，秀发也不再灵动飘逸，十分影响美观，不好打理。想做回飘逸的自己吗？精油能够帮助你哟。

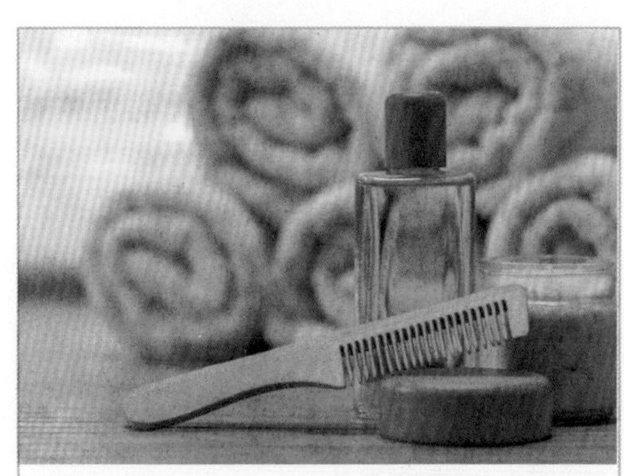

◎合适的精油可以让秀发不再出油，变得飘逸清爽。

【适用精油】

薄荷、杜松、佛手柑、茶树、迷迭香、薰衣草、丝柏、柠檬、尤加利、玉桂子、桦木、罗勒、百里香、西洋蓍草、丝柏、玫瑰草、葡萄柚、香蜂草、鼠尾草。

【配方】

洗发配方：桦木（或迷迭香）1滴＋薰衣草1滴＋西洋蓍草1滴

护发配方：佛手柑2滴+柠檬草1滴+丝柏1滴+荷荷芭油10毫升

【使用方法】

精油洗发：洗完头发后将头发浸入滴有精油的水盆中数分钟。精油能有效清洁毛细孔，调节油脂分泌。然后，把一滴香薰精油滴在梳子上，边梳头发边用吹风机将头发吹干。这样精油的香氛固定在头发上，当你走动便摇曳出一路的芬芳。

精油护发：洗完头发后擦干，用按摩油轻轻按摩头发和头皮，用温毛巾包住头发20分钟（毛巾不能太热），令精油渗透进去。

【提示】

①精油洗发要防止水进入眼睛，如果不慎弄到眼睛里，应尽快用清水清洗。

②血压不正常者或孕妇谨慎使用。

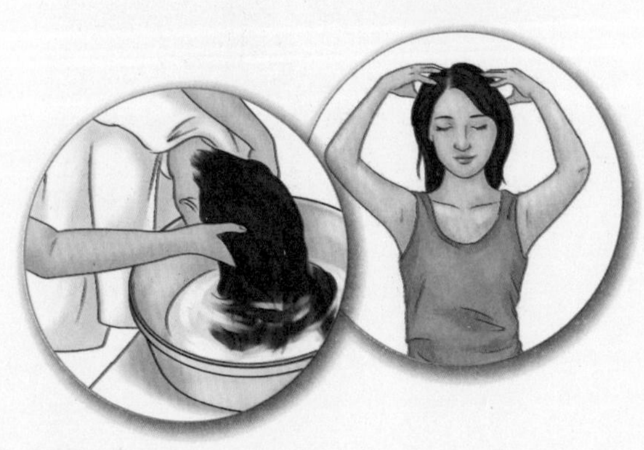

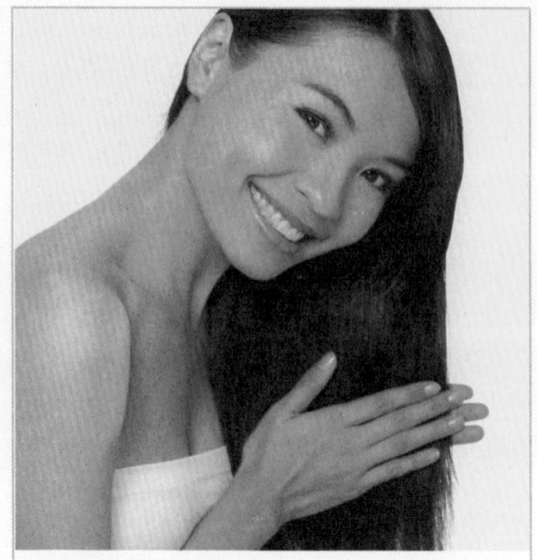

◎植物精油能很好地清洁、营养头发，让你的发丝变得强韧有光泽。

（2）别了，发如枯草的历史

过多的油脂让头发显得油腻，但是缺乏油脂和水分的干性头发一样不能给人清爽的感受。而且，干性头发容易发生分叉、断裂等情况，大量的脱发对干性头发的人来说也不陌生。当你路过街边橱窗，突然从玻璃镜子上窥见一个顶着一头“枯草”的女孩子，不要太惊异，说不定就是你。嘴巴张成“O”了吗？其实别担心，精油在这种时刻总能安抚你的心。

【适用精油】

胡萝卜子、马鞭草、薰衣草、广藿香、天竺葵、檀香、依兰依兰、乳香、茴香。

【配方】

按摩配方：檀香2滴+乳香2滴+天竺葵2滴+依兰依兰2滴+荷荷芭油30毫升

热敷配方：檀香10滴+薰衣草10滴+天竺葵5滴+50毫升媒介油

依兰依兰10滴+广藿香10滴+茴香5滴+50毫升媒介油

【使用方法】

使用按摩配方：洗净头发后，将调好的精油涂抹在头发上，细细揉搓，热敷10分钟。洗净头发即可。

使用热敷配方：将调匀的精油从发根涂抹到发梢，热敷半小时即可。

【提示】

①3种配方任选一种即可。

②用精油洗发水洗发，谨防洗发水进入眼睛。

③血压不正常者或孕妇谨慎使用。

（3）强韧发质不受损

当有人为油性头发烦恼的时候，也有人因为头发干枯易受损而忧愁。头发缺乏油脂和水分，容易受损、打结、开叉和断裂。植物精油能很好地清洁、营养头发，让你的发丝变得强韧有光泽。

【适用精油】

玫瑰、檀香、胡萝卜子、依兰依兰、乳香、薰衣草、天竺葵、广藿香、茴香。

【配方】

洗发配方：薰衣草2滴＋玫瑰1滴＋橄榄油5毫升＋无香料洗发水50毫升

护发配方：檀香2滴＋天竺葵2滴＋乳香2滴＋依兰依兰2滴＋荷荷芭油30毫升

【使用方法】

用含有洗发精油的洗发水清洗头发，能有效清洁营养发根。

洗发后，将调配的护发精油揉搓干燥的头发，在热敷或者用蒸气熏10分钟，随后冲洗干净。这样能够促进皮脂腺分泌，增加头发的营养和光泽，有效改善干枯发质。

【提示】

①两种方法选择一种即可，长期使用能有效改善发质。

②用精油洗发水洗发，谨防洗发水进入眼睛。

③血压不正常者或孕妇谨慎使用。

（4）芳香为你守住青丝三千

一个人每天掉150根头发是正常的，这是新陈代谢的结果。但是如果掉多了，就可能是脱发了，时间长了一头青丝眼看着越来越稀疏，怎么打理都不好看。脱发的原因多种多样，除自然衰老引起脱发之外，情绪紧张、饮食不规律、药物刺激，或是激素改变都可能影响血液到达头发毛囊，产生脱发。芳香疗法能平衡头皮油脂分泌、刺激头皮，预防脱发。

【适用精油】

薰衣草（平衡头皮油脂）、洋甘菊、玫瑰、柠檬、鼠尾草、丝柏、百里香、广藿香、迷迭香（刺激头皮，预防掉发）、乳香、檀香、依兰依兰、生姜。

【配方】

洗发配方：鼠尾草2滴＋迷迭香2滴＋薰衣草1滴＋橄榄油5毫升＋无香料洗发水145毫升

湿敷配方：迷迭香3滴+柠檬3滴+鼠尾草2滴+伏特加酒半匙+橙花花卉水30毫升

按摩配方：百里香2滴＋姜2滴＋迷迭香1滴＋依兰依兰1滴＋荷荷芭油15毫升

【使用方法】

洗发：用含有精油的洗发水清洗头发，在清洗的过程中按摩头皮。

浸泡：洗完头发后，将精油2～4滴滴

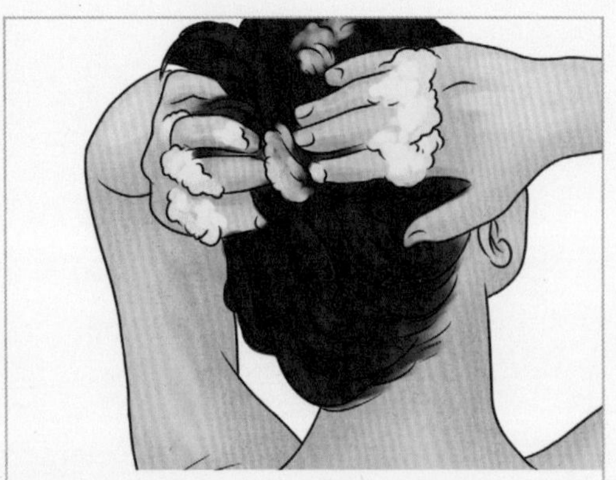
◎用含有精油成分的洗发水洗头，能将头皮的死细胞层松开，彻底去屑并防止头屑再生。

在热水里，将头发在水中浸泡数分钟，可以帮助头发吸收营养，促进头皮血液循环，有效抑制脱发。

湿敷：用毛巾蘸取湿敷精油配方，敷在头皮上，能刺激头皮，预防脱发。

按摩：将头发洗净后，把按摩油涂在头皮和发根上，按摩至吸收。

【提示】

①4种方法任选一种即可。

②用精油洗发水洗发，谨防洗发水进入眼睛。

③血压不正常者或孕妇谨慎使用。

（5）头屑一扫而光

散落在肩上的头屑，既不雅观又不健康。即使你在早上彻底梳了头，而且还把肩上的头屑都清干净了才出门，可是过了不久，那些令人讨厌、小小的白色碎片又回来了，看起来很不整洁，着实让人烦恼。头屑的产生是新陈代谢的结果。头屑过多，毛孔被堵塞，就造成毛发衰弱状态，容易细菌增殖，产生头痒问题。

【适用精油】

杜松、天竺葵、茶树、广藿香、安息香、迷迭香、柠檬、莱姆、桦木、罗勒、百里香、玉桂子、薄荷、尤加利、鼠尾草、胡萝卜子、丝柏、薰衣草。

【配方】

洗发配方：迷迭香6滴＋百里香4滴＋鼠尾草3滴＋无香料洗发水100毫升

按摩配方：天竺葵2滴+薰衣草3滴+薄荷3滴+檀香1滴+橄榄油20毫升

薰衣草5滴+天竺葵5滴+檀香2滴+葡萄籽油30毫升

【使用方法】

用含有精油成分的洗发水清洗头发，能将头皮的死细胞层松开，洗头时头屑就会被带走。同时它能刺激皮肤的愈合组织，防止头屑的再生与堆积。

清洁头发后，用按摩油按摩头皮，能防治头皮敏感、发痒，能治疗干性头屑。

如果没有时间洗护，在梳子上滴1滴精油也能抑制头屑生长，保持洁净清爽的形象。

【提示】

①3种方法任选一种即可，不必同时使用。

②用精油洗发水洗发，谨防洗发水进

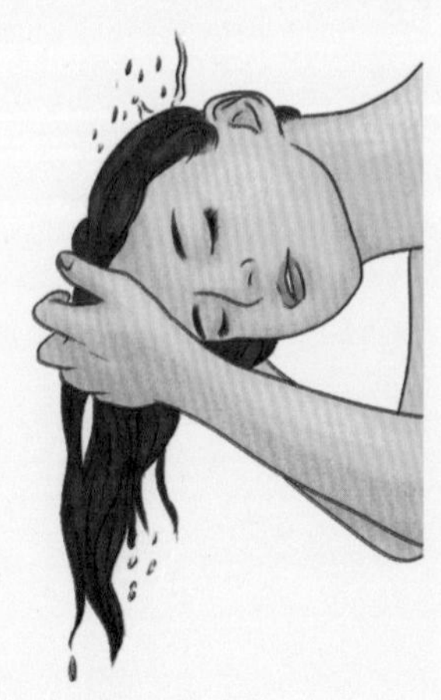

入眼睛。

③血压不正常者或孕妇谨慎使用。

（6）止痒，一“头”轻松

在公众场合绝对不可抠头皮。可是头皮痒得难受，手不由自主就伸到头上，偏偏你最心仪的帅哥刚好走过你身边……这种尴尬经历你有没有过呢？其实头皮发痒的原因很多。可能原本你的头皮就比较干燥和敏感，或者是因为头皮屑或者皮屑芽孢菌等因素引发头发痒。不要以为这只是个小问题，它可能引发头发营养不良，脱发掉发都会接踵而至。芳香精油可以有效改善头皮发痒的问题，让你一头轻松。

【适用精油】

迷迭香、罗勒、天竺葵、洋甘菊、茶树、薰衣草、柠檬、柠檬草。

【配方】

深度清洁配方：薰衣草1滴+迷迭香1滴+媒介油5毫升

天竺葵1滴+迷迭香1滴+媒介油5毫升

止痒配方：迷迭香1滴+茶树2滴+柠檬2滴+荷荷芭油10毫升

【使用方法】

使用清洁配方，选择其中一种方案调配好精油，然后将调匀的精油混入150毫升洗发水中。洗发时，取适量洗发水清洁头发即可。

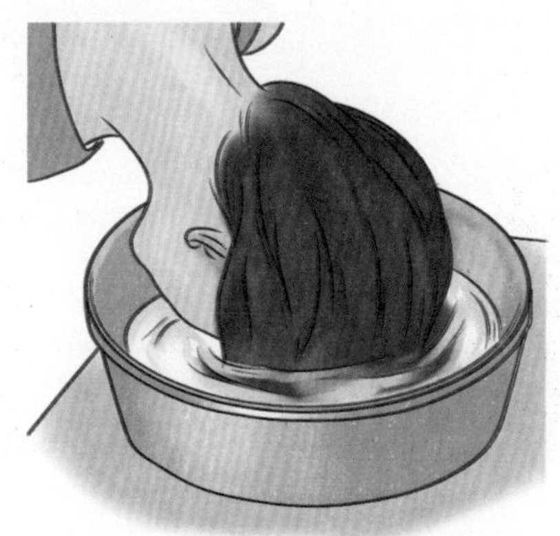

使用止痒配方，应先将头发洗净，然后将配好的精油加入温水中，搅拌均匀后将头皮浸泡在温水中约10分钟，这种方法可以有效止痒。

【提示】

①用调配的精油洗发水清洁头发，要谨防洗发水进入眼睛。若不慎入眼，请用大量清水冲洗。

②洗发时，用手适度按摩头皮效果会更好。

③血压不正常者或孕妇谨慎使用。

3 玲珑身段，芳香塑造

（1）精油雕琢窈窕曲线

因为植物精油是非常细小的活性分子，用来减肥塑身效果会比一般的保养品更好。不过不同的胖瘦类型，选取的精油也要有所不同，所以先弄清楚自己属于哪种类型非常重要。

用两手轻轻夹挤肥胖的部位，如果肌肤表面出现不均匀颗粒的橘皮组织就属于脂肪型肥胖，按摩时宜以燃脂型精油为主。如果皮肤看起来白白嫩嫩，很新鲜的样子，但是肌肉摸起来却是松松软软，多半属于水肿型肥胖，是由于新陈代谢不良致使体液不易排出体外而形成的。对于这种肥胖选择促进排水的精油比较适合。如果有赘肉，脂肪堆积摸起来并不明显，可是赘肉一样松软会抖动的话，则属于混合型肥胖，可以先燃脂，然后再去水肿。

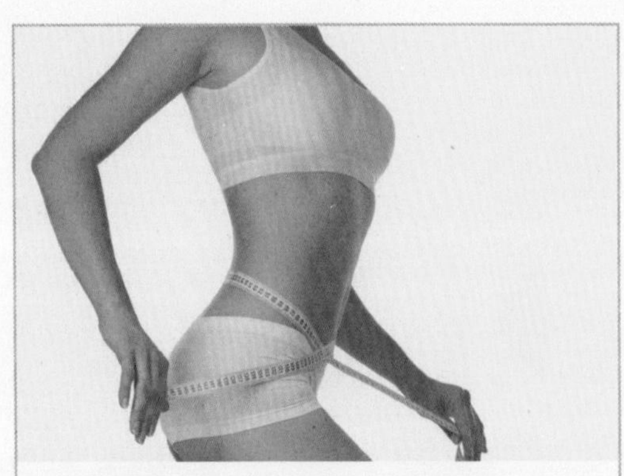

◎使用精油按摩，可以帮助女性雕塑窈窕的身体曲线。

【适用精油】

茴香、姜、肉桂、薰衣草、天竺葵、迷迭香、葡萄柚、柠檬、杜松、丝柏、甜橙、胡萝卜子。

【配方】

燃烧脂肪配方：柠檬3滴+葡萄柚2滴+天竺葵2滴+橄榄油10毫升

消除水肿配方：茴香5滴＋杜松3滴＋柠檬1滴＋甜杏仁油20毫升

瘦身紧致配方：迷迭香3滴+罗勒2滴+肉桂3滴+橄榄油15毫升

【使用方法】

按摩：调制按摩油，每天洗澡后以按摩刷蘸取按摩油向心脏方向刷身体，通常每个部位只需5～10分钟，让肌肤略红即可让血液循环加快，起到燃烧脂肪的作用。

涂抹：清洁身体后，将瘦身紧致的精油均匀地涂抹在全身，能预防或消除瘦身后皮肤松弛的现象。

【提示】

①皮肤或体质敏感者，请在使用前先进行敏感测试。

②精油按摩最好一天进行两次，每次使用精油最好不要超过3种。

（2）芳香粉颈有光泽

颈部皮脂和汗腺的数量只有面部的1/3，油脂分泌较少，平时活动较为频繁，难以保持水分，所以极易干燥，产生皱纹。不仅如此，颈部经常包裹在衣服里，更容易失水、干燥。化纤衣物的静电还容易使颈部皮肤起疙瘩，皮肤松弛，皱纹增多。颈部衰老，将直接影响胸部曲线。用一些精油来滋养你的颈部，能够有效预防和延缓皮肤衰老，减轻皮肤皱纹，保湿、增强皮肤弹性，加速血液循环。

【适用精油】

玫瑰、柠檬、迷迭香、广藿香、乳香、杜松、罗勒、檀香、茉莉、橙花、葡萄柚、玫瑰草、天竺葵、鼠尾草、黑胡椒。

【配方】

甜橙4滴＋罗勒1滴＋玫瑰草7滴＋柠檬5滴＋荷荷芭油20毫升

橙花2滴＋乳香1滴＋荷荷芭油5毫升

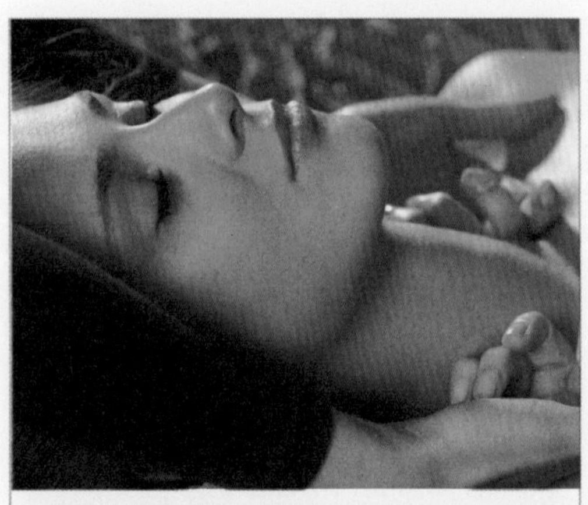

◎用精油滋养颈部，能够有效预防和延缓颈部皮肤衰老，减轻岁月痕迹。

【使用方法】

熏蒸法：清洁皮肤，在温水中加入2～3滴精油，以蒸气熏蒸，能收敛颈部松弛的肌肤。

按摩法：取调制好的按摩油5～8滴，从下自上按摩颈部肌肤，能使肌肤紧实，预防和改善皮肤松弛。

【提示】

①皮肤或体质敏感者，请在使用前先进行敏感测试。

②柑橘属精油具有光敏性，用过之后避免暴露于日光之下。

③用于颈部护理的精油多具有收敛性，经期和孕期避免使用。

（3）芬芳“挺”胸好女人

乳房里没有肌肉组织，只有靠脂肪与腺体来支撑乳房的结缔组织，所以为了维持漂亮坚挺的曲线，每天花5～10分钟使用丰胸按摩油，适度地按摩乳房，可疏通堵塞的乳腺，刺激激素分泌，促进胸部发育，使胸部更紧实、挺立，保持窈窕好身材，让你的丰胸成为你的骄傲。

【适用精油】

依兰依兰、玫瑰、肉桂、茴香、红柑、檀香、天竺葵、鼠尾草、薰衣草、茉莉、月见草油、葡萄籽油。

【配方】

健胸丰胸配方（一）：檀香3滴+依兰依兰3滴＋荷荷芭油10毫升

健胸丰胸配方（二）：玫瑰2滴+茴香2滴+天竺葵2滴+葡萄籽油10毫升

健胸丰胸配方（三）：天竺葵2滴+依兰依兰4滴+葡萄籽油10毫升

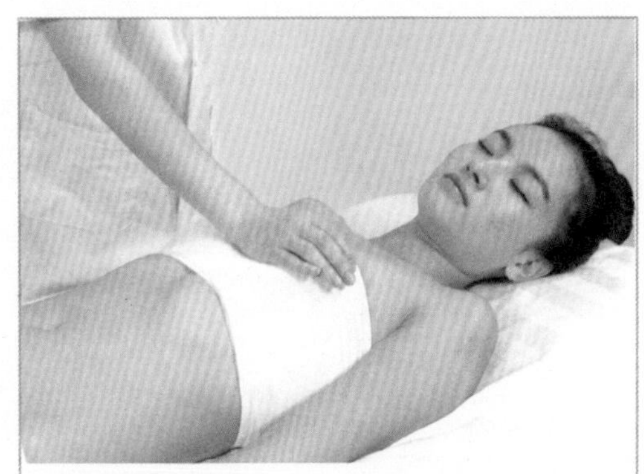

◎每天花5～10分钟使用丰胸按摩油适度地按摩乳房，可疏通堵塞的乳腺。

结实收紧配方（一）：玫瑰2滴+天竺葵4滴+甘菊2滴+荷荷芭油10毫升

结实收紧配方（二）：柠檬2滴+丝柏2滴+杜松2滴+荷荷芭油10毫升

结实收紧配方（三）：淡化色素配方：玫瑰5滴+荷荷芭油10毫升

【使用方法】

①洗完澡后，将精油6～10滴滴在掌心上，双手互搓，感觉掌心发热时由乳房外围向内打圈按摩至乳头中心，重复动作，在左右两边胸部各打20个圈。

②以大拇指一边，另外四指合拢为一边，虎口张开，从两边胸部的外侧往中央推，以防胸部外扩，再由乳房下方往上推至乳头部位，每边30下。

③轻轻拍打乳房上方到锁骨的位置，重复拍打左右两边各20下。每天一次或两次（洗澡热敷后毛孔扩张按摩效果最佳）。

从月经来的第11、12、13天，这三天为丰胸最佳时期，其次是第18、19、20、21、22、23、24天，因为在这10天中影响胸部丰满的卵巢动情激素是24小时等量分

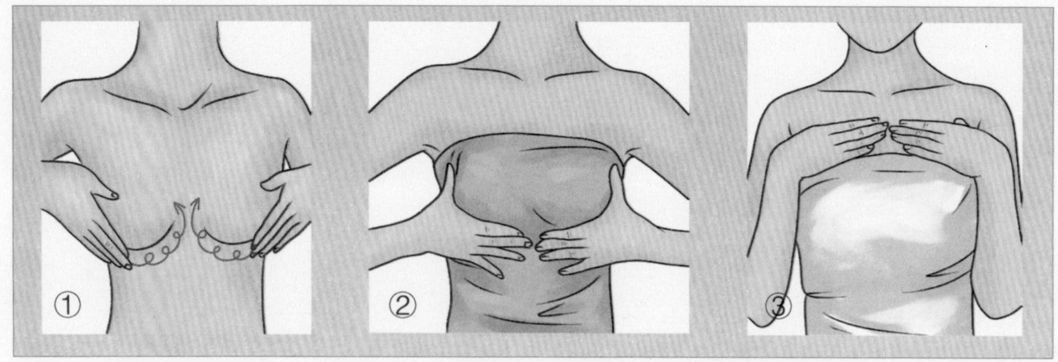

泌的，也是激发乳房脂肪囤积增厚的最佳时机。

【提示】

①用精油按摩胸部时要避开乳头，经期及孕期避免使用，在经期结束后3～5天方可使用。

②如果乳腺增生比较严重，不能使用丰胸精油。如果不是很严重则没有关系，注意按摩时轻柔一些，按摩的时间要适当地更长一些。

③请勿配合丰胸药物使用，以免精油与药物相冲突。

④配合食疗和运动，保持好心情，效果更佳。

（4）按摩小蛮腰

纤细的腰身是塑造曼妙曲线不可缺少的条件，但是有不少爱美的女性却因腹部的赘肉而让婀娜的身段顿失光彩，精油能够帮助你赶走腹部堆积的脂肪，让你拥有迷人的“小蛮腰”。

【适用精油】

迷迭香、柠檬、丝柏、尤加利、茴香、杜松、葡萄柚、胡萝卜子、月桂。

【配方】

柠檬3滴＋尤加利2滴＋迷迭香2滴＋茴香1滴＋橄榄油或荷荷芭油10毫升

丝柏2滴＋迷迭香2滴＋杜松1滴＋葡萄柚1滴＋橄榄油或荷荷芭油10毫升

胡萝卜子3滴+月桂3滴+蓝甘菊3滴＋荷荷芭油10毫升

【使用方法】

以两手伸到背后后腰际处，四指朝前，拇指放在后腰部脊椎骨两侧的肾俞穴按压，一次停留3～5秒，每天进行30次。

左手掌放在右边腰际处，从右腰际向左腰际滑抚，然后右手掌放在左腰际处，从左腰际向右腰际滑抚。此法不但可以促进局部循环，帮助排水和紧实肌肤，还可防止腰酸背痛，每天15～20分钟。

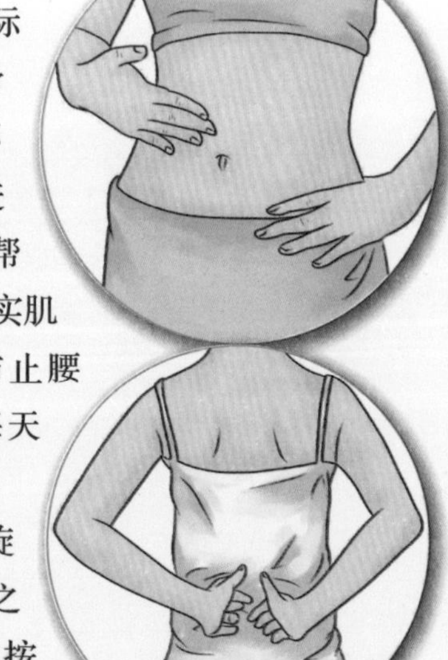

以螺旋方式拍打，之后使用手掌按摩腹部即可，直

到按摩的部位发热为止。

【提示】

尽量避免饭前饭后1小时按摩，以免造成胃下垂。

（5）燃烧脂肪，纤体翘臀

臀部曲线是构成身体完美曲线的重要部分，下垂的臀部、扁平的臀部，或者过于丰厚的臀部，都会大大破坏整体的曲线美。因此，美臀必不可少。

分子极小的植物精油能透过脂肪组织进入体内。通过按摩，精油能深入作用在淋巴系统，将体内滞留物过滤净化，帮助淋巴细胞新陈代谢，以收紧皮肤紧实臀部。

【适用精油】

天竺葵（平衡女性激素）、葡萄柚（排水、紧实功能）、杜松精（深层排水）、广藿香、迷迭香、黑胡椒、欧芹、天竺葵、丝柏、柠檬、马鞭草。

【配方】

泡澡配方：柠檬2滴＋马鞭草3滴＋迷迭香3滴

按摩配方：葡萄柚3滴＋天竺葵3滴＋柠檬2滴＋杜松2滴＋甜杏仁油30毫升

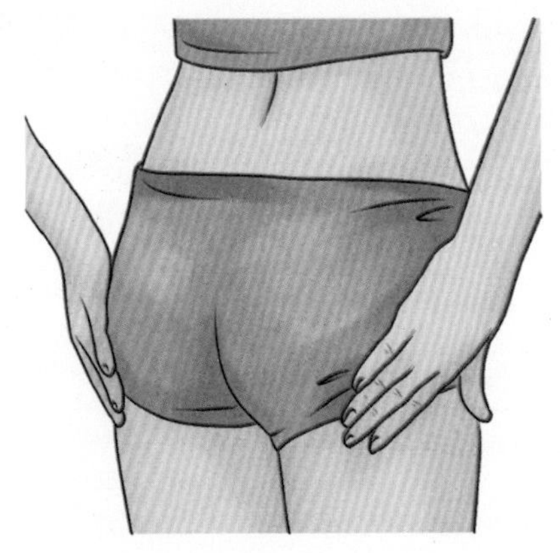

【使用方法】

泡澡法：用调配好的复方精油或直接取用单方的天竺葵、百里香、迷迭香等精油3～5滴，滴入八分满的浴缸中泡澡，能提高体温、促进血液循环并强化新陈代谢，也有一定的美臀功效。

按摩法：取适量按摩油涂抹于臀部的肌肤，两手支撑臀部下方，沿着弧度曲线，手向外侧上方进行按摩。将臀部由下往上提起10～15秒再放下，每天约做20下。既可改善松弛或干燥肤质，又修护肌肤弹力纤维，达到纤体翘臀的功效。

【提示】

①高血压患者避免使用迷迭香、鼠尾草等精油。

②皮肤或体质敏感者，请在使用前先进行敏感测试。

❹ 举手投足溢清香

（1）玉手纤纤舞芳香

如果说人体的哪个部位的皮肤最辛苦，利用率最高，一定是“手”当其冲。手部肌肤每天要面对冷热酸辣等各种不同的刺激，衰老速度比其他部位更快，容易起皱起斑，变得粗糙。因此，手部皮肤的护理也很重要。精油能改善手部血液循环，使手部皮肤光滑、滋润、柔软，并可防治手部皮肤干裂、粗糙。

【适用精油】

橙花、玫瑰草、檀香、乳香、玫瑰、广藿香、鼠尾草、雪松、茉莉、柠檬、天竺葵、洋甘菊、迷迭香、安息香、依兰依兰、莱姆、茴香、香茅、杜松。

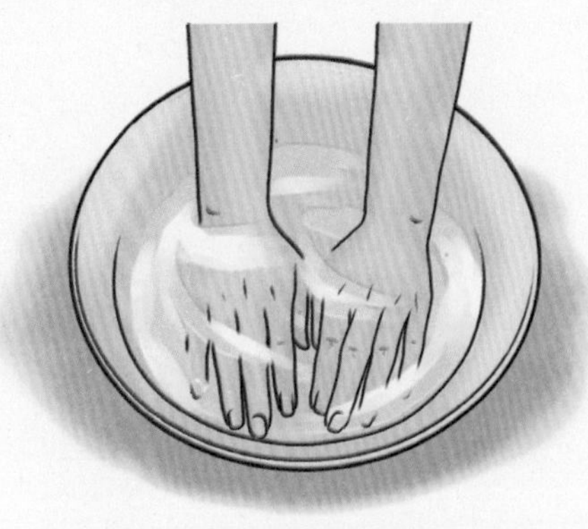

【配方】

手浴配方：橙花2滴＋玫瑰草1滴

涂抹配方：檀香2滴＋茉莉2滴＋柠檬2滴＋金盏菊油20毫升

护手霜配方：肉豆蔻2滴＋没药2滴＋玫瑰2滴＋檀香8滴＋日常护手霜30毫升

【使用方法】

熏蒸：将任意1～2种精油滴在热水中，利用热水的蒸汽促进手部皮肤对精油因子的吸收。

手浴：在劳碌后或者睡觉前，在热水里加入手浴精油2～3滴，浸泡5～10分钟，能软化肌肤，防止老化。

涂抹：将涂抹配方或护手霜均匀地涂抹在双手上，加以轻柔的按摩效果更好。

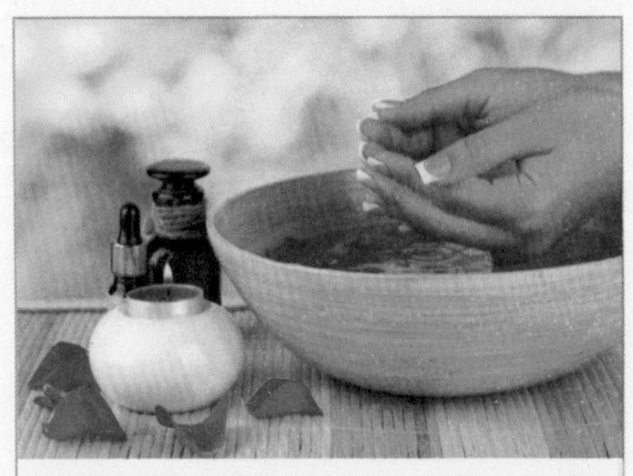

◎用精油护理手部能改善手部血液循环，使手部皮肤光滑、滋润、柔软。

【提示】

月见草精油要控制使用浓度，剂量太高会给手部皮肤带来刺激。

（2）摆脱粗手臂的烦恼

手臂是淋巴结会聚之处，很容易有赘肉堆积。当你向朋友挥手告别时，尴尬地发现上臂的肉也在晃动，仿佛也在说“拜拜”。这就是手臂内侧赘肉被称为“拜拜肉”的原因。“拜拜肉”的存在让很多美女对吊带装望而生叹，因为它们很容易暴露自己的粗胳膊。何不尝试用精油来跟“拜拜肉”对抗，让自己摆脱粗手臂的烦恼呢？

【适用精油】

月桂（促进淋巴循环）、葡萄柚（加速脂肪代谢）、冬青、柠檬、天竺葵、茴香、姜、杜松、罗勒、迷迭香。

【配方】

月桂3滴+冬青3滴+柠檬3滴+荷荷芭油10毫升

月桂3滴＋葡萄柚3滴＋荷荷芭油10毫升

【使用方法】

①将具有紧实和瘦身功效的按摩精油涂抹在双臂上，左手伸直，右手掌从左手手臂内侧由手腕处开始，由下往上推，一

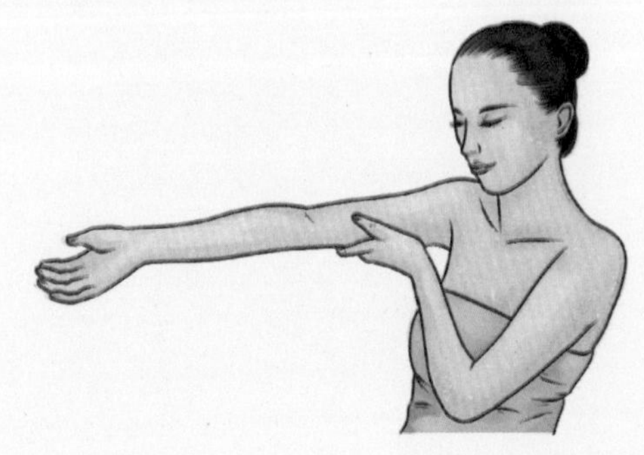

直按摩到肩膀。两手交替做5～10次。

②左手臂转到外侧，右手掌从左肩头开始，由上向下推，一直按摩到手腕。换右手，重复相同步骤。配合专业的按摩刷，可以达到更好的效果。

【提示】

①月桂精油和迷迭香精油都可以强烈地燃烧脂肪，不要同时使用，以免刺激性过大。

②皮肤或体质敏感者，请在使用前先进行敏感测试。

（3）芳香练就修长玉腿

腿占了身体比例的一半，往往能吸引人们的目光。但是大腿容易堆积脂肪，变成可怕的“象腿”，而小腿又容易因为肌肉而变粗。在精油的帮助下你可以重新拥有一双美丽、修长的玉腿，尽情享受迷你裙和各种款式的靴子，还有别人赞叹的眼光。

【适用精油】

迷迭香、丝柏、天竺葵、鼠尾草、肉桂、杜松、茴香、冬青、柠檬、葡萄柚。

【配方】

完美大腿曲线配方：丝柏3滴+杜松子

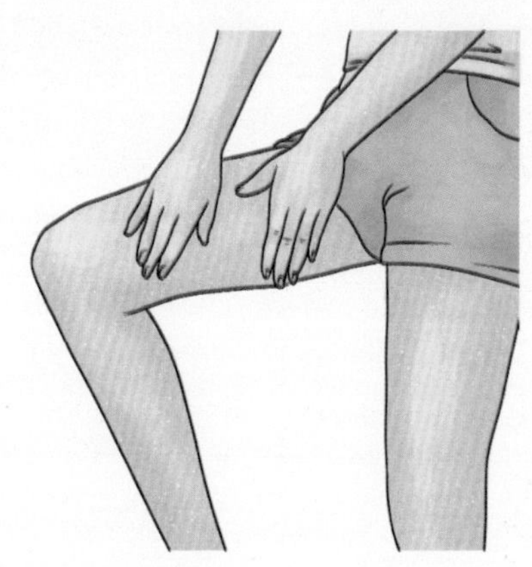

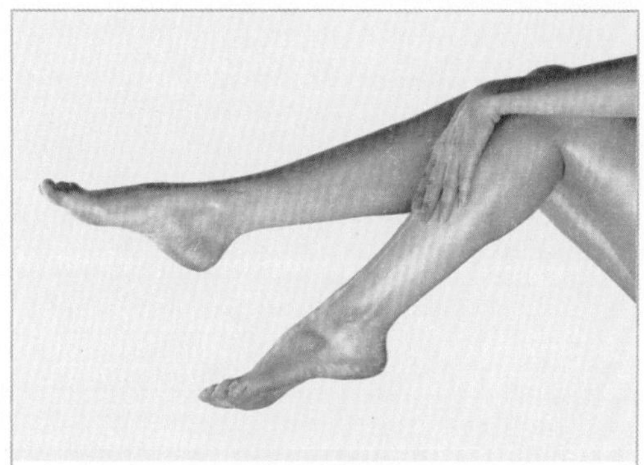

◎在精油的帮助下你可以重新拥有一双美丽、修长的玉腿。

3滴+葡萄柚2滴+天竺葵2滴+葡萄籽油10毫升+甜杏仁油10毫升

美腿化脂配方：迷迭香2滴+杜松子2滴+鼠尾草2滴+茴香2滴+肉桂2滴+荷荷芭油20毫升

减肌肉性的小腿配方：迷迭香6滴+丝柏5滴+甜杏仁油20毫升

塑出修长小腿配方：天竺葵3滴+丝柏2滴+葡萄籽油5毫升

【使用方法】

①将瘦身精油涂抹在腿上处，然后反复搓揉，直到腿发热、流汗，然后用保鲜膜将腿包裹紧实。

②将瘦腿精油均匀地涂抹在腿上，将肉往上推，或是以空心状手掌拍打，或以手揉捏赘肉，或将赘肉往上提推亦可。

【提示】

①精油多有利尿功效，用过之后要及时补水。

②皮肤或体质敏感者，请在使用前先进行敏感测试。

（4）玉足生香

人体的脚部汇集着6条经脉的66个

穴位，并有多个与内脏器官联结的神经反应点，被称为人的“第二心脏”“第二个大脑”和“第二个身体”。时尚的女性一般都会偏爱高跟鞋，它让女性的双腿显得修长，但高跟鞋也给女性的脚带来的压迫和伤害。因此，脚部的保养非常重要，精油能有效促进脚部血液循环，缓解脚部疲劳。

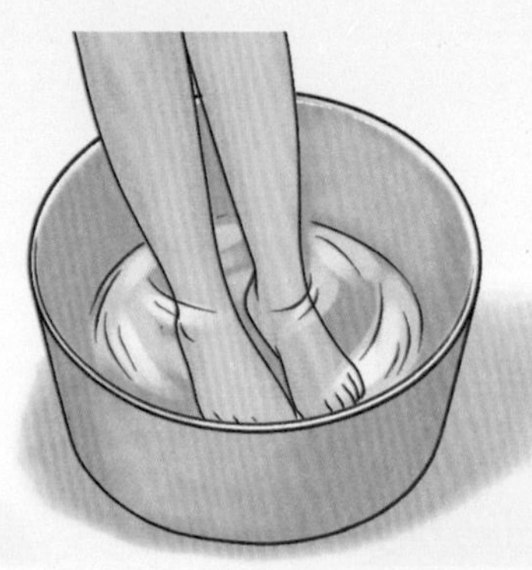

【适用精油】

薰衣草、姜、茶树、柠檬、薄荷、迷迭香、万寿菊、百里香、天竺葵、鼠尾草、尤加利、乳香、杜松。

【配方】

薰衣草2滴＋薄荷2滴＋迷迭香2滴＋荷荷芭油10毫升

【使用方法】

泡脚：取任意精油3～5滴，滴入温水中，水温保持在38～40℃之间。尤加利、茶树精油有杀菌消炎的作用，薰衣草、乳香等精油能活血，消除足部疲劳；杜松、檀香能镇静心绪，你可以根据不同的需求选择不同的精油。按摩清洁脚部，取按摩精油3～5滴均匀地涂抹在足底、脚面和脚踝处，轻柔地按摩直至全部吸收，反复5次效果更好。

由内而外散发健康芬芳

❶ 芳草馨香抚慰你的心

（1）让压力融化在芳香之中

随着生活节奏的加快，现代社会中的女性感受到的压力也越来越大。繁忙的工作、琐碎的家务，还有众多的应酬，你是否时常感到筋骨酸痛、肌肉紧绷呢？这有可能就是压力在侵蚀你的身心。每天感受一下精油带来的芳香体验吧，对舒缓精神压力有着很多的妙处哦。

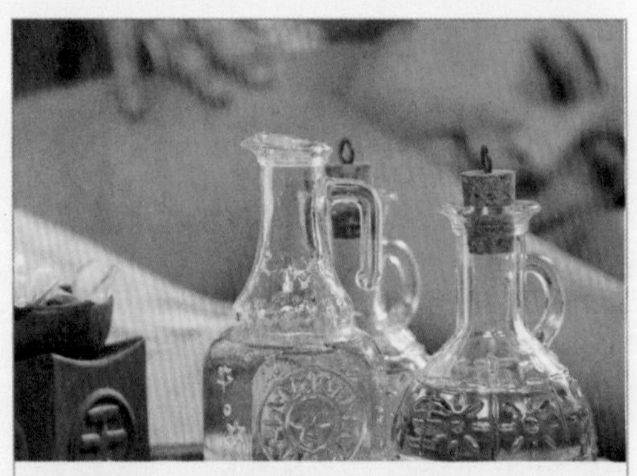

◎每天感受一下精油带来的芳香体验，可以让精神获得前所未有的放松。

【适用精油】

天竺葵、玫瑰草、薰衣草、鼠尾草、马郁兰、洋甘菊、香蜂草、花梨木、马鞭草、檀香、依兰依兰、茉莉、柑橘。

【配方】

熏香配方：玫瑰2滴＋檀香2滴＋柑橘2滴

沐浴配方：花梨木2滴＋薰衣草2滴＋甜橙1滴

按摩配方：天竺葵10滴＋洋甘菊10滴＋薰衣草10滴＋向日葵油30毫升

【使用方法】

吸嗅：直接将单方精油的1～2滴滴在手帕上，随时吸嗅。

熏蒸：将2～3滴精油滴在热水或玻璃杯里，通过蒸气来吸嗅。

熏香：将香熏油滴入熏香器中，通过熏香的方式让身心得以放松。

沐浴：将调制好的精油5～6滴滴在八分满的浴缸中，将身体浸泡15～20分钟。

按摩：精油5～8滴按摩颈部、胸部和耳根等部位，直到精油全部被皮肤吸收，也可按摩全身，让身心得到放松。

【提示】

皮肤或体质敏感者，请在使用前先进行敏感测试。调配时注意控制使用浓度，剂量太高会给皮肤带来刺激。

（2）在芳草气息中安然入眠

受过失眠煎熬的人一定都知道失眠是相当可怕的。长期的失眠会导致精疲力竭，头昏脑涨，记忆力减退；甚至造成脑神经衰弱，体内的器官过度消耗而在外观上呈现未老先衰的现象，如黑眼圈、眼袋、皮肤粗糙、出现皱纹等。

大多数失眠是由于压力或伤害引起的精神疾病所致，精油具有良好的镇定、安抚、放松的作用，微小的精油因子直接作用于中枢神经，帮你释放压力，转换情绪，放松肌肉，降低脑活动，让你自然而然地进入梦乡。

【适用精油】

薰衣草、葡萄柚、洋甘菊、甜橙、佛手柑、薄荷、橙花、檀香、依兰依兰、鼠尾草、天竺葵、香蜂草、花梨木、马郁兰。

【配方】

熏香配方：任选适用的精油单独或混合熏香

涂抹配方：佛手柑1滴＋薄荷1滴＋柠檬1滴＋基础油1毫升

沐浴配方：薰衣草4滴+佛手柑2滴+依兰依兰2滴

按摩配方：薰衣草12滴+佛手柑7滴+依兰依兰6滴+基础油50毫升

【使用方法】

吸嗅：直接将纯精油滴在枕头上或是枕巾上，也可以将精油滴在化妆棉或卫生纸上，将之置于枕头套的四个角落中。当你躺下时如同置身于盛开的薰衣草花园

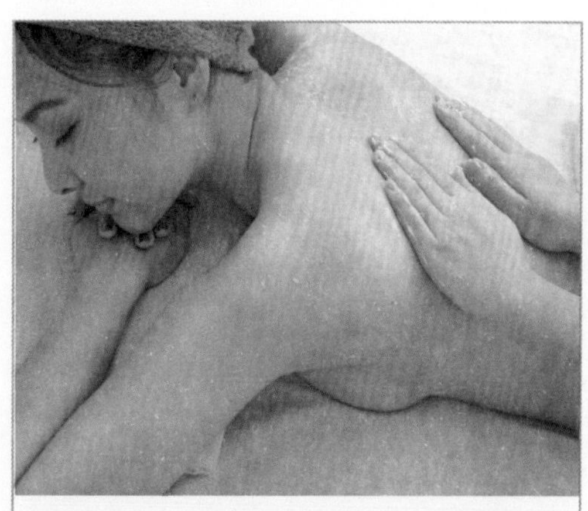

◎精油具有良好的镇定、安抚、放松的作用，是助眠的佳品。

中，心情开朗，情绪放松。

熏香：在熏香灯里滴入3～4滴薰衣草或马郁兰精油，芳香的气息飘散于室内，能使心情平静、安然入梦。

涂抹：将调制好的涂抹精油，在睡前将2～3滴精油滴落于胸部的中央部分，这样精油的芳香和成分，将会从肌肤和鼻子吸收，你可以进入安详的梦境。

沐浴：将调制好的沐浴精油6～8滴滴入浴缸热水中，泡上20～30分钟，能让身心彻底放松，帮助睡眠。

按摩：清洁身体，用按摩油按摩全身，能迅速让肌肉得到放松，心情宁静。

【提示】

控制使用剂量，过量使用不仅不能改善睡眠，还可能引起兴奋。使用精油熏香时，要注意室内通风。

（3）不让疲惫陪你过夜

一天的忙碌后，带着疲惫的身体和满脸的尘土回到家里，你希望能享受和家人厮守的幸福或者独处的美妙，无奈身体疲乏，精力不济。来个简单的芳香护理吧，让你在短时间除去疲惫的困扰，恢复活力四射的光彩。

【适用精油】

柑橘属的精油、葡萄柚、柠檬、佛手柑、橘子、罗勒、雪松、茉莉、迷迭香、鼠尾草、洋甘菊、薰衣草、莱姆、黑胡椒、马鞭草、丝柏、香峰草、檀香、马郁兰、岩兰草。

【配方】

熏香配方：乳香 2 滴+佛手柑 2 滴

沐浴配方：红柑3滴+橙花3滴+乳香2滴

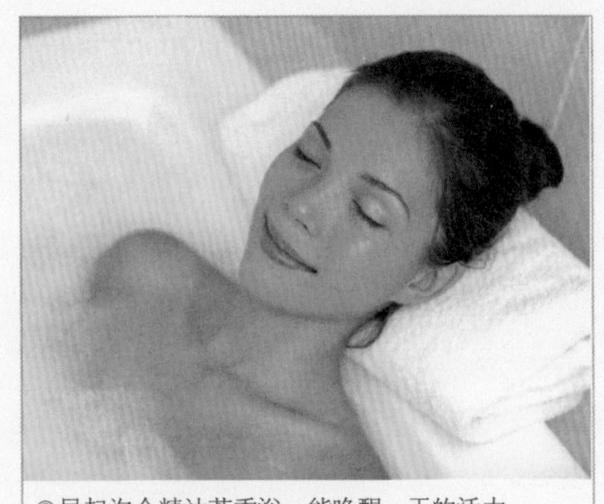

◎早起泡个精油芳香浴，能唤醒一天的活力。

按摩配方：薰衣草3滴＋鼠尾草2滴＋荷荷芭油10毫升

【使用方法】

熏香：在熏香灯里加入2～3滴精油，舒缓的幽香能缓解疲劳。

沐浴：在八分满的浴缸中加入5～6滴精油，泡澡15～20分钟，能消除疲惫感。

按摩：清洁身体，取按摩精油3～5滴按摩后颈部或耳根，也可全身涂抹。

【提示】

如果晚上不打算加班，尽量避免使用罗勒、柠檬等精油，这些精油有提神醒脑的作用，促进血液循环，让脑细胞保持活跃，可能会影响睡眠。

（4）让精油点燃你的活力

夜里睡眠质量不好或者加班到深夜而导致睡眠时间不足，早上起来一定精神萎靡，缺乏活力和工作热情。泡个芳香浴或者用精油做个简单的局部按摩能促进血液循环，有效唤醒活力。

【适用精油】

迷迭香（保持头脑清醒）、鼠尾草、

杜松（舒缓压力、提振精神）、葡萄柚、雪松、茉莉、柠檬、洋甘菊、薰衣草、莱姆、黑胡椒、马鞭草、丝柏（提神醒脑、振奋精神）。

【配方】

吸嗅配方：洋甘菊1滴＋薰衣草1滴＋葡萄柚1滴

泡澡配方：鼠尾草3滴＋杜松或柠檬3滴

按摩配方：柠檬2滴＋乳香1滴＋荷荷芭油5毫升

【使用方法】

吸嗅：将调配好的精油滴在手帕或制成小瓶喷剂随身携带，随时吸嗅，能振奋精神，唤醒活力。单方精油亦有此效果。

泡澡：在放满水的浴缸中加入5～6滴调制的沐浴精油，泡澡15～20分钟，有良好的振奋作用。

按摩：取调制好的按摩精油3～5滴，按摩耳后根及颈部，提神、振奋、缓解疲劳的效果不错。如果时间充足，按摩肩膀和背部效果更好。

【提示】

持久充沛的精力来自良好的休息和充足的营养，精油能提神醒脑，但不能代替休息和营养。长期依赖精油而不注意休息对健康不利。

（5）芳香唤醒你的记忆

你是不是有时候很健忘？跟家人或朋友说好的事情被忘到了九霄云外，用过的物品也不知道放在哪里了，下次要用的时候怎么也找不到，最后，不得不自我解嘲地说：“老了，记忆力衰退了。”其实你还远没有到记忆力衰退的年龄。那么是什么原因让你的记忆力不好呢？工作压力太大、情绪不好、注意力不集中等原因都可能影响记忆的效果。在精油中，有一支唤醒记忆的生力军，它们能刺激脑神经，帮助你调整情绪，保持积极的工作和学习状态。

【适用精油】

洋甘菊、迷迭香、葡萄柚、罗勒、柠檬、薄荷、茴香、佛手柑、百里香、橘子、薰衣草。

【配方】

吸嗅配方：迷迭香1滴＋橘子3滴

熏香配方：百里香3滴＋迷迭香2滴

沐浴配方：葡萄柚3滴＋柠檬2滴

按摩配方：罗勒5滴＋葡萄柚8滴＋百里香7滴＋甜杏仁油20毫升

【使用方法】

吸嗅：直接将调配好的精油1～2滴滴在手帕或纸巾上，随身携带，随时吸嗅。

熏香：将开水倒入熏蒸台上方的水盆中约八分满，加入5滴的精油。

沐浴：在八分满的浴缸中倒入5滴精

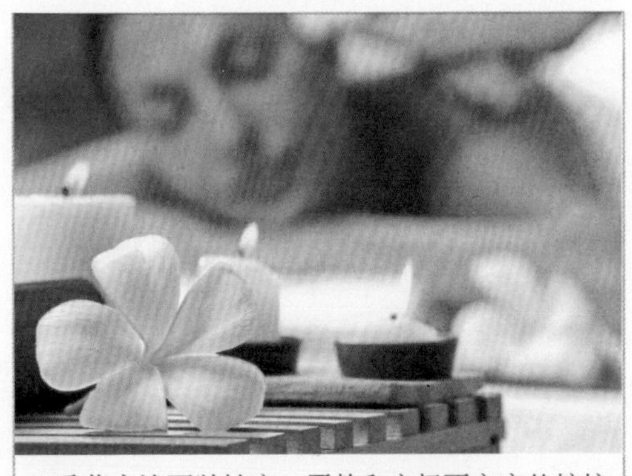

◎香薰疗法可以镇定、平静和安抚不安定的嫉妒情绪。

油，充分溶解后浸泡约10分钟。

按摩：取按摩精油5～10滴轻柔地按摩太阳穴、颈部与胸部，亦可涂抹全身。

【提示】

精油通过刺激脑神经、促进血液循环达到提神醒脑、增强记忆的功效，有振奋精神作用，睡前不宜使用，否则影响睡眠。

2 芳草祛除你的烦恼之源

（1）芳香让你远离嫉妒

也许是因为女人更细腻、更敏感，因而，女人总被描述为擅长嫉妒。她们热衷于同他人比较，发现别人在某一方面或某几方面比自己强，就会产生一种由羞愧不满、怨恨、愤怒等组成的复杂情绪。不要再埋怨女人了，嫉妒是整个人类的心里动机之一，每个人都会产生嫉妒，即便是天真无邪的儿童，也会莫名地讨厌总是穿着漂亮裙子的玩伴。

但不管怎样，嫉妒是一种不良的情绪，长此以往，就会伤害身体。香薰疗法可以镇定、平静和安抚不安定的嫉妒情绪。

【适用精油】

玫瑰、薰衣草、橙花、乳香、安息香。

【配方】

沐浴配方：玫瑰5滴+薰衣草2滴

香熏配方：橙花3滴+乳香2滴+安息香2滴

【使用方法】

沐浴法：浴缸内放上温热水，滴入上述精油后充分搅拌，然后将全身浸泡

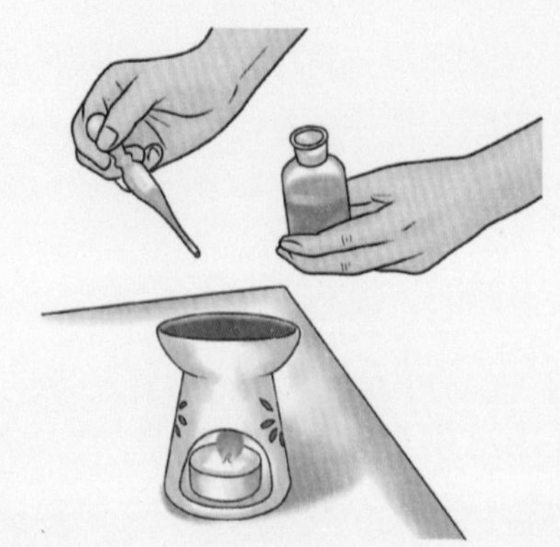

在浴缸中10～15分钟，并深深地吸入香薰的蒸汽。

吸嗅法：将调配好的精油滴入盛有清水的香熏灯内，待热力使水中的芳香油徐徐释放出来，深深嗅吸。

（2）焦虑不再

工作进展不顺利、不愉快的事情接连发生，会使人情绪焦急、心绪不宁，做什么事情都没有心情，甚至莫明其妙地发怒或悲伤，这表明你的心情非常焦虑。遇到这种情况，除了调整心态、开阔心胸之外，选择一款合适的精油，也能有效地抚平你的焦虑。

【适用精油】

安息香、佛手柑、洋甘菊、雪松、快乐鼠尾草、丝柏、乳香、天竺葵、牛膝草、茉莉、杜松、薰衣草、马郁兰、香蜂草、橙花、广藿香、玫瑰、檀香、

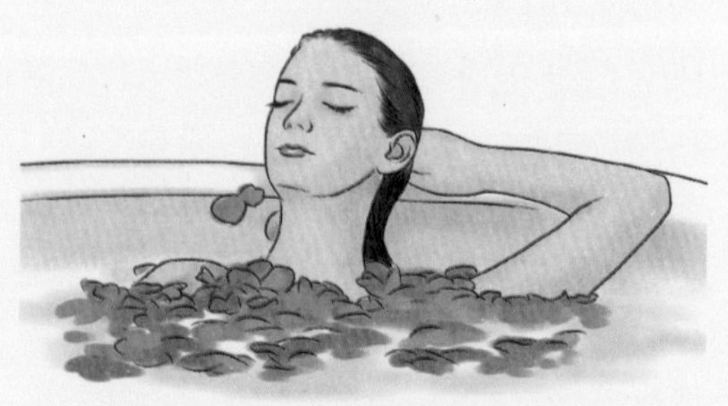

依兰依兰。

【配方】

香熏配方：天竺葵2滴 + 薰衣草1滴 + 佛手柑3滴

按摩配方：依兰依兰9滴 + 洋甘菊4滴 + 甜杏仁油20毫升

【使用方法】

吸嗅：将有镇定效果的单方精油滴1滴在手帕上，让自己能随时感受精油的气息。

熏香：将调好的香熏油取5～15滴于熏香器内，通过熏香器将精油的芳香扩散到室内，可以营造一个让人安心的环境。

沐浴：将3～10滴的复方精油稀释于沐浴盐、全脂鲜奶、植物油、土耳其红油或油溶剂内加以混合，再放入水中享受芳香泡澡或足浴。

按摩：清洁全身，用调制好的按摩精油按摩全身，让身心尽情享受芳香的慰藉。

【提示】

由于精油不能溶于水中，如皮肤容易敏感、肌肤较差的人或儿童使用时请勿直接将精油加入水中，必须稀释后使用。儿童使用时须将分量减半或更低。

（3）芳香给你更贴心的陪伴

无人陪伴的时候，孤独像个幽灵一样住进了你的心房。它夺走了你的笑容，还有你的健康。当一个人心理上感到孤独，又找不到倾诉对象时，压抑的情感会对身体很有害处。美国科学家研究证明，孤独是催人衰老的重要因素之一，对人的寿命与健康有严重影响。找个伴儿吧，但是不要过于紧迫，在寻找的过程中，就让芳香贴心的陪伴你吧。

【适用精油】

玫瑰、薰衣草、马郁兰、依兰依兰、甜橙。

【配方】

沐浴配方：玫瑰4滴+薰衣草3滴

按摩配方：薰衣草4滴+兰草3滴+马郁兰2滴+甜杏仁油10毫升

涂抹配方：甜橙3滴+依兰依兰3滴+马郁兰2滴+葡萄籽油16毫升

【使用方法】

沐浴法：将调配好的精油滴入浴盆，充分搅拌后即可入浴，浸泡15～20分钟。

按摩法：将精油调配均匀后，配合做背部、足部按摩，每天5～10分钟，每日1次。

涂抹法：将精油调配均匀，在胸部、背部、足部等部位涂抹后，将全身浸泡在热水中10～15分钟，每日1次。

【提示】

薰衣草精油能通经络，要避免在怀孕初期使用，低血压者也要避免使用。

（4）芳香抚慰内心受惊的小鹿

惊吓是一种看不见的伤害，看恐怖电影、被朋友吓唬或者遇到突发事件的冲击，都会给人带来恐惧的感觉。如果心里的恐惧得不到及时的排解和释放，会时常让人感到恐慌、心虚，这种情绪影响身体和心理健康。香草类和花香类的很多精油都有镇静和安抚功效，能抚慰你受惊的心灵。

【适用精油】

依兰依兰、甜橙、天竺葵、薄荷、茶树、

迷迭香、柠檬、尤加利、杜松、玫瑰草、佛手柑、乳香、花梨木、薰衣草、香蜂草。

【配方】

沐浴配方：依兰依兰3滴＋天竺葵2滴＋甜橙3滴

按摩配方：迷迭香4滴＋甜橙6滴＋葡萄籽油20滴

【使用方法】

熏香：任意2～3滴精油滴入熏香灯中，让自己的心情在花草的芬芳中得到镇定和安抚。

沐浴：将沐浴精油3～5滴滴入浴缸中，将身体浸泡15～20分钟。

按摩：将按摩精油5～10滴涂抹在颈部、胸部、耳根等部位，轻轻按摩促进精油吸收，如此反复3～5次效果更佳。

【提示】

熏香时注意室内通风；敏感肌肤在使用之前应在手臂内侧做测试，确定不会对精油过敏后再使用。

（5）芳香平复你的激动

人遇到高兴事儿，自然会心情舒畅、干劲儿十足。精神头好了，人的气色也好，办事效率还能提高。但是如果过度兴奋，坐不住，干什么事情都沉不下心；情绪亢奋，晚上没有睡意，如此下去，可是要伤身体的。来几滴精油吧，平复一下你过度的激动。

【适用精油】

佛手柑、薰衣草、薄荷、檀香、柠檬、迷迭香、罗勒。

【配方】

熏香配方：薰衣草3滴＋薄荷2滴＋佛手柑3滴

橙花3滴+柠檬3滴+罗勒2滴

涂抹配方：罗勒2滴＋佛手柑3滴＋荷荷芭油10毫升

【使用方法】

熏香：将熏香配方滴2～3滴在熏香灯里，氤氲的香气能平复你过度的兴奋。

涂抹：取配好的涂抹精油3～5滴，均匀地涂抹在胸部、颈部、耳根等部位，轻轻按摩促进精油吸收。

【提示】

熏香时注意室内通风。敏感肌肤在使用之前应在手臂内侧做测试，确定不会对精油过敏后再使用。

（6）安抚你的忧郁

人总是有感觉情绪低落、心中充满忧伤的时候。忧伤的诱因有很多，工作的压力、人际交往的不畅、失去亲人或朋友、事业或学业不顺利，生病、分娩、更年期都可能是忧郁的理由。芳香的精油能迅速缓解这种心理状态，对压力引起的忧郁效果更明显。

【适用精油】

依兰依兰、茉莉、玫瑰、欧薄荷、甜

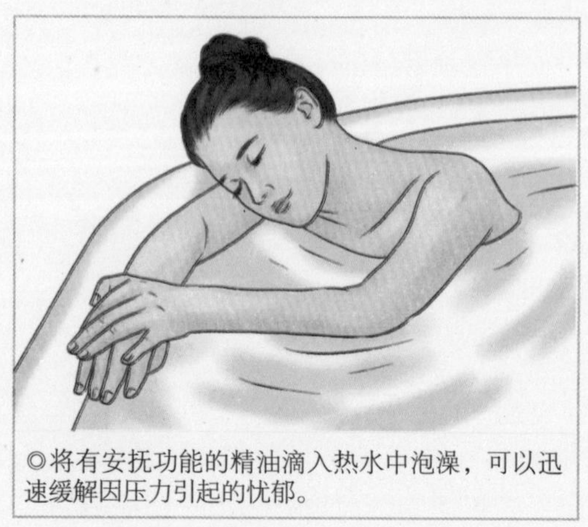

◎将有安抚功能的精油滴入热水中泡澡，可以迅速缓解因压力引起的忧郁。

橙、柠檬、橘子、薰衣草、柠檬草、鼠尾草、马郁兰、花梨木。

【配方】

熏香配方：柠檬5滴＋欧薄荷3滴

蒸气配方：依兰依兰1滴＋茉莉1滴＋橘子2滴

泡澡配方：柠檬4滴＋欧薄荷2滴＋依兰依兰2滴

按摩配方：薰衣草5滴＋橘子5滴＋葡萄籽油10毫升+甜杏仁油10毫升

涂抹配方：依兰依兰2滴＋茉莉1滴＋橘子2滴＋葡萄籽油10毫升

【使用方法】

泡澡：将有安抚功能的精油滴入热水泡澡，5～8滴即可。每周1～2次为佳。

熏香：将调制的熏香精油滴入熏香器，营造一种温馨的氛围，能改善情绪。

按摩：用按摩油轻轻按摩胸部和颈部之间的部位，可让心情变得轻松；按摩腹部能让情绪变得平稳。

【提示】

依兰依兰、鼠尾草、薄荷等精油使用过量会引起睡意，开车时避免使用。

（7）芳香让你远离紧张

面对挑战，很多人都会紧张。如果明天有个重要的考试，或者是马上要在众人面前发表演说，抑或是要会见一个重要的客户，人都会本能地产生紧张感。适度的紧张是正常的，但过度紧张则会给人体带来很多伤害。如果紧张令你呼吸困难、手心出汗、心跳加速甚至颤抖，那就需要采取措施把自己尽快从这种紧张中拯救出来。精油能帮助你缓解这种过度的紧张。

【适用精油】

尤加利、薄荷、天竺葵、柑橘、依兰依兰、迷迭香、柠檬。

【配方】

吸嗅配方：薰衣草2滴＋甜橙1滴

沐浴配方：依兰依兰5滴＋甜橙15滴＋天竺葵10滴＋无水酒精10毫升

按摩配方：依兰依兰2滴＋甜橙3滴＋天竺葵3滴＋橄榄油5毫升

【使用方法】

吸嗅：将精油滴在手帕上，在考试或演讲之前吸嗅，可舒缓紧张情绪，让心情趋于平静。

沐浴：参加重大活动前，用调制的沐浴精油泡个芳香浴，可以缓解紧张。

按摩：过度紧张引起身体不适，可用按摩的方法调节身心。将按摩油均匀地涂抹在颈部和胸部，轻轻地按摩效果不错。

【提示】

①皮肤或体质敏感者，请在使用前先进行敏感测试。

②调配时注意控制使用浓度，剂量太高会给皮肤带来刺激。

3 精油让你的身体更健康

（1）轻松自得不反胃

高峰期乘坐地铁，挤进车厢，便可闻到各种难闻气味。这种情况极易使人产生恶心反胃的症状。你是要继续忍受一路的颠簸与胃部不适夹杂的痛苦，还是给生活加点儿芳香，让上下班也变得轻松自得呢？

【适用精油】

薄荷、香蜂草、柠檬、姜、丁香、花

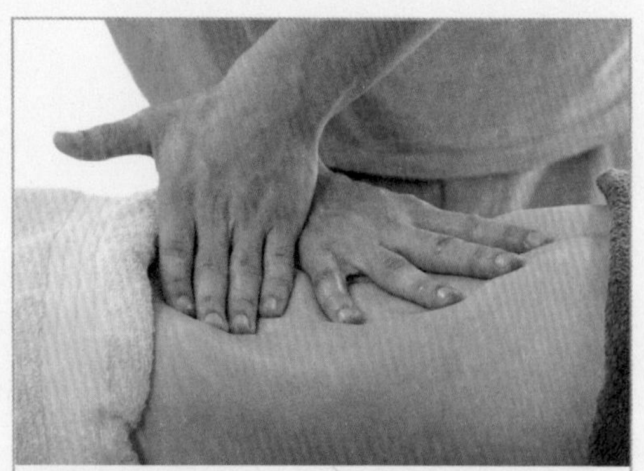

◎当胃部出现不适时，尝试使用芳香疗法给胃部按摩，不适的症状马上就可以缓解。

梨木、黑胡椒、欧芹、檀香、薰衣草、罗勒、茴香。

【配方】

吸嗅配方：薄荷1滴+柠檬1滴

涂抹配方：丁香2滴+甜杏仁油5毫升

【使用方法】

吸嗅：将精油滴在手帕上直接吸嗅。

涂抹：将调配好的精油涂抹在胃部，用手以顺时针方向按摩。

【提示】

如果是怀孕反胃，不适用这些配方，请遵从医生的指导。

（2）给你的关节做个芳香按摩

长时间暴露在寒冷空气中，长期的运动伤害，都会造成关节疼痛，严重的甚至引起关节炎、痛风。精油可以缓解关节的疼痛，温暖病痛部位，长期使用，更可以避免病症的发生。

黑胡椒是一种温暖的精油，可以舒缓痛风，驱逐风寒，对关节炎有效；迷迭香是止痛剂，可以舒缓痛风以及风湿痛；马乔莲和姜能温暖皮肤，帮助皮肤行血通气，达到温暖身体的效果，也能缓解关节血液不畅通或瘀肿；尤加利消能够消除内部炎症，从根本上治疗关节炎。

【适用精油】

黑胡椒、迷迭香、马乔莲、姜、尤加利、丁香、安息香、百里香、薰衣草、鼠尾草、雪松、茴香、茉莉。

【配方】

沐浴配方：薰衣草2滴＋迷迭香2滴＋尤加利3滴

涂抹配方：姜2滴+迷迭香2滴+葡萄籽油10毫升

湿敷配方：黑胡椒1滴＋丁香2滴＋雪松1滴

按摩配方：迷迭香4滴+黑胡椒4滴+姜4滴+尤加利2滴+葡萄籽油30毫升

【使用方法】

沐浴：在八分满的浴缸中滴入6～8滴精油，用温水泡澡15～20分钟。如果疼痛严重且持续，再增加2滴洋甘菊或乳香。

涂抹：清洗关节部位，取适量涂抹油均匀地涂抹在患处，稍加按摩，随后用温水泡澡。

湿敷：将调配好的复方精油滴在毛巾

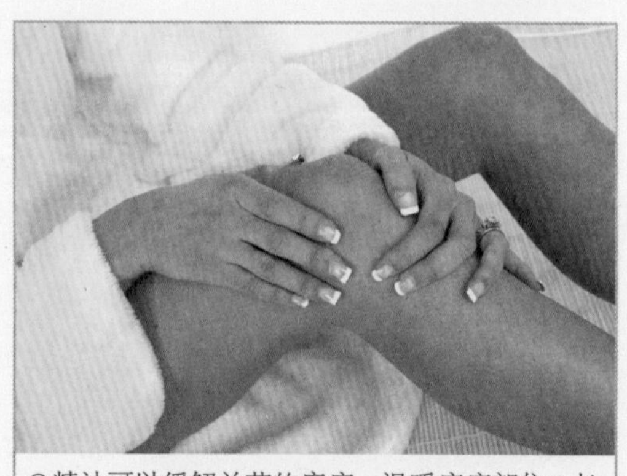

◎精油可以缓解关节的疼痛，温暖病痛部位，长期用精油按摩关节，可改善痛风等症。

上，用温湿的毛巾敷在疼痛的关节部位。

按摩：清洗疼痛的关节部位，取适量按摩油按摩关节周围，5～10分钟后，再同样取适量按摩油按摩5～10分钟，如此反复三次为一回合。

【提示】

①只能小心地按摩，避免按摩疼痛和水肿的关节。

②如果关节红肿发炎，不宜采用热敷，以冷敷为佳。

（3）愈合伤口好疗效

削水果或者切菜时不小心把手指划破了，用一些精油能帮助清洁伤口，促进伤口的愈合，防止留下疤痕。在对付伤口的问题上，首先要推荐的是薰衣草精油。

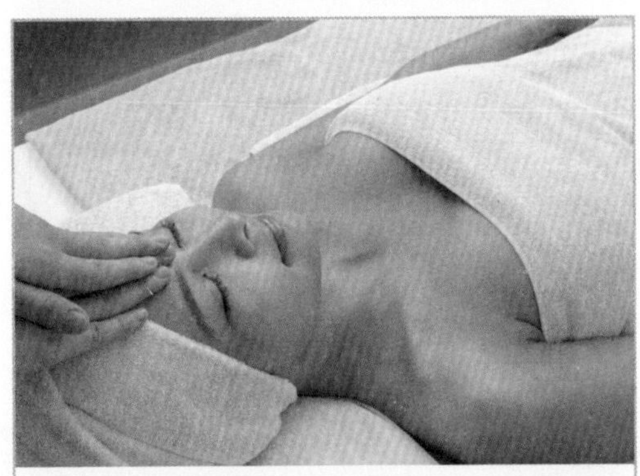

◎贫血的女孩想要恢复红润的面庞，用芳香精油按摩就可以实现。

【适用精油】

薰衣草（促进伤口的愈合）、茶树、没药、丝柏、玫瑰、胡萝卜子、广藿香、玫瑰草。

【配方】

洗涤剂配方：薰衣草3滴＋茶树3滴＋蒸馏水90毫升

【使用方法】

①将伤处放在洗涤剂里浸泡15～20分钟，每天3次。

②伤口愈合后，可以每天涂抹薰衣草精油在伤口上，能促进细胞再生，有利于快速愈合、不留疤痕。

【提示】

①伤口未愈合时不要直接使用单方精油涂抹，以免被精油灼伤。

②伤口过深、大面积烫伤以及刀伤必须去医院。

（4）让疼痛沉睡，让舒适苏醒

长时间的加班、过大的压力、疲劳、血流不畅或者感冒都有可能引发头痛。很多人在头痛顽疾面前选择服用药物，但是长期使用药物会使身体形成依赖，久而久之就会对身体造成伤害。所以这种选择显然是不明智的。面对头痛困扰，我们不妨来一次芳香的旅行，你会发现在清香缭绕中，头痛已经无影无踪了。

【适用精油】

洋甘菊、葡萄柚、马郁兰、橙花、薄荷、快乐鼠尾草、罗勒、苦橙叶、薰衣草、柠檬、迷迭香、花梨木、天竺葵、丁香、玫瑰。

【配方】

熏香配方：薰衣草1滴+茶树1滴+甜橙1滴

沐浴配方：天竺葵4滴+薰衣草4滴+迷迭香4滴

【使用方法】

沐浴配方：应注意使用温水，温度控制在37～39℃。适宜半身浴，浸泡时间可以稍微长一些。

【提示】

①皮肤或体质敏感者，请在使用前先进行敏感测试。

②调配时注意控制使用浓度，剂量太高会给皮肤带来刺激。

（5）补血红润容颜

林妹妹式的娇弱虽让人怜爱，但于己而言是难受的。苍白的面色让任何化妆品的涂抹都无济于事。失眠心慌、头晕目眩更是紧随的恶魔。贫血的女孩子们，你们需要细心地呵护自己。想要恢复红润的面庞吗？你所需的只是一缕芳香。

【适用精油】

玫瑰、乳香、檀香、杜松、迷迭香、安息香、洋甘菊、茉莉、薰衣草、橙花、天竺葵、茴香、葡萄柚、黑胡椒。

【配方】

玫瑰3滴+乳香2滴+檀香1滴+荷荷芭油10毫升

【使用方法】

清洁身体，将皮肤上的水分擦干。

用手掌将调配好的精油紧贴着肌肤轻轻推揉、按压。

【提示】

贫血属于中医“血虚”的范围，治疗要以补血益气为主，关键要祛除致病因素。

（6）恢复神智，不眩晕

眩晕，即头晕眼花。轻者发作短暂，休息一会儿可恢复正常。严重时甚至会感觉到天旋地转，不能站立，恶心、呕吐、心悸、出冷汗等。发生这种突发状况时，一缕别样的香气会让你恢复神智。

【适用精油】

薄荷、橙花。

【配方】

吸嗅配方：薰衣草精油2滴

按摩配方：罗勒3滴+迷迭香2滴+薄荷2滴+荷荷芭油10毫升

【使用方法】

吸嗅法：感觉不适时可立刻将2滴薰衣草油滴在手帕或者面巾纸上吸嗅。

按摩法：按照配方调配好按摩精油，做头部按摩，每日2次，直到病体康复为止。

【提示】

眩晕很有可能是其他病的并发症，经常、严重的眩晕，要经过医生检查，以明确诊断。

（7）疼痛不再，齿间留香

常听人说“牙疼不是病，疼起来真要命”。其实牙疼也是一种病症，它是口腔科最常见的。引发原因很多，常常是由于牙齿周围的炎症，如龋齿、牙髓炎、牙周炎等，日常不注意口腔卫生就有可能导致牙疼。牙疼发作时，疼痛持续不止，或时痛时止，遇冷、热、酸、甜等刺激还会加剧。有时也伴有发热、牙龈红肿等症状。

【适用精油】

丁香、洋甘菊、薄荷。

【配方】

涂抹配方：丁香1滴，或薄荷1滴

按摩配方：薰衣草2滴+洋甘菊1滴+薄荷1滴+荷荷芭油10毫升

湿敷配方：洋甘菊精油5滴

【使用方法】

涂抹法：用棉花棒蘸取丁香精油直接

涂抹在牙齿上。

按摩法：将调配好的精油涂抹在面部，并配合按摩，每日1次。

热敷法：用热水1杯，将精油滴入杯中，搅拌均匀，再将干净毛巾放入混合液中，浸透，取出敷在疼痛的部位，维持温度10分钟。

【提示】

怀孕及哺乳期间避免使用。

（8）缓解湿疹的痛痒

湿疹是一种常见的过敏性，炎症性皮肤病，剧烈瘙痒、反复发作。胃肠功能紊乱、神经功能障碍、内分泌失调或体内有感染病灶、肠道寄生虫等原因都可能患上湿疹。而日晒风吹、寒冷、搔抓以及化妆品或辛辣食物刺激都可能使湿疹加重。精油有明显的杀菌消炎、镇静止痒作用，有助于控制和缓解症状，可配合药物共同治疗。

【适用精油】

茶树、丝柏、佛手柑、广藿香、没药、薄荷、雪松、杜松、天竺葵、洋甘菊、薰衣草。

【配方】

湿敷配方：杜松2滴＋没药2滴

涂抹配方：佛手柑6滴+薰衣草6滴+茶树3滴+甜杏仁油50毫升

洋甘菊3滴＋百里香2滴＋薰衣草5滴＋天竺葵6滴＋荷荷芭油50毫升

【使用方法】

湿敷：将混合好的用于湿敷的精油滴入冷水盆中，用毛巾蘸取冷水后敷于患处，能有效止痒。

涂抹：取调制好的精油涂抹于患处，可缓解湿疹发作时的不适。

【提示】

湿疹属多发病，病程缓慢，容易复发。精油能起到杀菌止痒的作用，但不能代替药物使用。

敏感性肌肤应先在手臂内侧测试使用。

要根治湿疹，除了积极配合治疗，生活习惯也要保持健康：避免各种外界刺激如热水烫洗、搔抓、日晒等；尽量不吃刺激性食物；生活要规律注意劳逸结合；衣着宜宽松，内衣以棉、丝制品为佳，勿穿化纤及毛织品。

（9）告别脚气的尴尬

香港脚是真菌滋生引起的脚癣。脚底、脚趾等地方有瘙痒、脱皮、红肿、水疱等现象。它是一种顽固的皮肤病，发作时奇痒难忍又很难根治，给不少人带来很大的困扰。有不少精油具有消毒杀菌、去湿干燥的作用，对香港脚有缓解和治疗的作用。

【适用精油】

百里香、薰衣草、牛膝草、茶树、尤

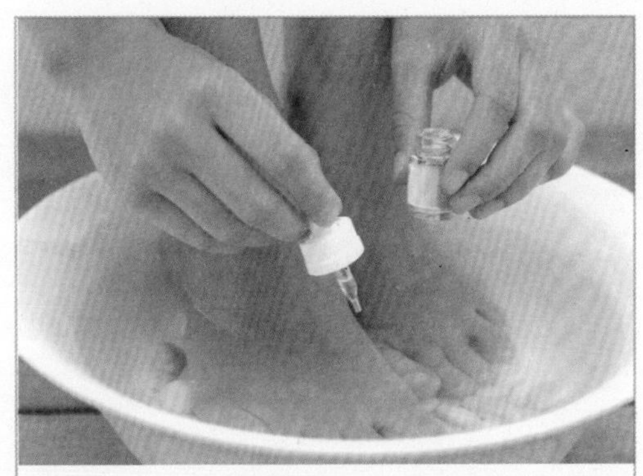

◎将精油滴3～5滴在温水中，浸泡双脚，可有效改善脚气。

加利、香茅、柠檬。

【配方】

泡脚配方：香茅油1滴+茶树2滴+尤加利2滴

涂抹配方：茶树5滴＋柠檬1滴＋荷荷芭油5毫升

【使用方法】

泡脚：将精油滴3～5滴在温水中，双脚浸泡，时间要长一些，水不宜太多。

涂抹：用棉花棒蘸取精油在患处来回滚动，涂抹均匀，有良好的舒缓、杀菌作用。

【提示】

茶树精油并不是药物，没有立竿见影的效果，同时也没有副作用。它的疗效很温和，只有持续使用才能使脚气得到改善。

天冷的时候泡脚，要及时加热水以保持水温，以免着凉。

（10）有效对抗疱疹病毒

体内的水痘病毒在人体免疫力下降时会发作，形成疱疹。疱疹多分布在口腔周围和腰部。而生殖器疱疹多由性行为和性接触传染，是一种常见的性传播疾病。疱疹的临床表现为皮肤上起针头、米粒或黄豆大小的水泡，疼痛难忍，严重时甚至会压迫神经，需及时治疗。精油有杀菌、消炎、缓解病痛的功效，能在一定程度上对抗疱疹病毒。

【适用精油】

茶树、尤加利、佛手柑、天竺葵、薰衣草、薄荷、玫瑰草、马郁兰、莱姆、玫瑰、洋甘菊、百里香、牛膝草。

【配方】

天竺葵3滴＋薰衣草3滴＋百里香1滴＋柠檬2滴＋葡萄籽油15毫升

【使用方法】

将棉签蘸上1滴尤加利或茶树精油，将其直接擦在患部，每天涂抹能消炎杀菌，缓解疱疹发作带来的不适。

冷敷：在冷水里滴入调制的精油3～5滴，用毛巾蘸取精油，敷在患处，能镇痛杀菌。

【提示】

涂抹或冷敷时，不要将水疱弄破。

只有茶树精油和尤加利精油能直接涂抹，其他精油需用基础油稀释。

有些精油对敏感皮肤可能有刺激性，有些则能调节激素，所以怀孕期间不用为宜。

（11）精油助你化痰止咳

咳嗽是一种常见的呼吸系统疾病，导致咳嗽的原因多种多样。感冒、肺炎或者呼吸道黏膜受到异物、炎症、分泌物或过敏性因素等刺激时，都会引起咳嗽。咳嗽有助于排出自外界侵入呼吸道的异物或分泌物，是人体的一种保护性措施，对机体是有益的。但是如果长时间咳嗽是很伤身体的，有必要采取一些止咳措施。

【适用精油】

尤加利、百里香、马郁兰、姜、檀香、乳香、茶树、柠檬、罗勒、雪松、鼠尾草、丝柏、迷迭香、安息香、没药、柠檬草、花梨木、薰衣草。

【配方】

口服配方：尤加利2滴＋柠檬2滴＋蜂

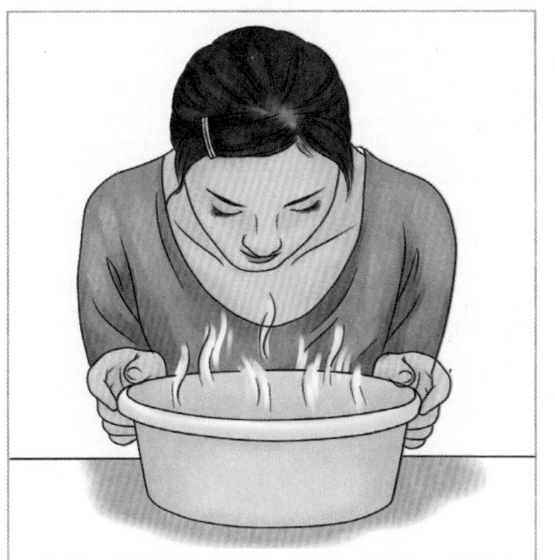

◎将配方精油滴入热水中，吸入其蒸汽，可以有效止咳。

蜜两勺＋温水300毫升

尤加利2滴＋茶树1滴＋百里香1滴

熏蒸配方：尤加利2滴＋安息香2滴

按摩配方：茶树3滴＋广藿香2滴＋荷荷芭油10毫升

【使用方法】

吸嗅：将任意一种适用的精油滴1～2滴在手帕上，随身携带，随时吸嗅能缓解咳嗽。

服用：将第一种配方调制均匀，直接吞服，能缓解干咳。将第二种配方调制均匀，滴1滴在蜂蜜里，用水冲服能缓解咳痰症状。

熏蒸：取用于熏蒸的复方精油3～5滴，滴入热水中，吸入含有精油因子的蒸汽。

按摩：用调制均匀的按摩油，按摩胸部和背部，有化痰止咳的功效。

【提示】

哮喘患者请勿使用熏蒸方法。

（12）清理鼻子里的障碍

感冒或是呼吸道疾病没有根治，鼻塞、流鼻涕反复发作，使得细菌在鼻子里滋生，从而导致鼻炎。感染鼻炎，轻则容易流鼻涕、打喷嚏、鼻塞、呼吸不畅，重则引起头痛、头昏、失眠、身体健康状况下降。有的精油能促进血液循环，有的精油能消炎杀菌，有的精油能舒缓鼻炎，清理鼻子里的障碍，保持呼吸通畅。

【适用精油】

迷迭香、百里香、安息香、马郁兰、茶树、罗勒、松树、薄荷、天竺葵、尤加利、姜、花梨木、绿花白千层、莱姆、没药、玫瑰。

【配方】

吸嗅配方：茶树1滴＋杜松2滴

熏蒸配方：天竺葵1滴＋茶树2滴＋罗勒2滴

按摩配方：迷迭香3滴＋天竺葵3滴＋尤加利1滴＋甜杏仁油10毫升

薰衣草2滴+薄荷2滴+牛膝草2滴＋葡萄籽油10毫升

【使用方法】

吸嗅：将精油滴在手帕或纸巾上，随时吸嗅。

熏蒸：将精油滴入热水中，用毛巾挡住水蒸气，脸距水面约25厘米，双眼闭上，用鼻子吸入蒸汽，至少持续5分钟。这样可以杀死鼻腔内的细菌，使鼻子通畅。

按摩：清洁皮肤后，将精油涂抹在颈部、颧骨、鼻头及额头，轻轻按摩，能缓解鼻炎症状。

【提示】

精油的效用主要是杀菌通窍，对鼻炎有一定的抑制作用。如果想要根治，还需到医院接受专业的治疗。

哮喘患者请勿使用熏蒸方法。

（13）让感冒病毒无法肆虐

感冒，特别是流行感冒，是一种经由病毒感染引起的疾病，常引起发烧、咳嗽、头痛等症状。预防是根本，要注意营造和保持环境的洁净，提高自身的免疫力，已经感冒者，在感冒症状刚刚出现的时候，就用芳香精油处理，会很快地抑制住病情，从而缩短感冒时间，尽快恢复健康。

【适用精油】

薰衣草、茶树、尤加利、薄荷、百里香、迷迭香、松树、马郁兰。

【配方】

熏香配方：白天，薰衣草2滴+尤加利2滴+茶树2滴；晚上，薄荷2滴+百里香2滴+柠檬2滴

沐浴配方：薰衣草2滴＋尤加利1滴＋茶树1滴＋安息香1滴＋甜杏仁油10毫升

泡脚配方：薰衣草2滴+杜松果2滴+百里香2滴

按摩配方：柠檬5滴+茶树5滴+薰衣草10滴+甜杏仁油50毫升

薰衣草3滴+薄荷2滴+月见草油2滴+甜杏仁油20毫升

【使用方法】

吸入法：直接将单方精油1～2滴滴在面巾纸或手帕上，采用深呼吸的方式来增强人体的抵抗能力。

漱口法：在一杯纯净水中滴入1滴茶树或百里香精油，摇晃均匀后，含在嘴里漱口。每天2～3次，连续两三天。可以缓解感冒引起的咽喉疼痛。注意，千万不要吞服。

熏蒸法：在一个玻璃容器中加入热水，滴入两滴精油，用一条大毛巾围在颈部，遮过双肩，脸部凑近容器上方5～10厘米，用口鼻交替吸入蒸汽。每天吸入2～3次，连续3天。

沐浴法：在一满缸微热的水中滴入稀释过的精油6滴，充分搅拌后将全身浸入水中15分钟。待身体皮肤毛孔、汗腺张开后，迅速擦干身体并即时就寝，睡前1次，连续5～7天。

泡脚法：取2～3滴调制好的泡脚精油滴入盛有温水的盆内，将双足放入盆内浸泡20分钟，并做轻柔按摩。每天1次，连续治疗5～7天。

按摩法：将按摩油搅拌均匀后，配合做颈背及面部轻柔按摩。每天1次，连续治疗5～7天。如果是由感冒引起的头痛，在太阳穴按摩数分钟直到渗透为止，并不断地喝水帮助排毒。

【提示】

晚上不要使用茶树或尤加利这些能振奋精神的精油，以免影响睡眠。

有气喘病的人千万不能使用熏蒸方法。

（14）远离吞咽困难的烦恼

扁桃体被链球菌感染发炎后，你会觉得喉咙像被完全堵塞了，又肿又痛。一个普通的吞咽动作都会觉得十分困难。更严重的是，如果感染喉部还可能引发喉炎，

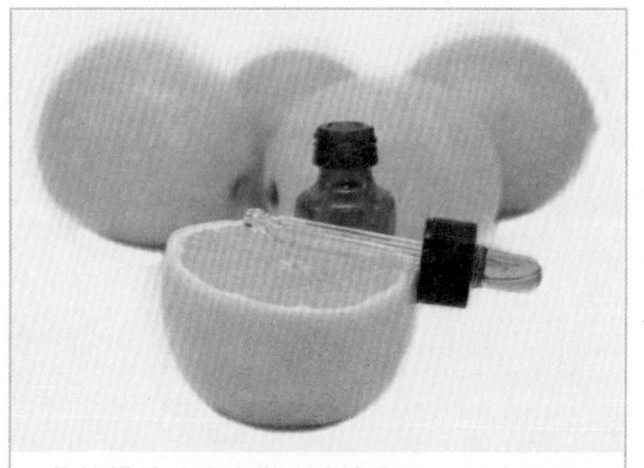
◎将柠檬精油滴在漱口水中漱口，可有效缓解吞咽困难。

后续的治疗就更麻烦了。治疗扁桃体炎，其实也可以快速又神效。一杯含精油的漱口水就能帮助你远离吞咽困难的烦恼。消百里香、柠檬、薄荷有消炎抗菌作用。

【适用精油】

消百里香、柠檬、薄荷。

【配方】

蒸气吸入配方：百里香3滴+柠檬2滴+欧薄荷1滴

漱口配方：没药酊剂5毫升+1杯漱口水

【使用方法】

蒸气吸入：将配好的精油滴入一盆热水中，吸入含有芳香因子的蒸汽。

漱口法：将5毫升没药酊剂加入漱口水中，充分搅拌后用来漱口，尽量让其在喉部停留一会儿，然后吐出。

【提示】

使用具有杀菌效果的精油漱口是快速的治疗方法，但如果症状不能缓解，应该赶快就医。

（15）急性支气管炎

支气管炎分为急性和慢性，慢性支气管炎治疗十分困难。而芳香治疗对于急性

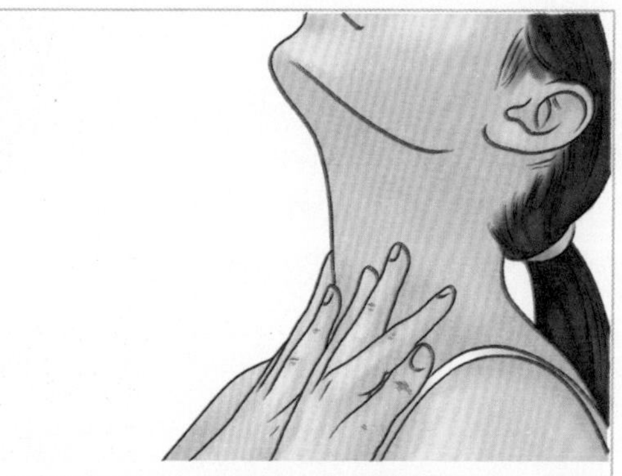
◎支气管炎不宜使用芳香浴和蒸汽吸入法，最好的保养方法是长期用精油进行全身或局部按摩。

支气管炎效果不错。咳嗽、气喘时伴随着痰液和血丝，是急性支气管炎的症状。芳香疗法可以缓解发作时的症状。

【适用精油】

黑胡椒、薄荷、绿花白千层、雪松、丁香、迷迭香、尤加利、茴香、姜、乳香、薰衣草、柠檬、柠檬草、茶树、莱姆、月桂、香蜂草、罗勒、马郁兰。

【配方】

茶树2滴+百里香1滴+薰衣草1滴+杏桃仁油10毫升

【使用方法】

按摩全身或局部皆可，局部按摩要强调胸口的按摩。

【提示】

支气管炎不宜使用芳香浴以及蒸气吸入法，因为水汽可能会更加刺激支气管。最好的保养方法是长期按摩，减少乳制品及精制食品的食用。

（16）嗅到芳香，鼻子不过敏

繁花时节，人们相约出游踏青，却总有人不停打喷嚏、流鼻涕、揉眼睛。查查原因，原来是鼻子过敏了。鼻子过敏很常

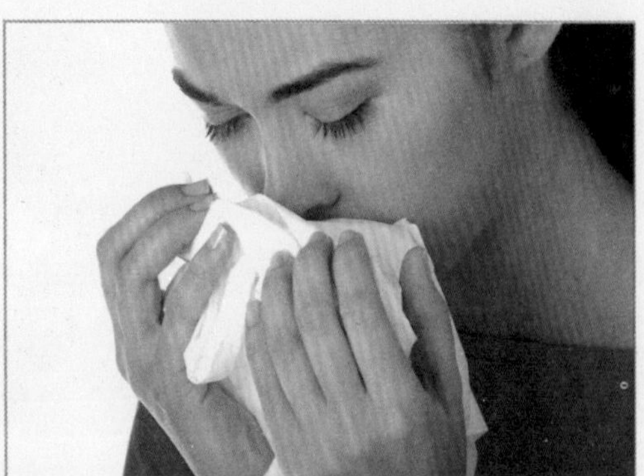
◎鼻子有轻微过敏症状的人，可以将精油滴在手帕纸上，随时吸嗅。

见，有遗传因素，但更多情况下是由过敏源引发的。比如花粉、某些特定的气味等等。芳香疗法对鼻子过敏很有效果。随时吸嗅，一个简单的动作就可以让你远离过敏，怡然自在。

【适用精油】

洋甘菊、迷迭香、茶树、马郁兰、安息香、尤加利、香蜂草。

【配方】

按摩配方：茶树5滴+迷迭香5滴+马郁兰2滴+胡桃油20毫升

熏蒸配方：香蜂草2滴+尤加利3滴

茶树1滴+佛手柑1滴+薰衣草1滴

吸嗅配方：甜橙2滴+柠檬2滴+尤加利1滴

【使用方法】

按摩：全身或者局部按摩皆可，不过应该加强胸口和鼻子部位，这样可以减少过敏发生的概率。

熏蒸：取用于熏蒸的复方精油3～5滴，滴入热水中，吸入含有精油因子的蒸汽。

吸嗅：感觉不适时，将精油滴在手帕上直接吸嗅。

【提示】

蒸气吸入法是缓解花粉过敏最有效的方法。

（17）芳香让呼吸更顺畅

气喘患者在发病时承受着很大的痛苦，肺部支气管痉挛，呼吸极度困难。造成气喘的原因可能是遗传因素，也可能是因为过敏源，比如灰尘、小羽毛、柳絮等。由于它的突发性，往往让病人防不胜防。症状严重的病人应该立即就医，而轻微情况则可寻求芳香精油的帮助。

【适用精油】

丁香、丝柏、尤加利、罗勒、柠檬、黑胡椒、绿花白千层、香蜂草、乳香、杜松、薰衣草、莱姆、玫瑰、薄荷、迷迭香、鼠尾草、洋甘菊、雪松、马郁兰、牛膝草。

【配方】

吸嗅配方：乳香1滴+丝柏1滴+尤加利1滴

按摩配方：洋甘菊（R）5滴+没药4滴+绿花白千层3滴+甜杏仁油20毫升

【使用方法】

吸嗅：可随身携带闻香瓶，或者将精油滴在手帕和纸巾上，直接吸嗅。

按摩：用手按摩全身，重点在胸口处。

【提示】

气喘患者不宜使用蒸汽吸入法缓解症状。因为水蒸气进入气管以后可能会更加刺激它，使得痉挛加剧，泡浴也有这个隐忧，所以要避免这些方式。另外，由于压力和忧郁造成的气喘，需要保持心态的平和。

（18）肠道通畅了，生活更轻松

宿便的危害很大，它不仅让人失去食欲，破坏消化排泄系统，更严重的是会在身体内积聚大量毒素，使得肌肤变得暗淡无光，甚至失去弹性。精油的特殊功效，可以加强膀胱的机能，促进胃肠道蠕动等，从而改善便秘的状况。

洋甘菊、广藿香、檀香、生姜、苦橙叶、迷迭香对消化不良所造成的便秘非常有效；马乔莲、洋甘菊对因为压力造成便秘很有效果。

【适用精油】

洋甘菊、广藿香、檀香、生姜、苦橙叶、迷迭香、马乔莲、洋甘菊、豆蔻、雪松、欧白芷、迷迭香、柠檬、玫瑰、胡椒。

【配方】

涂抹配方：姜5滴＋豆蔻3滴＋芝麻油10毫升

按摩配方：迷迭香5滴＋柠檬3滴＋薄荷2滴＋橄榄油30毫升

马乔莲3滴+迷迭香3滴+洋甘菊花2滴+荷荷芭油30毫升

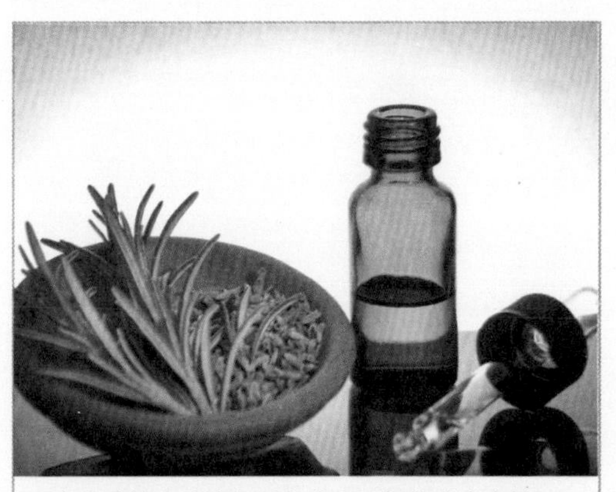

◎迷迭香精油对消化不良造成的便秘非常有效。

【使用方法】

按摩：将调配好的精油均匀地涂抹在下腹部及背部，按顺时针方向按摩，直至精油完全被吸收。早晚进行，能缓解便秘。

涂抹：将调配好的精油均匀地涂抹在肛门四周。

湿敷：在热水里加入3～5滴调配好的复方精油，将毛巾浸湿，拧干后敷在腹部，可以消除腹部紧张，促进肠的蠕动。按摩过后使用温湿布，效果加倍。

【提示】

养成良好的生活饮食习惯，多喝水、不要吃辛辣的食物，适当运动，保持良好的心情对改善便秘有很好的效果。

（19）痔疮不再是你难言的痛

痔疮是一种常见的肛肠疾病，有“十人九痔”之说。痔疮也是静脉曲张的一种症状，通常发生在直肠（内部器官）及肛门（外部器官）。久坐、久站、劳累或运动不足，肠道蠕动减慢，粪便下行迟缓或习惯性便秘等都会引起痔疮。

薄荷、柠檬、丝柏都具有收敛效果，可以帮助静脉收缩；柠檬、杜松及迷迭香可以促进循环；薄荷有镇定的作用。

【适用精油】

薄荷、柠檬、丝柏都、柠檬、杜松、迷迭香、薄荷、广藿香、没药、天竺葵、茴香、黑胡椒、葡萄柚、桃金娘、薰衣草、雪松、欧白芷。

【配方】

坐浴配方：桃金娘2滴＋迷迭香1滴＋

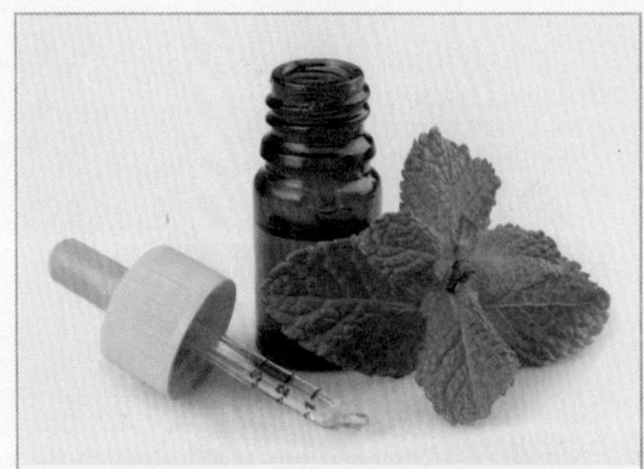
◎薄荷精油具有很好的收敛效果，在痔疮的芳香疗法中常常用到。

薰衣草2滴

湿敷配方：丝柏3滴+迷迭香3滴+薄荷2滴

涂抹配方：没药10滴＋广藿香2滴＋丝柏5滴＋荷荷芭油20毫升

按摩配方：迷迭香15滴＋柠檬10滴＋薄荷5滴＋金盏花浸泡油30毫升

【使用方法】

涂抹：清洁后用2～3滴精油涂抹肛门。

按摩：将精油涂抹在肛门处，可使静脉血管收缩、缓解痔疮引起的不适。

湿敷：用一条绒布蘸取调配好的精油2滴，覆盖在肛门处2～3分钟，如此重复3～4次。

坐浴：将精油滴在浴盆内，可使静脉突出得以舒缓，对内痔排便出血的现象有助益。

（20）精油让你“泻立停”

细菌感染是造成腹泻的主要原因，另外病毒感染、对食物或药物不适、饮食习惯的改变、紧张或害怕情绪也会造成腹泻。长期的压力更会阻碍消化，造成长期的腹泻。选择具有收敛作用的芳香药物，通过香薰疗法，可以缓解症状。

天竺葵、柠檬、杜松、丝柏具有收敛的疗效；檀香可以镇静；薄荷、洋甘菊可止痉挛；茶树可杀菌；薰衣草、洋甘菊及天竺葵可放松紧绷的神经，都是治疗腹泻不错的精油。

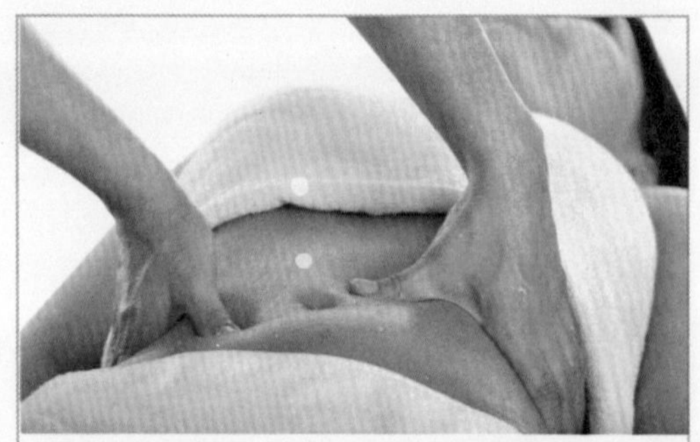
◎结合配方精油，采用顺时针大面积按摩的方式按摩腹部，可快速止泻。

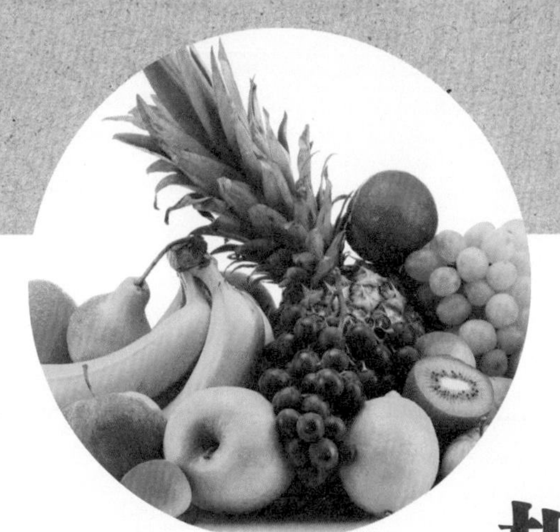

第十三章

相宜花草瓜果，滋养女人好搭档

●要美容、要养颜、要健康，当然还是最天然的好。花草与水果密切相关，水果与花草一样，对于女性的肌肤来讲是最好的、最天然的美容养颜佳品，如果二者搭配得宜，便会相得益彰，催生出新的意想不到的美颜功效。本章主要对各类花卉与常见蔬果的搭配做了详细介绍。

榴梿：活血健体的“热带果王”

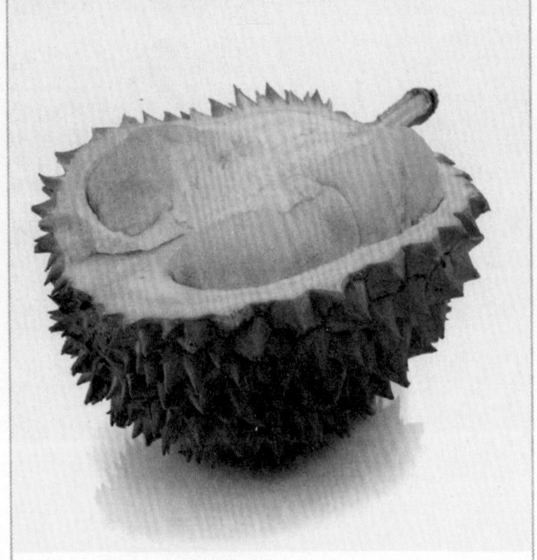

【别名】韶子、麝香猫果。
【性味】性温，味甘。
【归经】入肝、肾、肺三经。
【功效】滋阴强壮，疏风清热，活血通络，杀虫止痒。
【主治】气血虚弱、体质瘦弱、畏冷虚寒、筋骨酸痛等症。
【提示】榴梿热量及糖分很高，肥胖人士宜少吃，糖尿病患者不宜进食。

榴梿是驰名的优质佳果。成熟果肉浅黄，黏性多汁，酥软味甜，吃起来具有陈乳酪和洋葱味，初尝似有异味，续食清凉甜蜜，回味甚佳，故有“流连（榴梿）忘返”的美誉。榴梿果肉含有多种维生素，营养丰富，香味独特，具有“水果之王”的美称。第一次食用榴梿时，很多人会因为那种异常的气味而“掩鼻却步”，但是，也有许多人自从吃了第一口以后，就会被榴梿那种特殊的香味和口感所吸引。

《本草纲目》中记载，榴梿“可供药用，味甘温，无毒，主治暴痢和心腹冷气”。现代营养学研究也发现，榴梿营养价值极高，经常食用可以强身健体，健脾补气，补肾壮阳，温暖身体，属滋补有益的水果；榴梿性热，可以活血散寒，缓解经痛，特别适合受痛经困扰的女性食用；它还能改善腹部寒凉、促进体温上升，是寒性体质者的理想补品。

榴梿虽然好吃，但不可一次吃得太多，不然容易导致身体燥热，其丰富的营养还会因肠胃无法完全吸收而引起上火。此外，食后9小时内忌饮酒。如不慎榴梿吃过量，以致热痰内困，呼吸困难、面红、胃胀，应立即吃几个山竹化解，因为山竹属至寒之物，可克制榴梿之热。

佳果养生方

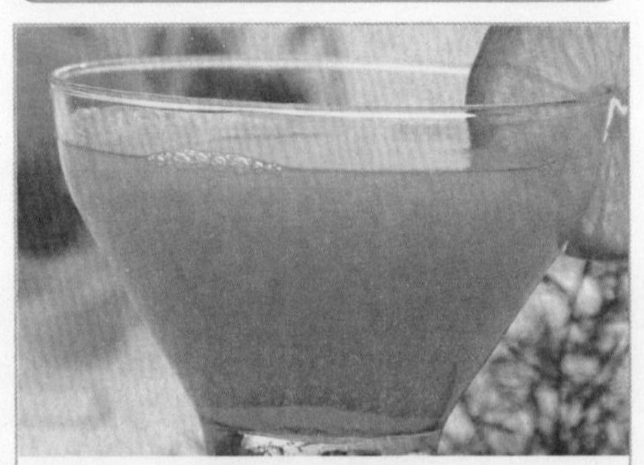

榴梿牛奶果汁

功效 美白护肤。

材料 榴梿肉100克，水蜜桃50克，蜂蜜少许，鲜牛奶200毫升，冷开水200毫升

做法 ①将水蜜桃洗净，将榴梿、水蜜桃、蜂蜜倒入榨汁机。②将冷开水倒入，盖上杯盖，充分搅拌成果泥状，加入牛奶，调成果汁即可。

草莓：美容消脂的“水果皇后”

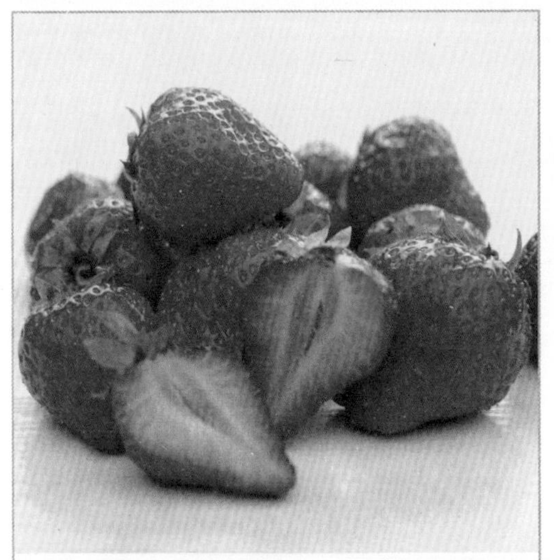

【别名】红莓、洋莓、地莓。
【性味】性凉，味甘、微酸。
【归经】入肺、脾经。
【功效】清暑解热，生津止渴，滋阴护肝，利尿止泻，利咽止咳。
【主治】烦渴、便秘、高血脂、牙龈出血、维生素C缺乏、免疫力低下等症。
【提示】体质虚寒的人或经常胃痛者少吃为佳。

草莓鲜美红嫩，果肉多汁，含有特殊的浓郁水果芳香。草莓营养价值高，含丰富维生素C，被人们誉为“水果皇后”。与此同时，草莓还可以巩固齿龈，清新口气，润泽喉部。

新鲜草莓适量，于饭前1小时或饭后2小时服食，有生津健胃、助消化、消脂排毒、补充维生素的功效，适用于食欲不振、消化不良、维生素C缺乏以及高脂血症。

据测定，每100克草莓果肉中含糖8～9克、蛋白质0.4～0.6克，维生素C 50～100毫克，比苹果、葡萄高7～10倍。而它含有的苹果酸、柠檬酸、维生素B_1、维生素B_{12}，以及胡萝卜素、钙、磷、铁的含量也比苹果、梨、葡萄高3～4倍。德国人把草莓誉为“神奇之果”，常吃草莓，不仅对皮肤、头发有保健作用，它含有的一种叫天冬氨酸的物质，可以自然而平缓地除去体内的“矿渣”，有减肥作用。

在饮食宜忌上：风热咳嗽、咽喉肿痛、声音嘶哑者，烦热口干或腹泻如水者；癌症，特别是鼻咽癌、肺癌、扁桃体癌、喉癌患者尤宜食用草莓。痰湿内盛、肠滑便泻者、尿路结石病人不宜多食。

草莓可用淡盐水浸泡10分钟杀菌。据记载，服饮鲜草莓汁可治咽喉肿痛、声音嘶哑症。食草莓花，对积食胀痛、胃口不佳、营养不良或病后体弱消瘦是极为有益的。

佳果养生方

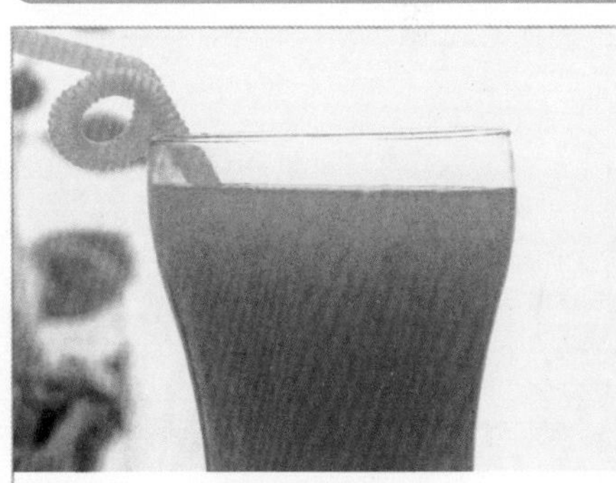

草莓芹菜汁

功效 防癌抗癌。

材料 草莓、芹菜各80克

做法 ①将草莓洗净，去蒂；芹菜洗净，切小段备用。②在榨汁机中放入草莓、芹菜一起榨汁即可。

杧果：清肠消滞的“果中神品”

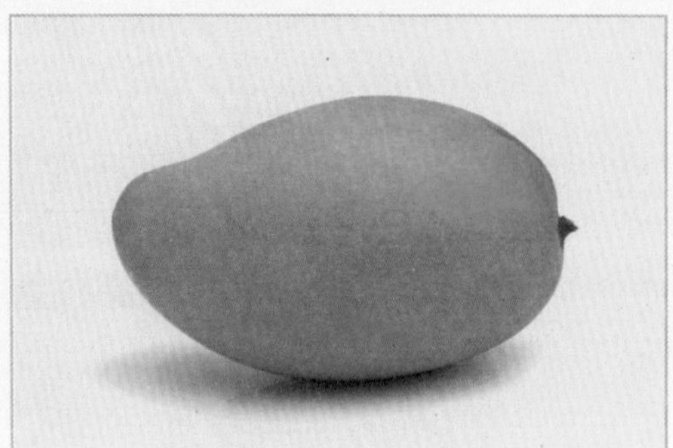

【别名】檬果、漭果、闷果、蜜望、望果、面果。
【性味】性平，味甘、酸。
【归经】入肝、脾经。
【功效】益胃止呕，解渴利尿。
【主治】消化不良、胃弱呕吐、晕车晕船、便秘、心血管疾病、皮肤粗糙等症。
【提示】杧果性质湿毒，不利肾脏，患肾炎者忌食，皮肤病或肿瘤患者不可进食。

杧果营养价值很高，富含胡萝卜素，即维生素A原，是所有水果中少见的。维生素A是人体不可或缺的重要元素之一，对眼睛、呼吸道、内分泌等器官有极重要的保护和修复作用，是维护人体健康的营养剂和润滑剂。

①润泽肌肤

杧果中含有大量维生素C及氨基酸等营养物，具有软化角质的作用，因此经常食用杧果可以滋润肌肤，美化容颜。

每日饭后吃1～2个杧果，助消化，润肠胃，降血压，补充维生素。常食可抗衰老，预防心血管疾病。

若常用杧果浆外敷脸部手部的话，其胃蛋白酶可将皮肤表面的死皮去除，令粗糙灰暗的皮肤变得嫩滑细致，透明润泽。

②去燥生津

杧果气味芳香，口感酸甜软滑，中医认为具有去燥生津、解渴利尿、益胃止呕等功能，特别适合胃阴不足、口渴咽干、胃气虚弱、呕吐晕船等症。杧果甘酸益胃，旧时漂洋过海者多携带它以备旅途急用，食之不晕船恶心，可以止呕吐，又可补充人体所需营养和水分。

如果晕车、晕船，可以带上几个杧果，随时食用，或是用杧果煎汤后加少许的蜂蜜后适量饮用。

③保健抗衰

杧果含较多的果酸、酵素及食物纤维，具有清理肠胃的功效，可以滑肠通便，促进排泄，也具有排毒消脂减肥功能。

④抗菌消炎

杧果未成熟的果实及树皮、茎能抑制化脓球菌、大肠杆菌等，杧果叶的提取物也同样有抑制化脓球菌、大肠杆菌的作用，可治疗人体皮肤、消化道感染疾病。

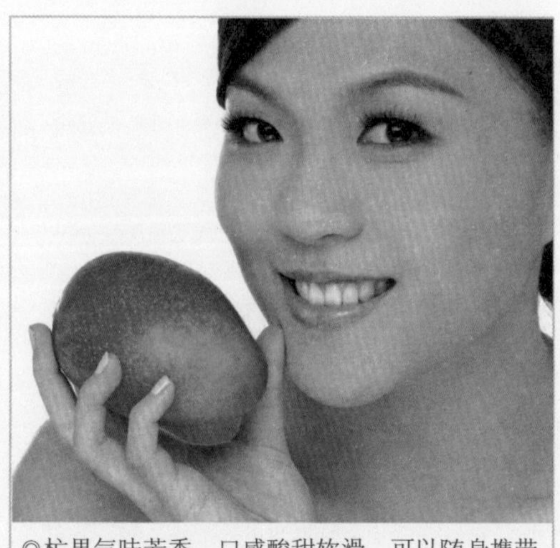

◎杧果气味芳香，口感酸甜软滑，可以随身携带以缓解晕车、晕船带来的不适。

佳果养生方

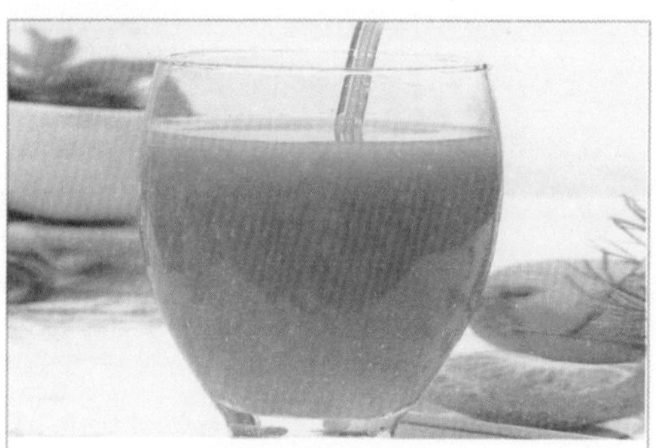

杧果橘子奶

功效 提神健脑。

材料 杧果150克，橘子1个，鲜奶250毫升

做法 ①将杧果洗净，去皮，切成小块备用。②将橘子去皮，去子，撕成瓣；将柠檬洗净，切片。③将所有材料放入榨汁机榨汁。

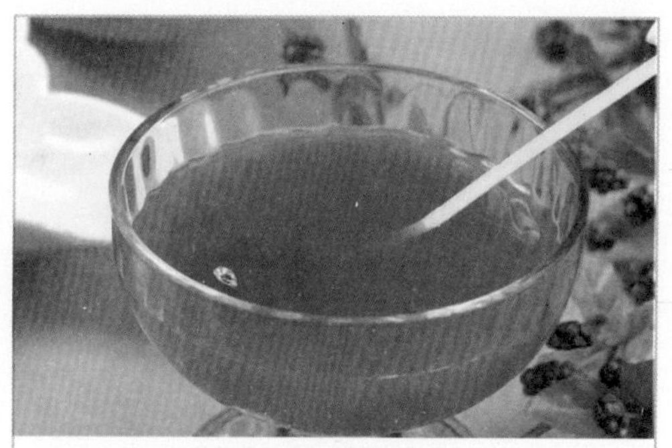

圣女果杧果汁

功效 降低血压。

材料 圣女果200克，杧果1个，冰糖5克

做法 ①杧果洗净，去皮，去核，切块。②圣女果洗净，去蒂，切块。③将所有材料搅打成汁，加入冰糖即可。

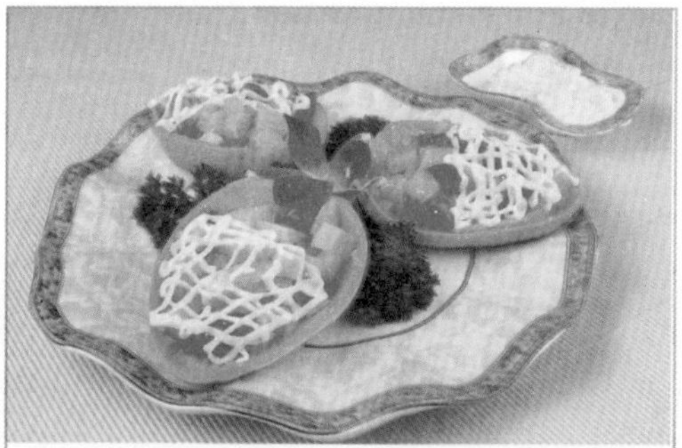

杧果沙拉

功效 开胃消食。

材料 杧果200克，菠萝、西红柿各适量，沙拉酱适量

做法 ①杧果洗净切开，去子；菠萝去皮，洗净切丁；西红柿洗净，切成小块。②将切好的西红柿、菠萝一同放入杧果中。③调匀沙拉酱淋入，摆盘即可。

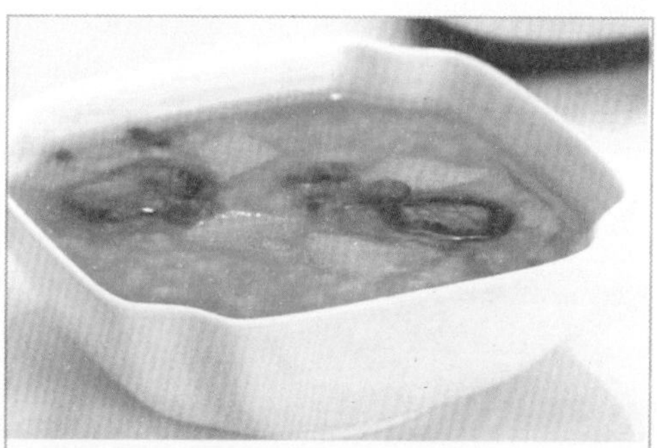

杧果山楂糯米粥

功效 降低血压。

材料 杧果、山楂片各30克，糯米100克，葱花少许，红糖5克

做法 ①糯米洗净，放入清水中浸泡；杧果切开，取果肉切块；山楂片洗净。②锅置火上，放入糯米，注入清水煮至八成熟。③放入杧果、山楂煮至粥将成，放入红糖调匀，撒上葱花便可。

哈密瓜：排毒美肤的“名贵之果”

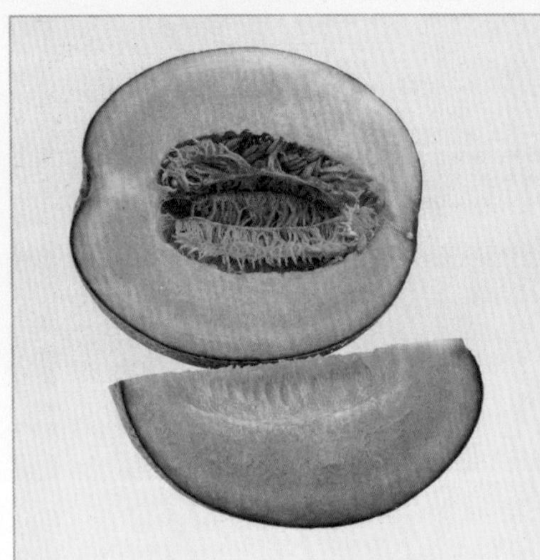

【别名】甜瓜、蜜瓜、甘瓜。
【性味】性温，味甘。
【功效】清热，解暑，止渴，消炎，解毒，散结，化痰，利尿，美颜护肤。
【主治】暑热伤津、发烧口渴、肠痈便秘、肝炎肿毒皮肤发炎、食物中毒等症。
【提示】虚寒体质、大便溏泻、水肿及糖尿病患者忌食。患有脚气病、黄疸、腹胀、便溏、寒性咳喘以及产后、病后的人不宜多食。

哈密瓜有“瓜中之王”的美称，甘甜美味，芳香醇郁，清脆爽口，皮硬肉实，极易保存。其营养价值相当高，是广受欢迎的滋补良果，世称“名贵之果”。

哈密瓜栽培历史可追溯到晋代，曾经是朝廷的贡品。如今在全国各地都可以买到。哈密瓜的品种有“黑眉毛”“黄金龙”“香梨黄”等二十多种，形态各异，风味独特，奇香袭人，以“红心脆”“黄金龙”品质最佳。

《本草纲目》记载哈密瓜：“止渴、除烦热、利小便、通三焦团壅塞气、治口鼻疮。”哈密瓜中含蛋白质、膳食纤维、胡萝卜素、果胶、糖类、维生素A、B族维生素、维生素C、磷、钠、钾等。哈密瓜果肉有利小便、止渴、除烦热、防暑气等作用，可治发烧、中暑、口渴、尿路感染、口鼻生疮等症状并且有清凉消暑，除烦热、生津止渴的作用，是夏季解暑的佳品。每天早晚吃哈密瓜，有消炎化结、润肠排毒的功效。可治发热、便秘、小便不畅等症。现代研究表明，哈密瓜不仅是夏天消暑的水果，而且还是美颜护肤的佳品，能够有效防止肌肤被晒出斑来。夏日紫外线能透过表皮袭击真皮层，令皮肤中的骨胶原和弹性蛋白受到重创，这样长期下去皮肤就会出现松弛、皱纹、微血管浮现等问题。同时导致黑色素沉积和新的黑色素形成，使皮肤变黑、缺乏光泽，造成难以消除的太阳斑。而哈密瓜中含有丰富的抗氧化剂，而这种抗氧化剂能够有效增强细胞抗防晒的能力，减少皮肤黑色素的形成，同时提高皮肤的透明度，使皮肤显得白皙，使人容颜亮丽。

每天吃半个哈密瓜可以补充水溶性维生素C和B族维生素，能确保机体保持正常新陈代谢的需要。

在饮食宜忌上，因哈密瓜糖分和水分很多，吃太多也会引起消化不良或腹痛腹泻，糖尿病人也不宜食用，而过于肥胖的人也少食为佳。而且因甜瓜性寒，有吐血、十二指肠及胃溃疡、慢性肠炎、脾胃虚寒、寒积腹胀或腹痛、小便频数、心脏病等人应慎用。

佳果养生方

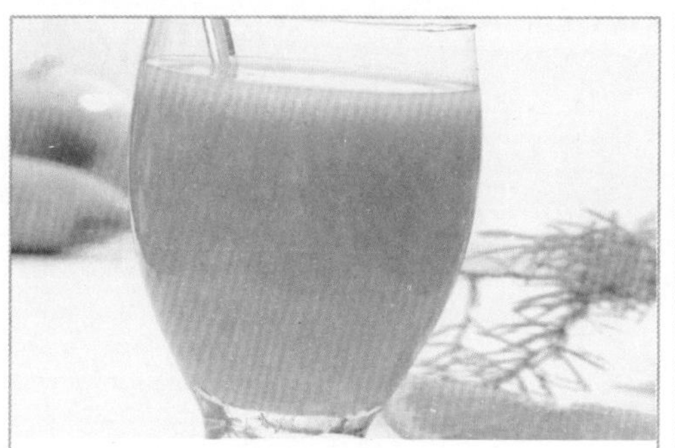

哈密瓜柳橙汁

功效 增强免疫力。

材料 哈密瓜40克，柳橙1个，鲜奶90毫升，蜂蜜8毫升，白汽水20毫升

做法 ①将哈密瓜洗净，去皮、子，切块。②柳橙洗净，切开。③将哈密瓜、柳橙、鲜奶放入榨汁机内搅打3分钟，再倒入杯中，与白汽水、蜂蜜拌匀即可。

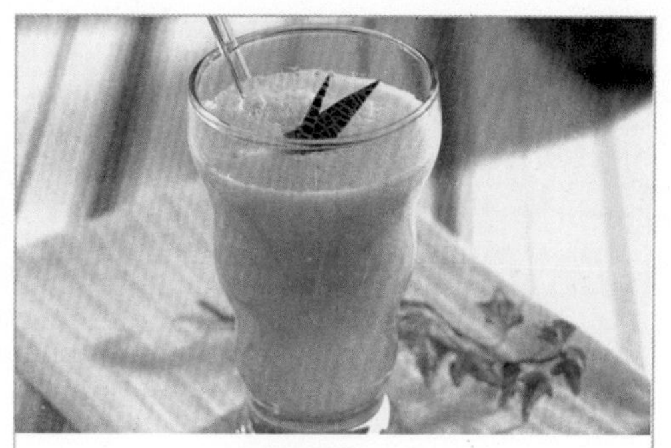

哈密瓜汁

功效 消暑解渴。

材料 哈密瓜1/2个

做法 ①哈密瓜洗净，去子，去皮，并切成小块。②将哈密瓜放入果汁机内，搅打均匀。③把哈密瓜汁倒入杯中，用哈密瓜皮装饰即可。

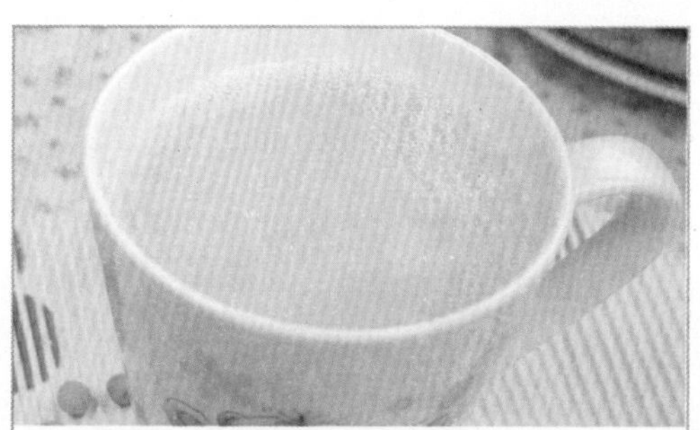

哈密瓜豆浆

功效 开利小便、除烦、止渴、防暑、清热解燥。

材料 哈密瓜50克，黄豆50克，白糖少许

做法 ①黄豆加水泡至发软，捞出洗净；哈密瓜去皮去子，洗净备用。②将上述材料放入豆浆机中，添水搅打成豆浆，并煮熟。③滤出哈密瓜豆浆，趁热加入白糖拌匀即可。

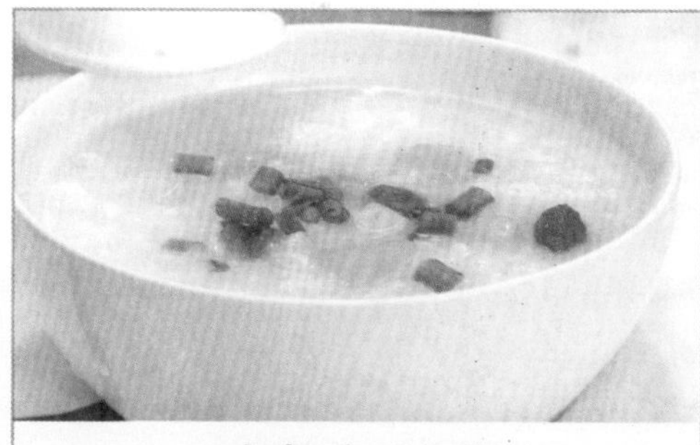

哈密瓜玉米粥

功效 增强免疫力。

材料 哈密瓜、嫩玉米粒、枸杞各适量，大米80克，冰糖12克，葱少许

做法 ①大米泡发洗净；哈密瓜去皮洗净，切块；玉米粒、枸杞洗净；葱洗净切成葱花。②锅置火上，注入清水，放入大米、枸杞、玉米用大火煮至米粒绽开后，放入哈密瓜块同煮。③再放入冰糖煮至粥成后，撒上葱花即可食用。

橙子：预防衰老的“维生素之王”

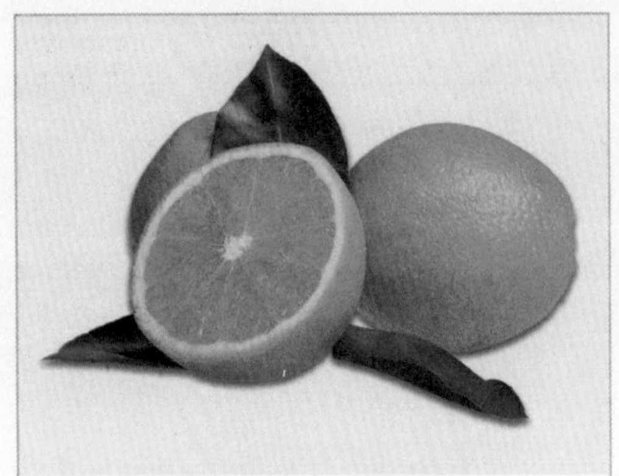

【别名】柳橙、甜橙、黄果、金环、柳丁。
【性味】性凉，味酸。
【归经】入肝、胃经。
【功效】止呕，宽胸膈，解酒。
【主治】咳嗽、消化不良。
【提示】忌与槟榔同食。

柑橘类水果是水果第一大家族，包括橙子、橘子、柚子、葡萄柚、金橘、柠檬等多个品种。其中橙子传统上被看作是西方膳食当中维生素C的主要供应来源，也能提供相当数量的胡萝卜素和钾、钙、铁等矿物质，被称为“疗疾佳果”。

①养颜美容

橙汁深层洁肤：取新鲜橙子1个，榨汁，取适量的面粉，调和成糊状，敷脸，每天1次，每次15~20分钟，可以祛除面部色素，治疗黄褐斑。

另外，用洗面巾浸透橙汁擦拭面部皮肤，充分吸收5分钟后用清水洗净，既能卸妆，又可彻底清洁面部污垢和油脂，发挥深层洁肤功效。即使敏感的肌肤也可放心使用。但使用橙汁洁肤后尽量避免阳光曝晒。

橙籽面膜：将2茶匙橙籽用搅拌机打成粉末，混合蒸馏水制成糊状面膜。每周敷1~2次，能提高皮肤毛细血管的抵抗力，达到紧致肌肤的目的。皮肤敏感的人可先做皮肤测试，将自制面膜涂于耳后，5~10分钟后洗净，若没感到不适便可安心使用。

橙瓣眼膜：将橙瓣切成薄片当眼膜使用，用手指轻轻地按压以助吸收，能促进血液循环，有效补充眼部水分，发挥长时间滋润功效。

橙皮沐浴：沐浴时加入少量新熬好的橙皮汤能带来沁人心脾的芬芳，更能调和自由基，有助于保持皮肤润泽、柔嫩，尤其适合在干燥的秋季使用。

橙皮按摩与磨砂：橙皮具有出类拔萃的抗橘皮组织功能。取1/4清洗干净的橙皮，用橄榄油浸湿，然后按摩身体上相应的橘皮组织部位，按摩时均匀用力挤出汁液，结束后用清水洗净皮肤。用橙皮能磨去死皮，同时其中含有的丰富的类黄酮成分和维

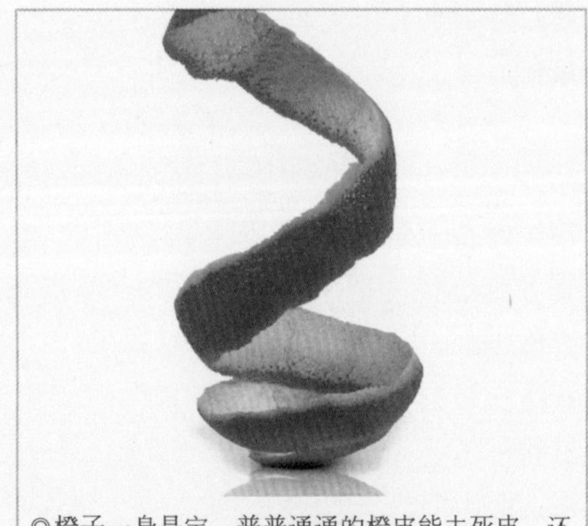

◎橙子一身是宝，普普通通的橙皮能去死皮，还能促进新陈代谢，提高皮肤的抵抗力。

生素C成分，还能促进皮肤新陈代谢，提高皮肤毛细血管的抵抗力。将鲜橙带皮切片，装入纱布，直接在手肘、膝盖、脚跟等粗糙的部位摩擦，磨去死皮。

②助眠安神

橙花蜜：取一汤匙橙花蜜加入温水搅匀饮用，可以缓解神经性咳嗽症状，橙花蜜也能催眠、改善轻微的睡眠障碍，加入热牛奶中于睡前饮用效果最佳。此外，饮用橙花蜜对腹痛、腹泻症状也有一定帮助。

橙皮香包：用平纹细布包裹橙皮制成香包，放在枕头旁不仅有催眠功效，还能驱蚊。放入卫生间、厨房或冰箱，则能除掉异味，保持空气清新。

橙花精油按摩：橙花精油（Neroli）能刺激副交感神经，具有镇静放松功效。将橙花精油3滴添加进50ml基础油中稀释后用来按摩全身或直接将精油3滴滴入熏香器，都能有效放松身心、缓解压力。

橙花精油喷雾：将1滴橙花精油滴入90毫升纯净水中，加入喷雾器制成橙花喷雾使用，能有效缓解焦躁、紧张、沮丧的情绪，对头痛、头晕也颇有帮助，是工作时的最佳搭档。

香衣橙花精油的名字Neroli来自17世纪品位高雅的意大利女王Neroli，她常将橙花精油擦在手套、衣服和披肩上，使其发挥香水的功效。我们可以将几滴橙花精油滴在棉花上，用纸巾包起再放在衣柜中；也可在洗衣时滴几滴橙花精油到水中；或者将橙花精油混合到蒸汽熨斗中熨烫衣服时使用。穿上带有橙花芳香的衣服，身心也得到放松。

③增强免疫力

橙瓣沙拉：橙瓣中几乎含有水果能提供的所有营养成分，能增强人体免疫力、促进病体恢复、加速伤口愈合。尤其还能补充膳食纤维，有助于排便。吸烟的人可以多吃橙子，而胃炎和胆囊疾病患者慎吃橙子。

橙籽粉：将风干的橙籽放入锅中焙炒，焙炒时注意不要炒焦，但尽量将油分炒干。将炒好的橙籽打成粉末，用开水冲服，每次3~5克，饭后饮用。长期坚持能在一定程度上治疗风湿。

盐味橙汁：运动后饮用橙汁，含量丰富的果糖能迅速补充体力，而高达85%的水分更能解渴提神。橙汁榨好后，加点儿盐饮用，效果更是明显。另外，橙汁榨好后立即饮用，否则空气中的氧会使其维生素C的含量迅速降低。

④促进消化

橙花茶：饭后饮用橙花茶，甜中带酸的金色茶水可以促进消化吸收。此外，橙花茶还具有缓解紧张和焦虑情绪的功效，适合工作间隙饮用。

橙皮饮：将清洗干净的新鲜橙皮30克放入1升水中，煮开15分钟即制得橙皮饮。

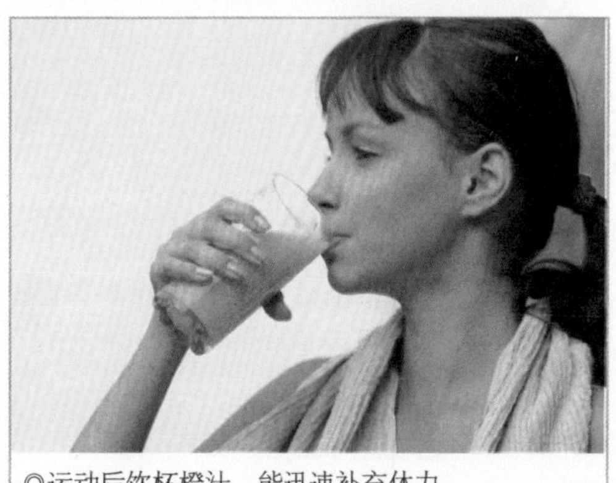

◎运动后饮杯橙汁，能迅速补充体力。

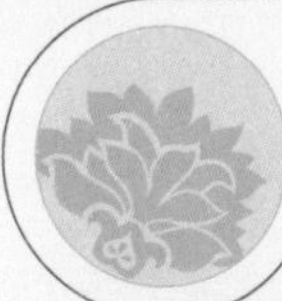

佳果养生方

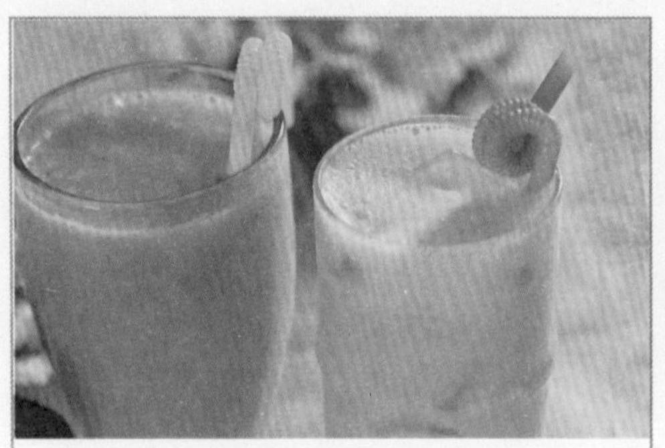

桃子柳橙汁

功效 排毒瘦身。

材料 桃子1个，柳橙1个，牛奶适量，蜂蜜适量

做法 ①将桃子洗净，去皮与子，切小块。②将柳橙洗净，切块，放入榨汁机中榨汁。③把桃子放入果汁机中，放入牛奶、柳橙汁、蜂蜜，搅匀即可。

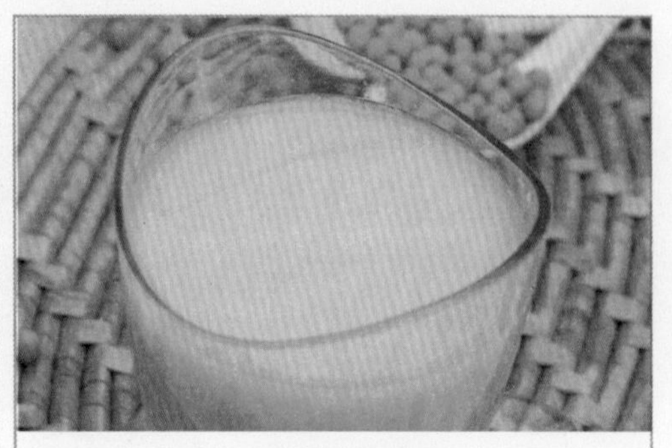

香橙豆浆

功效 软化和保护血管、降低胆固醇和血脂。

材料 橙子1个，黄豆50克，白糖10克

做法 ①橙子去皮去籽后切碎；黄豆加水浸泡3小时，捞出洗净。②将上述材料放入豆浆机中，添水搅打成香橙豆浆，煮沸后滤出豆浆，趁热加入白糖拌匀即可。

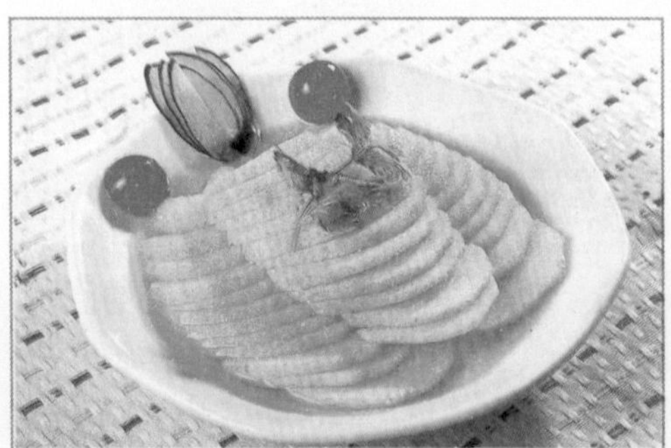

橙汁醉雪梨

功效 排毒瘦身。

材料 橙汁、雪梨各300克，圣女果1个，黄瓜、香菜各适量

做法 ①雪梨去皮洗净，切薄片；黄瓜洗净切片；圣女果洗净，切开为二。②将雪梨放入橙汁中泡一会儿，取出装盘，再放入黄瓜、圣女果摆盘。③倒入适量橙汁，撒上香菜即可。

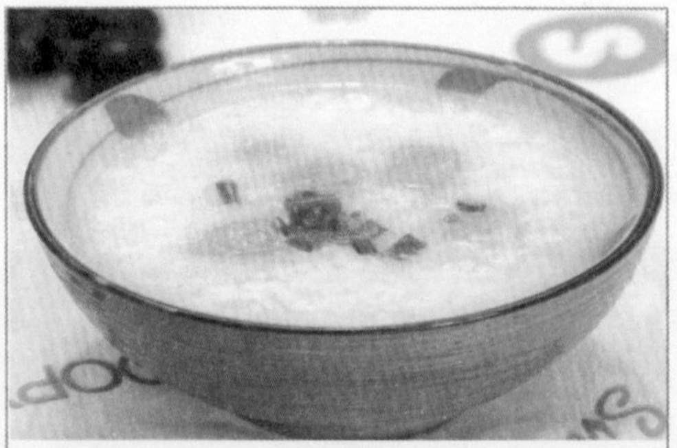

橙香粥

功效 开胃消食。

材料 橙子20克，大米90克，白糖12克，葱少许

做法 ①大米泡发洗净；橙子去皮洗净，切小块；葱洗净切成葱花。②锅置火上，注入清水，放入大米，煮至米粒绽开后，放入橙子同煮。③煮至粥成后，调入白糖入味，撒上葱花即可食用。

香蕉：快乐降压的“智能果”

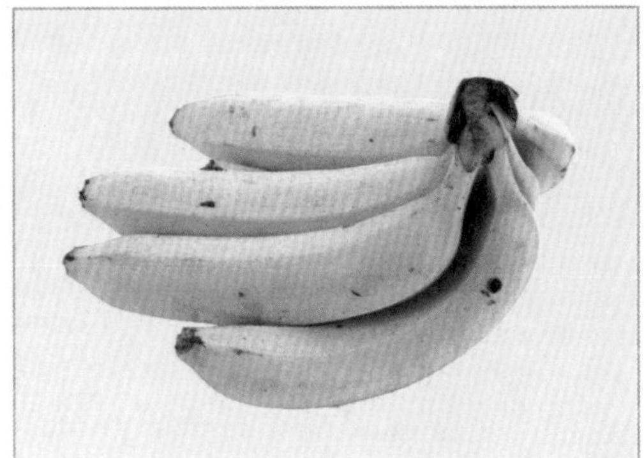

【性味】性凉，味甘。
【归经】入脾、胃经。
【功效】清热润肠，生津止渴，降血压，祛血脂。
【主治】热病烦渴、便秘、痔血、高血压、高血脂、心血管疾病、老年痴呆症及忧郁症。
【提示】脾胃虚寒、胃痛腹泻者宜少食，糖尿病患者、肾脏病人和肾功能不良者慎食。

香蕉气味芬芳，香甜软糯，营养丰富，是老少咸宜、人人爱吃的一种水果。欧洲人因它能解除忧郁而称它为“快乐水果”，又被称为“智慧之果”，传说是因为佛祖释迦牟尼吃了香蕉而获得智慧。香蕉营养高、热量低，含有称为“智慧之盐”的磷，又有丰富的蛋白质、糖、钾、维生素A和维生素C，同时膳食纤维也多，是相当好的营养食品。

香蕉几乎含有水果中所有的维生素和矿物质，而且含有较大量的钾和镁。钾能防止血压上升及肌肉痉挛，而镁则具有消除疲劳的功效，是很好的食疗果品，最宜直接生食，也常用于制作香蕉干和各种糕点糖果。

①柔嫩肌肤

香蕉的营养价值很高，有“一根香蕉胜过一个苹果”说法。常吃香蕉不仅能供给人体丰富营养和多种维生素，还可使人皮肤柔嫩光泽，眼睛明亮，精力充沛，延年益寿。

②治疗抑郁症

香蕉能使人变得安宁、愉快。忧郁症患者平时多吃些香蕉，可以减少引起情绪低落的激素，使悲观失望、厌世烦躁的情绪逐渐消失。

③防治高血压

高血压患者体内往往钠多钾少，而香蕉富含钾离子，钾离子有抑制钠离子压缩血管和损坏心脏的作用。因此常吃香蕉能维持体内钾钠平衡和酸碱平衡，使神经肌肉保持正常，心肌收缩协调。

胆固醇过高是引起冠心病和心脑血管疾病的罪魁祸首，香蕉几乎不含胆固醇，所以很适宜血脂血压均高的人食用。而且香蕉的果柄中还有一种能降低胆固醇的物质。

④润肠通便

香蕉含有许多纤维，可刺激肠胃蠕动。香蕉中淀粉含量很高，所以很容易让肠胃有饱足感，可当减肥餐。

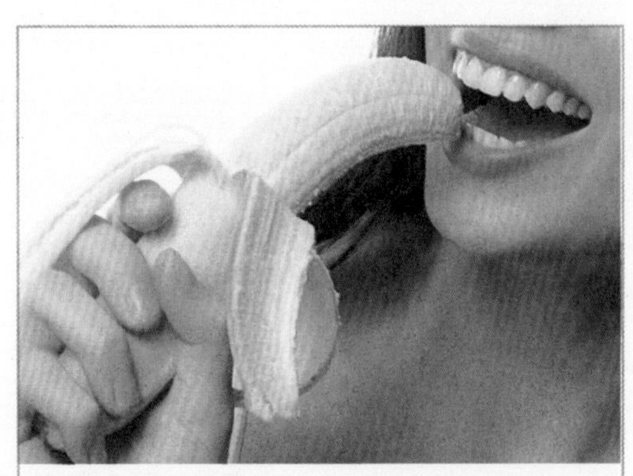

◎香蕉含有许多纤维，常食可刺激肠胃蠕动，促进排便，增加饱腹感。

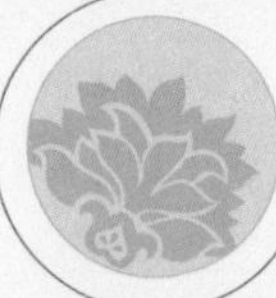

佳果养生方

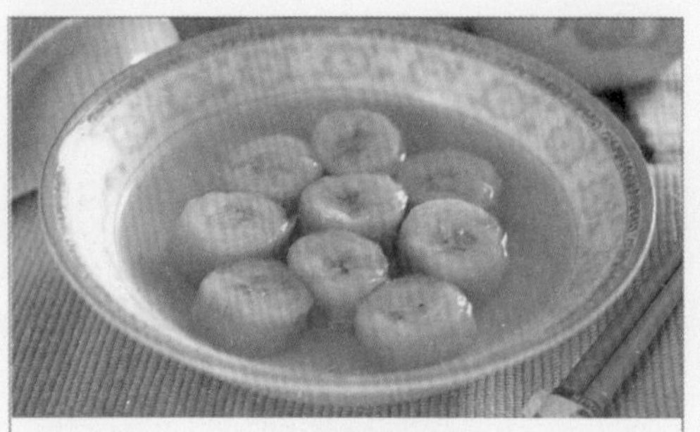

香蕉甜汤

功效 本品具有清热解毒、润肠通便的功效，适合习惯性便秘、痔疮患者食用。选择香蕉的时候要选熟透的，因为未熟透的香蕉含较多鞣酸，对消化道有收敛作用，从而加重便秘症状。

材料 香蕉2根，冰糖适量

做法 ①将香蕉去皮，切段。②锅洗净，将香蕉放入煲中。③往锅中加入适量冰糖和水，隔水蒸熟即可。

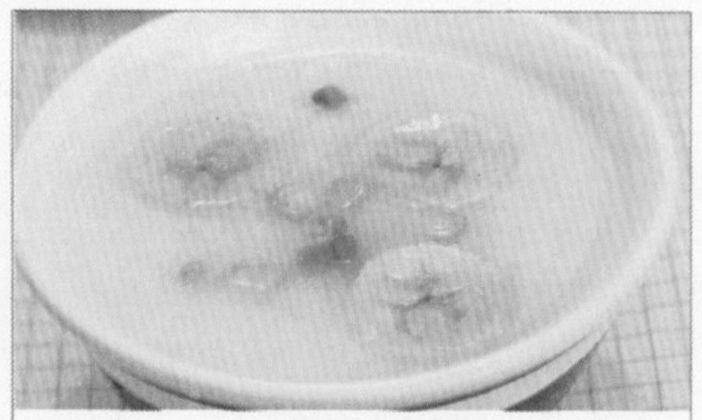

香蕉玉米羹

功效 此羹具有清热养阴、润肺生津的功效。

材料 石斛10克，香蕉、玉米粒、豌豆各适量，大米80克，冰糖12克

做法 ①大米泡发洗净；香蕉去皮，切片；玉米粒、豌豆洗净；石斛洗净，备用。②锅置火上，注入清水，放入大米，用大火煮至米粒绽开。③放入香蕉、玉米粒、豌豆、石斛、冰糖，用小火煮至羹闻见香味时即可食用。

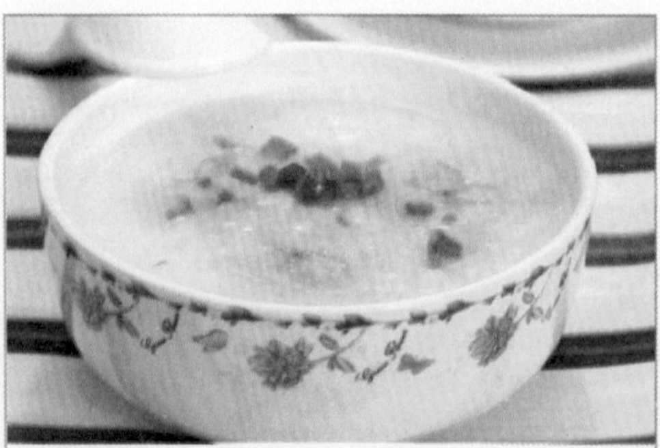

糯米香蕉粥

功效 增强免疫力。

材料 糯米80克，香蕉30克，白糖10克，葱少许

做法 ①糯米洗净；香蕉去皮，切片；葱洗净切成葱花。②锅置火上，注入清水，放入糯米，用大火煮至米粒开花。③再放入香蕉煮，用小火至粥成闻见香味时，调入白糖入味，撒上葱花即可。

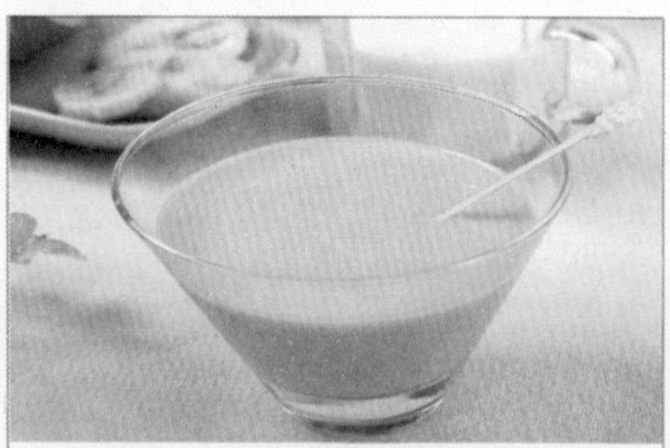

南瓜香蕉牛奶

功效 排毒瘦身。

材料 南瓜60克，香蕉1根，牛奶200毫升

做法 ①将香蕉去掉外皮，切成可放入搅拌机大小的块，备用；将南瓜洗干净，去皮，切块，入锅中煮熟，捞出，备用。②将准备好的材料放入搅拌机内搅打成汁即可。

猕猴桃：强身益寿的“奇异果”

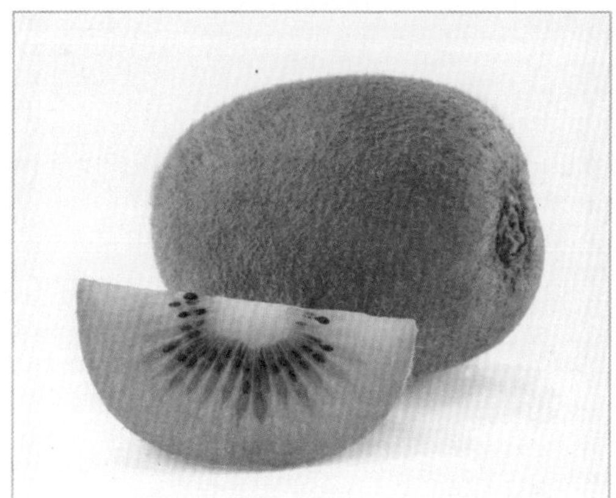

【别名】奇异果、毛桃、藤梨、白毛桃、毛梨。
【性味】性寒，味酸、甘。
【归经】入脾、胃经。
【功效】调中理气，生津润燥，解热除烦。
【主治】消化不良、食欲不振、呕吐、烧烫伤、糖尿病、心血管病等症。
【提示】过食易伤脾阳，而引起腹泻。

《诗经》称猕猴桃为“苌楚”，李时珍在《本草纲目》中描绘猕猴桃的形、色时说：“其形如梨，其色如桃，而猕猴喜食，故有诸名。”唐慎微在《证类本草》上说：“味甘酸，生山谷，藤生著树，叶圆有毛，其果形似鸭鹅卵大，其皮褐色，经霜始甘美可食。”传说食用此果能驱邪避灾，延年益寿，在果实成熟后，人恭恭敬敬地采摘下来，供奉在大殿香案之上。

猕猴桃是一种保健长寿的水果，因其维生素C含量在水果中名列前茅，一颗猕猴桃能提供一个人一日维生素C需求量的两倍多，被誉为“维C之王”，并有抗肿瘤、抗衰老的作用，功能独特。

猕猴桃含糖量较低，仅为10%左右，对高血糖高血脂患者极为有利，也是减肥佳品。每天吃两个猕猴桃，可补充身体中的钙质，增强人体对食物的吸收力，改善睡眠质量。猕猴桃还可以榨汁食用，对小便短赤、淋漓，肠燥便秘、内热烦渴、肥胖、中风等症有很好疗效。

猕猴桃含有丰富的维生素C和多种氨基酸，属于营养丰富的低脂低糖食品，对减肥、保健、美容有独特功效，可以防止皮肤老化，降低雀斑、黑斑的生成，常食益容益寿。

猕猴桃富含精氨酸，能有效改善血液流动，阻止血栓形成，对降低冠心病、高血压、心肌梗死、动脉硬化等心血管疾病的发病率有特别功效。其含有抗突变成分谷胱甘肽，有利于抑制癌症基因的突变，对多种癌细胞病变有一定的预防作用。

中医认为，猕猴桃性寒，易伤脾阳，过量食用会引起腹泻。螃蟹和猕猴桃不可同时食用。同食可引致痉挛、反胃等症状，严重者有致命危险。遇到这种情况民间疗方可用紫菜三钱加两片姜煲水喝，饮后即可舒缓。

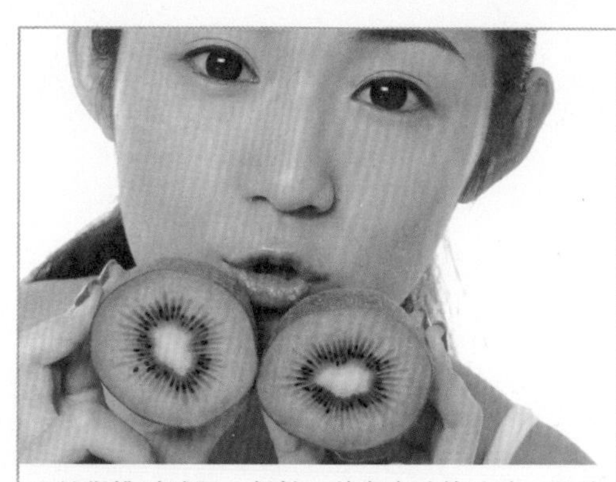

◎猕猴桃对减肥、保健、美容有独特功效，可以防止皮肤老化，常食益容益寿。

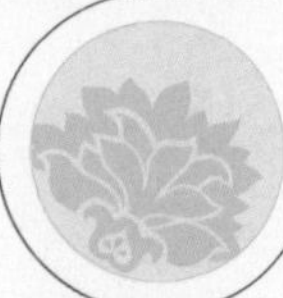

佳果养生方

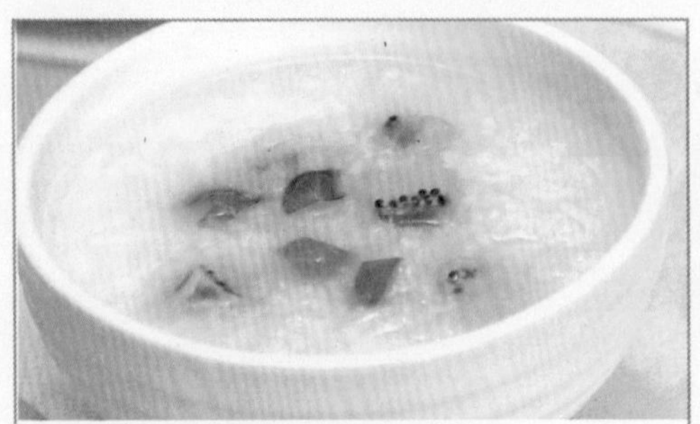

猕猴桃樱桃粥

功效 增强免疫力。

材料 猕猴桃30克，樱桃少许，大米80克，白糖11克

做法 ①大米洗净，再放在清水中浸泡半小时；猕猴桃去皮洗净，切小块；樱桃洗净，切块。②锅置火上，注入清水，放入大米煮至米粒绽开后，放入猕猴桃、樱桃同煮。③改用小火煮至粥成后，调入白糖入味即可食用。

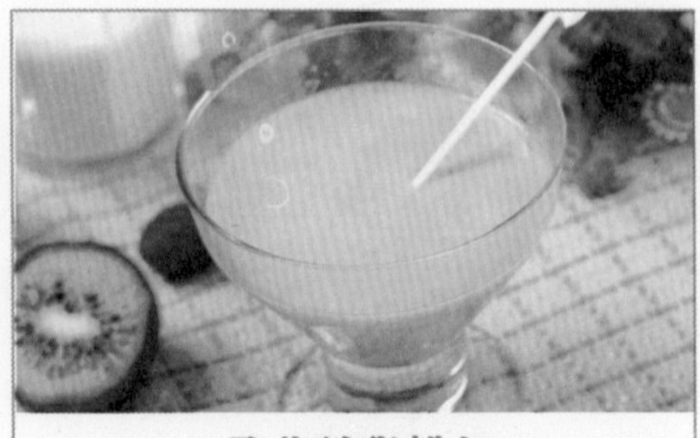

桑葚猕猴桃奶

功效 本品具有增加锌含量、利尿生津的功效，适合前列腺患者食用。

材料 桑葚80克，猕猴桃1个，牛奶150毫升

做法 ①将桑葚放清水中洗干净。②猕猴桃洗干净，去掉外皮，切成大小适合的块。③将桑葚、猕猴桃一起放入果汁机内，加入牛奶，搅拌均匀即可。

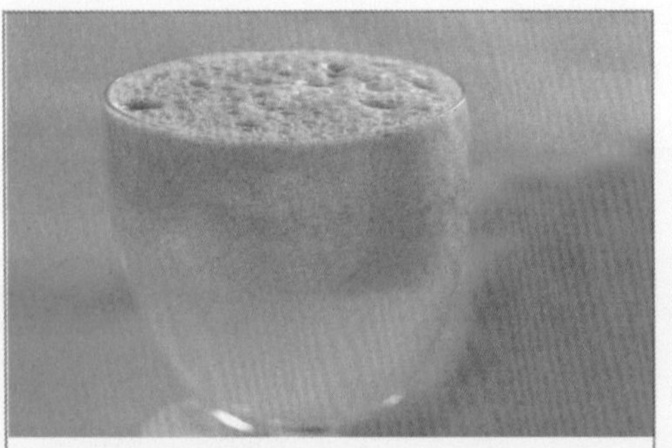

猕猴桃瘦身汁

功效 排毒瘦身。

材料 葡萄120克，青椒1个，菠萝100克，猕猴桃1个

做法 ①将葡萄去皮，去子；猕猴桃去皮，切成小块。②菠萝去皮，切成小块；青椒洗净，切成小块。③将所有材料放入搅拌机内搅打成汁即可。

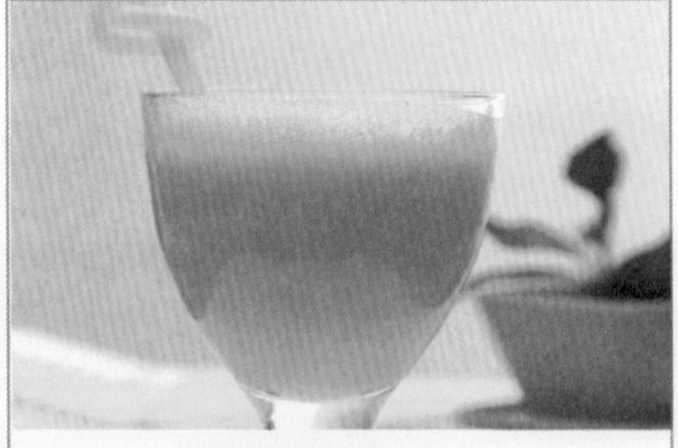

猕猴桃薄荷汁

功效 开胃消食。

材料 猕猴桃1个，苹果1/2个，薄荷叶2片

做法 ①猕猴桃洗净，削皮，切成四块；苹果削皮，去核，切块。②将薄荷叶洗净，放入榨汁机中搅碎，再加入猕猴桃、苹果块，搅打成汁即可。

西瓜：祛病美颜的“天生白虎汤”

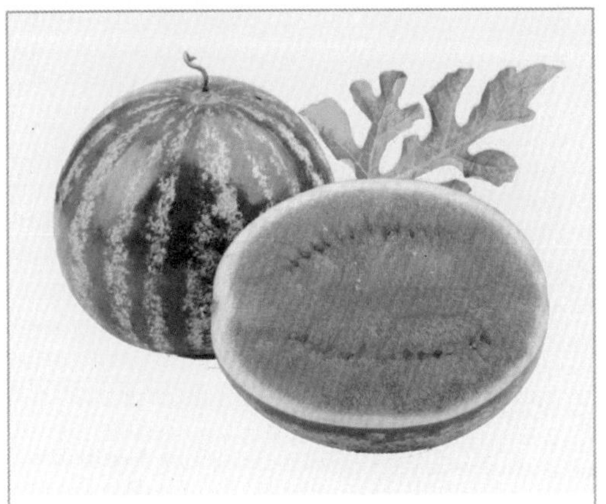

【别名】寒瓜。
【性味】性寒，味甘。
【归经】归心、肾、膀胱经。
【功效】清热解暑，润肺解渴，利尿消炎，消肿降血压。
【主治】一切热症、烦渴、中暑、咽喉干痛、口腔发炎、水肿、肾炎、肝炎、高血压、便秘等。
【提示】糖尿病人慎食，属于虚冷体质的人不宜多吃。

西瓜清甜爽口，是广受欢迎的美味水果，而且连瓜皮都可食用，还是著名的药材。

《经本逢源》记载：西瓜能引心包之热从小肠、膀胱下泻。能解热病大渴，故有“天生白虎汤”之称。我国民间谚语云：夏日吃西瓜，药物不用抓。确实，暑天吃西瓜，不但可解暑清热，还可以补充水分、糖分和维生素，号称夏令瓜果之王。

西瓜，因在汉代从西域引入，故称“西瓜”，白虎汤为著名中药论方，功能清热生津，解渴消暑，吃西瓜或用西瓜皮煲汤煮水喝与其同功，因之称为“天生白虎汤”。春夏之交伏气易引发瘟热症，若觅得隔年收藏的瓜皮加入，清热解毒功能更佳。

西瓜不仅好吃，有药用价值，还可美容护肤，并且是减肥瘦身的良伴。西瓜含水量在水果中首屈一指，所以特别适合补充人体水分的缺失。而且西瓜汁中还含有多种重要的有益健康和美容的营养成分，这些成分易被肠胃吸收，对皮肤的滋润、营养、防晒、美白效果良好。

西瓜是一种天然的美腿水果。西瓜的利尿作用还能使盐分排出体外，减轻水肿，特别是腿部水肿，是长时间坐在电脑前而双腿麻木肿胀女性的最爱。

西瓜还有治疗肾炎水肿、肝病黄疸的辅助功能。用新鲜西瓜皮煮汤，同冬瓜一样具有清热、消暑、开胃的作用，用盐腌渍后小炒或醋熘，鲜脆爽口。

西瓜清凉解热，于健康人体有益，然而有些人却不宜多食。

此外，肾功能不全者，其肾脏对水的调节能力大大降低，若短时间内大量食西瓜，对进人体内过多的水分不能调节，及时排出体外，致血容量急剧增多，容易引起急性心力衰竭。

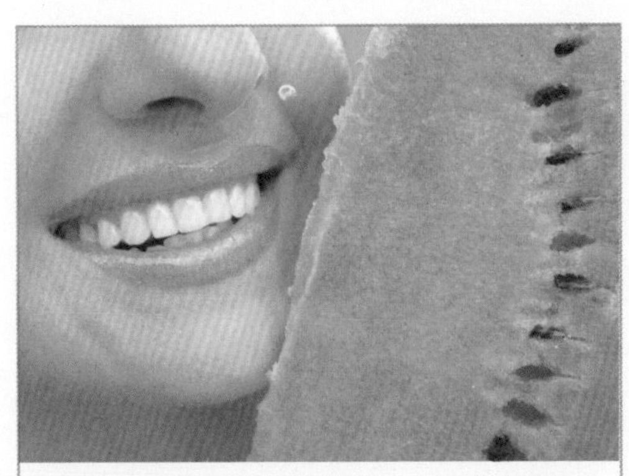

◎西瓜不仅好吃，有药用价值，还可美容护肤，并且是减肥瘦身的良伴。

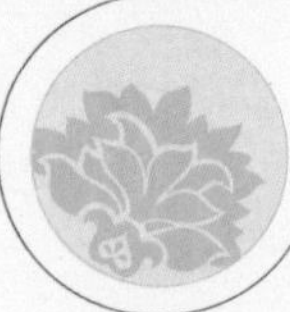

佳果养生方

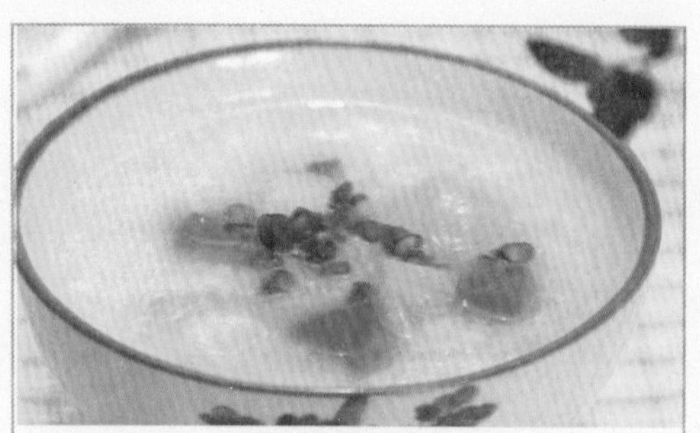

西瓜荔枝粥

功效 排毒瘦身。

材料 西瓜、荔枝各30克，糯米、大米各50克，冰糖5克，葱花少许

做法 ①大米、糯米洗净，用清水浸泡；西瓜切开取果肉；荔枝去壳洗净。②锅置火上，放入大米、糯米，加清水煮至八成熟。③放入西瓜、荔枝煮至米烂，放入冰糖熬融后调匀，撒上葱花便可。

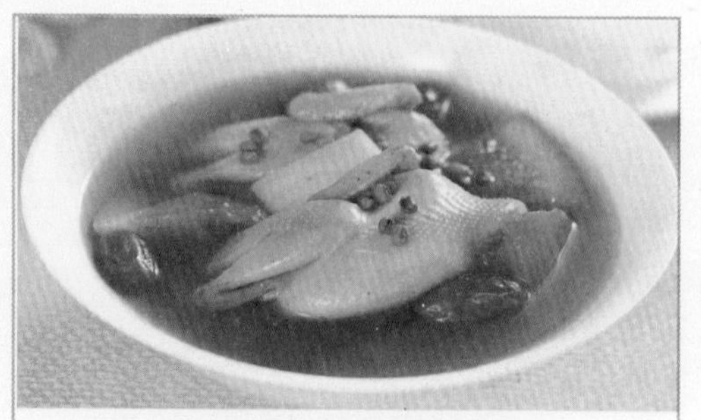

西瓜绿豆鹌鹑汤

功效 本品可清热泻火、凉血解毒，适合胃肠燥热引起的便秘、痔疮等患者食用。

材料 西瓜500克，绿豆50克，鹌鹑450克，生地、党参各10克，生姜10克，盐5克

做法 ①鹌鹑治净；生姜洗净，切片；西瓜洗净切块；绿豆洗净泡发；生地、党参洗净。②将1800克清水放入瓦煲内，煮沸后加入所有材料，大火煲滚后，改用小火煲2小时。③最后加入盐调味即可。

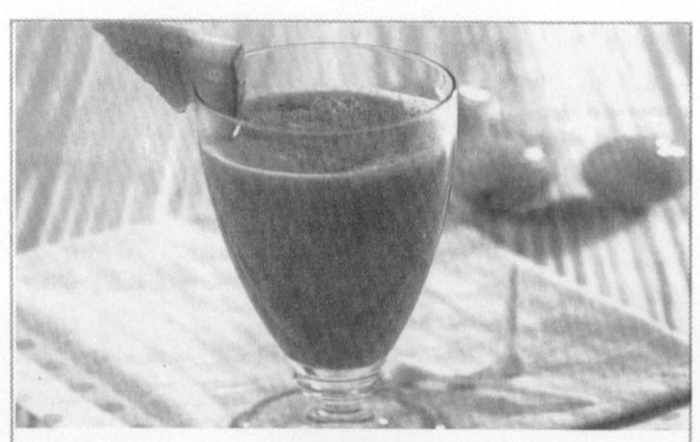

西瓜汁

功效 消暑解渴。

材料 西瓜300克

做法 ①切开西瓜，取出果肉。②用果汁机榨出西瓜汁。③把西瓜汁倒入杯中即可。

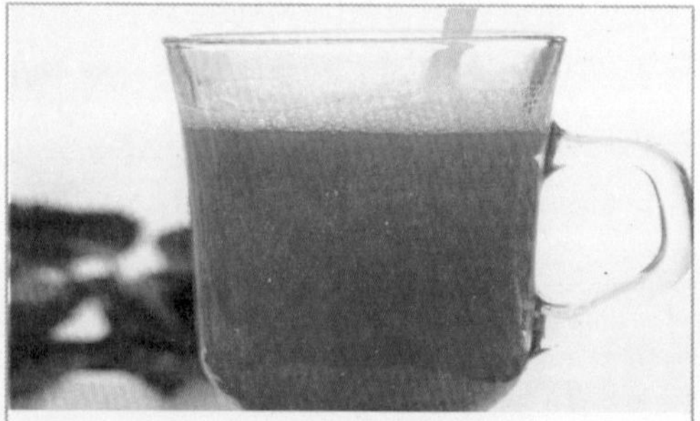

西瓜蜜桃汁

功效 消暑解渴。

材料 西瓜100克，香瓜1个，蜜桃1个，蜂蜜、柠檬汁、凉开水各适量

做法 ①将西瓜、香瓜去皮，去籽，切块；蜜桃去皮、去核；将各种水果与凉开水一起放入榨汁机中，榨成果汁。②再加入蜂蜜、柠檬汁调味即可。

葡萄：破解女人神经衰弱的密码

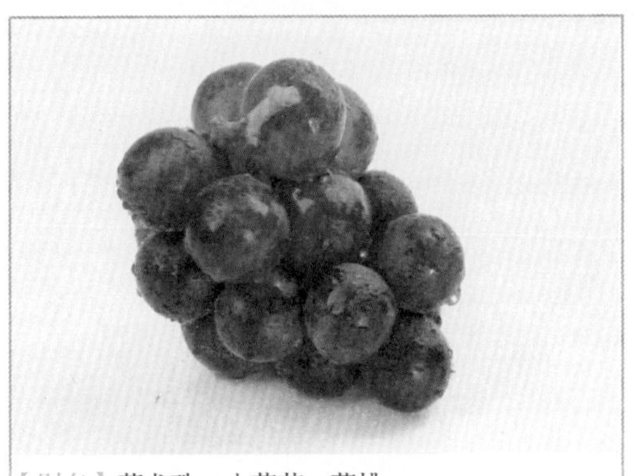

【别名】草龙珠、山葫芦、蒲桃。
【性味】性平，味甘。
【归经】入肺、脾、肾经。
【功效】补气血，强筋骨，利尿，安胎。
【主治】神经衰弱、疲劳过度、体弱贫血等。

葡萄中的多量果酸有助于消化，适当多吃些葡萄，能健脾和胃。葡萄中含有矿物质钙、钾、磷、铁以及多种维生素，还含有多种人体所需的氨基酸，常食葡萄对神经衰弱、疲劳过度大有裨益。把葡萄制成葡萄干后，糖和铁的含量会相对高，是女性、儿童和体弱贫血者的滋补佳品。《神农本草经》载：葡萄主“筋骨湿痹，益气，倍力强志，令人肥健，耐饥，忍风寒。久食，轻身不老延年”。从中医的角度而言，葡萄有舒筋活血、开胃健脾、助消化等功效，其含铁量丰富，所以可补血。

佳果养生方

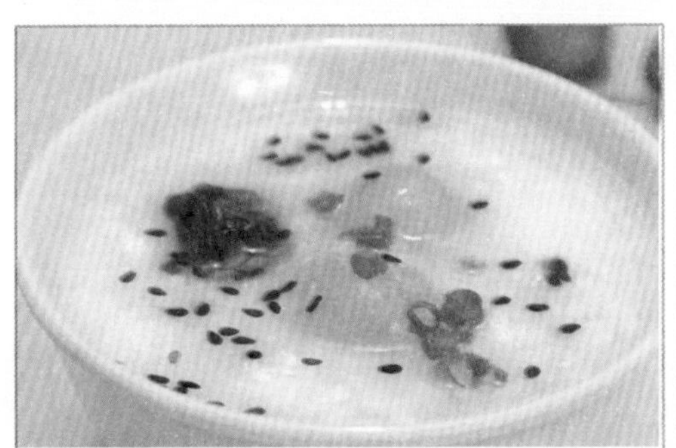

葡萄干果粥

功效 开胃消食。

材料 大米100克，低脂牛奶100克，芝麻少许，葡萄、梅干各25克，冰糖5克，葱花少许

做法 ①大米洗净，用清水浸泡；葡萄去皮，去核，洗净备用；梅干洗净。②锅置火上，注入清水，放入大米煮至八成熟。③放入葡萄、梅干、芝麻煮至米粒开花，倒入牛奶、冰糖稍煮后调匀便可。

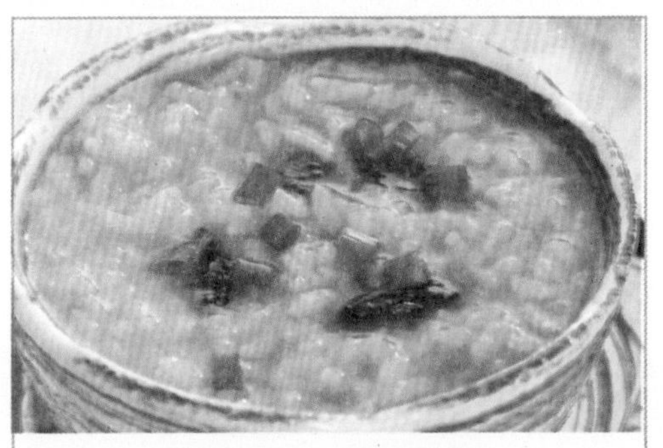

田七首乌葡萄粥

功效 开胃消食。

材料 田七、何首乌各8克，葡萄干适量，粳米100克，冰糖10克，葱花少许

做法 ①田七、何首乌放入锅中，倒入一碗水熬至半碗，去渣待用；葡萄干洗净；粳米泡发洗净。②锅置火上，注水后，放入粳米，用大火煮至米粒开花。③倒入熬好的田七、何首乌汁，放入葡萄干，小火熬至粥成闻见香味，放入冰糖入味，撒上葱花即可。

红枣：养胃健脾悦颜色

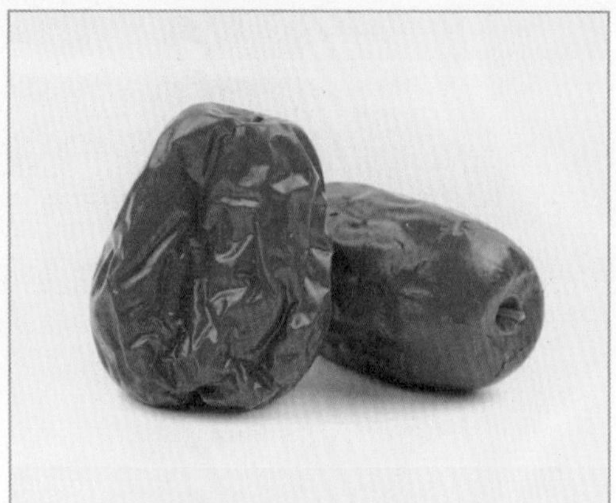

【别名】大枣、红枣、枣子。
【性味】性温，味甘。
【归经】入脾、胃经。
【功效】益气养肾，补血养颜，补肝降压，安神壮阳，治虚劳损，养肝防癌。
【主治】身体虚弱、神经衰弱、脾胃不和、消化不良、劳伤咳嗽、贫血消瘦。
【提示】湿热重、舌苔黄的人不宜食用。

红枣，自古以来就被列为“五果”（桃、李、梅、杏、枣）之一，有“天然维生素丸”的美誉。李时珍在《本草纲目》中说：枣味甘、性温，能补中益气，红枣煲汤气、养血生津，用于治疗“脾虚弱、食少便溏、气血亏虚”等疾病。常食大枣可治疗身体虚弱、神经衰弱、脾胃不和、消化不良、劳伤咳嗽、贫血消瘦，养肝防癌功能尤为突出，有“一日吃三枣，一辈子不显老”之说。

①美容抗衰

大枣自古以来就是五果之一。《神农本草经》将其列为上果。大枣的美容效果更是甚佳。古人云：一日三枣，红颜不老。大枣的维生素含量十分可观（尤以鲜枣含量最高），其中维生素C的含量达每百克鲜果380克至600毫克，故有活维生素C丸之称。维生素P的含量高柠檬十多倍。大枣的美容效果更是全方位的，经常食用大枣可以使你的身材匀称，肌肤丰润细腻、面容白嫩光洁、延缓皮肤的衰老。

②健脾益胃

脾胃虚弱、腹泻、倦怠无力的人，每日吃红枣七颗，能补中益气、健脾胃，达到增加食欲、止泻的功效。红枣10粒切开，生姜3片，煮水喝，是开胃的良方。

③补气养血安神

红枣为补养佳品，食疗药膳中常加入红枣补养身体、滋润气血。女性躁郁症、哭泣不安、心神不宁等，用红枣可起到养血安神、疏肝解郁的功效。

红枣、花生、桂圆，再加上红糖，加水在锅里慢慢地炖，炖烂常吃，补血的效果也很好。

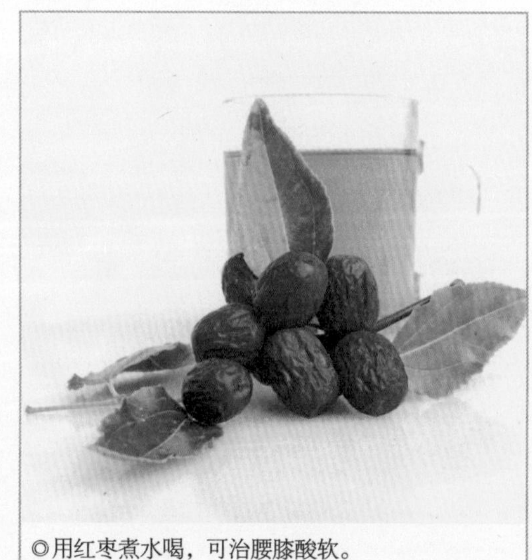

◎用红枣煮水喝，可治腰膝酸软。

佳果养生方

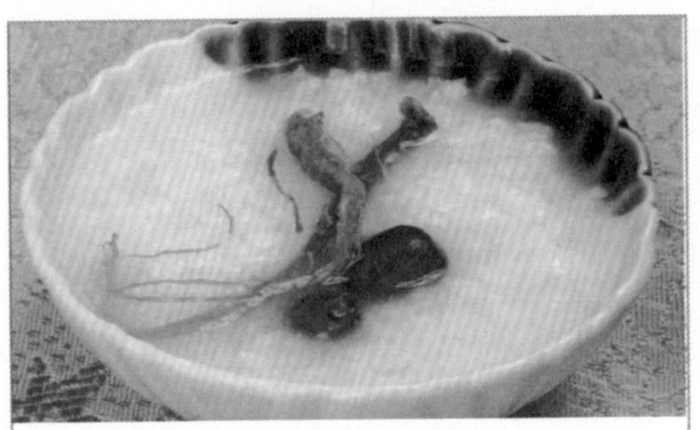

人参红枣粥

功效 大补元气、复脉固脱、补脾益肺。

材料 人参5克，红枣5颗，粳米50克，白糖适量

做法 ①将人参洗净；粳米洗净，泡软；红枣洗净，泡发。②砂锅中放入人参，倒清水煮沸，转入小火煎煮，滤出残渣，保留人参的汤汁备用。③加粳米和红枣，续煮至粳米熟透即可熄火，起锅前，加入适量白糖搅匀即可。

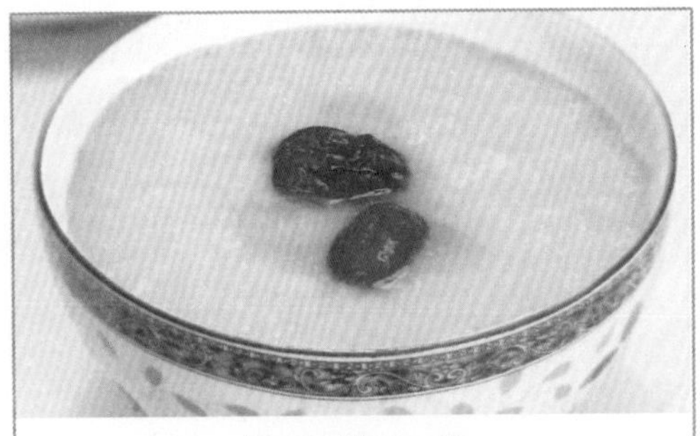

红枣桃仁羹

功效 补血活血、调和肝脾、益气生津。

材料 红枣100克，大米200克，桃仁15克，白糖10克

做法 ①将大米泡发洗净；红枣、桃仁洗净，备用。②将大米放进砂锅中，加水煮沸后转小火熬煮至浓稠，再加入红枣、桃仁同煮。③快煮好时再加入白糖，煲煮片刻即可。

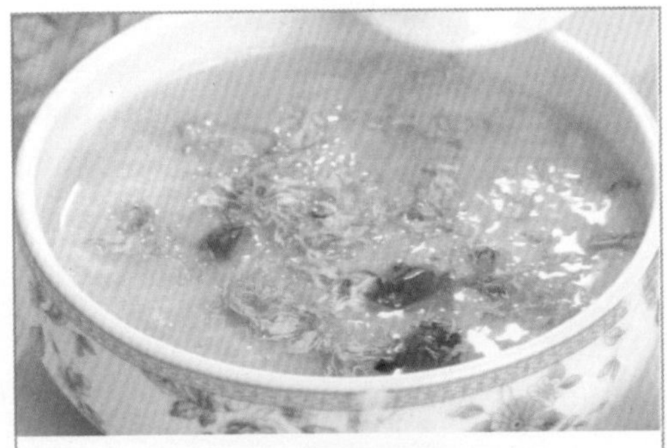

红枣菊花粥

功效 平肝、明目、解毒。

材料 红枣30克，菊花瓣少许，大米100克，红糖5克

做法 ①大米淘洗干净，用清水浸泡；菊花瓣洗净备用；红枣洗净，去核备用。②锅置火上，加适量清水，放入大米、红枣，煮至九成熟。③最后放入菊花瓣煮至米粒开花，加红糖调匀便可。

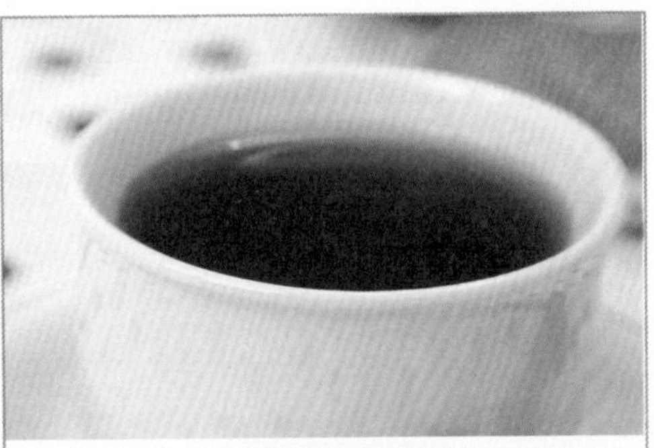

薏米红枣茶

功效 此汤具有清热利湿、益气生津、补血养颜的功效，可辅助治疗贫血、脾胃虚弱、面色萎黄等症状。

材料 薏米50克，红枣25克，绿茶2克

做法 ①将绿茶用沸水冲泡；红枣洗净，去核备用。②把薏米与红枣混合，放入锅中，注入适量清水一起煮至软烂。③放入绿茶汁，再一起煮3分钟，待稍凉即可饮用。

苹果：养益身心的“大夫第一药”

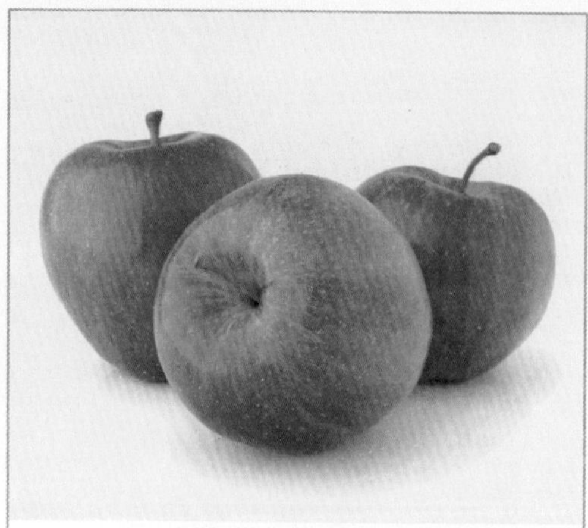

【别名】柰子、频婆、平波、超凡子、天然子。
【性味】性凉，味甘。
【归经】入脾、肺经。
【功效】生津止渴，清热除烦，润肺开胃，益脾止泻。
【主治】中气不足、消化不良、气壅不通、轻度腹泻、便秘、烦热口渴、饮酒过度、高血压。
【提示】肾炎和糖尿病患者不宜多吃。

苹果酸甜可口，营养丰富，是老幼皆宜的水果之一。它的营养价值和医疗价值都很高，被称为“大夫第一药”。其中的维生素C是心血管的保护神、心脏病患者的健康元素。准妈妈每天吃个苹果可以减轻孕期反应。

①瘦身

苹果含有独特的果酸，可以加速代谢，减少体内脂肪，有着很好的减肥瘦身的效果。

苹果所含的果胶能加速体内排毒，防止腿部水肿。薄荷能够促进肌肤紧致，并能消炎，镇定肌肤，帮助加快新陈代谢，消除腿部多余脂肪。

②美容

苹果中含有大量的镁、硫、铁、铜、碘、锰、锌等微量元素，可使皮肤细腻、润滑、红润有光泽。

③防病抗病

吃较多苹果的人远比不吃或少吃苹果的人感冒概率要低。所以，有科学家和医师把苹果称为“全方位的健康水果”或称为“全科医生”。苹果中的胶质和微量元素铬能保持血糖的稳定，所以苹果不仅是糖尿病患者的健康小吃，而且是一切想要控制血糖的人必不可少的水果。

苹果对健康有利，更是女性健康的守护神。吃苹果最好连皮一起吃，因为与苹果肉相比，苹果皮中黄酮类化合物含量较高，抗氧化活性也较强，并能防止中老年女性中风。但由于苹果在栽种过程中可能使用了大量农药，在食用苹果时应该先仔细清洗。

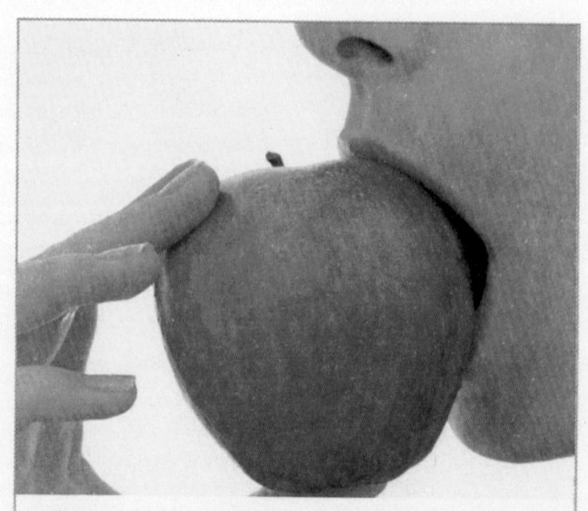

◎苹果含有独特的果酸，常食可以加速代谢，减少体内脂肪。

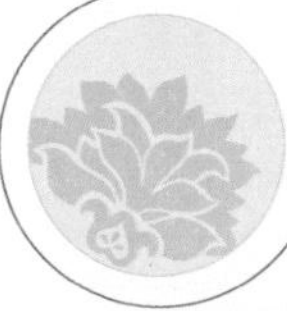

佳果养生方

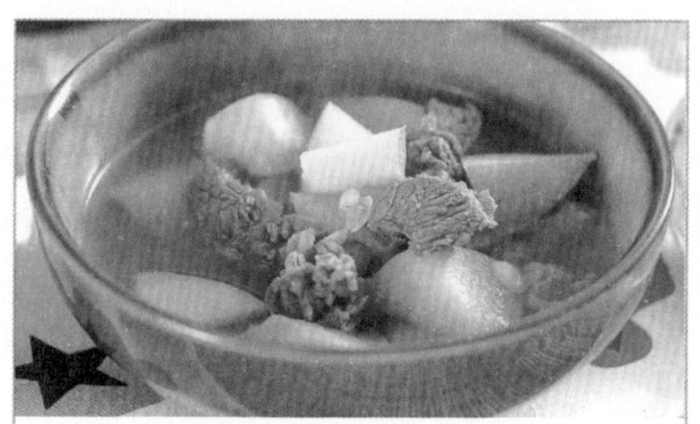

苹果雪梨煲牛腱

功效 此汤具有强筋壮骨、安精益气、润肺生津的功效。

材料 甜杏、苦杏、红枣各25克，苹果、雪梨各 1 个，牛腱600克，姜3片，盐1小匙

做法 ①苹果、雪梨洗净，去皮，切薄片；牛腱洗净，切块，汆烫后捞起备用。②甜杏、苦杏、红枣和姜洗净，红枣去核备用。③将上述材料加水，以大火煮沸后，再以小火煮1.5小时，最后加盐调味即可。

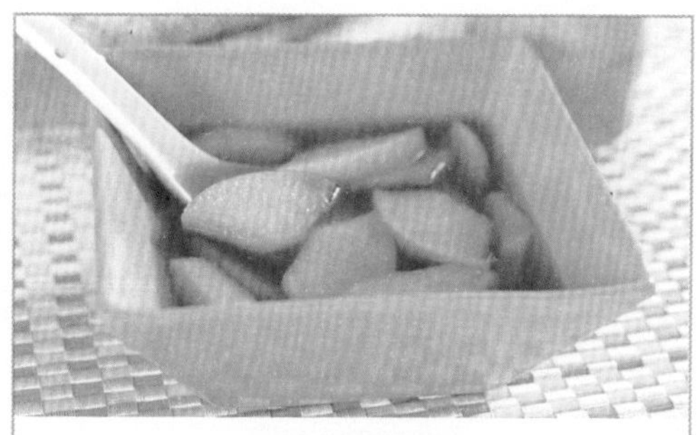

苹果红糖饮

功效 本品具有健脾止泻、消食化积的功效。

材料 红糖适量，鲜苹果1个

做法 ①将苹果洗净去皮，切块。②苹果块放碗内，入锅蒸熟。③加入红糖调味即可。

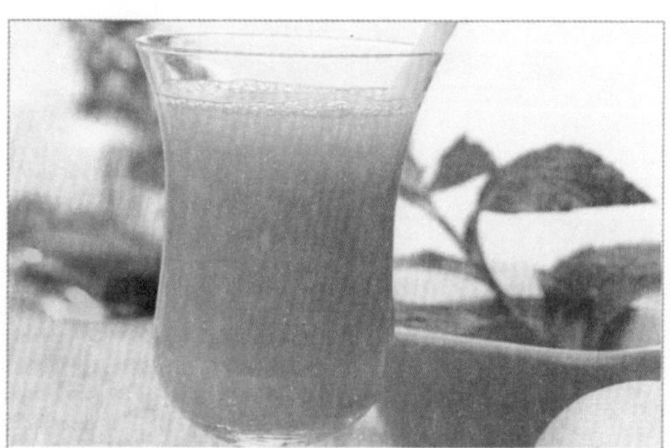

樱桃苹果汁

功效 此饮具有调中益气、祛风除湿的功效，可促进体内尿酸的排泄，缓解痛风疼痛等症状。

材料 薏米25克，樱桃300克，苹果1个

做法 ①薏米洗净，泡发，备用。②将樱桃、苹果洗净，切小块，与薏米一起放入榨汁机榨汁。③以滤网去残渣即可。

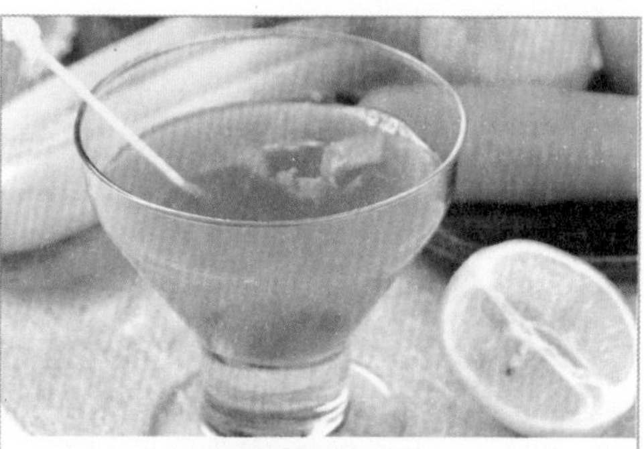

西芹苹果汁

功效 开胃消食。

材料 西芹30克，苹果1个，胡萝卜50克，柠檬1/3个，蜂蜜少许

做法 ①将西芹洗干净，切成小段；苹果、柠檬洗干净，切成小块；将胡萝卜洗干净，切成小块。②将所有材料倒入榨汁机内榨出汁，加入蜂蜜拌匀即可。

柠檬：时尚美白的“芳香果”

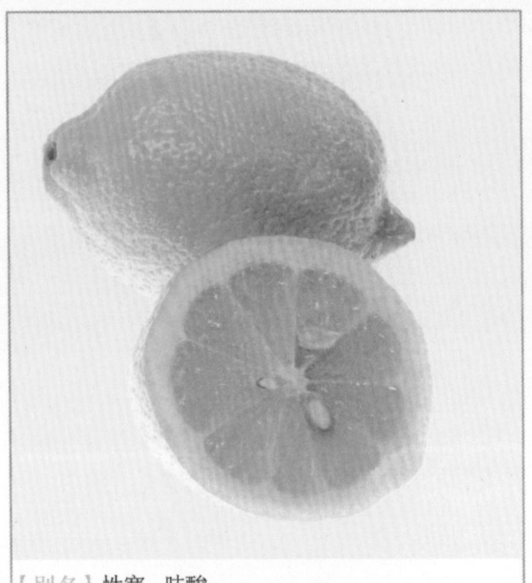

【别名】性寒、味酸。
【归经】入肝、胃经。
【功效】化痰消食，生津止渴，健脾。
【主治】支气管炎、百日咳、食欲不振。
【提示】胃溃疡、胃酸分泌过多，患有龋齿者和糖尿病患者慎食。

柠檬是世界上有药用价值的水果之一，它富含维生素C、糖类、钙、磷、铁、维生素B_1、维生素B_2、烟酸、奎宁酸、柠檬酸、苹果酸、橙皮苷、柚皮苷、香豆精、高量钾元素和低量钠元素等，对人体十分有益。

柠檬酸具有防止和消除皮肤色素沉着的作用，爱美的女性应该多食用。柠檬那淡淡的酸甜、幽幽的清香直沁人心脾，令人心神清爽，唇齿留香。

①洁肤增白

将1只鲜柠檬洗净去皮切片，放入一只广口瓶内，加入白酒浸没柠檬，浸液1夜。次日用消毒脱脂棉蘸浸泡酒液涂面，15分钟后用温水洗净，1周后可见面容光滑洁白。

②紧肤光润

取1汤匙鲜柠檬汁，放入杯中，加入鲜鸡黄1个，混合搅拌均匀。再加入两汤匙燕麦粉、两汤匙橄榄油或花生油，一起搅拌均匀成糊状。每晚洗脸后敷面形成面膜，20分钟后取下，再用温水洗净。每晚1次，连续1周后，可使干性、松弛、多皱的面部，变得红润光泽。

③润肤沐浴

把柠檬切成薄片，浸泡在浴缸中，其中的维生素C，可使全身清爽无比，还有健美肌肤的功效。

将鲜柠檬两只，切碎用消毒纱布包扎成袋，放入浴盆中浸泡20分钟；也可以用半汤匙柠檬油代之，再放入温水至38～40℃，进行沐浴，大约洗10分钟，助于清除汗液、异味、油脂，润泽全身肌肤。脚掌心有厚皮者可用柠檬皮搓揉，使之软化逐渐脱落。油性皮肤者，沐浴后在润肤霜中滴入少许鲜柠檬汁涂擦全身，施行按摩，可以除过多油脂，

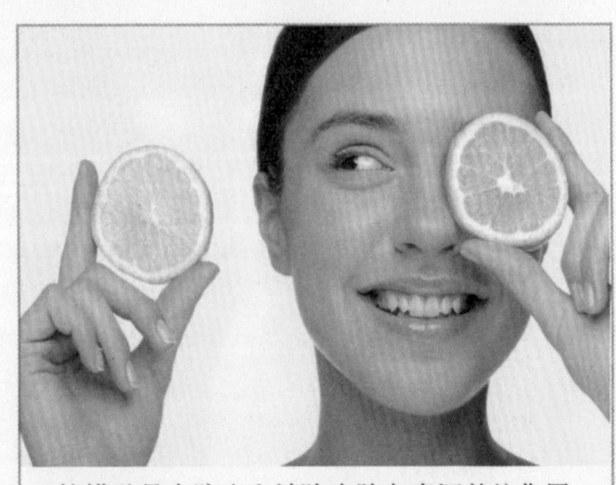

◎柠檬酸具有防止和消除皮肤色素沉着的作用，爱美的女性应该多食用。

使肌肤光泽红润而有弹性。

④花香柠檬浴

柠檬半个、玫瑰花苞6朵。将柠檬洗净、切片待用。把柠檬、玫瑰花苞等材料放入锅中煮沸后滤渣取其汁液。把汁液放入约40℃的洗澡水中入浴。由脚开始浸泡，然后全身浸泡15~20分钟。同时可以在浴缸里多撒些玫瑰花瓣，淡淡的水果香和花香能够舒缓身心疲劳。花香柠檬浴是促进血液循环、净化排毒的美白花香浴。玫瑰花的香氛，能舒缓情绪、促进循环，柠檬有白皙肤质的美肤效果。

⑤减肥

取鲜柠檬汁100克，鲜海带100克，把海带洗净后用刀割痕，放入180克清水，在不锈钢杯中浸泡，煮沸1小时，放冷，饮用时可适当加入少许冰糖。因海带中含有碘，可促进甲状腺激素分泌，提高机体新陈代谢。柠檬汁可舒张软化血管，加速血液循环，还可以增进胃肠消化功能。这样就可以消除体内积滞多余的皮下脂肪，达到减肥目的。饮用量可自行酌定，但不宜经常饮用。取鲜柠檬汁1汤匙，蜂蜜1汤匙，加入白兰地酒适量。晚间饮用，既可帮助入睡，提高睡眠质量，也有益于养颜、减肥。

◎柠檬汁可舒张软化血管，还可以消除体内积滞多余的皮下脂肪，达到减肥目的。

⑥美容作用

养颜：将适量黄瓜汁、柠檬汁、酒精混合，加入蛋白搅匀，擦在脸上，15分钟后洗掉，有养颜之功效。

美发：洗发时，在养发油内滴入几滴柠檬汁，裹头发，20~30分钟后用温水清洗干净。每月洗1次，可使头发光洁柔软。

美唇：经常唇部含一片柠檬，可使嘴唇自然红润，血液流畅，而且可经常呼吸到柠檬清香，有提神功效。

洁齿：取一小块纱布，蘸柠檬汁，像刷牙一样来回摩擦牙齿，既洁齿亦可预防牙疾，还能清除口臭。

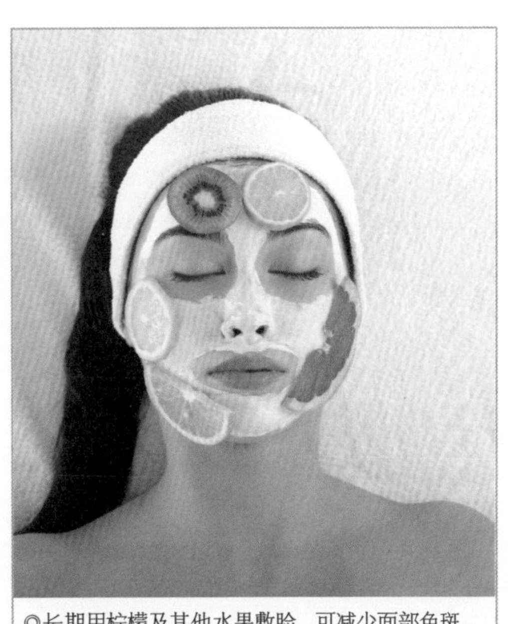

◎长期用柠檬及其他水果敷脸，可减少面部色斑。

佳果养生方

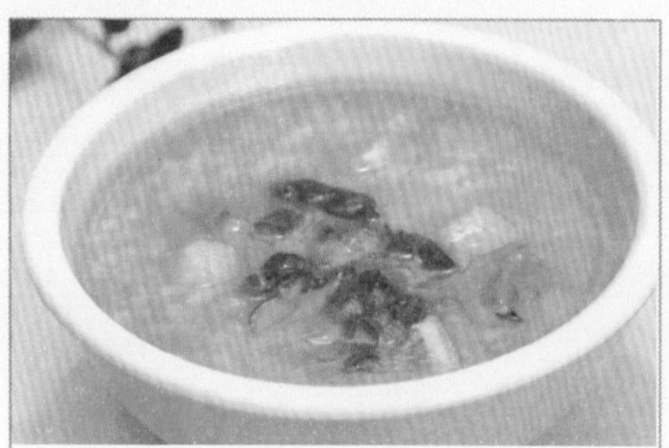

红枣柠檬粥

功效 开胃消食。

材料 鲜柠檬10克，桂圆肉、红枣各20克，大米100克，冰糖5克，葱花少许

做法 ①大米洗净，用清水浸泡；鲜柠檬洗净切小丁；桂圆肉、红枣分别洗净。②锅置火上，放入大米，加入适量清水煮至八成熟。③放入鲜柠檬、桂圆肉、红枣煮至粥将成；放入冰糖熬融后调匀，撒上葱花便可。

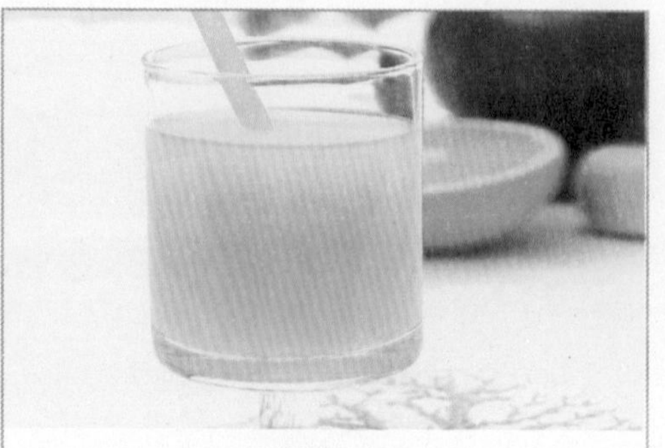

柠檬汁

功效 美白护肤。

材料 柠檬2个，蜂蜜30毫升，凉开水60毫升

做法 ①将柠檬洗净，对半切开后榨成汁。②将柠檬汁及其他材料倒入有盖的大杯中。③盖紧盖子摇动10～20下，倒入小杯中即可。

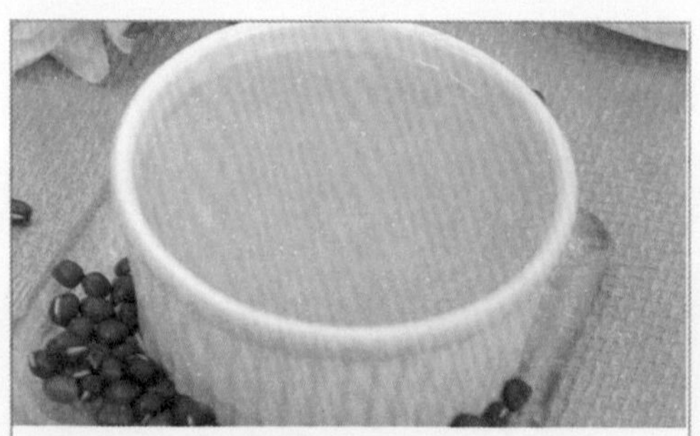

柠檬薏米豆浆

功效 预防心肌梗死。

材料 红豆、薏米各30克，柠檬2片

做法 ①红豆、薏米用清水浸泡2～3小时，捞出洗净。②将红豆、薏米、柠檬片放入豆浆机中，加水搅打成豆浆，并煮沸。③滤出豆浆，装杯即可。

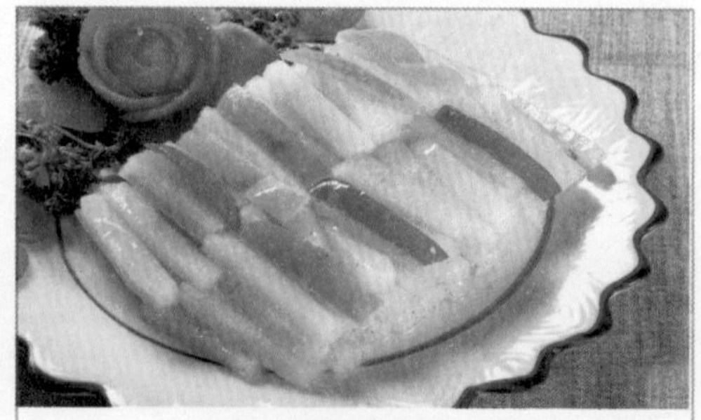

柠檬冬瓜

功效 排毒瘦身。

材料 冬瓜500克，柠檬50克，彩椒、姜各适量，盐1克，白砂糖20克，柠檬汁少许

做法 ①冬瓜去皮去瓤洗净切条，柠檬洗净切片，彩椒去蒂切丝。②锅上火，加适量清水，放入2片柠檬、盐、少许味精，待水沸，再煮约2分钟后，下切好的冬瓜条、彩椒丝，焯一下，捞出沥干水分，装入碗中。③调入柠檬汁、白砂糖、盐，拌匀即可。

樱桃：水润肌肤的“美容果”

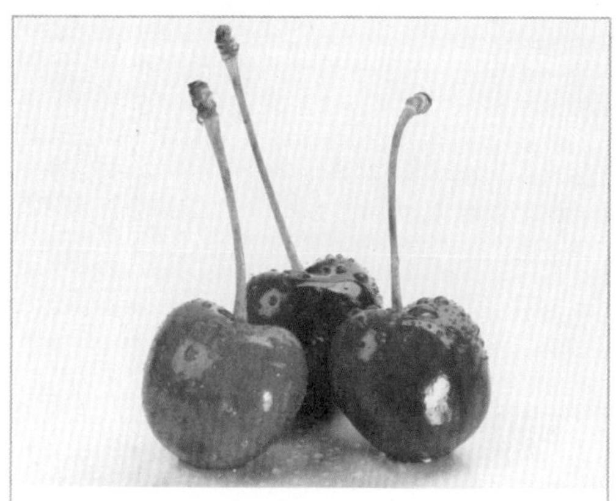

【别名】性平，味甘、微酸。
【归经】入脾、肝经。
【功效】补中益气，补血强身，健脾护肝，祛湿，滋养肌肤，防癌抗癌，抗氧化，抗衰老。
【主治】病后体虚、倦怠少食、风湿关节炎、贫血、痛风、肝炎、肾虚等。
【提示】樱桃滋补，内热者不可多食，阴虚火旺及患热病者应忌食。

樱桃红似玛瑙，大如弹丸，小似珠玑，水汪汪，亮晶晶，颇具魅力，难怪古今中外，人们常常把它写入诗，绘入画，谱入歌曲，摄入镜头。据传从唐代开始，皇帝便将樱桃分赐给群臣，并为新科进士举行樱桃宴。李商隐诗云：“鸟越香荔，齐名亦未甘。”

樱桃含铁量高，滋润皮肤，自古就被叫作“美容果”，中医古籍里称它能“滋润皮肤”“令人好颜色，美态”，常吃能够让皮肤更加光滑润泽。朱丹溪在几百年前就说：“樱桃属火而有土，性大热而发湿，调中益脾。”这主要是因为樱桃中含铁量极其丰富，每百克果肉中铁的含量是同等重量草莓的6倍、枣的10倍、山楂的13倍、苹果的20倍，居各种水果之首。

樱桃富含维生素和果酸，能活化肌肤。含铁量很高，更含有平衡皮质分泌、延缓老化的维生素A；活化细胞、美化肌肤，令双眼有神的维生素B_2；补充肌肤养分的维生素C等。

樱桃中丰富的维生素C能滋润、嫩白肌肤，可有效预防黑色素的形成。另外，樱桃中所含的果酸还能促进角质层的形成。

此外中医还认为，樱桃有调中益脾之功，对调气活血、平肝去热有较好疗效，并有促进血红蛋白的再生作用，对贫血患者、老年人骨质疏松、儿童缺钙、缺铁均有一定的辅助治疗作用，深受消费者青睐。中医药学认为，大樱桃味甘、性温、无毒，具有调中补气、祛风除湿功能。长期食用，可明显提高人体免疫力。坚持用樱桃汁涂擦面部及皱纹处，长期使用能令面部皮肤嫩白红润。

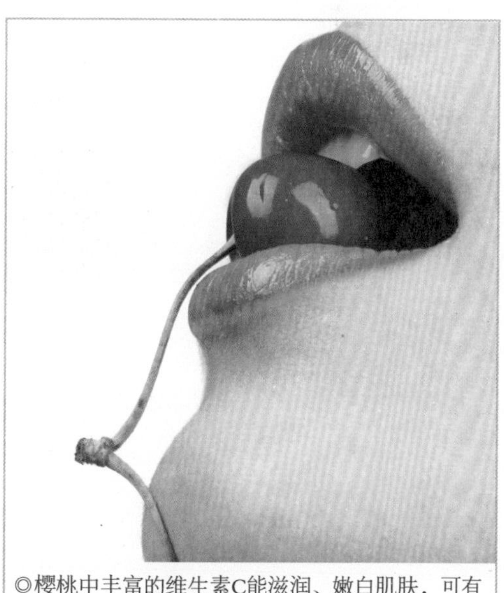

◎樱桃中丰富的维生素C能滋润、嫩白肌肤，可有效预防黑色素的形成。

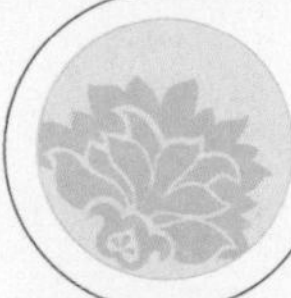

佳果养生方

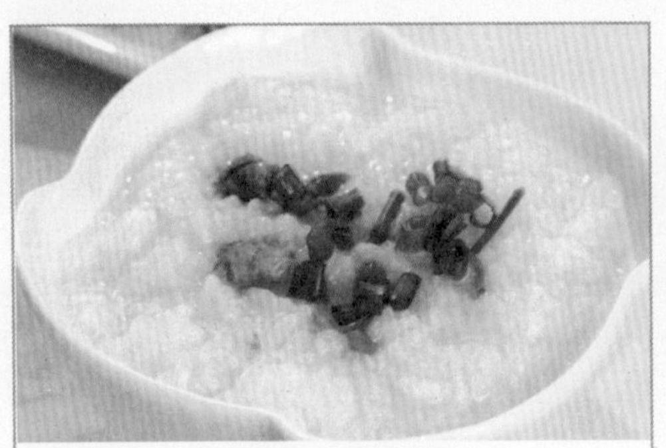

樱桃玫瑰粥

功效 排毒瘦身。

材料 大米80克，干玫瑰花、樱桃各适量，白糖3克，葱8克

做法 ①先将大米泡发洗净；干玫瑰花冲洗干净；樱桃洗净，切成丁；葱洗净切成葱花。②锅置火上，倒入清水，放入大米，以大火煮开。③加入玫瑰花、樱桃煮至浓稠状，调入白糖拌匀，撒上葱花即可。

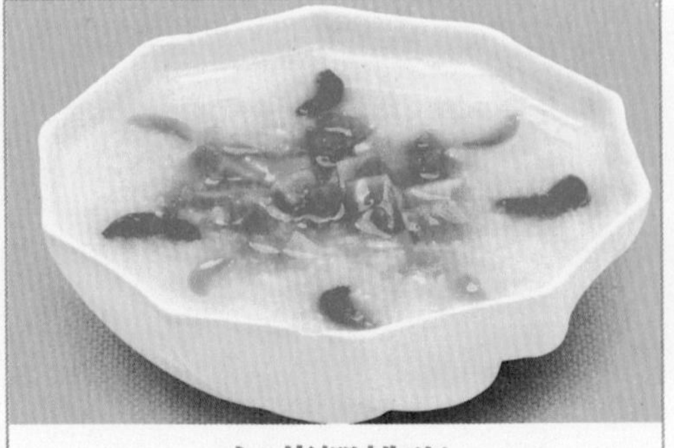

红薯樱桃粥

功效 提神健脑。

材料 红薯150克，大米50克，红樱桃、绿樱桃各20克，盐3克

做法 ①将红薯洗净，去皮，切丁；大米淘洗干净；红、绿樱桃洗净，一切为四。②将大米放入锅中，倒入清水，水开后放入红薯、两种樱桃，熬成粥。③最后调入盐即可。

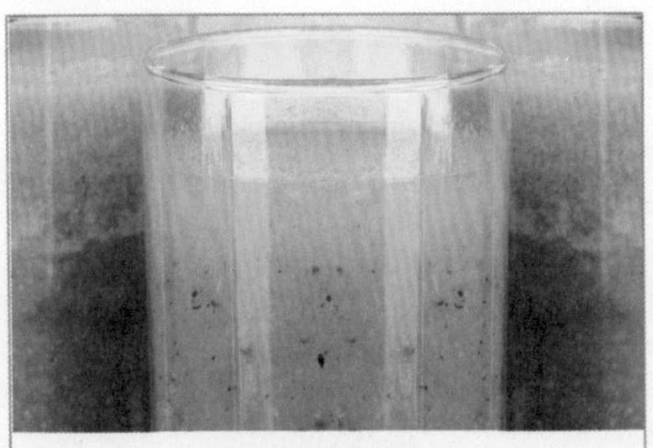

樱桃芹菜汁

功效 美白护肤。

材料 樱桃6颗，芹菜200克，冷开水适量

做法 ①将芹菜撕去老皮，切段，放入榨汁机中榨汁。②将樱桃洗净，去籽，和芹菜汁一起倒入榨汁机中，榨成汁，加入冷开水搅匀即可。

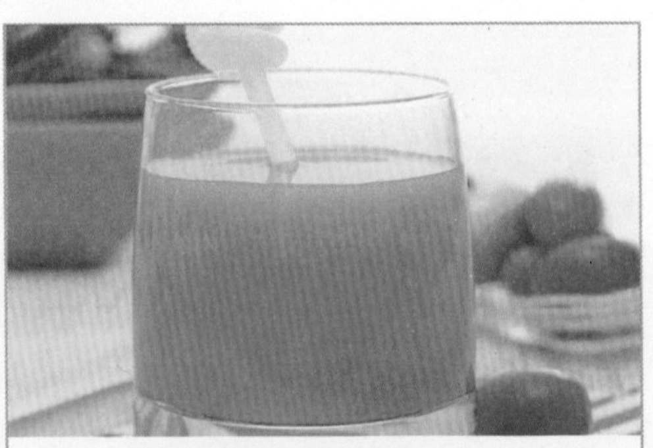

樱桃西红柿汁

功效 消暑解渴。

材料 西红柿1/2个，柳橙1个，樱桃300克

做法 ①将柳橙剖半，榨汁。②将樱桃、西红柿切小块，放入榨汁机榨汁，以滤网去残渣，和柳橙汁混合拌匀即可。

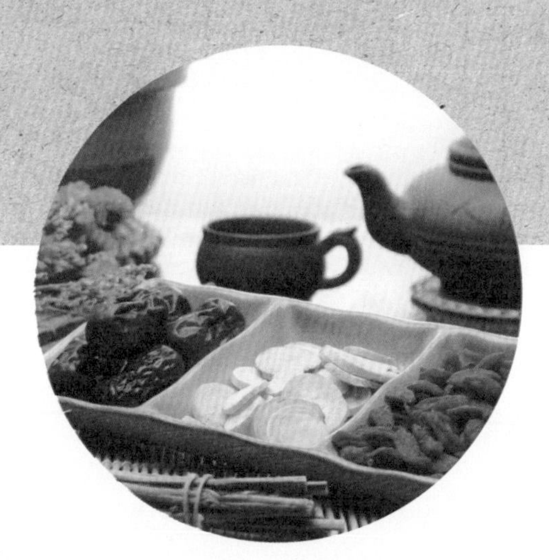

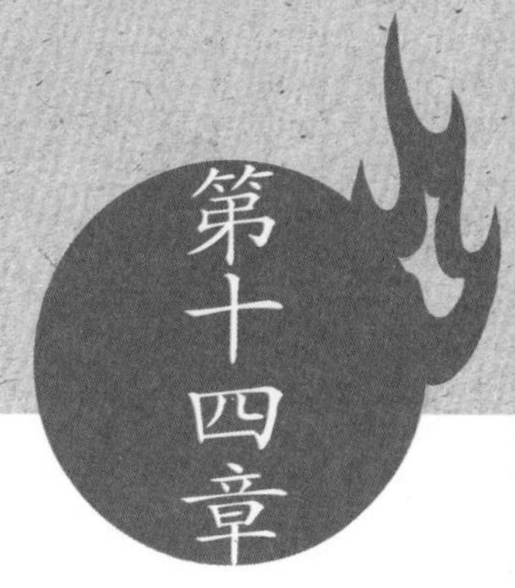

流传千年的花养女人经

●以花养女人身体、疗女人病痛的记载，不仅出现在《神农本草经》、《本草纲目》、《千金方》等中医著作中，更出现在很多诗词歌赋、经典著作里。千百年来，这些经典的花草养颜、养生秘方流传不息，共同汇集到后人取之不尽的中医美容养颜绝学中，为今时今日的每一位渴求美丽、寻找健康的女性所用。

读《红楼梦》，学养颜养生妙方

❶ 红楼品茗有讲究

《红楼梦》中多次写到品茗的场景，第四十一回《栊翠庵茶品梅花雪，怡红院劫遇母蝗虫》中，妙玉为众人泡茶，就曾仔细地说明了品茗的讲究："一杯为品，二杯即是解渴的蠢物，三杯便是饮牛饮骡了。"从养生的角度看，这其中的道理跟林如海教女的饮茶法一样，用现代观点解释就是因为茶叶中含有鞣酸，过度饮茶会使鞣酸过多，妨碍胃液分泌，刺激胃黏膜，引起胃肠功能失调，不利于消化吸收。所以，一般应待饭毕食物消化后再喝茶为宜。

饮茶是贾府众人休闲养生的重要形式，但各人所喜饮的茶又有差别。妙玉为贾母斟茶时，贾母言："我不喝六安茶。"

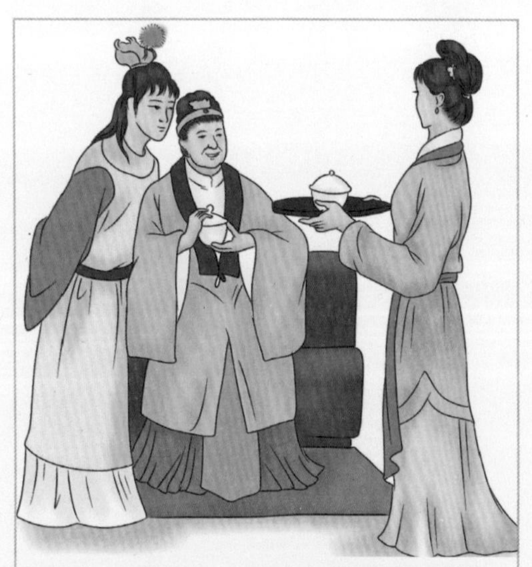

◎在《红楼梦》中，贾府众人对饮茶很是讲究，因六安茶味苦且不宜与"酒肉"混食，所以贾母不喜饮。

我们这里不讨论其中的微情妙意，仅从养生的角度看，因为六安茶是不发酵的绿茶，贾母等人是饭后来到栊翠庵的，而且她也说到吃过"酒肉"，而油腻之气在腹是不适合喝绿茶的。另外，六安茶味苦，跟贾母喜欢甜软之食的习惯冲突，所以她才事先声明"不喝六安茶"。

贾母爱喝的老君眉是我国十大名茶之一的君山银针，它冲泡之后，茶叶像针一般树立在杯中，极富观感。此茶需要用梅花雪水浸泡，色泽鲜亮，气味沁人心脾。品这样一道茶，又更多了几分怡情的功效。

而第六十三回中提到的女儿茶，也就是我们所称的普洱茶。宝玉吃了面食，怕"停食"，喝了此茶后胃口大佳，可见此茶就促进消化之功。另外，此茶有通经的功效，所以叫作"女儿茶"估计也与此有关吧。

其实茶本身就是一味重要的中药，在中医的很多方剂里都有细茶一味，比如治头痛的川芎茶调散和清胃热的五虎茶。最正宗入药茶叶应该是西湖龙井，不过龙井的价格相对昂贵。品茗有诸多讲究，入药则没那么多严格的要求，药用上注重的是茶的凉性和清新上行的特点，所以一般的茶叶也没有问题。中医认为茶醒脾化湿，清热提神；西医则证明了茶中的可卡因可以降低血脂。所以，中国人的饮茶习惯正是一剂适宜健康的养生良方。

❷ 妙玉：淡茶养生，醒脑促消化

《红楼梦》第四十一回中，刘姥姥进了贾府，贾母领着她游大观园。到了妙玉居住的栊翠庵。道："我们这里坐坐，把你的好茶拿来，我们吃一杯就去了。"妙玉听了，忙去烹了茶来。捧与贾母。贾母道："我不吃六安茶。"妙玉笑说："知道。这是老君眉。"贾母接了，又问是什么水。妙玉笑回："是旧年蠲的雨水。"贾母便吃了半盏，便笑着递与刘姥姥说："你尝尝这个茶。"刘姥姥便一口吃尽，笑道："好是好，就是淡些，再熬浓些更好了。"贾母众人都笑起来。

为什么众人都笑，因为大家和妙玉一样都懂得淡茶养生的道理。而刘姥姥只知品尝茶味，却不知饮茶养生的个中规矩。

我国的茶文化源远流长，饮茶养生也随之盛行。茶可以提神醒脑、促进消化，饮茶是一件有益健康的事情，国人都有喝茶品茶的习惯。但是这用来养生的茶，却需要是淡茶，因为茶冲泡得过浓，不仅达不到有益健康的目的，反而会给我们的身体造成不适。

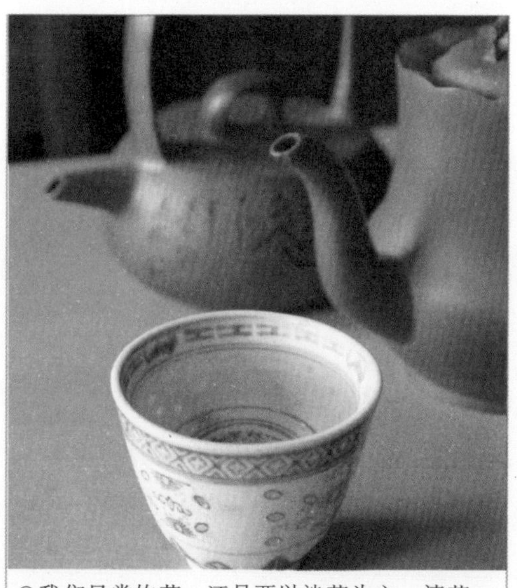

◎我们日常饮茶，还是要以淡茶为主。清茶一杯，才能细品养生的滋味。

①茶叶含有咖啡因能使人心跳加快，血压升高。淡茶中的适量咖啡因能起到提神的功效，而浓茶中的咖啡因则含量过高，大量进入血管后，会加重心脏负担，产生胸闷、心悸等不适症状。

②茶叶中含有鞣酸，人体大量饮用浓茶后，过量鞣酸与铁质的结合，造成人体对铁的吸收障碍，甚至导致缺铁性贫血。

③浓茶中过量的鞣酸不但能与铁质结合，还能与食物中的蛋白质结合生成一种块状的不易消化吸收的鞣酸蛋白，导致便秘症的产生。

所以我们平常饮茶，还是要以淡茶为主。清茶一杯，才能细品养生的滋味。

❸ 元春：香疗法调和心神

《红楼梦》中多处写到"香"：可卿的卧室里弥漫着"甜香"，令宝玉在这甜软的气氛中神游了太虚幻境；黛玉衣袖中有一缕"幽香"，让宝玉心旷神怡；宝钗的闺房里则暗藏"冷香"，使宝玉几番探寻；晴雯生病，房里则充盈一股"药香"，宝玉连连赞叹。

这众多的描写告诉我们，焚香已经是古人，尤其是古代贵族生活中司空见惯的事了。祭祖拜神、宴客会友、抚琴坐禅都要焚香，这些对香的运用就是古代香疗法。

古代香疗法，是采用具有芳香气味的物质制成各种剂型的香品，以供人们食用（如玫瑰清露）或者使用（如焚香），达到

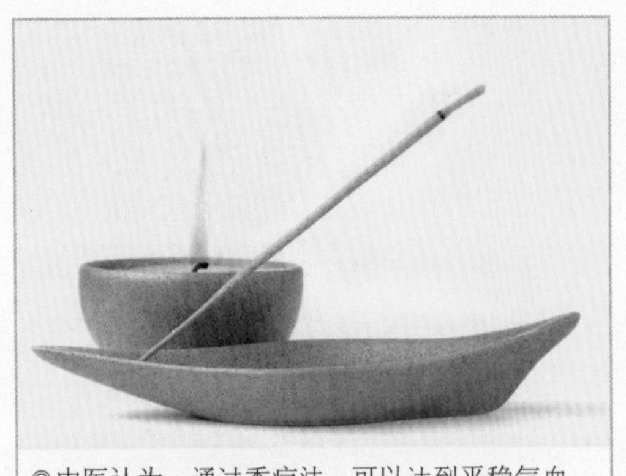

◎中医认为，通过香疗法，可以达到平稳气血、调和五脏、振奋精神的效果。

防病治病、静心凝神、陶冶性情目的的一种疗法。

中医认为，通过香疗法，芳香气味通过口、鼻、皮毛等进入身体，通过心、肺、脾、胃等脏腑的综合作用，可以达到平稳气血、调和五脏、振奋精神的效果。现代医学研究也证明，气味分子能够刺激人体的嗅觉细胞，通过大脑皮质的兴奋抑制活动，进而调节全身的新陈代谢，达到身心的相对稳定。

《红楼梦》还有关于香疗治病的具体描写。在高鹗续书的第九十七回，凤姐的调包计偷梁换柱，让宝玉娶了宝钗。揭开盖头那一瞬间，宝玉没有见到日思夜想的人，顿时旧病复发，当场昏厥。众人连忙“满屋里点起安息香来，定住他的魂魄”。这里所使用的安息香在《新修本草》中就有记载，是青山安息香或白叶安息香的树干受伤后分泌的树脂，可以开窍避秽、行气活血，所以众人用它来治疗宝玉的猝然昏迷是对症的。

现代芳香疗法起源于西方，是通过按摩、浸泡、熏香等方式，让植物芳香精油沁入人体，达到治疗的目的。我国的香疗法与之有异曲同工之妙，而从《红楼梦》中我们可以看出我国传统的香疗法很早就已经普及了，远远早于西方。

❹ 林黛玉：常吃人参养荣丸

《红楼梦》第三回中，众人见黛玉年貌虽小，其举止言谈不俗，身体面庞虽怯弱不胜，却有一段自然的风流态度，便知他有不足之症。因问：“常服何药，如何不急为疗治？”黛玉道：“我自来是如此，从会吃饮食时便吃药，到今日未断，请了多少名医修方配药，皆不见效。那一年我三岁时，听得说来了一个癞头和尚，说要化我去出家，我父母固是不从。他又说：‘既舍不得他，只怕他的病一生也不能好的了。若要好时，除非从此以后总不许见哭声，除父母之外，凡有外姓亲友之人，一概不见，方可平安了此一世。’疯疯癫癫，说了这些不经之谈，也没人理他。如今还是吃人参养荣丸。”贾母说道：“正好，我这里正配丸药呢。叫他们多配一料就是了。”

不足之症是中医的病症名，即先天禀赋不足，又可称为先天虚怯。中医认为，人赖以生存的物质基础就是气和血，气为血之帅，血为气之母，二者关系极为密切。虚证是指人的正气虚弱不足，又分为气虚和血虚，气虚可发展为阳虚，血虚可发展为阴虚。林黛玉的先天虚怯，从两个方面可以印证：一是可以从其父母的过早离世中得到旁证。可见，父母二人的体质非常虚弱，林黛玉的遗传基因也不会优良。二是林黛玉自幼天娇生惯养、缺乏锻炼，又患有疾病，久治不愈，由此造成林黛玉气血双虚。

中医认为，行不足者温之以气，精不足者补之以味，虚证的最佳治疗方法就是“补”。气虚补气，血虚补血，气血双虚则气血双补。但是补也有急缓之别，应该根据具体的病症决定如何进补。如病人阳气骤衰，真气暴脱，或血崩气脱，或津液枯竭，都应该采取急补的方法，使用大剂重剂，以求速效；如病人正气已虚，但邪气尚未完全消除，则宜采用缓补的方法，不求速效，日积月累，逐渐治愈病症。根据林黛玉的病情，则以缓补为宜，常吃人参养荣丸，就是缓补之道。

人参养荣丸是中医气血双补的著名方剂，始自宋代《太平惠民和剂局方》，已有近九百年的历史了，一直广泛应用于治疗气血两虚，效果甚佳。它是由人参、黄芪、白术、陈皮、当归、茯苓、白芍、肉桂、熟地黄、远志、五味、生姜、大枣、甘草等十四味中药组成，有补气益血、强心安神的功效，用于呼吸气少、面色萎黄、形瘦神疲、食少乏味、毛发脱落、失眠心悸、妇女月经不调等。这些适应证在林黛玉身上都可找到，此方对她来说是最适合不过的了。

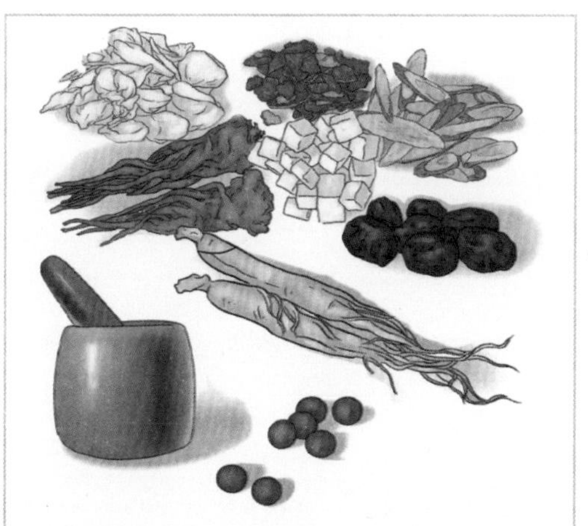

◎人参养荣丸由人参、黄芪、白术、陈皮、当归、茯苓、大枣等十四味中药组成，有补气益血、强心安神的功效。

近年来发现，人参养荣丸经中医辨证后灵活使用，对下列几种常见疾病也有较好疗效：

①肿瘤：在服用抗癌药物进行常规治疗的同时，配合人参养荣丸，每次1丸，每日2～3次。该药的抗肿瘤作用并非直接破坏癌细胞，而是通过提高T细胞等的免疫功能，增强机体的防御功能，从而发挥抗癌效果。

②透析患者皮肤瘙痒症：该药配方中的地黄、白芍、当归能促进代谢，帮助调节内分泌功能恢复正常，还能扩张血管，改善血液循环及镇静作用，故对透析患者皮肤瘙痒症有较好的疗效。方法是口服人参养荣丸1丸，每日2次。

③神经衰弱：据分析，方中当归、茯苓、远志、五味能养血安神，并有镇静作用，故可用于神经衰弱的治疗。方法是服用人参养荣丸膏剂，每次10克，每日3次，温开水送下，7天为1个疗程，病情较轻者一般用药2～3个疗程后能获良效。

❺ 薛宝钗：冷香丸神在何处

曹雪芹笔下的薛宝钗，是一个才貌双全的女子，但也美中不足，因为她有一个“喘嗽”的夙疾。林黛玉的先天不足需要人参养荣丸，而薛宝钗的喘嗽则需要冷香丸。据考证，“冷香丸”一方，医籍未见记载。即或是作者的杜撰之笔，但其成分却很有科学根据。

冷香丸用的是春天的白牡丹花蕊、夏天的白荷花蕊、秋天的白芙蓉花蕊、冬天的白梅花蕊，四季代表花的花粉都包括在内。其中：牡丹花味甘苦、辛，性微寒，能清热凉血，活血散瘀；荷花性温、味甘苦，《罗氏会约医镜》上说："荷花清心益肾，黑头发，治吐衄诸血"；芙蓉花味微辛、性平，可用于久咳吐血、月经过多、带下诸证；白梅花味酸微涩，性平无毒，既能疏肝解郁、理气和胃，又能"助清阳之气上升"（《百草镜》）；近来中医上用白梅花合剂治百日咳、喘逆、咳嗽，疗效颇佳。

然而，一种花有多种颜色，为什么独选白色的呢？这要从中医的五行学说来说明。五行，即金、木、水、火、土，与五脏肺、肝、肾、心、脾相配，分别为肺金、肝木、肾水、心火、脾土；与五色白、青、黑、赤、黄相配，则白属金，入肺；青属木，入肝；黑属水，入肾；赤属火，入心；黄属土，入脾。薛宝钗的病是"喘嗽"，属于肺经，故用白色的花蕊，能够入肺经，以疏肝清热，理气化痰，并以黄檗煎汤送服，以清虚热、燥湿化痰，诸药契合病机，配方颇为精巧，值得医人借鉴。

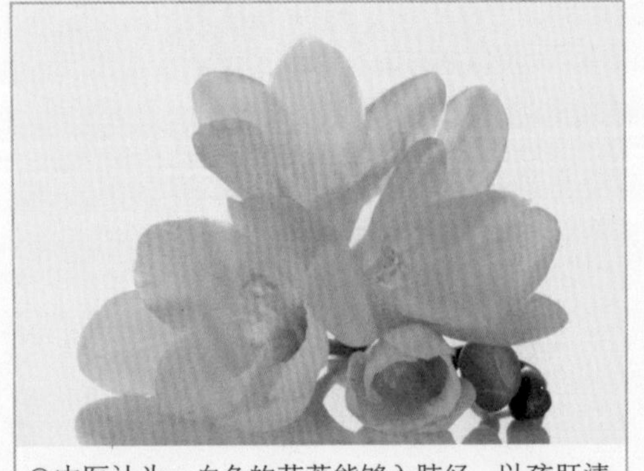

◎中医认为，白色的花蕊能够入肺经，以疏肝清热、理气化痰。

至于雨水的雨、白露的露、霜降的霜、小雪的雪，似乎有点儿玄妙。这都与二十四节气有关。中国人一向注重节气，到现在还有人相信重大的节气和身体的变化有关，小而至于骨头酸痛、旧恙复发，大而至于死亡。冷香丸的制作强调一个"巧"字，周瑞家的就感慨道："倘或雨水这日不下雨，可又怎么着呢？"而薛宝钗在"一二年间可巧都得了，好容易配成一料，如今从南带至北，现埋在梨花树底下"。

梨，既是一种食品，又是一种药物，它性凉味甘，入肺、胃二经，能够生津、润燥、清热、化痰，治疗"胎毒"引起的喘嗽有较好的效果。所以，要埋在梨花树下，而不是其他树下。

为什么冷香丸的配料每一样都是十二呢？想来与这数字本身的神秘性有关，例如一甲子为五个十二年、一年分十二月、一天分十二个时辰、人有十二生肖等。从传统文化讲，数学上的"奇数"叫"阳数"，"偶数"叫"阴数"。十二是最大的阴数，所以也是个吉利的数字。而九是最大的阳数，冷香丸配料中虽没有直接用到九，但隐藏的有九：四样花蕊，四样天然水，再加黄檗，正好九样。这样一来，阴数和阳数都是最大，而二者的乘积为108，为大中之大。我们知道，《水浒传》中有好汉108位，《红楼梦》出场的女子共108人，老和尚颈上挂的念珠有108颗，庙里撞钟是108下，可见这个数字意义非比寻常，有团圆、圆满之意，药物用这个量，也有天意促成之意，这对病人来讲，实际是一种心理治疗。何况薛宝钗还是一个很有心计的人，对于她“也不觉什么，只是喘嗽些”的轻症，自然要用心理疗法。

冷香丸这味奇药的配制，既暗合了中国的传统文化，又运用了中医上的暗示疗法，对现代中医药的研究具有重要价值。

6 黛玉中暑喝“香薷饮”

黛玉在清虚观中暑之后，回家休养，并吃了“香薷饮”。这里的香薷饮是中医有名的方剂，是夏日解暑的良方，由香薷散演变而来，药味相同，制成散剂叫香薷散，熬成煎剂就是香薷饮。此方源自宋代的《太平惠民和剂局方》，由香薷、厚朴、扁豆三味药组成。香薷素有“夏月麻黄”之称，长于疏表散寒，祛暑化湿；扁豆清热涤暑，化湿健脾；厚朴燥湿和中，理气开脾，三物合用，共奏外解表寒，内化暑湿之效。按《红楼梦》所述，林黛玉的“中暑”，不过是她到了清虚观之后，因天气炎热，寻那阴凉所在多待了一会儿，因身子骨虚弱，便受了寒，得了病。所以她的中暑属于阴暑，但并不严重，故服用“香薷饮”，显系对症之方。

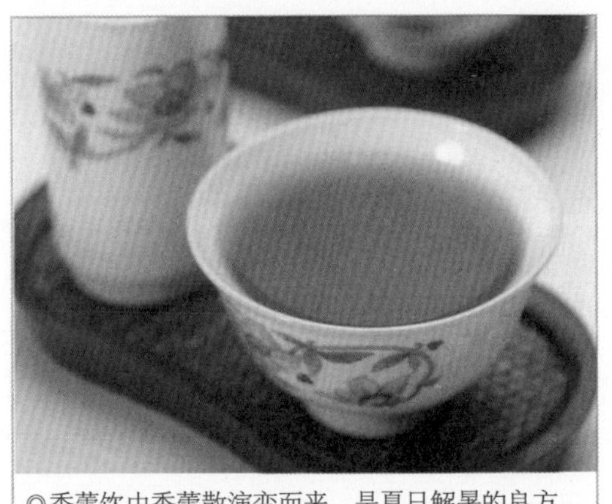

◎香薷饮由香薷散演变而来，是夏日解暑的良方。

此方的主药香薷，又名西香薷，是唇形科植物海洲香薷的带花全草。全身披有白色茸毛，有浓烈香气。中医认为，香薷性味辛、微温，入肺、胃经，有发汗解表，祛暑化湿，利水消肿之功，外能发散风寒而解表，内能祛暑化湿而和中，性温而为燥烈，发汗而不峻猛，故暑天感邪而致恶寒发热，头重头痛，无汗，胸闷腹痛，吐泻者尤适用。故《本草纲目》上说：“世医治暑病，以香薷为首药。”《本草正义》记载：“香薷气味清洌，质又轻扬，上之能开泄腠理，宣肺气，达皮毛，以解在表之寒；下之能通达三焦，疏膀胱，利小便，以导在里之水。”

药理研究表明，香薷发散风寒，有发汗解热作用，并可刺激消化腺分泌及胃肠蠕动，对肾血管能产生刺激作用而使肾小管充血，滤过压增高，呈现利尿作用。因此，夏日常用香薷煮粥服食或泡茶饮用，既可预防中暑，又可增进食欲。但香薷有耗气伤阴之弊，气虚、阴虚、表虚多汗者不宜选用。

除此之外，香薷还能祛暑化湿，故在暑天因乘凉饮所引起的怕冷发热无汗及呕吐腹泻等症，是一味常用的药品。但其性温辛散，多适用于阴暑病症，正如前人所说：“夏月之用香薷，犹冬月之用麻黄。”故在临床用于祛暑解表时必须具备怕冷及无汗的症候。如属暑湿兼有热象的，可配黄连同用。至于暑热引起的大汗、大热、烦渴等症，就不是香薷的适应范围了。

香薷饮：取香薷10克，白扁豆、厚朴各5克。将三药择净，放入药罐中，加清水适量，浸泡10分钟后，水煎取汁，分次饮服，每日1剂。此方可解表散寒，化湿中和，适用于外感于寒、内伤于湿所致的恶寒发热、头重头痛、无汗胸闷或四肢倦怠、腹痛吐泻等。

7 刘姥姥的药包：梅花点舌丹、紫金锭

在鸳鸯拿给刘姥姥的药包中，共提到了四种中成药，分别是梅花点舌丹、紫金锭、活络丹和催生保命丹，其中，梅花点舌丹是喉科要药，紫金锭是暑病要药，活络丹为祛风除湿要药，催生保命丹是破伤风的急救药。现分述如下：

梅花点舌丹，此方出处《外科证治全生集》，具体做法如下：熊胆、冰片、雄黄、硼砂、血竭、葶苈子、沉香、乳香、没药、珍珠、牛黄、麝香、蟾酥、朱砂等，金箔为衣。水丸剂：每10粒重1克，每次3粒，每日1~2次，先饮温开水一口，将药放在舌上，以口麻为度，再用温开水或温黄酒送下。外用时，以醋化开，敷于患处。

此方可清热解毒，活血消肿，生肌定痛。用于疔疮痈肿初起、咽喉牙龈肿痛、口舌生疮等症。现代多用于疖肿、咽炎、扁桃体炎、牙周炎等。另外，此方正虚体弱者慎用，孕妇忌服。按定时服，不可多服。

紫金锭，此方出处《百一选方》，其具体做法如下：山慈姑、红大戟、千金子霜、五倍子、麝香、朱砂、雄黄。上为细末，糯米糊作锭子，阴干。口服，一次0.6~1.5克，一日2次。外用，醋磨调敷患处。

此方可辟瘟解毒，消肿止痛。用于中暑、脘腹胀痛、恶心呕吐、痢疾泄泻、小儿痰厥；外治疔疮疖肿、痄腮、丹毒、喉风等。此方孕妇忌服。

活络丹，此方出处《太平惠民和剂局方》，其具体做法如下：取川乌、草乌、地龙、天南星、乳香、没药适量。上为细末，入研药和匀，酒面糊为丸，如梧桐子大，每服20丸，空心，日午冷酒送下，荆芥茶下亦得。现代用法：以上六味，粉碎成细粉，过筛，混匀，加炼蜜制成大蜜丸。每丸重3克。口服，用陈酒或温开水送服，一次1丸，一日2次。

此方可温经通络，搜风除湿，祛痰逐淤。适用于肢体筋脉疼痛、麻木拘挛、关节屈伸不利、疼痛游走不定等症。亦治中风、手足不仁、日久不愈，经络中湿痰瘀血，而见腰腿沉重，或腿臂间作痛。由于此方中药力较峻烈，以体实气壮者为宜，对阴虚有热者及孕妇慎用。

催生保命丹，此方出处《袖珍》，其具体做法如下：取辰砂1两，麝香（另研）1两，川乌头（去皮尖）1两，大半夏（生）1两，凤凰台3钱，雄黄5钱。上为末，和匀，熟枣肉为丸，如梧桐子大。每服1~2丸，冷水送下。以吐为度。

此方主治破伤风，目瞪口噤不语，手足搐搦，项筋强急，不能转侧，发则不识人。

8 芳香开窍“十香返魂丹”

《红楼梦》第九十一回中提到的十香返魂丹是中医上常用的芳香开窍剂，又名“十香反生丹”，因其方中有辛温开窍醒神之十余种“香”命名之药物，用于可使神昏危重之症即刻复苏，故而称为“十香返魂丹”。

本方出自《春脚集》，由丁香、木香、沉香、藿香、乳香、降香、香附、檀香、诃

子肉、僵蚕、郁金、天麻、礞石、瓜蒌仁、莲子心、甘草、麝香、琥珀、朱砂、牛黄、苏合香、安息香、冰片等二十三味药组成，白蜜为丸，金箔为衣。取诸香辛窜，辟秽醒脑，以开窍闭；礞石、瓜蒌、郁金以化痰浊；僵蚕、天麻祛风；朱砂、琥珀定神。诸药合用，窍道开，风痰化，凡卒厥昏死者，多可回苏。主要用于痰厥中风、口眼㖞斜、牙关紧闭，昏晕欲死，或诸风狂死，神昏厥逆语言狂乱，哭笑失常等症。

此方中丁香与郁金是相反用药，中医十八反认为“丁香莫与郁金见”，丁香与郁金为配伍禁忌。十香返魂丹中将二者同用，用于治疗中风昏迷等症。其中，丁香辛温芳香、温中降逆、助阳；郁金芳香宣达、行气解郁、凉血祛瘀。二者配伍，相畏而相激，寒温互制，达到温通开郁、启开脾胃之功。

上为细末，每丸重3克。每次服1丸，一日二次，温开水送下。如见鬼神，自言自语，或哭登高，姜汤送下；中暑卒晕欲死者，香薷汤送下；七情所伤欲死者，灯芯煎汤化下；夜寐怔忡、神魂游荡、重复又卧、醒后不知人事者，灯芯、赤金煎汤送下；孕妇怀胎七八九月，忽然晕厥，此为胎晕，人参煎汤冲朱砂送下；孕妇胎动，莲子心煎汤送下；小儿急慢惊风，天吊仰视，口吐痰沫，手足抽搐，薄荷、灯芯煎汤送下；男女交合，脱阳脱阴欲死者，升麻煎汤送下。

9 养血安神之天王补心丹

《红楼梦》第二十八回中提到的天王补心丹，是治疗阴血亏虚型失眠的著名中成药，出自明代的《摄生秘剖》。因具有补心安神的功效而得名。方名冠以“天王”，系托名此方传自道教权威人物邓天王，以示珍贵灵验。“补心”，即补养心血。中医理论认为，心为君主之官，主神明，忧愁思虑则伤心，神明受伤则主不明，主不明则十二官危，所以出现心悸、怔忡、失眠、健忘。神衰则火为患也，故治疗必清其火，而神始安。本方滋中寓清，标本兼治，有补心血、清心火、敛心气、养心神之功。可使心气和而神自归，心血足而神自藏，从而虚烦、失眠、惊悸诸症得以痊愈。故称“天王补心丹”。

林黛玉患有肺痨之症，再加上多愁善感，内伤七情，故经常心烦不寐、五心烦热、虚火上炎，这些都是由阴亏火旺引起的，所以选用壮水制火、滋阴清热、养心安神的“天王补心丹”来调理是最适合不过了。

“天王补心丹”由生地黄、玄参、五味子、当归、天冬、麦冬、柏子仁、酸枣仁、人参、白茯苓、远志、桔梗组成为丸，朱砂为衣，龙眼肉汤送下。方中重用生地黄滋阴养血、补肾养心，以清热安神、滋阴润燥，抑制虚火上炎；玄参除了养阴生津之外，还能泻火解毒；天冬、麦冬甘寒滋阴以清虚火；酸枣仁、柏子仁养心安神、益智益脾；当归补血润燥安神；人参补气生血；五味子益气敛阴生津、宁心安神，补气滋阴；茯苓、远志既养心安神，又交通心肾；朱砂镇心安神以治其标；桔梗载药上行，引入心经，又不使诸药速下。诸药合用，滋阴清热、养心安神、标本兼治；滋补阴血以养心神，降痰火以宁心神，使心神有所养而无所忧，则诸症自安。

此药为蜜丸制剂，每丸重9克。口服

每次1丸，一日两次，温开水送下。脾胃虚寒、胃纳欠佳、湿痰留滞者，均不宜长期服用。林黛玉在某些阶段适合用此药，但若胃纳欠佳、湿痰留滞时，服用此药就不适宜了。中医用药强调因时、因地、因病情用药，在疾病的不同阶段给予不同的药物，同时每次复诊后，都要随症状的变化而灵活加减，才能增强药物的针对性，达到良好的疗效，切忌千篇一律地服下去。

⑩ 贾母推荐的补气养血红枣汤

《红楼梦》第五十二回和第五十四回都提到了红枣熬的汤粥，可见红枣在贾府中是比较受欢迎的饮食了。

红枣，又名大枣、干枣、美枣、大红枣等。红枣是一种营养佳品，被誉为“百果之王”。它含有丰富的维生素和氨基酸、矿物质，其中维生素C的含量是葡萄、苹果的70～80倍，维生素P的含量也很高，所以枣又被称为“天然维生素丸”。

中医认为，红枣味甘，性温，无毒，归脾胃经。有补中益气、养胃健脾、和血壮神、助十二经、悦颜色等功效。《开宝本草》称红枣“补虚益气，润五脏。久服令人肥健、好颜色”。《名医别录》也说：“大枣补中益气，坚志强力，久服不饥神仙。”

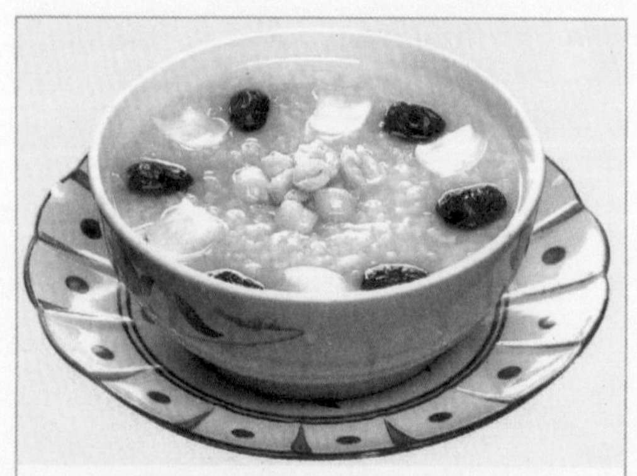

◎枣又被称为“天然维生素丸”，用其煮粥，可作为补气养血的佳品。

在中药学里，红枣的应用可分为以下几种：

①健脾益胃：脾胃虚弱、腹泻、倦怠无力的人，每日吃红枣七颗，或与党参、白术共用，能补中益气、健脾胃，达到增加食欲、止泻的功效；红枣和生姜、半夏同用，可治疗饮食不慎所引起的胃炎如胃胀、呕吐等症状。

②补气养血：红枣为补养佳品，食疗药膳中常加入红枣补养身体、滋润气血。平时多吃红枣能提升身体的元气，增强免疫力。

③养血安神：女性躁郁症、哭泣不安、心神不宁等，用红枣和甘草、小麦同用（甘麦大枣汤），可起到养血安神、疏肝解郁的功效。

④缓和药性：红枣常被用于药性剧烈的药方中，以减少烈性药的副作用，并保护正气。如：十枣汤中，用大枣缓解甘遂、大戟、芫花等泻药的毒性，保护脾胃不受伤害。

现代医学研究发现，红枣具有提高人的免疫能力，促进白细胞的新陈代谢，降低血清胆固醇和增加血清总蛋白质及白蛋白的作用，从而具有抗衰老与延年益寿的作用。

近年来，还发现红枣中含有治疗高血压的有效成分——芦丁，并有保护肝脏、增强肌力等功效。患高血压和慢性肝炎的中老年人，经常吃些红枣，也是一种很好的食疗方法。下面介绍一些大枣的食用妙方：

①治慢性肝炎、肝硬化：用大枣200克配以茵陈90克共煎，食枣饮汤，早晚分服或红枣、花生、冰糖各50克，先煮花生，后放枣、冰糖煎汤。每晚睡前服1剂，连用30天收效。

②补气养血：用红枣20枚，鸡蛋1个，红糖30克，水炖服，每日1次，适用于产后调养，有益气补血之功效。

③促进睡眠：晚饭后用红枣加水煎汁服用即可；或者与百合煮粥；临睡前喝汤吃枣，都能加快入睡。用鲜红枣1000克，洗净去核取肉捣烂，加适量水用文火煎，过滤取汁，混入500克蜂蜜，于火上调匀取成枣膏，装瓶备用。每次服15毫升，每日2次，连续服完，可防治失眠。

④保肝护肝：用红枣50克、大米90克，熬成稠粥食之，对肝炎患者养脾护肝大有裨益。用红枣、花生、冰糖各30～50克，先煮花生，再加红枣与冰糖煮汤，每晚临睡前服用，30天为一疗程，对急慢性肝炎和肝硬化有一定疗效。

⑤滋润肌肤，益颜美容：取红枣50克，粳米100克，同煮成粥，早晚温热食服，对美容皮肤大有益处。

红枣，虽然是保健佳果，但由于其含糖量较高，因而对大便秘结、内热甚者不宜食用。《随息居饮食谱》中说：“多食患胀泄热湿，最不益人。凡小儿、产后及温热、暑热诸病前后，黄疸、肿胀并忌之。”

⑪ 活血通经、祛风止痛之凤仙花

《红楼梦》中史湘云、平儿、香菱等掐凤仙花，而晴雯的指甲上有明显的凤仙花染过的痕迹，可见大观园中的女儿们对此花是别有一番情意的。

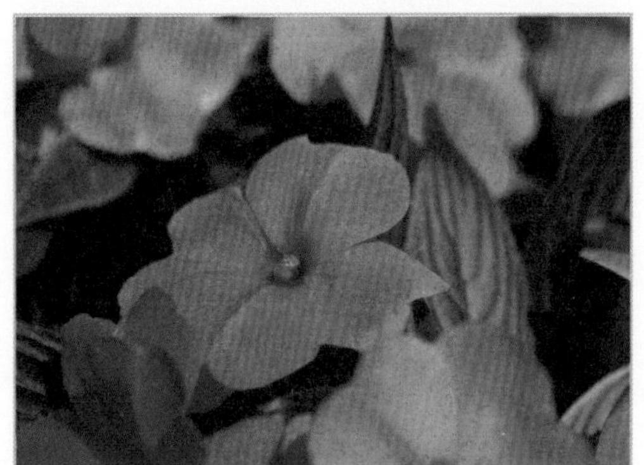

◎除了具备观赏价值之外，凤仙花亦是一种著名的中药，有活血通经、祛风止痛的作用。

凤仙花，又名指甲花。因其花头、翅、尾、足俱翘然如凤状，故又名金凤花。凤仙花属凤仙花科一年生草本花卉，根据清初赵学敏所著《凤仙谱》，我国凤仙有二百多种，其品种变异之多，居世界前列。颜色多种多样，有粉红、朱红、淡黄、紫、白清色等几种。

《广群芳谱》卷四十七“凤仙”条中记载：“女人采红花，同白矾捣烂，先以蒜擦指甲，以花傅上，叶包裹，次日红鲜可爱，数月不退。”富察敦崇《燕京岁时记》云：“凤仙花即透骨草，又名指甲草。五月花开之候，闺阁儿女取而捣之，以染指甲，鲜红透骨，经年乃消。”由此可见，用凤仙花染指甲是有据可查的。

除了观赏价值之外，凤仙花亦是一种著名的中药。其中，凤仙花花瓣味甘，性温，归肾经，有小毒，有活血通经、祛风止痛的作用，适用于闭经、跌打损伤、瘀血肿痛、风湿性关节炎、痈疖疔疮、蛇咬伤、手癣等症；凤仙花种子亦名急性子，味甘，性温，有小毒，为解毒药，有通经、催产、祛痰、消积块的功效，适用于闭经、难产、骨鲠咽喉、肿块积聚等症；茎亦名透骨草，味苦、辛，性温，归肾经，有祛风、活血、止痛、消肿之功效，捣烂外敷可治疮疖肿痛、毒虫咬伤；凤仙花根味甘，性平，具有祛风止痛、活血消肿的功效，适用于风湿关节疼痛、跌打损伤、咽喉骨梗等症。

药理研究表明，凤仙花还对霉菌、金黄色葡萄球菌、溶血性链球菌、伤寒杆菌、痢疾杆菌等有不同程度抑制作用。但因其有活血作用，故孕妇慎用。

①带下病：凤仙花干末3克（鲜品10克），乌贼骨30克，水煎服，每日一剂，连续1周。并用凤仙花全草1棵煎汤，先熏，后洗阴部，有抗菌消炎作用。

②中风后手足痉挛：伸筋草、透骨草、红花各30克，共放入搪瓷脸盆中，加清水2000毫升，煮沸10分钟后取出，放入浴盆中，药液温度以50~60℃为宜，浸洗患肢。先浸洗手部，再浸洗足部，浸洗时手指、足趾在汤液中进入自主伸屈活动，每次15~20分钟，药液温度下降后可再加热，每日3次，连续两个月。

⑫ 木樨清露：香妙异常

王夫人给宝玉的“木樨清露”中的木樨即是桂花。木樨清露为桂花蒸馏所得香液，有疏肝理气、醒脾开胃的功效。宝玉挨打，肝气受抑，胸怀郁结，饮此露正好可以疏理肝气，故宝玉服后觉得“香妙异常”。在清代，“木樨清露”和“玫瑰清露”都是江南贡品，故王夫人说“那是进上的”。除这两处之外，《红楼梦》中还多次提到桂花，如贾府中秋节赏桂花等，可见在大观园的花海中，桂花占有举足轻重的地位，也说明桂花作为观赏花卉，确实是令人心旷神怡的。

桂花的名称很多，因其叶脉形如圭而称“圭”，因其材质致密，纹理如犀而称“木樨”，因其自然分布于丛生岩岭间而称“岩桂”，因开花时芬芳扑鼻，香飘数里，因而又叫“七里香”“九里香”。桂花的品种也很多，常见的有四种：金桂、银桂、丹桂和四季桂。果实为紫黑色核果，俗称桂子。

农历八月，古称桂月，此月是赏桂的最佳时期，又是赏月的最佳月份。许多诗人吟诗填词来描绘它、颂扬它，甚至把它加以神化，嫦娥奔月、吴刚伐桂等月宫系列神话，已成为历代脍炙人口的美谈，也正是桂花把它们联系在一起。宋代韩子苍诗：“月中有客曾分种，世上无花敢斗香”。李清照称桂花“自是花中第一流”。时至今日，人们对桂花的喜爱仍有增无减，经群众性评选，桂花一跃登上十大名花的宝座。

正如《红楼梦》中所描写的那样，桂花树不但是极好的园林绿化和观赏树种，而且具有广泛的药用及食用价值。中医认为，桂花味甘、辛，性温，无毒，入脾、肺经，有化痰、止咳、生津、止牙痛等功效。其中，花具有散寒破结、化痰止咳的功效，适用于牙痛、咳喘痰多、经闭腹痛等症，果有暖胃、平肝、散寒之功，可用于虚寒胃痛；根具有祛风湿、散寒的功效，用于风湿筋骨疼痛、腰痛、肾虚牙痛等症。

另外，桂花味香、持久，可用于制作糕点、糖果，还可用于酿酒。以下推荐两款桂花食饮佳品：

桂花粥：取桂花（阴干）3克，粳米50米，红糖少许。将桂花择洗干净、切细备用；粳米淘洗干净，加水煮粥，待熟时调入桂花、红糖，再煮一二沸即可服食。每日1～2剂，连续3～5天。此粥可化痰止咳，适用于肺寒咳嗽。对痰湿困难、胃口不开、痰盛、喘咳，也有治疗作用。

桂花酒：取桂花50克，白酒500毫升。先将桂花洗净，除去杂质，放入酒坛中，拌匀，盖上盖，封严，每隔2天搅拌1次，浸泡15日即成。每日2次，每次10～15毫升。

此酒可活血化瘀，护肤祛斑。适用于气血亏虚、面色苍白无华等。

⑬ 养肝益肾、乌须美发说首乌

《红楼梦》第二十八回中，众人在谈论黛玉吃的药，宝玉笑道：“这些都不中用的。太太给我三百六十两银子，我替妹妹配一料丸药，包管一料不完就好了。”王夫人道：“放屁！什么药就这么贵？”宝玉笑道：“当真的呢，我这个方子比别的不同。那个药名儿也古怪，一时也说不清。只讲那头胎紫河车，人形带叶参，三百六十两不足。龟大何首乌，千年松根茯苓胆，诸如此类的药都不算为奇，只在群药里算。那为君的药，说起来唬人一跳。前儿薛大哥哥求了我一二年，我才给了他这方子。他拿了方子去又寻了二三年， 花了有上千的银子，才配成了。”

为治好黛玉的病，宝玉说了这个药方，并夸口说“包管一料不完就好了”，但是价格却很贵，当他说出方子中的药时，大家又觉得确是物有所值了。在宝玉的这个方子中共涉及了几味名贵药材：头胎紫河车、人形带叶参、龟大何首乌、千年松根茯苓胆。这里我们重点说何首乌。

何首乌，又名夜交藤，为蓼科植物何首乌的块根，是一种常用的补益中药。关于何首乌，这儿还有一个传说：据说在唐朝时有个人叫何能嗣，五十八岁仍然性无能，服此药七日而思人道，娶妻后还连生数子，其中一个儿子名叫何延秀，持续服用此药，活到了一百六十岁，也生了很多子女，其中一个取名为何首乌，何首乌也持续服用此药，竟活到一百三十岁，头发都还乌黑亮丽，唐朝文人李翱为他们写了《何首乌传》。后李时珍根据史料记载，把原来的“夜交藤”改名为“何首乌”。

中医认为，何首乌味苦、甘、涩，性微温，归肝、肾经，具有补肝肾、益精血、乌须发、强筋骨之功效。适用于肝肾阴亏、须发早白、血虚头晕、腰膝酸软、筋骨酸痛、遗精、崩带、久痢、慢性肝炎、痈肿、瘰疬、肠风、痔疮、红斑狼疮等病症。《本草备要》记载：“补肝肾，涩精，养血祛风，为滋补良药。”《开宝本草》云：“益气血，黑髭鬓，悦颜色，久服长筋骨，益精髓，延年不老。”

现代医学证实，何首乌中的蒽醌类物质，具有降低胆固醇、降血糖、抗病毒、强心、促进胃肠蠕动等作用，还有促进纤维蛋白溶解活性作用，对心脑血管疾病有一定的防治作用；何首乌中所含卵磷脂是脑组织、血细胞和其他细胞膜的组成物质，经常食用何首乌，对神经衰弱、白发、脱发、贫血等病症有治疗作用；何首乌还有强壮神经的作用，可健脑益智，能够促进血细胞的生长和发育，有显著的抗衰老作用。中年人经常食用何首乌，可防止早衰的发生和发展。其茎为中药夜交藤，有安神养心之功，可治疗各种原因引起的失眠。

在临床应用上，如果是肝肾不足、精血亏虚、腰膝酸软、头晕耳鸣、须发早白、遗精滑精者，可与当归、枸杞子、菟丝子等配伍；若是血虚精亏、肠失滋润、大便秘结者，可与当归、火麻仁、黑芝麻等配伍，以增强养血润肠通便之效；若痔血便难者，可单味煎服，或与枳壳等同用；若是血虚所致风瘙疥癣者，可与荆芥、蔓荆子等配伍内服；凡久疟不止、气血两虚者，多与人参、当归等配伍。

⑭ 合欢花浸的酒，安神解郁

《红楼梦》第三十八回中提到合欢花浸的酒，就是用中药合欢花泡制成的酒。我们知道，螃蟹是大寒之物，黛玉平素脾胃虚弱，故吃了性寒的螃蟹后“觉得心口微微的疼”，而服用热烧酒则可以散寒止痛。

合欢，落叶乔木，树皮灰色，羽状复叶，小叶对生，白天对开，夜间合拢。花萼和花瓣黄绿色，花丝粉红色，荚果扁平。因昼开夜合，故又名夜合。合欢作为观赏植物，在过去只有小型的花种，现已有硕大美丽的品种。

每年的六、七月份是合欢花盛开的季节，合欢的花与皮均为常用中药，《神农本草经》记载：“合欢，安五脏，和心志，令人欢乐无忧。”中医认为，合欢性味甘、平，入心、肝经，有安神、舒郁、理气、活络之功效，适用于郁结胸闷、失眠、健忘、风火眼疾、视物不清、咽痛、痈肿、跌打损伤疼痛等症。

合欢花为豆科植物合欢的干燥花序，性平，味苦，具有解郁安神之功效，常用于治疗心神不安、忧郁失眠等症。合欢花具有与合欢皮类似的安神作用，但理气解郁作用优于合欢皮，一些常用的解郁方剂如解郁合欢汤、蒺藜合欢饮等均以合欢花为主药。合欢花水煎液药理实验表明其具有较强的镇静催眠作用，并在同剂量下其作用强于酸枣仁。

合欢花酒：取合欢花30克，白酒500毫升，冰糖适量。将合欢花摘净，与冰糖同放入白酒中，密封浸泡一周后即可饮用。每次30~50毫升，每日1~2次。

此酒安神解郁，适用于心悸失眠。

⑮ 行气消积说槟榔

在《红楼梦》中，多处写到槟榔。槟榔，又名大腹子、海南子，为棕榈科槟榔属植物槟榔的种子。说起吃槟榔，在我国可

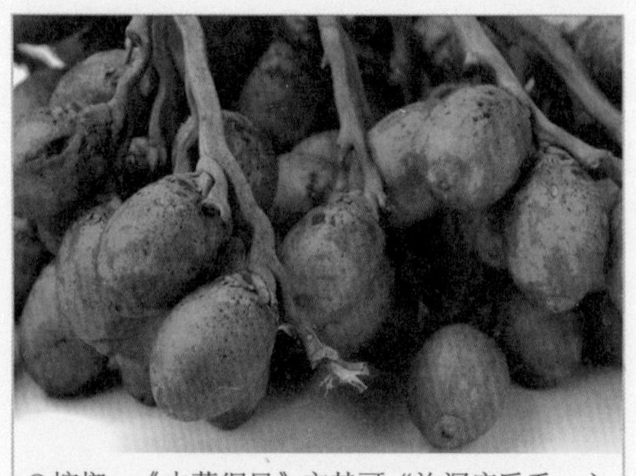

◎槟榔，《本草纲目》言其可“治泻痢后重，心腹诸痛，大小便气秘，痰气喘急”。

谓历史悠久，六朝时就为人们所推崇，《南史》有“刘穆之以金盘盛槟榔，宴妻兄弟”的记述。到了清朝，吃槟榔就如同现代人吸烟一样普通了。之所以嗜嚼，是槟榔的功效使然。罗大经《鹤林玉露》记载：“岭南人以槟榔代茶御瘴，其功有四：一曰醒能使之醉，盖食之久则熏然颊赤若饮酒然；二曰醉能使之醒，盖酒后嚼之，则宽气下痰，余醒顿解；三曰饥能使之饱；四曰饱能使之饥。盖空腹食之，则充然气盛如饱；饱后食之则快然易消。又且赋性疏通而不泄气，禀味严正而更有余甘，有是德故有是功也。”

作为药材，槟榔同样历史悠久，且经验丰富。上品药材以果大体重、坚实、不破裂者为佳。中医认为，槟榔性温，味苦、辛，入脾、胃、大肠三经，有杀虫破积、下气行水、利湿消肿之功效，适用于水肿脚气，肠道寄生虫病等。《本草纲目》言其可“治泻痢后重，心腹诸痛，大小便气秘，痰气喘急”；《名医别录》言其“主消谷逐水，除痰癖，杀三虫”。《药性论》言其“宣利五脏六腑壅滞，破坚满气，下水肿，治心痛，风血积聚”。从中医临床实践来看，槟榔的主要功效是杀虫、消积、下气，治疗虫积腹痛、食积停滞、脘腹胀满、泻痢后重等。

药理研究表明，槟榔含有多种生物碱，其驱虫的有效成分是槟榔碱，易溶于水，能使绦虫体产生弛缓性麻痹瘫痪而被排出体外。对猪肉绦虫有较强的麻痹作用，对牛肉绦虫的作用较差，对有钩绦虫、无钩绦虫及短小绦虫也有较强的麻痹作用。

尽管槟榔疗效确实，但仍属于耗伤正气，故临床应用时配以大米同用煮粥服食，一则资助药力，二则扶助正气，三则制约槟榔峻猛之性。素体亏虚，脾胃虚弱者，不宜服用。

槟榔粥：取槟榔10克，大米100克。将槟榔择净，放入锅中，加清水适量，浸泡5~10分钟后，水煎取汁，加大米煮为稀粥即成，每日1剂，连续2~3天。

此粥可下气、消积、杀虫。适用于食积气滞、脘腹胀满、大便不爽、泻痢后重，以及多种肠道寄生虫病等。

⑯ 抗癌首选素炒芦蒿

《红楼梦》第六十一回中提到素炒芦蒿。将新鲜芦蒿去掉叶子，只取嫩茎。洗净后切成小指长的段节备用。锅中放适量油烧热后，将芦蒿茎入油里翻炒，加入调料炒熟即可。作为一道抗癌保健美食，素炒芦蒿是首选。需要经常长时间使用电脑的上班族，对电脑辐射的危害都深有体会。所以这个人群的日常饮食中如果能增添一道素炒芦蒿是非常适宜的。

《本草纲目》里说其“甘甜无毒，主治五胀邪气，风寒湿痹，补中益气，长毛发，

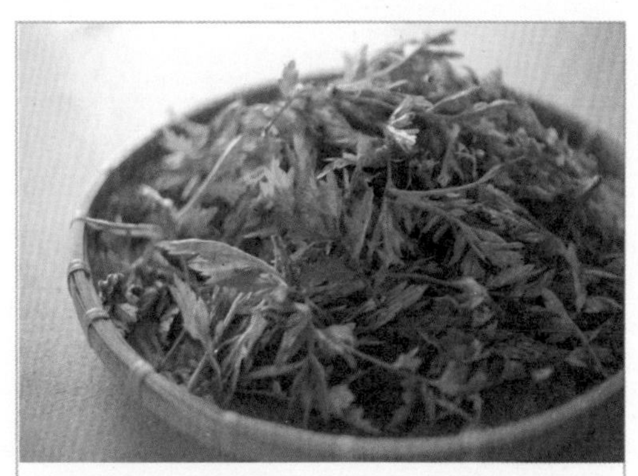

◎芦蒿除了能平抑肝火，还有一种越来越被人们重视的功效——抗癌。

久食轻身，耳聪目明，防衰。”人们通常只食它的嫩茎，有一种浓郁的清香味，吃时外脆里嫩，很少有纤维感。历来文人墨客都对它有较高评价。苏轼在《惠崇春江晚景》说：“蒌蒿满地芦芽短，正是河豚欲上时。”元代词人乔吉在《满庭芳渔父词》中说：“蒌蒿香脆芦芽短，烂煮河豚。”把芦蒿和河豚并列，可见它在饮食中的地位。芦蒿除了平抑肝火，还有一种越来越被人们重视的功效——抗癌。因为它富含抗癌元素硒，其含量比人们公认的抗癌食品芦笋还要高出很多倍来。

⑰ 野菊花治邢夫人的红眼病

《红楼梦》第五十三回中提到邢夫人又正害火眼，这儿所说的“火眼”，其实就是我们日常说的“红眼病”，即急性结膜炎。

急性结膜炎，又叫“暴发火眼”。此病为季节性传染病，多发生在夏季，是由病毒传染所引起的一种急性传染病。因其具有发病急、传播快、流行广、传染性强的特点，故医学专家们又称之为夏季的眼科“瘟疫”。红眼病多是双眼先后发病，患病早期，病人感到双眼发烫、烧灼、畏光、眼红，自觉眼睛磨痛，像进入沙子般地滚痛难忍，紧接着眼皮红肿、眼眵多、怕光、流泪，早晨起床时，眼皮常被分泌物粘住，不易睁开。有的病人结膜上出现小出血点或出血斑，分泌物呈黏液脓性，有时在睑结膜表面形成一层灰白色假膜，角膜边缘可有灰白色浸润点，严重的可伴有头痛、发热、疲劳、耳前淋巴结肿大等全身症状。

中医称本病为暴风客热或天行赤眼，认

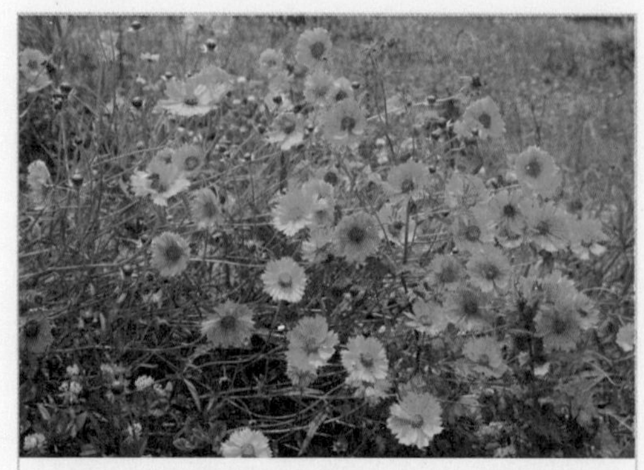

◎野菊花可广泛用于治疗疔疮痈肿、咽喉肿痛、风火赤眼、头痛眩晕等病证。

为本病系由感受风邪热毒、侵袭人体眼部引起的。宜采用祛风散邪、清热解毒、祛风止痒疗法，以及用民间的熏洗疗法常获良效。

病轻者，为风热上攻。症状为眼红、痒痛交作、畏光流泪、怕热、目中干涩有异物感、眼分泌物黄白而结。当以疏风散热、佐以解毒为治。取银花、连翘、野菊花、夏枯草各15克，竹叶、薄荷、杜梗、大力各9克，芦根18克，甘草3克。水煎分3次服。

病重者，为火毒炽盛。症状为一眼或双眼满目发红，甚至出现小出血点，胞肿明显，眼痛头痛，眼分泌物多而黏结，或流淡血水，眼中灼热，怕光。当以泻火解毒为治。可取柴胡、板蓝根、野菊花各15克，黄连、黄芩、陈皮、大力、薄荷、僵蚕、升麻、大黄各9克，元参12克，甘草3克。水煎分3次服，数剂可愈。

另外，红眼病是一种传染性很强的眼病，因此，预防红眼病也和预防其他传染病一样，必须抓住消灭传染源、切断传播途径和提高身体抵抗力3个环节。积极治疗红眼病患者，并进行适当隔离。红眼病治疗期间，尽可能避免与病人及其使用过的物品接触，如洗脸毛巾、脸盆等。尽量不到公共场所去（如游泳池、影剧院、商店等）。对个人用品（如毛巾、手帕等）或幼儿园、学校、理发馆、浴室等公用物品要注意消毒隔离（煮沸消毒）。个人要注意不用脏手揉眼睛，勤剪指甲，饭前便后洗手。有条件时应用抗生素或抗病毒眼药水点眼。

应开放患眼，不能遮盖患眼，因为遮盖患眼后，眼分泌物不能排出，同时增加眼局部的温度和湿度，利于细菌或病毒繁殖，加重病情。饮食以清淡之品为宜，至于酒类以不饮为宜。

名医的花养女人经

❶ 黄帝：五脏健康，容颜才美

《黄帝内经》里有提到：许多女性面色无华、晦白或灰暗、肌肤粗糙、斑点多多，往往缘于五脏功能失调。因此，要想养颜美容，首先应增强脏腑的生理功能，这样才能使容颜不衰。

（1）心与容颜

心主血脉，其华在面，即心气能推动血液的运行，从而将营养物质输送到全身。而面部又是血脉最为丰富的部位，心脏功能盛衰都可以从面部的色泽上表现出来。心气旺盛，心血充盈，则面部红润光泽。若心气不足，心血少，面部供血不足，皮肤得不到滋养，脸色就会苍白晦滞或萎黄无华。

健康提示：心气虚、心血亏少者可将桂圆肉、莲子肉各30克，糯米100克，加水烧沸后改为小火慢慢煮至米粒烂透即可。常服此粥可养心补血，润肤养颜。

（2）肝与容颜

肝主藏血，主疏泄，能调节血流量和调畅全身气机，使气血平和，面部血液运行充足，表现为面色红润，有光泽。若肝之疏泄失职，气机不调，血行不畅，血液瘀滞于面部则面色青，或出现黄褐斑。肝血不足，面部皮肤缺少血液滋养，则面色无华，暗淡无光，两目干涩，视物不清。

健康提示：对肝脏失调者，中医提倡食用银杞菊花粥。

银杞菊花粥：取银耳、菊花各10克，糯米60克。将上述材料同放锅内，加水适量煮粥，粥熟后调入适量蜂蜜服食。常服此粥有养肝、补血、明目、润肤、祛斑、增白之功。

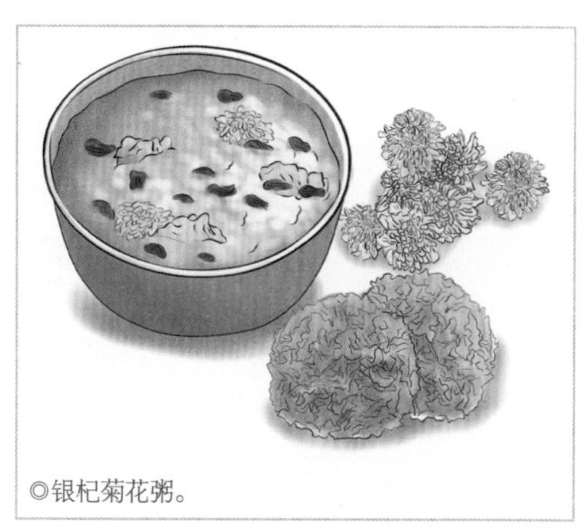

◎银杞菊花粥。

（3）脾与容颜

脾为后天之本，气血生化之源。脾胃功能健运，则气血旺盛，面色红润，肌肤弹性良好；反之，脾失健运，气血津液不足，不能营养颜面，其人必精神萎靡，面色淡白，萎黄不泽。

健康提示：脾运障碍者应服用红枣茯苓粥。

红枣茯苓粥：取大红枣20枚，茯苓30克，粳米100克。将红枣洗净剖开去核，茯苓捣碎，与粳米共煮成粥，代早餐食。此粥可滋润皮肤，增加皮肤弹性和光泽，起到养颜美容作用。

（4）肺与容颜

肺主皮毛。肺的气机以宣降为顺，人体通过肺气的宣发和肃降，使气血津液得以布散全身。若肺功能失常日久，则肌肤干燥，面容憔悴而苍白。

健康提示：肺功能失常者需要补肺气、养肺阴，可食用百合粥。

百合粥：取百合40克，粳米100克，冰糖适量。将百合、粳米加水适量煮粥。粥将成时加入冰糖，稍煮片刻即可，代早餐食。此粥对于各种发热证治愈后遗留的面容憔悴，

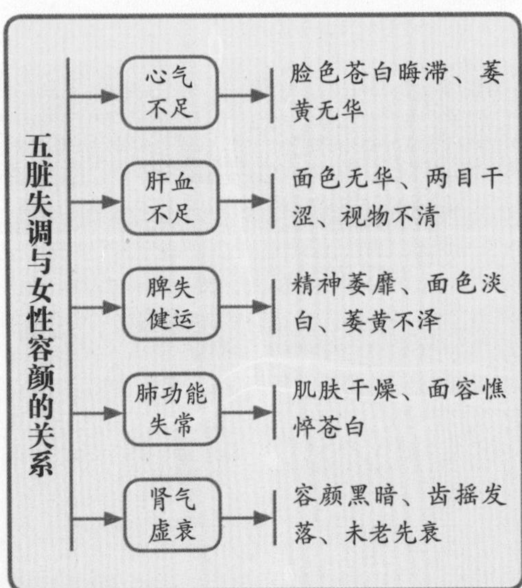

长期神经衰弱，失眠多梦，更年期妇女的面色无华，有较好的恢复容颜色泽的作用。

（5）肾与容颜

肾主藏精。肾精充盈、肾气旺盛时，五脏功能也将正常运行，气血旺盛，容貌不衰。当肾气虚衰时，人的容颜黑暗，鬓发斑白，齿摇发落，未老先衰。

健康提示：肾功能失调引起的容颜受损可服用芝麻核桃粥。

芝麻核桃粥：取芝麻30克，核桃仁30克，糯米100克。将上述材料同放入锅内，加水适量煮粥，代早餐食。此粥能帮助毛发生长发育。使皮肤变得洁白、丰润。

❷ 朱丹溪：气血冲和，则百病不生

朱丹溪曰：“气血冲和，万病不生。”也就是说，人身上的气血达到一种平衡、协调、通畅、有序的冲和平衡状态之中，就能保持精力充沛，身心舒畅，体魄强健，益寿延年。

在中医学上，“气”是个非常重要的概念，因为它被视为人体的生长发育、脏腑运

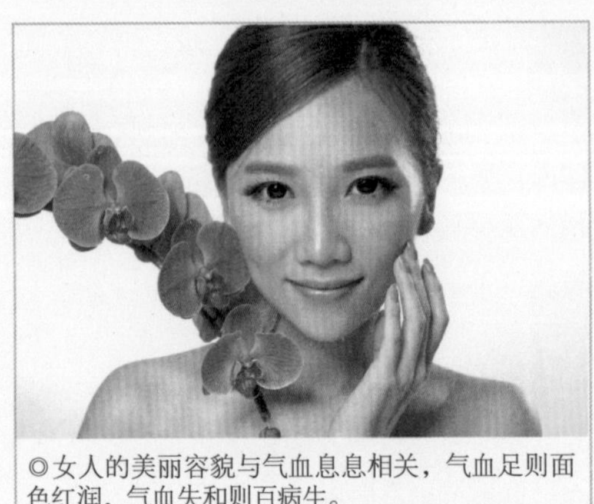
◎女人的美丽容貌与气血息息相关，气血足则面色红润，气血失和则百病生。

转、体内物质运输、传递和排泄的基本推动能源。俗话讲的“断气”表明一个机体的死亡，没了气就没了命，故《庄子·知北游》谓：“人之生也，气之聚也，聚则为生，散则为死。”

关于气，我们生活里的日常语言就更多了，“受气”“生气”“没力气”“中气不足”等。如果我们身体上的“气”不好好工作的时候，我们的身体就会生病，表现出各种症状，如“气滞”“气郁”“气逆”“气陷”等。

“气滞”——就是气的运动不畅，最典型的症状就是胀痛。根据气滞的部位不同，出现的胀痛部位也就不同了。比如：月经引起的小腹胀痛，这是典型的气滞引起的妇科疾病。

“气郁”——指的是气结聚在内，不能通行周身。如果气郁结在内，不能正常运动，我们人体脏腑的运转，物质的运输和排泄都会出现一定程度的障碍。如：女性胸闷憋气、冬天经常会感到手脚冰冷，其实就是气运行不畅所导致的，所以，冬天一定要多吃多运动才能保证气血的正常运行。

“气逆”——指的是体内气上升太过、下降不及给人体造成的疾病。气在人体中的运动是升降有序的，上升作用能保证将体内的营养物质运输到头部，维持各脏器在体内的位置；下降则是使进入人体的物质能自上而下地依次传递，并能将各种代谢物向下汇集，通过大小便排出体外。如果上升作用过强就会头部过度充血，出现头晕头涨、面红目赤、头痛易怒、月经过多、两胁胀痛，甚至昏迷、半身瘫痪、口角歪斜等症，下降作用过弱则会饮食传递失常，出现泛酸、恶心、呕吐等症。

“气陷”——和“气逆”正好相反，上升不足或下降太过。上升不足则会导致头部缺血缺氧或脏腑不能固定在原来的位置，出现崩漏、头晕、健忘、眼前发黑、精神不振等症；下降太过则会导致食物的传递过快或代谢物的过度排出，从而出现腹泻、小便频数等症。

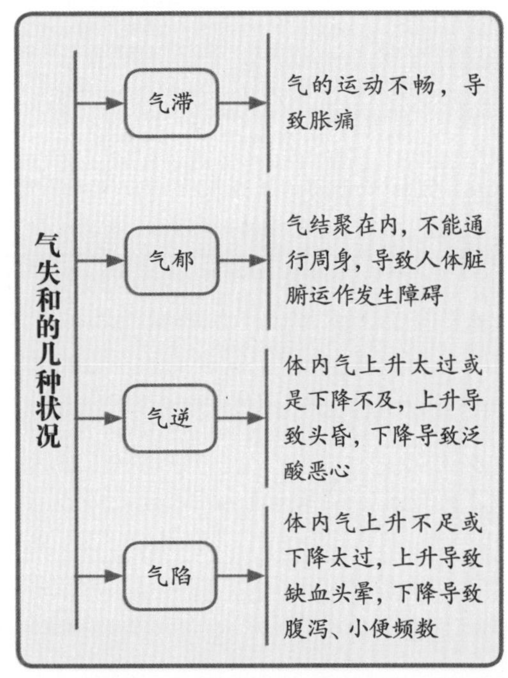

上面讲了人体的重要物质“气”，那接下来就要讲一讲“血”。

血对人体最重要的作用就是滋养，它携带的营养成分和氧气是人体各组织器官进行生命活动的物质基础。血对女人来说太重要了，血充足，则人面色红润，肌肤饱满丰盈，毛发润滑有光泽。因为血是将气的效能传递到全身各脏器的最好载体，所以中医上又称“血为气之母”，认为“血能载气”。

如果“血”亏损或者运行失常就会导致各种不适，比如失眠、健忘、烦躁、惊悸、面色无华、月经紊乱等，长此以往必将导致更严重的疾病。

气、血是构成人体生命、生理活动的基本物质，气、血的调养对女性来说特别重要，由于女性的生理特点，月经期血液会有一定量的消耗和流失，加之经期情绪、心理的变化，身体中的雌性激素分泌降低，月经失调紊乱也就时常发生。随之而来的肌肤变化，可想而知。肤色暗淡，眼圈发黑，还有满脸的痘痘，花容失色，令人苦恼。在经期调节内分泌，提高激素水平，补气养血，是拥有娇美容颜的养颜之本。

③ 朱南孙：血，以奉养身，莫贵于此

中医理论认为血是人体最宝贵的物质之一，它内养脏腑，外养皮毛筋骨，维持人体各脏腑组织器官的正常功能活动。著名中医妇科专家朱南孙认为，妇女以血为用，因为女性的月经、胎孕、产育以及哺乳等生理特点皆易耗损血液，所以女性机体相对容易处于血分不足的状态。正如“妇女之生，有余于气，不足于血，以其数脱血也”。

女性因其生理有周期耗血多的特点，若不善于养血，就容易出现面色萎黄、唇甲苍白、头晕眼花、乏力气急等血虚证。严重贫血者还容易过早出现皱纹、白发、脱牙、步履蹒跚等早衰症状。血足皮肤才能红润，面色才有光泽，女性若要追求面容靓丽、身材窈窕，必须重视养血。

生活中，女性朋友们要注意养血，因为我们的生活、工作压力已经吞噬了我们身体里不少的血了。那么，养血要注意哪几个方面呢？

①神养。心情愉快，保持乐观的情绪，不仅可以增强肌体的免疫力，而且有利于身心健康，同时还能促进骨髓造血功能旺盛

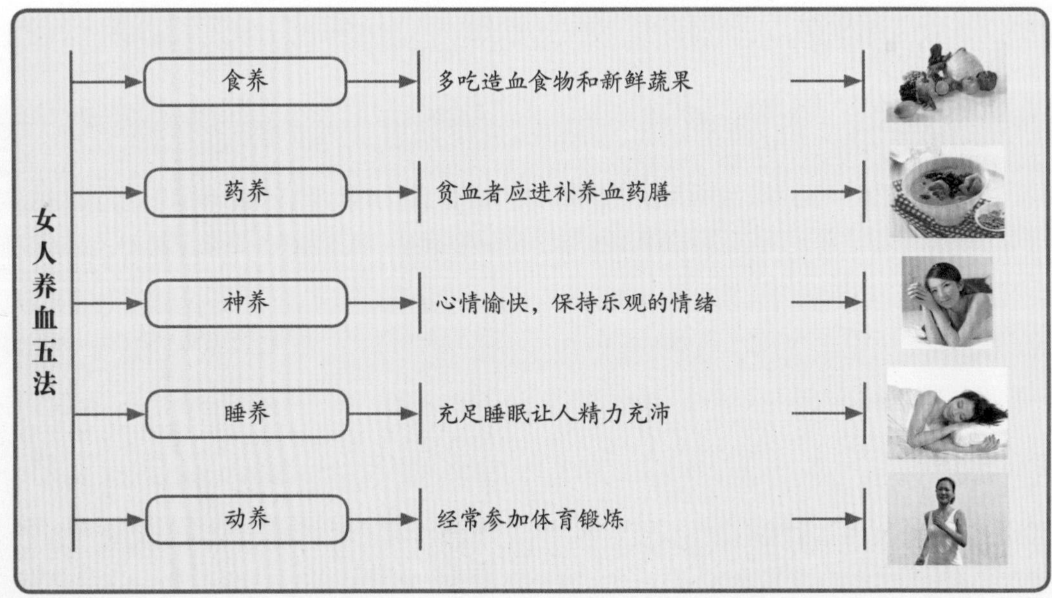

起来，使皮肤红润，面有光泽。

②睡养。充足睡眠能令你有充沛的精力和体力，养成健康的生活方式，不熬夜，不偏食，戒烟限酒，不在月经期或产褥期等特殊生理阶段同房等。

③动养。经常参加体育锻炼，特别是生育过的女性，更要经常参加一些体育锻炼和户外活动，每天至少半小时。如健美操、跑步、散步、打球、游泳、跳舞等，可增强体力和造血功能。

④食养。女性日常应适当多吃些富含优质蛋白质、必需的微量元素（铁、铜等）、叶酸和维生素B_{12}等营养食物，如动物肝脏、肾脏、血、鱼虾、蛋类、豆制品、黑木耳、黑芝麻、红枣、花生以及新鲜的蔬果等。

⑤药养。贫血者应进补养血药膳。可用党参15克、红枣15枚，煎汤代茶饮；也可用首乌20克、枸杞20克、粳米60克、红枣15枚、红糖适量煮粥，有补血养血的功效。

女人在月经期间因失血，尤其是失血过多时会使血液的主要成分血浆蛋白、钾、铁、钙、镁等流失。因此在月经干净后1~5日内，应补充蛋白质、矿物质及补血的食品，如牛奶、鸡蛋、鹌鹑蛋、牛肉、羊肉、菠菜、樱桃、桂圆肉、荔枝肉、胡萝卜等，这些食物既有美容又有补血活血作用。此外还应补充一些有利于“经水之行”的食品，如鸡肉、红枣、豆腐皮、苹果、薏米、红糖等温补食品。

4 陶弘景：珍珠打造绝代佳人

珍珠自古为美容润肤之宝，并有众多文字记载。三国时的医书《名医别录》、梁代的《本草经集》、唐代的《海药本草》、宋代的《开宝本草》、明代的《本草纲目》、清代的《雷公药性赋》等19种医药典籍，都对珍珠的疗效有明确的记载。《名医别录》中有：“主手足皮肤逆胪，镇心，绵裹赛耳主聋；敷面令人润泽好颜色，粉点目中主肤翳障膜。”《本草纲目》载：“珍珠味咸、干寒、无毒。镇心点目。涂面，令人润泽好颜色。涂手足，去皮肤逆胪，坠痰，除面斑。”珍珠粉具有的独特美容功效，是其经久不衰的一个重要原因。

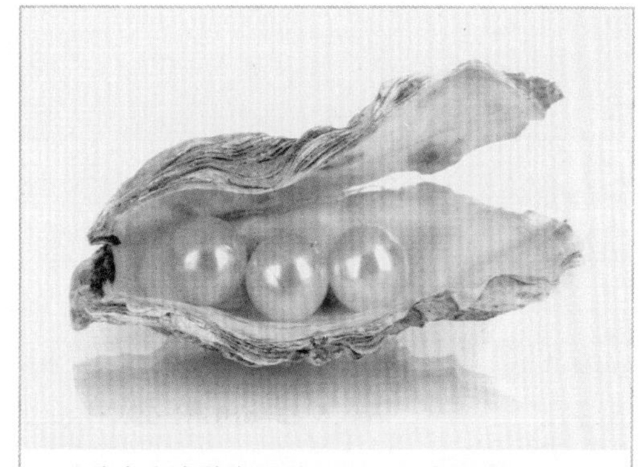

◎珍珠自古为美容润肤之宝，具有很强的延年益寿和美容功效。

珍珠为什么能美容呢？因为它是由海贝或河蚌用自己分泌的有机物将偶然进入的小沙砾包裹而成的。其中，含碳酸钙、亮氨酸、甘氨酸、蛋氨酸、丙氨酸、谷氨酸、天冬氨酸及一些微量元素铅、铜、镁、锌、锰、钠、硒等。据介绍，氨基酸是人体健康生长之必需，珍珠含有的微量元素中：硒有抗衰老作用；锌是多种酶的组成成分，参与体内的免疫机制和新陈代谢，直接影响人体生理活动。据现代医学分析，珍珠被人体吸收以后，能促进人体内酶的活力，调节血液的酸碱度，使细胞的生命力增强，从而延缓细胞的衰老，使皮肤皱纹减少，起到延年益寿和美容的目的。

下面介绍几种用珍珠美容的方法：

（1）敷面祛斑

首先，找个用完的美容瓶或一只小杯，先倒一些珍珠粉在容器里，再配以少量牛奶混合调匀。为了使敷在面上的珍珠粉不至于脱落，可在其中加一点儿蜂蜜，量不要太多。然后，用温水清洗面部，将调好的珍珠粉混合物均匀地敷在脸上，雀斑处多按摩一会儿。20分钟之后用温水洗掉，每晚临睡前做最好。

（2）治过敏、祛痘

将4克珍珠粉与鸡蛋清搅和均匀，涂在脸上，尽量涂厚一点儿。15～20分钟后洗掉，可治过敏，并能祛痘。

（3）珍珠营养霜

用温水清洁面部，然后倒半支珍珠粉与日常用的护肤品充分调和，均匀抹在脸上，轻轻按摩即可。这样可以在面部形成一层保护性滋润层，营养皮肤，隔离外界刺激，自然增白。

（4）珍珠粉定妆

倒适量珍珠粉，均匀地抹在已化妆的脸上，10分钟后，用化妆刷将脸上的珍珠粉刷去。这样可以使脸部的化妆品保持持久，而且使肌肤白嫩，富有质感。

（5）珍珠润肤水

临睡前彻底清洁皮肤，将0.3克珍珠粉与润肤水调和，轻拍于面上。可提供肌肤充足的养分，使皮肤得到完全放松的休息。

（6）珍珠香蕉面膜

将一条剥了皮的香蕉捣烂，然后加入2匙奶油、2匙浓茶水和0.3克珍珠粉，调匀后涂抹于面部，10～20分钟后用清水洗净。可消除皱纹，保持肌肤光泽。

（7）珍珠芦荟面膜

将2匙芦荟汁、2匙面粉和1.5克珍珠粉搅拌成糊状，然后均匀涂于脸上、颈部，当开始干燥时，再涂第二层，20分钟后用清水洗净。能防止皮肤松弛，延缓皮肤衰老。

（8）珍珠茶

珍珠、茶叶各等量，用沸水冲泡茶叶，以茶汁送服珍珠粉。有润肤、葆青春、美容颜等功效，适用于开始老化的皮肤。

爱美的女性夏季在佩戴珍珠时应注意以下两点：

①珍珠不宜放在高温处和日光下，这样会影响珍珠的水分而减少光泽。

②珍珠不宜与化妆品接触，不能放在化妆品的盒子里，更不可放在密封的塑料袋里，最好放在通风的地方，这样才能保持珍珠的光彩。

⑤ 甄权：常服蜂蜜会让你面如花红

蜂蜜是理想的天然美容剂，早在1700年前，我国已开始用蜂蜜护肤美容。晋代郭璞在《蜜蜂赋》中记载“灵蛾御之以艳颜”，即指晋代女子直接用天然蜂蜜抹面。南北朝百岁名医甄权在《药性论》中记载“蜂蜜常服面如花红”。

现代研究表明，内服或外用蜂蜜，可改善营养状况，促进皮肤新陈代谢，增强皮肤的活力和抗菌力，减少色素沉着，防止皮肤干燥，使肌肤柔软、洁白、细腻，并可减少

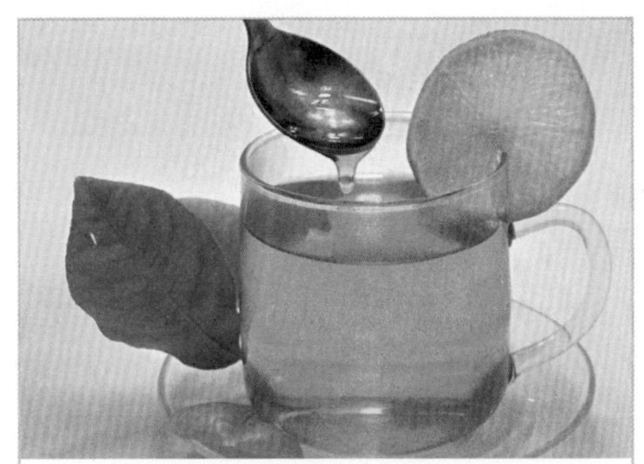
◎现代研究表明，内服或外用蜂蜜，均可改善营养状况，促进皮肤新陈代谢。

皱纹和防治粉刺等皮肤疾患，起到理想的养颜美容作用。

著名影星索菲亚·罗兰年过花甲时，仍身材匀称，行动敏捷，肌肤柔嫩而光泽，风韵犹存。不少影迷和“追星族”，尤其是年过半百的女士们，都在千方百计探索她保持青春活力的养颜秘诀。她在介绍自己的养颜秘方时说：“我的秘方就是‘运动+花蜜’。”

那么怎样使用蜂蜜美容？蜂蜜的美容方法较多，不同的情况可选用不同的方法。

（1）直接食用美容法

蜂蜜是可以食用的美容剂，其美容的效果好，且历史悠久。在唐代，曾广泛流传这样一个故事：唐玄宗李隆基的女儿永乐公主面容干瘪、肌肤不丰，后因战乱避居陕西，常以当地新产的桐花蜜泡茶饮用，3年后她竟出落得丰美艳丽、风姿绰约，判若两人。后来人们发现，桐花蜜能使“老者复少，少者增美”，具有补髓益精、明目悦颜的功能。

现代研究表明，蜂蜜的营养成分全面，食用蜂蜜可使体质强壮起来，容颜也会发生质的变化，符合“秀外必先养内”的美容理论。特别是蜂蜜有很强的抗氧化作用，能清除体内的“垃圾”——氧自由基，因而有葆青春抗衰老、消除和减少皮肤皱纹及老年斑的作用，显得年轻靓丽。因此，每日早、晚各服天然成熟蜂蜜20～30克，温开水冲服，就可增强体质，美容养颜，使女士们更健康、更美丽。

（2）直接涂抹美容法

现代研究表明，用蜂蜜涂抹于皮肤外表，蜂蜜中的葡萄糖、果糖、蛋白质、氨基酸、维生素、矿物质等直接作用于表皮和真皮，为细胞提供养分，促使它们分裂、生长，常用蜂蜜涂抹的皮肤，其表皮细胞排列紧密整齐且富有弹性，还可以有效地减少或除去皱纹。通常涂抹的方法是：将蜂蜜加2～3倍水稀释后，每日涂敷面部，并适当地进行按摩；也可以用纱布浸渍蜂蜜后，轻轻地擦脸，擦到脸部有微热感为止，然后用清水洗净。

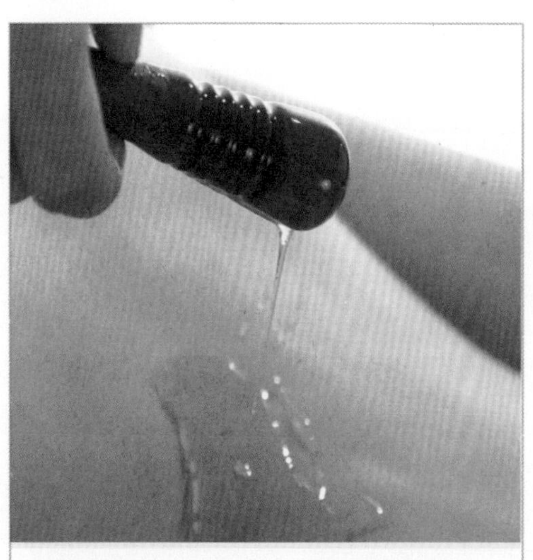
◎用蜂蜜涂抹于皮肤外表，可以有效地美肤、去皱纹。

（3）蜂蜜面膜美容法

用蜂蜜做面膜，有很好的美容效果。常用的蜂蜜面膜有：

①蜂蜜鸡蛋面膜：取鸡蛋清1个，放碗中搅动至起泡，然后加入蜂蜜20克调匀。洗浴后将其均匀涂抹在面部和手上，使其自然风干，30分钟后用清水洗净，每周2次。此面膜能润肤除皱，驻颜美容，有营养增白皮肤的功效。

②蜂蜜柠檬面膜：取蜂蜜10克，隔水加热至60℃，加入柠檬汁10毫升调匀。洗脸后均匀涂于面部，20～30分钟后洗去，每日1次。此面膜可促使皮肤白嫩。

③蜂蜜橄榄油面膜：取蜂蜜100克和橄榄油50克混合，加热40℃，搅拌，使之充分混合均匀。用时将混合膏涂到纱布上，覆盖于面部，20分钟后揭去洗净，每周2～3次。此面膜能防止皮肤衰老、消除皱纹、润肤祛斑，皮肤干燥者尤为适宜。

④蜂蜜葡萄汁面膜：取蜂蜜20克加入葡萄汁20克，边搅拌边加入淀粉10克，搅匀。洗脸后敷于面部，10分钟后用清水洗去。此面膜适合油性皮肤使用，常用可使皮肤滑润、柔嫩。

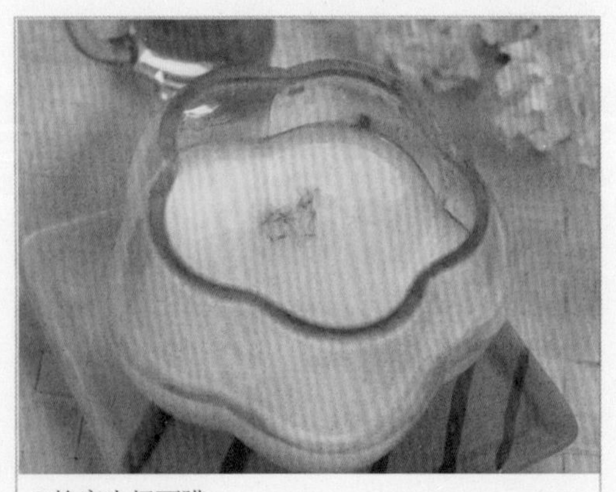

◎蜂蜜牛奶面膜。

⑤蜂蜜牛奶面膜：取蜂蜜10克、鲜牛奶10毫升、蛋黄1个搅拌均匀，调制成膏状，洗脸后涂于面部，20分钟后洗去，每日1次。此面膜能营养皮肤，防止脸面起皱纹，促使皮肤白嫩。

⑥蜂蜜玫瑰面膜：取蜂蜜60克、玫瑰汁10毫升、燕麦粉30克混合调匀。洗脸后敷于脸上，30分钟后洗去，早晚各1次。此面膜适用于治疗面部黑斑。

（4）蜂蜜洗浴美容法

将蜂蜜直接加入温水中，配成1%左右的蜂蜜水溶液，洗脸或洗澡，特别是“蜂蜜浴”对消除疲劳功效明显，还可以使皮肤变得光洁润滑。也可以在沐浴之前，用蜂蜜涂抹全身，尤其是脚底、膝盖、手肘等部位要多涂一点儿，10分钟后，进入浴缸浸泡，然后再用香皂洗一遍，洗完澡后，会觉得全身滑腻如凝脂。此外，还可用蜂蜜500克、鲜菊花100克（干品25克），先将菊花加水煎煮，二沸后去渣取汁，与蜂蜜一同加入到洗澡水中，浸泡全身约20分钟后用清水冲洗，每3～5日沐浴1次，可使皮肤光洁细腻，并有美容、香身的作用。

（5）蜂蜜验方美容法

①蜂蜜10克，大米饭团。先用大米饭在脸上擦一遍，再用清水洗净，然后将蜂蜜均匀涂于脸上，20分钟后洗去，每3日进行1次。此方能增白去皱、嫩肤。

②蜂蜜、西红柿各200克，将西红柿洗净捣烂榨汁，把汁兑入蜂蜜中调匀，洗脸后均匀涂于面部，每2日1次。此方可使皮肤强健、润滑、细嫩、增白、有光泽。

③蜂蜜1匙，鲜牛奶2匙，将两者混合均匀，涂抹在皮肤上，可防止皮肤老化。

④蜂蜜50克，干红葡萄酒15毫升。将两者混合均匀，每日早、晚洗脸后涂脸、手。此方能润肤养肤、除皱美容、养颜悦色。

6 陈修园：常吃南瓜补血又排毒

清代名医陈修园曾说："南瓜为补血之妙品。"现代营养学也认为，南瓜的营养成分较全，营养价值较高。不仅含有丰富的糖类和淀粉，更含有丰富的维生素，如胡萝卜素、维生素B_1、维生素B_2、维生素C，矿物质，人体必需的8种氨基酸和组氨酸，可溶性纤维，叶黄素和铁、锌等微量元素，这些物质不仅对维护女性机体的生理功能有重要作用，其中含量较高的铁、钴，更有较强的补血作用。

嫩南瓜维生素含量丰富，老南瓜则糖类及微量元素含量较高；南瓜嫩茎叶和花含丰富的维生素和纤维素，用来做菜别有风味；其种子——南瓜子还能食用或榨油；南瓜还含有大量的亚麻仁油酸、软脂酸、硬

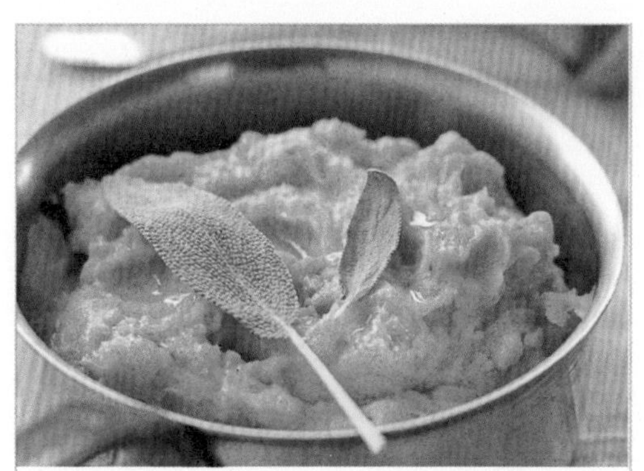

◎"南瓜为补血之妙品"，女性常食对身体十分有益。

脂酸等甘油酸，均为优质油脂，可以预防血管硬化。因此，南瓜的各个部分不仅能食用，还有一定的药用价值。

中医学认为南瓜性温味甘，入脾、胃经，具有补中益气、消炎止痛、化痰止咳、解毒杀虫的功能。《本草纲目》说它能"补中益气"，《医林纪要》记载它能"益心敛肺"。南瓜可用于气虚乏力、肋间神经痛、疟疾、痢疾、支气管哮喘、糖尿病等症，还可驱蛔虫、治烫伤、解鸦片毒。

俗话说"药补不如食补"。常吃南瓜，可使大便通畅，肌肤丰美，尤其对女性，有美容的作用。

清代名臣张之洞曾建议慈禧太后多食南瓜，慈禧太后尝试后，的确能起到很好的作用，使慈禧太后到老依然容颜红润，富有光泽。

林青霞被称为永远的美人，是什么成就了这经典的美丽？说到这，就不能不提起南瓜，林青霞最爱将南瓜切成片蒸着吃了。直到现在，林青霞仍然固守着这一美丽的法则。

随着国内外专家对蔬菜的进一步研究，发现南瓜不仅营养丰富，而且长期食用还具有保健和防病治病的功能。据资料显示，南瓜自身含有的特殊营养成分可增强机体免疫力，防止血管动脉硬化，具有防癌、美容和减肥作用，在国际上已被视为特效保健蔬菜，可有效防治高血压、糖尿病及肝脏病变。不过，其驱虫作用主要在瓜子，治疗糖尿病作用主要在嫩南瓜、嫩茎叶与花。防治高血压、冠心病、中风可炒南瓜子吃，每日用量以20~30克为宜。

想通过吃南瓜而美容的女性朋友要注意了：南瓜不宜与含维生素C的蔬菜、水果同食，也不可与羊肉同食，否则会引起黄疸和脚气病。

⑦ 忽思慧：红薯乃美容瘦身之极品

乾隆皇帝寿至89岁，在我国历代皇帝中年岁最高。据传，他在晚年曾患有老年性便秘，太医们千方百计地为他治疗，但总是疗效欠佳。一天，他散步路过御膳房，一股甜香气味迎面扑来，十分诱人。乾隆走进去问："是何种佳肴如此之香？"正在烤红薯的一个太监见是皇上，忙叩头道："启禀万岁，这是烤红薯的气味。"并顺手呈上了一块烤好的红薯。乾隆从太监手里接过烤红薯，就大口大口地吃了起来。吃完后连声道："好吃！好吃！"此后，乾隆皇帝天天都要吃烤红薯。不久，他久治不愈的便秘也不药而愈了，精神也好多了。乾隆皇帝对此十分高兴，便顺口夸赞说："好个红薯！功胜人参！"从此，红薯又得了个"土人参"的美称。

上述传说，虽未必真实，但颇具故事性。元代著名医学家忽思慧在《饮膳正要》药性中，首先记载了它的药用价值，云其"生用能'止渴，醒酒，益肺，宁心'，熟用能'益气，充饥，佐谷食'"。当代《中华本草》对其性味功能进行了总结，云其："味甘，性平。归脾、肾经。"功能"补中和血，益气生津，宽肠胃，通便秘。主治脾虚水肿，便泄，疮疡肿毒，肠燥便秘"。

红薯营养十分丰富，是我国人民喜爱的粮菜兼用的天然滋补食品。红薯中含有多种人体需要的营养物质，每500克红薯约可产热能635千卡，含蛋白质11.5克、糖14.5克、脂肪1克、磷100毫克、钙90毫克、铁2克、胡萝卜素0.5毫克，另含有维生素B_1、维生素B_2、维生素C与烟酸、亚油酸等。其中维生素B_1、维生素B_2的含量分别比大米高6倍和3倍。特别是红薯含有丰富的赖氨酸，而大米、面粉恰恰缺乏赖氨酸。

很多爱美的女孩子感觉红薯很香甜，怕吃多了会发胖，其实大可不必有此担心。红薯不仅不会让人发胖，相反能够减肥。每100克鲜红薯仅含0.2克脂肪，产生99千卡热能，大概为大米的1/3，是很好的低脂肪、低热能食品。同时，红薯中含有大量胶原和黏多糖物质，不但有保持人体动脉血管弹性和关节腔润滑的作用，而且可预防血管系统的脂肪沉积，防止动脉粥样硬化，减少皮下脂肪，避免人体过度发胖。

红薯含有大量膳食纤维，在肠道内无法被消化吸收，能刺激肠道，增强蠕动，通便排毒，尤其对老年性便秘有较好的疗效。

特别强调的是，红薯和很多水果、绿色

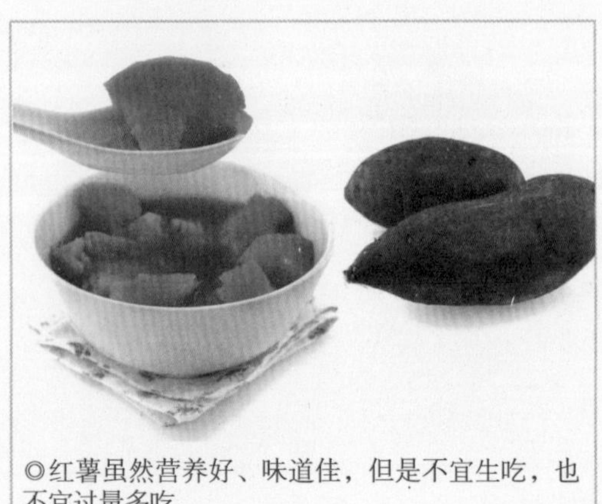

◎红薯虽然营养好、味道佳，但是不宜生吃，也不宜过量多吃。

蔬菜一样属碱性食品，而一般食物都是酸性的，比如粮食、鸡鸭鱼肉等，而人体的pH值为7.34，所以吃红薯有利于人体的酸碱平衡。同时吃红薯能降低血液胆固醇，防止亚健康和心脑血管病等“现代病”。

红薯虽然味道好、营养高，但也不能乱吃，在食用红薯时应该注意以下几点：

①不宜生食红薯。因为生红薯中的细胞膜未经高温破坏，淀粉难以消化。

②不可过量食用红薯。因为红薯中含有“气化酶”，吃得过多就会出现腹胀、胃灼热、打嗝、泛酸等不适感。

③食用红薯一定要煮熟煮透，最好与米面搭配食用，既可减少食时的不舒服感，又能起到蛋白质的互补作用。

8 李振华：加味苍耳子散祛风开窍治鼻炎

慢性鼻炎以鼻塞、流涕为主要临床表现，可伴见头昏头痛、两耳闭气、嗅觉障碍，多由伤风之后、余邪未尽、肺气不清、缠绵不愈而成，是常见的鼻病，属于中医学里的“鼻鼽”“鼻渊”“鼻槁”“鼻窒”等范畴，包括现代医学的单纯性鼻炎、肥厚性鼻炎及萎缩性鼻炎三种。对于此类病的治疗，李振华教授常用加味苍耳子散临证加减。他说：“对于风寒遏肺、鼻息不畅引起的慢性鼻炎，我常用加味苍耳子散。本方具有祛风开窍，活血通络的作用。对一般急、慢性鼻炎，副鼻窦炎，额窦炎，过敏性鼻炎等均有一定效果。”

加味苍耳子散，此方出处《济生方》：取苍耳子10克，辛夷10克，白芷10克，川芎10克，黄芩10克，薄荷10克，川贝母（或浙贝母）10克，淡豆豉10克，菊花10克，甘草10克。水煎服，每日1剂。

对于水气化者，可加黄芪20克，薏苡仁30克，茯苓15克；如有恶风畏寒等症状，可加桂枝6克；如早晨或有时鼻流黄色黏液、额部时痛，为风寒郁而化热之兆，宜加连翘12克，金银花15克（如果黄涕较多，可加生石膏15克和泻白散，以增加清肺的作用）。

此方可祛风开窍，活血通络，对一般急、慢性鼻炎，鼻窦炎，过敏性鼻炎等均有效。

除此之外，李教授还指出：对于慢性鼻炎的治疗，除了内服药之外，还当以外治法辅之。因此，他还为大家推荐了几种外治方，这里一并介绍给大家：

麝夷粉：取麝香0.3克，辛夷1.2克。取二药共研细粉，装瓶密闭备用。每次取如绿豆大一小团，用药棉包药成棉球塞鼻。每次30分钟，每日早晚各1次。如两鼻腔均不通气，可交替塞药。此方适用于各类鼻炎。

鼻痔验方：取西月石10克，雄黄3克，冰片0.3克。将上药共研细末，吸入鼻中，每日

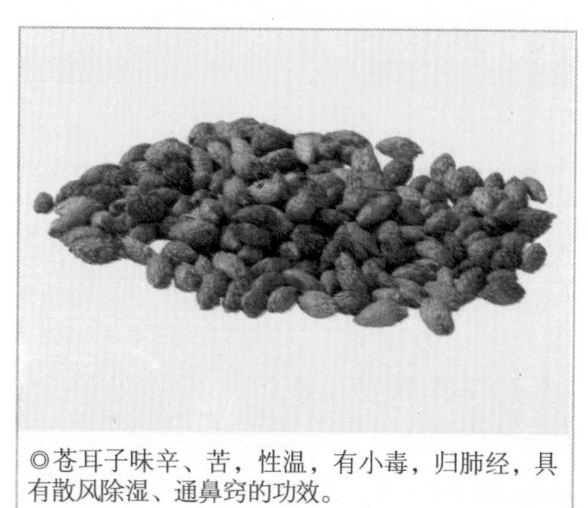

◎苍耳子味辛、苦，性温，有小毒，归肺经，具有散风除湿、通鼻窍的功效。

3~4次。此方适用于慢性鼻炎兼鼻息肉（鼻痔）者。

月栀散：取黑山栀30克，硼砂10克。将二药共研极细粉，每次用药粉如黄豆大，嗅入鼻中，每日4次。此方适宜于慢性鼻炎有鼻出血者。

嗑鼻散：取山萘30克，白芷30克，细辛10克，冰薄荷2克，鹅不食草30克。将上药共研细面，贮瓶密闭备用。每次用少许嗑鼻，每天用3~4次。此方适用于单纯性鼻炎和肥厚性鼻炎，一般1~2周即可痊愈。此外，上方加入硇砂3克、枯矾10克，还可治疗鼻息肉。

中医按摩治疗慢性鼻炎常获奇效，具体方法如下：

①揉捏鼻部

用手指在鼻部两侧自上而下反复揉捏鼻部5分钟，然后轻轻点按迎香和上迎香各1分钟。

②推按经穴

先用拇指交替推印堂50次，然后用大鱼际从前额分别推抹到两侧太阳穴处1分钟，按揉手太阴肺经的中府、尺泽、合谷各1分钟，最后按揉风池1分钟。

③提拿肩颈

用手掌抓捏颈后正中的督脉经穴，以及背部后正中线两侧的经穴，自上而下，反复4~6次。再从颈部向两侧肩部做提拿动作。重点提揉肩井穴，做3分钟，按揉肺俞穴1分钟。

④揉擦背部

用手掌在上背来回摩擦按揉，感觉到皮肤透热时为度。

注意：以上按摩手法每天做1次，10天为一个疗程。

⑨ 李济人：一杯四药茶，补气又补血

李济人教授是新安医学“张一帖”的传人，他的夫人张舜华女士同样是一位国内外知名的中医教授，夫妇二人一生育有五个子女，全部都是医学专家，其中有三个儿子相继成为博士后，四个子女被评为教授。“一门三博士，两代六教授”，在医学界传为美谈。

如今，李老已经年近八十，看上去脸色红润，肤质细腻，一点儿也没有衰老的迹象。而且李老的精神出奇的好，他每天都是晚上12点睡觉，早上7点起床，然后从8点开始坐诊，直到下午一两点才休息。这样的工作强度，连跟着他抄方的学生都有点儿受不了，但他并不感到疲倦。李老还喜欢旅游，基本上每年都要出国一两次。

这样好的体力与精力，让见到李老的人羡慕不已，于是总有人问他是不是有什么保养秘诀。每当此时，李老就笑呵呵地告诉人家，其实也没有什么，只不过靠一杯茶而已。究竟是什么样的茶，居然有如此的神效？其实，这不是一杯普通的茶，而是李老精心研究出来的药茶。他说：“我这杯茶气血双补，主要是调理气血，调理经络，通经活络。中医讲气血调和就百病不生，人的生病主要是气血不和，关键在和，所以我这杯茶下去，不单是头昏方面好了，身体方面、皮肤方面实际上都有一定的好处的。”

四药茶具体做法如下：取黄芪10~15

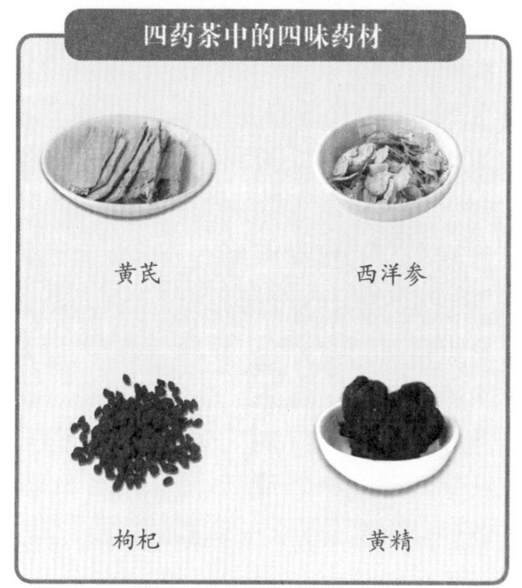

克，西洋参3~5克，枸杞子6~10克，黄精10克。把药放到茶杯里，冲入开水，然后盖上盖子，闷5~10分钟就可以了。一天一杯，水没了就续一点儿，最后把杯底的药材吃掉。

普普通通的四味药，看起来没有什么特别，但配在一起就能够起到气血双补的作用。李教授50多岁的时候，由于工作压力大，他患上了严重的高血压，经常感觉头晕目眩。《黄帝内经》中说“气血失和，百病乃变化而生”，人体健康有一个重要的标准，那就是气血充盈而调和，血充足了，四肢百骸、五脏六腑才能够得到濡养，气充足了，这些濡养才能完成。作为中医专家的李教授自然知道，自己的情况属于气血亏虚，气血无法濡养头脑了，所以出现头晕的症状。于是，他经过缜密思考，给自己配制出了这帖药茶。

仔细分析我们会发现，李老的这四味药都是补药，其中西洋参的功用与党参、人参基本相似，但是西洋参的性偏凉，与偏温的枸杞子相配，就是寒温并用，共奏补气、补血之效。另外，黄芪为“补药之长”，可以补养五脏六腑之气；黄精有“补诸虚，填精髓”的功效，主要用来补血。四药相合，就能够达到调理气血、通经活络的效果。中医认为，气血和则百病消，所以李老能健康长驻。

中国人多爱喝茶，把茶看作健康饮料，但很多人不知道，饮茶也是有讲究的，若方法不对，反而对身体不利。以下饮茶八忌，望饮茶爱好者注意：

①忌饮隔夜茶。因隔夜茶时间过长，维生素已丧失，而且茶里的蛋白质、糖类等会成为细菌、霉菌繁殖的养料。

②忌用茶水服药。茶叶中含有大量鞣质，可分解成鞣酸，与许多药物结合而产生沉淀，阻碍吸收，影响药效。所以，俗话说：“茶叶水解药。”

③忌睡前饮茶。“早酒晚茶五更色”为养生“三忌”。茶有兴奋作用，临睡前喝浓茶，会使大脑兴奋，难以入睡，即使勉强入睡，也是乱梦颠倒，睡不安稳。

④忌饮浓茶。浓茶刺激性过于强烈，

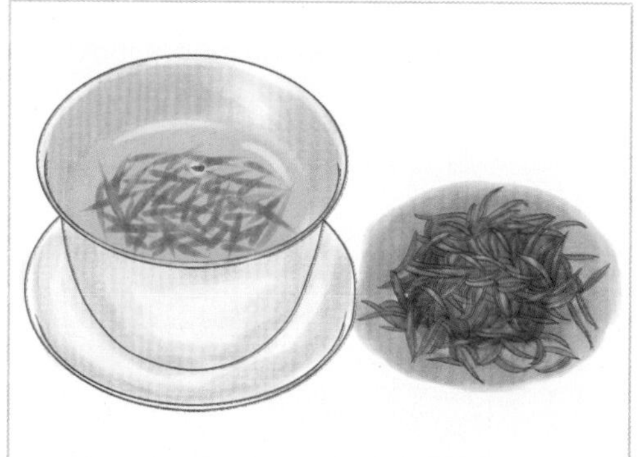
◎中国人多爱喝茶，但饮茶也是有讲究的，也要有所忌讳。

会使人体新陈代谢功能失调，甚至引起头痛、恶心、失眠、烦躁等不良症状。

⑤忌饮烫茶。太烫的茶水对咽喉、食道和胃的刺激较强，如果长期饮用太烫的茶水，可能引起这些器官的病变。一般饮茶温度不宜超过60℃，而以25～50℃为最适宜。

⑥忌饭前饮茶。饭前饮茶会冲淡唾液，使饮食无味，还会暂时使消化器官吸收蛋白质的功能下降。

⑦忌饭后立即饮浓茶。饭后饮茶有助于消食去腻，但茶多酚可与铁质、蛋白质等发生凝固作用而影响营养吸收，一般宜半小时后饮用。

⑧忌茶叶冲泡时间太。冲泡时间过长，茶叶中的茶多酚、类脂、芳香物质等会自动氧化，不仅茶汤色暗、味差、香低，失去品尝价值，而且会受到周围环境的污染，茶汤中的细菌数量较多，很不卫生。

⑩ 班秀文：治带先治湿，治湿勿忘瘀

白带是妇女阴道里流出来的一种白色液体，有时透明，有时黏稠，无异味。它是由前庭大腺、子宫颈腺体、子宫内膜的分泌物和阴道黏膜的渗出液、脱落的阴道上皮细胞混合而成。白带中含有乳酸杆菌、溶菌酶和抗体，故有抑制细菌生长的作用。一般月经中期白带增多，稀薄透明；排卵后白带又变黏稠，混浊而量少。经前及孕期白带均有所增多。

带下病是指白带的期、量、色、质、气味发生异常，并伴有局部或全身症状为特征的疾病，现代医学又称之为“白带异常”。妇科专家班秀文教授对带下病有多年研究，他认为虽然带下病的病因极为复杂，但以湿病为主，且湿的轻重多少，直接关系到病情的严重程度，湿重则带多，湿轻则带少。因此，他主张治带“以治湿为主，祛湿为先”。

他说：“带下病因复杂，虽有六淫之侵，七情之忧，房劳多产，饮食劳逸，跌仆之伤，但与湿病关系最大……治带以治湿为主，祛湿为先，只有祛除湿邪，带脉才能约束。带下病与瘀血关系密切，带下之人，常伴瘀血，尤其是久病带下不愈之人，瘀血阻络更为严重。而湿与瘀结，往往增加了病情的复杂性与治疗的困难。因此……带病治湿为主，勿忘祛瘀。”

在治疗上他主张选用以下两个方子：

完带汤：取白术30克，山药30克，人参6克，白芍15克，车前子9克，苍术9克，甘草3克，陈皮2克，黑芥穗2克，柴胡2克。将上述药材以水煎服。此方可补脾疏肝，化湿止带。此方主治脾虚肝郁，湿浊带下。

清宫解毒汤：取忍冬藤20克，车前

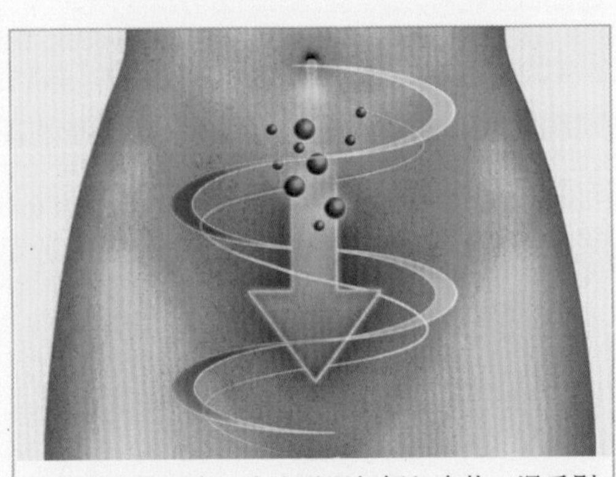

◎女人的带下病，多由于湿气倾入身体，湿重则带多，湿轻则带少。

草10克，土茯苓20克，生薏苡仁20克，鸡血藤20克，益母草10克，丹参15克，甘草6克。将上述药材以水煎服。此方可清化湿热，养阴散结。此方主治阴伤络阻，湿热带下。症见白带色黄，有时阴痒，其味腥臭；腰痛身倦，经前小腹腹痛；烦躁不安，夜寐多梦，舌红苔薄白等。

班老主张带下病在治湿的同时，也不要忘了祛瘀。此外，他还认为带下病主要由于湿邪影响任、带二脉，以致带脉失约、任脉不应所形成。因此，治疗带下病用按摩法疏通二脉，也能收到极大的效果。

历代医典中的女人养颜经

❶《饮膳正要》：四季不离姜，容颜不老方

姜是人们日常生活中不可缺少的调味品。在我国，食姜已经有3000年的历史。早在周代，人们已经开始人工栽培姜。

早在春秋末期，孔子就主张："每食不撤姜。"意思是说，一年四季人们每天都应该吃姜。据说孔子就有每天饭后嚼姜数片的习惯。

由于姜是极好的保健食品，所以民间有"早上3片姜，赛过喝参汤"及"十月生姜小人参"之说。在浙江著名的姜产区，至今还流传着"每天3片姜，不劳医生开处方"的谚语。

"一斤生姜半斤枣，二两白盐三两草，丁香沉香各半两，四两茴香一处捣。煎也好，煮也好，修合此药胜如宝。每日清晨饮一杯，一世容颜长不老。"这是古医书《饮膳正要》中"容颜不老方"的歌诀。该方以生姜为主药，清晨煎服或沸水汤服，有防衰老、葆青春的奇特功效。

中医认为生姜性微而味辛，健脾胃、散风寒，有"姜能疆御百邪，故谓之姜"的解释。生姜在食疗及药用方面应用很广，有发汗、暖胃、止呕、祛痰、祛风、散寒、解毒等功效，故爱姜者历代不乏其人。

长沙马王堆一号汉墓出土的文物中就有生姜陪伴。大文豪苏东坡曾见杭州净慈寺的一个住持，服食生姜40年，80多岁无老态，脸色红润，双目有神。明末清初著名思想家王夫之一生爱姜，晚年隐居乡下，把所住的草堂叫作"姜斋"，并自号"卖姜翁"。

生姜含有一种类似水杨酸的有机化合物，相当于血液的稀释剂和防凝剂，对降血脂、降血压，预防心肌梗死，均有特殊作用。

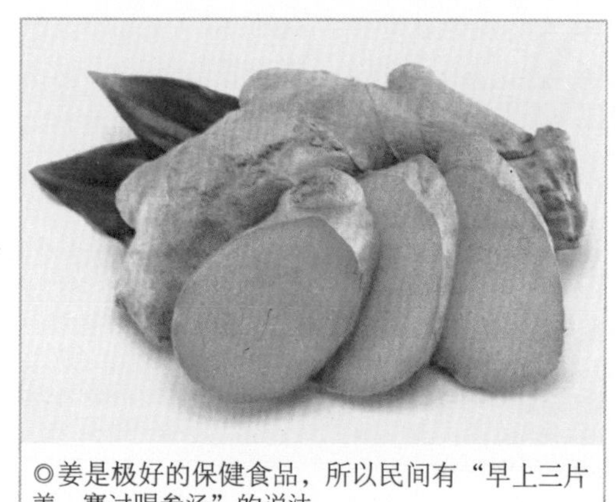

◎姜是极好的保健食品，所以民间有"早上三片姜，赛过喝参汤"的说法。

另外，生姜还可防治胆囊炎和胆结石。现代临床研究还证实，生姜可以调节前列腺的功能，而前列腺素在控制血液黏度和凝集方面有重要作用。最新研究成果还显示，常食生姜可除老年人体表的“老年斑”。

值得注意的是，生姜一次食用不宜过多，过多则大量姜辣素经消化道吸收后，在经肾脏排泄过程中会刺激肾脏，还可产生口干、喉痛、便秘等“上火”症状。

生姜虽然作用很大，但夏季服用同样应该适可而止。由于生姜中含有大量姜辣素，如果空腹服用，或者一次性服用过多，往往容易给消化系统造成很大的吸收压力，还容易刺激肾脏，引起口干、喉痛、便秘、虚火上升等诸多症状。

❷《神农本草经》：常吃玉竹美容又延寿

玉竹为百合科植物，味甘，性微寒，有养阴润燥、生津止渴的功效，它更是美容养颜的佳品。古代很多妇女都用它来保养容颜，古代中医也认为它是滋养身体的上品中药。

在一千多年前的唐代，有一个宫女厌倦宫廷生活，偷跑出宫，藏身于一个杳无人烟的深山老林中。但是在深山中，没有食物可以充饥，她便采一种植物的根茎为食物。时间长了，她竟然发现自己身体不但没有因此而受到伤害，反而感觉身体变得轻盈了，皮肤也变得比以前有光泽了。

终于有一天，这位宫女遇到了一位来深山打猎的猎人，他们一见倾心，便结为夫妻，在深山里生儿育女，一直到60多岁才和

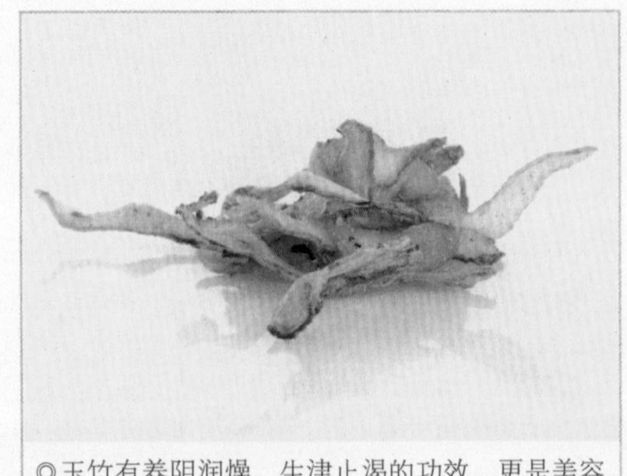

◎玉竹有养阴润燥、生津止渴的功效，更是美容养颜的佳品。

丈夫、子女回到阔别已久的老家。家里的父老乡亲看到她都惊讶不已，因为她依然是几十年前进宫的模样。她回想自己在深山的遭遇时，想到了正是因为食用了那种植物的根茎，所以自己的容颜才会保持得如此之好，而这种植物的根茎恰恰就是玉竹。

玉竹的医药功效在我国很早就引起了人们的关注，《神农本草经》《本草便读》《本草纲目》等中药名著都有对它的记载。《神农本草经》认为它可以“主诸不足，久服去面黑暗，好颜色润泽，轻身不老”。而《本草纲目》中说：“主风温自汗灼热及劳疟寒热，脾胃虚乏。”玉竹有生津养胃、润肠滋阴的功效，可以治疗胃脘隐痛、食欲不振、咽干口渴、阴虚肺燥、干咳痰稠等症状。

玉竹除了可以用作中药之外，还经常被人们用来煮粥。根据中医研究，玉竹里面含有铃兰苷、铃兰苦苷、生物碱、黏液质等物质，和其他物质配用，可以治疗很多疾病。其与党参合用，可以治疗冠心病、糖尿病；和大米一起煮粥，可以治疗心力衰竭，还有利于药物被充分吸收并发挥作用。